口腔疾病诊疗并发症

赵怡芳　主编

WUHAN UNIVERSITY PRESS
武汉大学出版社

图书在版编目(CIP)数据

口腔疾病诊疗并发症/赵怡芳主编．—武汉：武汉大学出版社，2023.4
ISBN 978-7-307-23556-4

Ⅰ.口…　Ⅱ.赵…　Ⅲ. 口腔疾病—并发症—诊疗　Ⅳ.R78

中国国家版本馆 CIP 数据核字(2023)第 020927 号

责任编辑：杨晓露　　责任校对：李孟潇　　版式设计：马　佳

出版发行：**武汉大学出版社**　(430072　武昌　珞珈山)
(电子邮箱：cbs22@whu.edu.cn 网址：www.wdp.com.cn)
印刷：湖北金海印务有限公司
开本：787×1092　1/16　印张：40.5　字数：960 千字　插页：4
版次：2023 年 4 月第 1 版　　2023 年 4 月第 1 次印刷
ISBN 978-7-307-23556-4　　定价：158.00 元

编 委 会

主　编　赵怡芳

副主编　王贻宁　李祖兵　施　斌　范　兵
刘　冰　赵　熠　贾　俊　胡砚平

委　员　（以姓氏笔画为序）

王世平（武汉大学口腔医院）
王秀丽（武汉大学口腔医院）
王贻宁（武汉大学口腔医院）
龙　星（武汉大学口腔医院）
白　轶（武汉大学口腔医院）
刘可斌（武汉大学口腔医院）
刘　冰（武汉大学口腔医院）
何三纲（武汉大学口腔医院）
张国志（深圳市人民医院）
杨学文（武汉大学口腔医院）
杨　凯（武汉大学口腔医院）
李　波（武汉大学口腔医院）
李祖兵（武汉大学口腔医院）
李　智（武汉大学口腔医院）
李　晶（武汉大学口腔医院）
沈真祥（武汉大学口腔医院）
吴中兴（武汉大学口腔医院）
吴　玲（武汉大学口腔医院）
范　兵（武汉大学口腔医院）
范　伟（武汉大学口腔医院）
金辉喜（武汉大学口腔医院）
赵吉宏（武汉大学口腔医院）
赵怡芳（武汉大学口腔医院）
赵　熠（武汉大学口腔医院）
柯　金（武汉大学口腔医院）
胡砚平（厦门医学院附属口腔医院）
施　斌（武汉大学口腔医院）
徐东选（武汉大学口腔医院）
徐佑兰（武汉大学口腔医院）
贾　俊（武汉大学口腔医院）
梁珊珊（武汉大学口腔医院）
曹　峰（湖北江汉油田总医院）
韩新光（郑州大学第一附属医院）
傅豫川（武汉大学口腔医院）
谢　昊（武汉大学口腔医院）
雷志敏（武汉大学人民医院）
路彤彤（上海交通大学附属新华医院长兴分院）
蔡　育（武汉大学口腔医院）
熊学鹏（武汉大学口腔医院）
潘新华（武汉大学口腔医院）

前　　言

口腔医学及口腔疾病诊疗技术的发展日新月异。《口腔疾病诊疗并发症》的第一版和第二版分别于1999年和2004年由湖北科学技术出版社出版。为了进一步提高质量，增加其作为临床医学参考书的实用性和可读性，我们再一次对本书内容进行了修改和扩充，在重点论述和分析并发症的预防和处理的基础上，介绍了一些现代治疗概念、新理论和新技术，以提高所讨论内容的深度和广度。新版《口腔疾病诊疗并发症》由武汉大学出版社出版。

并发症(complications)是指诊疗过程中非预期的、不利的偶发事件导致的相关症状，可影响疾病的恢复、干扰正常的愈合过程，甚至加重病情。例如，上颌磨牙牙根拔除术中将牙根推入上颌窦，开髓时造成髓腔底或根管侧壁意外穿孔等。这类并发症与医生的处理有直接关系，亦即由医生的失误所造成，可谓真正的并发症(true complications)。临床上还可遇到某些可能与诊断、治疗延误有关的并发症，这些并发症往往会造成难以挽回的后果。例如，牙源性感染未能采取有效治疗措施导致感染扩散引起患者死亡、下颌骨正中骨折未及时处理而发生窒息等。此外，有些偶发事件可发生在治疗过程中，但对治疗结果无影响或无明显损害，如上牙槽后神经阻滞麻醉时引起的血肿、下颌神经阻滞麻醉时误将麻药注入腮腺引起的暂时性面瘫等。另有一些并发症发生于手术或其他治疗之后，如颞下颌关节紊乱病多次手术后的瘢痕、张口受限，牙体缺损修复后的继发龋，固定义齿修复后的基牙松动等，这些可称为不良结果(unfavorable results or poor outcomes)。因此，本书中介绍的并发症，实际上涉及与诊疗有关的所有问题(problems)，甚至包括后遗症在内的广义的并发症，旨在探讨影响治疗结果的不利因素，使并发症的发生降低至最低程度，提高诊疗水平。

并发症的发生与许多因素有关，例如误诊、处理方案或治疗设计的失误、操作不熟练或违反操作常规等，这些为医源性或技术性因素。并发症的发生亦可能与患者自身的多种生物学因素有关，例如头颈部肿瘤好发于年长人群，这些患者中动脉硬化、肺部病变、冠状动脉供血不足等甚为常见，因此与麻醉或手术有关的并发症发生率较高；术前肝功能异常或有糖尿病的患者，术后易发生与伤口愈合有关的并发症；接受免疫治疗的患者，术后伤口感染的机会增多；因口腔癌接受过放射治疗的患者，拔牙、根管治疗或活动义齿修复等均可能引起并发症，等等。了解并发症易发的相关因素，进行细致而全面的治疗前准备，认真评估病情，对疾病正确诊断，严格遵循诊疗常规与操作规范，对预防或避免并发症的发生至关重要。

新版《口腔疾病诊疗并发症》对一部分临床上趋于淘汰的治疗项目或技术相关的内容予以删除，如外科正牙术、牙髓塑化疗法及干髓术等；另一方面，结合近年应用较多的新技术、新观点及作者的经验，修改约30%的文字，并增加60余幅与并发症相关的图片。在论述局部麻醉并发症时，为了帮助接诊医生及时作出准确判断，增加了“临床表现”一栏，介绍各类并发症的特点。对近年来临床上日渐受到重视的药物相关性颌骨坏死也作了介绍，这些患者有60%以上是因为有创口腔治疗而诱发并发症并就诊于口腔科，了解其发病原因及预防措施可显著减少此类医源性并发症。结合儿童牙科和修复科临床上较广泛开展的治疗及可能遇到的问题，将常见并发症的预防与处理分为三章，增加到本书中，包括：乳牙及年轻恒牙治疗并发症、覆盖义齿与套筒冠义齿修复并发症、上颌骨缺损赝复体修复并发症。

感谢参加本书编写工作的所有专家。王贻宁教授比我年轻好几岁，但我们是20世纪90年代中期同一年被任命的各自学科的主任，感谢您长期以来的鼎力相助与支持。李祖兵、龙星、刘可斌、傅豫川教授是我一起挥洒汗水40余年的工作搭档，虽从事不同的亚专业，但我们紧密合作，共同推进了学科的快速发展。施斌、宋光泰、杨学文、范兵、赵吉宏主任是各自学科的带头人以及本专业全国性学术组织负责人，感谢你们挤出时间为本书撰稿。何三纲博士已是全国高等学校规划教材《口腔解剖生理学》的主编，仍带着师弟师妹为本书的修订工作提供了全力支持。感谢我的大学同学沈真祥、王世平以及同事与朋友张国志、王秀丽、谢昊、徐佑兰为本书所作的贡献。此次参加相关章节撰写或修订的中青年学者，是口腔医学多个亚专业领域有较丰富临床经验的优秀专家，他们为本书增加和充实了与口腔疾病诊疗技术发展密切相关的前沿知识与资料，在此也一并向他们表示谢意。

衷心感谢我们的老师樊明文教授对本书第一版的审阅并作序。感谢彭彬教授对本书前两版所作的重要贡献。

在此，特别对为本书前两版多个章节的撰写作出重要贡献、因病去世的好朋友、好同事，著名口腔颌面外科专家张文峰教授表达深切怀念！

本书涉及多个专业，部分内容编排上体例稍有不同，未强求统一。由于编者水平有限，书中缺点和错误仍在所难免，诚恳地希望各位读者提出宝贵的意见与建议。

赵怡芳

2022年11月

目　录

第一章　局部麻醉并发症

局部麻醉是最基本、最重要的口腔临床技能，是进行诸多口腔疾病治疗的基础和前提，包括牙拔除术、牙种植术、牙体牙髓病的治疗、义齿修复的牙体制备等，无一不需要进行局部麻醉。如同任何临床治疗都有可能出现非预期的不良后果一样，局部麻醉也有可能出现非预期的不良反应或并发症。

有关口腔局部麻醉并发症或副反应的统计资料不多，且以局部并发症居多，全身并发症报道相对较少，死亡病例多为个案。事实上，在口腔临床诊疗前、诊疗后及诊疗过程中，许多突发的紧急事件与局部麻醉相关。一项针对口腔医师的调查发现，有 54.9%的口腔临床紧急事件发生在口腔局部麻醉过程中以及麻醉后的 5 分钟之内，口腔局部麻醉并发症或不良事件的发生率居口腔临床紧急事件的首位，口腔临床医师对此应予以高度重视。Persson 曾进行了一项比较完善的对照研究，在 2960 名注射 1~2 支卡式(2~4mL)不同麻醉药物的患者中，不良反应或并发症的发生率为 2.5%。与不良反应或并发症相关的因素有注射次数、麻醉效果和既往史；一次注射不良反应或并发症发生率为 2%，多次注射不良反应或并发症发生率为 5%；麻醉效果良好的病例不良反应或并发症发生率为 2%，麻醉效果不全病例中不良反应或并发症发生率为 4%，麻醉失败者不良反应或并发症发生率为 7%；既往有过敏史或麻药皮试阳性者不良反应或并发症发生率为 40%。

局部麻醉并发症包括全身并发症和局部并发症。全身并发症相对较少，大多与麻醉药物有关，可危及患者生命。局部并发症相对多见，大多与操作相关，一般为暂时性，较少危及患者生命。

在所有的阻止和控制疼痛的药物中，局麻药是最安全最有效的。但即便如此，局麻药仍然可能在临床上产生一些不良反应或并发症，因此临床医师必须明确以下三点：①没有哪一种局麻药只引起一种反应。所有的局麻药都可引起多种预期的和非预期的反应，在理想状况下，适当剂量的局麻药通过适当的途径、在适当的时间、使用在适当的患者身上，不会产生非预期的效果。但这种理想状况是罕见的，且大多是偶然得到的。②没有哪一种在临床上有效的局麻药是绝对没有毒性的。药物治疗的目标，是使药物治疗效果最大化及毒性最小化。只有合理使用局麻药并遵循相关规则，才是安全有效的局部麻醉。否则，任何局麻药都可能产生不良反应。③局麻药潜在毒性的大小常取决于麻药的使用者。局麻药是否安全，除了药物本身之外，更在于局麻药的使用者，同一种麻药，不同个体的反应存在差异。因此在实施局麻前，询问患者的疾病史、用药史以及了解患者的身体状况十分重要。

口腔医师在进行局部麻醉前、麻醉过程中、麻醉后，都应该按局部麻醉规范进行，最大限度地避免局麻并发症的发生。麻醉前对患者的生理状态和心理状态进行评估，根据生理状况决定患者的麻醉方式、选择适当的麻醉药物、计算患者可以承受的最大麻药剂量；对高度紧张的患者进行适当的心理安抚，必要时进行镇静，让患者在舒缓的情绪下接受局部麻醉。麻醉过程中应无菌操作，注射前双回抽、缓慢注射、无痛注射，并随时和患者交流或观察患者的面部表情、身体反应等。麻醉结束后严密观察患者的神志、面色及其他生命体征，准确评估麻醉效果及有效麻醉时间，麻醉效果不佳时合理进行追加或补充麻醉等。只有严格执行规范的局部麻醉，才能最大限度地避免局部麻醉并发症的发生。

一旦患者发生局麻并发症，口腔医师应该有能力及时做出准确、清晰的判断。如果发生了局麻并发症，应判断是全身并发症还是局部并发症？具体是哪一种并发症？针对患者的症状体征，应该采取哪些应急措施？口腔医师还应该有能力及时实施这些急救措施，避免更严重的不良后果。本章介绍的内容如下：

全身并发症
- 晕厥
- 麻药过量
- 过敏反应
- 血管收缩剂过量反应
- 过度通气
- 高铁血红蛋白血症

局部并发症
- 血肿形成
- 张口受限
- 暂时性牙关紧闭
- 神经损伤
- 面神经麻痹
- 暂时性复视或失明
- 注射点溃疡
- 自我伤害性损伤

第一节　全身并发症

局部麻醉全身并发症相对较少，但每一种全身并发症都比较严重，如果处理不及时或处理不当，都可能危及患者生命。这些全身并发症的发生，常常是多种不同因素相互交织所致，一方面与局麻药物相关，另一方面与患者的体质及恐惧情绪相关。此外，还和医师对麻药的把控及操作相关。

一、晕　　厥

晕厥是指突发性暂时性意识丧失。晕厥是一种常见的良性自限性疾病，但如果得不到及时、正确的处理也有可能危及患者生命。关于口腔诊室医疗急救的两项调查报告显示，晕厥是口腔诊疗过程中最常见的不良事件，约占所有口腔临床急救报告的53%。几乎任何口腔治疗均有可能引起晕厥，但绝大多数晕厥是由口腔局部麻醉引起的。

【原因】

导致晕厥的原因分为两种。一种是精神心理原因，紧张、焦虑、恐惧，加上注射时产生的疼痛或其他因素（如看见注射器、手术器械、血液等，或听到其他患者的哭闹、叫喊声等）的不良刺激，通过迷走神经——交感神经反射引起快速、短暂的周围血管（尤其是骨骼肌血管）扩张，回心血量减少，血压下降，导致脑部血流减少或者中断，出现短暂的意识丧失。另一种是非精神心理原因引起的，包括空腹、疲劳、体质差、体位不佳等导致的大脑血供不足而引起的短暂意识丧失。

【临床表现】

晕厥可发生于任何年龄，但儿童很少发生，大多发生于成年人，尤其是16—45岁的男性似乎更易发生。社会心理学认为，孩子不会隐藏自己的恐惧情绪，可以通过叫喊、哭闹等方式释放压力；而成年男性常常会隐藏内心的恐惧情绪，在人们面前表现得无所畏惧，而内在情绪压力过大，易诱发晕厥。有研究发现，成年男性患者在被女性医师注射麻药时发生晕厥的比例较高。

晕厥发生迅速，患者很快出现症状，甚至发生在麻药注射过程中，常常表现为头晕、胸闷、面色苍白、全身湿冷、四肢无力、脉快而弱、恶心呕吐、血压下降、呼吸困难、意识丧失。如果处理不及时或患者体位不良，可出现心律不齐、血压进一步下降、缺氧，甚至呼吸心跳停止。

【预防】

实施局部麻醉前，应对患者的心理状态进行评估，对高度紧张或牙科畏惧症患者、过去有“晕针”“晕血”史的患者，应做好心理疏导，缓解其紧张恐惧情绪，必要时可以在麻醉前对患者进行镇静治疗。施行局麻时，先在进针点进行预麻醉或表面麻醉，消除针尖刺入组织时的痛感，然后缓慢进针；对于深部组织的麻醉，可以边进针边回抽边缓慢注射；注射过程中尽量不要让患者感受到强烈疼痛，有条件者可使用计算机控制的局麻注射仪进行注射。

【处理】

立即停止注射，调整椅位使患者平卧甚至头低脚高（15°），恢复患者脑部血供；解开衣领，头后仰，保持其呼吸道通畅。移开患者面前可能诱发其晕厥的刺激因素（如注射器尤其是针管内有血液的注射器、带血纱布、手术器械等）。轻症患者在头部恢复血供后即可好转。如果患者意识丧失，可用注射针头刺入其人中3～5mm，患者可立即恢复意识；有些急救包里面备有芳香胺，急救人员可以用手指捏碎后让患者吸入，胺能够刺激呼吸和肌肉运动，帮助患者快速恢复意识。如果是因为空腹、疲劳或体质差引起的晕厥，在患者恢复意识后，可以让患者口服含糖的液体，必要时可以静脉输注葡萄糖或葡萄糖盐水。如果处理不及时，如出现缺氧症状，应该立即输氧；出现心率加快、血压下降，应立即采取输液等措施，升高血压、减缓心率；如出现心跳呼吸停止，应立即进行心肺复苏。

二、麻药过量

局麻药是口腔临床使用最多最广泛的药物。麻药过量是指单位时间内进入机体血液循环的麻药量超过机体分解速度，血液内药物浓度升高达到甚至超过峰值，导致机体的一系列不良反应。麻药过量一般发生在注射后15～60分钟，此时麻药达到血药浓度高峰。

【原因】

发生麻药过量的原因很多且非常复杂，概括起来主要有以下几个方面的原因：

1. 在进行局部麻醉时没有回抽，直接将较大剂量的局麻药注射到血管内，并很快达到甚至超过血药浓度的峰值发生麻药过量。

2. 麻醉前没有很好地评估患者的生理状况、准确计算并严格控制麻药剂量，一次性向患者体内注射了过大剂量的麻药，麻药被组织吸收后达到或超过血药浓度峰值，发生麻药过量。

3. 麻药注射部位血管丰富，局部(如炎性区域)血管扩张，注射到局部的麻药被快速吸收，达到甚至超过血药浓度峰值，发生麻药过量。

4. 患者肝肾功能降低，麻药被吸收进入血液后，需经肝脏代谢、肾脏排泄，肝肾功能降低时麻药在体内分解速度慢，在体内蓄积发生麻药过量。

5. 某些特异性体质，如异型血浆胆碱酯酶患者使用酯类局麻药，注射到体内的酯类麻药不能被分解，即使麻药用量较少也可能发生麻药过量。

必须指出的是，对重度过量或死亡病例的研究显示，这些事件的发生都不是单一因素引起的，而是多种因素相互交织、相互叠加在一起所导致。因此，在施行局部麻醉前和麻醉过程中，每一个环节都必须规范，对任何一个环节都不能马虎。

【临床表现】

一般而言，麻药过量发生的时间越晚，临床症状越轻。正常剂量的局部麻醉药几乎不对中枢神经和心血管系统产生影响。局麻药过量以后可以通过血脑屏障，首先作用于中枢神经，早期表现为兴奋作用，进而产生抑制作用。轻度的局麻药过量对心血管系统的影响不大，可出现心率加快，血压升高；但重度过量将对心肌收缩力和传导能力起到抑制作用，导致心动过缓、心律不齐，甚至心跳停止。

轻度麻药过量症状表现为中枢神经的兴奋，包括眩晕、耳鸣、口腔内金属样味、多语、焦虑、不安、口周麻木或刺痛、心率加快、血压升高等；进一步发展出现颤抖、抽搐、恶心、呕吐、幻听、幻视、心率加快、血压升高等，继而出现中度麻药过量症状。如果直接将麻药注入血管内，上述症状将很快出现；如果是因为过多的局麻药被吸收入血，上述症状的出现将相对较慢。

中度麻药过量症状表现为中枢神经和心血管系统的抑制，脉搏细弱、血压下降、呼吸减慢、缺氧、发绀、惊厥、神志不清，进一步发展可出现重度麻药过量症状。

重度麻药过量症状表现为强直性痉挛或癫痫发作、意识丧失、心律失常，甚至心跳呼吸停止。局部麻药中毒的临床表现见表 1-1。

表 1-1　**局部麻药中毒的临床表现**

	中枢神经系统	心血管系统
轻度过量	眩晕 耳鸣 神经功能紊乱 口周麻木	血压升高 心率加快

续表

	中枢神经系统	心血管系统
中度过量	肌肉抽搐 幻听 幻视 意识不清	心肌收缩力降低 心脏输出量减少 血压降低
重度过量	强直性痉挛或癫痫发作 意识丧失 呼吸停止	窦性心动过缓 室性心律失常 心跳停止

【预防】

在对每一位患者进行局部麻醉之前，都应该详细询问其病史，并对患者的生理状况进行评估，合理选择麻药，根据其生理状况及麻药特点准确计算患者的局麻药最大耐受剂量。对于老人、儿童、体弱、肝肾功能不全者，应该相应减量；注药前从几个方向回抽，确认针尖不在血管内再推注，推注过程中最好有适时回抽；推注速度要缓慢，平均速度不超过 1mL/分钟。血管丰富或血管扩张区域，应尽量选择神经阻滞麻醉，避免直接在这些区域进行局部浸润麻醉；如果必须用局部浸润麻醉，可选择含有血管收缩剂的局麻药。

临床常用局麻药物都有可供参考的最大剂量(表 1-2)，这些数据是基于动物实验研究及较少量临床测试结果，经统计分析推算而得，因此只能作为临床参考，并不是绝对值。某些患者在安全剂量范围内也可能发生麻药过量反应，因为患者的健康状况、药物的吸收、分布和代谢，均存在较大的个体差异。尽管如此，这些测试结果依然具有十分重要的临床价值。

表 1-2　**局部麻醉药物最大安全剂量**

药物名称	最大剂量/(mg/kg)	最大成人剂量/mg
利多卡因	4.5	300
甲哌卡因	4.5	300
阿替卡因	7.0	500
丙胺卡因	6.0	400
布比卡因	1.5	90
依替卡因	7.5	400

*标准患者：健康成人，体重 65~75kg。

【处理】

局麻药物过量所产生的不良反应的急救处理，应根据其过量程度及临床症状不同，分别采取不同的措施(表 1-3)。

表 1-3　　**局麻药物中毒反应的处理**

过量程度	处 理 方 式
轻度过量	暂停操作，安慰患者，无须治疗
中度过量	停止操作，安慰患者，吸氧，监视生命体征，给予镇静剂，如咪唑安定 2~5mg 静脉注射
重度过量	停止操作，观察生命体征，保持呼吸道通畅，吸氧，输液，升压，利尿，静脉注射安定至惊厥停止，如果呼吸循环停止，立即行心肺复苏

麻药轻度过量时患者的不良反应轻微而短暂，须暂停操作，安慰患者，并观察患者的麻药过量症状是否进一步加重。如果患者症状很快消失，意识完全恢复，且麻醉依然有效，可继续治疗或手术，但应该尽量缩短治疗或手术时间，或者更改、简化本次治疗方案，优先解决主要问题，次要问题可择期再解决。

如果患者麻药过量症状逐渐加重，出现中度过量症状，在没有伤口出血问题的情况下，应立即停止本次手术或治疗，并采用积极的救治方法。调整椅位、给氧及维持呼吸道通畅至关重要，因为通气不足可能导致酸中毒，增加神经系统毒性反应并导致心血管功能紊乱。如果发生惊厥，应立即进行抗惊厥治疗，惊厥发作期机体氧耗量和代谢过度，会加重酸中毒，反过来降低惊厥发作的阈值，延长发作时间，抗惊厥可静脉注射安定、咪唑达伦等。同时，应快速静脉输液，一方面可升高血压，另一方面可稀释血药浓度。

重度过量可能出现强直性痉挛或癫痫发作，反复发作的强制性痉挛或癫痫可能导致脑部缺氧，中枢神经损伤，因此必须持续对症处理：抗惊厥、输液、利尿等。一旦发生呼吸或循环骤停，则应立即行心肺复苏。

三、过敏反应

麻药过敏是一种比较少见的药物不良反应。过去使用酯类麻药(如普鲁卡因)时在临床引起的过敏反应相对较多，自从 1948 年后酰胺类局麻药物如利多卡因、甲哌卡因问世以来，由局麻药物导致的过敏反应(allergic reactions)已十分少见。常有患者声称对一种或多种麻药过敏，大多是因误诊或患者得到错误的信息，或仅仅只是类似于过敏反应的焦虑反应。

【原因】

发生过敏的人群，具有先天性的免疫功能异常，可能对一种或多种物质过敏，当这些致敏物质与机体内特异性的抗体结合，就会释放多种特异性介质(如组织胺、白三烯、血小板活化因子等)，产生一系列过敏症状。局麻药本身分子很小，一般不成为抗原致敏，所以过敏原大多数情况下并非麻醉剂本身，而在于局麻药的分解产物或麻醉药剂里面的其他成分(表 1-4)。

1. 麻醉药的分解产物与蛋白结合，可能成为致敏原，如普鲁卡因在血液里的分解产物对氨基苯甲酸和蛋白结合后成为致敏原导致过敏反应。

2. 麻醉剂里面添加的防腐剂，主要是对羟基苯甲酸甲酯，可成为过敏原。美国食品与药品管理委员会已经禁止在单剂麻药里面添加对羟基苯甲酸甲酯，但多数国家局麻药里面还在添加该防腐剂。

3. 含有肾上腺素的麻药，都会添加亚硫酸盐类抗氧化剂，而亚硫酸盐是一种比较容易致敏的物质，可引起过敏反应。

表 1-4 局麻药剂的组成

成　分	功　能	纯药液	含血管收缩剂药液
局麻药	阻断神经传导	有	有
血管收缩剂	增强效果，减少毒性	无	有
亚硫酸盐	血管收缩剂抗氧化	无	有
氯化钠	维持等渗	有	有
蒸馏水	稀释	有	有
对羟基苯甲酸甲酯	延长保存期	有(美国无)	有(美国无)

【临床表现】

过敏反应可表现在局部，也可表现在全身。过敏的局部反应相对多见，但一般症状较轻，多为荨麻疹或红斑，可伴有瘙痒；少数表现为局部神经性水肿，不伴有瘙痒。过敏的全身反应发生率较低，但症状较重，而且进展迅速，可以危及生命。

过敏反应又可根据发生时间分为即刻反应和延迟反应。即刻反应可以在麻醉过程中或用药后立即发生，症状严重，发展迅速；延迟反应可在用药后 1h 或更长时间后发生，一般认为是麻药的反应性分解产物(如酯类麻药的分解产物“对氨水杨酸”)造成的，延迟反应一般为局部症状，少数情况下也可发展成全身症状。

过敏反应开始可能是皮肤症状，如潮红、荨麻疹、瘙痒等；随即出现胃肠、泌尿系统症状，如恶心、呕吐、痉挛、腹痛、腹泻、大小便失禁等；继而出现呼吸系统症状，如喉头水肿、咳嗽、嘶哑、喘息、胸闷、呼吸困难等；然后出现心血管系统症状，如心悸、心动过速、血压下降等；严重者意识丧失、心跳停止。

【预防】

实施局部麻醉前，应详细询问病史，是否有药物过敏史，尤其要询问是否有麻药过敏史，如果有麻药过敏史还要询问过敏的是哪一种麻醉药品。对过敏性体质患者、麻药过敏可疑的患者，麻醉前应进行皮试。

一般而言，酯类麻药之间存在交叉过敏现象，只要患者对一种酯类麻药过敏，其他酯类麻药都不宜使用；而酰胺类麻药很少存在交叉过敏现象，患者对某一种酰胺类麻药过敏，不代表其对其他酰胺类的麻药也过敏，可以进行麻药皮试以确定其对另一种酰胺类麻药是否也过敏。

【处理】

发现患者有过敏反应，应立即停止注射，调整患者椅位，保持其呼吸道通畅。

轻度的局部过敏可以不做治疗，密切观察，出现皮肤瘙痒者，可口服抗过敏药物(如扑尔敏、异丙嗪等)。

出现胃肠及泌尿系统过敏症状，应立即启动急救程序，静脉或肌肉注射抗过敏药物，同时密切观察，检测患者心率、呼吸、血压等生命体征，随时准备施行下一步的治疗措施。

出现呼吸系统过敏症状，应立即给氧，肌肉或皮下注射肾上腺素，肾上腺素能逆转支气管痉挛，并使心脏冠状血管扩张、周围血管收缩、增加心肌收缩力，升高血压。并应立即建立静脉通道，可静脉滴注地塞米松，密切观察患者的反应及生命体征(表 1-5)。

表 1-5　**局麻药物过敏反应的治疗**

反应	体征和症状	治疗方法
局部皮肤反应	局部的红斑、水肿和瘙痒	无须治疗，或口服抗组胺药物
全身性皮肤反应	瘙痒、荨麻疹、斑状皮疹、唇及眼睑的血管性水肿	肌注抗组胺药物、密切观察
呼吸窘迫	支气管收缩、喉头水肿、嘶哑、咳嗽、喘息、呼吸困难	肌肉内或皮下注射肾上腺素、给氧、保持呼吸道通畅，静滴糖皮质激素，在允许条件下施行紧急医疗救护及住院治疗
过敏性休克	上述任何症状，以及明显的低血压、心律失常和可能发生的心血管衰竭	静脉注射肾上腺素、给氧、静滴糖皮质激素、心肺复苏，施行紧急医疗救护及住院治疗

若出现心血管系统过敏症状，则在采取上述措施的基础上继续肌肉或静脉注射肾上腺素，肾上腺素的半衰期很短，作用很快消失，有时需要再次或多次注射；同时静脉注射抗过敏药物，快速输液，补充血容量，也可静脉滴注肾上腺素或多巴胺以升高血压。

若出现呼吸心跳停止，则应立即进行心肺复苏。

四、血管收缩剂过量反应

【原因】

发生血管收缩剂过量反应的一般原因是麻醉前没有详细询问病史，对患者的生理及心理状态评估不准确，比如对有高血压和心脏病的患者或高度紧张恐惧的患者，使用了相对较多的含有血管收缩剂(如肾上腺素、去甲肾上腺素等)的麻药，引发血管收缩剂过量反应；又如服用单胺氧化酶抑制剂治疗忧郁症的患者，机体清除肾上腺素的速率降低，如果按普通健康成人常规剂量注射含血管收缩剂的麻药，更易发生肾上腺素过量反应。另一种原因可能是患者的生理、心理状态都很好，但是注射时没有回抽，将含血管收缩剂的麻药直接注射到血管内，或者使用含血管收缩剂的麻药总量较多，被较多地吸收入血，发生血管收缩剂过量反应。

【临床表现】

由于肾上腺素等血管收缩剂在体内降解速度很快，局部麻醉导致的血管收缩剂过量反应大多数是轻微和短暂的，一般不超过几分钟，很少导致严重的不良反应。血管收缩剂过量反应的主观症状是虚弱、恶心、紧张、心慌、心脏有力收缩等；心血管系统反应的体征通常包括：心动过速、伴或不伴心动过缓的高血压，或偶发的室性期前收缩等。如果患者对注射或随后的牙科治疗有畏惧心理，同时注射过程中又感受到较强烈的疼痛，通常会以一种更夸大的方式表现出来，肾上腺素类药物可能导致明显的心动过速或高血压，并可能引起危险的心律不齐。

【预防】

麻醉前准确评估患者的生理及心理状态，合理地选择麻醉方式、慎重选择麻药并计算最大麻药剂量，尤其是有心血管病史的患者更应准确计算含血管收缩剂麻药的最大使用剂量；对紧张恐惧患者进行适当的镇静后再实施麻醉；注射前回抽确认针尖不在血管内；进行无痛、缓慢注射；实际注射麻药量（尤其是含血管收缩剂的麻药）应低于计算出来的最大剂量。健康成年人含血管收缩剂的麻药最大使用量是20mL（但临床应兼顾不同麻药的最大使用剂量）；而高血压、心血管病患者含血管收缩剂的麻药最大使用剂量为4mL；高度紧张恐惧的患者使用含血管收缩剂麻药时，也应十分慎重。

【处理】

由于肾上腺素等血管收缩剂在体内代谢很快，所以血管收缩剂过量反应持续时间不长。即使是误将含血管收缩剂的麻药注射到血管内，引起的反应也很少超过5分钟。对于血管收缩剂引起的轻微全身性反应，可以不做特殊处理，但应该安慰患者，使患者处于半卧或端坐位，暂时停止手术，监测生命体征，等待血管收缩剂在体内分解代谢；对于心率过快、血压过高者可给予少量的镇静药物（如安定）或降压药；对于有呼吸困难者应保持呼吸道通畅，立即给氧；对于少数威胁生命的反应如心肌梗死、脑血管意外等，应及时进行相应的处理。

五、过度通气

【原因】

患者对局部麻醉和将要接受的治疗高度紧张恐惧，而在局麻过程中又感受到强烈的疼痛，加重了紧张恐惧情绪，出现呼吸加深加快，过度通气超过生理代谢需要，导致体内二氧化碳分压过低，出现呼吸性碱中毒症状。另外，过度通气常见于癔症、癫痫、甲状腺功能低下、低血糖等患者。

【临床表现】

女性成年患者多见。表现为呼吸深大频率快，有胸闷、压迫感，心悸、心跳加快、头痛、头晕；症状进一步加重可出现四肢末端或面部麻木、手足抽搐、肌肉痉挛甚至强直；如果上述症状持续得不到缓解，可能出现意识障碍。过度通气患者没有缺氧体征，面色正常，嘴唇红润，血氧饱和度正常。

【预防】

在口腔临床诊疗过程中，有些表现得看似无所谓的患者，实际上可能内心深处掩藏着严重的紧张、恐惧和不安，这类患者发生过度通气的风险更高，因此麻醉前的沟通、交流、安抚，以及检测患者的呼吸频率、心率，了解和评估患者的心理状态十分重要。对高度紧张恐惧的患者，麻醉前应做好心理疏导，减缓其呼吸频率，解除其紧张恐惧情绪，必要时做镇静治疗。在注射麻药过程中，应和患者保持交流，缓慢、无痛注射，并确保麻药不会注射到血管内。

【处理】

对于过度通气，临床医师最重要的是快速做出正确的诊断。一旦确定为过度通气，首先要做的是安抚患者，解除其紧张恐惧情绪，让患者减缓呼吸频率、减小呼吸深度。调整椅位使患者处于半卧位或端坐位，减轻患者的不适感。有条件的可以让患者吸入含有二氧化碳的氧气，以增加其体内二氧化碳的浓度；如果没有含二氧化碳的氧气，可以在患者口鼻处罩上一个纸袋，让患者将自己呼出的二氧化碳重新吸入，以增加体内二氧化碳的浓度。严重者(如有痉挛、强直症状者)可以适当注射安定。在处理过度通气的过程中，医护人员要有能力让患者相信：一方面医生所采取的措施是正确的，另一方面患者的身体状况其实很好，这样有助于缓解患者的紧张恐惧情绪。另外，让患者看到监护仪上所显示的正常血压、心率、血氧饱和度等指标，有时候对于缓解其紧张恐惧情绪可以起到立竿见影的作用。

如果医护人员经验不足，做出错误的判断，将患者呼吸频率加深加快误判为呼吸困难，直接给患者输入纯氧，将会适得其反，加重患者的症状，甚至导致更严重的后果。

六、高铁血红蛋白血症

高铁血红蛋白血症是以血液携氧能力下降为特征的病理状态，如先天性高铁血红蛋白血症、镰状细胞性贫血等。某些麻药注射后也可能导致高铁血红蛋白血症。

【原因】

临床上丙胺卡因导致的高铁血红蛋白血症相对多见。近来发现苯佐卡因也可以引起高铁血红蛋白血症。值得注意的是，也曾有大剂量使用阿替卡因后导致高铁血红蛋白血症发生的病例报告。原因是这些局麻药使血红蛋白的二价铁氧化成三价铁，从而使血红蛋白失去携氧能力。

【临床表现】

高铁血红蛋白血症主要表现为缺氧症状，患者面色苍白、嘴唇紫绀、头痛头昏、倦怠乏力、血氧饱和度降低，严重者可出现呼吸困难、心律失常等。

【预防】

详细询问病史，有先天性高铁血红蛋白血症、镰状细胞性贫血、缺氧性呼吸困难患者注射麻药要慎重；临床尽量避免使用丙胺卡因、苯佐卡因、普鲁卡因进行局部麻醉；任何麻药在临床使用都不能过量。

【处理】

轻度的高铁血红蛋白血症可以不做治疗，但患者须静卧休息，可服用含糖饮料，密切观察。严重的高铁血红蛋白血症应给予输氧、输液，静脉输注维生素 C 或亚甲蓝，将体内氧化的三价铁还原成二价铁，恢复血红蛋白的携氧能力。

第二节　局部并发症

局部麻醉时局部并发症相对较多，多为暂时性、可逆性，症状一般较轻，较少危及生命。局部并发症主要由医师的操作不规范引起，也可能与患者的生理心理状态及麻药相关。

一、血肿形成

血液从血管内渗透并聚集在周围组织形成血肿。

【原因】

局部麻醉时血肿形成，大多是因为注射时针尖刺破血管所致。如果血管损伤较小、出血量较少，常常不容易被发现；如果较大血管出现较大损伤，血肿可以很快形成，并在局部形成明显的肿胀或突起。

【临床表现】

在口腔颌面部局部麻醉中，最容易引起血肿的是上牙槽后神经阻滞麻醉，如果针尖靠近颞下窝和翼腭窝，或反复多次刺入，有可能刺破翼静脉丛或伴行动脉，该区域软组织疏松，血肿形成迅速，面部表现明显(彩图 1-1)；其次是在进行下牙槽神经阻滞麻醉、眶下神经阻滞麻醉、颏神经阻滞麻醉时，针尖可刺破下牙槽动脉或静脉、眶下动脉或静脉、颏动脉或静脉而形成血肿，这些区域形成血肿的速度较慢或较隐匿，早期不易被发现，常常在局部皮肤出现淤青或紫红表现、张口受限等情况后才会被注意到。

血肿形成后主要表现为局部肿胀，皮肤或黏膜呈青紫或紫红色，伴有轻度疼痛或压痛。青紫或紫红色在几天后逐渐变浅变淡或变为黄绿色、淡黄色，直至消失。体质较弱患者的较大血肿可能伴发感染而出现炎症症状。

【预防】

避免血肿形成的最有效措施是规范的麻醉操作，掌握正确的麻醉进针点、进针方向、进针深度，避免反复穿刺、避免快速注射。

对于服用抗凝药物的患者，一旦发生血肿，症状可能更严重，因此对这类患者应尽量避免在容易发生血肿的深部组织进行神经阻滞麻醉。

【处理】

一旦发生血肿，应立即停止注射，并立即冰敷(间断进行 24h)或局部加压包扎(持续进行 24h)。对于较大范围血肿形成的患者，或年老体弱或伴有某些机体抵抗力降低的患者，可适当使用抗菌素预防感染。48h 后可以局部间断热敷或理疗，促进血肿吸收和消散。

对于自行预防性服用阿司匹林等药物的患者，血肿发生后可以暂时停用阿司匹林等药物；如果是治疗性服用抗凝药物患者，必须根据相关医师的建议，停用或不停用抗凝药物。

二、张口受限

【原因】

下牙槽神经阻滞麻醉后可能导致张口受限，其原因有肌肉损伤、间隙感染、血肿形成等。肌肉损伤包括注射针反复穿刺对翼内肌的物理损伤，以及某些麻药本身对肌肉(尤其是骨骼肌)的化学性损伤，物理或化学性损伤都可能引起张口受限；针尖刺破了下牙槽动脉或下牙槽静脉，引起出血或翼颌间隙血肿形成，可能引起张口受限；注射针头或麻药被污染、口腔黏膜消毒不严，注射时将细菌带入翼颌间隙，形成轻度翼颌间隙感染，也可导致张口受限。

【临床表现】

局部麻醉发生张口受限的以中年患者居多，张口受限的时间长短不一，短的 3~5 天，长的可达 4~6 周；一般局部麻醉引起的张口受限程度较轻，张口度很少低于 1cm；少数患者可能伴有咽侧或下颌升支内侧轻度肿胀，间或伴有轻度疼痛。如果处理不及时，或患者体质差，症状可能加重。

【预防】

选择安全低毒性麻药，进行规范的麻醉操作，执行严格的无菌措施，缓慢注射，避免反复穿刺，避免过量注射麻药。

【处理】

如果是肌肉损伤或血肿形成导致的张口受限，一般可进行局部(颌后区)热敷、温热盐水含漱等物理治疗。如果是感染引起的张口受限，则应进行抗感染治疗；个别处理不及时或症状加重，形成脓肿者须进行脓肿切排。

三、暂时性牙关紧闭

【原因】

暂时性牙关紧闭通常发生在下牙槽神经阻滞麻醉时。对高度紧张恐惧的患者，若实施局麻之前没有进行良好的心理安抚或镇静，则在进行下牙槽神经阻滞麻醉时，患者升颌肌群尤其是翼内肌处于紧张收缩状态，注射时的疼痛尤其是快速注射产生较强的痛感，与患者心理上的紧张相互交织、叠加和放大，使翼内肌更强烈地收缩；而快速注射到翼内肌的麻药，又很快将翼内肌麻醉在强烈收缩状态，不能松弛，便出现牙关紧闭。

【临床表现】

不同于一般张口受限患者可能存在一定的张口度，牙关紧闭时上下牙之间没有丝毫间隙。患者常常表现为高度恐惧面容，可伴有心率加快、血压升高、呼吸加快等。这种牙关紧闭常常随着麻药代谢分解以及患者紧张恐惧情绪的缓解，在 1~2h 后症状逐渐减轻并恢复正常。

【预防】

麻醉前对患者的心理状态进行评估，对高度紧张恐惧的患者进行心理疏导，必要时给予药物或笑气镇静；在实施局部麻醉时和患者保持沟通、交流，缓慢进针，缓慢、无痛注射。

【处理】

一旦发生牙关紧闭，医师应告知患者这只是麻醉的一种暂时性反应，很快能够自行恢复；并通过谈话、看电视、听音乐等方式，缓解患者的紧张情绪；待麻药在体内分解代谢 1~2h 后，可自行恢复正常。

四、神经损伤

这里的神经损伤是指被麻醉的目标神经，在施行局部麻醉的过程中被意外损伤，如下牙槽神经阻滞麻醉时下牙槽神经被损伤。

【原因】

1. 局部麻醉损伤神经主要为针尖刺伤，在鼻腭管或翼腭管内进行神经阻滞麻醉时，较易损伤骨管内的鼻腭神经或腭大神经；在进行下牙槽神经阻滞麻醉时，为了使针尖触及骨面或为了避免将麻药注入血管，反复刺入可能损伤下牙槽神经或舌神经；在进行眶下神经阻滞麻醉或颏神经阻滞麻醉时，为了触及眶下孔或颏孔，反复刺入可能损伤相应神经。

2. 将局部麻醉药注射到神经鞘膜内，如果注射的药量较多，将对鞘膜内神经纤维产生较大压力，这种鞘膜内的高压力导致神经损伤；此外，某些局麻药本身具有较低的神经毒性，通常情况下不会对神经造成损伤，但如果将麻药注射到神经鞘膜之内，将对神经造成损伤。

3. 麻药过期变质，或麻药内混有杂质，可对神经造成损伤。比如将卡局式包装的药筒浸泡在酒精、戊二醛等消毒液中，药筒铝帽下的一层隔离膜可能被溶解，消毒液可能渗入药筒内，这些消毒液随麻药一起被注射到神经周围，可导致神经损伤。

【临床表现】

轻度的神经损伤主要表现为局部感觉异常，如局部刺痛、灼热感、蚁行感、异物感、味觉异常等；较严重的神经损伤表现为其支配区域的麻木感，尤其以支配区域皮肤麻木感为甚，例如下牙槽神经损伤后，同侧下唇的麻木感较强，而相应牙龈的麻木感较弱。

【预防】

局部麻醉药物应储存于阴凉干燥的环境中，禁止将卡局式药筒浸泡在各类消毒液中；使用前应仔细核查药品的有效期，查看包装是否有破损，防止将过期、变质或混有杂质的麻药注射到组织内。注射时应规范操作，把握好进针点、进针方向、进针深度等，避免反复穿刺；如果必须一次性注射较大剂量的麻药，建议多点分散注射，避免将较大剂量的麻药注射到神经鞘膜内；当患者在注射过程中有“过电感”时，应该立即停止注射，重新调整进针方向和深度后再注射。

【处理】

局部麻醉导致的神经损伤基本不会出现神经的断裂。治疗的首要任务是安抚患者的紧张焦虑情绪，紧张焦虑情绪会加重患者的局部不适感或麻木感，不利于症状的缓解；同时配合使用促进神经功能恢复的药物，常用的是维生素 B 族药，如维生素 B_1、B_{12}或甲钴胺（弥可保）等；局部理疗、针灸等有时候具有一定的辅助治疗作用和心理安抚作用。

五、面神经麻痹

【原因】

局部麻醉造成面神经麻痹，一般发生在下牙槽神经阻滞麻醉时，如果进针点过高，针尖越过下颌支乙状切迹，将局麻药注射到面颊部，导致面神经颊支、颧支、额支麻痹；如果进针点偏后，或进针时针筒置放位置靠近前牙，针尖滑向下颌支后缘，将局麻药注射到腮腺或面神经干周围，导致面神经干麻痹。腮腺或颌下区域的局部浸润麻醉，有时也可能将面神经干或下颌缘支等分支麻痹。

【临床表现】

如果是下牙槽神经阻滞麻醉进针点过高所致，往往只是面神经颊支、颧支或额支的麻痹，表现为同侧鼻唇沟变浅或消失，眼睑下垂或上下眼睑闭合不全、眉头下垂和额纹消失；如果是将麻药注射到下颌支后缘，可能麻醉面神经干，除了上述症状外，还可能出现同侧嘴角歪斜。

【预防】

在进行下牙槽神经阻滞麻醉时应规范操作，寻找正确的进针点，按正确的进针方向进针，针尖抵达下颌支内侧骨面、回抽无血才能注射麻药，针尖没有触及骨面不能注射麻药，需要重新调整进针点、进针方向，寻找并触及骨面才能注射。

【处理】

告知患者局部麻醉所致的面神经麻痹是暂时性的，不必紧张。待麻药分解代谢后(1~2h)可自行恢复。

六、暂时性复视或失明

【原因】

局部麻醉导致的暂时性复视或失明，多发生在下牙槽神经阻滞麻醉时，偶尔也发生在眶下神经、上牙槽后神经阻滞麻醉时。当进行上述神经阻滞麻醉时，将针尖刺入下牙槽动脉或眶下动脉或上牙槽后动脉，没有回抽就直接注射，而且是快速注射，容易导致注入这些动脉的麻药逆流进入脑膜中动脉，继而到达眶内或眼底。眶下神经阻滞麻醉或上牙槽后神经阻滞麻醉，即使针尖没有进入血管，但由于进针偏移或进针过深或注药过多，偶尔麻药也可能渗透到眶内，麻醉眼肌而导致出现复视。

【临床表现】

麻醉药到达眶内导致眼肌被麻醉，出现同侧复视；麻药到达眼底视导致神经被麻醉，出现同侧视力模糊或失明。这种复视、视力模糊或失明只是暂时性的，一般持续1~2h。

【预防】

遵循局部麻醉操作规范，按照规范的进针点、进针方向、进针深度进行操作，尤其注意回抽，确认针尖不在血管内才能推注麻药，缓慢推注，注射速度不能超过1mL/min。

【处理】

安慰患者，告知患者复视、视力模糊或失明只是一种暂时性反应，不必紧张，待麻药分解代谢后(1~2h)可自行恢复。

七、注射点溃疡

【原因】

注射点发生溃疡有两方面的原因：一方面在于患者体质，如果患者体质较差，患有某些基础性疾病(如糖尿病等)，局部牙龈或黏膜不健康(如牙龈炎或牙周炎)，局部注射麻药(尤其是含血管收缩剂的麻药)后可能发生溃疡；另一方面在于医师的操作，如果局部注射的麻药量较多(尤其是注射较多含有血管收缩剂的麻药)，可导致注射部位组织缺血，发生溃疡。

【临床表现】

注射点溃疡一般发生在局部麻醉后 3 天左右，附着龈区域多发，溃疡直径 5mm 左右（彩图 1-2），深度可达骨面；可伴有疼痛，周围黏膜充血等症状。

【预防】

麻醉前询问患者病史，根据患者的全身情况合理选择局部药物或局部麻醉方式；认真检查麻醉区域局部情况，存在慢性炎症的区域应注意注射剂量，尤其是不能过多注射含肾麻药，必要时可以选择神经阻滞麻醉。

【处理】

主要为对症治疗，可用含漱剂漱口，局部涂搽甘菊凝胶、表皮生长因子凝胶等外用药物；避免进食过热或酸性食物；对疼痛敏感者可以适当口服止痛药；个别严重的患者可适当应用抗菌素。

八、自我伤害性损伤

【原因】

出现自我伤害性损伤是由于使用长效局部麻醉药或注射较多的局麻药，造成局部麻醉时间较长、麻木感强，在进食咀嚼时有可能意外自我咬伤唇、颊、舌等组织造成；儿童还可能出现自我抓挠伤等。

【临床表现】

自我伤害性损伤大多发生在下牙槽神经、舌神经、颊神经阻滞麻醉后，也可能发生在某些局部浸润麻醉后。主要表现为唇、颊、舌黏膜的咬伤、挫裂伤，有时可见牙痕，严重者伴有出血、溃疡、感染等症状。儿童可能出现皮肤或口腔黏膜的抓挠伤。

【预防】

根据手术或治疗要求，合理选用麻药，一般性口腔手术或治疗应避免使用长效麻醉药，常规麻醉药也应该避免局部注射剂量过大。在儿童施行局部麻醉后，医师应提醒其家长或看护人，防止儿童因局部麻木或不适而自行抓挠造成损伤。

【处理】

对自我伤害性损伤主要是对症治疗，可用含漱剂漱口，局部涂搽甘菊凝胶、表皮生长因子凝胶等外用药物；严重的损伤应进行清创缝合；避免进食过热或酸性食物；对疼痛敏感者可以适当口服止痛药；必要时可适当应用抗菌素防止感染。

如果使用的是长效局麻药或者注射剂量过大，可用酚妥拉明对局麻药进行反转，酚妥拉明可使局部血管扩张，加速局麻药的吸收或清除，促进局部组织恢复正常感觉和功能。

（赵吉宏 胡砚平）

◎ 参考文献

[1]胡开进．牙及牙槽外科学[M]．北京：人民卫生出版社，2016：40-73.
[2]胡开进．口腔急症处理[M]．北京：人民卫生出版社，2010：2-10，175-179，298-353.
[3]李克英．口腔局部麻醉手册[M]．北京：人民卫生出版社，2007：351-409.

[4]张志愿．口腔颌面外科学[M]．8版．北京：人民卫生出版社，2020：47-49.
[5]赵吉宏．现代牙槽外科新技术[M]．北京：人民卫生出版社，2017：54-64.
[6]赵吉宏．口腔颌面外科门诊手术操作技巧及规范[M]．北京：北京大学出版社，2017：40-42.
[7]赵吉宏．口腔局部麻醉新概念[J]．国际口腔医学杂志，2021，48(4)：373-379.
[8]朱也森．口腔局部麻醉学[M]．北京：人民军医出版社，2011：289-314.
[9] Abu-Laban R B, Zed P J, Purssll R A, et al. Severe methemoglobinemia from topical anesthetic spray: Case report, discussion and qualitative systematic review[J]. Canadian Journal of Emergency Medicine, 2003, 3(1): 167-172.
[10] Baluga J C. Allergy to local anaesthetics in dentistry. Myth or reality? [J]. Rev Aierg Mex, 2003, 50: 176-181.
[11] Bataineh A B. Sensory nerve impairment following mandibular third molar surgery[J]. J Oral Maxillofac Surg, 2001, 59(9): 1012-1017.
[12] Barkun Y, Ben-Zvi A, Levy Y, et al. Evaluation of adverse reactions to local anesthetics: experience with 236 patients[J]. Ann Allergy Astbma Immunol, 2003, 91: 342-345.
[13] Benditt D G, van Dijk J G, Sutton R, et al. Syncope[J]. Curr Probl Cardiol, 2004, 29: 152-229.
[14] Dhanrajani P J, Jonaidel O. Trismus: aetiology, differential diagnosis and treatment[J]. Dent Update, 2002, 29(2): 88-94.
[15] Dower J S Jr. A review of paresthesia in association with administration of local anesthesia [J]. Dent Today, 2003, 22: 64-69.
[16] D'Eramo E M. Mortality and morbidity with outpatient anesthesia: the Massachusetts experience[J]. J Oral Maxillofac Surg, 1999, 57(5): 531.
[17] Hass D A, Lennon D A. 21 year retrospective study of reports of paresthesia following local anesthetic administration[J]. J Can Dent Assoc, 1995, 61(4): 319-330.
[18] Hass D A. Localized complications from Local anesthesia[J]. J Calif Dent Assoc, 1998, 26: 677-682.
[19] Horlocker T T, Wedel D J. Local anesthetic toxicity-Does product labeling reflect actual risk? [J]. Regional Anesthesia and Pain Medicine, 2002, 27(6): 562-567.
[20] Karlis V, Glickman R S, Stern R, et al. Hereditary angioedema: case report and review of management[J]. Oral Surg Oral Med Oral Path Oral Radiol Endodont, 1997, 83(4): 462-464.
[21] Kasaba T, Onizuka S, Takasaki M. Procaine and mepivacaine have less toxicity in vitro than other clinically used local anesthetics[J]. Anestb Analg, 2003, 97(1): 85-90.
[22] Lustig J P, Zusman S P. Immediate complications of local anesthetic administered to 1007 consecutive patients[J]. J Am Dent Assoc, 1999, 130(4): 496.
[23] Maladen S F, Gagnons. Articaine hydrochloride: A study of the safety of a new amide local anesthetic[J]. J Am Dental Assoc, 2001, 132: 177-185.

[24] Malden N J, Maidment Y G. Lingual nerve injury subsequent to wisdom teeth removal: a 5-year retrospective audit from a high street dental practice[J]. Br dent J, 2003, 193(4): 203-205.

[25] Penarrocha-Diago M, Sanchis-Bielsa J M. Ophthalmologic complications after intraoral local anesthesia with articaine[J]. Oral Surg Oral Med Oral Pathol Oral Radiol Endod, 2000, 90(1): 21.

[26] Pogrel M A, Thamby S. The etiology of altered sensation in the inferior alveolar lingual, and mental nerves as a result of dental treatment[J]. J Calif Dent Assoc, 1999, 27: 531-538.

[27] Pogrel M A, Thamby S. Permanent nerve involvement resulting from inferior alveolar nerve blocks[J]. J Am Dent Assoc, 2000, 131: 901-907.

[28] Smith M H, Lung K E. Nerve injuries after dental injections: A review of the literature[J]. Journal of the Canadian Dental Association, 2006, 76(6): 559-564.

[29] Wahl M J, Schmitt M M, Overton D A, et al. Pain on injection of bupivacaine with epinephrine vs prilocaine plain[J]. J Am Dent Assoc, 2002, 133(12): 1652-1656.

第二章　镇静和全身麻醉并发症

镇静(sedation)在临床上是指通过药物作用使大脑皮层轻度抑制，患者的紧张情绪、恐惧心理得到改善或消除，主观上更能接受各种治疗，使各种局麻药和麻醉方法能发挥最大效能的方法。全麻(general anesthesia)则指可逆性全身痛觉和意识消失，并抑制不良反射，提供无痛、调控生理功能，为手术创造良好的条件。镇静和全麻，针对不同诊治需要可供选择，多数情况下，将几类药物在镇静和全麻过程中使用，从而利于发挥各个药物的优点，避免单一药物逾量的风险，提高麻醉的安全性。尽管如此，在镇静和全麻实施过程中，由于药效、患者的特殊反应、手术和麻醉操作等因素，极少数可引起不良反应或并发症。本章讨论镇静和全麻的常见并发症。

第一节　吸入镇静并发症

常用的镇静药物主要为氧化亚氮和氧(N_2O-O_2)。氧化亚氮镇痛作用较强，全身麻醉时用于诱导和维持。短时间和低浓度吸入氧化亚氮，则有镇静作用。但氧化亚氮可能产生一定的副作用、不良反应甚至并发症，如出汗过多、咳嗽无力、意识及行为异常、肌颤、恶心呕吐和弥散性缺氧等。

一、出汗过多

【原因】

出汗过多(excessive perspiration)可能与氧化亚氮的外周血管扩张作用有关。发生本症时，常伴面部发红。轻者出汗少，常见于前额、上臂和掌心等处。一般不会引起患者的注意和不适，个别严重者则大汗淋漓，并有明显不适。出汗过多虽然对大多数人而言并不构成问题，但对禁食时间长、摄水过少者必须给予处理。

【处理】

1. 改变吸入浓度：缓慢降低氧化亚氮的吸入浓度(5%左右)，多数能得到缓解。
2. 停止氧化亚氮镇静：以上处理无效或伴有其他不适，则应放弃氧化亚氮吸入镇静，同时应持续吸氧。
3. 补液：大量出汗者，应静脉点滴复方乳酸钠林格氏液 500~1000mL，或 5%葡萄糖生理盐水。特别是伴有皮肤苍白、血压下降、心率增快等症状或体征者，应及时补液。此时应考虑为氧化亚氮以外的因素所致，如禁食时间过长、摄入水量过少引起的血容量不足，包括绝对和相对不足，由于吸入氧化亚氮时，外周血管扩张而加重。
4. 体位：为避免重要器官的血流量灌注不良，此时患者应取平卧位，下肢略抬高(10°~15°)，密切观察生命体征。
5. 麻黄碱(ephedrine)：用于血压下降时，麻黄碱 15~30mg，静脉注射。

二、咳吐无力

咳吐无力是指患者对口腔内分泌物和异物的排吐能力下降。目前尚无资料显示氧化亚氮-氧吸入镇静过程中唾液分泌量增加。临床上，由于口腔内操作或治疗需要，可直接引起患者口腔内异物感，通过反射，增加了排吐的次数。如排吐能力低下，则加重患者不适感。

【原因】

可能与氧化亚氮引起口咽部肌群张力、运动协调功能失调等有关。有人观察到口咽腔肌群运动失调，还可能致使头部不自主运动，这样可能引起口腔疾病诊治过程中机械性损伤。

【处理】

目前尚无较好的治疗方法。重点是针对口咽肌运动功能失调，防止口内异物过多而引起误吸和吞入消化道，要求配备功能完好的吸引装置，诊治过程中须随时吸除唾液、血液、冲洗液以及各种固体异物。

三、意识及行为异常

【原因】

氧化亚氮-氧吸入镇静并非适用于所有患者，特别是不适用于常有主观感觉身体不适、而临床检查又缺少阳性体征的部分患者。这是由于氧化亚氮吸入时可产生一定的失重感甚至平衡失控，从而继发紧张、恐惧、头昏、健谈和行为举止失常。此外，氧化亚氮吸入时间过长、镇静水平过深还能产生梦幻，表现出不自主的肢体活动、意识模糊等，本症的发生机制为过度镇静，大脑皮层受到一定抑制后，对外周的刺激缺少原有的控制能力，皮层下中枢的兴奋性活动反而增强。操作中牙钻、吸引器头等刺激导致患者产生不自主活动，临床操作常被迫中断。

【处理】

1. 询问病史：吸入镇静前应仔细询问病史，掌握好适应证，不主张泛用，否则得不偿失。

2. 减慢吸入流量：一旦出现本症，可令患者张口呼吸，或稍远离氧化亚氮-氧吸入面罩，目的是增加新鲜空气的吸入量，减少氧化亚氮的吸入量，也可仅用鼻孔吸入氧化亚氮，经过调整吸入气中空气的比例，镇静水平可逐渐得到恢复，上述自觉症状可随之消除。

3. 降低吸入浓度：当有些患者吸入氧化亚氮后产生健谈、妨碍手术的正常操作时，降低氧化亚氮的吸入浓度 5%～10%可逐步缓解。但其缺点是随着氧化亚氮吸入浓度的降低，镇静作用随之会减少或消除。

4. 吸氧、停止操作：若氧化亚氮吸入时间过长或镇静水平过深导致梦幻、不自主体动，影响治疗及操作，应暂停吸入氧化亚氮和手术操作，经鼻吸入纯氧，使其镇静水平逐渐恢复。

四、肌　　颤

【原因】

与吸入麻醉剂和静脉麻醉剂相比，氧化亚氮-氧在镇静水平的吸入量通常很少引起全身性肌肉颤抖(shivering)，仅偶见于镇静手术的后期或恢复期。发生机制为外周血管扩张，特别是皮肤血管扩张，致使机体热能丧失，体温逐渐下降。当镇静水平得到一定恢复后，机体对体温下降开始产生寒颤反应，通过肌肉颤动，加快产热，从而恢复体温。肌颤期间，皮肤血管收缩，体表温度反而下降。

【处理】

肌颤时应重点加强保温措施，如加盖棉被和提高室温，患者口唇发绀时，应给予吸氧。

五、恶心与呕吐

在与吸入氧化亚氮相关的并发症中，恶心与呕吐(nausea and vomiting)的实际发病率非常低。普遍认为单纯吸入氧化亚氮而不吸入氧时，恶心与呕吐的发病率较高，这仅与吸入氧化亚氮过程中的缺氧有关，而与氧化亚氮本身无关。资料显示增加空气的吸入后，发病率有所下降，如再补充吸入纯氧，恶心与呕吐的发病率更会下降。当氧化亚氮吸入浓度为 30%~40%、氧的吸入浓度为 60%~70%时，恶心呕吐的发病率最低。一组 5000 例氧化亚氮-氧吸入镇静的统计资料显示：呕吐者为 5 例，低于 0.3%。有人认为如能有效制止恶心，则呕吐发生率还能下降。

【原因】

1. 过度镇静：氧化亚氮吸入浓度过高、镇静过度后可引起本症。Parkhouse 等从一组健康志愿者试验资料得知：恶心或呕吐的发生率可随氧化亚氮吸入浓度的增高而增高。吸入浓度为 20%时，很少发生呕吐；超过 40%时，大约 60%的患者可有不同程度的恶心。

2. 氧化亚氮吸入时间过长。

3. 精神焦虑：过度紧张或情绪激动者，有恶心倾向。

4. 饱胃：临床资料表明：吸入镇静前 4~6 小时禁食，能明显降低呕吐的发生率，故主张镇静术前禁食。但 Stanly 则间接反对禁食，理由是：禁食者中仍有恶心或呕吐现象，患者是否禁食由他们自己决定，这样可避免发生低血糖不良反应。还有人认为须吸入镇静的复诊者是否禁食应根据初诊情况而定，初诊时如发生了恶心或呕吐者应禁食，反之允许少量进食。

5. 吸入浓度改变：氧化亚氮吸入期间任意更改吸入浓度，特别是当幅度大于 5%~10%时，也容易导致恶心或呕吐。

6. 体位变动：吸入氧化亚氮时，突然调整体位也可能是恶心或呕吐的促发因素。

【处理】

1. 分散患者注意力：通过交谈、双手按摩上腹部，可分散其注意力。

2. 降低氧化亚氮吸入浓度 5%~10%，暂缓手术操作。

3. 对曾经发生呕吐的复诊者，预先可用镇吐药如非拉根和胃复安。操作前提示患者：当有恶心或欲呕吐时，应及时告诉医生。

4. 防止误吸：由于过度镇静，咽部保护性反射迟钝，胃内呕吐物容易反流进入呼吸道，引起呼吸阻塞。一旦吸入的胃酸过多，可能导致吸入性肺炎、肺脓肿等严重肺部并发症。小儿镇静术中呕吐的发生率比成人多，这是由于小儿不易合作、镇静水平要求高于成人之故，因此小儿镇静时要着重防止发生误吸。吸入镇静后，小儿一旦表现有面色改变、出汗、四肢冰冷、吞咽活跃和明显的胃蠕动，应停止吸入 N_2O，改为吸入 100%纯氧，撤离口腔内治疗用具，嘱咐其头偏于一侧，用吸引器吸除口内分泌物，但不得过多刺激咽腔黏膜，以免诱发呕吐。

六、弥散性缺氧

【原因】

氧化亚氮易溶于血液中。当氧化亚氮吸入结束时，血液中溶解的氧化亚氮迅速弥散至肺泡内，冲淡肺泡内氧浓度，从而引起低血氧，称弥散性缺氧。

【处理】

为了防止低氧血症，在结束氧化亚氮吸入后，应继续吸入纯氧 3~5 分钟。

第二节　静脉镇静并发症

可供静脉给药实施镇静的药物较多。临床上经常使用的镇静抗焦虑药有咪达唑仑、瑞马唑仑、艾贝林等。临床镇静时，由于药物的药理作用、几种药物的协同和叠加作用、药液的理化性质以及操作因素等，可引起不良反应或并发症。

一、血管痉挛

静脉给药镇静时，穿刺部位的局部可发生静脉痉挛(venospasm)和血肿。静脉痉挛将不便于静脉穿刺和置入套针，甚至置管失败，即使置管成功，也会发生局部疼痛和滴注缓慢。

【原因】

静脉痉挛实际上为血管的一种保护性反射，当其受到直接刺激和损伤时，会引起反射性收缩，静脉血管瘪陷，充盈的静脉在视野中消失，穿插局部有明显灼热痛。容易混淆的是静脉注射安定(diazepam)等药时，也多有注射区局部的疼痛，这种疼痛一般可沿血管方向延伸，不属于静脉痉挛。

【处理】

1. 立即退针1~2mm，使针尖离开静脉管壁，但不必将针头完全拔出。
2. 局部热敷，尽量使静脉再次扩张，待其充盈时再进行穿刺。
3. 静脉点滴过程中如局部疼痛，应在排除血肿形成后，行局部热敷处理。

二、血　肿

血肿(hematoma)是静脉镇静穿刺最常见的并发症。由于一些原因，血液漏至静脉管壁外组织间隙，致使局部肿胀。

【原因】

1. 穿刺针管进入血管后，血管壁的进针孔间隙较大，针杆起着引导作用，血液沿此间隙缓慢向外渗漏。常见于老年患者或血管弹性减退者。
2. 静脉穿刺时，血管壁受损、穿刺孔扩大。
3. 针头脱落或移至血管外未能及时发现，引起出血。
4. 凝血机制异常者，有出血倾向，如存在上述原因，可使血肿更趋严重。

【处理】

1. 立即拔除穿刺针，用无菌纱布行压迫止血5~6分钟。
2. 严重者可早期局部冰敷，数小时后行局部热敷，有利于血肿的吸收。
3. 血肿有扩大趋势者，应明确原因、对症处理。

三、空气栓塞

【原因】

静脉镇静过程中发生严重空气栓塞(air embolism)比较罕见，一般由于注射过程的管理不当所致。用输液泵补液比用普通方法静脉点滴更容易发生本症。空气进入静脉系统是否出现临床症状，则完全取决于注入量和患者的个体差异。少量空气在静脉系统中可很快被吸收而不引起临床症状。有人指出，当注入量达 10~15mL 时可引起严重后果。也有人认为体重 50kg 的成人能耐受 50mL 的空气。

进入静脉系统的空气首先到达右心室，可使肺动脉入口栓塞，心输出量减少，继之血压下降。空气进入肺毛细血管后可到达冠状循环，引起冠状动脉栓塞，心肌因缺血缺氧导致室颤或停搏。

【处理】

1. 左侧卧位：为了使空气尽可能停留在右心房，防止大量空气进入右心室，引起肺动脉入口栓塞，可采用左侧平卧位，空气在右心房停留时间延长，形成泡沫进入右心室，经肺循环排出体外。

2. 抽取空气：进入量较多者，应经颈静脉或锁骨下静脉插入导管达右心房抽取空气。

3. 应防治低血压、维持血液循环功能。

4. 有脑栓塞者可用苯巴比妥和脱水利尿药治疗脑水肿。

四、水 中 毒

【原因】

水中毒为水的摄入量超过肾脏的排泄能力时出现的病理状态，或称水过剩症(overhydration)。多由于心功能较差、液体量输入过多或输入低张液体而引起，据报道，发病者多为先天性心脏病和小婴幼儿，特别是在抗利尿激素或盐皮质激素分泌过多、糖皮质激素减少、肾功能障碍、心力衰竭等情况下易发。临床表现重者出现肺水肿、呼吸窘迫、血压升高、心率增快等，进而导致脑水肿，出现头痛、嗜睡、昏迷或癫痫样肌痉挛，检查可见皮肤湿暖、体重增加、水肿、指压痕(+)，腱反射减弱等。

【预防】

建立静脉通道后，最初输液量应按一定的原则计算，方法较多，如成人最低摄入水量为 20mL/kg/日、小儿用禁食时间 h(小时)×kg×1.5 计算，所得的毫升数可作为镇静用药前的输液量。镇静或诊治过程中输液的维持量为 3mL/kg 左右。门诊患者静脉镇静术中摄入液量偏少不会引起严重反应。对先天性心脏病、心功能不全、小婴幼儿不主张行静脉镇静。

【处理】

1. 停止摄水：病情较轻者因有隐性排水，暂停摄水 1~2 日可得到纠正。

2. 对症处理：以肺水肿为主要症状者应吸氧、吸入乙醇、脱水、利尿，以肾上腺皮质激素以及速效毛地黄制剂等控制心功能不全。病情较重者则应根据不同病因、病理生理改变进行，重点治疗脑水肿和低钠血症。

五、误入动脉

【原因】

静脉穿刺时刺入动脉，误将药液注入动脉，称动脉内注射(intraarterial injection)或误入动脉，由此可引起静脉镇静术最为严重的局部并发症。镇静药液特别是较强酸性或碱性制剂，一旦误入动脉，后果严重，必须迅速组织抢救，进行确实有效的处理。否则，会出现受累肢体组织坏死、坏疽而伤残。误入动脉的药物，对血管壁会产生强烈的刺激作用，致使动脉痉挛，动脉截面直径缩小，这一反应又使药液与动脉壁接触面积增加，形成恶性循环，最后动脉供血区缺血坏死，如误入肢端大动脉，则可能累及整个肢体。

由于药物的强烈刺激作用，常见有剧烈疼痛，向肢端放射。动脉搏动感减弱或消失。受累组织或肢体皮肤颜色改变，与对侧相比，失去正常色泽，出现苍白、瘀斑或斑点。局部温度下降、血流减慢甚至紫绀。误入动脉引起组织缺血、坏死的机制为化学性动脉内膜炎、血栓形成。

【预防】

防止药物误入动脉内，关键在于静脉穿刺时应对动脉与静脉进行鉴别，方法包括：

1. 穿刺前触摸血管有无搏动，不得在使用橡胶止血带后再触摸，此时因动脉搏动感消失或减弱，可造成假象而误认为是静脉，前臂肘窝部静脉穿刺时，易引起这种并发症。

2. 穿刺置管成功后，不宜立即使用微量输液泵补液，应用常规静脉点滴，若这时误入动脉，通常有鲜红色血液回流，而输液泵内压力高于静脉内，回血少而不易发现。

3. 神志清醒者穿刺针一旦接触到动脉壁，能引起强烈收缩，出现灼热痛。

4. 根据回血的快慢进行判断，即动脉回血快，色鲜红，点滴困难；静脉回血少，色暗红，点滴通畅。

【处理】

1. 一旦发现药物误入动脉，应保留穿刺针放置于动脉内，切忌拔针，否则失去救治条件，这一点极为重要。

2. 动脉内缓慢注射1%普鲁卡因药液2~10mL，其药理作用包括：局部麻醉、缓解疼痛、扩张动脉、阻断动脉痉挛，增加动脉支配区域血供、缓冲局部药液的pH值和稀释药液浓度。

3. 密切观察受累肢体的颜色、温度和动脉搏动情况。

4. 受累部位为臂部时，可行交感神经节阻滞。

5. 动脉内注射肝素，可防止血栓形成。

6. 后期物理疗法，有助于缓解局部血供。

7. 高压氧舱治疗，可有效增加动脉内氧分压。

8. 经上述治疗失败者，应行动脉搭桥术。

六、恶心与呕吐

【原因】

1. 刺激口咽部：由于口腔科诊断和治疗的需要，口咽部常受到机械刺激，易诱发呕吐反射。

2. 某些镇静药的致吐作用：血液内致吐物质或化学物质作用于呕吐中枢时，易引起恶心和呕吐，如阿片类药。

3. 低氧血症：静脉镇静时呼吸减慢甚至呼吸抑制常比吸入镇静多见。

4. 饱胃：饱食、吞入的血液和分泌物，使胃壁张力增加，诱发冲动传至呕吐中枢，引起呕吐。神志清楚、反应敏捷的患者发生恶心呕吐时，由于咽喉反射正常，故无潜在危险。但对于过度镇静者，则有发生误吸和呼吸梗阻的可能，这种致死性并发症并非罕见。

【预防和处理】

1. 在镇静手术过程中保持低流量吸氧。

2. 已经过度镇静或神志恍惚者，最好采用侧卧位或头偏于一侧位进行操作，保持呼吸通畅，防止误吸。

3. 饱胃患者镇静术前一小时肌肉注射镇吐药胃复安、对抗恶心用托烷司琼。

4. 镇静结束、治疗完毕还需观察，保持头侧位，配专门人员及时吸除口内各种分泌物，尽量减少各种机械性刺激。

七、过敏反应

静脉镇静局部注射区发生的过敏反应(allergy)有两种：一种为局部皮肤组织呈局限性或散在发红，不高出皮面，或沿静脉呈向心性发红，伴痒感，此种反应多见。另一种少见的反应表现为局部红斑，常高出皮面，伴局部灼热和奇痒，波及范围常十分局限。前者可自行消退，如注射阿片类镇静药度冷丁后，无须抗过敏类药物治疗。后者如有奇痒，应考虑给予抗组织胺药如苯海拉明和扑尔敏。

如果局部过敏反应与注射时间相隔较近，症状明显，则应警惕全身性速发变态反应，如出现面色苍白、荨麻疹、呼吸急促、血压下降和心率增快者，可能为过敏性休克，应迅速处理。

【预防】

镇静用药前应仔细询问药物过敏史，怀疑对某药过敏者，宜先行皮肤试验。对多种药物过敏的高敏体质患者，有人建议所用药物均应行皮肤试验，推荐用原液 0. 02mL。

【处理】

针对过敏性休克，应进行如下处理：

1. 平卧、去枕，有哮鸣或呼吸困难者半靠位，意识丧失者应保持气道通畅。

2. 根据血压脉搏，肌肉注射肾上腺素 0. 3~0. 5mL，必要时可重复。

3. 加快输液速度，增加输液量，静脉滴注乳酸钠林格氏液 500~1000mL，静脉注射地塞米松 10~20mg。

4. 出现皮疹皮痒、血管神经性水肿者，应肌肉注射或静脉注射其他抗组胺药苯海拉明 100mg 或扑尔敏 10mg。

5. 休克同时伴哮喘者，应吸用异丙基肾上腺素气雾剂，氨茶碱 0. 25mg，静脉注射。

6. 治疗全过程应吸氧、吸痰，必要时应进行面罩下人工呼吸，守护患者，密切观察。

八、呼吸抑制

呼吸抑制(respiratory depression)指呼吸频率减慢、潮气量下降。严重的呼吸抑制会导致低氧血症、心动过缓，严重者心跳停止。以往静脉镇静剂都有不同程度的呼吸减慢作用，其严重程度与注射快慢、用量大小等有密切关系；新型的速效、短效镇静药很少引起呼吸抑制，阿片类镇痛药则呼吸抑制较常见，大多数呈一过性。呼吸抑制的表现形式有：阿片类镇痛药以呼吸频率减慢为主，巴比妥类则以潮气量和每分钟通气量减少为主。临床表现为：

1. 呼吸频率减慢：通常在用药后呼吸频率减慢至 5~8 次/分，严重者 2~4 次/分或呼吸暂停。

2. 通气量下降：潮气量和每分钟通气量下降。

3. 神志改变：呼吸抑制发生前，常对手术操作的顾虑或紧张情绪随之消除，继而可对周围事物反应冷淡，神志恍惚，呼之反应能力明显下降。

4. 呼吸梗阻：呼吸变慢变浅的同时，出现上呼吸道不完全性梗阻或完全性梗阻，并有鼾声，随后 SpO_2 下降、口唇发绀，PaO_2 下降，$PaCO_2$ 上升。

【原因】

当镇静效果不佳、加用了其他镇静药、阿片类药时呼吸抑制发生的概率较高，即使在治疗量范围内，也可出现轻微呼吸抑制，用量偏大、体质差、老年人、婴幼儿、营养不良的患者，可出现严重呼吸抑制。

【预防】

镇静前详细地了解患者是否使用了镇痛药和催眠镇静药、使用了多大剂量、疗效如何等，将有助于判断患者对静脉镇静剂的耐受力。平时对小剂量安定能获得满意的睡眠者，镇静时用少量苯二氮卓类药镇静效果可能很好，如剂量稍大、注射速度偏快，呼吸抑制的可能性则较大。对年老、体弱，术前使用 β-受体阻滞剂降压等的患者，注射药物应按分次、少量的原则进行。

【处理】

1. 调整体位：迅速将患者置入平卧位，下肢抬高 10°~15°。

2. 打鼾时托起下颌：托起下颌使患者向前向上移动，保持口唇半张开状态，或牵出舌尖以解除舌根后坠，从而解除上呼吸抑制和呼吸道梗阻引起的缺氧。

3. 人工呼吸：如无自主呼吸，或呼吸频率明显减慢，呼吸运动异常，经吸氧，SpO_2 仍下降者，应立即进行正压控制呼吸，最可靠的方法是用简易呼吸器或呼吸机，通过间歇正压呼吸(IPPV)吸入纯氧，患者缺氧状态可很快改善。门诊需备有氧、面罩、简易呼吸器或麻醉呼吸机。患者恢复自主呼吸后，呼吸频率达 10~20 次/分、胸腹起伏满意、SpO_2 升至 90%以上，人工呼吸才可停止。

4. 心率、血压和心电图监测：呼吸抑制期间，应密切观察心率、心律、血压和心电图，便于及时处理，防止继发性心血管抑制。

5. 拮抗剂：

(1)纳洛酮(naloxone)：用于阿片类麻醉性镇痛药引起的呼吸抑制，取 0.4~0.8mg，静脉或肌肉注射。一般情况下可用生理盐水稀释后静脉注射，紧急情况下无须稀释。临床上，多数患者用 0.2~0.4mg 可获得满意的疗效。不满意者可重复使用。理论上有人认为纳洛酮解除呼吸抑制后，阿片类药的镇痛作用也随之解除，引起诊疗过程中镇痛不全、兴奋、血压升高，这对有特殊病史如有心绞痛、高血压和脑血管病等的患者极为不利。因此，用药时应针对主要矛盾，防止拮抗过度。有学者建议每分钟纳洛酮应限量在 0.1mg 以内，可减少此类副反应。纳洛酮静脉注射后约需 1～2 分钟起效，人工呼吸支持治疗不得间断。

（2）盐酸多沙普仑（doxapram）：1～2mg/kg，静脉注射。对阿片类药如度冷丁、芬太尼以及催眠镇静药所致呼吸抑制均有疗效。

（3）氨茶碱、利尿剂高渗葡萄糖合剂：以 50%葡萄糖 40mL、速尿 5～10mg、氨茶碱 1～1.5mg/kg，缓慢静脉注射，同时观察呼吸频率、幅度的改善情况，显效后应立即停止用药，以免过量引起兴奋或烦躁。

（4）氟马西尼（flumazenil）：对抗咪达唑仑所致的呼吸抑制和苏醒延迟。

6. 呼吸抑制解除的指征

（1）呼吸频率恢复正常，潮气量增加，唇色转红，SpO_2 升至正常。

（2）心率、血压在正常范围内波动。

（3）镇静水平由深变浅。

值得注意的是：盐酸多沙普仑作用时间短暂，过量使用会引起躁动，个别还会引起负压性肺水肿。纳洛酮持续 15～30 分钟，偶有镇静剂再发呼吸抑制，特别是过度镇静的患者。故有人推荐纳洛酮首次静脉注射 0.4mg，约 20 分钟后可再用半量。

九、谵　　妄

据报道，镇静过程中和镇静后偶见紧急谵妄（emergence delirium），临床表现以幻觉内容、感知障碍为背景，伴有短暂的过度兴奋、躁动、焦虑不安以及行为冲动。Minicheti 和 Milles（1982）报告了 1 例在度冷丁、阿托品和 N_2O-O_2 镇静过程中，因使用了安定而致谵妄发作。简要经过：患者，女性，25 岁，拟定静脉镇静同时辅助吸入氧化亚氮，之后按需要首次静脉注射安定 7.5mg，患者自觉尚好；当再次静脉注射安定 2.5mg、准备拔除第二磨牙术时，患者出现异常兴奋、闭目哭闹、呼之不理、不自主翻身行为。立即停止吸入 N_2O，改用 100%纯氧吸入，静脉注射纳洛酮 0.4mg，后能服从指令，逐渐停止哭闹，呼之睁眼，事后诉说幻觉经历，全过程历时 20 分钟左右。

静脉镇静时发生谵妄状态可能为急性药物中毒所致。据临床观察，能引起紧急谵妄的镇静剂及其辅助药有东莨菪碱（scopolamine）、安定（diazepam）、咪达唑仑（midazolam）、氯羟安定（lorazepam）、阿托品（atropine）等。谵妄为中枢性抗胆碱能综合征的一种表现形式，其他症状还有近期记忆缺失，最严重者可有呼吸停止、中枢性麻痹、昏迷和死亡。有人观察到东莨菪碱和苯二氮卓类药引起的中枢抗胆碱能综合征似乎与剂量无多大关系。文献报告年龄 6～65 岁者使用东莨菪碱很少发生抗胆碱能综合征。而小于 6 岁或大于 65 岁者则可偶发本症，故最好不要联合使用以上药物。临床治疗量的阿托品几乎不产生本并发症，可用于任何年龄，但大剂量，特别是中毒剂量也能发生谵妄。

【处理】

1. 一般处理：力争向患者详细解释，以免加剧猜疑、恐惧和幻觉，甚至出现冲动性行为。观察或监测生命体征，重点维持呼吸道通畅和水、电解质平衡。

2. 给氧：最好以面罩吸入 100%纯氧，防止因过度兴奋、躁动引起消耗性衰竭和脑缺氧。

3. 对症处理：预防和控制因兴奋、躁动导致意外伤害。

4. 毒扁豆碱(physostigmine)：文献报道(Malamed，1995)毒扁豆碱能有效对抗急性谵妄，小儿 0.5mg/次、成人 1.0mg/次，静脉注射，注射速度不得超过 1mg/分钟。成人总量不得超过 4mg，同时注意毒扁豆碱注射过快或用量过大会引起副反应，如心动过缓、流涎、呕吐和大小便失禁等。

5. 纳洛酮(naloxone):0.4mg静脉注射，有催醒、拮抗呼吸抑制、维持气道通畅等作用。

6. 氯硝安定(clonazepam)：研究发现氯硝安定对谵妄症状有显著效果，初量 2~4mg/次，日最大剂量 18mg。

十、喉　痉　挛

【临床表现】

1. 喉痉挛发作前有连续的咳嗽动作，发作后有喉鸣，伴有高调的吸气音。严重者因声门关闭、气流量极小而无异常的呼气音或喉鸣。

2. 出现“三凹征”，即胸骨上窝、锁骨上窝和肋间隙于吸气时凹陷，其机制为呼吸道不全梗阻、狭窄，致使呼吸交换量显著减少和缺氧，这时肋间肌、膈肌和腹肌均参与呼吸动作，以加大胸内负压，从而增加气体交换，增大气体流速，这在一定程度上起着代偿作用。由于气流通过狭窄的声门，可产生高调的吸气声，并表现出“三凹征”。

3. 紫绀，多见于症状重、持续时间长、严重缺氧的喉痉挛时。

【原因】

喉痉挛(laryngospasm)是指喉部受到刺激、引起反射亢进所致的喉肌紧缩状态。喉痉挛实际上为机体的一种保护性反射。意识清醒且喉反射正常者，可通过咳嗽反射将异物排出体外，或通过吞咽反射(包括会厌的活动)将异物吞入胃内，从而防止气管内异物滞留。某些情况下如过度镇静或浅全麻状态下，咳嗽反射明显减弱，吞咽反射受到抑制，此时若喉内受到异物刺激，能引起喉的保护性收缩，即通过连续的咳嗽动作试图排出异物，其结果是喉肌处于一种连续的紧缩状态，即为喉痉挛。

理想的镇静效果应该是不抑制吞咽和咳嗽反射，患者能将口腔内操作或治疗用的冲洗液、血液、医用材料等排出口外，避免喉头异物导致喉肌痉挛。喉部肌群收缩，声门的关闭，引起呼吸交换停止、缺氧，反过来又可加重喉痉挛，形成恶性循环。故严重的喉痉挛很容易继发低氧血症，甚至由于处理不当而致命。

【处理】

1. 吸氧：用面罩、纯氧正压人工呼吸，解除低氧血症，经 3~5 次人工呼吸后，喉痉挛可逐渐解除。

2. 病因处理：因咽喉部异物所致者，应在吸氧的条件下立即给予解除，可用直径较大的吸引器头，直接吸除咽腔或喉内异物，如水、血凝块、脱落牙及口腔医用材料等。吸引器头负压强而有力，利于有效吸引，为解除喉痉挛创造必要条件。

3. 注射肌松剂：喉、气管内非固体异物所致的喉痉挛，可用短效肌肉松弛剂琥珀胆碱(succinylcholine)50~100mg/次静脉注射，也可在颏下经皮肌肉注射，然后以纯氧进行正压人工呼吸。3~4 分钟后，患者可逐渐恢复自主呼吸。

4. 支气管镜检术：用于气管、支气管异物患者。一般在全麻和肌松剂作用下实施人工呼吸，通过直接喉镜取出气管内异物。

十一、苯二氮卓类药与并发症

静脉镇静过程中，应用苯二氮卓类药可引起注射部位的并发症、再发记忆缺失和镇静过度、谵妄等。

(一)静脉注射局部并发症

1. 静脉炎：指静脉壁因化学的、细菌性的和物理的因素所致的炎性反应。

2. 血栓性静脉炎：指静脉壁因炎症所导致的血凝块聚积而形成血栓。

3. 静脉血栓形成：指静脉内血凝块所致的血栓形成，并非由于静脉的炎症所引起。静脉炎和血栓性静脉炎较多见，主要临床表现为局部肿胀、发红、压痛和自发痛。通常在静脉穿刺后 1~2 天表现出局部症状。静脉血栓形成则无持续性局部疼痛。上述局部并发症一般可不处理，严重者可采取限制局部活动、抬高患处、每天湿热敷 20 分钟以上、口服消炎镇痛药阿司匹林等措施。需要进行全身抗凝和抗炎治疗者十分罕见。

(二)再发记忆缺失

再发记忆缺失(recurrent loss of memory)见于安定镇静后，为罕见并发症。与大剂量使用安定(38~45mg)有关。发作时间在镇静恢复后 24 小时左右，主要临床表现为对周围所处的环境或位置突发性遗忘，几分钟后可逐渐恢复记忆或辨认能力。

(三)过度镇静

过度镇静由苯二氮卓类药用量过大或注射过快所致。表现为对外周事物冷淡、嗜睡、神志恍惚，心血管系统轻度受抑制，如血压下降、心率减慢。呼吸频率稍慢，但一般无血氧饱和度下降。镇静过度的预防在于对年老体弱、既往有认知功能障碍的患者，应尽量避免使用此类药物镇静，如果需要使用，应分次、少量给药。

【处理】

1. 保持呼吸道通畅，手术过程中防止患者舌根后坠或头位不当引起呼吸道梗阻。待药物在体内重新分布后(通常 8~15 分钟)，患者会逐渐恢复正常。

2. 对伴有轻度呼吸抑制者，应吸氧，重者给予盐酸多沙普仑或纳洛酮静脉注射。

十二、巴比妥类药与并发症

临床上常用的巴比妥类药有长效类：苯巴比妥(phenobarbital)；中效类：戊巴比妥(pentobarbital)、异戊巴比妥(amobarbital)以及短效类硫喷妥钠(thiopental)。静脉麻醉常用硫喷妥钠和戊炔巴比妥钠(methohexital)。镇静常以小剂量苯巴比妥肌肉注射，相当于 1/4~1/3 催眠量，以便强化其他镇静剂的镇静效果，或者单独用于镇静。

镇静过程中巴比妥类药物所致的并发症则依据用量的不同而不同。常见的有：镇静过度、呼吸抑制、支气管哮喘、喉痉挛、血栓性静脉炎以及误入动脉后引起组织坏死，这些并发症已在本章相关内容中进行了讨论。

十三、吩噻嗪类、丁酰苯类药与并发症

吩噻嗪类(phenothiazines)和丁酰苯类(butyrophenones)为抗精神病药，也称强安定药。主要特点为：中枢镇静、减少精神激动、抑制精神紊乱等。常作为镇静、催眠和强化全麻等目的使用。吩噻嗪类药常用的有氯丙嗪、乙酰丙嗪和异丙嗪。丁酰苯类常用的有氟哌啶醇(haloperidol)和氟哌啶(droperidol)。这两类药镇静时引起的常见并发症如下：

(一)锥体外系症状

用氯丙嗪和氟哌啶醇后并发症多见，用氟哌啶后相对较少见。临床表现主要有急性肌张力异常(斜颈、眼外肌痉挛、脸部怪相)和迟发性运动障碍。据临床观察小儿发病比成人多。用氟哌啶加芬太尼所致的锥体外系反应发病率为5.4%。运动障碍的主要症状为眼球固定、吞咽困难、流涎、说话不清等。部分可有不自主运动，前臂外展、舌外伸或胸部肌肉阵挛。严重者还有上肢阵挛和瞳孔改变(两侧不等大、瞳孔缩小或散大)。据观察，本并发症可能与这类药物的用量大小有关，减少氯丙嗪、氟哌啶醇的剂量可使症状减轻。

【处理】

1. 苯海拉明：成人50mg，小儿25mg，静脉注射或肌肉注射。此药对中枢神经系统有较强的抑制作用，半数患者用后出现嗜睡现象。
2. 安定：以小量、分次给药为原则，静脉注射，小儿2.5mg/次，10分钟可重服一次，直至停止哭闹又不抑制呼吸为度。成人5~10mg/次。安定有镇静、催眠以及中枢性肌肉松弛作用，有助于缓解肌阵挛，有助于肌张力恢复正常。
3. 补液：静脉镇静后继续开放静脉通道，持续缓慢补液，后期以50%葡萄糖40~60mL、速尿5~10mg，静脉注射，有利于缓解药物的副作用。
4. 苯海索(安坦)、异丙嗪和东莨菪碱也均有显著疗效。

(二)心动过速

本症主要见于氯丙嗪、异丙嗪和哌替啶复合镇静后。由于氯丙嗪具有抗肾上腺能作用，会引起周围血管阻力降低、血管扩张致血压下降，继之机体对血压下降产生代偿性心率增快。也有人认为这可能与氯丙嗪的抗胆碱能作用有关。

(三)体位性低血压

对老年人、禁食时间较长以及血容量不足者，不宜使用氯丙嗪等镇静。如已经发生心动过速和体位性低血压者，可增加静脉补液量，必要时静脉注射麻黄碱。

(四)黄疸

少数患者使用氯丙嗪后可发生黄疸，临床表现与阻塞性黄疸类似。发生机制可能是由

于用药后胆汁黏稠度增加，胆汁郁滞，肝内胆管阻塞所致。有人认为这并非此药的毒性作用，而属于一种变态反应。

（五）血栓性静脉炎

氯丙嗪具有较强的刺激性，静脉注射能引起疼痛和血栓性静脉炎，由于静脉炎发生率较高，故应稀释后使用。

十四、麻醉性镇痛药与并发症

麻醉性镇痛药（narcotic analgesics），按其来源分为天然的阿片生物碱如吗啡、可待因，半合成的衍生物如海洛因以及合成的麻醉性镇痛药如哌替啶、芬太尼等。该类药可解除和缓解疼痛，能改变对疼痛的情绪反应，用于镇痛、镇静和麻醉辅助给药。其不良反应有耐受性和成瘾性、恶心呕吐、呼吸抑制、胸壁僵直。吗啡还能引起支气管哮喘。在口腔科的主要作用为镇静和止痛，由于很少反复使用麻醉性镇静药，故耐受性和成瘾性十分少见，恶心呕吐、呼吸抑制和支气管哮喘等并发症见本章相关内容。

胸壁僵直（chest rigid）多见于使用芬太尼后。据临床资料显示，在镇静过程中，将氧化亚氮与芬太尼合用或其他药物与芬太尼合用后，两者进行比较，结果发现氧化亚氮与芬太尼组胸壁僵直发病率较高。本症的发病机制目前尚不清楚。胸壁僵直的不良后果在于影响通气，导致缺氧和二氧化碳蓄积，发病时间可在镇静过程中，也可在镇静术后。胸壁僵直程度表现不一，严重者可能与药物剂量偏大有关。

【处理】

1. 出现轻度僵直，SpO_2 仍在 90%以上，呼吸无较大影响，又需继续手术或镇静者，可用安定 5～10mg 静脉注射，同时吸氧，维持呼吸道通畅。

2. 出现明显的胸壁强直，SpO_2 低于 85%，伴有发绀者，应用短效去极化肌肉松弛剂琥珀胆碱 20～40mg 静脉注射。药物起效前后，均应以纯氧、面罩正压人工呼吸，维持 3～5 分钟。

3. 纳洛酮：0.4～0.8mg 静脉注射，用于术后胸壁僵直。本药无阿片受体激动作用，可拮抗所有麻醉性镇痛药引起的中毒或副作用。注射后 3 分钟左右产生最大效应，可维持 4～5 分钟。胸壁僵直来势突然者，应先注射肌松弛剂，行人工呼吸，后用纳洛酮对抗，对逐渐发生或缓慢发生者，仅用纳洛酮即可。

第三节　全身麻醉并发症

全身麻醉期间通过药物的作用，可逆性地抑制中枢神经功能，取得无痛、调控生理功能，为手术创造良好条件。但全麻用药极为特殊，直接涉及呼吸、循环等重要功能。由于受麻醉药理、病员病理生理、手术创伤和失血以及其他医源性因素的影响，麻醉状态下易致生理功能失控，轻者生理功能发生重大波动，重者导致并发症。本节对全身麻醉前、中、后常见的并发症进行简要讨论。

一、麻醉前评估的重点

(一)患者的病情评估

麻醉前需要了解手术的难易程度、出血程度、手术需时长短以及手术危险程度，并决定是否需要特殊麻醉技术如低温麻醉和控制性低血压。决定使用局麻和全麻药物前，应了解患者的药物过敏史、不良麻醉反应史以及过去局麻、全麻的详细记录，以便作出正确选择。

了解和调整心肺功能状态，是麻醉前评估的重点和关键。由于各种麻醉剂的作用，能对呼吸和循环功能产生一定的抑制。麻醉诱导期，各种药物在体内分布不均衡，加上麻醉操作的伤害性刺激，可导致心肺功能的剧烈波动，甚至发生严重的并发症如心律失常、心肌缺血、高血压、低血压、心力衰竭和脑血管意外等。因此，麻醉前应对呼吸和循环系统疾病进行正确诊断，有效处理，对有可能发生的并发症作出初步估计，从而有利于正确选择麻醉方法或麻醉药物。

实验室检查对麻醉前评估和麻醉选择有重要参考价值，有些指标对选择何种麻醉药或何种麻醉方式很重要。例如年龄在 40 岁以下的男性贫血患者，既往可无任何不适，但在麻醉诱导期可因用药不慎、用药偏快、剂量偏大而发生严重低血压。这种现象如发生在老年男性，可因严重低血压而导致冠状动脉供血不足和心搏骤停。根据以往经验或教训，从麻醉安全角度提出的实验室检查，对防止发生并发症有重要意义。例如长期使用利尿剂的患者可能有隐性血清钾异常，由于不伴有任何明显的症状，进行常规的血钾检查似乎无多大必要，而实际上已有致死性并发症的报道。

表 2-1　**ASA 病情估计分级**

分级	标　　准
Ⅰ	正常健康
Ⅱ	有轻度系统性疾病
Ⅲ	有严重系统性疾病，日常活动受限，但尚未丧失工作能力
Ⅳ	有严重系统性疾病，已丧失工作能力，且经常面临生命威胁
Ⅴ	无论手术与否生命难以维持 24 小时的濒死患者

(二)麻醉前准备

1. 麻醉前禁食：过度镇静和全身麻醉能抑制咽喉保护性反射，口腔科治疗和口腔外科手术中的各种分泌物、血凝块、医用材料、冲洗液以及胃内容物的反流，容易导致喉、气管内异物，其中胃内容物的反流误吸最为常见。胃酸为强酸，易引起化学性肺炎、肺不张、呼吸阻塞和成人呼吸窘迫综合征(ARDS)，故麻醉前 6~8 小时内需严格禁食。

资料显示：门诊患者的误吸发病率明显低于住院患者，但也有胃酸误吸的报道，过去规定小儿在麻醉前6小时要严格禁食。目前认为2~6岁的门诊小儿需使用镇静和全麻者，术前6小时不得摄入固体食物，但麻醉前3小时外可饮少量饮料(2~3mL/kg体重)。放宽以往这种严格禁食禁饮规定的理由，一方面考虑了胃内容物或胃酸反流误吸的可能，另一方面也考虑到由于禁食禁饮时间太长，易致低血容量和低血糖。通常这类病儿在门诊镇静和全麻下实施短小手术不给予静脉补液，故苏醒延迟比较多见。

2. 麻醉前有关治疗性用药问题：麻醉手术前的大多数治疗性用药一般不间断，直至手术或麻醉当日，如抗高血压药、抗心律失常药、精神病用药和抗癫痫病药等。对老年患者、冠状动脉缺血、高血压、糖尿病以及血液黏稠度较高者，术前虽病情得到控制，但进行专门再处理也是必要的。

麻醉手术后当日或当晚尽可能不用止痛药，如过早使用或大剂量使用止痛药，能与麻醉剂及其活性代谢产物产生协同或相加作用，由于口腔颌面手术的特殊性，容易导致再麻醉和再度呼吸抑制，影响呼吸通畅。

(三)气道评估

口腔、颌面以及头颈外科围术期，气道并发症必须给予充分考虑。资料表明，此类手术麻醉诱导期50%~70%的心搏骤停与呼吸道危险因素评估不够、准备不充分、措施不得力有关。

麻醉期间导致呼吸道梗阻的危险因素有：

(1)过度肥胖、颈短、颈部脂肪堆积。

(2)下颌骨发育不足、上颌骨前突。

(3)腹部过度肥胖，脂肪堆积挤压胸部者，麻醉后易导致气道阻塞、潮气量不足等倾向。

(4)口腔颌面和颈部巨大肿瘤，口底颈部术后瘢痕或放疗后。

(5)颞颌关节强直、张口困难、小下颌。

(6)呼吸道炎症、哮喘等，气道高敏反应。

(7)重症颌面外伤，通气困难者。

这些因素增加了麻醉中气道管理、危急时刻紧急处理的难度。往往在给氧、人工呼吸、气管插管、病情判断时十分棘手。

理论上认为：气管插管困难一般是由于舌或舌根、会厌和声门三者的关系异常所致。这三者的关系实际上反映经口或经鼻、经咽和经喉轴线的相互关系，特别是经咽与经喉关系，这几种轴线相互越平行(夹角越大)，气管插管越容易。下颌骨发育即使正常者，也可由于口底、舌根肿瘤而改变上述三者的关系，使明视下显露声门或插管遇到困难。张口困难、下颌骨发育不良、鸟嘴畸形、咽部狭小、巨舌症、上腭部高拱、咽或口底水肿等，即为呼吸道梗阻的危险因素，也是气管插管困难的原因。

麻醉手术后，由于麻醉性镇痛药和肌松药的残留，也常导致呼吸道并发症。如存在呼吸道梗阻的危险因素，则并发症极易发生。

判断气管内插管的难易程度，对判断麻醉者能否掌握管理呼吸道的主动权有重要价值。可用间接喉镜检查坐位患者的口咽情况，即令患者充分张大口，如能直接看到软腭、悬雍垂和咽腔者称为1级，如只能看到软腭和悬雍垂为2级，仅能看到软腭为3级。存在呼吸道梗阻的危险因素者常为2~3级或3级，故常使声门显露和气管插管困难。口咽表麻后，还可用麻醉咽喉镜经初步窥视会厌的可见范围进行判断，如范围越小，则表明气管插管越困难。

经麻醉前检查或评估，凡可能有气管内插管困难者，麻醉诱导应谨慎，不得用药太快或用量太大，以免发生呼吸抑制后梗阻。这些患者原则上应在镇静条件下，经表面麻醉行清醒气管插管术，方法有盲探法、纤维喉镜引导法、喉部光束引导法和逆行引导法。

(四)心肺功能评估

心血管患者由于心血管功能减退或使用降压药和利尿剂等，手术过程使用麻醉剂、镇痛剂，均对心血管系统产生直接和间接抑制效应。手术创伤与刺激、出血、缺氧和二氧化碳蓄积以及水、电解质、酸碱失常等，通过不同的机制，导致循环功能减退。麻醉和手术期循环系统的变化最为常见，故循环系统并发症在口腔颌面部围手术期并发症中占有重要地位。ASA Ⅰ~Ⅱ级患者(表2-1)，既往可无任何不适，或患病期间症状轻、体征不明显，而未引起手术前的足够重视和恰当的药物治疗，麻醉选择即使正确，也难免发生一些并发症，如缺氧能致多源性室性心律失常、血压骤升导致心肌缺血，以及过敏引起支气管痉挛等。对多种药物过敏，或季节性花粉症及其不明原因的哮喘者，虽然ASA评分为Ⅰ~Ⅱ级，但仔细体格检查时，肺部可闻少许哮鸣音，这种异常体征易被忽视或漏诊，易引起麻醉手术的并发症。

近十年来，哮喘发病率有所上升。气管内麻醉、气管插管或气管切开，口咽深部肿瘤手术，均对患者术中术后呼吸道有较强的刺激性，并诱发哮喘。询问病史、肺部检查和功能评估特别重要。Robert Campbell(1995)早年报告2例静脉镇静和静脉麻醉的死亡病例，皆由于麻醉前对心肺检查和功能评估不足，拔牙术中引起了意外死亡。其中1例为严重急性支气管痉挛，急救过程中加压人工呼吸失败，导致急性缺氧死亡。另1例为严重病理性心肌肥厚，术中发生致死性心律失常。Coplans(1982)对52例口腔科手术麻醉各期的突发性死亡原因进行了总结(表2-2)，认为常规的术前检查不能减少麻醉中意外死亡的发病率。心前区以及肺部仔细听诊、超声心动图检查，能发现并证实某些异常的确切原因，建议引起麻醉者足够重视。缺血性心脏病、左室流出道狭窄，近期特别是6个月以内的心肌梗死、心衰、频发室性早搏等，能足以警示围术期有致命性心血管并发症的可能。扩张性非阻塞性心肌肥厚麻醉前症状轻微，一般检查有时难以发现。心脏各瓣膜区杂音的强度、特征以及是否传导，对评估杂音的性质、心功能有重要的临床价值。口腔颌面麻醉前严重创伤、休克和中毒，由于释放大量心肌抑制因子或毒素，直接影响或损害心肺功能。

二、麻醉操作管理不当与并发症

1. 麻醉期间并发症概况

麻醉期间出现并发症的原因或与之密切相关的因素大致有两类：

(1)麻醉管理失误，如麻醉操作失误、麻醉机械失灵、麻醉用药不当、观察病情粗疏和处理不当。

（2）麻醉本身为"医源性"疾病，能导致不良反应或并发症，包括在术前已经发现和未发现的原有疾病基础上发生的，如对麻醉药耐受极差、对麻醉期用药过敏、心血管意外、恶性高热等。

表 2-2　**52 例口腔科全麻各期并发症死亡原因**

麻醉各期	循环衰竭	呼吸衰竭
诱导期	2	2
维持期	1	16
恢复期	19	12
合　计	22	30

一组口腔科门诊静脉镇静和全麻的并发症统计资料表明：镇静手术后反应、全身麻醉药物作用和术前尚未发现的疾病，是导致并发症的主要原因。在另一组非口腔科麻醉有关的并发症资料中发现：人为因素接近 80%。从并发症发生时间上分析，麻醉诱导后立即发生或短期内发生的占 42%，麻醉维持期占 42%，而麻醉恢复期仅占 12%。但 Complans 和 Curson 的资料表明：口腔科麻醉诱导期发生并发症的仅占 7. 5%，维持期占 32. 5%，而手术结束后和麻醉恢复期高达 60%，且死亡原因均为呼吸和循环系统并发症，见表 2-2、表 2-3，提示口腔科全身麻醉恢复期为并发症的好发期。

表 2-3　**口腔科全麻死亡与呼吸循环并发症**

心血管系统	心律失常（疼痛、内源性）
	低血压（体位性、低血容量性）
	心源性休克
呼吸系统	气道痉挛（支气管痉挛、喉痉挛）
	通气不足（气道梗阻）
	低氧血症（药源性呼吸抑制）

并发症的种类、程度、预后以及多发倾向与麻醉各期或阶段有着密切关系。诱导期的并发症常与麻醉选择不当、麻醉前评估失误、麻醉准备不当、麻醉者技术水平不足以及患者的潜在性疾病有关。维持期并发症多由于麻醉管理不当，手术的刺激及其患者的特殊反应等所致。恢复期并发症常与呼吸道处理不当、血容量不足、术后疼痛和各种麻醉药的残留作用等有关。诱导期的高龄、肥胖患者气管插管困难、维持期的小儿唇裂手术呼吸道管理不当、恢复期的腭裂术后拔管过早或过迟，极易发生麻醉并发症。由此可见，麻醉全过程任何生命体征的变化，均应给予足够重视，常规开展血氧饱和度、心电图、心率、心律、血压、通气频率、通气量、呼气末二氧化碳以及体温等监测，以便早期发现，早期处理。

预防麻醉并发症的重点在于制定最佳的麻醉方案，严格执行操作规程，严密观察麻醉反应，全面监测生命体征。在实施口腔科门诊全麻的过程中，有人习惯上选择吸入麻醉剂作为麻醉诱导，目前认为不妥，多数研究表明一些人吸入麻醉剂有潜在的增加心率作用，特别是在治疗中，由于疼痛刺激，使交感神经活性增强，易发室性快速型心律失常，这对中老年人、高血压以及心脏病患者威胁较大。虽然短小手术通过面罩吸入麻醉比静脉麻醉简捷、方便、易行，但遇到并发症时，处理常不如静脉麻醉。由于未建立静脉通路，不便于紧急用药，如抗心律失常、补液、扩容、血管活性药、解除喉痉挛和支气管痉挛以及镇吐催醒等。

重视麻醉前 ASA 分级，而轻视并发症的预防和处理是错误的。例如给 ASA Ⅰ～Ⅱ级患者实施麻醉时，往往在用药和观察病情时粗疏，忽视很多人为的危险性因素，而导致意外。相反，因 ASA Ⅱ～Ⅲ级患者受到重视，患者的并发症可能减少或达到最低限度。

口腔科全麻的特点是麻醉与手术相互干扰，维持呼吸道通畅与各种操作又在同一区域，因此，并发症的原因是多方面的，故手术和麻醉者应共同遵循以下原则：

(1)事先相互了解手术与麻醉的难点。

(2)充分估计手术和麻醉操作对呼吸道构成的威胁因素，制定相应预防措施。

(3)共同决定是否需要特殊麻醉技术如控制低血压。

(4)分析麻醉诱导后患者对各种药物有无不良反应、耐受能力如何等。

(5)对发生不良反应或并发症的预防和处理是手术者和麻醉者共同的责任。

(二)麻醉药械准备不当与并发症

麻醉准备室、手术间，应每天检查、校对所有的麻醉机和监测仪，如是否处于正常的工作状态；气管插管装置、吸引器、各种气源压力、呼吸器、心电图仪等多功能监测仪是否齐全。除颤心电图仪应每周核查、充电一次。有人推荐应常规准备好一种小型“急救药品备用包”或者急救箱，便于紧急处理心动过缓、室性早搏、支气管痉挛、过敏性休克、心搏骤停。

三、麻醉监测不当与并发症

(一)监测方法

口腔颌面及头颈手术失血多、时间长、小儿与老年患者所占比值大，有些复杂型手术如颌颈部血管瘤、颅颌肿瘤联合根治、带微血管瓣转移修复、双侧颈淋巴结清扫、颌面骨畸形矫治等，需要长时间麻醉、呼吸机控制呼吸、控制性低血压甚至浅低温麻醉等。麻醉和手术期间生命体征及指标的监测非常重要。

常用的监测方法包括脉搏氧饱和度(SpO_2)、心电图(ECG)、无创血压(NBP)、心率(HR)和呼吸频率(RF)、皮肤与黏膜色泽、末梢循环、体温、尿量。呼气末二氧化碳(V_TCO_2)、中心静脉压(CVP)、有创血压(IBP)和中心体温。

特殊监测方式如麻醉剂浓度、肌张力、脑电图、麻醉深度、颅内压、肺毛细血管嵌压和心输出量等。

口腔、颌面外科、儿童的短小手术，只要进行全麻麻醉，均应监测脉搏氧饱和度、无创血压、心率和心电图。

颅颌肿瘤切除、颅颌畸形矫治，颈动脉体瘤切除和根治性双侧颈淋巴清扫术，将影响颅内血供，可引起脑缺血、脑损伤、颅内压升高和脑水肿，故进行脑脊液压力监测很有必要。

颈部手术时，在麻醉过浅和镇痛不全情况下，因手术刺激颈动脉体压力感受器，可引起血压、心律较大波动和心律失常。过度肥胖和疑有冠心病(CAD)者，无论何种麻醉，也要监测心电图，以便早期发现心肌缺血和心律失常。时间较长的口腔颌面手术，麻醉期间应常规进行中心体温监测，以防低温时麻醉过深和心律失常。

口腔外科、镇静治疗、儿童门诊的麻醉监测治疗室(monitored anesthesia care，MAC)要求有血压仪、心电图仪、听诊器、血氧饱和度仪。低流量吸氧和血氧饱和度监测用于所有局麻和全麻患者。通气监测和二氧化碳监测用于所有全麻或气管插管的患者。监测的负责医师必须受过特殊培训。完善监测相对重要，这是因为呼吸频率、呼吸道保护性反射由于药物作用，可一过性抑制或削弱，持续完善的监测，可以及早发现异常。

(二)血氧饱和度监测

血氧饱和度能反映动脉血中血红蛋白的氧合情况和心率变化，一般误差小于2%。血氧饱和度监测时肢体活动，如麻醉转浅、寒冷抖动、被测肢端受压等，误差加大，可出现假象报警。低血容量性休克、低温和末梢循环较差者也出现血氧饱和度下降，此现象不属于呼吸异常所致的下降。因此，在判断血氧饱和度下降的临床意义时，应根据不同的病情，考虑是全身动脉血氧合情况，还是局部动脉血氧合情况。

临床上发现口腔科手术全麻恢复期低氧血症极为常见，通过面罩吸入纯氧后，缺氧情况改善，监测仪很少再出现低氧报警。许多临床研究表明：恢复期缺氧或长时间低氧血症，可使麻醉恢复期延长。患者进入麻醉恢复室后吸入空气约10分钟，血氧饱和度一般为90%左右，其中约40%的患者逐渐下降至75%~84%，且伴有缺氧的指征，吸入100%的纯氧后，能明显地提高血氧饱和度，不必再度进行气管插管和通气治疗。成年人短时间中等程度缺氧(SpO_2为85%~92%)很少威胁生命，这可能与中枢性或阻塞性睡眠低氧综合征类似，在睡眠条件下，机体氧耗量和基础代谢率低下，使存活不受影响。对于小儿，特别是婴幼儿，轻度的低氧血症(SpO_2为90%)则应积极处理，以防缺氧导致心动过缓，甚至低血压和心搏停止。

(三)呼气末二氧化碳浓度监测

呼气末二氧化碳浓度监测，可用来评估麻醉期间呼吸频率、潮气量等通气情况，从而反映呼吸道畅通度、呼吸节律以及二氧化碳的产生量等。二氧化碳波形显示或数字显示的变化情况，与体内二氧化碳的产生速度、肺泡通气量、肺泡气内二氧化碳含量和肺毛细血管血流灌注等因素密切相关。临床上大致有三种情况：

(1)当呼出气的二氧化碳浓度升高、而肺通气量与肺毛细血管血流灌注比例正常(0.8左右)时，说明体内二氧化碳产量增加，见于恶性高热等高代谢性疾病。

(2)如呼吸频率减慢，潮气量不变或增加时，呼气末二氧化碳浓度升高，则表明通气量不足。潮气量不足、呼吸频率不变，则呼气末二氧化碳浓度一般会下降。

(3)如肺通气正常而呼气末二氧化碳浓度降低，通常表明肺膜病变和肺循环灌注不足。麻醉诱导气管内插管后，如怀疑导管误入食道而不在气管内，导管口内二氧化碳浓度下降。

与脉搏氧饱和度监测相比，呼气末二氧化碳浓度监测可能更为灵敏地反映呼吸道通畅度和肺通气，更能反映瞬间呼吸情况。口腔科手术中气道阻塞如麻醉螺纹管和导管扭折、脱落、分泌物阻塞等，二氧化碳比血氧饱和度还可提前几秒甚至几分钟进行异常报警，便于及时处理。

呼气末二氧化碳浓度监测也可用于口腔科门诊患者，但由于张口的影响，呼出气中二氧化碳很快被空气稀释，监测结果有时出现较大误差。如对两侧鼻孔呼出气进行监测，则使误差显著减少。有人将脉搏氧饱和度与呼气末二氧化碳浓度两种监测同时使用，结果表明：呼吸系统并发症下降93%左右。

对吸入气进行二氧化碳浓度监测，可用来判断麻醉呼吸螺纹管内有无过多二氧化碳重吸收、钠石灰有无失效、半开放式麻醉环路中新鲜气流量是否足够等。

(四)心电图监测

心电图连续监测是麻醉手术期间最基本的监测之一，能实时反映心率、心律、心电传导、心肌的供血等。心电异常的性质常决定心血管并发症的严重程度，严重心律失常如频发多源性室性早搏、室性心动过速、高度房室传导阻滞和心室纤颤等，如果处理不当和不及时，则预后较差。麻醉期间心电图监测能为早期发现术中各种因素对心电的影响、提示心电图异常的性质，及时使用抗心律失常药物等提供可靠证据。

临床监测时最常见的心电活动变化有：①室性搏动。②R-R间期异常。③P波消失。④QRS-T段改变。

麻醉中成人心律失常多为：①窦性心动过速。②窦性心动过缓。③室性早搏。④阵发性房性心动过速等。

小儿则常见有：①窦性心动过速。②窦性心律不齐。③窦性心动过缓等。

患有严重高血压、冠心病、过度肥胖的ASA Ⅱ-Ⅲ级患者，麻醉中常出现缺血性心电图改变，如S-T段上抬或下移、T波倒置或双向。研究显示，麻醉恢复期心肌缺血发病率多于麻醉前和麻醉维持期，应引起重视，并给予预防和处理。

四、麻醉选择不当与并发症

口腔颌面手术小儿麻醉占有较大比重，可选择作用快、镇痛效能强、很少发生呼吸抑制、便于术中术后呼吸道管理的麻醉药物，要求麻醉后保持静脉通道，适当补液，加快药物代谢或静脉注射催醒剂。

小儿唇腭裂手术，应选择气管内插管麻醉。风险是上前牙缺失、舌体肥大等，声门暴露和气管插管常困难。在不使用肌肉松弛剂的情况下，喉反射抑制不全，声门显露不理想，使插管难以获得成功，如反复插管还易引起缺氧、喉痉挛和喉水肿，给予肌松药仍为安全、有效的方法。

口腔颌面外伤急诊患者的麻醉选择，首先应考虑胃内容物返流、误吸以及面容结构破坏导致气道梗阻等可能性。行气管插管时，可根据这种可能性和具体情况决定用或不用肌松剂。广泛颜面软组织损伤、出血等不便于诱导时呼吸管理，应在镇静和咽喉表面麻醉下完成气管内插管。胃复安能促进胃排空，增加食道下段肌张力，减少胃内容物返流，故饱胃的急症患者，麻醉前应肌肉注射胃复安 20mg。

颌面皮瓣移植显微外科手术麻醉期间，应维持稍高的平均动脉压，适当选用具有血管扩张的麻醉药，使用低分子右旋糖酐等，保持血液稀释和微量抗凝作用，有利于手术的成功。颌骨中心性血管瘤、颈部动脉瘤、颅底外科、上下颌骨畸形矫治术等，最好选择在控制性低血压下手术，有利于减少失血和防止大量输血输液引起的并发症。

五、呼吸系统并发症

（一）喉痉挛

麻醉状态下发生喉痉挛（laryngospasm）常与缺氧摒弃、麻醉过浅、喉部受压和反复刺激有极大关系，如反复气管插管、浅麻醉下拔管和异物的刺激等。处理方法是保持呼吸通畅，维持呼吸交换，托起下颌、吸氧，严重或合并有紫绀时静脉注射短效肌松剂进行人工控制呼吸。

（二）支气管痉挛

【原因】

支气管痉挛（bronchospasm）是麻醉中常见的严重并发症，常呈急性发作，发作时间多为麻醉诱导后和麻醉维持的早期。支气管痉挛的性质与喉痉挛不同，病因可能与变态反应、呼吸道感染或炎性刺激有关。如：

（1）患者多有支气管哮喘或慢性炎症病史，由于上呼吸道慢性感染，致使呼吸道敏感性增强。

（2）患者使用了迷走神经兴奋和组织胺释放的药物。

（3）机械刺激，包括气管内插管、气管内吸引、痰液和痰栓的刺激等。

麻醉较浅时，支气管平滑肌在上述因素的作用下，对异物的应激性增强。通过神经体液的调节，导致气管平滑肌痉挛，出现管腔狭窄、通气障碍。

临床表现为突发性呼吸困难，逐渐紫绀和呼吸停止，气道压力增加，加压给氧人工呼吸阻力很大，使用肌松弛剂无效。重症支气管痉挛时，通气可完全受阻，严重紫绀。如进一步发展，出现心动过缓、室性心律失常而致命。支气管痉挛早期尚有部分通气，可根据两肺哮鸣音，通过手法控制呼吸时气囊阻力较大等进行确诊。

【预防】

浅麻醉下应避免插管、吸痰和拔管，消除刺激因素，麻醉诱导时应选择无组织胺释放的药物。已确诊有支气管哮喘或支气管痉挛病史者，术前应给予处理，如使用激素、支气管扩张药和抗生素。由非过敏性因素所致者，如精神性哮喘（psychogenic asthma），在治疗过程中或麻醉前后因过度焦虑而发作。对这类患者用非巴比妥类深度镇静有预防作用。

【处理】

1. 纯氧人工加压呼吸。

2. 氨茶碱：125~250mg 静脉注射，紧急时可 2~3 分钟注射完。

3. 异丙基肾上腺素：用于氨茶碱无效、又无心血管方面禁忌时，用量 0. 05~0. 1mg，或以 1mg 用生理盐水稀释至 10mL，静脉注射 0. 05~0. 1mL。异丙基肾上腺素能有效兴奋支气管 β 肾上腺能受体，使支气管平滑肌舒张。肾上腺素也有显著的治疗作用。

4. 甲泼尼龙、地塞米松，静脉注射。

5. 处理并发症。如有心搏骤停者应立即行胸外心脏按压的心肺复苏术，处理药源性高血压。

6. 去除病因，继续补液、抗炎治疗。

(三)麻醉后通气不足

口腔颌面手术创面和麻醉操作均邻近呼吸道，麻醉后或手术后很多因素会影响呼吸，继发通气不足(hypoventilation)。通气不足的表现随发病原因不同而不同，但共同特征为：

(1)呼吸异常，如频率下降，潮气量、每分钟通气量减少。

(2)因缺氧、二氧化碳蓄积，口唇或肢端轻度发绀，早期血压升高和心跳加快。

(3)临床监测和实验室有以下特征：SpO_2、PaO_2 下降，$PaCO_2$ 上升，pH 值降低和 CO_2CP 升高等。

【原因】

1. 麻醉用药：如麻醉性镇痛药和肌松药的残留、过度镇静等所致的呼吸抑制。

2. 各种原因引起的呼吸道阻塞：如舌后坠、喉水肿、手术后口咽或口底周围水肿、上呼吸道分泌物滞留；难以维持气道通畅的各种因素，如张口受限、颈短、肥胖、下颌后缩、颈部活动受限、术后或放疗后口底瘢痕等。

3. 麻醉与手术因素：如拔管过早、气管导管意外滑脱、导管扭折以及插入过深、呼吸机通气失灵等机械故障。

4. 疼痛：如肋骨移植或胸大肌皮瓣修复口腔颌面缺损后胸痛。

【处理】

1. 吸氧：经气管内导管或面罩给氧，以增加吸入氧气浓度。

2. 拮抗剂：呼吸抑制是由麻醉性镇痛剂所致者，宜用纳洛酮 0. 4~0. 8mg 静脉注射，或盐酸多沙普仑 100mg 静脉注射。

3. 人工呼吸：以手法控制呼吸，增加呼吸频率和潮气量、缓解通气不足。

4. 机械呼吸：用于已经气管内插管的患者，根据 SpO_2、呼气末二氧浓度、$PaCO_2$ 等监测数据，调整呼吸机工作参数。

5. 解除气道梗阻：呼吸道梗阻与肌肉松弛、手术区周围组织肿胀以及体位不当等有关，应对症处理，麻醉催醒可使肌张力恢复正常，对解除梗阻有显著作用。

(四)喉水肿

喉水肿的发病时间常在麻醉后 6~24 小时内。症状出现越早，病情越重。表现为气促，呼吸费力或窘迫。因缺氧和高碳酸血症而出现兴奋、烦躁不安、吸气时喉鸣。更严重者有明显紫绀、神志恍惚，如不紧急处理，则可因呼吸衰竭而死亡。

【原因】

1. 创伤。气管插管动作粗暴、导管过粗，手术操作时牵拉、导管移动过多等致喉部创伤、引起喉头水肿。

2. 局部感染。

3. 药物过敏。

4. 局部缺血。插管留置时间过长，局部黏膜压迫缺血，易致水肿。喉水肿好发于小儿，因其气管直径小，组织轻微水肿即可表现出严重的症状。

【处理】

1. 吸氧。

2. 雾化气吸入。用生理盐水、肾上腺素、庆大霉素和糜蛋白酶雾化气吸入。

3. 激素。地塞米松大剂量冲击治疗，20~40mg/次，静脉注射。

4. 镇静。对于症状出现较晚的病情较轻者，有人慎以小量安定分次静脉注射，缓解其缺氧与兴奋和躁动引起耗氧量增加的矛盾，但同时必须观察呼吸、监测 SpO_2，以防低氧血症加重。

5. 抗生素和抗过敏治疗。

6. 病情紧急者行气管切开术。

（五）误吸

麻醉后因误吸（aspiration）致死者占麻醉总死亡率的 10%。发生率尚不确切。一项研究资料显示误吸的发生率为 0.0005%（1 ∶ 2130），而另一项研究显示误吸的发生率为 1.0%（87 ∶ 185358），其中肺部 X 线检查有阳性体征者约占 50%。其预后与误吸的内容密切相关，胃酸误吸病情一般较严重。误吸可引起以下并发症：

1. 窒息。

2. 吸入性肺炎。由胃液的化学性烧伤（Mendelson 综合征）引起。胃液 pH 值为 1.0~1.5 时更易发生，误吸量超过 0.3~0.5mL/kg 时，可表现有严重症状或体征，如急性支气管痉挛、脉搏增快、发绀、呼吸窘迫、PaO_2 急剧下降及肺组织重量增加等。

3. 肺不张。由于误吸后支气管阻塞，小支气管关闭，肺泡内气体被吸收所引起。小范围的肺不张可无症状，大范围的肺不张则有气急、咳嗽、紫绀、水泡性啰音等。

4. 气管内异物。常为血凝块、胃内残渣等固体物所致，突出的症状为缺氧和极端呼吸困难。

误吸的诊断依据为：

（1）病史、症状和体征。

（2）胸部 X 线检查。

（3）动脉血气分析结果。

【原因】

多为饱胃所致。麻醉前禁食不严、急诊外伤后急需全麻时，由于麻醉药物的作用使食道括约肌松弛，胃内容物经呕吐或返流而被吸入呼吸道。

【处理】

1. 根据并发症进行处理。如患者出现窒息，则应紧急吸除气管内分泌物，可在直接喉镜或气管内插管下进行，同时注意吸入纯氧，或人工呼吸，以防喉、支气管痉挛。

2. 大剂量皮质激素治疗。

3. 抗生素治疗。

4. 半卧位，以利降低肺循环静水压。

5. 对于确诊为吸入性化学性肺炎者，处理应包括：

(1)气管内插管，连续机械正压通气(CPPV)，维持 $PaO_2 > 70mmHg$，$PaCO_2 < 50mmHg$。

(2)肾上腺素、庆大霉素等雾化吸入，适当补液。

(3)使用血管活性药多巴酚丁胺(dobutamine)，提高 CPPV 期间因血浆外渗至肺间质引起的低血压，改善肺循环。

(4)呼吸衰竭早期行肺动脉插管，在监测肺毛细血管楔压(PAWP)的指导下进行治疗，以利维持肺循环的最佳状态。

6. 对于气管内有异物者，须行气管、支气管镜检和异物取出术。

7. 肺不张患者应鼓励深呼吸、变换体位、雾化吸入，促进排痰。

(六)小儿唇裂紫绀

在小儿特别是小婴儿先天性唇裂整复术麻醉中，常发生急性严重紫绀，由于较为特殊，专门在本章进行讨论。目前尚无资料显示其发生率。本症急而发展快，不采取急救措施，后果严重。

【原因】

1. 浅麻醉。在非气管内插管情况下，麻醉维持常较浅，上唇、前鼻孔及鼻腔黏膜神经丰富，镇痛不全时，对各种手术刺激引起反射性咳嗽，同时浅麻醉下咽喉应激性较强，加上来自手术区的血液集中于咽喉部，导致屏气和喉痉挛。

2. 术前气道感染。上呼吸道感染并使其敏感性增强，这种因素在发病中可能起重要作用。

【预防和处理】

1. 常规吸氧。据临床麻醉观察，小儿唇裂手术非气管插管麻醉下，SpO_2 通常仅维持在 87%~92%，低流量吸氧能使 SpO_2 提高到 94%~98%。

2. 气管插管。只要条件和技术允许，应常规进行气管内插管。如为非气管插管麻醉时，应选择镇痛全、不抑制呼吸的药物和方法进行麻醉，术中经常快速吸除口咽分泌物，尽量减少咽部刺激时间。

3. 人工呼吸。紫绀发生后，首先以胸外按压做人工呼吸，可使大部分患儿缓解；无效者迅速以面罩、纯氧加压人工呼吸，或根据病情选择气管内插管术。

4. 在进行麻醉前病情评估和选择时，对上呼吸道感染者，先行抗炎治疗，暂缓手术。

（七）肺水肿

口腔颌面麻醉和手术中、后，偶见急性肺水肿(pulmonary edema)，如小儿先天性腭裂手术中大量使用肾上腺素、双侧颈淋巴清扫术后颅内高压、颌面蜂窝组织炎并感染性休克、输液过快过量等。

临床表现为：

1. 呼吸困难，呼吸浅而快，烦躁不安。
2. 紫绀、SpO_2 下降。
3. 出现粉红色泡沫痰。
4. 肺部湿啰音和哮鸣音。
5. 心率增快，血压升高。
6. 控制呼吸气道阻力上升，最大通气量下降。
7. X 线检查见双肺从肺门外有扩展的扇形絮状阴影。

【原因】

1. 肺毛细血管静水压升高。输液输血过多，大剂量使用肾上腺素作为外用止血，麻醉过浅、内源性交感神经兴奋等，能使体循环压力升高，肺血管阻力加大。低氧血症使肺血管收缩，阻力也增高。双侧根治性颈淋巴清扫术和颅颌手术后，颅内压升高，通过神经体液因素引起肺水增加。
2. 肺毛细血管通透性增加。气道梗阻、严重缺氧、细菌毒素、神经反射、过敏等，引起肺毛细血管通透性增加。
3. 血浆胶体渗透压降低，如大量输注低渗液体。
4. 肺内淋巴回流障碍。因左心衰、肺内感染、肺静脉血流淤滞、外周静脉系内压上升所致。

【处理】

1. 调整体位。宜采取半卧位，有利于排痰和减少静脉回流。
2. 吸氧。以面罩或鼻导管高流量给氧，2000~6000mL/分钟，纠正缺氧。
3. 去泡。以 75%乙醇作雾化吸入，可消除肺泡内气泡。有报道使用二甲基硅油消泡气雾剂效果理想。
4. 利尿剂治疗。速尿 20~40mg 静脉注射，以减少静脉血容量，缓解肺内淤血。
5. 洋地黄类药物治疗。西地兰(毛花强心丙)0.4mg 稀释后静脉注射。
6. 氨茶碱治疗。用于支气管痉挛者，可兴奋呼吸、松弛气道平滑肌、增加肺通气。
7. 肾上腺皮质激素治疗。地塞米松 15~30mg 静脉注射。
8. 血管扩张剂治疗。用硝酸甘油或硝普钠，能扩张外周血管，减少回心血量，降低肺毛细血管压，主要减少心脏前负荷，减轻肺淤血。
9. 控制呼吸。以正压通气增加肺泡内压，减少液体外渗。
10. 如有低血压，应使用多巴胺控制心功能不全；或用多巴酚丁胺，兴奋 β-受体，改善循环功能。

（八）呼吸道梗阻

呼吸道梗阻是口腔颌面外科麻醉最常见的并发症，但在发生早期易被忽视或漏诊，直至紫绀、缺氧严重后才被发现。

临床表现：不全性梗阻者，呼吸时有严重鼾声，胸、腹部运动反常，即膈肌下降时胸廓不扩张。完全性梗阻者，吸气时胸骨上凹明显下陷，肋间隙内陷，即有呼吸运动，但无气流通过和声音。呼吸梗阻晚期出现严重紫绀，很快呼吸循环衰竭。

【原因】

呼吸道梗阻主要为肌肉松弛和呼吸道狭窄所致，与下列因素有关：

1. 麻醉剂的残余麻醉和肌松作用，或肌松剂的残余肌松作用，或两者相互协同作用，使呼吸道肌张力下降、舌根坠落。

2. 口腔颌面手术引起的正常肌群失去原有支撑力，以及颌间包扎、头位不当，舌体、口底、颌颈及咽腔等处水肿和淤血，使呼吸道狭窄。

3. 麻醉前已有舌体肥大、肿瘤、颌颈部瘢痕和张口困难等，术后改善不大。

4. 误吸、喉痉挛与支气管痉挛。

【处理】

1. 托抬下颌、提颏、气管内插管或安放口咽通气道。

2. 纠正急性缺氧，用面罩人工通气和气管插管通气。

3. 去除病因、催醒和拮抗肌松剂的作用等。

（九）支气管哮喘

口腔颌面围麻醉期可有支气管哮喘（asthma）发作，发作者均与术前已患此病有关。支气管哮喘有一定的家族及遗传性，为一种具有发作性和普遍性气道阻塞的肺疾病。严格来说，本病不属于手术麻醉的直接并发症，但麻醉用药、操作和手术因素能促使术后发作。哮喘的病理生理特点为支气管平滑肌张力增强，通气功能改变（用力呼气量减少、呼气流速减慢，肺内功能残气量增强），弥散功能改变（通气/血流比值失调），血氧饱和度下降，呼吸性碱中毒，严重者发生高碳酸血症。哮喘连续状态者可很快发生呼吸循环衰竭。

临床表现：发作前可先有咳嗽等先兆，继之出现带有哮鸣音的呼气困难，强迫坐位，大汗淋漓。哮喘持续状态者经一般支气管舒张药治疗无效，并出现脱水、紫绀、意识障碍、心动过速、两肺满布哮鸣音、严重的弥漫性细支气管阻塞时，哮鸣音不明显和呼吸音微弱。呼吸道感染者还伴有啰音，气管内吸引出多痰和痰栓。临床监测：SpO_2 下降，气道压力上升和血气改变。

【原因】

发病原因还不够明确。发病机制与以下几个方面有关：

1. 变态反应。可有或无明确的过敏原，通过一系列反应使肥大细胞和嗜碱性细胞释放介质，结果致使支气管平滑肌痉挛，呼吸道分泌增加。支气管收缩介质包括组织胺、慢反应物质（SRS-A）、五羟色胺（5-HT）和激肽等，这些化学介质受肥大细胞内环磷酸腺苷（cAMP）和环磷酸鸟苷（cGMP）的调节，cAMP/cGMP 两者比值下降，支气管平滑肌收缩。

2. 呼吸道感染。

3. 精神因素。如焦虑和情绪激动等心理刺激时，起诱发作用。

4. 其他因素。药物如吗啡和阿司匹林，运动、气味、口咽旁伤口疼痛、肿胀等刺激，也可引起术后发作。

【预防】

发作前氢化可的松 300~600mg/日；氨茶碱 250mg/日，静脉点滴。

【处理】

1. 调整精神因素，消除焦虑与惊惶，尽量免用镇静剂。

2. β-肾上腺能受体激动剂，如异丙基肾上腺素气雾剂和喘乐灵气雾剂喷雾，氨茶碱、大剂量皮质激素静脉注射。

3. 抗生素治疗：静脉点滴抗生素、色甘酸钠气雾吸入抗炎。

4. 湿化吸氧、纠酸、防治脱水、祛痰溶痰等。

5. 对于哮喘持续状态者，若上述治疗无效，则应及时用麻醉剂和肌松剂万可松进行气管插管和呼吸支持，待症状得到控制后拔管。对于估计可能再次发作者，则应行气管造口。

（十）气胸

【原因】

1. 气胸可继发于手术损伤，如肋骨或肋软骨移植术中胸膜损伤。

2. 颌面部间隙感染、扩散、继发肺脓肿时肺泡或胸膜破溃，引起气胸。

3. 原有慢性肺疾病如阻塞性肺气肿、肺大泡、肺结核空洞等，麻醉中通气不当、用力屏气、剧烈咳嗽等而继发。

4. 胸腔深静脉穿刺时损伤胸膜。

【处理】

手术仅损伤壁层胸膜时，可随控制呼吸扩张肺脏，将气体逸出胸腔外，再进行胸膜修补。感染或肺脓肿引起的高压性或张力性气胸，应行封闭引流排气，气量较多、呼吸极端困难者，不宜用面罩加压给氧，应在无菌条件下穿刺抽气。

六、心血管系统并发症

（一）低血压

手术与麻醉过程中血压下降影响到器官的循环或血供，并产生代谢方面的改变，则认为是并发症。极为严重的低血压直接影响冠脉血统，导致心率失常，心跳停止。

【原因】

1. 麻醉诱导期用药相对或绝对过量，注射过快。

2. 麻醉维持期麻醉剂过量或麻醉过深。

3. 血容量不足，麻醉中变换体位。

4. 严重失血，颌面手术多见于上颌骨切除、颌骨中心性血管瘤、颈动脉瘤等手术。

5. 输血反应。

6. 药物的过敏反应。

7. 严重缺氧。

8. 神经反射如颈部手术的刺激。

9. 低血糖。

10. 心源性休克等。

【预防和处理】

1. 口腔颌面血运丰富，手术范围大，时间长，出血不易得到控制，术前应充分估计其失血量或意外大失血，备足输血量。

2. 当发生严重血压下降时，应暂停手术操作和麻醉用药，加快输液、输血速度。

3. 如为过敏和输血反应者，应抗过敏和停止输血，已发生过敏性休克时，以肾上腺素 1mg 稀释至 5mL，静脉注射 0.5~1mL，或肾上腺素 0.3mg，肌肉注射，如 15 分钟以内血压无回升，应重服一次。

4. 心动过缓引起的低血压，应用阿托品 0.5mg，静脉注射。

5. 其他原因引起的低血压，应分析其原因，分别处理。如无禁忌，一般用麻黄碱纠正。

6. 麻醉中输液应以平衡液为主，适量补充全血、血浆或代血浆制品。

7. 手术失血多、时间长的患者，应对尿量、中心静脉压进行监测，很多情况下可在控制性低血压下进行手术。

（二）高血压

【原因】

高血压（hypertension）也是口腔颌面以及头颈部围术期的常见并发症，原因详见表2-4。麻醉手术过程常见的原因有：

1. 镇痛不全。常由于麻醉过浅、麻醉插管、手术中伤害性刺激时的疼痛而致血压升高。

2. 原有高血压病。部分高血压患者麻醉前经药物治疗后，符合麻醉和手术条件，但稍遇紧张、焦虑时血压仍可明显上升。

3. 升压药使用不当。如过多使用肾上腺素用作外用纱布止血，或局麻药中肾上腺素浓度过高，通过吸收入血，产生升压效应。

4. 二氧化碳蓄积、缺氧。麻醉中因各种原因所致的通气不足，致使体内二氧化碳蓄积和缺氧、反射性刺激中枢，兴奋心血管中枢；轻度缺氧亦可兴奋化学感受器，致血压上升。

5. 颅颌面颈某些手术引起的颅内压升高，如颅颌、颅底肿瘤外科手术影响；颅腔流出道狭窄，如双侧颈内静脉结扎；脑组织缺血缺氧；水、电解质平衡紊乱等致脑水肿、颅内压升高。

表 2-4　**口腔颌面部手术围术期高血压的原因**

前负荷增加、中心静脉压(CVP)升高
体液负荷过大
输液过量
心肌功能增强
心肌收缩性增强(反射性交感兴奋或拟交感药物的直接作用)
麻醉不全、疼痛刺激
通气不足、高碳酸血症、低氧血症
心肌缺血
拟交感药物过量
刺激颈动脉体
气管内导管移动
甲状腺功能亢进
脑血流量减少
颅内压升高
低体温
恶性高热
嗜铬细胞瘤
心率增加(反射性交感兴奋或拟交感药物的直接作用)
心肌收缩性增强
低血糖
乙醇作用
麻醉剂撤离
外周血管阻力增加(交感兴奋或拟交感药物的直接作用引起的心肌收缩增强、心率增加)

【预防】

1. 术前准备：积极治疗或控制麻醉手术前的高血压。由于麻醉药物、手术刺激等因素的影响，术中血压一般均显著升高，故要求在麻醉和手术前应先将血压降至理想的程度，然后再行手术，否则易发生高血压危象或心脑血管意外。术前常用的降压药物有：

(1)复方降压片：为一种以利血平和噻嗪类利尿剂为主的复方降压制剂，适用于一般轻、中度高血压患者。成人剂量为每次 1~2 片，每日 1~3 次，口服。

(2)心痛定(硝苯吡啶，nifedipine)：降压机制为小动脉扩张，外周血管阻力降低。不影响肾功能及电解质，适用于不同年龄的轻、中度高血压患者，剂量为 10~20mg，每日 2~3 次，急症时临时舌下含服 10mg。

(3)可乐定(氯压定，clonidine)：主要作用于中枢，激活延脑血管运动中枢的 22 受体，使抑制性神经元的活动加强，外周交感张力降低、血压下降。还能提高迷走神经张力，使心率减慢，并激活肾上腺能神经末梢的突触前 α_2 受体，使去甲肾上腺素释放减少。适宜于中度或重度高血压患者。成人初量每次 0. 075～0. 15mg，每日 2 次，以后 2～3 次，逐步增量，最大剂量每日不超过 1. 5mg。

2. 完善镇痛：麻醉诱导与维持期的血压升高多为镇痛不全、手术刺激等所致的高动力学反应，应及时加深麻醉，如静注麻醉性镇痛剂芬太尼 0. 1～0. 3mg。手术时间较长者，应辅以镇静剂安定 10mg；手术时间较短者，宜以短效麻醉剂如异丙酚(propofol)静脉维持为主。

【急症处理】

有些口腔颌面颈部手术患者、特别是原有高血压患者，因术前处理不当、手术前晚间休息不好、过度焦虑等，致使麻醉和手术中突发中或重度高血压，或麻醉诱导前由于不宜使用镇痛剂和镇静剂(如张口受限)，或只能在局麻下实施手术而继发高血压急症(WHO：收缩压 200～210、舒张压 100～105)。必须给予有效处理，以免发生高血压猝死，特别遇动脉瘤、脑血管畸形、心肌缺血、心律失常、心肌梗死等患者。治疗高血压急症的药物主要有：

(1)硝酸甘油(nitroglycerin)：以 5～10mg 加入 5%～10%葡萄糖液中，以 5～10μg/分钟滴注。必要时可使用 0. 3～0. 5mg 稀释后静脉注射，用于麻醉中成人，特别适用于原有高血压及年龄较大的患者，如在镇痛完善的前提下使用效果更好。

(2)硝普钠(sodium nitroprusside)：为短效血管平滑肌松弛剂，能选择性地直接作用于血管平滑肌，有强烈的外周血管扩张作用。静注后 90 秒内起作用，停药后 2～5 分钟作用即消失。以 5%葡萄糖溶液配制成 0. 005%～0. 01%溶液，用量每分钟 0. 5～10μg/kg，开始可从 1μg/kg 起滴，然后根据血压情况调整。须注意使用剂量偏大、速度偏快可致血压骤降，用量过大可发生氰化物中毒。

(3)柳胺苄心啶(拉贝洛尔，labetalol)：本药除 β-受体阻滞作用外，还兼有 α-受体阻滞作用。降低外周血管阻力，而不抑制心肌，适用于高血压和重症高血压。以 200mg 加入生理盐水 200mL，以 2mg/分钟速度静脉滴注。对小儿腭裂术中因外源性肾上腺素所致者，可给予 10～15mg 静脉推注，5～10 分钟无效果者可重复用药，对心率增快伴血压升高效果理想。

高血压急症的常用药物及使用方法可参见表 2-5。

表 2-5　**高血压急症常用药物及使用方法**

药物	给药途径	剂量或给药速度	起效时间	作用时间	不良反应
硝苯地平	舌下	10～20mg	3～5 分钟	3～6 小时	心动过速
	口服	5～10mg			
硝酸甘油	舌下	0. 4～0. 8mg	1～3 分钟	5～10 分钟	头痛、低血压
	静注	0. 3～0. 5mg/次	1～3 分钟	5～10 分钟	

续表

药物	给药途径	剂量或给药速度	起效时间	作用时间	不良反应
酚妥拉明（苄胺唑啉）	静注	0.5~1mg/次或1~5mg/分钟	1~2分钟	3~5分钟	心动过速
硝普钠	静注	每分钟0.5~8μg/kg	30秒	3~5分钟	低血压，氰化物中毒
可乐定	口服	0.1~0.2mg	30~60分钟	6~8小时	头昏
开托普利	口服	6.25~25mg	10~15分钟	4~6小时	低血压

（三）空气栓塞

空气栓塞（air embolus）是指空气进入血液循环系统后，引起的心、肺、脑等重要器官的循环障碍。当大量空气短时间内进入肺血管和心脏时，可引起全身缺氧死亡。致死的空气量取决于患者的全身情况，心功能差者仅10~15mL即可致死。

【原因】

颌面外科手术麻醉期间发生空气栓塞的原因也主要为静脉滴注过程中输液输血管理不当，特别是在充气或加压输注和用微量输液泵输液时容易发生。其次为中心静脉（如锁骨下静脉、股静脉等）穿刺、置管、测压和输液过程中空气进入，如深吸气时胸腔负压加大，胸腔内静脉内压低于大气压，常规的输液输血也易引起空气栓塞。其他原因如因肺泡破裂引起的极为少见。

空气进入外周静脉后，很快进入右心或肺循环，量大者引起肺动脉栓塞，心搏骤停。或充满肺循环和心脏，引起冠状动脉栓塞、心肌缺氧。量少时可引起心输出量下降、血压降低、心率增快和心律失常，心前区听到水泡音或喧哗杂音。

【处理】

见本章第二节有关内容。

（四）心动过速

心动过速（tachycardia）最常见的为窦性心动过速，指心率超过100次/分。麻醉状态下成人心率如超过120次/分，则必须分析其原因并给予处理。心动过速不应完全说是麻醉的直接并发症，常见的原因见表2-6。

表2-6　**口腔颌面头颈麻醉手术中心动过速的原因**

血容量不足
肺通气量不足、高碳酸血症、低氧血症
交感神经反射（常继发于低血压、手术刺激）
药物：东莨菪碱、阿托品等

续表

肌松剂：潘库溴铵等
组织胺释放药：吗啡等
拟交感药：肾上腺素、异丙基肾上腺素等
心肌缺血
体液过量
膀胱膨胀
脑血流量减少
颅内压升高
低血糖
低温（肌颤）
乙醇中毒
恶性高热
浅麻醉下疼痛刺激
刺激颈动脉体
气管内导管反复移动
甲状腺功能亢进
嗜铬细胞瘤

【处理】

麻醉状态下首先应排除有无缺氧、二氧化碳蓄积和血容量不足等常见原因，然后根据不同原因给予处理。1岁以内的小儿唇裂修复术麻醉下心率可高达140~160次/分钟，可暂不处理。必要时加深麻醉，但应注意呼吸抑制。气管内插管的患者宜选用芬太尼等镇痛性能较强和作用较快的麻醉药。小儿腭裂术中用肾上腺素纱条外用止血者，多有心动过速，并伴有血压升高，此时应控制其用量，如心率超过160~180次/分钟，则可选择β-肾上腺能受体阻滞剂柳胺苄心啶20mg/10分钟静脉注射，必要时每隔5~10分钟递增至40~80mg。手术后麻醉恢复期的心动过速多由于体位性低血压、血容量不足和疼痛所致，此时应补足液体，并慎用止痛药。

（五）心动过缓

心动过缓（bradycardia）多为窦性心动过缓，指心率低于60次/分。与心动过速相比，麻醉中心动过缓具有更多的危险性，特别是小儿，心动过缓多数由于通气不足、缺氧所致。中老年人心动过缓时，易产生早搏，甚至多源性室性早搏，应给予高度重视。心动过缓的原因见表2-7。

【处理】

1. 阿托品：窦性心律低于50次/分钟左右、结性心率在60次/分钟以下者，若血压正常，可用阿托品0.5mg肌肉注射或静脉注射；若同时伴有血压下降，应给予麻黄素10~15mg静脉注射。心率低至40次/分钟以下，且对阿托品效果不佳者，常提示有高度房室传导阻滞的可能，此时宜用异丙肾上腺素1mg加入5%葡萄糖250mL中静脉点滴。

2. 对症处理：分析并排除各种发病原因，如低氧血症、麻醉过深、体温过低等。

3. 临时起搏器：药物或对症治疗效果不佳者，应安放临时心脏起搏器。

表2-7　**口腔颌面、头颈手术麻醉中心动过缓的原因**

低氧血症(特别是小儿，如婴幼儿)
药物：拟胆碱药
麻醉性镇痛药
麻醉药
钙通道阻滞药
肾上腺能受体阻滞药
颅内压升高：
颅腔流出道狭窄(如颈清扫术后)
严重脑缺氧
张力性气胸
高度房室传导阻滞
低温
迷走神经反射
颈动脉窦反射
继发于急性高血压血管压力反射
颈交感神经节切除或损伤(特别是右侧颈部心交感神经损伤)

（六）心律失常

心律失常(arrhythmias)虽为临床常见病症，但很少直接继发于口腔疾病，而在口腔颌面外科手术麻醉期间极为常见。其临床意义、是否需要处理应结合心律失常的性质进行判断。麻醉中心律失常的原因主要与麻醉用药、植物神经平衡失调、电解质紊乱、低温和手术刺激有关。心律失常的处理见表2-8。

（七）心搏骤停(cardiac arrest)

【原因】

1. 急性缺氧和二氧化碳蓄积。

2. 麻醉过深。
3. 各种顽固性休克或剧烈血流动力学波动引起的心肌缺血、严重低血压者。
4. 深低温麻醉。
5. 严重电解质紊乱。
6. 迷走神经反射或其他原因引起的心律失常。

心搏骤停的诊断和心肺脑复苏术不在本章讨论。

表 2-8　**麻醉手术中心律失常的处理**

心律失常名称	发病情况	处理及注意事项
房性早搏	多见	①一般不处理； ②频发者可用：心得安，心律平（35～70mg 静脉滴注）
室上性心动过速	少见	①西地兰 0.4～0.6mg 静脉滴注，总量不超过 1.2mg； ②按摩颈动脉窦； ③异搏定 5mg 静脉滴注； ④氯化钾 0.2%～0.4%缓慢静脉滴注，用于洋地黄中毒时； ⑤直流电同步电击复律； ⑥心得安 1～3mg 静脉滴注； ⑦新斯地明 0.5～1mg 皮下注射，支气管哮喘、冠心病禁用
室性早搏	多见频发、多源者较严重	①利多卡因 1～2mg/kg，按 0.25%浓度静滴，1～4mg/分钟； ②阿托品 0.5mg 静脉滴注，用于心率慢于 60 次/分钟时的早搏； ③心律平 35～70mg 静滴； ④胺碘酮 5～10mg/kg 用葡萄糖 100mL 稀释后 15 分钟静滴完，禁低钾、β-受体阻滞合用
Ⅰ°房室传导阻滞	多为术前已有	不处理
Ⅱ～Ⅲ°房室传导阻滞	少见	①阿托品 0.5mg/kg 静注，必要时重复； ②0.25%利多卡因 1～4mg/分钟静脉滴注； ③普鲁卡因酰胺 0.1～0.2g 缓慢静脉滴注； ④苯妥英钠 100～250mg 稀释后静脉滴注，洋地黄中毒时用； ⑤氯化钾 0.2%～0.4%静脉滴注，洋地黄中毒时用
室颤		①心脏按压； ②肾上腺素 1～3mg 静脉滴注，必要时重服； ③异丙肾上腺素 1mg 静脉滴注； ④10%氯化钙 5～10mL 心内注射； ⑤阿托品 0.5～1mg 静注； ⑥乳酸钠 10～20mL 心内注射
房颤和房扑		心室率大于 100 次/分钟，西地兰 0.4～0.6mg 静脉滴注

（八）休克

休克是由于各种原因所导致的血液循环障碍的临床综合征，其共同特征为有效循环血量锐减和重要器官的急性微循环障碍。颌面外科休克则指因颌面外科疾患所导致的休克，如颌面大量失血等所致的低血容量性休克、创伤性休克和重症颌面蜂窝织炎所致的感染性休克。心源性、过敏性休克也有发生。

【处理】

1. 休克为一不断变化和发展的临床过程，受机体代偿功能和外界附加因素的影响。有些患者可不出现低血压现象，但当治疗不及时，用药有误，麻醉准备与抗休克措施不得力，可使休克加重。

2. 增加心输出量和微循环的灌注量，保证细胞内正常氧合，以此为目的的一系列有效措施是抢救休克成败的关键，故治疗必须积极而合理：如已出现明显休克的患者，麻醉手术前应积极进行抗休克治疗，待休克有所改善、血压已有上升趋势后，再进行手术或麻醉。口腔颌面、颈部严重外伤、组织脱落、血凝块可能影响呼吸通畅，加之休克患者有脑细胞供血不足、缺氧、意识不同程度障碍，咽喉保护性反射抑制，使呼吸梗阻加重，若不采取措施改善呼吸功能，亦可加重循环的抑制。出血急剧的患者如颈动脉瘤破裂、颌骨中心性血管瘤失血，应在抗休克的同时进行手术止血或其他止血措施。

3. 合理的治疗有赖于主要生命体征的连续监测，通过可靠的资料正确判断休克的病理生理改变程度，采取有效措施，可显著提高抢救休克的成功率。经初期复苏后病情允许，应以桡动脉穿刺置管，直接测定动脉压；经锁骨下静脉穿刺插管监测中心静脉压（CVP）；必要时可测肺毛细血管楔压（PCWP）以指导补液；留置导管观察每小时尿量。严重休克时心输出量（CO）、拇指温度与中心体温二者之差、血球压积（HCT）、动脉血气、肾功能、电解质、血乳酸含量及体液因子等监测，对判断休克记分、治疗和预后有极为重要的意义。

4. 恢复有效循环血量，采取扩容、增加心输出量、维持完整的周围血管张力等措施。根据不同情况补给全血、血浆、胶体液、平衡盐液及葡萄糖等。失血性休克者失血量未超过计算血容量的20%时，因代偿动脉压可保持在正常范围，但手术麻醉前应补给一定量的电解质液；失血量超过全身血容量30%时，应补充一定量的电解质液和全血，单纯补充全血效果反而不好。如无血源，可按失血量的3倍补给乳酸钠复方氯化钠。根据血气测量的BE值（临床上多为负数）适当补充碳酸氢钠。失血过多者，单纯补给电解质，不仅降低血浆胶体渗透压，加剧血浆外渗，有引起肺功能不全的危险，而且红细胞含量低，对组织氧合不利，应输全血，使HCT保持在此30%以上。颌面创伤性或出血性休克只要不为时过晚，无重要器官严重损伤，又能及时止血和抗休克治疗，注意止痛保暖等，抢救成功率一般较高。颌面多间隙感染性休克的特点不是低血容量，但往往因发热、进食少等致血容量减少。由于细菌内毒素作用使微血管扩张，大量血液淤积于微循环，易致弥散性血管内凝血（DIC），血浆和细胞外液流入感染部位（第三间隙），也使血容量减少。内毒素使机体释放血管活性物质：如组织胺、五羟色胺、缓激肽和儿茶酚胺等，临床上感染性休克可能以缓激肽释放占优势所致的高排低阻型休克为多见。这些特征与心脑微血管β受体占优势、儿茶酚胺的强烈兴奋作用有关，而其他组织器官血管以 α 受体占优势，微血管收缩，血流灌注显著不足而缺血缺氧，最后动、静脉短路大量开放，以及和组胺、多肽类物质对微血管的扩张作用等机制的参与有关。故感染性休克的补液应以平衡盐液、低分子右旋糖酐为主，使用抗生素、血管活性药(包括 β 受体兴奋剂、α 受体阻滞剂)、皮质激素等药物使有效血容量得到恢复。

5. 改善微循环、消除动静脉短路，增加组织血流灌注量。措施为通瘀和解痉，通瘀选用低分子右旋糖酐；解痉为使用血管扩张药，但高排低阻型休克不宜用解痉药。由于休克的四期：即缺血期、瘀血期、凝血期和衰竭期的病理生理处于变化之中，主要矛盾与次要矛盾相互转换，故治疗用药应“因症施治”，以改善组织缺氧、细胞代谢发生障碍为中心。

七、气管内插管并发症

(一)损伤、出血和皮下气肿

【原因】

口腔颌面外科麻醉中常选用经鼻气管内插管，有利于减少对手术区的干扰。但鼻腔插管创伤大，不同个体有较大解剖差异，稍不注意如盲目插入、用力太猛，能引起鼻腔黏膜损伤、出血、牙齿脱落或松动等。有的患者因鼻后孔偏移，经鼻与经咽轴线夹角小，导管通过时损伤黏膜或进入黏膜下层组织，人工通气时，气体进入黏膜下，致使颈部发生皮下气肿。

【预防】

在明视下经鼻腔和鼻后孔插入导管，可随时发现导管是否进入黏膜下层。控制呼吸时，用力不得太猛，如遇挤压气囊胸廓起伏不显著者，说明导管已嵌入黏膜内或黏膜下层，应后退 0.5~1cm，然后再重新使导管向内插入，或改用对侧鼻腔或经口腔插管。少量气体引起的皮下气肿可不处理，如大量气体进入纵隔内，可引起纵隔气肿，出现：①颈部皮下捻发音；②胸痛，并向背、颈、肩放射；③严重者有呼吸困难、发绀及心动过速；④颈胸皮下积气和肿大；⑤心浊音界缩小；⑥侧位胸片显示心胸与胸骨间有多条索状透亮带等症状和体征，诊断即可成立。

【处理】

对有呼吸困难的纵隔气肿，应保证氧气吸入，监测脉搏氧饱和度(SpO_2)，必要时辅助呼吸和维持循环功能。

(二)导管阻塞和滑脱

口腔颌面手术操作与麻醉管理在同一部位，手术人员的不熟悉或疏忽，常能引起气管内导管滑脱、扭折等，致使导管阻塞、患者呼吸困难、窒息甚至死亡。应加强本并发症的预防和及时处理。

(三)呼气困难

由于插入的气管太细，致使气流阻力过大而致呼吸困难，其中呼气困难更为严重。如呼气困难持续时间太长，导致二氧化碳蓄积和低氧血症，应及时更换气管导管。

（四）气管黏膜损伤

气管黏膜损伤多因插管过程用力过猛、导管质地较硬所致。如继发局部感染、水肿可影响通气，或损伤后声门下方形成假膜，也可致吸气困难。情况紧急者应考虑气管造口。

（五）声音嘶哑和喉痛

本症是气管内插管最常见的并发症，症状一般较轻，2～3 天可自愈，如给予雾化吸入，有助于缓解症状。

（六）声带息肉

声带息肉较少见，多因插管过程中声带表面黏膜损伤并继发感染所致。早期症状为喉痛。

八、神经系统并发症

（一）小儿锥体外系反应

小儿麻醉后发生本症多为麻醉药物所致，如氟哌啶、氯胺酮等。据本院统计，麻醉后的发病率为 0.3%～0.6%。主要表现有肌张力增高、腱反射亢进、迟发性运动障碍。小儿不能正常表达、常哭闹、阵发性肌紧张、眼球固定、甚至小抽搐，极个别小儿可能影响呼吸而紫绀。发作时间多为麻醉恢复后 6～12 小时内。

【处理】

1. 吸氧。
2. 开放静脉通道，静脉点滴葡萄糖液。
3. 苯海拉明：25mg 静脉注射。
4. 安定：首选用药。总量可按 0.5～1.5mg/kg，分次静脉注射，用于肌张力高、哭闹、抽搐的患儿，但须注意呼吸抑制。
5. 东莨菪碱：0.3mg 肌肉注射，用于阵发性肌紧张，震颤麻痹。
6. 促进麻醉药物的排泄：以 50%葡萄糖 20～40mg、速尿 3～5mg 静脉注射。

（二）惊厥

【原因】

1. 缺氧、二氧化碳蓄积。
2. 中枢兴奋药过量、局麻药中毒。
3. 体温升高，伴有脱水者更易发生。
4. 癫痫发作。

【处理】

主要处理方式为解除病因如缺氧和二氧化氮蓄积，其次对症治疗，可选择安定、苯巴比妥钠和硫喷妥钠等，用于因局麻药物中毒、高热所致惊厥和癫痫发作。同时应吸氧、保持气道畅通，维持水、电解质平衡等。

(三)肌颤

肌颤(shivering)多见于麻醉恢复期，均与体热丧失、体温降低有关。根据观察，发生肌颤多说明患者已经初醒。当腋下温度34~35℃时，寒颤反应最为强烈。由于肌颤时机体氧耗量大大增加，故应吸氧和防止代谢性酸血症，保暖，提高环境温度，无须特殊处理。

(四)恶性高热

恶性高热(malignant hyperthermia)通常由麻醉剂引起，发病率极低，据估计发病率为1∶15000~1∶50000，此并发症在我国罕见。发病后出现突发性高热、代谢亢进危象、心搏骤停，死亡率可提高达60%。发病多为家族性，故认为与遗传因素有关，以神经肌肉病家庭成员为多发对象。据资料显示，本症多见于吸入氟烷和使用支极化肌松剂琥珀胆碱之后，患者血中肌酸磷酸激酶(CPK)增高，由于氧化磷酸化障碍，能量不能顺利代谢，从而使能量转为热能，引起体温异常升高。临床特点为：使用琥珀胆碱的患者在注药后产生肌肉僵直，无肌肉成串收缩，致使插管困难；或者麻醉后30~60分钟出现体温急剧升高，达40~43℃，全身肌强直，$PaCO_2$增高，PaO_2降低，出现快速型心律失常，喘息样自发呼吸，严重代谢性酸中毒，高钾血症，肌红蛋白尿，凝血异常，血压下降和心跳停止。根据本症的临床特点，与发热相鉴别并不难。

【预防与处理】

凡患者家族中有人在全麻手术中因恶性高热而骤死，则应怀疑其有恶性高热的可能，对有遗传性神经肌肉疾病、术前CPK增高的患者，应高度警惕本症的发生，避免使用氟烷和琥珀胆碱麻醉，术中应严密观察体温。疑有恶性高热，应立即停止手术和麻醉，吸氧，尽早使用各种降温措施，必要时使用体外循环血液降温。有肌僵直和快速型心律失常者，用普鲁卡因1.0g，分次静脉注射或滴注，代谢性酸中毒应用大剂量碱性药物。补液和利尿：45~90分钟内静脉内滴入冷却乳酸钠林格氏液500~2500mL，并用20%甘露醇250mL或速尿40~60mg静脉注射，保持尿量每小时2mL/kg。选用骨骼肌松弛剂硝苯呋海因(dantrolene sodium)1000mL静脉滴注。监测体温、EKG、动脉压、CVP、尿量、动脉血气分析和电解质。

(五)苏醒延迟

全麻手术后超过2小时仍不苏醒，则可认为是苏醒延迟(delayed recovery)。口腔颌面外科麻醉后苏醒延迟的原因可能有麻醉药过量、输液量过少和术中低氧血症；其他原因如水电解质、糖代谢紊乱和脑疾病则很少见。颅颌、颅底外科麻醉术后的苏醒延迟除以上原因外，一般不属于麻醉的并发症。

【处理】

1. 给氧：用鼻导管或面罩低流量给氧。
2. 输液：5%~10%葡萄糖、5%葡萄糖盐水、乳酸钠林格氏液静脉点滴。

3. 麻醉苏醒药：纳洛酮 0.2～0.6mg/次静脉注射，或盐酸多沙普仑、50%葡萄糖 10～20mL 缓慢静注；由麻醉药过量引起的苏醒延迟，用催醒药物进行处理预后较好。

4. 针对病因进行处理，如输血输液过少。

5. 保护脑功能：如由于脑缺氧及低氧血症引起者，应重点保护脑功能，防止脑缺氧恶化，使脑功能尽快恢复。出现脑组织损害如高热、抽搐或肌张力增强、昏迷、脑水肿时，应根据临床和实验室指标，采取降温、脱水、使用皮质激素和能量合剂、苏醒剂、维持呼吸循环功能和抗感染等措施。

九、全身性疾病与并发症

（一）先天性畸形

小儿先天性疾患（congenital anomalies）或发育异常者，口腔颌面手术的麻醉并发症较多见。先天性唇腭裂患儿由于解剖异常、上呼吸道感染、营养不良等，增加了麻醉的困难和风险，不良反应或并发症增多。先天性声门下狭窄、气道瘘或凹陷、多囊喉、巨舌症、无下颌、小下颌、上颌前突等，可明显增加麻醉中和麻醉后的呼吸并发症。先天性脑脊液和脑膜膨隆、神经胶质瘤等可能在鼻腔气管内插管时损伤、出血和感染。先天性后鼻孔狭窄或闭锁者，麻醉和肌肉松弛后极易发生气道梗阻、插管时损伤、皮下气肿等。血管瘤特别是搏动性血管瘤（动脉瘤）在麻醉操作和手术中可发生致命性大出血。有些颌面部的发育异常还可伴有心血管异常。有人认为先天性中胚叶发育异常的疾病能增加麻醉恶性高热的危险性。

（二）损伤

口腔颌面损伤（trauma）涉及呼吸道梗阻和大失血等问题，病情紧急者并非少见。上颌骨 Le Fort Ⅲ型骨折和大面积软组织损伤、移位，可导致不全或完全性呼吸道梗阻，选择麻醉药物或麻醉方法时，都以不抑制呼吸为首要条件。下颌骨骨折、血肿压迫，引起严重咽喉及气管塌陷，可直接威胁患者生命。颅底骨折和脑脊漏者如用面罩加压给氧，可使空气进入颅内和引起气脑等并发症。

（三）肿瘤

口腔颌面及头颈肿瘤（tumors）虽然可见于任何年龄的患者，但仍以 50 岁以上者为多发。这些患者由于患有全身性或系统性疾病，如心血管病、糖尿病、肥胖、肺疾患等，能增加麻醉的并发症。化疗和放疗、免疫抑制剂对多器官或多系统，如心血管系统的影响，也严重降低了麻醉的安全性。

（四）呼吸系统疾病

在口腔颌面外科手术和麻醉患者中，呼吸系统疾病正逐年增多，而围术期呼吸道的并发症，又具有较高的发病率和死亡率。在与工业污染、吸烟等有关的肿瘤发患者群中，肺功能的改变也相当普遍。

与麻醉有关的呼吸系统疾病分阻塞性和限制性两类，见表2-9和表2-10。这些疾病不仅会增加麻醉处理的难度，而且在围手术期容易复发，并引起并发症。

表2-9　**阻塞性肺疾病**

肺气肿
急、慢性支气管炎
哮喘
支气管扩张
气管、支气管狭窄
囊性纤维性病变

为了减少呼吸系统疾患患者的麻醉并发症，麻醉前应遵循以下治疗原则：

1. 控制感染：合理使用抗生素，有效控制呼吸道感染。

表2-10　**限制性肺疾病**

急性限制性肺疾病
肺水肿(心源性、神经源性、输液过多)
肺部感染(细菌、病毒)
吸入性肺炎
氧弥散障碍
血浆渗透压改变
毒性气体吸入
弥散性血管内凝血(DIC)
脂肪栓塞
急性胰腺炎
肺挫裂伤、肋骨骨折、胸腔积血、积液、气胸
慢性限制性肺疾病
慢性肺部感染
肺蛋白性变、纤维化
放射性损伤
肺肿瘤

2. 解除气支管痉挛：以β-肾上腺能受体兴奋剂雾化吸入，或氨茶碱250mg、氢化可的松200~400mg加入5%葡萄糖500mL中，静脉点滴，每日一次。

3. 排痰：注意体位引流，鼓励排痰，防止继发性肺炎。可用稀释痰液药氯化铵0.3~0.6g口服。

4. 避免使用组胺释放作用的麻醉剂和肌松剂，麻醉诱导深度应足够，防止屏气缺氧。

5. 氧合充分：麻醉中通气方式宜用肌松剂进行间歇正压呼吸，保持 SPO_2 在 95%以上，手术后常规吸氧，使用支气管解痉药。

（五）心脑血管疾病

由于人口老化及病种的改变，心脑血管疾病随之逐年增加，因而心脑血管病患者在口腔颌面手术日常麻醉中的比例亦相应增加，故专业者必须了解如何预防、处理这类疾病的相关麻醉并发症的基本知识。口腔颌面及颈部手术常涉及脑神经、颈交感神经或副交感神经丛、颈动脉，致使血压、心率和心律改变，造成血流动力学急剧变化。颈部肿瘤和血管手术可直接影响脑的血液灌注和颅内压。中枢神经系统对脑血流量的改变反应较为敏感，常表现有血压和心率的波动，利于维持稳定的脑血流量，这种调节机制常主要与血管阻力的改变密切相关。当有手术损伤、药物作用、颈部肿胀、颅内血管破坏等时，能影响脑血流调节机制和脑的血液灌注。故颈部血管手术、颅颌外科和颅底外科的直接创伤，可能直接引起或加重麻醉以及手术的并发症。总之，心血管疾病的麻醉处理，应以患者的病理生理为基础，充分估计由于手术和麻醉对心脑血管的影响，制定可靠的麻醉及手术方案和处理措施，具体如下：

1. 正确估计患者的心肺储备能力，看其能否胜任手术和麻醉所致的负担。主要参考：

（1）耐受运动能力的估计：这对有血流出道受阻和瓣膜关闭不全的心脏病患者的心功能判断有重要的参考价值。如能很好地耐受运动试验，则提示流出道狭窄（如主动脉和肺动脉狭窄）和瓣膜关闭不全较轻。

（2）胸部 X 线：可对肺血管和心肌的病变提供重要信息。ASA 3~4 者心肺储备能力明显下降，麻醉并发症明显增加。先天性唇腭裂小儿，可伴有先天性心脏畸形，如心房、心室、大血管的缺损、动静脉瘘和动脉导管未闭，有严重分流时，出现肺动脉高压、紫绀、运动负荷能力降低等，对麻醉和手术的耐受力很差。

2. 麻醉前充分准备：ASA 2~3 级的口腔颌面疾病患者，在日常麻醉工作中可经常遇到，麻醉前应给予恰当处理，如抗炎、纠正水、电解质失衡、控制高血压、静脉注射能量合剂、纠正心律失常等，使心血管代偿能力处于较佳的状态。

3. 重视非心脏因素如呼吸道疾病、肾功能减退、高血压、贫血等症对心血管代偿功能的直接影响。

4. 麻醉药：麻醉中选择对心血管功能影响较轻的麻醉药，尽量减轻麻醉剂加重心血管疾病对心脏充盈、射血和心肺灌注的影响，使重要器官的血流量不低于正常的生理范围内，保证氧的供需平衡。

5. 麻醉中应避免高碳酸血症、代谢性酸中毒、缺氧、浅麻醉，以免增加肺血管阻力，要维持良好的肺循环。

6. 麻醉的诱导、维持和恢复期应重视必要的监测手段，如心率、心律，收缩压、舒张压、直接动脉压、中心静脉压等，根据监测结果、临床症状或体征，判断患者对治疗的反应，使并发症减少到最低程度。

（刘可斌）

◎ 参考文献

[1]黄峻，黄祖瑚．临床药物手册[M]．5版．上海：上海科技出版社，2015.

[2]朱也森．现代口腔颌面外科麻醉[M]．济南：山东科学技术出版社，2001.

[3]邓小明，姚尚龙，于不为，等．现代麻醉学[M]．5版．北京：人民卫生出版社，2020.

[4]Yee R X，Wong D，Chay P L，et al. Nitrous oxide inhalation sedation in dentistry：an overview of its applications and safety profile[J]. Singapore Dent J，2019，39(1)：11-19.

[5]Pastis N J，Yarmus L B，Schippers F，et al. Safety and efficacy of remimazolam compared with placebo and midazolam for moderate sedation during bronchoscopy[J]. Chest，2019，155(1)：137-146.

[6]Gomes H S，Miranda A R，Viana K A，et al. Intranasal sedation using ketamine and midazolam for pediatric dental treatment (NASO)：study protocol for a randomized controlled trial[J]. Trials，2017，18(1)：172.

[7]Hemphill S，McMenamin L，Bellamy M，et al. Propofol infusion syndrome：a structured literature review and analysis of published case reports[J]. Br J Anaesth，2019，122(4)：448-459.

[8]Alizadeh R，Fard Z A. Renal effects of general anesthesia from old to recent studies[J]. J Cell Physiol，2019，234(10)：16944-16952.

[9]Karalapillai D，Weinberg L，Peyton P，et al. Effect of intraoperative low tidal volume vs conventional tidal volume on postoperative pulmonary complications in patients undergoing major surgery：a randomized clinical trial[J]. JAMA，2020，324(9)：848-858.

[10]Smith Z S L，Mullady D K，Lang G D. A randomized controlled trial evaluating general endotracheal anesthesia versus monitored anesthesia care and the incidence of sedation-related adverse events during ERCP in high-risk patients[J]. Gastrointest Endosc，2019，89(4)：855-862.

[11]Short T G，Campbell D，Frampton C，et al. Anaesthetic depth and complications after major surgery：an international，randomised controlled trial[J]. Lancet，2019，394(10212)：1907-1914.

[12]Sánchez-Elvira L A，Martínez S B，ToroGil L D，et al. Postoperative management in the intensive care unit of head and neck surgery patients[J]. Med Intensiva (Engl Ed)，2020，44(1)：46-53.

[13]Shepherd S J，Creber N，Mansour K，et al. Relationship between age，comorbidities and complications in head and neck cancer patients undergoing curative surgery[J]. ANZ J Surg，2020，90(5)：851-855.

[14]Zafirova Z，Sheehan C，Hosseinian L. Update on nitrous oxide and its use in anesthesia

practice[J]. Best Pract Res Clin Anaesthesiol, 2018, 32(2): 113-123.

[15] de Moares M B, Barbier W S, Raldi F V. Comparison of three anxiety management protocols for extraction of third molars with the use of midazolam, diazepam, and nitrous oxide: a randomized clinical trial[J]. J Oral Maxillofac Surg, 2019, 77(11): 2258.

第三章　软组织创伤愈合及有关并发症

创伤愈合的相关研究较少。但临床上已认识到有许多因素可干扰伤口愈合，如温度过低、血流受阻、伤口感染等。在正常的伤口愈合过程中，胶原的合成与降解维持平衡，而在病理性瘢痕中这种平衡被打破，导致瘢痕组织过度增生，形成增生性瘢痕或瘢痕疙瘩。本章讨论的内容包括：

软组织创伤愈合与影响因素
　　正常软组织创伤愈合
　　影响创伤愈合的因素
伤口愈合的相关并发症与问题
　　伤口收缩与愈合缺陷
　　增生性瘢痕和瘢痕疙瘩

第一节　软组织创伤愈合与影响因素

一、正常软组织创伤愈合

创伤(wound)或伤口是指组织的解剖和生理连续性破坏，并伴有细胞的损伤和死亡。致伤原因可分为物理性、化学性或生物性。损伤后出现的一系列使受损组织恢复到原有状态的过程，称为愈合。创伤愈合(wound healing)包括两个相关过程：组织修复和组织再生。尽管一些临床医生常交换使用这两个术语，但它们不是同义词。

再生(regeneration)是指结构和功能与原组织相同的重建。修复(repair)则是通过纤维结缔组织瘢痕的形成而使结构完整，这种瘢痕组织的结构或功能与原组织不同。再生与修复完全不同，但可同时发生。一种组织是否具有再生或修复能力是由基因决定的。例如，两栖动物终生具有皮肤、骨、肌肉和神经再生功能，断离的肢体可完全恢复。然而，人体组织则是部分具有再生能力，部分不具有再生能力。皮肤的表皮成分可再生，而真皮则为瘢痕修复。人体的骨和肝具有再生能力，它们的完全再生需要适当和特定的条件。出生后人体的神经和肌肉丧失再生能力。与创伤愈合有关的并发症常与修复有关而不是与再生有关。

习惯上将创伤愈合分为炎症期、改建期和后期，但它是一个连续的过程，也有学者将这种时空重叠的过程分为炎症期、增生期和成熟期。成年哺乳动物的伤口修复表现为紧密调控的一系列事件，涉及复杂的细胞网络和分子信号通路。

(一)炎症期

创伤愈合的早期为炎症期(inflammatory phase)。损伤后血液渗入伤口内，血凝块形成，产生暂时性纤维蛋白基质(fibrin matrix)。该基质充当支架，促进新的细胞长入。可将愈合理解为损伤后立即形成的暂时性基质的进行性改建和恢复。

损伤后伤口区出现几种细胞。血小板对伤口愈合是必需的。已发现血小板结构缺陷或数量不足可干扰伤口愈合。血小板黏着和聚集至血管内膜缺损处，有助于止血。一旦发生黏着，血小板立即释放多种生物活性成分。组织胺和5-羟色胺可增加20~30μm直径血管的渗透性。此外，血小板含丰富的血栓素(thromboxane)和前列素(prostanoid)类成分，这类物质对微血管的痉挛和血栓形成有强烈的诱导作用。血小板释放的生长因子有：转化生长因子α和β(TGF-α、TGF-β)、血小板源生长因子(PDGF)、成纤维细胞生长因子(FGF)。

损伤后几小时内中性粒细胞和巨噬细胞浸润伤口，它们受到多种物质的吸引，可释放引起组织破坏的蛋白酶。中性粒细胞通过吞噬作用清除伤口污染，创伤愈合的实验研究发现，中性粒细胞对正常伤口愈合不是必需的。然而，它们对有高度感染危险性的伤口愈合是重要的。另一方面，巨噬细胞缺乏可严重干扰伤口愈合，它们吞噬组织碎屑和微生物，使伤口保持清洁。此外，可释放血小板源生长因子(PDGF)和转化生长因子(TGF-α、TGF-β)。

损伤3~4天后，出现肉芽组织，有炎症细胞、成纤维细胞、血管内皮细胞以及这些细胞释放的多种因子。肉芽组织是一种纤维血管性结缔组织，先形成纤维蛋白凝块，最终形成瘢痕。

炎症是一种中性粒细胞介导对损伤的反应，以清除病原体和坏死组织。损伤后早期，血管破裂，血液渗出，随后血小板聚集，血液凝固。伴随炎症过程的是内皮细胞和成纤维细胞长入伤口。缺乏新生血管长入则不可能有软组织创伤愈合。血管生成(angiogenesis)是内皮表型改变、趋化以及细胞有丝分裂所必需的关键事件。有合适的细胞外基质时新生血管内皮沿基质迁移。

微血管系统对创伤愈合非常重要，它将氧和其他营养成分带至伤口，并运出各种废物。有关血管新生的研究发现，内皮细胞有促进血管生成的一些特性。内皮细胞具有成管的固有能力，可合成胶原酶和生长因子，形成临时性的伤口基质及基底膜。受体的整合素超科(integrin superfamily)似乎在引导内皮细胞生长和基膜形成方面起重要作用。

成纤维细胞受生长因子(TGF-α、TGF-β)、纤维连接蛋白片段以及胶原的刺激而向伤口迁移。生长因子(FGF、PDGF)刺激成纤维细胞增生。正在迁移的成纤维细胞利用纤维蛋白和纤维连接蛋白作为引导迁移的支架。成纤维细胞本身没有纤维蛋白溶解酶，但新生血管的内皮细胞可释放纤维蛋白溶解酶原激活质引起纤维蛋白(凝块)溶解，使成纤维细胞可继续迁移。成纤维细胞对创伤愈合有重要作用，可合成胶原(结缔组织的重要成分)和生长因子，合成几种细胞外基质成分并释放细胞外基质改建的蛋白酶。

组织损伤引起接触抑制约束丧失后，伴随前述过程出现上皮再形成(reepithelialization)。当相邻上皮细胞之间失去接触时，由此而产生的游离缘效应引起上皮细胞分化并开始迁移。这种变化持续到相对的迁移上皮条索形成接触和黏着。上皮再形成开始于损伤后24小时。再生和修复过程之间有明显不同，在肉芽组织出现之前的几天，伤口表面的上皮再形成已在进行。此后，上皮再形成与肉芽组织形成同时进行。

虽然普遍认为上皮再形成开始于伤口游离缘，并向心性迁移爬过伤口床，但严格地讲只是全层伤口才是如此。对非全层伤口，皮肤附属器(如毛囊)的中断上皮同样也出现游离缘效应，发生增生和迁移，但上皮细胞不仅仅来自伤口的边缘亦源自伤口区的毛囊和其他的附属器成分。目前，上皮细胞迁移的刺激因子尚不明确，多种生物反应调节剂(modifers)，即所谓的生长因子，如表皮生长因子(EGF)和成纤维细胞生长因子(FGFs)、转化生长因子(TGF-β)可促进上皮细胞增生，并影响迁移。上皮细胞迁移时产生基底膜成分。随着上皮再形成的结束，由纤维蛋白和纤连蛋白(fibronectin)构成的临时性基质逸散，并被主要由胶原和糖氨多糖构成的基质替代。

临床上，正在机化的血凝块最深部分可改建成有活力的组织。然而，血凝块表面的水分蒸发丧失，妨碍细胞、血管和其他有活力成分长入。这样血凝块浅层形成自然的生物敷料——痂皮。由于干的凝块无活力，上皮细胞沿有活力和无活力的凝块之间逐渐潜入。因此，随着上皮再形成的即将结束，浅层的结痂脱落，伤口区上皮形成新表面。

(二)改建期

纤维蛋白基质转变成有活力组织的过程不仅仅涉及细胞、血管向内生长，亦需要基质改建。基质改建是一个复杂、连续和不平衡的基质形成和破坏过程。改建过程(remodeling phase)导致伤口中肉芽组织的细胞和分子成分逐渐改变。通过修复而愈合的情况下，改建持续到修复后期形成致密的胶原结构。修复过程中正在愈合的伤口所发生的多种改变总是伴有大量基质的产生和分解，包括糖氨多糖、蛋白多糖、纤维连接蛋白和胶原含量改变。随着胶原成熟，其交联(crosslinkage)增加，Ⅰ型胶原增多，Ⅲ型胶原减少，透明质酸被硫酸乙酰肝素和硫酸软骨素等蛋白多糖替代。

纤维结缔组织修复时，伤口改建起重要作用。改建过程在伤口明显愈合后仍持续相当长时间。结缔组织基质的改建存在于创伤愈合的各期，自肉芽组织出现直至瘢痕形成。改建反映了伤口不断变化的动力状态，亦反映了不同基质成分的逐渐混合，以适应伤口愈合的各期功能所需。伤口愈合张力强度的研究表明：张力强度与成纤维细胞合成的胶原量有关。创伤后2周缝合处张力强度仅为未损伤皮肤强度的10%，创伤后60天张力强度约为损伤前强度的80%。

(三)后期

正常的创伤愈合，瘢痕形成常代表结缔组织修复的完成。然而，在考虑与创伤愈合有关的并发症时，必须认识到不良结果不只是由异常修复所致。某些人体组织缺乏再生能力，创伤愈合完成后可出现不满意的异常结果。瘢痕形成和伤口收缩是结缔组织修复未能重演胚胎发生早期个体发生事件的有形表现。瘢痕形成的速度取决于创伤区基质形成和分解。早期，以合成代谢为主，胶原和其他基质成分的产生超过分解。随着愈合进行，表面的上皮分层，深面的结缔组织中多种降解酶阳性，包括胶原酶和糖苷酶等金属蛋白酶阳性。基质分解代谢使结缔组织逐渐改建形成薄而致密的白色瘢痕。在合成与分解代谢不平衡的情况下，可发生异常的愈合。因此可出现合成代谢过度(或分解代谢不足)导致瘢痕增生或瘢痕疙瘩形成，亦可出现分解代谢过度(或合成代谢不足)产生伤口愈合障碍，如溃疡或组织破坏。

二、影响创伤愈合的因素

多种因素影响软组织创伤的愈合质量，这些因素包括伤口感染、氧不足、放射、年龄、药物、营养以及多种生长因子。

(一)伤口感染

细菌感染是影响创伤愈合的一个主要原因。已受到炎症损害的组织感染细菌则可进一步加重损伤。临床上，组织感染表现为红、肿、热、痛，亦出现白细胞增高及体温增高等。细菌及毒素引起中性白细胞蛋白酶等释放，导致细胞溶解、细胞外基质破坏及愈合障碍。改善伤口愈合环境，维持血动力稳定性对预防感染是必要的。坏死组织的清创，适当的术后护理，摄入充足的营养和维生素均有利于伤口愈合。

(二)氧不足

氧不足(hypoxia)可损害创伤修复。乏氧可能是由于缝线过紧、组织水肿或残留坏死组织。此外，系统性病变，如贫血、营养不良、脓毒病均可引起氧分压降低，导致细胞死亡以及蛋白酶和糖苷酶(glycosides)释放。这些酶可引起组织分解，影响创伤愈合。循环障碍可影响到伤口区的供氧和营养。据报告，如果组织中氧分压大于80mmHg，伤口可以愈合，但如果氧分压降到30mmHg以下，则可影响吞噬细胞防御系统，细菌即可繁殖。临床上，供氧不足的伤口上皮化过程延迟，胶原沉积减少，张力强度和对感染的抵抗力下降，血管新生减少。

(三)放射

放射治疗的影响不仅仅是肿瘤细胞，亦可影响到正常组织。更新率高的细胞对放射最敏感。放射对组织的影响与剂量有关，可引起急性和慢性损伤。急性损伤的表现为黏膜炎、红斑、脱屑以及骨髓组织减少。这些改变发生于低到中等量放疗之后，常在一个月后消退。慢性损伤的改变则是不可逆的，出现血管壁和皮肤结缔组织损害。胶原透明性变，因阻塞性血管炎致组织纤维化、氧不足，对感染的易感性增加。此外，身体大面积接受放疗的患者，对细菌感染的非特异性细胞介导反应缺乏，常有愈合障碍。巨噬细胞相对对放射线不敏感，可在原位存活较长时间，但提供较长时间保护的骨髓祖代细胞的活化和分化受到抑制。

(四)年龄

年轻人的创伤愈合比老年人的创伤愈合迅速，很可能是因为老年人的整个健康状况均下降。由于创伤愈合受诸多因素影响，因此常难以确定愈合障碍是由于年龄因素还是基于其他原因，如疾病、营养、血供或环境。

（五）药物

治疗性药物可影响创伤愈合。一些药物对患者的整个健康有不良影响，例如抗肿瘤药物、抗凝剂及糖皮质激素。另一些药物，如生长激素、维生素 A、维生素 C，可刺激愈合。外源性抗炎皮质激素，由于抑制巨噬细胞迁移，影响炎症反应，因此不利于愈合。这类药物可减少原胶原蛋白（protocollagen）、脯氨酸羟基化酶和胶原的含量，影响改建。此外，可的松影响成纤维细胞和毛细血管增生，可延缓肉芽组织形成。抗肿瘤的化疗药物可抑制创伤修复，接受化疗的患者其伤口张力强度降低。这类药物抑制蛋白质合成和细胞增生，对炎症期的影响最为明显。

（六）营养

营养不良（malnutrition）很可能是对创伤愈合影响最大的不利因素，尤其是老年人。营养能增强免疫反应，刺激激素分泌，降低组织氧化。营养支持治疗可促进免疫活性，加速创伤愈合，降低感染危险性。对创伤修复的重要营养成分为蛋白质、碳水化合物、脂肪、维生素和无机物。

营养缺乏使胶原合成受抑制，因此不利于创伤修复。补充蛋白质可加快血管新生，成纤维细胞增生、胶原合成、基质蓄积和改建，并促进淋巴细胞形成，增强免疫活性。一般来说，当蛋白质浓度下降至 2g/dL 时，伤口的张力强度明显下降。喂无蛋白质的饲料，实验动物的切口愈合得比对照组慢。饮食不足温饱，体重下降 20%时，人体的伤口愈合才会受到明显影响。白蛋白对伤口修复特别重要。白蛋白的血清水平、前白蛋白（prealbumin）水平以及转铁蛋白贮藏状况，预示伤口愈合的性质。白蛋白可保护血管内胶体渗透压，充当肝外组织合成的氨基酸供体。在受伤的患者中，氨基酸的合成速率常不能满足合成代谢所需，因此需注意饮食中氨基酸的补充。研究表明，精氨酸和谷氨酸可增强免疫功能和抗感染的抵抗力，是伤口正常愈合的重要成分。

碳水化合物（葡萄糖）和游离脂肪酸可为细胞提供能量，有利于细胞增生和吞噬细胞活性。因为细胞膜的一部分是由脂肪酸构成的，它们的缺乏可造成组织修复和再生异常。糖异生可使组织丧失一些对不同生理过程和维持体重非常重要的氨基酸。通过碳水化合物和脂肪补充能量可预防糖异生。

维生素对创伤愈合是必不可少的。维生素 C 是胶原合成的必需成分。实验研究中发现喂维生素 C 缺乏的饲料，可使豚鼠的创伤愈合减慢，但瘢痕组织较少。使用过量维生素 C 并不能促进伤口愈合。

维生素 A 有利于伤口愈合，它可促进角化细胞分化，与维生素 C、维生素 E 一起成为自由基清除剂。有研究发现在伤口愈合早期应用皮质激素可明显减慢伤口愈合，但维生素 A 与可的松联合应用时可出现正常伤口愈合。此现象的可能机制是维生素 A 造成溶酶体膜不稳定，并且对抗可的松的稳定作用。

其他的营养成分亦可影响创伤的愈合。例如锌和二价阳离子（Cu^{2+}、Mn^{2+}等）是创伤愈合中许多反应的辅因子。氧是胶原合成所必需的，能促进伤口愈合。

(七)生长因子

多肽生长因子及其受体与伤口愈合的研究取得明显进展。目前的研究包括生长因子生物活性、化学结构、分子机制以及靶受体。生长因子，或称之为生物反应调节剂，在伤口愈合过程中起关键的调节作用。生长因子的发现很大程度上归功于癌发生的分子生物学研究。就像恶性细胞生长和增生一样，创伤愈合涉及复杂的细胞过程，包括细胞—细胞，细胞—基质相互作用。这些细胞过程由生长因子激活、控制和终止。生长因子是信号肽(signaling peptides)通过特殊的细胞表面受体行使多种功能，引起旁分泌或自分泌刺激，或两种刺激。可调节细胞增生、分化和移行。由于生长因子在伤口愈合过程中起重要作用，因而有可能在临床上局部应用生长因子加速伤口愈合以及促进慢性伤口愈合。对伤口愈合有明显作用的生长因子包括血小板来源的生长因子(PDGF)、转化生长因子-β(TGF-β)、表皮生长因子(EGF)、成纤维细胞生长因子-2(bFGF)、胰岛素生长因子(IGF)以及肿瘤坏死因子-α(TNF-α)等。

第二节　伤口愈合的相关并发症与问题

一、伤口收缩与愈合缺陷

(一)伤口收缩

伤口收缩(wound contracture)是指其边缘向内靠近而使创口面积缩小，它与上皮再形成无关。伤口收缩可能是达到软组织伤口闭合的一项最重要因素，因受损组织的部位和性质而有差别。伤口基底的特点，周围组织的活动性是非常重要的可变因素。

在未行直接的外科处理时，收缩和上皮再形成是完成伤口闭合的两个自然过程，在大多数情况下前者的作用比后者更大。单纯从生存的观点来看，尽可能迅速完成伤口闭合有明显的进化意义，尤其是在原始的非技术条件下。伤口收缩力可造成解剖畸形。这类畸形常伴有不同程度功能丢失。这种影响在口腔颌面部非常突出，面部、口周、鼻、眶周的伤口收缩可导致明显的功能障碍。口腔区撕脱伤或烫伤后出现的收缩和继发畸形，可伴有咀嚼、呼吸、吞咽和语言功能的损害。儿童口角区的电击伤即为典型例子。这种损伤可能很轻，但后来出现的伤口收缩可造成口裂的明显畸形以及显著的功能障碍。同样，颊黏膜、口底的化学烧伤或热灼伤，或病变切除，可因后来出现的伤口明显收缩，引起严重的功能障碍。

临床上减少伤口收缩的措施常集中在物理方法(如应用夹板)以及皮肤移植。然而，严重烫伤、撕脱伤的病例中，采用皮肤移植而整复的自体组织量可能不足。因此，一些学者研究具有生物相容性的非自体材料替代全厚皮片移植。这种材料一般为真皮和表皮构成的双层膜。其目的是利用患者自身的细胞——成纤维细胞和表皮细胞，在伤口床中复制这种移植模型。这种系统可产生永久性皮肤或黏膜替代，即有功能性真皮、表皮或黏膜、黏膜下组织。虽然这类材料在特定的实验条件下可获得较高的成功率(克服伤口收缩达 70%之多)，但尚未广泛应用。

伤口收缩是目前尚未解决的问题。应用夹板防止收缩，可能需长达一年的时间，已有成功应用的报道。但临床上长时间应用夹板的方法防止皮肤或黏膜收缩难以实施。烫伤的病例中，有多种弹性绷带防止收缩和控制瘢痕增生或瘢痕疙瘩形成，但这些措施仍不甚满意。

除基本的手术原则外，尚无完全满意的方法可抑制伤口收缩。基本手术原则中最重要的是对无组织缺损的皮肤、黏膜伤口立即缝合。可引起高度畸形的收缩性创伤，最常见的问题发生于有许多裂口但没有组织缺损的钝器伤。临床医生可能错误地认为：这种伤口的愈合须通过二期愈合。因此，未能仔细缝合伤口。事实上，高度不规则的创缘可像实施智力拼图一样将它们缝合到一起。确定无组织缺损后非常仔细地将受损的组织对位缝合是防止明显伤口收缩的最好措施。存在撕脱伤或大块组织切除的创口时，应行全厚皮片移植或皮瓣移植。

(二)愈合缺陷

讨论创伤愈合缺陷(deficient healing)时，可将伤口分为急性和慢性两类。急性伤口(acute wound)以正常方式愈合，形成适当的修复，恢复解剖和功能的完整性，存在不同程度的瘢痕。慢性伤口(chronic wound)不经过正常的修复过程，不能恢复解剖和功能的完整性，可形成愈合缺陷。慢性伤口是愈合缺陷的例子，常存在一些不利的条件，如局部受压(褥疮性溃疡)、糖尿病、静脉瘀滞、动脉供血不足、脉管炎以及麻风等。下面简单讨论与糖尿病有关的创口愈合问题。

糖尿病患者易患多种系统性疾病，如周围血管病变、神经病变、感染、愈合不良等。糖尿病性溃疡总是伴有神经病变、贫血和感染。糖尿病患者的血管病变(如血流障碍)和神经病变有密切关系。感染在糖尿病性溃疡中起重要作用，而胰岛素不足和嗜中性白细胞功能异常则加重感染。糖尿病引起神经病变和血管病变的确切机制尚不清楚，然而已确定有几种因素使得这类患者在遭受轻度创伤后愈合潜能降低。这些因素包括对损伤的充血反应降低，炎症反应不足使中性粒细胞和巨噬细胞迁移产生障碍，此外有几种生长因子和神经肽(neuropeptides)的释放和活性异常。愈合缺陷的最常见部位是下肢，尤其是可能反复创伤的部位，如趾、膝、足底等。在这些区域，伤口愈合困难，易出现不愈合的糖尿病性溃疡。

糖尿病患者中神经病性溃疡的原因常为机械力。因此，去除或减轻机械应力或压力有利于愈合。存在感染时需调整治疗方案。处理糖尿病性足部溃疡时应用抗生素不一定都是合理的，因为一些慢性溃疡的糖尿病患者中很可能存在耐抗生素的微生物。

出现伤口愈合并发症的糖尿病患者应通过药物治疗控制高血糖和相关代谢紊乱。这类感染尤其是发生骨髓炎时，最好采用手术及时清除感染灶、坏死组织，必要时口服或静脉用抗生素。口腔内的糖尿病性溃疡少见。如果发生可采取类似的治疗，即除去局部刺激因素，注意清洁，应用抗生素。

二、增生性瘢痕和瘢痕疙瘩

(一)发生率与发病机理

增生性瘢痕(hypertrophic scarring)和瘢痕疙瘩(keloid)是由于细胞外基质异常蓄积所致，口腔及面颈部伤口愈合时形成增生性瘢痕可产生严重畸形和功能障碍。当正常的皮肤瘢痕形成和改建时，基质的形成和降解处于平衡状态，但在增生性瘢痕和瘢痕疙瘩中合成与降解的不平衡造成基质堆积。这种不平衡的原因尚不清楚，但形成异常瘢痕的倾向在非裔美国人群中较显著，与常染色体显性遗传有关，表现度不同，外显率不完全。与高加索人相比，非裔美国人创伤后形成瘢痕疙瘩的概率高 15 倍。非裔美国人和西班牙人群中瘢痕疙瘩的发生率可为 4.5%~16%，在随机抽样的非洲人中可达 16%。此外，日本血统的人群中瘢痕疙瘩的发生率是白人的 5 倍，中国血统的人群中是白人的 3 倍。有资料显示面部瘢痕疙瘩和增生性瘢痕的患病比例较高，然而，这一发现可能是由于面部瘢痕疙瘩引起的畸形较易引起注意而促使患者寻求治疗。增生性瘢痕可影响患区功能，如限制关节运动、影响眼睑闭合或张口等；唇裂修复后的增生性瘢痕可引起上唇缩短、唇不对称及鼻继发畸形。面颈部手术切口与皮纹一致时瘢痕较小，如颈部横行的颈阔肌瓣移植后下颌下的切口瘢痕不明显(彩图 3-1)，而颈前区舌骨下肌群皮瓣移植后在颈中线可形成明显的直线瘢痕(彩图 3-2)。

胶原蓄积是增生性瘢痕和瘢痕疙瘩的研究重点。其他基质的成分明显异常亦被观察到，但未受到重视。例如糖氨多糖(glycosaminoglycan)在异常的瘢痕中有质和量的改变。增生的瘢痕组织比正常皮肤或正常瘢痕包含较多的硫酸糖胺多糖和较多的透明质酸(hyaluronan)。一般认为糖胺多糖(尤其是透明质酸)参与组织纤维化、基质蓄积、改建等。

许多研究试图鉴别增生瘢痕与瘢痕疙瘩，然而几乎没有明确的标准可用于两者的鉴别。无论是正常或异常的瘢痕，其组织学表现都不如临床表现那样明显，瘢痕疙瘩与增生性瘢痕的差别似乎仅为基质的相对含量。组织中基质沉积最多的瘢痕称为瘢痕疙瘩，而沉积较多者称为增生性瘢痕。有的学者提出中等量增生，后来消退或保持稳定状态的瘢痕归类为增生性瘢痕，而胶原和其他基质成分沉积使瘢痕连续增大，超过伤口原有大小和形状者称为瘢痕疙瘩。有蒂的瘢痕一般诊断为瘢痕疙瘩。

令人惊奇的是，近几十年来根据生物化学、组织学和分子学标准鉴别增生性瘢痕与瘢痕疙瘩的研究无明显进展。除了基质的绝对含量外，尚未发现细胞大小、基质可溶性以及基质结构有显著差别。有的学者报告，通过测定胶原合成酶——脯氨酸羟化酶的活性，发现增生性瘢痕高于正常瘢痕和正常皮肤，而瘢痕疙瘩又高于增生性瘢痕。采用弹力测定法(elastometry)对瘢痕组织的临床特点行客观评价，发现明显异常的瘢痕和正常的瘢痕弹性测量指数(EI)是逐渐过渡的，不易区分。已有研究显示正常瘢痕和异常瘢痕间存在分子标志物(成纤维细胞 CD44 等)差异，但目前还不能作为明确的依据。

（二）预防与治疗

虽然基础科学还未获得预防和治疗增生性瘢痕和瘢痕疙瘩的有效方法，但临床医生的观察分析表明某些原则有助于预防或减轻这类异常，有些措施可取得不同程度疗效。原则之一是减少伤口部位（包括切除区）的软组织张力。采用组织移植、软组织创缘的潜行分离或改变切口的方向对减少缝合张力均有帮助。

目前常用的治疗方法包括压迫治疗、硅胶制剂、糖皮质激素、抗肿瘤药物、手术和放射治疗等，新的治疗方法有激光、A 型肉毒毒素（BTA）注射、自体脂肪移植、免疫疗法、基因疗法等。虽然多种方法均有成功的经验，但在一部分病例中有效的方法在另一部分病例中可能无效，提示增生性瘢痕及瘢痕疙瘩的原因和特点有差别或不同。目前获得的研究资料分散，结果不一致。此外，在研究时不易设计出合适的对照用于评价增生性瘢痕和瘢痕疙瘩的治疗效果。联合治疗是目前主流的治疗选择，能更有效地改善症状并降低复发风险。

1. 压迫治疗。压迫治疗的机制尚不十分明确，可能是因为压迫导致局部缺血并调节了胶原蛋白重构。一般选择 15~40mmHg 范围压力。每天压迫时间>23h，持续 6~12 个月直至瘢痕成熟。在创面愈合后尽早开始治疗。压迫治疗是一种经济有效的治疗方法，但其疗效与患者年龄、瘢痕部位、压力大小以及治疗的开始时间和持续时间等诸多因素有关。婴幼儿等依从性不高的患者，面颈部等不易实施有效压迫的部位难以取得满意的效果。

2. 硅凝胶膜。硅凝胶膜 20 世纪 80 年代初首先被应用于烧伤后瘢痕的治疗，目前在病理性瘢痕的治疗和预防中应用广泛。硅凝胶膜的治疗机制仍未完全阐明，可能的机制包括为皮肤提供封闭的屏障以及促进水合，防止表皮水分流失。治疗方法为至少 12 小时/天，连续贴 2 个月。它有无疼痛、清洁、方便、可反复使用，以及不良反应小等优点。

3. 局部注射类药物。药物注射治疗操作方便、简单，作为非手术治疗的一种方法长期以来被临床广泛研究与应用。

（1）糖皮质激素：糖皮质激素自 1960 年起就已应用于病理性瘢痕的治疗，是应用最为广泛的药物之一，常用药物有氢化可的松、地塞米松、曲安奈德、复方倍他米松、甲泼尼龙等。主要的作用机制是促进胶原降解，抑制成纤维细胞增生或诱导成纤维细胞凋亡。糖皮质激素的有效率根据注射方法的不同可达 50%~100%不等，但复发率较高。病变内局部注射曲安奈德是目前治疗瘢痕疙瘩的一线方法，药物浓度是 10~60mg/mL，2 次治疗间隔为 4~6 周。但长期应用糖皮质激素可能导致病灶局部皮肤色素减退、组织坏死和末端小动脉扩张等局部副作用，少数有全身副反应。

（2）A 型肉毒素：A 型肉毒素（botulinum toxin type A，BTA）是由肉毒杆菌产生的一种神经毒素，近年来开始应用于病理性瘢痕的治疗，对瘢痕外观改善有显著作用。BTXA 防治病理性瘢痕的可能机制包括减小切口张力，抑制成纤维细胞增殖、分化，促进其凋亡，抑制 TGF-β1 的表达，抑制多种炎症因子的释放，促进瘢痕疙瘩中 MMP-1、MMP-2 的表达及细胞外基质的降解等。一般的治疗浓度为 40U/mL，每个注射点 3~5U，点间隔 1cm，总量不超过 100U，治疗间隔 8 周。共 3 次。BTA 与糖皮质激素注射治疗相比，具有疗效确切且无显著副作用的优点，对于糖皮质激素治疗副作用明显或不能使用糖皮质激素治疗的患者，BTA 治疗有望成为一种替代治疗方案。

(3)抗肿瘤药物：治疗瘢痕的抗肿瘤药物包括 5-FU、博来霉素、丝裂霉素、秋水仙碱、阿霉素等。作用机制是干扰细胞核酸合成，从而影响 DNA 的复制。采用 25～50mg/mL的5-FU 注射，1 次/周，或5-FU 与1%曲安奈德交替注射。单独采用5-FU 治疗瘢痕疙瘩，其有效率约为 60%。常见的副作用有注射部位的溃疡、疼痛、烧灼感、皮肤萎缩和色素沉着。博来霉素通过促进 DNA 断裂，诱导细胞凋亡，抑制胶原纤维的合成，达到减少瘢痕厚度，改善其柔韧度，缓解疼痛等症状。一般采用 1.5mg/mL，最大剂量不宜超过 6mL，1～2 周注射一次。

(4)维拉帕米：是一种钙通道阻滞剂，可用于治疗增生性瘢痕及瘢痕疙瘩，能有效改善瘢痕的高度、宽度、柔韧性及血管生成。其作用机制包括增加成纤维细胞中胶原酶原的合成，促进成纤维细胞凋亡等。临床应用较少，有效率为 50%左右。

4. 手术治疗。瘢痕疙瘩单纯手术切除后复发率高达 45%～100%，不建议单独用手术治疗病理性瘢痕。联合放射、皮质类固醇药物注射、压迫治疗等，可使瘢痕疙瘩的复发率显著降低。

5. 放射治疗。常用的放射治疗方法为浅层 X 射线、电子线和短距离放射治疗。研究发现，手术切除与放疗结合治疗增生性瘢痕及瘢痕疙瘩时，有效率可达 65%～99%。电子线目前临床应用最为广泛。术后 24～48h 内使用 6 或 7 MeV 的电子线进行放疗，总剂量为 18Gy，分 2 次完成，复发率约为 10%。

6. 激光。目前常用的激光治疗主要分为剥脱性激光治疗和非剥脱性激光治疗。剥脱性激光主要包括 CO_2 激光和 Er 激光等；非剥脱性激光主要包括脉冲染料激光(PDL)、Nd：YAG激光和半导体激光等。激光治疗安全有效，但单独使用激光治疗复发率较高，现多采用联合治疗。CO_2 激光辅助外用药物导入是一种应用广泛的联合治疗方法，能够促进透皮给药的吸收，导入的药物包括曲安奈德及 5-FU 等。

（胡砚平　赵怡芳）

◎ 参考文献

[1]付小兵，王德文．创伤修复基础[M]．北京：人民军医出版社，1997.

[2]马倩玉，武晓莉．增生性瘢痕和瘢痕疙瘩的最新治疗进展[J]．组织工程与重建外科杂志，2020，16(1)：1-5.

[3] Barrandon Y，Green H. Cell migration is essential for sustained growth of keratinocyte colonies：The roles of transforming growth factor-αand epidermal growth factor[J]. Cell，1987，50(7)：1131-1137.

[4]Bertolami C N，Ellis D G，Donoff R B. Healing of cutaneous and mucosal wounds grafted with collagen-glycosaminoglycan/Silastic bilayer membranes：A preliminary report[J]. J Oral Maxillofac Surg，1988，46(11)：971-978.

[5]Kaban L B，Pogrel M A，Perrott D H. Complications in oral and maxillofacial surgery[M]. Philadelphia：W. B. Saunders Co.，1997：47-58.

[6] Bertolami C N, Shetty V, Milavec J E, et al. Preparation and evaluation of a nonproprietary bilayer skin substitute[J]. Plast Reconstr Surg, 1991, 87(6): 1089-1098.
[7] Eming S A, Krieg T, Davidson J M. Inflammation in wound repair: molecular and cellular mechanisms[J]. J Invest Dermatol, 2007, 127(3): 514-525.
[8] Gauglitz G G, Korting H C, Pavicic T, et al. Hypertrophic scarring and keloids: pathomechanisms and current and emerging treatment strategies[J]. Mol Med, 2011, 17(1-2): 113-125.
[9] Gurtner G C, Werner S, Barrandon Y, et al. Wound repair and regeneration[J]. Nature, 2008, 7193: 314-321.
[10] Lazarus G S, Cooper D M, Knighton D R, et al. Definitions and guidelines for assessment of wounds and evaluation of healing[J]. Arch Dermatol, 1994, 130(4): 489-493.
[11] Limandjaja G C, Niessen F B, Scheper R J, et al. Hypertrophic scars and keloids: overview of the evidence and practical guide for differentiating between these abnormal scars [J]. Experimental Dermatology, 2021, 30(1): 146-161.
[12] Neovius E B, Lind M G, Lind F G. Hyperbaric oxygen therapy for wound complications after surgery in the irradiated head and neck: a review of the literature and a report of 15 consecutive patients[J]. Head Neck, 1997, 19(4): 315-322.
[13] Nischwitz S P, Rauch K, Luze H. Evidence-based therapy in hypertrophic scars: an update of a systematic review[J]. Wound Rep Reg, 2020, 28(5): 656-665.
[14] Savage K, Swann D A. A comparison of glycosaminoglycan synthesis by human fibroblasts from normal skin, normal scar, and hypertrophic scar[J]. J Invest Dermatol, 1985, 84 (6): 521-526.
[15] Scherer L A, Shiver S, Chang M, et al. The vacuum assisted closure device: a method of securing skin graft and improving graft survival[J]. Arch Surg, 2002, 137: 930.
[16] Peterson L J. Principles of oral and maxillofacial surgery [M]. Philadelphia: J B Lippincott, 1992, 1: 3-7.

第四章　牙体病治疗并发症

牙体病是指龋病和非龋性牙体硬组织疾病，是牙体牙髓科最常见的一类疾病。由于各种主客观因素的影响，在牙体疾病的治疗过程及后期随访中，牙体及充填体本身、牙周组织及口腔黏膜可能出现各种并发症，牙髓牙本质复合体也可能因各种刺激性损伤而并发各种症状。因此，在牙体病临床诊疗过程中，不仅要掌握并发症发生后的处理方案，更要强调以循证医学思想为基础，更新治疗理念，提高诊疗水平，尽可能地预防并发症的发生。

以组织学为基础，牙体病治疗并发症分为牙髓并发症、牙体及充填体并发症、牙周及黏膜并发症。本章将从这些并发症的发生原因、处理方案以及如何预防三个方面进行重点论述。

- 牙髓并发症
  - 备洞时疼痛
  - 意外穿髓
  - 充填后激发痛
  - 牙髓炎
- 牙体及充填体并发症
  - 继发龋
  - 牙体折裂
  - 充填体折断或脱落
  - 充填体边缘或表面着色
  - 修复体磨损
  - 牙颈部外吸收
- 牙周及黏膜并发症
  - 牙周损伤
  - 接触性口炎

第一节　牙髓并发症

牙齿对温度、机械等各种刺激具有敏锐的反应能力，在治疗牙体疾病过程中，牙髓牙本质复合体受到各种因素的刺激或者损伤时会出现备洞时疼痛或充填后激发痛，有时会导致意外穿髓，甚至牙髓炎的发生。

牙髓并发症的术前预防与术后处理同等重要。例如，通过 Meta 分析发现，相对于完全去龋，不完全去龋能够显著降低龋病治疗时意外穿髓风险，减少术后牙髓炎症。因此，龋病治疗理念的不断更新，可以帮助我们更好地预防牙髓并发症的发生。

一、备洞时疼痛

龋病治疗的第一步，就是用特定的切削工具去除龋坏组织，根据所选用充填材料的性能，将缺损部位修整成规定的洞形。在切削牙体组织的过程中，牙髓牙本质复合体可能受到温度、机械等各种刺激，产生疼痛，有时会令患者难以忍受。

【原因】

1. 温度刺激损伤。临床上，高速涡轮手机的转速可达每分钟25万~50万转，高速旋转的车针在切削牙体组织的过程中会产生大量热量，若未得到及时冷却，热量会传导至牙髓牙本质复合体，产生疼痛反应，并可能导致牙髓的损伤。产生热量的多少与转动速度、车针类型和冷却方法有关。转速越高，产热越多，对牙髓牙本质复合体的影响越大。轻则导致牙髓充血，产生疼痛；重则使牙体受高热焦化，导致牙髓严重损伤。

不同材质的车针在切削操作时所产生的热量也不一样，金刚砂车针比钨钢车针所产生的热量要多。在有水冷却时，对牙髓的损害明显减弱。在制备针道时(一般不用冷却水)，牙髓内的温度升高1.7~5.5℃。使用高速气动涡轮手机备洞时，高速喷出的冷却水流，会对牙本质小管产生负压和冷刺激，引起患者的疼痛反应。

2. 机械刺激损伤。牙本质是牙髓牙本质复合体的组成部分，牙本质小管内含有牙本质小管液和成牙本质细胞突起，近髓端有少许感觉神经。当切削深度到达釉牙本质界时，患者会感到敏感不适或疼痛；当切削接近牙髓时，患者的疼痛感会更加剧烈。

3. 患者的焦虑情绪。备洞时车针的转动声，车针与牙体的摩擦声可造成患者畏惧情绪和烦躁不安，使患者对疼痛的耐受阈降低，增加疼痛反应。

【预防】

1. 安抚患者。一般患者对牙科器械和口腔诊疗操作都会有不同程度的畏惧感，因此，术者在治疗前对患者耐心解释，可缓解其紧张情绪，提高对备洞不适感的耐受性。

2. 规范操作。备洞时选用锋利的器械，可提高切削效率，减少切削过程中的产热量，减轻患者疼痛反应。可采用间断磨除法，即切削几秒钟然后暂停几秒钟的方式，减少摩擦和产热。气动涡轮手机上配有喷水冷却装置，切削钻磨时同步喷出的冷水可以对产生的高热及时降温。

3. 局部麻醉。可根据患牙位置和具体情况，合理选用局部浸润麻醉、牙周膜麻醉或阻滞麻醉，减轻患者的畏惧和紧张情绪，达到无痛效果。

二、意外穿髓

意外穿髓是指在深龋备洞过程中，由于各种因素影响，造成牙髓腔的意外穿孔，使牙髓暴露。意外穿髓在临床上并不少见，应引起重视。

【原因】

1. 解剖因素。年轻恒牙和乳牙髓腔较大，髓角较高，容易导致髓角处意外穿髓。髓角一般位于釉牙本质界内4~5mm，偶尔髓角可在釉牙本质界内1~2mm，甚至接近釉牙本质界。此外，前磨牙患邻面或邻𬌗面龋时，由于邻面牙本质较薄，距离髓腔较近，意外穿髓的发生率较高。

2. 年龄因素。意外穿髓在不同年龄段患者中的发生率并不一致。青少年时期龋损进展较快，修复性牙本质形成较少，意外穿髓的发生率较高；在中年阶段，意外穿髓的发生率相对较低；在老年患者中，邻面龋和根面龋的发生率升高，备洞时容易引起意外穿髓。

3. 治疗决策与临床操作。急性龋时，软化牙本质较多，修复性牙本质较薄；邻面龋时，龋损很容易接近髓腔。当视野不清楚、操作不细心、深龋时备洞若过分强调底平壁直，都易发生意外穿髓。

【预防】

1. 术前充分准备：术者应熟悉髓腔解剖和龋病病理知识，在窝洞预备前，拍摄X线片辅助了解牙体结构，评估患牙龋洞与髓腔间的关系，指导窝洞预备，做到备洞时心中有数。

2. 术中谨慎操作：在急性龋备洞时，可用挖器和球钻缓慢去除软化牙本质，避免意外穿髓的发生。备洞时要观察患者对备洞的反应，仔细检查是否接近髓腔，仔细操作。

3. 不完全去龋：多项Meta分析结果均表明，在龋病治疗过程中，相对于完全去龋法，不完全去龋法(包括部分去龋法和逐步去龋法)能够显著降低意外穿髓风险，而且术后牙髓并发症的总体风险也显著降低。

【处理】

意外穿髓的患牙牙髓多为健康牙髓，术者可根据患者年龄和穿髓孔的大小选择相应的治疗方案。

意外穿髓发生在青少年时，在窝洞龋坏去净的情况下，可选用直接盖髓术。操作时应看清穿髓孔的位置，用生理盐水冲洗窝洞，用2.5%次氯酸钠棉球轻压穿髓孔止血，用消毒棉球拭干窝洞(避免用空气吹干)，然后将盖髓剂轻轻盖在穿髓孔处，盖髓剂表面用流动树脂覆盖、固化(避免盖髓剂在随后的充填修复过程中，被挤压变形位移)，然后即刻或两周后复诊时行复合树脂粘接修复。大量研究表明，生物陶瓷材料iRoot BP plus和MTA对意外穿髓的修补效果要显著优于光固化氢氧化钙材料。

发生在成年人中的意外穿髓，其处理应视穿髓孔的大小而定。穿髓孔小者可试作直接盖髓术处理；穿髓孔大时，可选用活髓切断术或牙髓摘除术。

三、充填后激发痛

充填后激发痛是指患牙在充填术后遇冷热刺激时出现的疼痛，刺激去除后疼痛会立即消失。窝洞越深，激发痛的发生率通常越高。

【原因】

1. 备洞时牙髓牙本质复合体受到温度刺激损伤和机械刺激损伤。研究表明，使用气动涡轮手机在喷水状态下，制备深度达釉牙本质界下1mm的窝洞时，可造成牙髓损伤。其组织学表现为：窝洞底部成牙本质细胞层水肿，成牙本质细胞核进入前期牙本质小管内，牙髓局部充血和灶性出血等。因此，备洞不仅会导致牙髓即刻出现疼痛，还可引起充填后的激发痛。

2. 深龋未垫底或垫底不全。在这种情况下，用银汞合金充填窝洞后，可导致温度对牙髓牙本质复合体的刺激，产生激发痛。而用氢氧化钙垫底，是否能够降低充填后激发痛的发生率仍然存在争议。

3. 酸蚀剂刺激。行牙体粘接修复术时，常用30%~50%的磷酸对牙釉质酸蚀，以增加材料与釉质的粘接强度。若将酸蚀剂涂在牙本质上，特别是近髓处的牙本质上，酸可渗入牙本质小管，刺激和损伤小管内的成牙本质细胞突起或感觉神经，导致充填后的激发痛。

【预防】

1. 术前应评估患牙牙髓状态，对于可复性牙髓炎的患牙，应先进行安抚，待牙髓状态恢复正常后再行充填治疗。

2. 气动涡轮手机高速切削钻磨时，要及时喷水冷却，以对产生的高热降温；可采用间断法备洞，以减少对牙髓的激惹。

3. 如果窝洞很深，可在充填前行安抚治疗或间接盖髓术，以减少外界对牙髓的刺激。

4. 深窝洞要注意正确垫底。行粘接修复术时，酸蚀剂的量不要太多，涂布的部位要准确，时间不能太长，以减少对牙髓的刺激；涂布粘接剂时，如果粘接剂不能完全封闭脱矿的牙本质小管，会导致术后敏感性的增加。

【处理】

对因备洞刺激引起的激发痛，若疼痛的程度随时间而明显减轻，情况逐渐好转，可不予处理。若疼痛不减轻，或加重，应去除充填物，作安抚治疗，待症状消除后，再行永久修复。

对因垫底不良或未垫底引起的激发痛，若疼痛不严重，可去除原充填物，重新垫底充填。若疼痛严重，可先行安抚治疗，待症状缓解后再垫底充填。

四、牙　髓　炎

深龋经充填治疗后，初期可能仅仅出现激发痛、咀嚼不适等症状；若患牙在无任何刺激的情况下出现了自发性阵发性疼痛，疼痛不能定位，遇温度刺激可诱发或加重疼痛，刺激去除后疼痛仍持续存在等症状，则应考虑为不可复性牙髓炎。在粘接修复术失败的病例中，牙髓炎占据了大约一半的比例。

【原因】

1. 近期出现疼痛症状：①牙髓状态判断失误，深龋已有早期牙髓炎症或已有意外穿髓而未及时发现，充填后引起牙髓炎；②引起激发痛的各项刺激因素持续存在或未及时处理时，可导致牙髓反应加重，出现牙髓炎。

2. 远期出现疼痛症状：①软龋未去干净，细菌及其毒性产物继续刺激牙髓可造成牙髓炎的发生；②银汞合金充填深窝洞未垫底，长期的温度刺激可能造成牙髓损伤，发展为牙髓炎；③复合树脂直接充填窝洞后，其游离的化学物质刺激牙髓，导致牙髓炎症。

【预防】

治疗前需要对牙髓状况进行正确的研判，包括仔细问诊、细致充分的口腔检查；然后针对上述各类刺激因素，通过仔细地备洞，选择适宜的垫底和充填材料等措施尽可能避免或减少牙髓炎的发生。

【处理】

一般应考虑行牙髓摘除术或根管治疗，对青少年的早期牙髓炎，也可试行活髓切断术进行治疗。

第二节　牙体及充填体并发症

一、继　发　龋

继发龋是指龋病经充填治疗后，在修复体与窝洞界面内再次出现的龋损(彩图 4-1)。继发龋是导致复合树脂修复失败、修复体替换的主要原因之一。仅就复合树脂修复体而言，受继发龋影响，其寿命从几个月到十几年不等，寿命中位数为 3.5 年。因此，需要充分认识导致继发龋发生的各种风险因素，规范治疗原发性龋病，辅以口腔卫生教育并进行随访观察，从而预防继发龋的发生。

与继发龋发生具有显著相关性的因素包括修复材料、修复体类型、患者本身的因素以及术者因素等。男性和女性患者中的发病率非常接近，上颌和下颌牙齿中的发病率也无明显差异，在后牙区的发病率稍高于前牙区域。

【原因】

1. 修复材料。长期以来的观点认为，复合树脂表面的菌斑量要明显高于银汞合金；流行病学调查结果也发现，复合树脂修复体的继发龋发生率确实高于银汞合金。但是近年来，通过在复合树脂材料中添加具有抗菌功能的无机填料或有机单体，制备抗菌型复合树脂，可以在一定程度上降低继发龋的发生率。在一些新型抗菌型复合树脂表面，菌斑量已经降低到和银汞合金相近的水平。

2. 修复体类型。Ⅱ型修复体的继发龋发生率要明显高于Ⅰ型修复体，其中，牵涉到牙尖的Ⅱ型修复体继发龋发生率最高，其次是未牵涉到牙尖的Ⅱ型修复体。另外，无论是何种修复材料，大多数继发龋都是发生在修复体的牙龈边缘，此处的发生率从 63%到 90%不等，原因有三：第一，与邻牙的接触为该区域的菌斑累积提供了一个“避风港”，使得此处易于发生原发性和继发性龋齿；第二，邻面龋的龈壁通常不太容易进入，窝洞内的湿度控制较困难，由于复合树脂的技术敏感度较高，容易发生继发龋；第三，咀嚼过程中产生的咬合力往往集中在牙颈部，导致该部位的牙体组织和修复体交界面的机械性能退化。

3. 患者因素。患者的龋易感性是影响继发龋发生的重要因素，高易感性的龋病患者因继发龋而导致修复失败的风险，要比低易感性的龋病患者高 3 倍。患者的个人行为会间接影响龋病的易感性，例如吸烟者的继发龋患病率要明显高于非吸烟者。

4. 术者因素。修复方案的具体实施者是影响修复体寿命和继发龋风险的另一个主要因素。术者在设计修复方案时的经验以及实施修复方案时的技能，将直接影响修复体的寿命。例如，在制备窝洞外形时，把洞缘放在邻近深沟处或滞留区内，不利于洞缘的清洁维护，易造成洞缘处的龋坏。术者的临床经验也很重要，如能否及时检测出一些隐蔽性的继发龋，能否根据检测结果确定正确的处理方案。

5. 边缘裂隙。在修复体边缘，与牙体组织交界处，若出现边缘裂隙，将形成一个利于菌斑生长的微环境，继而逐渐形成继发龋。边缘裂隙的形成原因可能有：①充填材料本身性能不良、充填材料调拌不当或一次性调拌、充填过多，充填材料未压紧或未与洞缘紧密贴合，造成充填体与牙体组织之间出现裂隙；②复合树脂类材料具有光固化后聚合收缩的特点，若充填操作不规范导致聚合收缩过大，将导致充填体与牙体组织间的缝隙出现微渗漏；③备洞时无基釉未去除或形成新的无基釉，承力后破碎，形成裂隙；充填方法不当，使材料形成菲薄边缘，承力后断裂，出现边缘裂隙。

【预防】

对于继发龋的预防，首先需要患者的积极配合，比如，建立良好的口腔卫生习惯，减少牙面上的菌斑累积，保持口腔清洁，戒烟或尽量减少吸烟量。

从术者的角度而言，需要在尽可能不穿通髓腔的情况下，去净窝洞内龋坏组织，防止龋损继续发展。应选用能拮抗继发龋发生的新型抗菌复合树脂材料，尽可能提高修复体表面的光洁度，减少细菌的黏附和菌斑形成。按正确操作方法进行牙体制备和充填，减少修复体与牙界面裂隙的形成，阻断细菌的滞留。对于技术敏感性要求较高的Ⅱ类洞，要避免龈沟液污染，根据充填材料的性质，确保龈壁与充填材料粘接充分，充填严密。

【处理】

去除充填体，在确保不穿髓的情况下去净龋坏组织，修整洞型，重新按照规范的操作方法，完成窝洞充填。对于龋易感患者，应加强口腔卫生宣教，采用局部涂氟等防龋措施。

二、牙体折裂

充填术后发生牙体折裂是一个较为常见的并发症。在银汞合金充填术后，牙体折裂占治疗失败的7%~10%。牙体折裂一旦发生，剩余牙体的抗折能力会进一步降低。因此，临床医生应重点关注其发生原因和预防方法，尽量避免并发症的出现。

【原因】

1. 窝洞类型。窝洞类型与牙体抗折力的大小有关，窝洞类型越复杂，牙体缺损越多，牙体的抗折能力就越弱。Ⅱ类洞中牙体折裂的发生率要高于Ⅰ类洞；近远中𬌗面洞牙体折裂的发生率明显高于其他洞形；复面洞牙体折裂的发生率要大于单面洞。

2. 窝洞颊舌径宽度。牙体抗折能力与窝洞颊舌径宽度呈负相关，窝洞颊舌径较宽者，牙体折裂发生率较高。

3. 窝洞线角过渡。若窝洞底线角较锐，则易形成应力集中，导致牙体折裂；若线角较圆钝，则应力分散，不易发生折裂。

4. 牙体缺损程度。牙体缺损较大时，易出现无基釉和脆弱牙尖，备洞时未处理或修复后未做咬合调整，在咬合力大的部位常导致牙体折裂。备洞时去除过多正常牙体组织或破坏牙斜嵴，也会降低牙的抗折能力。

【预防】

窝洞制备时，要尽量保留正常牙体组织，减小窝洞宽度，确保线角过渡圆钝，以避免减弱牙体的抗折能力。

牙体缺损较小时，可选用粘接性强的材料如复合树脂充填窝洞或作嵌体修复。牙体缺损较大时，要进行调𬌗以减轻患牙负担，并酌情考虑使用金属全冠或高嵌体𬌗面覆盖修复。

对于存在咬合关系异常，对颌牙有异常高耸牙尖的情况，应予以适当调磨，避免过大的咬合应力。

在备洞前及备洞后应仔细检查牙体组织，未及时发现隐裂牙也会增加充填后牙齿折裂的风险。

【处理】

应根据牙体折裂的范围大小，选择适宜的修复方法。牙体折裂较小时，可考虑去除部分或全部充填体后，重新充填，也可考虑采用附加固位或粘接修复术处理。牙体折裂较大时，可考虑选用高嵌体或全冠修复。牙折裂至髓室底时，一般应拔除患牙，也可考虑试用带环冠固定后，再行牙髓治疗。

三、充填体折断或脱落

【原因】

1. 窝洞制备的缺陷。银汞合金主要通过机械固位，在窝洞的制备过程中，如抗力形和固位形设计不佳，容易导致充填体的折断(彩图 4-2)、移位(彩图 4-3)或脱落。窝洞过浅、窝洞底部不平、轴髓线角过钝或过锐、鸠尾峡过宽或过窄、鸠尾与邻面洞大小比例失衡等会导致充填体易于脱落和折断。对于复合树脂粘接修复而言，粘接面过小且无辅助的机械固位形也易造成充填物的折断和脱落。另外，窝洞预备中龋坏组织未去净时由于充填的不严密和微渗漏的存在，充填物也容易脱落或折断。

2. 充填方法不当。血液或唾液污染会影响充填材料的性能；树脂材料充填时酸蚀不充分、粘接界面污染、隔湿不佳、粘接剂过薄或过厚、分层充填之间存在气泡、缝隙等，均可能造成充填体的脱落。

3. 咬合因素。材料尚未完全固化时承担咬合力，充填物存在咬合高点，咬合关系异常等因素容易导致充填体折裂或脱落。

【预防】

在窝洞制备时尽可能去净龋坏组织，充填时推荐使用橡皮障隔湿，防止唾液和血液污染。规范充填操作，避免孔隙形成。充填后检查咬合关系，对咬合高点进行调𬌗处理。

【处理】

在充填体折断或脱落发生后，通过详细的检查，确定并发症出现的原因，严格规范操作流程，重新充填窝洞。此外，还要及时纠正患者不良咬合及口腔卫生习惯。

四、充填体边缘或表面着色

复合树脂材料具有优良的粘接性能，可避免过多地切割健康牙体组织，减少细菌的侵入和微渗漏的发生，也能在一定程度上增加患牙的抗折性。复合树脂与牙体组织颜色相近，在临床上已逐渐取代银汞合金。

充填体的边缘或表面着色是复合树脂修复后出现的一些问题。

【原因】

1. 充填过程中不良的隔湿、不规范的酸蚀及粘接操作、充填修复体的飞边等因素会造成充填体的不密合和微渗漏，使用一段时间后出现充填体边缘着色。

2. 复合树脂的耐磨性较差，易发生磨损导致修复体表面粗糙，或者充填后未对树脂充填体进行充分抛光，材料本身易于着色。

3. 患者喜好进食色素深的食物等原因也容易使充填体表面着色。

【预防】

1. 规范树脂粘接修复操作，避免出现不密合的修复体。

2. 充填后对修复体进行抛光，减少表面着色的发生，增加树脂充填后的美观度。

3. 口腔卫生宣教，告知患者正确的口腔卫生保健方法，避免长期频繁进食色素过深食物。

【处理】

1. 对于因修复体表面粗糙而着色不深的充填体，可简单进行抛光达到去除着色的效果；若充填体边缘不密合，但着色范围不大或深度不深的充填体，可部分磨除后进行充填修复。

2. 对于难以纠正的着色充填体，需去除修复体后再重新充填。

五、修复体磨损

近年来，复合树脂材料飞速发展，在理化性能和美观性方面得到较大改善，但修复后出现的磨损需要进一步解决(彩图 4-4)。

【原因】

1. 复合树脂自身耐磨性较差，在充填修复后易发生磨损。

2. 临床上的不规范操作会影响树脂材料的使用性能，如抛光不佳、抛光时产热较多等。

3. 患者自身因素，如不良的口腔习惯，咀嚼硬物、错误的刷牙方式，咬合关系异常、夜磨牙等都会加速树脂充填体的磨损。

【预防】

1. 随着树脂材料的发展，填料比例和种类的改良，出现了耐磨性更好的树脂，临床上可针对使用需求选择更适合的树脂。

2. 纠正不良口腔卫生习惯，诊断治疗相关咬合异常问题。

【处理】

针对出现树脂磨损的情况，分析产生的原因，对症治疗。如伴有咬合异常、夜磨牙等不良习惯时，须采取一定的措施进行干预治疗。

六、牙颈部外吸收

髓室内漂白术是治疗无髓牙着色的一种方法。以往，常用的漂白剂包括 30%过氧化氢液、过硼酸钠或两者的组合，有时还使用加热的方法来进一步催化反应。虽然临床效果较好，但可导致牙颈部外吸收，这种并发症的发生率为 7%，绝大多数发生在年轻恒牙，以上颌中切牙最为常见，下颌磨牙、上颌尖牙次之。有外伤史的患牙进行髓腔内漂白会增加牙颈部外吸收的发生率。当过氧化氢在加热条件下使用时，牙颈部外吸收的发生率高达 18%~25%。近年来，使用较低浓度的过氧化氢和过氧化脲已经变得越来越普遍。

【原因】

髓室内漂白导致牙颈部外吸收，是一个多因素、多组织参与的复杂动态过程，涉及牙周组织、牙本质和牙髓组织。可能的发病机制如下：

1. 釉牙骨质界处牙骨质受损或缺失使牙本质暴露。用30%过氧化氢漂白时，可通过暴露的牙本质小管渗入牙颈部牙周膜，引起局部炎症反应，诱导外吸收。年轻患者牙本质小管的直径较粗大，会增加牙颈部外吸收的风险。

2. 牙周膜损伤引发炎症反应。潜在的炎症反应包括：①异物排斥反应：从牙本质小管渗出的漂白剂可引起外露牙本质的变性，引发炎症性宿主免疫反应，并导致外吸收；②组织损伤感染：漂白剂渗出后首先作用于牙周膜，使其防御功能减弱，原聚集于牙本质小管中的细菌繁殖，引起周围组织感染，继发牙颈部硬组织吸收；③酸性环境：用过氧化氢进行髓室内漂白时，颈部牙根表面 pH 值下降，导致破骨细胞活性增强，进而引发外吸收。④氧化应激损伤：过氧化氢产生的氧自由基通过牙本质小管渗透进入周围结缔组织中，分解结缔组织成分，导致内漂白后牙周组织破坏和牙根吸收。

髓室内漂白导致颈部外吸收，是一个组织破坏与组织修复不断交替进行的动态过程，在组织学上可见三种类型：①大量炎症细胞浸润；②肉芽组织形成；③修复性牙骨质充填。这三种损伤类型可能代表吸收过程的三个阶段，提示牙颈部外吸收是损伤和修复同时存在的炎症性吸收。

【预防】

1. 使用过氧化脲作为髓室内漂白剂。大部分牙颈部外吸收病例与使用30%过氧化氢有关。与同浓度的过氧化氢相比，过氧化脲在牙本质中的扩散速度更慢，到达根面的未反应过氧化氢更少。另外，过氧化脲在牙齿中分解为氨，pH 值呈碱性，酸蚀效应少。

2. 保护性基底防止微渗漏。为了预防漂白剂外渗，可考虑在牙胶根充后，垫一层防微漏的基底材料，如磷酸锌粘固剂、复合树脂、玻璃离子粘固剂等，厚度约 1mm 即可。

3. 应用氢氧化钙。氢氧化钙具备高 pH 值，可破坏细菌代谢，抑制破骨细胞活性，促进硬组织的修复。漂白术前，根管内充填氢氧化钙可改变局部的 pH 值，以阻止漂白后牙颈部的外吸收。另有学者主张，在去除漂白剂后，髓室内应封氢氧化钙防止外吸收的发生。

4. 合理选择适应证。对有牙体结构缺陷如裂纹、折裂等的患牙，一般不采用髓室内漂白术。外伤是引起牙根吸收的主要原因之一，因此对外伤后接受漂白治疗的患牙应更加警惕。

【处理】

1. 氢氧化钙充填髓腔。外吸收发生后，可以去除充填材料，髓腔内置氢氧化钙以防止吸收的继续进行。

2. 直接充填。充分暴露吸收的牙颈部，彻底刮除吸收区域内的肉芽组织，使用复合树脂或玻璃离子等直接充填进行修复。对于吸收区域主要位于牙槽嵴以下的病例，可采用正畸牵引的方式，使吸收区位于牙槽嵴顶以上，继而再行直接充填。

3. 若牙颈部吸收范围过大，或吸收位置位于牙槽嵴顶根方过多时，建议拔除患牙。

第三节　牙周及黏膜并发症

一、牙周损伤

在牙体病治疗过程中或治疗后，有时会并发牙周组织损伤，导致疼痛和局部炎症。导致牙周组织损伤的原因多种多样，牙周损伤持续的时间也有短有长，处理方法也需对症施策。

【原因】

1. 器械损伤。在制备扩展到牙颈部的窝洞时，车针或手用器械有时会造成牙龈的损伤，甚至导致牙周膜的损伤。一般轻度损伤，几天即可恢复；严重者则可出现疼痛、牙龈出血和肿胀等症状。

2. 酸蚀剂、漂白剂等的刺激。在行牙体粘接修复术时，酸蚀剂过多可蔓延至龈沟区，刺激牙颈部牙龈、牙骨质和牙周膜，引起局部损伤和钝痛。在牙齿外漂白的过程中，高浓度强氧化性漂白剂溢出到牙龈组织可导致化学性灼伤、溃疡及组织剥脱等。

3. 充填物过高。充填术完成后，应仔细检查咬合情况。充填物过高会形成早接触，患者可出现咬合痛和牙松动等临床症状。

4. 充填物悬突。充填邻𬌗面洞时，若操作不当，充填体可能会在牙邻面形成悬突(彩图 4-5)。悬突可压迫龈乳头，局部易于形成菌斑，导致龈炎；时间长久者，可引起牙龈出血，牙槽骨吸收，牙周组织萎缩。

5. 粘接修复术导致的牙龈炎。粘接修复术后，若充填材料表面不光滑、树脂位于龈沟内或树脂直接压迫牙龈，可导致局部自洁作用减弱，牙菌斑堆集于龈沟处，造成牙龈炎，甚至牙周炎。

6. 食物嵌塞。食物的水平嵌塞主要是由于牙龈萎缩造成，通过充填治疗不能缓解症状。而垂直型嵌塞主要由以下几个方面造成：①邻面接触点在治疗中恢复的凸度不够，接触点过松；②接触面积恢复过大或过小；③邻面边缘嵴高度恢复不一致或边缘嵴缺损等。这些原因均会导致咀嚼时食物嵌入牙间隙，造成疼痛。长期食物嵌塞可导致菌斑堆积，牙龈红肿出血，牙槽骨吸收，并发牙周炎。

7. 牙齿(颊舌侧)外形恢复不佳。牙齿在颊舌侧具有生理性凸度，如凸度过小，进食时可造成牙龈的创伤；如凸度过大，牙龈会得不到食物的按摩和自洁作用，这两种情况都会导致牙龈的炎症。

【预防】

1. 在备洞过程中，要集中注意力，正确使用器械和支点，避免器械对牙周组织的损伤。

2. 酸蚀时用量适当，避免溢出至牙龈。在外漂白时使用橡皮障隔离；漂白完成后仔细清理漂白剂，避免多余的漂白剂溢出到牙龈及黏膜造成损伤。使用家庭漂白技术时应选用刺激性小的漂白药物。

3. 窝洞充填后检查充填体是否有咬合高点；及时去除咬合高点可以避免早接触带来的牙周创伤。

4. 对涉及邻面窝洞的充填，可使用成形片和小楔子防止悬突的产生，恢复邻面区的接触点，以避免造成食物嵌塞。

5. 在前牙的粘接修复中，树脂在近龈缘处要薄一些，避免树脂进入龈沟或压迫牙龈，材料表面要认真打磨、抛光，减少菌斑的附着。对患者进行口腔健康教育，控制菌斑附着。

【处理】

1. 若牙龈受到器械损伤，或酸蚀剂损伤，一般都不会很严重，可用生理盐水清洗局部受损区，再涂布消毒药物如碘甘油即可；若受损处渗血不止，可在清洗后上牙周塞治剂。

2. 若发现漂白剂溢出，应及时使用强吸引器去除，同时使用大量流水冲洗，降低残余漂白剂的浓度；在漂白剂接触的黏膜区域涂抹维生素 E，减少漂白剂对组织的强氧化过程，降低损害。

3. 若发现充填物悬突，应去除全部充填体，重新充填。充填体的咬合高点可通过打磨和调𬌗去除。

4. 对粘接修复术导致的牙龈炎，应首先去除修复体，局部冲洗上药，待牙龈炎症消退后，再重新修复。

5. 因接触点过松造成的食物嵌塞，需要重新充填，或者制作全冠恢复接触点。对𬌗过锐的牙尖嵴，可适量调磨。对于牙齿颊舌侧外形恢复不佳的情况，若凸度过大，则进行调磨恢复其生理凸度；若凸度过小，则需重新充填。

二、接触性口炎

【原因及表现】

银汞合金所致的变态反应为Ⅳ型变态反应，发病机制与接触性皮炎相似，国内报道的病例约为 30 例；随着复合树脂材料对银汞合金的临床替代，该并发症近年来已罕有报道。

接触性口炎的临床病损类型表现为苔藓样反应、红斑及糜烂。发生的部位以颊部最为多见，舌部次之，牙龈和腭侧的发生相对较少。

【预防与处理】

1. 预防的重点在于避免口腔黏膜接触不良刺激和致敏原。询问病史，对有汞过敏的患者，可选用其他材料如复合树脂等做窝洞充填。

2. 对于治疗，首先应去除可疑的致敏原，拆除原有修复体，对症治疗，疗效一般较好。

（杨　凯　范　兵）

◎ 参考文献

[1]周学东，陈智，岳林．牙体牙髓病学[M]．5 版．北京：人民卫生出版社，2020.

[2]高学军，岳林．牙体牙髓病学[M]．2 版．北京：北京大学医学出版社，2013.

[3]刘奕雯，蒋宏伟．活髓保存治疗中的微创理念[J]．中华口腔医学研究杂志(电子版)，2019，13(4)：193-199.

[4]范梦琳，何利邦，李继遥．直接盖髓应用材料的研究进展[J]．华西口腔医学杂志，2018，36(6)：675-680.

[5]刘思毅，宫玮玉，刘木清，等．成熟恒牙因龋露髓行生物陶瓷材料直接盖髓术的临床疗效观察[J]．中华口腔医学杂志，2020，55：12.

[6]陈智，卢展民，Falk S，等．龋损管理：龋坏组织去除的专家共识[J]．中华口腔医学杂志，2016，51(12)：712-716.

[7]陈智．银汞合金与《水俣公约》[J]．中华口腔医学杂志，2019，54(4)：217-222.

[8]邢晓华．2 种方法修复牙体楔状缺损脱落率临床观察[J]．实用口腔医学杂志，2020，36(2)：389-391.

[9]薛晶．邻面成形系统的发展和临床应用[J]．国际口腔医学杂志，2020，47(6)：621-626.

[10]刘柳，王翔，段宁，等．55 例接触性口炎的致病因素及临床表现分析[J]．口腔疾病防治，2021，29(6)：388-394.

[11]陈雪，李纾．牙颈部外吸收[J]．国际口腔医学杂志，2019，46(5)：516-521.

[12]黎耀荣，周禹雄，刘瑜容．双步成形树脂充填重建后牙邻接关系 2 年随访研究[J]．中华口腔医学研究杂志(电子版)，2014，8(4)：322-329.

[13]费鸿优，林陛乐．多乐氟预防青少年恒牙继发龋的临床疗效[J]．中国当代医药，2019，26(17)：124-126.

[14]França C M, Riggers R, Muschler J L, et al. 3D-Imaging of whole neuronal and vascular networks of the human dental pulp via CLARITY and light sheet microscopy[J]. Scientific Reports, 2019, 9(1): 10860.

[15]Schwendicke F, Dörfer C E, Paris S. Incomplete caries removal a systematic review and meta-analysis[J]. J Dent Res, 2013, 92(4): 306-314.

[16]Askar H, Krois J, Göstemeyer G, et al. Secondary caries: what is it, and how it can be controlled, detected, and managed? [J]. Clin Oral Investig, 2020, 24(5): 1869-1876.

[17]Brouwer F, Askar H, Paris S, et al. Detecting secondary caries lesions: a systematic review and Meta-analysis[J]. J Dent Res, 2016, 95(2): 143-151.

[18]Askar H, Krois J, Göstemeyer G, et al. Secondary caries risk of different adhesive strategies and restorative materials in permanent teeth: Systematic review and network meta-analysis[J]. J Dent, 2021, 104: 103541.

[19]Jokstad A. Secondary caries and microleakage[J]. Dent Mater, 2016, 32(1): 11-25.

[20] Taha N A, Maghaireh G A, Ghannam A S, et al. Effect of bulk-fill base material on fracture strength of root-filled teeth restored with laminate resin composite restorations[J]. J Dent, 2017, 63: 60-64.

[21] Newton R, Hayes J. The association of external cervical resorption with modern internal bleaching protocols: what is the current evidence? [J]. Br Dent J, 2020, 228(5): 333-337.

[22] Consolaro A. External cervical resorption: diagnostic and treatment tips[J]. Dental Press J Orthod, 2016, 21(5): 19-25.

[23] Zhang N, Melo M A S, Weir M D, et al. Do Dental resin composites accumulate more oral biofilms and plaque than amalgam and glass ionomer materials? [J]. Materials (Basel), 2016, 9(11): 888.

[24] Plotino G, Buono L, Grande N M, et al. Nonvital tooth bleaching: a review of the literature and clinical procedures[J]. J Endod, 2008, 34(4): 394-407.

[25] Nathan K B, Nadig R R, Job T V, et al. Radicular peroxide penetration from different concentrations of carbamide peroxide gel during intracoronal bleaching-An in vitro study[J]. J Contemp Dent Pract, 2019, 20(5): 587-592.

[26] Chen Y, Huang Y, Deng X. External cervical resorption-a review of pathogenesis and potential predisposing factors[J]. Int J Oral Sci, 2021, 10, 13(1): 19.

[27] Kenneth M, Hargrevaves, Louis H. Berman. Cohen'S Pathways of the Pulp[M]. 12th ed, Elsevier, 2020.

[28] Gauthier R, Aboulleil H, Chenal J M, et al. Consideration of dental tissues and composite mechanical properties in secondary caries development: A critical review[J]. J Adhes Dent, 2021, 23(4): 297-308.

[29] Schwendicke F, Splieth C H, Bottenberg P, et al. How to intervene in the caries process in adults: proximal and secondary caries? An EFCD-ORCA-DGZ expert Delphi consensus statement[J]. Clin Oral Investig, 2020, 24(9): 3315-3321.

第五章　牙髓根尖周病治疗并发症

牙髓根尖周病是口腔科的常见病，其治疗方法很多，主要包括保髓治疗—盖髓术、活髓切断术；保牙治疗—牙髓再生技术、牙髓摘除术、根尖诱导成形术、根管治疗术、根管再治疗、根尖手术等。根管治疗术是目前临床上最常用的方法，成功率可达 90%左右。对于根管治疗失败的病例通过分析病因可选择进行根管再治疗。根管再治疗无法治愈的患牙可行根尖手术治疗。有关牙髓根尖周病治疗并发症的报道较多，本章拟重点介绍根管治疗术、根管再治疗以及根尖手术中常见的并发症及其防治方法。

第一节　根管治疗和再治疗术的常见并发症

根管治疗及再治疗术是目前治疗牙髓根尖周病的主要方法，通常在狭窄的环境中进行，操作程序复杂，由于根管解剖形态具有多样性，在治疗过程中少数病例会出现并发症。如何预防并发症的发生尤为重要。一旦出现相应情况，应及时明确发生原因，并针对性地进行妥善处理，尽可能减少对患者身心造成不利影响。

一、治疗后疼痛和诊间急症

根管治疗或再治疗后疼痛和诊间急症(endodontic interappointment emergencies, IAE)是指疼痛不明显的患牙在根管治疗或再治疗后出现疼痛或疼痛加重、肿胀等情况。该并发症的发生会使治疗变得复杂，增加患者痛苦和复诊次数。

【原因】

文献报道根管治疗术后不适的发生率为1%～58%，IAE的发生率为1%～24%。发生的原因包括患者因素和术者因素两个方面。

1. 患牙因素：根管系统形态的多样性使牙髓的去除和感染的清理复杂化，某些根管如C形根管、根管分叉等内的牙髓组织和感染物质很难被清理，治疗后容易出现疼痛或疼痛加剧。死髓牙和根管再治疗患牙，IAE的发生率也要显著高于活髓牙。

2. 术者因素：在治疗过程中，出现以下情况时容易引起术后并发症。

(1)牙髓组织残留：在治疗过程中遗漏根管或去髓不全时，残留的牙髓组织受到断面创伤、药物刺激时会产生疼痛。

(2)根尖区的生物性刺激：在根管预备过程中根管内的感染物被推出根尖孔时，由于感染物中含有大量的微生物及其代谢产物，容易导致根尖周组织的炎症。

(3)根尖区的物理性刺激：根管器械超出根管长度时，可以直接对根尖周组织造成机械损伤，也容易将根管系统内的感染物带入根尖周组织中。根管超充时充填材料对根尖周组织会产生持续的压迫作用。

(4)根尖区的化学性(药物性)刺激：对于根尖狭窄区被破坏或根尖尚未发育完全的年轻恒牙，根管冲洗或消毒时药物容易进入根尖周组织，引发药物性根尖周炎。研究表明根管消毒药物如樟脑酚、甲醛甲酚具有较强的细胞毒性，易导致机体的超敏反应，采用氢氧化钙作为根管消毒药物可显著降低IAE的发生率。

【预防】

1. 有效清除并控制感染。怀疑存在根管变异时，可借助锥形束CT影像、手术显微镜及超声器械定位根管，防止遗漏。

2. 严格把握治疗和充填的时机。对患牙仍有症状以及根管内有渗出及异味的病例，应继续根管封药消毒，暂缓充填。

3. 规范操作是避免治疗后疼痛的最好预防措施。术者需在治疗中具备无菌观念，并注意不要过分扩大根管或进行不适当的切削；严格确定和控制根管工作长度，使预备及充填操作在根管内完成，避免根尖狭窄等生理结构的破坏；选用0.5%～5.25%次氯酸钠溶液通过侧方开口的注射针头进行根管冲洗。封药时应选用不易致敏、刺激性小的药物，如氢氧化钙。

【处理】

1. 出现根管治疗或再治疗后疼痛以及诊间急症时，需重视与患者的沟通与交流，安抚患者，缓解焦虑情绪。通过详细的病史采集、临床检查及影像学检查，明确产生疼痛的原因。

2. 轻微肿痛时，可服用非甾体类抗炎药如布洛芬，观察病情变化。有咬合高点时要及时去除。

3. 如果在诊间出现剧烈疼痛甚至肿胀时，需去除根管内药物，进行根管清理。如果根管内无渗出物，可重新封药。如果有明显的渗出物，可以开放髓腔，但开放的时间不要超过48小时，同时服用消炎止痛药。如果出现前庭沟肿胀并有波动感时，需要进行局部切开引流并全身给予抗生素和消炎镇痛药。

4. 若根管预备不彻底或欠充后出现疼痛，应进行根管再治疗，彻底消除根管系统内的感染，待症状控制后，再进行严密根管充填。如果根管充填严密但有超充时，可给予消炎镇痛药，继续观察，如出现根尖周病变或病变扩大，可以通过根管再治疗或根尖手术进行治疗。

二、髓室侧壁(底)穿孔

术者在开髓过程中使用器械对牙本质过度切削时可导致髓室侧壁与口腔或牙周组织相交通(彩图 5-1)。该并发症可造成复诊次数增加，甚至拔牙的严重后果。

【原因】

1. 对髓腔解剖形态认识不足。对髓腔解剖形态认识不足可导致髓室侧壁或髓室底穿孔。对于上颌牙，若开髓时钻针方向偏向唇侧，则易在颈部或牙根的唇侧穿孔；对于牙体较小的下颌前牙，易在牙颈部近、远中的缩窄处穿孔；前磨牙易在开髓钻针偏向近中时穿孔。

2. 患牙排列不整齐。患牙排列不整齐时容易导致器械进入方向与牙长轴不一致，造成穿孔。

3. 髓腔钙化。①老年患者髓腔较小，髓室顶与髓室底距离较近，如术者经验不足会对髓室底位置造成误判，导致穿孔，常见于下颌磨牙。②长期外界刺激及慢性炎症导致修复性牙本质形成、牙髓弥漫性钙化以及髓石产生等，髓腔较小且不规则，易造成穿孔。

4. 患牙存在牙冠等修复体，影响了医生对髓室位置和形态的判断。

【预防】

1. 操作前需充分了解患牙髓腔的形态特点，主要是髓角、髓室顶与底的位置关系以及与牙面的距离。可根据 X 线片及锥形束 CT 辅助判断。

2. 钻针进入牙本质后，方向始终与牙体长轴方向一致，进入髓室后换用尖部无切削功能的车针揭去整个髓室顶。对于髓室严重钙化的牙，开髓过程中可拍摄 X 线片评估钻针进入的方向和深度，必要时借助手术显微镜观察洞底的颜色、钙化情况以及髓室的大小及位置。

3. 存在牙冠修复体进行开髓时，有时很难判断髓室情况，可以辅助显微镜进行观察，必要时去除冠修复体后再进行开髓。

【处理】

1. 位于牙槽嵴顶以上的穿孔可用复合树脂材料修补。

2. 对于髓室底的较小穿孔，可使用 MTA 或 iRoot BP plus 等修补。

3. 对于髓室的陈旧性穿孔，应先清理消毒穿孔部位后，再进行修补。

4. 对于穿孔较大且修补效果不好的患牙，可考虑牙半切除术或拔牙。

三、根管堵塞

【原因】

根管预备过程中产生的牙本质碎屑，充填物脱落进入根管内以及分离的器械等均可造成根管通路的堵塞。

【预防】

1. 在去除龋损及充填物的过程中，应反复冲洗，防止牙体组织碎片和充填物颗粒脱落进入根管。

2. 根管预备时顺号使用器械，避免跳号并反复冲洗根管；更换大号器械时，要及时使用小号锉回锉，清理根管内的碎屑和感染牙髓组织，保持根管系统的通畅性。

【处理】

1. 处理前应明确产生根管堵塞的原因。

2. 在处理碎屑导致的根管堵塞时，先使用次氯酸钠溶液冲洗根管系统，将小号的 K 锉或扩大针(10 号或 15 号)预弯后插入根管内进行旋转探查，找到根管锉有卡抱感的位置，小幅度旋转结合提拉根管锉，使堵塞物逐渐崩解，直至根管疏通。在疏通的过程中可辅助使用 EDTA 凝胶。

四、根管偏移

【原因】

预备弯曲根管时，受力器械存在恢复原来直线形态的回弹倾向，外侧根管壁被相对过多切削，以致预备后的根管长轴偏离原始方向。

【预防】

1. 术前对 X 线片及锥形束 CT 影像进行详细评估，了解根管弯曲方向。

2. 预备弯曲根管时，先预弯小号器械，仔细探查到弯曲方向后，短距离内上下提拉扩锉，形成良好的顺滑通路。然后顺号使用器械进行根管预备。由于镍钛器械具有优良的柔韧性，推荐使用镍钛器械预备弯曲根管。

【处理】

1. 未造成根管壁穿孔时，可直接进行后续充填。

2. 若偏移造成穿孔，需先在显微镜下进行穿孔修复，再进行根管充填。

3. 根管偏移后根管尖部很难达到严密封闭，因此需要定期随访。若后期出现感染症状，可考虑显微根尖手术。

五、根管内台阶形成

预备根管时，常因操作长度不准确或未预弯器械造成根管壁上台阶形成。该并发症在临床上较为常见，发生率为 10%~52%。台阶形成常使原有工作长度丧失，造成感染清除不彻底以及后续根管欠充。

在根管预备过程中，当器械无法再次到达工作长度，器械尖端直接作用在坚硬的牙本质壁上，则提示可能形成台阶。将器械插入根管内拍摄 X 线片，有助于对台阶的形成进行诊断。

【原因】

1. 解剖因素。根管形态复杂是台阶形成的重要原因，根管弯曲越明显，弯曲数量越多，造成台阶形成的概率越大。大多数根管，特别是磨牙根管常存在弯曲，常规 X 线片仅可显示近、远、中方向弯曲，无法充分显示颊、舌向弯曲，如上颌第一磨牙腭根常弯向颊侧，上颌中切牙和尖牙的根管也常向唇、腭向弯曲。

2. 器械因素。柔韧性较差的不锈钢器械、奥氏体比例高的镍钛器械以及尖端有切割功能的器械易导致台阶形成。使用较大号的器械或跳号使用器械也是台阶形成的重要原因。

3. 临床操作因素。①未充分暴露髓腔或未建立进入根管的直线通路；②根管预备器械未预弯，或在预备根管中遇到阻力时仍强行使用器械深入根管；③未及时有效清理根管内产生的碎屑；④根管工作长度过短，顺号扩大根管后形成台阶。

【预防】

1. 术前充分了解根管形态以及弯曲方向，应拍摄术前 X 线片，必要时拍 CBCT。根管预备过程中应精力集中，注意发现根管弯曲的复杂性。

2. 充分暴露髓腔，建立直线通路，并预弯不锈钢器械；在根管预备中应顺应根管形态使器械自然旋转进入根方，避免过度施加压力或强迫较大号器械进入弯曲根管。

3. 选用尖端无切削功能的器械或镍钛合金器械预备弯曲根管。

4. 弯曲根管预备需选择适当的冠根向技术，并加强根管冲洗与润滑，及时去除根管内碎屑。

5. 准确确定根管长度。

【处理】

处理台阶的步骤如下：拍 X 线片了解台阶的位置后将小号探查器械的尖端 1～2mm 进行预弯，使用橡皮止动片标记根管锉弯曲的方向，器械进入根管时尖端指向台阶的相反方向。小幅度提拉器械，探查原根管通路；感觉器械进入原根管后拍 X 线片，证实器械是否在原根管内。采用短距离提拉运动，并将器械压向台阶所在的管壁，逐步去除台阶；随后使用器械，采用同样的方法预弯后进入原根管，逐步扩大直至根管预备完成。预备中应使用润滑剂并反复冲洗去除牙本质碎屑；对于无法完全消除的台阶，充填时主牙胶尖也应预弯以绕过台阶区。如果器械不能越过台阶进入原根管，则预备并充填到台阶处，随访观察。

六、根管侧壁穿孔

【原因】

临床上根管侧壁穿孔的发生率为 0.6%～17.6%，多见于弯曲根管和钙化根管。此外，治疗过程中，如根管口扩大、根管扩大、桩道预备、取分离器械以及根管再治疗操作不当时，也易在根管侧壁上形成穿孔。

【预防】

1. 治疗前应对患牙根管的解剖特征，尤其是根管弯曲的形态有充分的了解。对于根管薄弱区，如下颌磨牙近中根的远中壁、C 形根管舌侧壁等，预备时应注意避免过度切削造成带状穿孔。

2. 建立器械进入根管的直线通路。

3. 选择合适的根管扩大器械，预备时不可跳号使用器械。

4. 器械进入弯曲根管遇到阻力时，应避免强行推进，应及时检查，可带锉拍 X 线片，判定方向和位置并及时进行调整。必要时可采用锥形束 CT 辅助诊断。

5. 使用机用器械扩大根管时应保持器械尖部在根管内的位置不断上下移动，避免局部过度切削。

【处理】

发生根管壁穿孔时，需拍摄 X 线片和 CBCT，根据其位置、形态以及发生时间进行修补。修补材料优选 MTA 或 iRoot BP Plus 等。

1. 根管冠 1/3 穿孔：新发穿孔可在创面清洁止血后即刻修补；慢性或陈旧性穿孔应用超声尖清理和预备创面后再进行修补。

2. 根管中 1/3 穿孔：如穿孔小，出血可控以及根管可干燥时，做根管充填封闭穿孔即可；若穿孔较大，出血明显或根管不能干燥，需先使用生物陶瓷材料修补穿孔后，再做根管充填。

3. 根尖部 1/3 穿孔：该类穿孔可在完成根管治疗后使用根尖手术进行治疗。

4. 对于面积较大造成过多牙周组织损伤，或导致无法预备真正根管的穿孔，应考虑截根或拔牙。

七、器械分离于根管内

器械分离可发生于根管治疗及再治疗的不同阶段及根管内不同位置(彩图 5-2)，临床发生率为 0.39%～5.0%。器械分离主要发生于磨牙，其中下颌磨牙根尖 1/3 处发生率最高。

【原因】

1. 患牙因素：根管弯曲和根管钙化是导致器械分离的常见因素。器械在弯曲根管内反复旋转会导致器械金属疲劳；在钙化和狭窄的根管内器械尖部遇到较大阻力甚至被卡住时，器械容易发生分离。

2. 器械因素：器械的形态、材质和制作方法会影响到器械的抗折断性能。器械越粗，抗扭转能力越强，但抗弯曲疲劳的能力会越弱。

3. 术者因素：根管预备时直线通路的建立，根管马达扭矩和转速的大小，预备方法、器械的使用次数和经验也会影响器械分离的发生。

【预防】

1. 治疗前需对器械进行检查，记录器械使用次数，避免过度使用器械。不使用生锈、扭曲变形和有裂纹的器械。平时应对器械使用放大镜进行检查，随时检出并扔弃有缺陷的器械。

2. 建立良好的直线通路。髓室和根管口要合理扩大，保证操作路径畅通。

3. 规范使用器械。光滑拔髓针不可旋入根管；拔髓针不宜用于窄细根管或在有阻力时继续深入；应根据 X 线片了解根管形态和粗细选择适当的扩孔钻和锉，逐号使用；预备过程中使用次氯酸钠冲洗根管，及时清除器械表面和根管内的碎屑。

4. 使用机用器械前必须用手用器械疏通根管，遵循器械生产商推荐的转速及扭矩进行操作。

【处理】

器械分离于根管内时，应拍 X 线片，必要时拍摄 CBCT，确定分离器械部位，采取相应措施。

1. 分离器械位于根管口。①使用小球钻稍微扩大根管口后用镊子夹出；②使用倒钩拔髓针或锉松动断针，缓慢拔出；③采用“H 锉的缠绕技术”取出分离器械。

2. 分离器械位于根管中部。①用超声或套管将其取出；②小号器械可通过建立旁路绕过分离的器械达到工作长度，在旁路完成预备及充填，分离的器械作为充填物的一部分留存在根管内，定期随访。

3. 分离器械位于根尖。若患牙术前不存在根尖周炎症，且根管感染已得到有效控制，分离的器械可不取出并作为充填物保留，定期随访。如果出现根尖周病变或病变扩大时，可进行根尖手术取出分离器械。

4. 超声取出法。首先使用 G 钻、超声工作尖或镍钛器械敞开分离器械上方的根管；然后使用改良 G 钻在分离器械平面制备平台，再使用超声器械切削分离器械内侧牙本质，在分离器械周围形成 1/4 圈空隙，再逐渐扩大至 1/2 圈，逐渐松解器械，有时分离器械会“跳”出根管。取分离器械时应在显微镜下进行。

5. 套管夹持法是专门用于根管内异物取出的方法，该方法安全、有效，已被广泛用于根管内分离器械的取出。临床应用时，可根据说明书进行操作。

八、器械误入消化道或气管

在治疗过程中器械偶尔会滑落于患者口腔中，尤其是在预备上颌磨牙根管时。如未及时取出，器械有可能因吞咽反射进入消化道，也可能在患者仰卧时直接落入气管。尽管这类并发症发生较少，但必须引起术者高度重视。

【原因】

1. 未使用橡皮障、器械链等防止器械落入口中的安全措施。

2. 术者操作不规范，注意力不集中，器械和术者手上湿滑造成器械滑脱。

3. 患者不配合治疗或体位过于向后倾斜也是导致器械落入口腔的原因。

【预防】

1. 根管治疗和再治疗时应常规使用橡皮障；无法使用橡皮障时，使用安全链。

2. 尽可能取得患者配合，对待儿童要说服、劝导，不可勉强。上颌牙治疗过程中患者的头部不宜过度后仰，对于未采用保护措施的患者，后仰角度不宜超过 120°。

3. 若无上述保护性措施，器械落入口腔后部时，应立刻将右手放入患者口腔，防止其闭口发生吞咽反射，然后马上用左手托住患者头部使之前倾，使器械滑至口腔前部，并迅速取出。

【处理】

1. 器械落入消化道后，需立即对胸腔部进行 X 线检查，并请内外科有关医生会诊，了解其所在位置并判断可能发生的问题，协同处理。患者可多进食纤维多的食物，如芹菜、韭菜等，以促使器械被食物包绕，随大便排出。一般情况下，牙体牙髓锉常能够无症状通过胃肠道，于 3 天内排出。若排出困难，可拍摄 X 线片后尝试用胃镜取出。若取出失败，需拍系列 X 线片跟踪。当异物到达右下腹部时，可以尝试用结肠镜取出；若取出失败，可以通过腹腔镜探查，定位取出，或通过回肠切开术、结肠切开术、阑尾切除术取出。

2. 器械落入气管后，为防止器械滑入更深的部位，应立即使患者平卧，不可侧身或坐位。应及时请耳鼻喉科医生进行会诊，用气管镜取出。如果取出失败，可能需要支气管镜才能取出异物，必要时行外科手术治疗。

九、次氯酸钠对组织的损伤

次氯酸钠溶液是目前临床上根管治疗最常用的冲洗液，其可破坏生物膜、溶解坏死组织以及去除玷污层中的有机物，具有有效的抗菌作用。但是，它同样也具有很强的细胞毒性和组织溶解性，进入组织中会造成溶血，内皮细胞和成纤维细胞损伤，成纤维细胞的迁移也会受到抑制。在临床应用过程中，次氯酸钠溶液溢出到黏膜及牙周组织会造成黏膜的创伤、溃疡糜烂等；次氯酸钠超出根尖孔进入根尖周组织会迅速造成组织的损伤，严重时会导致面部静脉炎症，出现沿静脉走向的组织肿胀。目前随着橡皮障的普及，次氯酸钠溢出造成口腔黏膜的损伤的发生率已逐渐减少。

【原因】

1. 未使用橡皮障或隔湿不佳时，根管冲洗时使用的次氯酸钠易流出到黏膜及牙周组织造成其损伤，浓度越高，组织损伤越严重。

2. 根管预备时出现根尖孔敞开和根管穿孔等并发症时，冲洗药物容易进入根尖周及牙周组织中，造成组织的化学性损伤。

3. 针头在根管内被卡住时进行加压冲洗，冲洗液会迅速通过根尖孔进入根尖周组织中，造成患者剧烈疼痛和组织损伤。

【预防】

1. 橡皮障的使用能有效防止次氯酸钠溢出；使用时应检查橡皮障的密封性，可辅助使用封闭剂防止渗漏的发生。

2. 根管预备前准确确定工作长度，避免器械预备超出根尖孔。

3. 冲洗时选择侧方开口的冲洗针头，针头应距离根尖 2~3mm，与根管壁不接触，缓慢推注，观察冲洗液是否自根管口处溢出。对于未发育完全的年轻恒牙或存在根管穿孔等与根周组织有较大交通的情况下，可采用负压冲洗，避免冲洗液进入根管外组织。

【处理】

1. 一旦出现冲洗液溢出，应立即停止冲洗操作，针对意外发生的原因和造成的症状采取相应的处理措施。

2. 次氯酸钠溢出到口腔内，可使用大量的流动水冲洗以稀释浓度，观察，一般预后较好。

3. 次氯酸钠通过根尖孔溢出到组织内时，控制疼痛是处理的重点，可口服镇痛药。为缓解肿胀和组织水肿反应，可配合 24 小时内冰敷。1 天后改用热敷，促进局部微循环，通常需辅助使用抗生素。

4. 对于发生严重的弥散性肿胀时，控制水肿和感染是重点，严密监测患者生命体征，若出现压迫气道等危重情况时应立即入院治疗，请颌面外科医师会诊协助诊治。

十、皮下气肿

【原因】

皮下气肿发病急骤，数分钟内可见明显肿胀，触诊有捻发音，患者无明显疼痛感，但面颈部运动不自如。该并发症发生的原因主要是气体进入面颈部皮下疏松结缔组织内，常见于气枪强力吹干或使用过氧化氢液加压冲洗导致冲洗液流出根尖孔的病例中，也偶见于气涡轮机制备颈部洞的病例。

【预防和处理】

1. 治疗中切忌强力推压过氧化氢液，防止液体流出根尖孔；使用压缩空气干燥根管时持续时间不能过长，压力不能过大，尤其需要注意根尖孔较大的患牙。

2. 皮下气肿一般不需特殊处理，在 1 周内可自行消失，可给予抗生素预防感染。

3. 皮下气肿扩展到纵隔障时需住院观察治疗。

十一、根管欠充和超充

根管充填材料最理想的根尖止点应位于或接近牙本质牙骨质界，X 线片上应短于根尖。目前根管欠充和超充标准仍存在争议，其中较常用的标准为：欠充指 X 线片上根充材料止点距根尖 2mm 以上或充填物不致密(彩图 5-3)；超充为 X 线片上根充材料超出根尖孔。研究表明，欠充的发生率为 7%～34.6%，超充的发生率为 2.7%～31%。根管欠充或超充都有可能引发临床症状，导致根管治疗的失败。下牙槽神经附近的超充可能因直接创伤、机械压迫、化学刺激以及高温造成神经不可逆的损伤。发生在上颌窦附近的充填材料及冲洗药物超出则可能导致充填及冲洗液进入上颌窦，造成眼眶疼痛和头痛等症状；部分超充的材料进入上颌窦还会造成异物反应甚至上颌窦感染。

【原因】

1. 欠充：①根管预备未形成利于充填的根管形态，未达到工作长度或有台阶形成；②牙胶尖比根管预备的锥度、根尖止点宽度大；③未采用适当的根管充填方法。

2. 超充：①根管预备时根尖狭窄被破坏；②主牙胶尖比根尖孔细，超出根尖孔；③主牙胶尖进入过快，将糊剂推出根尖孔；④从根管中取出原有充填物时，将原充填物推出根尖孔。

【预防】

1. 精确测定工作长度并在预备中保持根尖止点不变。

2. 选择合适的主牙胶尖。

3. 根尖吸收的患牙和根尖孔较大的年轻恒牙需首选根尖屏障术、根尖诱导成形术或牙髓血运重建术进行治疗。

【处理】

1. 欠充。未引发临床症状的欠充可先不处理，继续观察。如需再治疗，可以去除原充填材料后，根据欠充原因重新进行根管预备和充填，如选用热牙胶充填技术或侧方加压充填技术。

2. 超充。糊剂超充时，一般情况下可被吸收，可不予处理；牙胶尖超充时，由于人体对牙胶尖有一定的耐受性，无症状者可继续观察，有症状者需取出超充牙胶尖。可采用H锉尽可能完整地取出牙胶尖；对于采用侧方加压或热牙胶充填技术进行根管充填造成的超充，需结合使用H锉和氯仿取出超充物；超充物无法取出并有症状的患者可选择根尖手术。

十二、神经损伤

【原因】

与根管治疗相关的神经损伤主要是下牙槽神经损伤，以下颌第二磨牙的病例最为常见，主要原因是第二磨牙的根尖距离下颌神经管较近。在牙髓治疗期间出现下牙槽神经损伤有以下几个方面的原因：

1. 机械原因：在根管预备过程中，工作长度不准确，反复将器械超出根尖孔外刺伤下牙槽神经和周围组织；另外，在热牙胶垂直加压充填的过程中，长时间的加热导致牙根温度升高，不仅会损伤根周牙周膜，也会对牙根附近的下牙槽神经造成创伤。

2. 化学原因：在根管预备过程中，冲洗液溢出，根管内消毒药物如氢氧化钙以及充填物的超充等，一方面这些材料具有细胞毒性，会对神经组织造成损伤；另一方面，超出的材料也会压迫神经，影响相应的功能。

3. 解剖因素：下颌神经管周围并没有致密的骨皮质层，神经周围仅仅是稍致密的松质骨，密度低，多孔隙，不能防止器械的刺入以及材料的渗入，因而神经易受到损伤。下颌第二磨牙根尖与下颌神经管的距离通常小于1mm，这也是下颌第二磨牙根管治疗造成神经损伤发生率高的原因。

【预防】

1. 在治疗前应通过详细的影像学检查评估根尖周情况，CBCT能更清楚地显示各结构的毗邻情况。

2. 规范化的操作是重要保证，为避免机械和化学刺激对神经的损伤，所有的治疗操作应局限在根管范围内，以减少对根管外组织的刺激。

【处理】

1. 神经损伤发生后，首先应明确病因并评估神经损伤的程度。

2. 如果是材料超充导致的神经压迫，应及时通过手术取出超出的材料，以减少神经损伤的程度。

3. 无论是机械损伤还是化学损伤，即使消除病因，神经损伤有时仍难以恢复，症状可能持续存在，此时应通过心理疏导以及辅助用药来缓解患者的症状。

十三、牙体折裂

行根管治疗术后，牙体脆性增加，牙体抗力显著降低，患牙咀嚼食物时可能发生牙体折裂(彩图5-4)。如何避免根管治疗后牙体折裂是临床医生需要十分重视的问题。

【原因】

1. 牙本质脆性增加：牙本质脆性增加可能是牙体折裂的内在原因。牙髓去除后，除了牙体组织对温度的本体感觉减少外，牙本质也失去了来自牙髓组织持续的营养供应。研究表明，无髓牙硬组织与活髓牙相比，会丧失9%的水分。牙本质内部的代谢活性降低，牙体硬组织的抗疲劳性降低。

2. 牙体硬组织减少：影响根管治疗后牙体强度的最大因素是剩余牙体硬组织，尤其是边缘嵴和颈周牙本质的量，过多地去除牙体硬组织会更易导致牙折。

3. 充填材料的弹性模量：当窝洞充填材料的弹性模量与牙体组织接近时，有利于应力在硬组织中分散，不易造成局部的应力集中。当充填材料的弹性模量明显大于牙体组织时，窝洞底部会产生应力升高或集中，增大牙体折裂的概率。

4. 突然咬硬物：突然咬硬物是牙折的直接原因，多数牙折发生于患牙突然咬硬物之后。此外，磨牙症、咬合关系过紧、创伤𬌗等也可能诱发牙体折裂。

【预防】

1. 备洞和开髓时应尽量少切削牙体硬组织，尽量多保留健康牙体组织。

2. 充填窝洞尽量选择与牙本质弹性模量接近的充填材料，如复合树脂。

3. 治疗后可适当进行调𬌗。研究表明折裂的牙尖非功能尖，因此适当降低非功能牙尖的高度，可以减轻患牙承载的咬合力，预防牙折发生。

4. 嘱咐根管治疗后的患者不要咀嚼过硬的食物，并及时进行冠修复。

【处理】

若牙折仅限于牙冠或在龈下不超过2mm，则可进行牙体修复或全冠修复。若牙折线位于龈下2mm以下，可能需拔除患牙。

十四、牙根纵折

牙根纵折与根管治疗息息相关，94%纵折患牙有根管治疗史，发生率为2%～20%，预后很差，多需拔除。牙根纵折患牙的临床症状主要为咀嚼痛，反复出现的牙周脓肿，局部常存在较深牙周袋。X线检查有时可见根管间隙或牙周间隙增宽，少数可见牙折线，但其灵敏度较低，仅为37%。临床可采用锥形束CT进行检测，灵敏度为18.8%～100%。除牙折线外，垂直骨吸收也可作为辅助诊断特征。

【原因】

1. 牙体物理性质改变：死髓牙牙本质含水量下降，牙体变脆。

2. 硬组织丧失：治疗中过多去除牙体组织，特别是边缘嵴和颈周牙本质，会进一步减弱牙体的抗折力。除剩余硬组织量外，根管壁厚度也是保证牙体抗折力的重要因素。研究表明，当根管直径为0.5～2mm时，根管壁厚度在1.0～0.25mm范围内，抗折力与根管壁厚度成正比。

3. 侧向充填力：有研究发现，大多数患牙发生牙根纵折是牙胶充填时侧向压力过大造成的。实验室研究也证明纵折多发生于受侧向充填压力的样本，单纯的咬合面载荷并不会使牙本质形成微裂纹或发生牙根纵折。此外有研究表明，很少情况下会在充填期间发生即时根折，但充填过程中产生的应力以及牙根微变形也是之后发生牙根纵折的危险因素。

4. 根管桩的使用：根管治疗完成后，常会对牙冠缺损较大的患牙采用桩核修复，设计不合理时常导致牙根纵折。桩的形状、长度、直径和类型均与牙根纵折发生有关：①锥形桩比平行桩更易引起牙根纵折。其原因为前者会在根尖处形成楔子，在就位、粘固，尤其受力时产生应力集中。②桩越长，越不易产生应力集中，发生牙根纵折的概率也就越低。③桩的直径越小，桩道预备切削硬组织越少，牙体抗折力越强。④螺纹桩插入时要攻螺纹，会产生较大张力，使患牙牙根折断率增加；锥形螺纹桩比平行螺纹桩更易引起根折；光滑桩产生的应力最小。

【预防】

1. 根管预备时要避免过多切削牙本质，特别是边缘嵴和颈周牙本质。弯曲根管预备时要注意防止根管壁被过度切削。

2. 充填时应尽量使用小锥度的充填器，避免使用过大充填压力。

3. 根管桩应选择平行桩或锯齿形桩，尽可能使用直径小的长桩，防止硬组织过多切削以及应力集中发生。

【处理】

牙根纵折的患牙需要行拔除术、牙半切除术或截根术。

十五、根管内桩无法取出

根管内桩无法取出见于根管再治疗过程中，与桩本身性质或桩折断导致难以取出有关。该并发症可能造成根管再治疗无法进行。

【原因】

1. 桩的种类：螺纹桩形态特殊，其固位力较强；钛合金金属桩抗折力较低，在桩直径较小时易折断；此外，在病例报告中显示陶瓷氧化锆桩也难以取出。

2. 取出时对桩施加不当应力，造成折断。

【预防】

1. 选用合适的桩材料：当患牙根管治疗的预后不确定时，应避免采用难以取出的桩材料。

2. 取出过程中应采用合适的方法，使其稍松动后再缓慢取出，避免折断。

【处理】

1. 若再治疗仅为重新修复，在根尖无炎症的情况下，可保留桩核，进行后续治疗。

2. 若患牙根尖周存在炎症，可考虑进行根尖手术治疗，必要时可拔除患牙。

十六、热　损　伤

牙周膜温度上升 10℃时即可造成组织损伤。根管治疗及再治疗过程中很多步骤均会产热，其中再治疗造成热损伤的风险较大。

【原因】

1. 器械摩擦产热。器械摩擦产热常见于使用超声器械取根管内异物时。研究表明在无冷却措施的情况下，超声震荡持续 15 秒可造成牙根表面升温 10℃。

2. 热牙胶充填时产热。使用热牙胶充填时，携热器加热持续时间过长可造成热损伤。

3. 材料类型。遗留材料的长度、体积及材料属性均可影响产热传热的效率，金属及陶瓷桩传导温度效率高。

4. 根管壁厚度。根管壁越薄，传热效率越高。

5. 牙周血运。当患牙局部牙周血供不足时，容易造成热损伤。

【预防】

1. 术前拍摄 X 线片或锥形束 CT，确认根管壁厚度及工作长度。

2. 治疗时及时采取冷却措施，如减少持续操作时间、喷水降温等。

【处理】

损伤轻微时，定期复查，一般可逐渐恢复；附着丧失严重时可能需要拔除患牙。

第二节 根尖手术的常见并发症

对于根管再治疗失败，或因解剖、台阶、侧穿、超充、器械分离超出根尖孔等因素无法进行根管再治疗的患牙，通常可采用根尖手术进一步治疗。Kim 等报道显微根尖手术一年随访成功率为 85%～97%，显著高于传统根尖手术的成功率(40%～90%)，因此，根尖手术是根管再治疗失败后具有可行性的替代方案。尽管手术的并发症很少见，但术后患者可能会经历轻至中度疼痛、肿胀、瘀斑、感染或出血。这些并发症常发生于术后 6 个月内，其强度取决于组织损伤的程度。Tsesis 等对 82 例接受根尖手术治疗的患者进行前瞻性研究后发现，64.7%的患者未出现肿胀，76.4%的患者疼痛症状在 1 天后即可消失，只有 4%的患者经历了中等程度的疼痛。并发症与术前症状密切相关，只要医生仔细地评估病例，坚持微创手术原则，进行适当的患者管理，术后的并发症可以减少或避免。

此外，对于一些因解剖、临床操作等原因无法进行根尖手术的患牙，意向再植术也是提供良好治疗预后的一种方案。研究表明，意向再植术的成功率达 92%以上，保留了部分根管治疗失败可能需要拔除的患牙。意向再植术也存在如牙体折裂、牙根纵折、软组织损伤等并发症，而最为严重的并发症是替代性根吸收，本节对其进行简要介绍。

一、术后局部麻木、出血及瘀斑

局部麻木、出血及瘀斑是根尖手术后最常见的并发症之一。术后创口出现短期麻木或出血比较常见，一般都可恢复；但若出现长期麻木或出血，则应该警惕，并积极处理。

【原因】

术后局部麻木或大量出血的主要原因在于术中损伤了一些重要神经血管，如下颌第二前磨牙下方的颏孔内神经血管以及上颌前牙区腭侧经鼻腭孔穿行的神经血管。全身因素如血液系统疾病或患者正在接受抗凝药物治疗也可导致术后出血。当大量血液渗入间质组织时则会产生瘀斑，瘀斑一般具有自限性，不影响预后。

【预防】

1. 术前术中正确使用麻醉剂和止血剂，术后创口缝合良好及适当冷敷或压迫止血，有助于减少术后创口出血及瘀斑形成。

2. 对于使用抗凝药物的患者，应与用药医生会诊决定是否接受口腔治疗或改变抗凝药物治疗方案。

3. 充分了解术区的重要解剖结构，避免损伤神经血管。

【处理】

1. 术后如出现局部麻木，程度较轻时可定期复查，合理配合使用神经营养药物，多能在一年内逐步恢复；如麻木程度较重或长期未能恢复，应与神经科医师会诊治疗措施。

2. 术后 12~18 小时出现的轻微出血，可通过用湿纱布按压 10~15 分钟止血；若持续性出血则应该及时就医处理。一般可局部注射含 1∶5 万肾上腺素的局麻药。如果仍继续出血，则需要拆除缝合线，探查寻找出血的血管。血管定位之后，进行烧灼或使用局部止血剂进行止血。术后叮嘱患者不要进行剧烈体育运动，以免再次出血。

3. 术后瘀斑具有自限性，一般两周左右可自行消退。医生应该术前告知患者术后可能会出现瘀斑，有助于减少患者恐慌。术后初期，应冷敷 10 分钟，通过压力和低温减少术后出血和瘀斑形成。后期瘀斑出现后，可进行局部热敷，促进瘀斑吸收恢复。

二、术后疼痛

根尖手术后局部疼痛较常见，常在手术当天达到高峰，一般可随时间逐渐缓解。对于术后局部的剧烈疼痛，应给予重视并进行及时处理，否则可能影响治疗预后，甚至会引起医患纠纷。

【原因】

对于术后疼痛的原因，García 等发现口腔卫生状况差以及术前吸烟者手术后疼痛多见。此外，疼痛与手术创面的大小以及位置密切相关，手术创面越大，术后疼痛发生率越高。在较致密组织上的切口术后发生疼痛的可能性高于在较疏松组织上切口。除此之外，术后出血和感染也是导致术后疼痛的重要原因。

【预防】

预防术后疼痛一般建议患者在麻醉药效结束前使用止痛药。口服镇痛药可在术前和术后第二天每 4~6 小时重复一次。此外，术后的口腔卫生也很重要，可使用氯己定含漱等。另外，积极预防术后出血和感染也可以有效预防术后疼痛。

【处理】

如出现了术后疼痛，一般可口服镇痛药，如布洛芬等；如果是由于出血或感染引起的疼痛，应积极进行止血和抗感染治疗。

三、术后感染

术后感染也是根尖手术后常见的并发症，往往伴有术后疼痛及全身症状，严重影响治疗预后。因此，临床医生应熟知引起术后感染的原因和预防方法，尽量减少和避免出现术后感染。

【原因】

术后感染通常发生在术后 3~4 天，主要表现为局部的疼痛感，随着病情加重会出现局部红、肿、热、痛以及体温升高、中性粒细胞升高等全身症状。术后感染多由于术中不完善的无菌操作以及创面保护不良造成。患者自身健康状况较差，如有糖尿病、肝炎、肾炎等，也可能引起术后感染。

【预防】

预防术后感染重在术中严格执行无菌原则、严格消毒、注意操作的精细微创，严格止血，避免切口出现渗血和血肿；加强术前术后抗感染处理；保持切口缝线或敷料的清洁无污染；正确合理应用抗生素；注意术后口腔卫生护理，如饭后及刷牙后用复方氯己定漱口液含漱等。具有全身因素的患者，应在术前与相关学科医生会诊，制定合适的感染预防措施。

【处理】

一旦出现术后感染情况，应立即就医，根据具体情况合理应用抗生素。若已形成脓肿，则应及时切开引流，争取二期愈合。必要时可拆除部分缝线或置引流条引流脓液，并观察引流液的性状和量，进而采用相应的治疗措施。

四、替代性吸收

【原因】

替代性吸收是意向性再植中最为严重的并发症，其产生的主要原因是牙周组织的大范围严重损伤。由于牙周膜的广泛损伤，邻近的牙周膜细胞和骨细胞会发生竞争，在牙周膜细胞进行修复前，骨细胞就会先到达损伤部位进行成骨活动以修复，最终导致牙根与牙槽骨之间形成骨组织连接。在骨组织的正常改建周期内，破骨细胞不能识别牙本质和骨组织，因此牙本质的吸收也成为骨组织改建的一部分，于是，牙本质逐渐被骨组织所替代。

【预防】

预防替代性吸收出现的关键是尽量减少再植过程中牙周组织的损伤。

1. 采取微创拔牙的方法，减少牙周膜的创伤。

2. 患牙脱位后，及时将患牙置于平衡盐溶液中，保持牙周组织的湿润，维持牙周组织的活性，且在治疗过程中减少对牙周组织的损伤。

3. 治疗过程应控制在 15 分钟内，避免长时间体外环境对牙周组织造成不利影响。

4. 患牙再植后的固定也对牙周组织的愈合有一定的影响，不推荐使用太牢固的固定，若患牙植入后松动不明显，可不予固定，或仅采用丝线、正畸钢丝等弹性固定方法，且固定时间不宜过长，一般应在 2 周左右拆除固定。

【处理】

1. 如果发生替代性吸收的范围较小，可以通过咀嚼活动刺激破骨细胞，通过牙周膜再生功能，有可能终止吸收的过程，但预后无法预测。

2. 替代性吸收的出现，严格意义上表明患牙的再植是失败的。患牙牙根会被逐渐吸收，被骨组织替代，最终牙体脱落。

（范　伟　范　兵）

◎ 参考文献

[1]高学军，岳林．牙体牙髓病学[M]. 2版. 北京：北京大学医学出版社，2013：432-457.

[2]周学东，陈智，岳林．牙体牙髓病学[M]. 5版. 北京：人民卫生出版社，2020.

[3]Hargrevaves K M, Berman L H. Cohen'S Pathways of the Pulp [M]. 12th ed. Elsevier, 2020.

[4]侯本祥．根管机械预备并发症的原因、预防及处理[J]. 中华口腔医学杂志，2019，54(9)：605-611.

[5]Tsesis I, Faivishevsky V, Fuss Z, et al. Flare-ups after endodontic treatment：a meta-analysis of literature[J]. J Endod, 2008, 34：1177-1181.

[6]皮根莉，尹仕海．根管治疗期间急症的相关因素及防治[J]. 华西口腔医学杂志，2004，22(6)：471-473.

[7]杨红丽，唐睿，龚瑜，等．根管预备及根管消毒期间诊间疼痛的临床观察[J]. 上海口腔医学，2016，25(2)：227-230.

[8]Cheng Y, Cheung G, Bian Z, et al. Incidence and factors associated with endodontic inter-appointment emergency in a dental teaching hospital in China[J]. J Dent, 2006, 34：516-521.

[9]Lin L M, Rosenberg P A, Lin J. Do procedural errors cause endodontic treatment failure? [J]. J Am Dent Assoc, 2005, 136：187-193.

[10]Moreira M S, Anuar A S N, Tedesco T K, et al. Endodontic treatment in single and multiple visits：an overview of systematic reviews[J]. J Endod, 2017, 43：864-870.

[11]Demenech L S, Feitas J, Tomazinho F, et al. Postoperative pain after endodontic treatment under irrigation with 8.25% sodium hypochlorite and other solutions：a randomized clinical trial[J]. J Endod, 2021, 47(Suppl 1)：33.

[12]王瑛瑛，张妍，薛明．管内台阶产生的相关因素、预防及处理[J]. 中国实用口腔科杂志，2020，13(4)：194-197.

[13]冯瑞明，薛明．镍钛器械分离的影响因素及防治策略[J]. 中国实用口腔科杂志，2018，11(4)：7-13.

[14]曲进，赵彤霞．口腔外科手术后并发症的预防及护理[J]. 吉林医学，2010，31(29)：5221-5222.

[15]Zhang L, Wang T, Cao Y, et al. In vivo detection of subtle vertical root fracture in endodontically treated teeth by cone-beam computed tomography[J]. J Endod, 2019, 45：856-862.

[16]Jafarzadeh H, Abbott P V. Ledge formation：review of a great challenge in endodontics[J]. J Endod, 2007, 33：1155-1162.

[17]Sarao S K, Berlin-Broner Y, Levin L. Occurrence and risk factors of dental root

perforations: a systematic review[J]. Int Dent J, 2021, 71: 96-105.
[18]Theodor Lambrianidis. 根管内分离器械处理[M]. 沈阳: 辽宁科学技术出版社, 2020: 77-100.
[19]Iqbal M K, Kohli M R, Kim J S. A retrospective clinical study of incidence of root canal instrument separation in an endodontics graduate program: a PennEndo database study[J]. J Endod, 2006, 32: 1048-1052.
[20]Bastien A V, Adnot J, Moizan H, et al. Secondary surgical decompression of the inferior alveolar nerve after overfilling of endodontic sealer into the mandibular canal: Case report and literature review[J]. J Stomatol Oral Maxillofac Surg, 2017, 118: 389-392.
[21]Nascimento E H L, Gaêta-Araujo H, Andrade M F S, et al. Prevalence of technical errors and periapical lesions in a sample of endodontically treated teeth: a CBCT analysis[J]. Clin Oral Investig, 2018, 22: 2495-2503.
[22]Nascimento E, Nascimento M, Gaêta-Araujo H, et al. Root canal configuration and its relation with endodontic technical errors in premolar teeth: a CBCT analysis[J]. Int Endod J, 2019, 52: 1410-1416.
[23]Kishen A. Mechanisms and risk factors for fracture predilection in endodontically treated teeth[J]. Endod Topics, 2006, 13: 57-83.
[24]Takeuchi N, Yamamoto T, Tomofuji T, et al. A retrospective study on the prognosis of teeth with root fracture in patients during the maintenance phase of periodontal therapy[J]. Dent Traumatol, 2009, 25: 332-337.
[25] Alacam T, Tinaz A C. Interappointment emergencies in teeth with necrotic pulps [J]. Journal of Endodontics, 2002, 28: 375-377.
[26]钱虹. 口腔疾病治疗中异物的误吸误咽[J]. 华西口腔医学杂志, 2016, 34(4): 329-33.
[27]Bhavin B, Omar I. Complications in endodontics[J]. Prim Dent J, 2020, 9(4): 52-58.
[28] Vire D E. Failure of endodontically treated teeth: classification and evaluation [J]. J Endod, 1991, 17: 338.
[29]Schwartz R S, Robbins J W. Post placement and restoration of endodontically treated teeth: a literature review[J]. J Endod, 2004, 30: 289-301.
[30]Gluskin A H, Ruddle C J, Zinman E J. Thermal injury through intraradicular heat transfer using ultrasonic devices: precautions and practical preventive strategies[J]. J Am Dent Assoc, 2005, 136: 1286-1293.
[31]Virdee S, Thomas M B M. A practitioner's guide to gutta-percha removal during endodontic retreatment[J]. Br Dent J, 2017, 222(4): 251-257.
[32]Jadun S, Monaghan L, Darcey J. Endodontic microsurgery. Part two: armamentarium and technique[J]. Br Dent J, 2019, 227(2): 101-111.
[33]Tsesis I, Shoshani Y, Givol N, et al. Comparison of quality of life after surgical endodontic treatment using two techniques: a prospective study[J]. Oral Surg Oral Med Oral Pathol

Oral Radiol Endod, 2005, 99: 367-371.
[34] Del Fabbro M, Taschieri S, Weinstein R. Quality of life after microscopic periradicular surgery using two different incision techniques: a randomized clinical study[J]. Int Endod J, 2009, 42: 360-367.
[35] Peñarrocha-Diago M, Maestre-Ferrín L, Peñarrocha-Oltra D, et al. Pain and swelling after periapical surgery related to the hemostatic agent used: anesthetic solution with vasoconstrictor or aluminum chloride[J]. Med Oral Patol Oral Cir Bucal, 2012, 17(4): e594-600.
[36] Kim S, Kratchman S. Modern endodontic surgery concepts and practice: a review[J]. J Endod, 2006, 32(7): 601-623.
[37] Garcia B, Penarrocha M, Marti E, et al. Pain and swelling after periapical surgery related to oral hygiene and smoking[J]. Oral Surg Oral Med Oral Pathol Oral Radiol Endod, 2007, 104(2): 271-276.
[38] Tang W, Wu Y, Smales R J. Identifying and reducing risks for potential fractures in endodontically treated teeth[J]. J Endod, 2010, 36: 609-617.
[39] Barreto M S, Moraes R A, Rosa R A, et al. Vertical root fractures and dentin defects: effects of root canal preparation, filling, and mechanical cycling[J]. J Endod, 2012, 38: 1135-1139.
[40] Syngcuk K, Samuel K. Microsurgery in Endodontics[M]. Wiley, 2018.
[41] Gunnar B. Textbook of Endodontology[M]. 2nd ed. Wiley, 2010.

第六章　牙周手术并发症

牙周手术并发症与其他手术并发症一样，通过正确的诊断及术前、术后积极正确的护理都是可以预防的。可能发生的并发症有全身及局部两类。这些并发症中，有些并非牙周治疗直接引起的，而是在治疗过程中，患者原有的或者隐匿的疾病突然发作或加重。因此，全面了解并发症的发生、预防及一旦出现后如何正确、及时地处理，就显得至关重要。本章讨论下述内容：

全身并发症
- 休克
- 晕厥
- 低血糖症

局部并发症
- 出血
- 疼痛
- 水肿、血肿
- 愈合延迟
- 塞治剂过敏反应
- 牙本质敏感
- 牙根吸收
- 牙龈退缩
- 根面龋
- 牙髓炎

其他并发症
- 冲洗器针头误咽

第一节　全身并发症

一、休　　克

休克(shock)是一种或多种原因诱发的组织灌流不足所导致的临床综合征，包括很多病因及复杂的病理生理过程。但不论是什么原因引起的休克，其结果均是循环系统衰竭。休克的主要临床表现有血压下降：收缩压下降至10.6kPa(80mmHg)以下，脉压小于2.7kPa(20mmHg)；原有高血压者，其血压下降大于10.6kPa(80mmHg)或收缩压小于13.3kPa(100mmHg)，心率增快、脉搏细弱、全身无力、皮肤湿冷、面色苍白或紫绀、尿量减少(<20mL/h)、烦躁不安、反应迟钝、神志模糊甚至昏迷。在所有的并发症中，最严重的并发症是休克，它可以危及生命，及时防治对预后有极重要的影响。

【原因】

引起休克的原因有多种。按照其血流动力学改变特点分为四类：低血容量性休克、心源性休克、分布性休克和梗阻性休克。如情绪紧张或受到手术刺激时，发生身体其他部位的内出血或心血管意外，或手术中偶然切开了较大的静脉引起大量出血，导致失血性休克。心律失常、心绞痛、急性心肌梗死或心搏骤停等原因所导致的心源性休克。对药物的过敏性休克、感染中毒性休克、神经性休克，均可引起机体血管收缩、舒张调节功能异常，血容量重新分布，导致相对循环血容量不足的分布性休克。梗阻性休克则为血流受到机械性阻塞，如肺血管栓塞症、张力性气胸所致休克。

引起过敏性休克的常见药物是局部麻醉药。牙周常用的其他药物，如3%过氧化氢、0.2%洗必泰虽有引起局部过敏反应的报道，但引起休克者尚未见报道。

【预防】

仔细询问患者的高血压病史、心脏病史、手术史、药物过敏史是预防休克的重要环节。认真的术前检查、准备和术中操作对安定患者的情绪有很大的作用。有药物过敏史或过敏体质患者，应进行药物过敏试验。对有心脏病史者，应了解心脏的功能状态，并进行心电图检查，以明确患者能否承受手术过程。手术患者术前均应进行血液凝血功能检查。

【处理】

当发现患者将要休克时，应该立即根据不同的病因采取相应的措施。

1. 对过敏性休克的患者，应将患者体位调整到头低脚高仰卧位，松解上衣、领带，保持呼吸道通畅，并给予输氧、抗休克、抗过敏治疗。如果患者的血压非常低，则肌注1∶1000的肾上腺素0.5~1mL，舌肌内注射最佳。根据情况，可在5~10分钟后重复应用。必要时可用1∶1000的肾上腺素0.1~0.2mL，以生理盐水稀释到5~10mL静脉注射，务使其收缩压达到80mmHg以上。此为治疗过敏性休克最主要的药物。不要在皮下注射肾上腺素，因为皮下吸收非常慢。迅速建立静脉通道进行扩容，注意补充胶体溶液。根据病情，可以将地塞米松10~20mg于静脉小壶内滴入。如果发现患者无脉、血压测不到、心音听不清，已示心脏停搏，立即进行胸外心脏按压。如呼吸也停止了，就应实施心肺复苏术。门诊的医生、护士应按常规接受急救知识、操作技能的培训，这样，在紧急情况下，就能发挥积极的作用。

2. 对心源性休克患者禁止使用肾上腺素。应立即停止手术，让病人平卧，保持其呼吸道通畅。给予40%浓度氧，流量为5mL/min。用0.5~5mg吗啡或25mg杜冷丁皮下或静脉注射止痛，但对有呼吸抑制者应禁用吗啡。建立静脉通道，24小时输液量应控制在1500~2000mL。出现心律失常(如室上性心动过速、房颤、房扑)者，可用西地兰0.4mg加入50%葡萄糖注射液20mL内静脉注射，或者静脉注射异博定5mg。窦性心动过速，一般不需要处理。如每分钟130次以上，可给2%利多卡因注射液50mg加入50%葡萄糖注射液20mL内静脉注射可显效。利多卡因的副作用是容易引起嗜睡，大剂量可致抽搐。对有心功能衰竭、肝功能损害者，注意控制药量，有潜在性房室传导阻滞者慎用。对Ⅱ~Ⅲ度房室传导阻滞者禁用。

3. 对心绞痛发作患者，立即给三硝酸甘油脂舌下含用。也可将5mg异博定加入50%葡萄糖注射液20mL内静脉注射。

4. 如发现患者无脉、血压测不到、心音听不清，已示心脏停搏。心脏骤停常见于心室纤颤的后果。应立即电击除颤，电击量200~300瓦特/秒，首次成功率可达78.2%，二次电击成功率较低。如患者苏醒，应静脉给20%甘露醇注射液，预防脑水肿的发生。如无除颤设备，应立即给氧，并心内注射2%利多卡因100mg亦可除颤。对心脏停搏患者，立即进行胸外心脏按压，并做口对口人工呼吸。心脏内注射肾上腺素1mg，气管插管加压给氧或人工呼吸给氧，均可根据病情需要和条件采用。

5. 对于失血性休克，一旦出现失血性休克的体征，应判明出血的原因和部位，立即采取措施止血、输血，对症治疗以维持生命；并会同有关科室急救。

二、晕　厥

晕厥(syncope)是一时性广泛脑缺血、缺氧后引起的短暂、突然的可逆性意识丧失状态，发作时患者因肌张力消失不能保持正常姿势而倒地。一般为突然发作，恢复迅速，少有后遗症。在意识丧失前，常伴有面色苍白、恶心、呕吐、头晕、眼黑、出冷汗。

一般而言，在牙科治疗椅上出现的知觉失去几乎都是单纯性晕厥引起。这时患者会感到不舒服、不自在，并中断治疗，但它终究不会危及患者的生命。

【原因】

单纯性晕厥常因恐惧、针刺、精神过度紧张而发生。牙周脓肿的切排、袋内壁刮治、3%H_2O_2牙周深袋内冲洗等操作，没有进行局部麻醉，可因剧痛而引起晕厥。直立性晕厥见于突然大量出血后或应用降压药后。晕厥也可因低血糖、换气过度综合征、心律失常、高血压脑病、癔病、颈动脉窦敏感等原因而发生。

晕厥伴随症状对明确病因有所帮助。例如：①伴有明显的自主神经功能障碍(面色苍白、出冷汗、恶心、乏力等)者，多见于血管抑制性晕厥或低血糖性晕厥；②伴有面色苍白、发绀、呼吸困难，见于急性左心衰竭；③伴有明显心率改变，见于心源性晕厥；④伴有抽搐者，见于中枢神经系统疾病、心源性晕厥；⑤伴有头痛、呕吐、视听障碍者，提示中枢神经系统疾病；⑥伴有发热、水肿、杵状指者，提示心肺疾病；⑦癔病性晕厥及换气过度综合征者常伴呼吸深而快、手足发麻、抽搐；⑧颈动脉窦敏感者与头转动有关。此外，心源性、直立性晕厥常骤然发生，而低血糖性晕厥发生缓慢。

【预防】

手术前进行认真、仔细的体检，系统病史的询问，均有助于预防晕厥的发生和明确晕厥发生的原因。一些有效的预防措施能防止晕厥。术前为减轻患者的恐惧，作好心理准备和药理学的准备是非常重要的。而且，所有的器械、设备及带血的物品都要放在患者的视野之外。

操作者自信的态度，认真而缓慢地麻醉，手术室井然有序的气氛，都能很好地预防那些神经质的患者。如果手术进展得不如预期的顺利，手术者应避免露出失望和厌倦，因为这些将增加患者的焦虑。此外，应避免在手术间内谈论与本次手术无关的话题，因为患者将觉得医生对他的手术没有全心全力而感到失望。所以，非常专注地手术及确信的态度对于防止晕厥是大有裨益的。

【处理】

根据患者的病史、临床表现，对患者发生晕厥的原因尽快明晰，并进行针对性的处理。因此，对于一名晕厥患者，对其生命体征的监护，应该是立即采取的措施。

对于临床上常见的单纯性晕厥，如果患者面色开始变得苍白、呼吸沉重、精神紧张，那么调整椅位在水平位，并使其头低于身体水平。这时要观察患者的脉搏并记录呼吸，如果脉搏比正常时明显变弱，则要记录血压。如果患者呼吸正常，脉搏规律，血压与患者的正常记录相比没有明显的降低。则可以肯定失去知觉的原因就是单纯晕厥。这时应松解患者的衣领，鼻嗅芳香氨类物质有助于防止晕厥。如果患者进入深度晕厥且知觉恢复缓慢，应给氧。当患者正在恢复知觉，应保持其水平体位，直到恢复正常的面色，并完全从恶心、头晕中恢复过来时，才允许患者坐起来。

三、低血糖症

低血糖症(hypoglycemia)指空腹时血糖水平低于2.8mmol/L(50mg/dL)。主要见于情绪不稳定和神经质的中年女性。起病急，有饥饿感，同时伴有出汗、心慌、面色苍白、手抖、软弱无力等交感神经兴奋的表现，给予葡萄糖后症状立即缓解。

【原因】

精神刺激、焦虑加上术前空腹，可诱发特发性功能性低血糖症，主要见于情绪不稳定和神经质的中年女性。其发病可能是由于植物神经功能紊乱时，迷走神经紧张性增高使胃排空加速及胰岛素分泌过多引起。胃切除术后、肝硬化及早期Ⅱ型糖尿病患者，进食后胰岛素分泌高峰延迟，餐后2小时血浆胰岛素水平不适当地升高，亦可引起反应性低血糖症。对糖尿病患者，应注意鉴别高渗性非酮症昏迷。后者多发生于老年，尿糖强阳性，血糖显著升高，一般为33.3mmol/L以上。口服降糖药、注射胰岛素也是引起低血糖的常见原因，多见于老年人和肝肾功能不全者，由于药物不能及时降解、代谢而出现低血糖。β-肾上腺素能受体拮抗剂、血管紧张素转化酶抑制剂、奎尼丁、水杨酸类、复方磺胺甲恶唑、环丙沙星等也有引起低血糖的可能。哺乳期妇女、重症甲状腺功能亢进者，也可能因葡萄糖消耗过多，而出现低血糖症。

【预防】

询问患者全身状况，尤其是糖尿病病史、胰岛素和降糖药使用史，做好必要的术前检查，特别是糖尿病患者的尿糖和血糖检查。对空腹者术前应给予适量的含糖饮料。

【处理】

对于一个昏迷患者，如果对其既往史没有清楚的了解，不能轻易使用胰岛素。发生低血糖症时，可暂停手术，给予含糖饮料。特发性功能性低血糖症每次发作15~20分钟，可自行缓解，病情非进行性发展。严重者可静脉推注50%葡萄糖注射液40~60mL，然后继续用5%~10%葡萄糖液静脉滴注，直到患者清醒，血糖正常。糖尿病患者的高渗性非酮症昏迷，开始治疗时，不能输入葡萄糖，应先快速(2小时内)输入生理盐水1000~2000mL。如患者出现休克，还应输入胶体溶液，尽快纠正休克。速效胰岛素按每小时每千克体重0.1U静脉内给予，同时请内科医师协助治疗。

第二节　局部并发症

一、出　　血

牙周手术切断的通常只是小静脉，当用以麻醉药及血管收缩药时，不致使出血在牙周并发症中占显著地位，出现中至重度出血的发生率仅为1%。一次牙周手术的平均失血量为37mL。当在手术准备阶段，患者有异常出血或在出血时间、凝血时间处于临界值时，不得进行手术。而血液性疾病引起的牙周出血，常常在手术前即已发生，并应为牙周手术治疗的禁忌证。

一般而言，牙周洁治术后不会引起牙龈出血。部分患者牙周洁治术后半小时内唾液可呈淡红色或见少量血凝块，此后逐渐消失(彩图6-1)。若洁治术后唾液始终呈淡红色或带有鲜红色的血液，则提示口腔内有活动性出血灶，应予以仔细检查和分析。

【原因】

某些原因可造成患者异常出血，应鉴别出血是原发出血、中间出血还是继发出血。原发出血是在手术中就开始了，如手术中偶然切开了较大的血管。中间出血是在手术后不久发生的出血，这通常是由于血凝块形成不良而崩解，如麻醉中使用的血管收缩剂效能减弱；继发出血在术后24小时~10天内发生，常为血凝块形成不良、伤口内有异物或感染等原因。

牙周洁治术中、术后的明显活动性出血，首先应考虑患者全身因素所致的出血。如血液系统疾病(如白血病、血友病等)、近期服用了抗凝药物以及女性患者正处于月经期等。急性早幼粒细胞性白血病特别容易发生消耗性凝血障碍，并可以引起洁牙后出血不止。

患者在其系统性疾病的治疗期和维持期，服用了某些药物是引起功能性血小板病的最常见原因。表6-1列举了可引起血小板功能障碍的常用药物。

表6-1　**可引起血小板功能障碍的常用药物**

	加重出血倾向	用于抑制血小板功能(治疗性)
乙酰水杨酸	+	+
苯磺唑酮	+	+
保泰松及同族抗风湿剂	+	-
半合成青霉素及头孢菌素	+	-
右旋糖酐	+	+
潘生丁	-	+

常见的引起洁治术后出血的局部原因有：①龈上、下牙石没有去除干净，特别是那些已脱离牙面而因手术操作嵌顿进入牙龈组织中的牙石，常引起洁牙后出血。②牙龈或龈乳头因手术操作而撕裂。③牙周处于急性炎症期。

【预防】

术前仔细询问患者的用药史、手术史及女性患者的月经史。术中仔细地操作、彻底地止血。

牙周洁治术前应做血常规检查，以排除患者患有血液系统疾病。血液病患者禁忌洁牙，或者在血液病专科医师协助下，控制病情后小心去除牙龈刺激物。仔细询问近期服药史及女性患者的月经史。每位医师应注意让患者在洁牙术前一周内不服用能导致血小板功能紊乱的药物。近期服用了抗凝药物以及女性患者正处于月经期，均应暂缓洁治。糖尿病患者应在糖尿病得到控制后(早晨空腹血糖不超过8.8mM/L)，全身状况良好时方可进行。操作时应认真仔细，龈上、龈下牙石应分区进行，不能有遗漏。若牙周组织处于急性炎症期，牙龈高度充血、红肿，首诊时，先局部用碘氧液冲洗、上碘酚，全身辅以抗生素等药物治疗。待炎症减轻后再进行牙周洁治术。

【处理】

当发生异常出血时，稳定患者和患者对出血的情绪是至关重要的。对有全身系统性疾病因素所致的出血，应会同专科医师协同治疗。

有全身因素背景的牙龈边缘渗出性出血，可以先采取局部止血措施(如云南白药局部使用加碘仿纱条压迫)再配合全身应用止血药(如止血敏、立止血等)。局部止血措施无效时，应该考虑输入足量的新鲜血小板(至少4~6个单位)。输入新鲜血小板的指征为：①存在明显的血小板减少性出血；②低血小板血症(低于30×10^9/L)。需要注意的是，至今血小板保存尚不能超过48小时，因此大多数血库仅在预定后才制作血小板浓缩制剂，制作后必须立即输注。经过10~20次输入后，具有正常免疫反应的患者对常见的血小板抗原致敏，在输入后血小板数不再上升。因血小板破坏过多所引起的血小板减少如自身免疫性血小板减少症，输入的异体血小板会很快甚至在数分钟或数小时内被破坏。

局部原因所致的局部牙周组织出血不止时，首先擦去血凝块，仔细查找出血部位。也可用蘸有盐酸肾上腺素的小棉球压迫止血，明确出血点后，进行彻底的刮治，碘氧液冲洗后上碘酚。若仍有渗血，可行颊舌侧牙龈缝合止血。对轻度的少量渗血，可在局部上牙周塞治剂，可起到一定的止血作用。

缓慢的牙周组织渗血可用压力包扎止血，即用无菌盐水浸湿的纱布紧压在渗血部位2~3分钟来止血。如果这样仍然不能止血，则再压一会儿，或在局麻药中加入1∶5000的肾上腺素局部注射对止血也很有用。如果流出的血液呈鲜红色，则可能为动脉出血，如切断了腭动脉，此时术者应立即以止血钳夹住动脉来止血，并保持止血器械在原位几分钟后再小心松开。如果没有足够的软组织供止血钳夹持，则可试用压塌骨的营养管的方法来封闭血管；如果血管破口在软组织上，可用烧灼器(激光、微波或电手术器械)止血。出血严重者，就必须用手术缝扎血管止血。

明胶海绵可用于止静脉渗血。放置牙周塞治剂有助于止血，并且不必保持手术区的绝对干燥，或在放置牙周塞治剂前要完全止血。在牙周塞治剂下有一层薄的血凝块能起到天然的保护作用，并减少牙周塞治剂与伤口组织的粘连。

所有的肉眼可见的出血在止住前，患者是不能离开医院的。如果口腔科医生不能止血，则应将患者护送到能够提供更好服务的医院。

对于中间或继发性出血，应在以伤口为中心的范围内注射含血管收缩剂的麻醉药，随后取下牙周塞治剂，检查并清洁伤口。其他处理方法类似原发性出血。在心理上使患者放心，使其确信给他动手术的人了解他的病情，也能够处理中间或继发性出血。

二、疼　痛

一般而言，牙周手术后的24小时内只会有些轻微的疼痛和不适，牙周手术后明显疼痛的发生率仅约1%。

【原因】

在牙周手术后几天内发生的疼痛通常与手术中的机械创伤、骨干燥、骨创伤手术或不正确放置牙周塞治剂有关。

最普遍的手术后疼痛是由牙周塞治剂所致，不管于骨间、软组织间或黏膜、系带水平均可发生。如将塞治剂过紧地压于邻间隙或放置于贴附不良的龈瓣壁与牙根表面间；或塞治剂超出边缘而伸向膜龈转折处，以及塞治剂干扰了系带或肌肉的附着，都会引起严重创伤和疼痛。有时，牙周塞治剂还会干扰咀嚼功能或夜间磨牙。

【预防】

术中仔细操作，不要将骨面暴露太久，牙根面酸蚀时注意保护骨组织。塞治剂应柔软，使其无压力地覆于伤口上，不能超出边缘而伸向膜龈转折处，以及塞治剂干扰系带或肌肉的附着。牙邻间隙内可置少量无菌纱球，以防塞治剂过紧地压于邻间隙。

【处理】

如果发生术后显著疼痛，应马上进行治疗。检查前不要用止疼药，因为疼痛可能提示：塞治剂对于组织有创伤作用。检查后，术区麻醉，去除牙周塞治剂，即可明了原因。去除原有牙周塞治剂后，可重新进行牙周塞治。

由于感染引起的术后疼痛在术后2~4天后发生，常同时并发淋巴结炎，轻度体温升高。如不及时治疗，这些症状会逐渐加重。要给患者进行体检，量体温，去除术区塞治剂，叩诊术区牙。如体温无显著升高，牙叩疼不明显，则在伤口上覆盖抗生素软膏(如3%的四环素)。告诉患者第二天仍要量体温。如果体温有回升，要与医生联系。如果患者体温升高明显，术区牙叩疼，则要进行系统的抗生素治疗。发烧和术区牙叩疼常表明进展性骨髓炎，对此，应进行大剂量的抗生素治疗，特别是青霉素，疗程至少两周。常规牙周手术后产生严重感染的情况十分少见，发生率为1.3%，且是否预防性使用抗生素，其发生率无显著性差异。

三、水肿、血肿

【原因】

明显手术区水肿或血肿常是创伤性牙周手术的后遗症，特别是软组织手术，如高位黏骨膜瓣或于第三磨牙远中边缘操作时，易导致肿胀。牙周手术感染也可导致肿胀。面部血肿可因手术区的直接创伤，也可因操作时对下颌皮肤的直接挫伤所致。口角的皲裂和水肿常常是因后牙区的手术操作时，口镜过分牵拉口角导致组织损伤所致。

【预防】

牙周手术后在口内放置冰袋或冰块有助于消除肿胀，但效果不显著。抗组织胺药一般无太大作用，除在拔阻生第三磨牙时才适用。面部血肿很少成为仔细操作的牙周手术后遗症。对后牙区的牙周手术，注意减轻牵拉的力量，术前可以在口角处涂擦少量的润滑剂，如纯甘油、凡士林等，对预防术后的口角皲裂和水肿常常大有裨益。

【处理】

如有感染征象，如体温升高、淋巴结炎，就需要用抗生素控制，但抗生素在短期内不会对血肿有明显功效。血肿如果没有感染的征象，不需要特别的治疗。术后口角的皲裂和水肿，可以局部涂擦抗生素软膏进行治疗。

四、愈合延迟

【原因】

在手术中受到重创的骨损伤区及受到牙周塞治剂直接重压的骨面，损伤区牙槽骨的一部分在牙周手术后暴露，形成所谓的“裸露骨”。在用电刀切除牙龈时，“裸露骨”发生的机会则要大一些。这些暴露的骨面可发生感染，肉芽组织不能附于骨面。这些坏死骨将由下层组织经炎性过程而吸收。炎性吸收开始于骨髓腔或牙周膜，死骨被吸收、分解并最终作为分离骨而排除。

【预防】

尽量减轻手术区软、硬组织的损伤范围和程度。术中减少骨面的暴露时间，保证软组织瓣的良好血液供应。在用电刀切除牙龈时，不得一次切除的面积过大、过深，应分区手术。牙周塞治剂不能调拌得太干、太硬，以免对软、硬组织产生重压。

【处理】

愈合或许会延迟几个星期，此间为减轻感染和不适，要在此区覆盖牙周塞治剂。虽然这种延迟过程对牙齿的组织附着无有害的长远影响，但它却能导致骨的永久丧失。如有过多的肉芽组织生长而使塞治剂不易贴附或手术后不久塞治剂掉下来，则用尖锐器械将肉芽组织切除，再用一块适合的塞治剂覆盖一周。这时无疼痛感。因为新生肉芽组织无神经支配。

五、塞治剂过敏反应

【原因】

塞治剂引起的过敏反应也偶尔会发生，这多见于患者由于长期使用牙周塞治剂而使愈合延迟时。过敏反应常由氧化锌-丁香酚塞治剂而致。而无丁香酚的塞治剂却很少发生。丁香酚类塞治剂中一般含有40%~50%的丁香酚。这类塞治剂在固化后所形成的氧化锌丁香酚酯分解时，游离丁香酚含量增加。研究表明，游离丁香酚可引起变态反应、组织坏死、伤口愈合延迟，并导致明显的炎症反应。丁香酚在实验动物和人类中可产生如下三种类型的反应：①由于药物的自然属性引起的组织损伤；②接触性皮炎；③变态反应。以变态反应为罕见。有学者认为，丁香酚对唇黏膜是有害的，不应使用在任何牙周塞治剂中或是其他可能接触口腔黏膜的部位。此外，尚有松香和塞治剂中的鞣酸引起变态反应的实验结果和病例。

【预防】

提高对牙周塞治剂可能产生变态反应的警惕性。对过敏体质患者，若必须用塞治剂，则选用不含丁香酚的塞治剂。

【处理】

塞治剂过敏反应的最初反应是在颊黏膜或与塞治剂接触的舌表面有烧灼样感。在手术后应告诉患者，如有此反应，应马上去看医生。如塞治剂尚存而未去除，则过敏反应会由红斑发展成水泡和水肿(特别是舌水肿是很严重的并发症，因为会厌水肿影响呼吸)。如患者没有得到治疗，则一般过敏反应也会进一步发展，如皮炎等，直至引起严重的疾病。因此，一旦出现牙周塞治剂过敏征象，应尽早除去塞治剂。对过敏患者也应进行至少4~5天系统的抗组织胺治疗，以阻断过敏反应继续发展。

六、牙本质敏感

【原因】

牙周手术后，一般会因术中切除了部分牙龈组织而使牙根表面暴露于口腔环境中，从而对冷、热特别敏感，对物理化学刺激也特别敏感。根面平整时，常使牙本质暴露，造成牙本质敏感症。

【预防】

正确地选用牙周手术的术式、切口，避免术中切除过多的牙龈组织。如根据病情，选用切除新附着术、诱导牙周组织再生术等术式和技术，可减少或减轻牙本质敏感症的发生。

【处理】

手术后进行菌斑控制，在几周后敏感征象能减弱些。局部氟化物的应用对治疗牙本质敏感，只有少许效果。电流联合氟化物曾宣称对减轻敏感有效，但这种减轻作用并不依赖于电流。应用激光治疗牙本质敏感症可获得一定的疗效。

七、牙根吸收

牙根吸收可见于牙周手术时植入各种骨或骨代用品之后。在狗和猴的动物实验中，当牙龈结缔组织或骨细胞重新分布于病变的牙根表面时，牙根表面发生的吸收是一个主要的愈合特征。在人类中，似乎较少发生移植术后的牙根吸收。但在植入新鲜的髂骨骨髓之后，牙根的吸收可能成为一个重要的问题。

八、牙龈退缩

牙龈退缩是指牙根表面的牙龈丧失。牙龈边缘向根方移位常见于牙周治疗之后(彩图6-2)，且常与术后牙对热敏感，术后美学和语音学以及牙邻间隙食物滞留等诸多问题有关。

【原因】

牙龈退缩的程度与术前牙周袋的深度和手术方式有关。术前牙周袋1~3mm者，术后牙龈退缩0.5~1mm；术前牙周袋4~6mm者，术后牙龈退缩约1mm；术前牙周袋7~12mm者，术后牙龈退缩2~3mm。牙周袋切除术引起的牙龈退缩最为严重，达3mm。改良魏得曼牙周翻瓣术引起的牙龈退缩相对较轻，而刮治术引起的牙龈退缩最轻。

【预防】

牙周治疗后难以避免发生不同程度的牙龈退缩，根据术前牙周袋的深度及患牙所处的位置选择不同的手术方式，可以减轻牙龈退缩的程度以及由于牙龈退缩而带来的其他并发症。如，对深牙周袋、前牙区的牙周袋，尽量选用改良魏得曼牙周翻瓣术、牙周微创手术，保留龈乳头切口，避免使用牙龈切除术。

【处理】

轻度的牙龈退缩可以不必处理。因牙龈退缩引起牙对热敏感时，可以进行脱敏治疗，症状严重者甚至进行根管治疗。前牙的重度牙龈退缩，影响美观者可以考虑膜龈手术治疗或使用义龈。

九、根 面 龋

根面龋常为浅凹状的软化着色区，以牙骨质破坏并损及牙本质为特征。根面龋进展性破坏时，破坏环绕牙根进行，而不主要是向牙深部破坏。邻面难以检查到的部位发生根面龋后，最终仍会累及牙髓。

【原因】

根面龋是一种微生物病因性疾病，牙周病或牙周手术后引起的牙龈退缩及致龋微生物定植于暴露的牙根表面是产生根面龋的主要原因。但对于根面龋的致龋菌目前尚未确定为某一特异菌，也未统一认定为某一口腔菌丛的组成模式。宿主的反应在根面龋的发生、发展过程中也具有重要的作用。因为唾液量减少或缺乏的患者根面龋的发生率显著升高。

【预防】

根面龋与牙周进展性病变密切相关。未曾治疗的中、重度牙周患者群，根面龋的发生率为58%，且根面龋患者几乎平均每人有4个病损部位。经过牙周治疗，并且每年进行一次牙周维护治疗的患者，根面龋的发生率降低，为45%，且根面龋患者平均每人只有2个病损部位。一项根面龋的前瞻性研究显示，经过牙周治疗且每间隔3~6个月进行牙周维护治疗的人群，4年中约2/3的患者产生新的牙根表面，同时根面龋的发生率仅为5%。因此，根面龋的预防主要有三点：①牙周病手术时，通过选用适宜的手术方式，减少牙龈的切除量，减少术后牙龈退缩的程度。②牙周病手术后，应该加强维护期的牙周治疗。③对牙周病手术后的根面龋高危人群，应加强口腔卫生指导，建议低糖饮食。

【处理】

根面龋按常规牙体治疗。

十、牙 髓 炎

牙周病和牙体牙髓病为两种不同的病变，但在解剖生理学上，牙周牙体相互交通，两种疾病可彼此相互联系、相互影响。牙周治疗后，出现自发性牙痛，而患牙无明显的或足以导致牙髓病变的其他疾病，如牙体疾病。此时应考虑并发牙髓炎。

【原因】

牙周治疗中或后，牙周微生物可通过侧枝根管、牙本质小管或根尖孔引起牙髓感染。如：牙周袋深达8mm以上或已深达根尖部，在进行牙周手术治疗(包括牙周龈下刮治或龈翻瓣手术治疗)时，都有可能损伤根尖组织或将感染物送致该处而导致牙髓病变。根面平整时，造成牙髓的反应性改变。牙周袋内或根面用药(复方碘液、碘酚、枸橼酸等)，可通过侧支根管或牙本质小管刺激牙髓。

【预防】

牙周治疗时，动作轻巧、稳健。洁刮治器械应小巧，刮治时的方向、角度应正确，避免损伤根方组织或将感染物推向根方。根面酸蚀时，时间不宜过长。酸蚀后要彻底冲洗干净。对牙周袋深达 8mm 以上或已深达根尖部，在进行牙周手术治疗前，可考虑先进行根管治疗。

【处理】

凡存在牙周牙髓综合征的患牙，其牙齿又具有保留价值，均应首先采用牙髓病的根管治疗。根管治疗的同时或完成后，应及时地作牙周炎的治疗，包括龈上、下洁刮治疗和消除牙周袋的手术治疗。如果多根牙只有一个牙根有深牙周袋，引起的牙髓炎，且患牙不太松动，则可在根管治疗和牙周炎症控制后，将患根截除，牙冠减径，保留患牙。在牙周组织感染严重时，可配合局部或全身的抗生素药物治疗。

第三节　其他并发症

冲洗器针头误咽

冲洗器针头误咽主要发生在用带有针头的冲洗器进行牙周冲洗时，针头脱落至患者口腔而被患者误咽。冲洗器针头误咽是一种少见的，但后果可能很严重的操作意外事故。只要医师操作时谨慎、小心，是完全可以避免的。

【原因】

冲洗器的针头未上紧，针管不畅或堵塞，术者推进过快、力量过大，牙周袋内冲洗时，针头孔抵在了牙周软或硬组织上。上述原因均可能导致冲洗器的针头脱落至患者口腔而被患者误咽。

【预防】

冲洗器抽取液体后上紧针头，试推出少量液体，以检查针管通畅与否及阻力大小。针管不通或阻力较大者弃之。操作时，推进速度及力量适中。牙周袋内冲洗时，针头孔不应抵在牙周软或硬组织上。牙邻间冲洗时，最好从颊(唇)侧向舌(腭)冲洗，并随时注意和检查针头是否松动。使用带螺纹针头的冲洗器，并在使用前拧紧针头是预防冲洗器针头脱落的良好方法。

【处理】

一旦发生冲洗器针头误咽，不要惊慌，首先应安定患者的情绪。收住院，定时进行腹部 X 光透视，观察针头的运行部位，仔细检查排出的大便，直到针头从大便中排出为止。进食纤维素性食物有利于针头的排出。观察期间若患者出现急腹症，则应请求腹部外科医生会诊，必要时考虑剖腹取物。

（谢　昊）

◎ 参考文献

[1]刘忠祥．心脏病患者拔牙时紧急情况的处理[J]. 临床口腔医学杂志，1991，7：190.
[2]東蓉．牙周塞治剂研究进展[J]. 国外医学口腔医学分册，1992，15(2)：82-86.
[3]王得炳，张树基．危重急症的诊断与治疗：内科学[M]. 北京：中国科学技术出版社，1995.
[4]Hermann Heimpel. 实用血液病学[M]. 唐锦治，等，译. 北京：人民卫生出版社，1993.
[5]Ramfjord S P，Ash M M. Periodontology and Periodontics[M]. Philadelphia：WB Saunders Co.，1979：510-520.
[6]Genco R J，Goldman H M，Cohen D W. Contemporary Periodontics[M]. St. Louis：CV Mosby Co.，1990.
[7]王建枝，钱睿哲．病理生理学[M]. 9版. 北京：人民卫生出版社，2018.
[8]陈灏珠，钟南山，陆再英．内科学[M]. 9版. 北京：人民卫生出版社，2018.

第七章 乳牙及年轻恒牙治疗并发症

乳牙及年轻恒牙是儿童咀嚼器官的主要组成部分，对儿童的生长发育、正常𬌗的形成、发音以及儿童的颜面美观和心理健康都起着重要作用。乳牙有生理性根吸收的特点；年轻恒牙的特点体现在牙根尚未完全形成，同时血运丰富抗感染能力也较强。儿童口腔疾病治疗主要涉及乳牙及年轻恒牙的龋病及因龋或非龋性疾患引起的牙髓根尖周病、牙齿发育异常、牙列和咬合异常、牙外伤等。临床工作者应根据乳牙及年轻恒牙的生理特征，确定治疗方案，预防、减少治疗并发症的发生及正确处理治疗并发症。本章讨论的内容如下：

乳牙治疗并发症
- 龋病治疗
- 活髓保存治疗
- 根管治疗
- 乳牙外科门诊治疗
- 乳牙早失的间隙管理
- 乳牙列早期矫治

年轻恒牙治疗并发症
- 龋病治疗
- 牙髓治疗
- 牙外伤治疗

第一节 乳牙治疗并发症

乳牙治疗包括龋病治疗、牙髓及根管治疗、外科治疗、早失的间隙管理及咬合诱导治疗。在治疗过程中，做出正确的诊断、制定相应的治疗方案、按照规范程序进行治疗都是乳牙治疗中的重要环节。认识乳牙治疗过程中出现的并发症，分析原因，有助于专业医生评估治疗中可能出现的风险，以减少或避免并发症的发生。

一、龋病治疗

乳牙龋病的治疗目的是中止龋的发展，保护牙髓的正常活力，恢复牙体的外形和咀嚼功能。乳牙龋病治疗包括药物治疗和修复性治疗。药物治疗也称非手术治疗，主要适用于龋损面广泛的浅龋或剥脱状的环状龋，常用的药物包括氟化物和银离子化合物类。修复治疗是治疗乳牙龋齿的重要方法，它通过去除病变组织、用充填材料或冠恢复牙体外形，以达到恢复牙齿的美观及咀嚼功能。在龋病治疗中可能出现的并发症如下。

(一)药物刺激

【原因】

腐蚀性药物会对黏膜及牙龈产生刺激，在龋病的药物治疗中，使用氟化氨银及硝酸银，药液的流溢会对牙龈及黏膜产生刺激。此外，儿童还存在吞咽氟化物的危险。

【预防及处理】

临床中在使用有腐蚀性的药物时，应严格隔湿，可借助橡皮障保护软组织，药棉切忌浸药过多，涂药后30分钟内不漱口不进食。关于氟化物的使用，根据美国儿童牙科协会(the American Academic Pediatric Dentistry，AAPD)的氟化物使用指南，要控制临床中氟化物的用量，尤其是对于低龄儿童，应选择适当的氟化物制剂以及严格控制氟化物的用量，以免造成摄氟过量。

(二)继发龋

继发龋是指充填或冠修复后，与修复体相接的洞壁或洞底发生龋损。继发龋多发生在洞缘、洞底或邻牙牙颈部等部位，乳牙继发龋的特点为发展快、范围广，并有多发的倾向。

【原因】

备洞时未去净龋损组织、洞缘未在自洁区、微渗漏。

【处理】

一旦发现继发龋，应去除充填物，清除腐质，修整洞形，重新充填。当然，儿童继发龋也与患儿的龋活跃性相关，对于一些龋活跃性高的患儿，应进行综合的龋病管理，降低龋易感的风险，减少继发龋的产生。

(三)充填后疼痛

乳牙充填后发生疼痛的因素较多，首先要判断引起疼痛的病因和疼痛的性质。

【原因】

1. 机械、温度、化学等刺激而激惹牙髓。如制备洞形时的机械或温度刺激、近牙髓龋洞的药物渗透刺激、窝洞较深未垫底或垫底不完善而导致冷热易传导刺激牙髓等。

2. 牙髓暴露。在制备洞形时，发生意外露髓未发觉或未及时处理，致充填后并发牙髓炎而疼痛，或是有时龋损牙已露髓，但检查时未能发现，即隐性露髓，这种情况下往往牙髓已存在炎症或坏死，充填后并发根尖周炎而疼痛。

3. 充填体过高，造成咬合早接触、充填体悬突、术中器械伤及牙龈等牙周性的疼痛，主要表现为咀嚼时疼痛以及牙龈肿痛。

【预防】

在治疗过程中，操作要轻柔、谨慎，尽量避免对牙髓的刺激，对牙周组织的损伤。对深龋患牙的治疗，应结合化学去龋技术，减少对牙髓的刺激，注意结合临床所见判断患牙的牙髓状态。

【处理】

如出现充填后疼痛，应根据疼痛的病因和性质选择适当的处理方法，对于症状较轻的激发痛，可观察，如症状逐渐缓解可不予处理，如症状未缓解甚至加重者则应考虑安抚治疗或牙髓治疗。如充填后出现阵发性、自发性疼痛等不可逆性牙髓炎症状或伴有肿胀瘘管等根尖周病变表现时，需视乳牙的根尖周情况行根管治疗或考虑拔除。对出现牙周性疼痛的患牙，消除局部刺激物，局部冲洗上药。

（四）充填体折裂和脱落

【原因】

1. 窝洞预备缺陷。窝洞无良好的固位形和/或抗力形可导致充填体脱落。窝洞周围所留牙体组织过薄、过锐易折裂而导致充填体脱落。

2. 充填材料调配或充填方法不当。充填修复材料调制比例和时间不当、银汞合金充填时未压紧、隔湿不彻底或含较多气泡都可影响材料的性能而易发生折裂或脱落。

3. 过早承担咬合力或存在咬合高点。材料未完全固化前，其机械强度差，如过早受力，易折裂或脱落。充填体存在高点时受力大，容易折裂。

【预防及处理】

在乳牙充填修复的过程中，为预防充填体折裂和脱落，一方面要考虑窝洞是否具有足够的固位及抗力，另一方面在修复材料的选择上尽量选择粘接性强的修复材料。对于龋损较大，涉及邻面及多面的龋坏可通过预成冠修复来保护牙体组织及预防充填材料折裂脱落。

（五）冠修复后的脱落、穿孔及龈炎

【原因】

选用的成品冠过大、龈缘与牙颈部不密合、粘接冠的粘接剂被溶解、邻牙的萌出等，都可以使预成冠脱落。预成冠薄，可发生磨损及穿孔。若修复时冠缘过度插入龈下刺激牙龈，或冠缘不适合，易导致食物滞留，会刺激牙龈发生炎症。

【预防】

在冠修复时一定要选用大小合适的冠，使冠与牙体紧密接触，粘接时将粘接材料充分注入冠内，可以避免冠的脱落与磨损穿孔。冠缘的修整及位置很重要，以免刺激牙龈。

【处理】

当后牙预成冠脱落时，可选择重新粘接；如无法就位则需重新进行牙体预备以及调整预成冠。若树脂透明成型冠脱落，需根据患儿年龄、配合程度等因素选择暂不处理或重新修复。穿孔较小时可采用玻璃离子或树脂材料进行充填，较大时应考虑重新修复。若出现牙龈炎，提示可能需要进行冠边缘的修整，必要时要重新修剪冠边缘，重做冠修复。

（六）意外穿髓

【原因】

乳牙的解剖结构与恒牙相比，具有牙髓更接近釉牙本质界、髓角更高、牙本质层更少更薄的特点。此外，在乳牙的急性龋的治疗中，软化牙本质多，修复性牙本质薄，易发生意外穿髓。

【预防】

乳牙在窝洞制备的过程中要加倍小心，深部龋坏组织应用低速球钻磨除，结合化学去龋的方法，切忌使用高速涡轮机去除，必要时可考虑保留部分软化牙本质防止髓角暴露。

【处理】

意外穿髓时牙髓多为正常牙髓，应考虑穿髓孔大小及牙髓的健康状况选择适当的牙髓治疗方法，如直接盖髓术或活髓切断术。

二、活髓保存治疗

活髓保存，包括间接牙髓治疗、直接盖髓术和牙髓切断术。间接牙髓治疗和直接盖髓术是保存全部活髓的治疗，牙髓切断术是切除冠部牙髓而保存根部活髓的治疗。临床上是根据牙髓炎的性质和程度来选择不同的治疗方法，以达到保存生活牙髓、尽量将患牙保存到替换时期的目的。但活髓保存治疗的技术敏感性较强，受到操作及材料等因素的影响可能会出现以下一些并发症。

（一）牙冠变色

【原因】

在活髓保存治疗中有多种盖髓材料对牙髓断面进行处理，如 MTA，因其含有铁、铋等元素，往往会造成治疗后的牙齿出现明显的牙冠变色，此外还有研究表明硅酸钙材料中存在的气孔会包裹血液成分，也会导致材料变色。

【预防和处理】

对于这一问题，在临床上应在治疗前与患者及家属进行充分沟通，可根据患者的需求选择变色程度低的材料如 iRoot BP Plus 替代，或者可通过冠修复掩盖牙齿变色。

（二）术后疼痛、感染

【原因】

术中若器械被污染或炎症牙髓组织未去净会造成牙髓的长期慢性感染，进而导致炎症扩散至剩余牙髓组织及根尖周组织，造成术后的疼痛。

【预防和处理】

活髓保存治疗中，一方面要把握好不同活髓保存治疗的适应证，结合临床表现及体征对牙髓的状况进行准确判断，另一方面要严格保证无菌操作的关键一环。活髓切断术后如出现轻微的刺激痛可以考虑暂时进行观察，如出现自发痛、夜间痛、牙龈肿胀及瘘管等牙髓炎及根尖周病变的症状，则应根据乳牙的牙根吸收及根尖炎症情况选择根管治疗或是考虑拔除患牙。

(三) 牙内吸收

【原因】

根管内吸收是乳牙行牙髓切断术后常见的异常反应，行牙髓切断术后为何会发生牙内吸收目前尚未有明确的解释，可能是由于行牙髓切断术时未完全去除炎症牙髓组织，从而引起破牙细胞的破坏性过程。还有解释可能是由于牙髓断面的盖髓材料刺激导致炎症细胞聚集，从而吸引破牙细胞引起牙内吸收。这或许可以解释为何治疗时即使牙髓是正常的，患牙也会发生牙内吸收。氢氧化钙作为盖髓剂时，引起乳牙根管内吸收的情况多发。

【处理】

一旦发生牙内吸收，可能会出现牙齿的早期松动脱落。如果发生乳牙早失，应及时考虑进行间隙保持以避免继承恒牙的异常萌出。

三、根管治疗

乳牙根管治疗是指通过根管预备和药物消毒去除感染物质对根尖周组织的不良刺激，并用可吸收的充填材料充填根管，防止发生根尖周病变或促进根尖周病变愈合。根管治疗适用于各类型的牙髓炎症、牙髓坏死或有根尖周病变但尚有保留价值的乳牙。其并发症包括治疗术中及术后并发症两部分。其中术中并发症包括：根管治疗中的器械分离、髓腔壁穿孔、治疗器械的误吞误吸。术后并发症包括：损伤恒牙胚、再次感染、根管治疗后疼痛与诊间急症、乳牙早失或滞留、牙折与根折及其他并发症如口腔软硬组织损伤等。

(一) 根管治疗中的器械分离

【原因】

根管治疗时由于根管系统的解剖复杂性，导致金属器械的通过常有很大的困难，若在操作过程中，当所加外力超过了金属器械本身的抗疲劳限度，就有可能发生器械分离。在根管内分离的器械取出时非常费时费力，甚至可能引起根管壁的穿孔、牙根折裂，最坏的结果有可能还需将患牙拔除。

【预防】

预防器械分离的方法一是在使用前检查器械有无缺陷变形，如有变化应立即抛弃。器械使用时不可跳号操作，手用器械的旋转幅度不要超过 180°。临床操作中避免对根管中的器械盲目施力，特别是当器械在根管中遇到阻力时，进出必须谨慎小心。

【处理】

当发生器械分离时，医师在采取进一步处理前，必须对分离器械的长度、在根管内的位置、在根管内的情况(根管的形态、大小、弯曲程度、弯曲方向等)进行综合分析，判断器械能否取出，分析在取出过程中可能遇到的问题以及制定应对措施，并与患者进行充分交流沟通，取得患者的同意和配合。处理方法如下：

1. 借助手术显微仪器取出分离器械。
2. 绕过分离器械形成旁路进行根管预备。
3. 追踪观察：对分离器械如果无法取出或旁路通过时，也可完成根管治疗后追踪观察，有研究报道当根管的剩余部分得到彻底的预备与充填后，分离器械滞留于根管内并不会对远期疗效造成显著的影响。因此，对于根管内的分离器械，在没有引起根尖周病变、急性症状时，也可追踪观察，暂不处理。在出现根尖周炎症的临床症状后可选择拔除患牙。

4. 拔除患牙：在儿童的乳牙治疗中考虑到乳牙更替和取械可能会伤及恒牙胚的因素，可以考虑拔除患牙。

（二）髓腔壁穿孔

【原因】

在根管治疗中，由于牙本质的过度切削或者长期的龋坏可能会引起牙髓腔与牙周组织相交通，对牙周组织可产生机械性、化学性损伤，并发感染后容易导致根尖周病变的迁延不愈。

【预防】

在开髓前应进行 X 线片检查，了解患牙髓室、根管的解剖学特点，确定髓腔位置及钻磨方向，避免对牙本质的过度切削；对于大面积的长期龋坏，临床检查时注意探查是否存在自发的穿孔破坏。

【处理】

对于穿孔的患牙，必须尽早阻断髓腔与牙周组织的交通，预防病变的扩大，促进病变组织的愈合。如果没有感染存在，则可立即进行穿孔的修补封闭。对于穿孔较大，根尖周炎症较重，保留价值不高，预后不确定的患牙，为防止感染进一步影响恒牙胚，可以考虑拔除患牙。

（三）治疗器械的误吞误吸

【原因】

治疗过程中对器械失去控制，器械落入患者口腔有可能进入食管或气管。

【预防及处理】

预防误吞与误吸最好的办法是在治疗过程中采取橡皮障隔离术区。当器械脱离术者控制，落入口腔时，术者应即刻撑开患者牙列，保持张口，避免闭口，尽快从口腔内取出脱落器械或翻转患儿，使其吐出器械。如发生器械误吞或误吸，应第一时间拍摄 X 线片明确器械坠入部位，立即转诊到消化内科或呼吸专科就诊，及时取出器械。一些误入消化道的器械也可密切观察，待其从粪便中排出。

（四）恒牙胚损伤

【原因】

根管预备时根管器械超出根尖孔、牙龈瘘管搔刮时以及失活剂的化学损伤都可能影响恒牙胚。

【预防及处理】

根管预备特别是使用镍钛器械时应充分考虑乳牙的解剖特点和安全性，可以选择工作长度较短的乳牙镍钛器械并严格控制预备的长度。对于有瘘型根尖周炎，不宜对其进行深搔刮术，对于乳磨牙根尖周，包括根分歧部位的根尖周组织炎症，可通过根管治疗消除炎症，达到治愈瘘管的目的。临床上常用的多聚甲醛类失活剂具有凝固蛋白的作用，使用失活剂时必须保证窝洞的严密封闭，控制失活剂放置的位置及时间。

(五)再次感染

【原因】

乳牙的牙根具有生理性吸收的特点，而目前临床上使用的根充材料还无法达到与牙根生理性吸收同步的理想效果，并且在乳牙根管治疗中由于乳牙解剖结构的特殊性更强调化学方法去除根管内感染物质而不要求根管扩大和成形，因此当根充材料稀疏或吸收早于牙根吸收时可能发生根尖周的再次感染。

【处理】

当发生再次感染时，根据根尖周炎症的范围、根充材料吸收的情况以及牙根吸收的情况考虑再次行根管治疗或者拔除患牙。目前也有学者建议，对于根管治疗后根充材料吸收明显的牙齿进行预防性二次根充的治疗方式。

(六)根管治疗后疼痛与诊间急症

根管预备或充填后，少数患者会出现局部肿胀、咬合痛、自发痛等症状。症状严重者，可以急性根尖周炎的形式表现出来，此时称为诊间急症。

【原因】

1. 根管内残存牙髓组织或遗漏根管，残存的牙髓组织受到细菌的生物性刺激、器械的机械性刺激以及药物的化学性刺激时，均可引发残髓炎。

2. 根尖区的刺激，在根管清理、预备过程中，根管内的感染物质被推出根尖，根尖区的过度预备以及化学冲洗剂溢出根尖孔直接对根尖周组织造成机械刺激。

【预防】

对根管治疗的术后疼痛与诊间急症的预防关键在于彻底清理根管的同时，避免对根尖周组织的损伤与激惹。准确掌控根管工作长度，临床上确定准确的乳牙根管工作长度存在一定的困难，因为乳牙根尖孔的位置常常不明确，特别是在牙根吸收的情况下。因此临床操作的重点应放在使用药物进行根管冲洗和消毒方面。

【处理】

一旦发生术后疼痛首先要仔细检查，确定原因后做针对性处理。轻微肿痛者可适当给予止痛药，推荐给予布洛芬等非甾体类抗炎药物，并观察1~3天，如果有咬合高点，一定要及时消除，可考虑适当降低咬合，减少患牙所受的咬合应力，有利于根尖愈合。

对于术后疼痛症状严重者，或者诊间急症的患者，需要去除根管内封药或充填物，以机械与化学措施清除根管内的感染物质，大量冲洗后如根管内无渗出物应重新封药消毒根管，如根管内存在大量渗出物则应将根管开放髓室敞开。

（七）乳牙早失或滞留

【原因】

经过牙髓治疗后的乳牙，可能出现过早松动、脱落或是滞留的倾向，学者们认为牙髓治疗后的牙齿出现早失是由于轻度、慢性、无症状的局部感染所致，通常可以观察到患牙非生理性的不完全牙根吸收。而根管充填的材料吸收速度较慢可能造成牙齿的脱落延迟。

【预防及处理】

应密切观察经牙髓治疗后的患牙，当发生乳牙早失时需考虑行间隙保持，而当出现滞留倾向可能干扰继承恒牙的正常萌出时应及时拔除乳牙。

（八）牙折与根折

【原因】

当牙齿本身存在严重的牙体病变时，经过开髓预备后往往剩余牙体组织少，抗力性显著降低，在咬合力的影响下容易发生牙折与根折。

【预防及处理】

牙折与根折一旦发生往往预后不佳甚至无法保存患牙，因此治疗过程中应尽可能多地保留健康牙体组织，通过咬合调整避免承受过大的咬合压力，如缺损较大则应考虑预成冠修复有助于增强牙体组织的抗折能力。牙折或根折发生后，需要根据折裂的范围决定进一步的治疗方案。

四、乳牙外科门诊治疗

儿童口腔门诊外科治疗主要有拔牙术、口内软组织手术（如舌系带手术）、牙源性感染手术、迟萌牙切开助萌等，儿童口腔外科的管理原则及并发症与其他疾病基本相同。该节主要介绍乳牙拔除过程中的并发症，其中涉及的操作包括局部麻醉和拔牙。

（一）儿童局部麻醉

1. 毒性反应

【原因】

麻醉药的毒性反应在成人中很少见，但儿童因为体重轻很容易出现。而且儿童通常在接受治疗前没有接触过这种药，当局部麻醉药与镇静剂一起使用时，发生毒性反应的可能性就会增加。大多数药物毒性反应发生在注射过程中或注射后的 5 至 10 分钟内，常因单位时间内注射麻药量过大，或局麻药被快速注入血管而造成血内浓度过高。

【预防及处理】

临床医生需通过谨慎的注射技术、仔细观察患者、了解根据体重的最大剂量来预防局麻药毒性反应。每次注射时要坚持回抽再缓慢注射麻药。

2. 过敏反应

【原因】

过敏反应与剂量无关，但是由于患者对小剂量的反应能力增强，可以表现为多种方式。分为延迟反应和即刻反应。前者表现为血管神经性水肿，偶见荨麻疹、药疹、哮喘和过敏性紫癜；后者表现为立即发生极严重的类似中毒的症状，突然惊厥、昏迷、呼吸心搏骤停而死亡。

【预防及处理】

对过敏体质患者应做利多卡因过敏试验。应急处理取决于反应的速度和严重程度。

3. 软组织损伤

【原因】

自发性软组织损伤(嘴唇和脸颊咬伤)是一种常见的在口腔使用局麻药后的临床并发症，具有自限性。尽管可能出现出血和感染，但愈后几乎没有后遗症。

【预防及处理】

局麻后应告诉孩子的家长，该区域的软组织会在1小时或更长时间失去知觉。家长应注意防止孩子有意或无意地咬伤组织。接受下牙槽神经麻醉的孩子可能咬唇、舌或颊黏膜。咬伤24小时后表现为溃疡，称为创伤性溃疡。孩子应在麻醉后观察24小时，并用漱口水帮助局部清洁。

4. 注射针折断

【原因】

注射针的质量差，锈蚀，缺乏弹性等，均可发生断针。行下牙槽神经阻滞麻醉时，常因进针较深或操作不当使针过度弯曲而折断；注射针刺入韧带、骨孔、骨管时，用力不当或患者躁动也可造成断针。

【预防】

注射前一定要检查注射针的质量；按照注射的深度选用适当长度的注射针，注射时至少应有1cm长度保留在组织之外；遇有阻力时，不应强力推进；改变注射方向时，不可过度弯曲注射针。

【处理】

若发生断针，立即嘱患者保持张口状态，勿作下颌运动。若有部分针体露在组织外，可用有齿钳或镊子取出；若针已完全进入组织内，应先作X线定位片，待确定断针位置后再行手术取出。切忌盲目探查，以免断针向深部移位，更加难于取出。

5. 疼痛、感染及黏膜溃疡

【原因】

疼痛最常见的原因是麻醉药液变质或混入杂质或未配成等渗溶液，注射针头钝而弯曲或有倒钩等。注射针被污染、消毒不严或注射针穿过感染灶，均可将感染带入深层组织。口腔麻醉后偶尔会在注射部位出现多个疱疹性小溃疡。较多见于腭部，常伴有疼痛，尤其是遇食物刺激时较明显。

【预防及处理】

注射前应认真检查麻醉剂和器械，注射过程中注意消毒隔离，并避免在同一部位反复注射。当发生疼痛、水肿、炎症时，可局部热敷理疗、封闭或给予消炎、止痛药物。避免使用含1∶50000肾上腺素的局麻药，并避免注射过程中造成局部组织过度苍白或注入药液过多。对这种黏膜病变的处理包括局部应用止痛及促进组织愈合的药物，避免过热及其他刺激食物。

（二）乳牙拔除

儿童拔牙后的并发症较少而且轻微。主要包括疼痛出血、牙根折断、误入呼吸道以及其他并发症如软组织损伤，骨组织损伤，邻牙、对颌牙损伤，神经损伤，术后肿胀及感染等。

1. 疼痛和出血

【原因】

乳牙拔除后会出现一过性疼痛和出血，疼痛与组织创伤有关，一般会很快恢复，不需要特殊处理，必要时可给予口服索米痛片。创口内残留肉芽组织、牙槽骨局部的折裂、牙龈的损伤及稍大的血管破裂等，都可引起拔牙后出血。乳牙拔除后大出血很少，但是一旦发生，一定要排除系统性疾病的可能，确保处理的正确和有效。乳牙拔除后一般不会发生干槽症。

【处理】

处理原则与成人拔牙后出血的处理原则类似。

2. 牙根折断

【原因】

造成术中断根的原因有操作不当、牙体组织条件差以及其他解剖因素等。

【预防】

患牙拔除前应仔细检查分析，如拍摄 X 线片检查，以判定牙根的数目、大小、部位、深浅、拔除时可能的阻力部位、与周围重要组织的相邻位置关系等。

【处理】

如果乳牙牙根在拔除时折断，对易取的可见残片应及时取出；对取出困难或勉强取出易损伤继承恒牙牙胚或可能造成更大损伤的残片，不强求挖取残片。对于一些根尖部分折断的残片，可暂不取出，一般会随着恒牙的萌出而排出到牙龈表面。不能盲目挖探乳牙牙槽窝，以免损伤下方的恒牙牙胚。

3. 拔除的乳牙误入呼吸道

【原因】

这类情况多发生于不合作的幼儿。这是一类罕见的严重拔牙并发症，应杜绝发生。

【预防及处理】

拔牙时可在患牙的舌侧或腭侧垫一纱布，防止拔除的牙齿滑脱被吸入呼吸道。一旦拔除的牙齿滑落在口腔中，应迅速用手或其他器械取出，或迅速翻转患儿体位，让其吐出。若拔除的乳牙误入呼吸道，应立即抓持幼儿的双下肢，使其头低脚高，另一只手拍打背部中央，直到异物吐出来；另一个方法是救护者从后方搂住患儿的腰部，用大拇指的背部顶住患儿上腹部，间断地向上向后，冲击性地推压，促使横膈肌压缩肺，产生气流，将进入气管的异物冲出，试用上述方法无效时，应速送医院呼吸科急救，在纤维支气管镜下取出异物。

五、乳牙早失的间隙管理

乳牙由于龋坏、牙齿发育异常甚至早失等原因常常造成间隙的改变，进而对牙齿咬合的发育造成影响。因此对发育期的牙列进行适当及时的间隙管理尤为重要。其中间隙保持器分为固定式保持器和活动式保持器两种。固定式保持器包括丝圈式间隙保持器、腭弓式间隙保持器、舌弓式间隙保持器以及远中导板式间隙保持器。活动式间隙保持器又称为可摘式功能性间隙保持器，可根据口内实际情况进行选择。值得注意的是，儿童正在生长发育时期，需要定期检查和管理，可能会出现一些并发症等。

1. 对牙弓、颌骨生长发育产生影响

可摘式间隙保持器存在固位体和基托等可能会抑制牙列和腭部的生长发育，限制牙弓宽度变化，阻碍颌骨正常生长发育。

2. 影响恒牙萌出

早失牙的继承恒牙萌出，若继续佩戴间隙保持器，可能会阻碍继承恒牙的萌出。恒切牙萌出前使用下颌舌弓式间隙保持器，由于恒切牙通常在乳切牙舌侧萌出，可能影响切牙的正常萌出与排列。远中导板式间隙保持器若远中端角度不合适，常会影响恒牙萌出及恒牙胚的创伤。

3. 损伤牙龈和黏膜

带环丝圈式间隙保持器中可能出现带环下沉压迫牙龈及变形，并且若丝圈弯制过深至前庭沟底或舌侧口底附近，当继承恒牙开始萌出时，牙槽嵴出现膨隆，部分丝圈可能会嵌入牙龈内，引起牙龈黏膜组织的损伤。远中导板式间隙保持器的远中导板与上皮组织并不能良好结合，局部通常会伴有慢性炎症反应，严重时甚至引起全身性感染。Nance 腭弓的腭托对于腭部黏膜组织有一定刺激，食物残渣和菌斑容易附着在腭托上，造成局部黏膜炎症，引起疼痛不适。当口腔卫生较差时，Nance 腭弓的腭托及可摘式间隙保持器的基托可引起其下方局部黏膜增生，可能会对黏膜造成压迫。

4. 保持器松动、脱落

保持器脱落后未及时间隙保持可能会造成间隙丧失。可摘式间隙保持器，若基托边缘过于接近牙槽嵴顶会导致基托过短，间隙保持器稳定性降低，易脱落，无法正常佩戴，失去佩戴间隙保持器的意义。

5. 保持器破损、折断

带环(全冠)丝圈式间隙保持器尽量不要跨越多个牙位，因过长的丝圈强度不足以抵抗咬合力而易折断。可摘式间隙保持器患者可能在摘带过程中损伤或丢失间隙保持器，甚至出现误吞误吸的严重后果。

6. 存在诱发龋损风险

可摘式间隙保持器中卡环及树脂材料同口腔组织接触处常由于菌斑堆积而易造成牙齿龋坏。带环丝圈式间隙保持器不易清洁，易形成菌斑滞留区域而增加患龋风险，粘接带环时使用含氟水门汀，以防止基牙佩戴带环后出现继发龋。

间隙保持器的适用对象是正在生长发育中的儿童，应定期检查。原则上 3~6 个月应定期检查一次，主要检查以下几个方面：(1)确认装置是否达到间隙保持的目的；(2)是否影响继承恒牙萌出及造成口腔软硬组织损伤；(3)有无造成破损，是否需要更换；(4)是否需要调整咬合关系；(5)患儿是否已经习惯，可摘式能否坚持佩戴；(6)是否影响牙齿生理性移动及颌骨发育；(7)患儿的口腔卫生状态，有无新发或继发龋，及口腔不良习惯；(8)根据需要确定复诊时间及拆除时间。

六、乳牙列早期矫治

早期矫治是指在儿童生长发育阶段，一般指青春生长发育高峰期及之前的阶段，对已表现出的牙𬌗畸形、畸形趋势及可导致牙颌畸形的病因进行的预防、阻断、矫治和引导治疗。方法包括简单矫治器治疗、功能性矫治器治疗、口外矫形装置治疗以及肌功能训练，过程中可能出现的并发症及其原因如下。

1. 复发

早期矫治后，儿童仍处于生长发育期，一些骨性畸形或生长型的表达可能会延续到生长发育停止，因此畸形复发的可能性大，矫治期可能延长，很多都需要双期矫治。通过咬合诱导治疗后的骨性错𬌗畸形在青春期或青春期之后可能出现畸形复发，需要进行二期正畸治疗甚至正颌外科治疗，需要术前与家长进行充分沟通，获得家长的知情同意。此外，由于遗传因素引起的错𬌗畸形治疗后易复发。

2. 增加患龋及牙龈炎风险

佩戴矫治器使得口腔内不易清洁，易形成菌斑堆积而增加龋坏和牙龈炎风险。

3. 阻碍儿童颌骨的生长发育

由于乳牙列期牙齿萌出替换变化很快，设计的各类装置应注意勿阻碍儿童的生长发育，且过长时间戴用口内矫治器可能妨碍牙发育。如果确实需要延长矫治时间，应该适时换用适应牙颌发育的个性化矫治器。

4. 牙根吸收，松动脱落

错𬌗畸形早期矫治时机把握很重要，矫治过早，可能造成牙齿松动，且幼儿常不能合作；矫治过晚，乳切牙根已开始吸收，加力时乳切牙容易脱落。矫治力应适宜，特别是移动反𬌗的乳切牙时，如果对乳切牙施力过大，可能造成乳牙根加速吸收，过早脱落。另外，使用压舌板咬撬法时还可能出现对颌牙齿的创伤。

5. 颞下颌关节疾病

对于下颌骨过度发育的病例，常使用头帽矫治器抑制其过度生长。然而，此阶段儿童的颞下颌关节窝较平坦，佩戴该矫治器时可能引起颞下颌关节疾病。

6. 出现牙本质过敏及牙髓炎症状

在调磨乳尖牙解除咬合干扰时，若一次调磨过多可能出现牙本质过敏及牙髓炎症状，故应分次调磨。

在进行乳牙早期矫治前，需把握其适应证，综合考量患儿及家长诉求，结合患儿生长发育情况、功能因素、气道因素、颞下颌关节、治疗稳定性等问题，做出个性化的矫治方案，尽量避免并发症的发生。一旦出现，根据相应的问题进行对症治疗，及时调整矫治方案，加强口腔卫生宣教。

第二节　年轻恒牙治疗并发症

年轻恒牙是牙齿萌出但未达牙𬌗平面，在形态、结构上尚未完全形成和成熟的恒牙，其主要特点为临床牙冠短，髓腔宽大，牙根尚未发育完全，伴随根管壁薄且根尖孔呈喇叭口状。年轻恒牙的治疗原则是尽力保存活髓组织，促进牙根继续发育。治疗过程中如解剖结构认识不清或操作不当容易引发一些并发症。

一、龋病治疗

在进行牙体缺损的充填修复时，术者应熟悉牙体及牙髓腔的解剖，熟练掌握各类窝洞的制备技术，充分了解充填修复材料的性能，规范操作，避免以下并发症的发生。

(一)意外穿髓

【原因】

在窝洞制备过程中，如对髓腔解剖结构不熟悉、解剖结构变异、操作不当，就可能出现健康牙髓的意外暴露。尤其对于年轻恒牙而言，髓腔大、髓角高，若不了解这些情况易造成意外露髓。

【预防】

治疗前拍摄 X 线片帮助了解髓腔的情况，对于深部龋坏应用挖器挖除或低速球钻磨除，结合使用化学机械去龋技术，切忌使用高速涡轮机去龋，必要时，可考虑使用分次去龋的方式治疗。

【处理】

意外穿髓时，处理时应考虑穿髓孔大小及牙髓的健康状况选择适当的牙髓治疗方法，如直接盖髓术或活髓切断术。

(二)充填后疼痛

充填治疗后出现疼痛，根据疼痛的病因和疼痛的性质可以分为牙髓性疼痛和牙周性疼痛，同乳牙发生充填后的疼痛相似，当发生充填后疼痛，需要仔细分析疼痛的来源选择相应的处理方式。

(三)充填体折断、脱落

【原因】

充填体发生折断或脱落常见的原因包括：窝洞预备缺陷、充填材料调制不当、充填方法不当、过早承担咬合力、存在咬合高点。

【处理】

如出现充填体折断脱落应去除原残存中的充填体，针对存在的问题，按照备洞原则修整洞形，按正规操作调制材料和完成窝洞充填，如缺损较大则需采用固位及抗力更好的修复方式，如全冠修复。

(四)牙齿折裂

【原因】

充填后牙齿折裂包括部分折裂和完全折裂两种情况。主要由于牙体组织本身的抗力不足所致。常见原因包括：

1. 窝洞制备时存在无基釉，薄壁弱尖未行降低咬合处理，特别是在承受咬合力大的部分的时候；

2. 磨除过多牙体组织，削弱了牙体组织的抗力；

3. 窝洞的点、线角太锐，导致应力集中；

4. 充填体过高、过陡，引起创伤；

5. 充填材料过度膨胀。

【处理】

对于部分折裂者可去除部分充填物后，修整洞形，重新充填。如固位和抗力不够，可行粘接修复术，嵌体或冠修复。完全折裂至髓底者应予以拔除。

(五)继发龋

继发龋的发生与备洞时未去净龋损组织、洞缘未在自洁区、微渗漏相关，一经诊断为继发龋，应去除充填物，清除龋坏组织，修整洞形，重新充填。儿童继发龋也与患儿的龋活跃性相关，对于一些龋活跃性高的患儿，应进行综合的龋病管理，降低龋易感的风险，减少继发龋的产生。

二、牙髓治疗

年轻恒牙发生牙髓炎症的原因有龋病、牙外伤、牙齿结构异常等，由于年轻恒牙牙髓组织疏松，血液丰富，一旦发生炎症易扩散，如治疗及时炎症也易控制和恢复。年轻恒牙牙髓治疗的原则是：尽力保存活髓组织，以保证牙根的继续发育和生理性牙本质的形成。如不能保存全部活髓，也应保存根部活髓，如不能保存根部活髓，也应保存牙齿。年轻恒牙的牙髓治疗包括活髓保存治疗、感染牙髓治疗、再生性牙髓治疗。

(一)活髓保存治疗

活髓保存治疗包括间接盖髓术、直接盖髓术、牙髓切断术，在年轻恒牙中用于治疗龋源性、机械性和创伤性的牙髓暴露，在治疗中可能出现的并发症如下。

1. 牙髓钙化

【原因】

牙髓血液循环障碍，营养不良，细胞变性，钙盐沉积，形成微小的或大块的钙盐沉积物，又称为髓石。有的髓石游离于牙髓组织中，有的附着在髓腔壁。有的髓石数目较少，有的却呈无数细砂粒状布满髓腔，后者又称为弥漫性钙化。

【处理】

大多数学者认为牙髓切断术后根髓会发生进行性钙化，使得后期进行根管治疗和修复治疗的难度大大增加。因此他们主张在牙根发育完成后，去除残留牙髓，进行根管治疗。亦有学者认为，如果病例选择适当，操作过程中避免氢氧化钙压入根髓组织，减少损伤，防止感染，不一定会发生牙髓钙化，因此不必在牙髓切断术后常规进行牙髓摘除术。

2. 术后疼痛感染

【原因】

活髓保存的成功要素包括：①治疗前的临床诊断；②治疗中的无菌操作；③良好的盖髓剂和良好的牙齿封闭。如果以上三个环节操作不当则可能发生术后疼痛感染，活髓治疗失败。

【处理】

如出现不可复性牙髓炎、牙髓坏死及根尖周病变的症状需根据牙根发育情况选择相应的治疗方案。

3. 牙冠变色

【原因】

牙冠变色的原因主要是由于一些盖髓材料成分对牙齿造成的染色。

【预防及处理】

在临床上应在治疗前与患者及家属进行充分沟通，可根据患者的需求选择变色程度低的材料如 Biodentine、iRoot BP 替代，或者可通过美学修复方式掩盖牙齿变色。

4. 牙内吸收

【原因】

牙内吸收是牙髓组织的肉芽性变，分化出破牙本质细胞从髓腔内部吸收牙体硬组织，致髓腔壁变薄，严重者可造成病理性牙折。相较于乳牙，恒牙发生牙内吸收的情况较少，多见于外伤牙。

【处理】

目前对于牙内吸收的牙齿尚未有更好的处理方式，一般建议密切观察。

(二)根尖诱导成形术及根尖屏障术

年轻恒牙牙髓坏死时，传统治疗包括根尖诱导成形术和根尖屏障术。根尖诱导成形术是在控制感染的基础上，用药物及手术方法保存根尖部的牙髓或使根尖周组织沉积硬组织。根尖屏障术是指采用人工材料封闭根尖区，隔绝感染并形成根尖止点，从而有利于根管充填。但这两种方法都无法使牙根继续发育，在治疗中会出现如下一些并发症。

1. 髓腔壁穿孔

【原因】

年轻恒牙根管壁薄弱，相比于成熟恒牙更容易出现髓腔壁穿孔的并发症。多由于操作者术前准备不足，对 X 线片研读不充分，没有把握髓室和根管的位置、方向、钙化程度等信息，建立髓腔入路时没有注意将钻针与牙齿长轴保持一致，造成入路的偏斜，将进入髓腔的路径误穿通到牙齿表面。

【预防及处理】

在根管预备过程中主要通过化学方法去除根管内感染物质，应避免过度的机械预备切削牙本质，不能反复扩大根管，造成髓腔壁穿孔。发现穿孔后应及时准确地予以定位并进行修补，穿孔的位置、大小、患牙的牙周情况、修补的时机决定了远期的预后。当穿孔位置高于牙槽嵴顶时，修补工作相对容易，可以在髓腔内进行修补。而当穿孔位置低于牙槽嵴顶与牙周膜相连时，应尽可能快地定位和修补，以减少对牙周组织的损害。此时应先使用止血药物或明胶海绵在穿孔处进行止血，在牙科显微镜下观察穿孔损伤的情况，再行精准的修补操作。对于陈旧穿孔或者难以获得髓腔内操作入路的情况，可以考虑使用手术翻瓣的方法从牙齿外表面进行修补。修补材料的选择应本着两个原则：良好的封闭性和良好的生物相容性。

2. 牙根发育停止或发育不良

【原因】

封失活可能会对残存活牙髓和根尖周组织产生刺激和损伤。此外，冲洗及根管预备时将感染物质推出根尖，以及进行根尖诱导时超充都可能损伤根尖部牙乳头和上皮根鞘，使牙根停止发育，也可能引起牙根发育畸形。

【预防及处理】

冲洗时注意不要加压，要确定好工作长度，在根管预备和充填时尽量避免超出根尖孔。对于根尖诱导术后牙根发育不良时可改行根尖屏障术。

3. 根折

【原因】

文献报道根尖诱导成形术后 4 年的根折发生率为 28%~77%。一方面由于年轻恒牙自身根管壁薄弱的解剖特点，另一方面长期封强碱性的氢氧化钙药物，可使根管壁牙本质脆性增加，有继发根折的风险。而根尖屏障术不需长期封药，可降低根折的发生率。但该技术仍不能促进牙根进一步发育，可能致术后患牙冠根比例不协调，亦不利于后期的修复治疗，长期疗效仍需进一步研究。

【处理】

一旦出现根折，需拔除患牙。

4. 根管持续感染或再次感染

【原因】

根尖诱导成形术中因为氢氧化钙制剂可被吸收，与炎症组织接触后会失效，所以需要定期更换根管内充填药物防止再次感染。临时修复材料脱落或封闭性不佳也会导致继发感染。

【预防及处理】

根管充填药物后，应严密充填和修复牙体组织，否则还会出现微渗漏造成的继发感染。若出现再次感染，需重新进行根管清理及根管内封药。若严重无法控制，可能需行根尖手术或拔除。

5. 牙冠变色

【原因】

三抗糊剂和碘仿制剂进行根管内封药可能使牙齿变色。

【预防及处理】

采用MTA进行根尖屏障术时，应尽量避免污染牙冠，造成牙体变色。或改用iRoot BP Plus及Biodentine等其他生物陶瓷材料进行根尖屏障。若出现变色，可进行漂白或冠修复。

(三)再生性牙髓治疗

再生性牙髓治疗通过化学消毒控制感染和干细胞调控诱导分化生成修复性组织，促进牙根继续发育，重建牙髓功能。理想情况下，再生性牙髓治疗不仅可以解决疼痛、炎症和根尖周病变，还可以形成具有免疫能力的组织，重构牙髓生物学结构和功能，促进牙根增长、牙本质壁增厚。但是，再生性牙髓治疗周期一般较长，过程中常常伴有并发症的发生，如根管系统再感染、变色等。

1. 疼痛

【原因】

使用消毒药物进行诊间封药期间以及刺激根尖出血时可能引起疼痛反应。封药所引起的疼痛可能是由于感染未被控制、根尖持续炎性渗出导致，再次进行根管消毒和封药可能会消除症状。再生性牙髓治疗中，由于使用的麻醉药物不含肾上腺素，可能无法完全消除针刺出血引起的疼痛。

【预防】

为减少疼痛，可选择具有良好渗透性的麻醉药物以达到期望的麻醉效果，或者使用血小板浓缩物(如PRF、CGF等)代替血凝块作为支架材料应用于再生性牙髓治疗。

2. 根管持续感染或再次感染

【原因】

治疗过程中未充分去除根管内的细菌及生物膜、冠方微渗漏，可能导致根管系统的持续或者再次感染。此外，再生性牙髓治疗后患牙根管与根尖周组织相互连通，使残留在根管内的细菌很容易获得营养物质，也会引起感染。

【处理】

若出现再次感染，需再次进行根管清理及封药控制炎症，根据牙根的发育程度可选择二次再生性牙髓治疗、根尖诱导成形术、根尖屏障术或根管治疗。若根管内持续感染无法控制，最终可能需拔除。

3. 牙冠变色

【原因】

牙冠变色可能是由于使用三抗糊剂进行根管内封药或使用MTA进行冠方封闭以及针刺出血后污染导致。

【预防及处理】

三抗糊剂中的米诺环素会造成牙冠变色，为了减少染色，可以在导入之前用牙本质粘接剂封闭髓腔，也可使用不含米诺环素的双抗糊剂、其他抗生素或氢氧化钙进行根管消毒，保证其导入至釉牙骨质界下方。此外，改用Biodentine或iRoot BP Plus作为冠方封闭材料可避免牙冠变色。而在随访过程中一旦发现牙冠变色，可以考虑牙根形成后采取局部内漂白或根管治疗后行内漂白以使牙齿美观。

4. 髓腔钙化

【原因】

在再生性牙髓治疗中，髓腔内常伴有牙骨质样组织、骨样组织的沉积，可能会导致髓腔内出现不规则钙化。尽管髓腔钙化不会影响根尖炎症的愈合及牙根的发育，但如果治疗失败，需要尝试根管治疗等，髓腔钙化会加大难度，不利于疏通根管、清除感染。

【处理】

目前，对于是否需要后续根管治疗以及如何判断根管治疗时机，尚未达成共识。

5. 牙根发育不良

【原因】

患牙术前伴有根尖周病变时，局部炎症环境对牙乳头干细胞及上皮根鞘细胞会造成损伤，导致术后牙根发育程度低。另外，若感染未控制以及刺激出血不足可能会导致牙根发育不良，使得牙根短而薄弱的年轻恒牙继发折断的风险增加。

【处理】

对于出现牙根发育不良的患者，尚无理想的处理方法，如未出现根尖周炎症状及体征，一般暂不处理，建议定期复查。

三、牙外伤治疗

年轻恒牙外伤多发生于7~9岁，学龄儿童及青少年正处于活泼好动的时期，且防范能力差，故前牙外伤多发。牙外伤大体分为折断性损伤、脱出性损伤和全脱出三大类。在年轻恒牙的牙外伤治疗中，涉及牙髓治疗和牙周治疗，保存其活髓组织、保护根尖部牙乳头、恢复上皮根鞘的功能，是有益于年轻恒牙牙根继续发育的首选治疗原则，适当的牙周固定是保障牙周损伤重建的重要手段。牙外伤的临床分类复杂，治疗方法选择多样，所以，要求口腔医生对牙外伤的理论知识有很高的认识水平，才能做到临床诊断正确、治疗计划明确、对疾病的预后有充分的把握，治疗方式不当可能就会导致各类并发症的发生甚至是牙齿丧失。

(一)牙髓坏死

【原因】

牙外伤后，牙髓组织的转归与以下因素有关：①外伤本身的冲击力对牙髓组织的损伤，包括因牙齿折断导致的直接牙髓暴露，因牙齿震荡和移位造成的根尖血管的扭曲、伸拉或断裂。②发生外伤后外界不良刺激对牙髓组织的损伤，如：长时间的牙本质外露、咬合创伤等。③外伤牙的自身情况，如：牙齿发育程度、个体差异等。研究显示存在移位的牙齿牙髓坏死率是没有移位外伤牙的5.7倍。其中脱位性损伤中牙髓坏死发生率最高的外伤类型为挫入(56.3%)，其次为侧方移位(40.0%)，然后是牙震荡(5.4%)。此外，对简单冠折进行牙本质断面封闭时，可能由于术中的操作不当及材料等刺激、未完全封闭断面和术后材料脱落而出现牙髓坏死。对复杂冠折行活髓切断术时可能由于术中未遵循无菌原则或封闭不佳导致牙髓坏死。

【预防及处理】

对深的牙釉质裂纹，为防止细菌侵入裂隙刺激牙本质，可涂以无刺激性的保护涂料或复合树脂粘接剂。简单冠折中若出现牙本质暴露，无论牙本质外露多少都应封闭牙本质断面，保护牙髓；复杂冠折行活髓切断术时需保证无菌原则，避免术中污染牙髓。牙外伤的预后较为复杂，牙髓坏死通常出现在外伤后的3~6个月，甚至更长时间，因此需定期复查，其时间依损伤程度和牙位而有所区别。当出现牙髓坏死的临床或影像学表现时，需根据牙根发育程度及时进行相应治疗。

(二)髓腔钙化

【原因】

各种活髓保存技术及牙髓治疗的外伤牙，术后都有并发髓腔和根管闭塞的可能。此外，脱位性损伤会影响牙髓组织的血液循环，可能使牙髓组织发生变性，纤维组织成分增多，牙髓细胞成分减少，甚至整个牙髓组织被纤维组织替代，导致牙髓纤维性变；亦可能在牙髓组织中出现钙化团块，直至牙髓整个钙化。

【预防及处理】

在术后复查中要注意观察是否有髓腔钙化的迹象，必要时做根管治疗，为利用根管做永久修复做准备。根尖1/3折断时，如发现根尖出现病变或牙髓钙化，可在做根管治疗后行根尖切除术和根尖倒充填术。

(三)牙齿变色

【原因】

牙齿变色分为内源性变色和外源性变色。外伤牙变色广义上包括外伤牙的牙髓坏死、牙髓摘除后无髓变色、治疗过程中的牙外着色及治疗后着色、受伤牙的自我修复变色。釉质折裂、简单冠折及冠根折，即使牙髓密闭完整，自然病程也可能出现牙齿变色，其根本原因是外伤导致的牙齿血供丧失。死髓牙或根管治疗后牙齿变色是由于血液的降解产物和坏死牙髓组织在牙本质小管内沉积。牙外伤所致的牙髓炎症刺激继发性牙本质形成，从而影响牙齿的光折射，出现牙齿色泽渐暗。夹板固定和与外伤有关的自洁困难、食物、烟草和增龄因素的影响均可使外伤牙变色。此外，治疗中使用MTA及三抗糊剂等材料也会导致变色。

【预防及处理】

牙外伤急诊处理中要尽量维护活髓保留的可能性。治疗过程中应避免使用导致牙体变色的材料。管腔内漂白是传统的外伤牙变色的治疗方法，对于年轻恒牙需在根尖诱导形成或再生性牙髓治疗成功后进行，选择漂白时也要注意根管口部位的严密封闭。若效果不佳还可选用侵入性方法如贴面或全冠修复。

(四)慢性龈炎

【原因】

在对冠折或冠根折的牙进行断冠粘接术时，直接粘接法由于没有取下断端，在近远中面和龈下断端存在未粘接的盲区；间接粘接法取下断冠粘接时可能将粘接剂溢出到根部断面，都会对牙龈产生慢性刺激。此外，松动牙的各种固定装置，可能会由于菌斑滞留，难以清洁而出现局部牙龈红肿出血。

【预防及处理】

断冠粘接术中必要时可使用高频电刀止血和结合牙龈翻瓣术暴露根面断端，尽量避免粘接剂溢出。但无论是直接法还是间接法都很难做到在严密粘接的同时完全避免粘接材料外溢进入牙周组织，加上粘接材料性能所限，断冠粘接术较多还是一种过渡性修复方法，需要待患者成年后寻求更好的修复方法。佩戴固定装置的患者，需要加强口腔卫生宣教，保持口腔卫生。

(五)牙根吸收

【原因】

在牙周膜仅受到牵拉时(如牙齿震荡、亚脱位)，一般预后良好，为牙周膜愈合。在牙齿发生移位性损伤，移位不严重，牙周膜可部分撕裂，愈合时牙根可出现表面吸收愈合。严重的牙齿移位，特别是牙齿挫入，会引起牙根替代性吸收。有研究报道，部分脱出牙牙根吸收发生率为5.5%，侧方移位为27%，挫入牙为52%。全脱出的牙齿延迟再植、不当的离体牙保存和不当的再植处理(如：没有及时摘除坏死的牙髓等)常导致再植后牙根发生炎性吸收。替代性吸收又称为牙根固连，通常继发于牙齿脱出延期再植后或严重的脱出性损伤。其发生机制尚未完全明确，可能与牙周膜的损伤或坏死以及体液免疫的发生有关。除此之外，对脱出性损伤而言，固定的时间过长或固定方式选择不当也会影响牙周膜的愈合。如传统牙外伤固定方式中的坚固固定易造成牙周的骨性愈合占优势，骨改建活跃可能导致替代性吸收。

【预防及处理】

牙齿外伤后牙根外吸收和替代性吸收的发生和发展机制尚不清楚，目前尚无理想的办法阻止外伤性牙齿固连的发生与进展，所以年轻恒牙术后预防牙根的吸收比治疗更加重要。预防牙根炎性吸收的有效方法是及时去除感染、坏死的牙髓，应用有预防和抑制牙根吸收作用的药物(常用氢氧化钙制剂等)，充填根管药物通过根尖孔和根管壁渗透到根周围组织。此外，对延期再植牙可使用如氟化物、抗生素等药物进行根面处理，可预防炎性根面吸收。脱出性损伤牙的固定应该允许牙齿有正常的生理动度，即弹性固定。IADT建议的固定时间是小于两周，这样可以减少发生替代性吸收的可能性。如发生替代性吸收，目前最佳的治疗方法是行截冠术，通过仅去除牙冠保存牙根的方式，达到保存牙槽骨的目的。截冠术的时机应根据个体发育的情况以及生长型来制订计划。

(六)二次损伤

【原因】

严重挫入在进行外科复位时，可能由于用力、方向不当等原因而出现二次损伤。在伴有牙槽骨骨折的牙外伤中，精准复位较为困难，复位后可能存在咬合创伤。松动牙在取模操作中由于负压吸引作用可能把松动牙带出，造成医源性损伤。

【预防及处理】

外科复位时应注意动作轻柔，用手指压迫移位的唇腭侧骨板使其复位，在牙颈部严密缝合撕裂的牙龈。复位后需检查咬合关系，避免出现咬合创伤。临床上制取印模时，对极度松动的牙齿，应先固定后再取印模，模型脱位时可向印模边缘滴水或吹气减少负压，避免二次损伤。

（七）间隙丧失

【原因】

年轻恒牙冠折造成切角缺损后，牙齿最大直径变小，如不及时修复外形，随着邻牙的萌出，外伤牙齿会丧失应有的三维间隙，导致成年后修复困难。另外，当外伤牙错过最佳治疗时机及处理不当，可能造成无法控制的炎症，牙根持续吸收，最终导致最严重的并发症即患牙丧失。

【预防及处理】

在冠折牙完善牙髓治疗后，应及时修复牙齿外形，如断冠再接、美学树脂修复等过渡性修复方法，待成年后改用其他永久性修复方法。当牙齿缺失或者可预知其缺失时，治疗计划应考虑的因素有：患者的年龄、牙槽骨预期的生长高度、邻牙牙冠、牙根之间的间隙、咬合关系以及牙槽骨的情况。这些因素往往可以帮助选择合适的治疗方法：正畸关闭间隙、传统的固定修复、自体牙移植或种植。

（宋光泰）

◎ 参考文献

[1]葛立宏．儿童口腔医学[M]．5版．北京：人民卫生出版社，2020.

[2]葛立宏．儿童口腔医学[M]．2版．北京：北京大学医学出版社，2013.

[3]张志愿．口腔颌面外科学[M]．8版．北京：人民卫生出版社，2020.

[4]赵志河．口腔正畸学[M]．7版．北京：人民卫生出版社，2020.

[5]周学东．牙体牙髓病学[M]．5版．北京：人民卫生出版社，2020.

[6]町田幸雄．乳牙列期咬合诱导[M]．王小竞，译．西安：世界图书出版西安有限公司，2015.

[7]龚怡．牙外伤[M]．北京：人民卫生出版社，2017.

[8]江义笛，汪成林，叶玲．再生性牙髓治疗的并发症[J]．国际口腔医学杂志，2019，46(1)：73-77.

[9]周懿婕，宋光泰．年轻恒牙挫入性损伤的处理策略[J]．国际口腔医学杂志，2021，48(2)：135-140.

[10]秦满．年轻恒牙再植术与延迟再植[J]．中华口腔医学杂志，2013，48(6)：321-324.

[11] McDonald R E, David R A. In Mcdonald and Avery's Dentistry for the Child and Adolescent (Tenth Edition), edited by Jeffrey A. Dean, xi-xii. St. Louis: Mosby, 2016.

[12]American Academy of Pediatric Dentistry. Policy on use of fluoride. The Reference Manual

of Pediatric Dentistry[M]. Chicago, Ill.: American Academy of Pediatric Dentistry, 2020: 64-65.

[13] American Academy of Pediatric Dentistry. Use of local anesthesia for pediatric dental patients. The Reference Manual of Pediatric Dentistry [M]. Chicago, Ill.: American Academy of Pediatric Dentistry, 2020: 318-323.

[14] Marconyak L J, Kirkpatrick T C, Roberts H W, et al. A comparison of coronal tooth discoloration elicited by various endodontic reparative materials[J]. J Endod, 2016, 42: 470-473.

[15] Levin L, Day P F, Hicks L, et al. International Association of Dental Traumatology guidelines for the management of traumatic dental injuries: General introduction[J]. Dental traumatology, 2020, 36(4): 309-313.

[16] Bourguignon C, Cohenca N, Lauridsen E, et al. International Association of Dental Traumatology guidelines for the management of traumatic dental injuries: 1. Fractures and luxations[J]. Dent Traumatol, 2020, 36(4): 314-330.

[17] Fouad A F, Abbott P V, Tsilingaridis G, et al. International Association of Dental Traumatology guidelines for the management of traumatic dental injuries: 2. Avulsion of permanent teeth[J]. Dent Traumatol, 2020, 36(4): 331-342.

[18] Day P F, Flores M T, O'Connell A C, et al. International Association of Dental Traumatology guidelines for the management of traumatic dental injuries: 3. Injuries in the primary dentition[J]. Dent Traumatol, 2020, 36(4): 343-359.

第八章　牙拔除术和牙槽部手术并发症

牙拔除术（extraction of teeth）和牙槽部手术（surgery of alveolar region）是口腔颌面外科最常用的手术，是治疗某些牙病和由其引起的局部或一些全身疾病的重要手段。

牙拔除术和牙槽部手术本身可导致软组织和骨组织的创伤，而且该手术是在有唾液和存在大量微生物的环境下进行的，有时甚至在感染的组织上进行，故可能引起不同程度的全身反应或并发症。可能发生的并发症是比较多的，这些并发症多数是由于机体状态、局部解剖结构的变化或异常等而引起，少数也可由于诊断、治疗过程的某些缺陷或错误所致。如果预先做好细致的检查，正确诊断与治疗，这些并发症也是可以减少到最低限度的。本章讨论的内容有：

牙拔除术
- 术中并发症
- 术后并发症

牙槽部手术
- 前庭沟加深术
- 牙槽嵴增高术

第一节　牙拔除术

一、术中并发症

（一）牙折断

牙折断是拔牙术中常发生的并发症之一。

【原因】

1. 牙龋坏过大或有一较大的充填物，或为做过根管治疗的死髓牙。

2. 牙钳使用或选择不当而引起，例如：牙钳不是夹于根部，而是夹住了牙冠；或钳喙的长轴与牙的长轴不平行；或钳喙过宽，喙不是紧抱牙体与牙体成“面接触”，而是“一点接触”，则用力钳夹时，因压力集中于一点可将牙夹碎；或钳柄握持不紧，摇动牙时钳喙滑动等均可使牙折断。

3. 技术上的用力不当或未掌握正确的摇动和牵引方向等。

4. 解剖方面的原因，如牙根肥大、牙根明显弯曲、根分叉过大等，易引起牙根折断。

【预防和处理】

1. 合理选择或使用牙钳，尽量做到牙钳与牙体的面接触，防止钳滑动；因解剖方面的原因或牙本身的原因易引起牙根折断者应在术前向患者明确交代。

2. 适当应用拔牙技术上的脱位运动，并做到力量适中，方向正确。只要掌握了正确的方法，牙折断一般是可以避免的。折断的牙采用挺拔法或钳拔法取出。

(二)牙槽骨骨折

牙与牙槽骨关系密切，拔牙是将牙从牙槽窝内拔除，故牙槽骨骨折为常见的并发症。

【原因】

1. 钳喙夹于牙槽骨，或由于牙与牙槽骨发生病理性骨粘连。

2. 由于牙槽骨的解剖形态变异或牙根形态及位置的改变等均可致牙槽骨骨折。

3. 突然使用暴力而不是逐渐摇动以扩大牙槽窝，可导致牙槽窝颊侧或下颌磨牙区舌侧骨板折断。

【预防和处理】

1. 避免钳喙夹持牙槽骨，借助检查及 X 线片充分了解牙槽骨及牙根的解剖，避免使用暴力。

2. 若发现牙根与牙槽骨发生骨粘连，可用超声骨刀将其松解后，再拔除患牙。

3. 若折断的牙槽骨如较小，一半以上已无骨膜附着，则最好将其去除，用小止血钳夹紧骨折片，用骨膜分离器分离附着的软组织后取出，然后修整锐缘。

4. 如果折断的牙槽骨较大，大部分仍有骨膜附着，也可考虑复位后任其自行愈合。

(三)邻牙或对颌牙损伤

牙拔除如果操作不当可能引起邻牙或对颌牙的折断或损伤。

【原因】

1. 术者用力未适当控制，牙钳突然向对颌牙撞击可造成牙折或牙挫伤。

2. 钳喙与牙的长轴不平行时，也会损伤邻牙。

3. 拔牙钳的选择不当，过宽的钳喙常损伤邻牙，可引起邻牙松动或脱位。

4. 使用牙挺时，以邻牙作为支点。

5. 牙齿排列拥挤或错位。

【预防和处理】

1. 术前即注意与邻牙的关系，如邻牙的龋坏、牙周骨质破坏等；邻牙如有较大的龋坏和修复体时易被损坏，术前应向患者解释。

2. 适当选择牙钳，最好与所拔牙之大小一致，注意钳喙的长轴与牙长轴一致。

3. 使用牙挺时，决不能以邻牙作为支点，避免邻牙受力。

4. 严格遵守操作规程，如先摇动，后牵引；不使用过大的力量强行牵引，控制用力，以及用左手协助固定牙钳等措施，可以避免这种意外的发生。

5. 若牙列拥挤，无法使用牙钳或牙挺时，可先用高速涡轮机分牙及超声骨刀增隙后再拔除患牙。

6. 明显松动或脱位的邻牙应行复位固定。

（四）下颌骨骨折

下颌骨骨折在拔牙中极少见，但由于存在病变、解剖变异或暴力操作偶有发生（彩图8-1）。

【原因】

1. 在拔除下颌磨牙时用力过大或不正确，尤其是使用敲击的方法增隙或分牙时有可能发生下颌骨骨折，拔除下颌阻生第三磨牙时，牙挺用力过大，有可能导致下颌角区骨折。

2. 由于各种病理情况，如下颌骨萎缩、骨质疏松、骨髓炎、放射治疗后、埋伏较深的阻生牙、甲状旁腺机能亢进、肿瘤、囊肿等，下颌骨已较薄弱而易致折断。

3. 行下颌角或下颌骨下缘切除术等美容手术的患者，下颌骨强度明显降低容易在拔牙术中发生病理性骨折。

【预防和处理】

1. 随着影像学诊断技术及外科手术器械的发展，下颌骨骨折为拔牙手术中不允许发生的并发症，因此在拔牙术前要求术者充分了解患者各方面的情况，排除手术禁忌证及任何可能的风险因素。

2. 在拔除下颌牙时，一定要防止拔牙时使用牙钳或牙挺的力量过大，在使用中等力量不能拔除时，必须结合影像学检查分析不能拔除的原因，应用高速涡轮机或者超声骨刀充分去除阻力，尽量避免使用敲击的方法增隙或分牙。

3. 对于任何已存在的病变，必须在术前即明确诊断。如有必要拔牙，应制定必要的预防措施及治疗方案。

4. 若如术前已知患者做过影响下颌骨强度的手术，拔除低位埋伏阻生牙时有可能导致下颌骨骨折，则可考虑先用正畸牵引的办法把阻生牙适当牵引到容易拔除的位置再行拔除。

（五）软组织损伤

软组织损伤是拔牙术中常发生的并发症，包括牙龈、下唇、舌及口底等部位的软组织损伤。

【原因】

1. 分离牙龈不彻底导致牙龈损伤。

2. 安放牙钳时夹住牙龈或牙钳柄夹住下唇而导致牙龈或下唇受损伤。

3. 使用牙挺时方法错误或无保护，牙挺滑脱而刺伤牙龈等软组织。

4. 使用刀片以及高速手机时保护不当或使用方法错误也可造成牙龈、下唇等软组织损伤。

5. 使用超声骨刀时冷却水被阻挡未能及时冷却刀头容易烫伤软组织。

【预防和处理】

1. 彻底分离牙龈。

2. 细心操作，正确选择和使用牙钳、牙挺、高速涡轮机及超声骨刀，注意保护，防止牙挺滑脱，注意观察超声骨刀的冷却水是否能及时冷却刀头。

3. 术中如发现牙龈和牙仍有粘连，手术应立即停止，彻底分离牙龈后继续拔除患牙。

4. 严重的软组织损伤能导致术后出血，或肿胀、疼痛等反应，或引起感染。损伤范围较大时应将其缝合。如有明显出血，应进行缝合止血，术后应给予抗生素预防感染。

（六）出血

【原因】

1. 软组织及骨组织损伤。

2. 邻近组织病变，如炎症、肿瘤等，特别是颌骨中央型动静脉畸形。

3. 全身疾病，如肝脏病变、血液系统疾病等。

4. 患者服用了某些药物而影响了凝血功能，如阿司匹林等抗凝血药。

【预防和处理】

1. 术前必须询问有无出血病史，询问过去拔牙的出血情况，出血是在拔牙中还是拔牙后，出血持续的时间，是如何止血，等等。怀疑有血液病的病员，必须做全面检查。

2. 病员如有术后出血的历史，在第一次拔牙时应限制拔牙数目，并最好将牙龈作褥式拉拢缝合。拔牙后应观察一小时，方可离去。

3. 尽可能减少术中的创伤，包括锐利地切开，轻柔地处理软组织，除去或修整尖锐的骨缘等。

4. 软组织出血应缝合止血，牙槽窝内出血，可用明胶海绵、蛋白胶原海绵、碘仿纱条或者骨蜡填塞。

5. 邻近组织有急性炎症或肿瘤时应暂缓拔牙。

6. 全身系统疾病者，应请相关科室会诊或到综合医院接受进一步治疗。

（七）牙根进入上颌窦

上颌窦一般与上颌磨牙和前磨牙紧密相邻，拔除上颌磨牙与前磨牙，特别是断根时，容易发生牙根进入上颌窦内的情况(彩图 8-2)。

【原因】

1. 上颌窦过大或异常，牙根与窦间仅有一薄层骨板相隔，或无骨板间隔存在，甚至有些牙根直接突入上颌窦内。

2. 牙根过长，根端肥大或有炎性粘连。

3. 窦底病变或根尖周病损。

4. 牙根拔除时操作方法及用力不当。

【预防和处理】

1. 术前应详细检查，必要时拍 X 线片或 CBCT，了解牙根与上颌窦之间的关系。

2. 拔除前磨牙或磨牙颊侧根若与上颌窦关系密切拔除困难时，可采用翻瓣去骨法，避免盲目操作，将根推入上颌窦。

3. 一旦牙槽窝内的牙根突然不见了，首先必须认真判断牙根是否进入拔牙创的颊侧间隙，如已确定牙根进入上颌窦内，则首选上颌窦前外侧壁开窗的办法(开窗口一般在0.8cm×0.8cm左右即可)取出牙根，一般不建议采用扩大牙槽窝打开上颌窦底的办法取根，因为此办法成功率不高，并有可能导致术后形成口腔上颌窦瘘。

4. 采用上颌窦前外侧壁开窗的办法取出牙根后，应将上颌窦冲洗干净，特别是有上颌窦炎的患者一定要将炎性物质或异物清理干净。上颌窦前外侧壁的开窗口，可直接将黏骨膜瓣关闭缝合即可，开窗的骨块可自行愈合，拔牙窝内将炎性组织清理干净后，可用明胶海绵、纤维蛋白胶原海绵或CGF填塞后尽量严密缝合黏膜组织，切记牙槽窝填塞物不能压入上颌窦内。

(八)牙移位至邻近组织

在拔牙过程中，牙或牙根脱离牙槽窝，进入临近间隙是常见且不容易处理的并发症。上颌前牙可能进入颊侧间隙，上颌前磨牙可进入颊侧间隙或上颌窦，上颌磨牙可进入上颌窦，上颌第三磨牙有可能被推入颞下间隙、翼腭窝内或咽旁间隙；下颌前牙可进入颊侧间隙，下颌磨牙可进入下牙槽神经管内，下颌第三磨牙可进入舌侧间隙或舌下间隙等(彩图8-3)。

【原因】

1. 上颌前牙、前磨牙及下颌前牙颊侧牙槽骨骨壁菲薄，拔除此区域残根时颊侧牙槽骨容易发生折断，牙根容易进入拔牙创的颊侧间隙。

2. 在拔除上颌高位埋伏阻生第三磨牙时，由于部分患者的上颌结节薄弱而骨质疏松，以及术者没认真分析局部因素，用力过猛或使用敲击的方法分牙或增隙等原因，导致牙和牙根进入颊侧软组织甚或被推入颞下间隙。

3. 拔除下颌阻生牙时，通常由于舌侧骨板薄弱及阻生牙所在的位置偏向舌侧，特别是舌向位阻生牙，其舌侧骨板有可能已缺失。由于用挺时用力过猛或是使用敲击的方法分牙或增隙，可导致牙进入下颌骨舌侧黏骨膜下或穿破骨膜进入舌下间隙或下颌下间隙甚至翼颌、咽旁间隙。

4. 拔除上颌高位阻生前牙时，偶尔会发生牙或牙根进入鼻腔的情况。

【预防和处理】

1. 正确掌握牙挺的使用方法，用力适当，拔除前牙及前磨牙时应尽量避免牙挺从舌侧楔入。

2. 术前认真行口腔及影像学检查、分析，如有骨性粘连或根端肥大的牙根，可应用超声骨刀采用不翻瓣增隙的办法解除阻力及增加间隙。

3. 如果在拔牙过程中牙槽窝内牙根突然不见了，首先触摸拔牙创的颊侧，若可触及凸起，则证实牙根进入拔牙创的颊侧间隙，可翻起颊侧黏骨膜瓣后将牙根取出，同时取出折断的颊侧骨板。

4. 对于上颌第三磨牙或牙根在拔除过程中，由于上述原因已进入颞下颌间隙者，首先应调节光线、椅位，然后充分暴露局部，扩大创面，必要时施角形切口翻开颊侧黏骨膜瓣，仔细由前至后，由浅至深寻找。不清楚时，可以用生理盐水冲洗，进入颞下间隙深层时，应拍摄CBCT定位，可借助手术导航仪辅助取出。

5. 下颌第三磨牙拔除过程中，如果牙或牙根突然不见了，一般最有可能掉到舌侧间隙里，此时首先触摸拔牙创的舌侧，是否可触及突起物以及了解患者咽反射的情况，如果触摸不到移位的牙体组织，则应拍摄 CBCT 确定移位牙体组织的位置，一旦确定牙体组织位置在拔牙创的舌侧，我们可以行磨牙舌侧的角形翻瓣(彩图 8-4)：沿着下颌第一磨牙舌侧远中龈沟至磨牙后区切开，于下颌第一磨牙舌侧远中至口底做一垂直于龈缘的辅助切口，后于骨膜下翻起黏骨膜瓣，翻瓣时一定要小心避免将牙体组织推向深部，首先可以找到拔牙创舌侧骨质穿通区，一般牙体组织均在舌侧骨质穿通区附近，找到牙体组织后取出，冲洗创腔后，关闭伤口。在寻找牙体组织的过程中，为便于寻找并防止牙体组织向深部移位，可以让手术助手从颌下向上顶起口底组织，同时术者以手指在翼颌间隙或咽旁间隙所在位置由后向前，由下向上触摸，如在下颌骨角内侧部位或其周围触及突起则可能为牙或牙根的存在位置，然后以拉钩进一步暴露创面，一手按住或固定突起物，另一手持血管钳或组织钳夹持取出患牙。

6. 对于进入鼻腔之牙或牙根，取出时应注意预防鼻腔口腔瘘形成。严密缝合口内创口，鼻底填以碘仿纱条。

(九)颞下颌关节脱位

第三磨牙拔除术可引起颞下颌关节脱位或损伤。

【原因】

1. 习惯性颞下颌关节脱位。

2. 拔牙时用力过猛或未注意对颞下颌关节的保护，致其受损伤。

【预防和处理】

1. 术前不应忽略颞下颌关节病病史。

2. 拔牙时用术者左手支持下颌骨。如手术时间较长，应每隔几分钟休息一次，即可最大限度地预防其并发症的发生。

3. 如发生颞下颌关节脱位，应立即复位并作暂时性制动。

(十)下牙槽神经损伤

下牙槽神经损伤几乎都发生于下颌第三磨牙拔除术中，随着高速涡轮机、超声骨刀的广泛使用，以及截冠留根术、正畸牵引等方法的应用，下牙槽神经损伤的发生率显著降低。

【原因】

1. 下颌磨牙，特别是第三磨牙与下牙槽神经的解剖位置关系密切，根尖距离下颌管很近，在拔除牙根时，将牙根推入下颌管内致压迫该神经。

2. 根尖挺使用不当，挺尖进入下颌管而使神经血管束受到损伤。

3. 难度较大的阻生牙(骨内阻生、水平阻生)拔除时出血过多，牙槽窝堵塞等对神经造成压迫。

4. 仍然使用敲击的方法进行低位阻生牙劈开，导致下颌管壁折裂塌陷也能使下牙槽神经受压。

5. CBCT 检查示下颌磨牙根尖突入神经管内，下颌神经管上壁不完整，在这些情况下，神经损伤的发生率高。

6. 行下牙槽神经阻滞麻醉时，麻药直接注射到下牙槽神经鞘膜内。

【预防和处理】

1. 术前应仔细观察 X 线片，了解牙根与下颌管的关系，必要时拍摄 CBCT 确定牙与神经管的关系，避免或减少术中损伤。

2. 术中操作应正确，避免牙挺或牙钻损伤下牙槽神经，尽量避免使用敲击的办法增隙或者分牙。

3. 发现牙根已进入下颌管时，应及时用超声骨刀扩大牙槽窝后取出，切不可继续盲目用器械挖取。

4. 对根尖 1/3 折断，无根尖病变者可不予拔除。

5. 血管损伤出血时，以明胶海绵、蛋白胶原海绵等压迫止血。

6. 神经如已受损，由于神经位于神经管骨管内，损伤的神经术后发生肿胀容易造成二次挤压损伤，因此，术后应尽早给予预防神经水肿以及减压的药物(如地塞米松、七叶皂苷钠等)，以及促进神经恢复的药物(如维生素 B_1、B_{12}，甲钴胺片)或理疗等。

7. 条件允许可早期选用显微外科技术行神经减压术。

8. 在进行下牙槽神经阻滞麻醉时，如遇到注射阻力明显增大时，要考虑到有可能针尖在下牙槽神经鞘膜内，可退针 1~2mm 再行注射。

(十一)舌神经损伤

【原因】

舌神经的损伤发生率低于下牙槽神经损伤，因为舌神经损伤通常导致味觉异常，并且难以自发恢复，患者自觉压力很大。解剖学研究已显示舌神经的位置变化较大(彩图 8-5)，在某些病例中，它甚至走行在磨牙后垫中，这样走行的神经在翻瓣和牵开过程中或龈瓣切除和缝合的过程中很容易受到损伤。第三磨牙牙根或其他病理情况(如囊肿)可造成下颌舌侧骨板的穿孔，舌神经紧贴穿孔部位下颌骨骨膜走行，也可解释一些患者的舌神经损伤。

【预防和处理】

1. 拔除下颌阻生第三磨牙时，应尽量避免使用舌侧入路的方法，避免在下颌第三磨牙牙槽窝的舌侧进行侵袭性刮治。

2. 切开翻瓣时，磨牙后区切口一般切开黏膜即可，后采用钝性分离于骨膜下翻起黏骨膜瓣，注意磨牙后区的切口一定不要超过翼下颌皱襞。

3. 分牙时避免牙钻将舌侧骨板洞穿。

4. 大部分神经损伤病例，其恢复常在 6~8 周，有些病例通常在 6~9 个月内，18 个月后仍有某种恢复的可能，但超过 2 年，进一步自发恢复则是罕见的。6 个月后，恢复时间十分关键。

5. 如已知明显的舌神经断裂，可采用显微外科吻合神经。

（十二）晕厥

拔牙引起的晕厥是一种暂时性“脑贫血”症状，为神经反射性的改变，主要表现为面色苍白、出冷汗、四肢无力、眩晕、眼发黑、心慌、脉搏弱、血压轻度下降等。

【原因】

1. 患者不安、恐惧、紧张等精神因素引起。
2. 手术操作造成疼痛或空腹疲劳时更易发生。

【预防和处理】

1. 对患者给予必要的解释和鼓励，麻醉要完善，手术操作要轻柔，避免空腹及过劳情况下手术；对于严重牙科畏惧症的患者，可考虑在适度镇静下手术（如吸入笑气浅镇静、静脉滴注右旋美托咪定或咪达唑仑深镇静）。
2. 如发生晕厥，应暂停手术，放平牙椅，取平卧位或头稍低位，刺激人中，松解上衣及领扣，保持呼吸道通畅，心电监护检测生命体征。必要时静脉推注50%葡萄糖。
3. 如有明显呼吸障碍或面色苍白、冷汗、晕厥、脉弱久不缓解，血压明显下降时，应及时开放静脉通道补液，吸入氧气，必要时使用肾上腺素0.3~0.5mg，并请麻醉科医师会诊。

（十三）牙齿误入消化道或气管

偶尔患牙拔除后可误入消化道或吸入气管。

【原因】

选择的牙钳钳喙与拟拔牙牙冠不相应导致牙齿脱位时松脱，或操作不慎。

【预防和处理】

1. 选择合适的牙钳，将钳喙伸进牙冠最大直径之下，如有必要可塞一块小纱布在口腔后部，以防牙齿坠入气管或消化道。
2. 一旦脱位的牙体组织迷失，首先检查患者固有口腔，如牙齿不在口内，则认真观察患者的面部表情、呼吸及呛咳情况。
3. 误入气管将引起频繁的强力咳嗽，可能咯出，不能排出者需在气管镜下取出。如引起患者呼吸困难，面部发绀时，应立即采取海姆立克法进行急救，直至患者咳出牙齿；如若无效，应尽快送呼吸内科或胸外科抢救。
4. 如患者未出现咳嗽、呼吸困难或面部发绀的情况，则可拍摄胸片初步确定迷失牙齿的去处，仍然不能确定则可行CT检查，确定牙齿是否进入消化道内，一般牙齿误吞入消化道无严重后果，无须特殊处理，一般可随粪便排出。

二、术后并发症

（一）拔牙后出血

【原因】

牙齿拔除后1小时，吐出压迫伤口的纱卷，如仍有明显的活动性出血，则称拔牙后出血。拔牙后出血的原因大致可分为局部因素和全身因素两大类。

1. 局部因素有牙槽窝内残留炎性肉芽组织、软组织撕裂、牙槽骨骨折、牙槽内小血管破裂。血块保护不佳而脱落也可引起出血。创口感染、血块分解后产生的出血，多发生在拔牙 48 小时以后，称继发性出血。

2. 全身因素引起的出血，是指包括贫血、白血病、出血性紫癜及血友病等全身因素引起的出血。

【预防和处理】

1. 对有出血倾向的患者应仔细询问病史并行全面的临床、实验室检查。

2. 不论是哪种出血，都应该首先注意病员的全身情况，询问出血情况，估计出血量，注意脉搏、血压的变化，并根据情况补液或输血，然后进行局部检查，并安慰患者，克服恐惧心理。

3. 多数患者的拔牙创，都可看到高出牙槽窝的过多血凝块并渗血，可在局麻下彻底清理所有血凝块以及拔牙创内残留的肉芽组织或牙碎片等，后用明胶海绵或者胶原蛋白海绵填塞拔牙创，再缝合创口，压迫止血。如不能止血时，可用碘仿纱条紧密填塞后再加压缝合创口，常可达到止血之效果。碘仿纱条可在 1 周后分 3 次取出(每 3 天取出一次)。

4. 患者在达到止血后，可给予适量抗生素，保持口腔清洁，切勿反复漱口以免再度出血。

5. 全身因素引起的出血应请有关科室配合治疗。

(二)疼痛和肿胀

拔牙创区疼痛以及周围组织肿胀属于术后正常反应，疼痛及组织肿胀的程度因手术的复杂程度以及患者个体性差异而不同。一般术后 6~8 小时会出现疼痛的峰值，术后 72 小时内持续性疼痛均属于正常现象；创区周围组织 72 小时左右肿胀达到峰值后逐渐消退。若 72 小时后疼痛肿胀仍持续递增，则需认真检查创口，慎重处理。

【原因】

1. 拔牙过程中对周围组织，特别是骨组织的创伤过大，或用高速涡轮机或超声骨刀去骨增隙时冷却不足产热过甚。

2. 拔牙处理不仔细，遗留尖锐的骨缘或过高的根骨间隔可发生术后疼痛。

3. 拔牙创内血凝块脱落导致拔牙创的骨壁上的神经末梢直接暴露在口腔中，受刺激引起疼痛，此种拔牙创空虚引起的疼痛，需与非腐败型干槽症相鉴别，若疼痛放射至耳颞部或头顶部且使用一般止疼药效果不佳时，则考虑为非腐败型干槽症。

4. 术后感染及干槽症所致疼痛。

【预防和处理】

1. 可采用超前镇痛(术前使用止痛药物)的办法缓解术后疼痛。

2. 疼痛和肿胀最常发生于第三磨牙拔除后，故在拔除第三磨牙时应采用合理的手术步骤，尽量减少操作时间及粘骨膜瓣的牵拉等引起的组织损伤。

3. 切口缝合不应过于严密，以利于渗出物排出。

4. 多个牙拔除或创伤较大时，最好能缝合创口，术后局部应用冷敷可减轻肿胀。

5. 应用皮质激素和抗炎药能减轻术后疼痛及肿胀反应。

6. 甲硝唑和青霉素类药物已证实有助于预防术后感染，减轻疼痛和肿胀。

(三)术后感染

【原因】

1. 拔牙适应证掌握不当，特别是在急性炎症期拔牙可能造成急性炎症扩散，导致间隙感染，甚至引起骨髓炎。

2. 拔牙创处理不当，如牙结石、碎牙片、碎骨片或残留的炎性肉芽组织，在拔牙后未被清除而引起慢性感染。患者自觉创口不适，检查可见创口愈合不良，黏膜有充血现象，有时见脓性分泌物或炎性肉芽组织增生。X 线片可能发现残留牙碎片等。

3. 下颌阻生牙拔除后，偶可发生下颌磨牙后舌侧感染，由于该处有一黏膜下间隙，称之为咽峡前间隙感染，亦有可能是该处的骨膜炎。主要症状为开口困难及吞咽疼痛，局部红肿及压痛，从口外触诊，下颌角内侧有明显触痛。

【预防和处理】

1. 严格掌握手术适应证，对复杂的拔牙术应在急性炎症得到控制后进行。

2. 对异物等所致感染，局麻下应彻底刮除，使该部位重新形成血凝块，可痊愈。

3. 对咽峡前间隙感染者应行穿刺，有脓液形成者可口内切开引流，咬肌间隙感染尽量从口内切开，用半管引流，效果实在不明显的再考虑口外切开引流，翼颌间隙感染应经口外切开引流。

4. 合理使用抗生素。

(四)干槽症

发生在拔牙区的特殊的局限性骨炎称为干槽症(dry socket)，实质上是骨创感染。由于诊断标准的不一，文献报道的干槽症发生率不一，从 0.9%~4.4%不等，发生率依次为下颌第三磨牙、第一磨牙、第二磨牙，其他牙少见，文献报道的国内下颌第三磨牙干槽症发生率为 4%~10%，随着微创化拔牙技术的推广，干槽症的发生率明显下降，就武汉大学口腔医院口腔外科临床观察显示干槽症的发生率不足 0.1%。

临床主要症状为疼痛，通常发生于拔牙术后 3~4 天。疼痛为持续性，可向耳颞部或头顶部放射，一般的镇痛药物无法止痛，拔牙窝骨壁有明显触痛，创口周围牙龈略红肿，局部淋巴结可有肿大、压痛。偶有发生张口受限、低热、全身不适等症状者。根据拔牙创口的临床表现分为腐败型干槽症及非腐败型干槽症，前者表现为拔牙窝创内有腐败坏死物质，腐臭味强烈，后者表现为拔牙创空虚无明显腐败坏死物存在。

【病因】

干槽症发病原因不清，获得较多支持的病因学说有：感染学说、创伤学说、解剖因素学说、纤维蛋白溶解学说。上述每一种学说都能从某一方面解释干槽症的某些特点，但都无法全面解释干槽症的发病机制和临床特点。干槽症发生的病因应该是多因素综合作用的结果：首先由于下颌磨牙区域具有解剖结构上的特殊性，该部位骨质致密、血供差、抗感染能力弱；其次与拔牙创伤有关，过去普遍使用敲击的方法去骨、增隙及分牙，均会对牙槽骨造成损害，尤其是增隙将对牙槽骨壁造成挤压和压缩，导致拔牙后该处血供更加不良，术后抗感染能力进一步减弱；加之支持拔除后骨腔较大、血凝块不易黏附、创口关闭不严使食物残渣和唾液易进入，因而引发拔牙创口感染。至于纤维蛋白溶解，是拔牙创感染的结果，是干槽症发展过程中的一种表现，而不是干槽症发生的诱因。腐败型干槽症的腐臭味就是血凝块中纤维蛋白溶解的结果，这些血凝块大多来源于软组织出血，而不是牙槽骨壁的出血；非腐败型干槽症由于牙槽窝内无血凝块形成，也就不存在纤维蛋白溶解，所以牙槽窝空虚，没有腐臭味。

当然，全身因素也可影响干槽症发生率，慢性消耗性疾病、营养不良等，由于抗感染率低，干槽症发生率也相应增加。

【预防和处理】

1. 预防干槽症发生，应尽量减少创伤，缩小创口，拔牙后应压迫颊舌侧骨板，使之复位并缩小过大牙槽窝。下颌阻生智齿拔除后可行创口缝合，但勿过紧过密。

2. 拔牙后可在牙槽窝内填置各种预防干槽症的药物(如盐酸米诺环素软膏)、碘仿纱条、明胶海绵、植骨材料、CGF 等，以消灭死腔，防止血块感染。

3. 干槽症的治疗原则为：清创、隔离外界刺激，促进肉芽组织生长。首先在局麻下彻底清理牙槽窝内腐败坏死组织，用小棉球蘸 3%双氧水反复擦拭拔牙创，棉球应更换数次，直到骨壁清洁，以棉球擦拭后无污色，并无臭味为准，切忌用刮匙刮骨面。然后以生理盐水反复冲洗，至创内完全清洁。

冲洗后，拭干创口，用一较长碘仿纱条(如无碘仿纱条，可用盐酸米诺环素软膏或 CGF)，由拔牙窝的底部开始，严密填入，直至完全充满拔牙创，并防止其脱落。纱条严密填塞，可隔绝外界刺激。碘仿有防腐消炎作用，并能促进肉芽组织生长。所填入的碘仿纱条可放置 7~10 日后分 3 次取出，一般不需更换；或可以更换 1 次，需视创口情况而定。

(五)皮下气肿

【原因】

皮下气肿多发生于需要翻瓣去骨的拔牙手术，特别是下颌阻生第三磨牙拔除术，由于高速涡轮机的选择不当，牙椅气压过高(超过 0.25MPa)或手术过程中将骨膜撕裂使空气进入创口深部引起。一般在术后即刻即可发现，如术后即刻即发现患者手术侧的面颊部、颌下及颈部等部位发生肿胀，多由皮下气肿引起，此时触及肿胀部位，有皮下捻发音，无明显疼痛感，可明确诊断。皮下气肿一般可自行消失，但气肿波及范围广泛，特别是波及颈部时，有可能引起气胸，因此术者在术后及时观察患者的外观，发现术后即刻肿胀时应及时鉴别是否发生皮下气肿。

【预防和处理】

预防方法：①牙椅气压一般控制在 0.2~0.25MPa；②最好选用 45°仰角高速涡轮机(向后出气)；③术中翻起粘骨膜瓣时尽量避免将骨膜撕裂(完整的骨膜结构致密，可阻挡空气进入深部组织)。如已发生皮下气肿，应立即将口内创口的缝线拆除，将皮下的气体向口内创口方向挤压，直至皮下无捻发音为止，如气肿波及的范围广泛，可在排气后行局部加压包扎，术后用抗生素预防感染，一般于72小时后即可消失。

（六）口腔上颌窦瘘

上颌磨牙及前磨牙与上颌窦关系密切，拔除后均有可能与上颌窦相通，一般来说只要无上颌窦炎症或炎症诱因已去除且上颌窦冲洗干净，拔牙窝填塞明胶海绵或胶原蛋白海绵，黏膜创口做适当的缝合，上颌窦的穿通口基本可自行愈合。但是仍有少量病例在术后1个月左右形成口腔上颌窦瘘，甚至有大量炎性肉芽组织形成。

【原因】

1. 患者在拔牙后一个月内出现鼻腔内感染（如感冒等）可影响创口愈合形成瘘口。

2. 拔牙时未发现拔牙窝与上颌窦穿通，未彻底清理上颌窦内炎性物质，或将牙根等异物推入上颌窦内却未发现等，均可导致拔牙术后形成口腔上颌窦瘘。

3. 患者不慎将食物等异物掉入拔牙创内，亦有可能影响创口愈合。

【预防和处理】

1. 拔除上颌前磨牙与磨牙时术前应仔细观察X线片，了解牙根与上颌窦底的关系，必要时拍摄CBCT确定牙与上颌窦底的关系，若发现上颌窦底骨壁已不连续，应及时与患者沟通，告知风险。

2. 术中操作应正确，避免将牙根、炎性骨质或肉芽组织推入上颌窦内。

3. 发现拔牙窝已与上颌窦相通时，首先确认牙体组织是否已经拔除干净，然后彻底清理拔牙窝，并同时用生理盐水冲洗上颌窦，将上颌窦内炎性物质清理干净，后于拔牙窝内放置明胶海绵或胶原蛋白海绵，松解拔牙窝两侧牙龈，严密缝合创口，若无法严密关闭创口，可利用腭前神经血管束为蒂的黏骨膜瓣旋转（彩图8-6）或颊侧黏骨膜滑行后严密关闭拔牙创口。但是，颊侧粘骨膜滑行瓣会导致颊侧前庭沟变浅，不建议作为首选方案。

4. 若术后1个月左右口腔上颌窦瘘口仍未愈合，甚至有大量炎性肉芽组织形成，此时应立即清理拔牙窝，经瘘口冲洗上颌窦，并将瘘口适当缝合（注意此时不能严密缝合创口，要让上颌窦内炎性物质充分引流，同时缩小瘘口避免食物进入上颌窦内），后定期经瘘口冲洗上颌窦，并通过CBCT检查上颌窦炎情况，一般在充分引流3~4周时，CBCT显示上颌窦内炎症明显缓解，且瘘口周边的黏膜组织无明显炎症时，可行口腔上颌窦瘘修补术，术后一般需口服头孢类抗生素2周（控制上颌窦炎症），避免手术因上颌窦炎失败。

第二节　牙槽部手术

义齿修复前手术亦称修复前外科，是指为义齿修复提供良好的骨组织和软组织条件而在牙槽骨及其周围组织进行的手术。传统的义齿修复前外科包括矫正软组织缺陷，如唇、颊、舌系带延长术和前庭沟加深术等，以及矫正硬组织缺陷，如牙槽突修整术、骨隆突修整术等。但随着现代口腔医学的不断发展和进步，尤其是在种植材料、种植义齿技术方面取得的突飞猛进的发展，为义齿修复前外科注入了新的内容和活力。

义齿修复前手术与其他手术一样，术中和术后可能发生并发症，但其多数是由于机体状态、局部解剖结构异常所致，少数与术前设计不当或术中操作方法错误有关。

在众多的义齿修复前外科手术当中，有些手术操作简便，疗效可靠，并发症较少，诸如唇、颊、舌系带矫正术，骨隆突修整术，术后很少复发，也不容易发生感染、组织坏死，近、远期疗效令人满意。但有些手术范围较大，技术较复杂，术中或术后并发症较多，容易复发，甚至失败，尤其是前庭沟加深术、牙槽嵴增高术等，影响因素较多，各种并发症的发生率较高。下面分别讨论前庭沟加深术、牙槽嵴增高术并发症。

一、前庭沟加深术

前庭沟加深术是通过手术方式改变黏膜及肌肉附丽的位置，使之上移(在上颌)或下移(在下颌)，使牙槽嵴相对增高，前庭沟加深，增加义齿基托翼的伸展范围及接触面积，从而增强义齿的稳固性。

前庭沟加深术只有在还存在相当量的牙槽骨时才能施行，否则，由于重要解剖结构如颏神经、上下颌肌群附丽部位、颧牙槽嵴等的位置变化，将使手术发生困难并影响手术的结果。而且，手术所致的裸露软组织应有上皮覆盖，以预防以后的收缩。局部组织不足时，可考虑行自体组织移植。该手术常见的并发症有：

(一)移植皮片、黏膜或人工膜生长不良、坏死

【原因】

1. 受植床血供差，皮片等直接植于骨皮质表面，缺乏骨膜血供，影响皮片生长。

2. 皮片或黏膜切取时损伤明显或取得过薄过小，收缩严重，创面边缘裂开。

3. 因止血不充分或皮片等固定不妥，致使皮片与受植床间积液、积血，影响毛细血管再生。

【预防和处理】

1. 手术时应在骨膜上分离软组织。

2. 取中厚皮片或全厚黏膜移植时，其面积应稍大于裸露区，以防术后收缩。

3. 术前预制基托式夹板，术中用胶将皮片粘在夹板组织面戴入口内，然后用粗缝线或钢丝作颌周固定。

4. 受植床充分止血，固定皮片前清除皮片积液、积血。

5. 如皮片坏死，则重新植皮或任其自行再上皮化。

(二)瘢痕过硬，影响义齿固位

【原因】

1. 皮片太薄，术后收缩严重。断层皮片移植时，皮片愈厚，收缩愈小。

2. 固定皮片的方法不同，皮片愈合的效果各异。缝合固定法产生的瘢痕较夹板固定法明显。

【预防和处理】

1. 断层皮片移植时，皮片愈厚，收缩愈小。

2. 采用夹板固定的方法可减少瘢痕组织的形成。

(三)颏部变形

【原因】

牙槽嵴严重吸收时，过度向下剥离颏部软组织和表情肌可影响患者颏部外形。

【预防和处理】

可通过切除部分软组织的方法解决。

二、牙槽嵴增高术

牙槽嵴增高术是治疗严重的牙槽骨萎缩的主要外科手段之一，常用于单纯软组织外科手术如前庭沟加深术后仍不能提供足够义齿承托面积或不能满足种植体安放条件的病例。随着生物医用材料学的快速发展及临床治疗手术方法的不断创新和改进，牙槽骨修复与再生的可预期性日益增强，可供选择的治疗方式越来越多。手术方法包括引导骨组织再生术(GBR)、牙槽骨牵张成骨术(ADO)等，移植材料包括各类骨粉、骨膜以及自体块状骨移植术等。最常见的并发症有伤口裂开或延迟愈合，移植材料吸收、排出或移位，神经损伤等。牙槽嵴增高术的并发症不仅能造成手术伤口的愈合困难，还会导致义齿修复的失败。

(一)伤口裂开

【原因】

由于植入材料过多、软组织瓣张力过大或伤口边缘内卷，牙槽嵴增高术后很容易发生伤口裂开，使部分移植材料排出。口腔前庭的狭窄及肌肉拉力过大也容易造成伤口裂开。

【预防和处理】

1. 最好的预防方法是使用黏膜组织扩张器。
2. 术前精心设计和术中细致操作。
3. 局部冲洗换药，去除暴露的移植材料，伤口常可愈合。

(二)神经损伤

【原因】

多见于颏神经损伤，因牙槽嵴严重吸收，颏孔靠近牙槽嵴顶，术中易受损伤。

【预防和处理】

术前通过X线片等仔细检查和确定颏孔位置，潜行剥离骨膜时应注意避免损伤颏神经。若颏神经靠近嵴顶，应用超声骨刀在颏孔下方做槽，将颏神经下移并放置于槽内，避免受压。若颏神经受压，应即刻去掉部分移植材料减压，多可自行恢复功能。

(蔡　育　李祖兵)

◎ 参考文献

[1]张志愿. 口腔颌面外科学[M]. 7版. 北京：人民卫生出版社，2012：127-144.
[2]赵吉宏. 口腔颌面外科门诊手术操作规范与技巧[M]. 北京：北京大学出版社，2015：

77-110.

[3]赵吉宏．现代牙槽外科新技术[M]．北京：人民卫生出版社，2015：75-147.

[4]胡开进．标准拔牙手术图谱[M]．2 版．北京：人民卫生出版社，2017：233-255.

[5]邹多宏，杨驰，张志愿．牙槽骨骨增量技术新进展[J]．精准医学杂志，2020，35(5)：377-388.

[6]Cai Y，Sun R，Zhao J H．Flapless boning to increase space by piezosurgery：A novel mini-invasive strategy for teeth extraction．A retrospective study[J]．Medicine (Baltimore)，2018，97：11398.

[7]Di Nardo D，Mazzucchi G，Lollobrigida M，et al．Immediate or delayed retrieval of the displaced third molar：A review[J]．Journal of clinical and experimental dentistry，2019，11(1)：55-61.

[8]Lee D，Ishii S，Yakushiji N．Displacement of maxillary third molar into the lateral pharyngeal space[J]．J oral maxillofac Surg，2013，71(10)：1653-1657.

[9]Kiencało A，Jamka-Kasprzyk M，Panaś M，et al．Analysis of complications after the removal of 339 third molars[J]．Dental and medical problems，2021，58(1)：75-80.

[10]Póvoa R C S，Mourão C F A B，Geremias T C，et al．Does the Coronectomy a feasible and safe procedure to avoid the inferior alveolar nerve injury during third molars extractions? A systematic review[J]．Healthcare (Basel)，2021，9(6)：750.

第九章　种植手术相关问题及并发症

相对于口腔颌面外科的许多手术而言，牙种植体的手术并发症通常较轻。某些并发症可能很严重，但危及生命的较少，多数为治疗效果不佳、预后不良、种植体周围病、机械并发症等，更改治疗计划或进行再治疗后也能取得好的结果。随着牙种植术的应用日益增多，其外科并发症的数量、种类和严重程度的相关报道也在增多。

尽管大多数并发症很轻微，但外科医生也不能因此而忽略其对患者的影响。缺牙导致的咀嚼功能减退和面部美观缺陷，会影响患者的日常生活、工作及社交活动，而由于牙种植术并发症导致的治疗结果不理想或治疗的延迟，同样会降低患者的生活质量。本章将结合围手术期种植体治疗的并发症文献，分类叙述牙种植手术相关的问题及并发症。

第一节　种植手术的术前考量

一、牙、颌面种植治疗并发症简介

术前设计和手术操作不当可引起长期并发症。种植体失败部分发生于种植体植入时或在其之前，此外也可出现在功能性负荷后。后期失败可归因于殆因素、生物机械学因素或生物因素，但在外科手术中所出现的问题可能是后期并发症的原因。例如种植体未能按照正确的植入位点精确地植入，一旦承受负荷，其产生的不良应力可导致生物及机械并发症的出现。

美国口腔颌面外科协会(AAOMS)在 2017 年的牙及颅颌面种植手术指南中列举了牙及颅颌面种植体风险因素及并发症(表 9-1)。目前也有大量文献对种植治疗相关并发症进行分类和报道，本章将重点讨论手术并发症，而种植义齿修复并发症将在第二十九章介绍。

表 9-1　　**牙及颅颌面种植体风险因素及并发症**

· 种植体不稳定
· 种植体脱落
· 麻木，感觉异常，感觉敏感，感觉迟钝
· 水平向或垂直向骨组织 2mm 以上的过量缺失
· 出现疼痛，感染，神经症状，感觉异常等表征或症状
· 感染(急性和/或慢性)
· 预期外的骨缺损，骨开裂，骨开窗
· 种植体错位
· 种植术中的牙损伤(如邻牙损伤)
· 下颌骨骨折
· 邻牙轴向的不利倾斜
· 骨增量失败
· 鼻腔或上颌窦瘘
· 种植体不可修复
· 种植体及其配件损坏(折断，螺丝松动)
· 种植体位置不良，引起义齿修复困难
· 出血
· 软组织反应性增生
· 系带位置异常或黏膜组织移动性
· 长时间的功能障碍
· 术后的面神经和/或三叉神经功能紊乱
· 计划外的 Caldwell-Luc 术，支气管镜，或手术相关的其他探查术
· 术中眼部损伤
· 预期外的口腔或颅颌面部再次手术
· 选择性外科手术术后 72 小时体温高于 38.3℃
· 术后影像学检查提示异物影像
· 术中或术后计划外输入全血或成分血

避免并发症和得到最佳的疗效应是外科医生的治疗目标。通过选择适当的患者，向修复科医生咨询，制订恰当的治疗计划，在手术中仔细地操作，适当的负荷以及定期的追踪观察随访等均能减少并发症。

种植修复中最明显的并发症是种植体过早失败，因此必须将可能的不良后果告知患者并征得其对该治疗的同意。临床医生也应和患者讨论各种治疗方法和相关并发症，有时医生可针对特定的患者着重指出其面临的风险和并发症，而不能泛泛引用国内或国际上一些治疗中心的统计资料，它们也许不会每次都符合某一特定患者的情况。在解释现有资料中的牙种植体成功率时，临床医生尤应小心。不合适的统计分析会歪曲成功率并误导患者。

二、影响种植手术成功的相关因素

牙种植术能够很大程度地弥补缺牙患者美学及功能的缺陷，是目前缺失牙修复首选的治疗方案，大量的临床病例及文献证据也显示种植治疗目前已取得了很高的成功率及良好的远期效果。但种植治疗仍然会出现失败，早期失败是种植体未能形成骨整合而导致的，与种植体植入时的初期稳定性、种植手术创伤、术后感染等有关，通常发生于修复体安装之前；而远期(继发)失败，则发生在骨整合已形成，种植体功能负荷之后，与过量负荷、不良应力、局部炎症等因素相关，也与种植早期存在的风险因素相关。有时导致早期失败和继发失败的因素是共存的，本章将对引起牙种植术并发症的相关问题进行详细论述。

某些并发症可能与病例选择不当有关，而不是由于手术失误。外科医生必须认识到并非所有的完全无牙或部分无牙患者均可进行牙种植治疗，不能因为患者迫切要求或其他原因而给那些有禁忌证的，或并发症发生率较高的患者进行种植治疗。Buser 等根据具体情况将影响牙种植治疗效果的风险因素根据“系统因素”及“局部因素”两个方面进行了规范和总结(表 9-2、表 9-3)。

表 9-2　**系统因素**

种植体植入的先决条件	无干扰的创伤愈合能力 颌骨发育完全 颌骨发育完成前的种植(某些特殊病例，如颌骨后份种植或正畸需要)
风险因素	放疗患者颌骨 严重萎缩的颌骨 出血性疾病 重度吸烟
高风险因素	严重的系统性疾病 免疫缺陷 药物成瘾 依从性差

表 9-3　**局部因素**

种植体植入的先决条件	口腔内无明显感染病灶 受区颌骨健康
相对禁忌证	受区骨量不足 未治疗的牙周炎 受区存在残根 受区局部感染
局部风险因素	侵袭性/大疱性黏膜病变 口干症 磨牙症

随着种植体表面处理技术以及种植技术的发展，可接受种植治疗的患者范围也相应扩大，现阶段种植治疗适应证为：

(1)牙槽嵴萎缩，骨支持丧失。

(2)临床或影像学证据证实的颌面部软、硬组织缺损，包括牙缺失，肿瘤治疗，创伤(上、下颌骨，鼻，眼，耳)等所致的缺损。

(3)咀嚼功能障碍(如上颌和/或下颌部分牙缺失和/或牙槽嵴萎缩)。

(4)美学缺陷和/或不足。

(5)语言功能缺陷。

(6)邻牙健康不愿用作基牙者，基牙情况不佳无法支撑修复体的负荷，活动义齿固位差、无功能、黏膜不能耐受者。

(7)磨牙缺失或游离端缺失。

(8)全口缺牙，尤其下颌骨牙槽嵴严重萎缩，传统的义齿修复固位不良者。

(9)对义齿修复材料及软组织重建的材料有不良反应。

(一)患者系统性因素

1. 年龄和性别

目前没有足够的文献支持年龄和性别与种植体失败的相关性。但有文献证实随着年龄的增大，种植体失败率呈上升趋势，并且女性患者的种植体失败率高于男性患者。但男性患者的种植体失败率会因吸烟这一高风险因素的存在而增加。

儿童及未成年人的种植一直存在争议。若为生长发育期的患者进行了种植手术，在颌骨继续发育的过程中，种植体可能会被骨覆盖、发生移位或被骨替代，与天然牙相比，种植体不具备代偿性萌出及生理性移动的能力，因此在种植部位伴随骨生长与改建而失去骨支持，或被包埋于骨内类似固连牙。在生长期儿童的颌骨内，种植体下沉是由于缺乏与牙槽骨垂直生长所需要的萌出功能的结果。种植体植入部位的垂直向牙槽骨发育会受到阻碍。对于生长发育期儿童，植于下颌后份的种植体常逐渐深埋于殆平面之下。因为融合缝在出生后不久即关闭，在该区域植入种植体不可能伤害生长中心，横过下颌中线的修复体不会限制下颌横向生长发育。然而，随着儿童的生长发育，有必要检查和改动修复体。同样，随着种植体下沉，需要更长的基桩。下沉的下颌种植体可能改变正常牙齿关系，影响殆力分布、整个下颌骨生长模式以及长期的殆关系。横跨腭中份并附着在种植体上的修复体可能会限制上颌骨的横向生长。如种植体被植于儿童期的美学区域(上颌前份)，切嵴之间的明显不同会使外观受到影响。因此，种植术应推迟到女孩 15 岁和男孩 18 岁时进行。然而，对先天部分无牙的患者可考虑在较小的年龄行种植治疗。若种植体随着颌骨的发育发生位移，与天然牙之间的距离减小，可能会导致种植体周围骨的丧失，因此，在对未成年患者进行种植手术前应充分告知可能出现的并发症，种植术中种植体应与邻牙留出足够的空间，有时采用迷你种植体是更好的选择。

2. 酒精中毒

目前没有足够的证据证实酒精中毒是种植治疗的禁忌证。但动物实验结果显示，酒精对种植区的骨密度以及种植体的骨整合会造成不利影响，也有证据支持酒精中毒的患者种植体周围边缘骨丧失和种植体的失败率增加。酒精中毒患者常伴有吸烟习惯，并且由于酒精对肝脏的影响出现出血、骨质疏松、影响免疫应答、营养失调(叶酸及维生素 B 缺乏)等一系列问题，导致种植失败的风险增加。

3. 吸烟

临床试验和科学研究已充分证实吸烟与种植体失败之间有显著相关性，目前吸烟已被视为种植体失败的重要风险因素。Chrcanovic 等在对接受共计 10096 枚种植体植入的 2670 名患者进行调查，结果显示吸烟作为导致种植体失败的局部风险因素，其结果具有显著的统计学意义。烟草内的尼古丁成分能在没有菌斑堆积的情况下造成种植体周围的骨丧失，其作用机制为通过阻碍细胞的蛋白合成及牙龈的纤维原细胞的黏附来影响伤口的愈合及加重牙周疾病。但尼古丁对种植手术创愈合的影响与拔牙窝愈合不同，Lambert 等在对 2900 枚吸烟患者的种植体的研究中发现，吸烟导致种植体失败大多出现在二期手术之后，Gorman 等的研究也证实了这一结果。

4. 出血性疾病

虽然出血或血肿是种植手术常见并发症之一，但有出血性疾病的患者，术后出血时间长、血肿较正常患者严重，若血液进入气道，可能会导致阻塞并危及生命，同时，口底严重出血导致的口底抬高也会导致上呼吸道的阻塞。对于有出血性疾病的患者，如其凝血酶原时间国际标准化比值(INR)低于 3~3.5 时，目前的治疗程序并不建议中断使用抗凝剂。也有证据显示，接受抗凝治疗的患者(INR2-4)在使用抗凝剂的同时进行种植手术并不会显著增加术后出血的风险。

5. 骨疾病

关于成骨不全、多发性关节炎、强直性脊髓炎等骨性疾病患者的种植及后期修复的报道相对较少，但有针对自身免疫性类风湿关节炎伴或不伴结缔组织疾病的患者的研究显示，该类患者进行种植体支持的修复治疗可以获得很高的成功率，但伴发结缔组织疾病的患者，其种植体周围边缘骨吸收及术后出血发生率明显较高。因此，目前虽然没有研究能对骨性疾病患者的种植体植入的风险进行评估，但对预后的考量多集中在骨性疾病患者的骨密度对种植体成功率可能存在的影响。种植医生关注最多的还是骨质疏松症患者的种植治疗，虽然有动物实验及临床试验表明骨质疏松症患者的种植体失败率较正常患者高，但系统回顾研究仍显示，大体骨密度、颌骨骨密度、骨质量与种植体成功率没有相关性，骨质疏松症并非种植治疗的禁忌证，其导致种植失败的风险评估为低风险。更为推荐的做法是，术前应全面评估颌骨的质量，而不是分析骨质疏松症的程度以及系统骨密度。

6. 心血管疾病

目前心肌梗死、中风、心血管术后被视为种植手术的绝对禁忌证。但高血压及冠状动脉疾病与种植体的早期和继发失败均无明显相关性。近期的一项病例对照研究显示，在种植手术中经静脉使用镇定剂(咪达唑仑和丙泊酚)能够有效控制心血管疾病患者过高的血压，稳定血流动力。目前虽没有明确证据支持心血管疾病是种植手术的禁忌证，但应重视该类患者种植手术中可能出现的术中出血及心肌缺血等问题，必要时应征询心血管专科医生的建议，术前预防性地使用药物。

7. 心理因素

Blomberg(1985)提出了种植治疗的心理学禁忌证，它们包括：精神病症状，诸如精神分裂症或妄想症，严重的性格障碍和神经官能症(如癔病、边缘型人格障碍等)，对治疗的美学效果有极端的或不现实的期望，脑病变综合征和早老性痴呆。对于表示出怀疑和不信任的患者，任何手术并发症都可能会加重潜在的妄想。一些患者会曲解手术性质，夸大疼痛和损伤程度，也有部分患者可能低估手术的创伤程度，希望没有痛苦，且无须术后恢复。酗酒、吸毒或有潜在情感问题的患者不适应进行种植术。

充分征求患者的意见，使患者对可能发生的并发症和失败有所准备，这一过程有助于识别那些对治疗的任何副作用都无法忍受的患者。某些患者在种植失败后，会感到精神沮丧或无法继续工作、学习或过正常生活，直到问题得到解决为止。一些患者无法接受治疗所带来的不便、延迟或花费。因此，与患者签署手术知情同意书是必要的，讲明种植失败或并发症发生的可能性以及发生并发症后如何处理等。如果医生尽力去认识心理失调并对其手术的患者加以选择，那么与患者不满意有关的并发症会下降。

8. 皮质类固醇治疗

皮质类固醇类药物如糖皮质激素对骨和软组织的潜在副作用是众所周知的，其对种植体植入的不良影响表现为降低骨密度、增加上皮组织的脆性、免疫抑制，最直接的后果就是影响种植体周围骨组织的愈合，降低骨整合的成功率。虽然糖皮质激素依赖性患者并不是种植手术的绝对禁忌证，但使用该类药物会抑制患者的下丘脑-垂体-肾上腺轴，导致肾上腺素不足，从而增加种植失败的风险。

9. 糖尿病

目前大量的病例系列研究及队列研究均显示糖尿病患者若能很好地控制血糖，可以获得和健康患者相似的种植体成功率，并且可扩大适应证，进行较复杂的种植手术，如上颌窦底提升术、即刻种植术、引导性骨组织再生术等。虽然糖尿病不是种植手术的绝对禁忌证，但血糖过高影响术区的愈合，因此，术前及术后严格控制血糖是非常必要的。围手术期还应采用抗生素如青霉素、阿莫西林、克林霉素或甲硝唑等来进行消炎治疗，同时患者还应戒烟、维持口腔卫生来预防种植体周围的感染。

10. 唾液过少

种植手术可以帮助口干症患者获得很好的修复效果，但过往普遍认为口干症患者由于唾液的减少会影响种植体周围组织的健康，可能导致种植治疗失败率增加。目前病例系列研究显示，口干症患者，其中 7/8 为舍格伦综合征的患者，通过种植手术都可以取得很好的修复效果，但缺乏系统研究来评估远期效果。Weinlander 等的一项回顾性研究显示，类风湿性关节炎及其他结缔组织疾病的患者，虽然唾液减少，但也能够获得很高的种植成功率(三年随访累计种植体成功率为 96. 1%)。

11. 免疫缺陷

将免疫缺陷设定为种植手术禁忌证是众所周知的。然而随着种植体表面处理的进步以及种植技术的提高，适应证范围也有了相应的扩大，目前有关免疫缺陷患者的种植手术的报道也日益增多，但都限于植入种植体的颗数较少的病例(如单颗种植体植入、覆盖义齿修复等)，且均为短期成功率(术后 6~12 个月)的报道。尽管 HIV 阳性患者的种植体短期成功率接近100%，但学者建议对于CD4细胞计数高（正常值：132～948个/mm³）且正在接受抗逆转录病毒治疗的HIV阳性患者，进行种植手术应慎之又慎。

克罗恩病被认为是种植手术的禁忌证。因其导致的营养障碍和免疫缺陷会影响种植体的成功率。患先天的嗜中性粒细胞缺乏症患者，往往伴有严重的牙周炎，从而导致种植体周围持续的感染，因此被视为种植手术禁忌证。

12. 黏膜病变

外胚层发育不良、大疱性表皮松解症、扁平苔藓患者的种植治疗已取得很高的成功率。特别是外胚层发育不良的患者，由于严重的缺牙、少牙及牙发育不全，选择种植治疗的病例日益增多。但由于该类患者往往伴随颌骨骨量的不足，尤其是上颌部分骨量不足，通常会采取骨增量手术及穿颧种植等方案来完成种植体的植入。大疱性表皮松解症患者进行种植治疗的主要并发症为血泡，即使采用微创术式也会出现，修复完成后与修复体接触的区域会出现溃疡，可这都不会导致种植体失败率的增加。但患有扁平苔藓的患者进行种植治疗则需慎重，因为此类患者的上皮组织不具备与钛金属黏附的能力，会导致种植体周围黏膜炎的频繁发生。

13. 神经-精神疾病

关于神经-精神疾病患者种植治疗的研究较少，且存在一定争议，目前针对某些类型患者，如脑瘫、唐氏综合征、精神紊乱、痴呆、暴食症、帕金森症等，进行种植术后也能取得很高的成功率，但总体来说，神经-精神疾病的患者自主行为能力有限，难以维持很好的口腔清洁，并且存在口腔副功能行为如磨牙症，或者不良习惯如频繁将手指放入口腔等，会导致不可预期的并发症发生。

14. 钛金属病

金属生物材料的降解产物，会引起金属过敏反应。钛种植体作为植入性的器械，会导致高敏体质的患者出现毒性反应以及Ⅰ型和Ⅳ型过敏反应，这些过敏反应是导致种植失败的重要因素。钛金属病主要表现为皮肤水肿及牙龈增生。据统计，钛金属病在种植患者中的发生率为0.6%，且在对金属敏感的患者中发生的风险最高。因此，对于金属过敏的患者，应在术前充分告知其风险，进行种植手术后还要进行密切追踪和随访。

（二）局部因素

1. 缺牙区情况

随着患者年龄增加，对种植体修复治疗的需求也相应增加。有研究显示种植体支持的全口义齿修复和覆盖义齿修复（>90%）已获得了很好的临床效果，极大地提高了无牙颌患者的生活质量。但缺牙区的牙槽嵴萎缩，需要进行软硬组织增量手术来达到种植体植入的要求，或者在无法进行骨增量的情况下采用短种植体来进行该类牙槽嵴的种植等方案增加了种植体失败及并发症发生的风险。

2. 口腔卫生状况

口腔卫生不良会加剧菌斑生物膜的堆积，从而造成种植体周围的黏膜炎，与天然牙不同，种植体没有牙周膜结构，炎症进一步加重累及边缘骨则会形成种植体周围炎，引起种植体周围的骨吸收，严重的还会导致种植失败。横向临床研究的结果清楚地表明，生物膜的积聚与骨整合牙种植体周围的黏膜炎有关。Ferreira 等报告了 212 名使用三种不同植入系统治疗并诊断为种植体周围黏膜炎的患者。所有种植体的使用期从 6 个月到 5 年不等。记录了改良的牙菌斑指数，并将全口牙菌斑评分分为良好、差、非常差。作者报告了牙菌斑分数和种植体周围黏膜炎之间的密切相关性。另一项研究涉及 218 名患者，其中 999 个种植体功能正常，使用时间 9~14 年的结果表明牙菌斑评分与种植体周围黏膜炎的存在显著相关。机械生物膜控制被视为患者或口腔保健专业人员管理种植体周围黏膜炎的护理标准。

3. 牙周病史

牙周炎与种植体周围炎是否有密切相关性，仍然是有争议的问题。但大量临床研究显示，有牙周炎病史的患者，特别是存在进展型牙周炎的患者，进行种植治疗后发生种植体周围病的概率大于牙周健康的患者。多项横向研究报告了种植体周围感染的患病率，并分析了与牙周炎病史或当前牙周炎的关系。在一项包括 216 名患者的研究中，Roos-Jansåker 等在植入治疗 9~14 年后对种植体牙周进行了评估，结果显示有牙周病史的患者与无牙周病史的患者相比，种植体周围感染的概率明显更高。但也有学者有不同意见，Marrone 等对 103 例种植体支持式修复至少 5 年的患者进行了检查，结果显示无论是当前牙周炎还是牙周炎史都不是种植体周围疾病易感的显著预测因素。同样，一项对 134 名有牙周炎病史的患者进行的横断面研究也未能证明牙周炎史患者有更高的牙周植入风险。

4. 骨质和骨量

大多数外科医生承认当骨的数量或质量下降时，并发症发生率会增加。骨的质量(bone quality)包括密度和血管分布，血管在骨的形成和修复重建中起着关键作用，除了能为骨组织运输氧气和养分，还能协调骨细胞、成骨细胞、破骨细胞之间的相互作用，促进骨的形成与改建，而骨的质量是与种植成败有关的单个最重要的决定因素。Ⅰ、Ⅱ或Ⅲ型骨质通常可提供足够的强度。然而，Ⅳ型骨的骨皮质薄，骨小梁密度低，松质骨强度差。近期的研究显示，当骨质量或骨数量受损时，种植体的失败率会增高。骨质密度低时，种植体-骨-接触(BIC)的数值相应较低，种植体植入的初期稳定性会受其影响，并进而影响种植体长期的临床成功率。当确认骨质量或骨数量降低时，临床医生应考虑采用辅助治疗，如骨移植、引导性骨再生或牙槽嵴牵引成骨术，以容许采用更理想的种植修复方法来获得更好的长期效果。

5. 角化龈的宽度

角化龈的存在是否会影响种植体的留存率目前仍是一个有争议的问题，几项对种植体远期并发症的横断面研究显示，种植体周围存在至少 1~2mm 的角化龈，有利于减少菌斑附着、软组织炎症、黏膜退缩以及附着丧失。Hom-Lay Wang 等在一项系统性回顾及 meta 分析中发现，种植体周围具有一定角化龈宽度的患者的改良牙龈指数显著优于角化龈缺乏的患者，除此之外，改良出血指数和改良牙龈指数也与角化牙龈宽度呈正相关，同时角化牙龈的存在也与更少的黏膜退缩和附着丧失有关。

6. 术区放疗

大剂量放疗或双膦酸盐的使用会导致肿瘤患者血管的完整性和骨质的平衡出现破坏，从而导致放射性骨坏死的出现。出现放射性骨坏死的概率与放射剂量有关，放射剂量小于

40Gy 的患者种植体成功率明显高于放射剂量大于 60Gy 的患者。已有学者证实在接受放射治疗的骨板中进行种植体植入术获得骨整合的效果较正常骨质低。Corfage 和 Linsen 等的研究表明放疗患者的种植体成功率明显低于正常骨质的患者，在 Clein 的研究中放疗患者的种植体失败率达 17%，而正常患者的种植体失败率仅为 5%。

目前尚不清楚放射治疗与种植体植入的理想时间间隔。但因高压氧舱治疗可以加速成骨细胞的分化和骨结节的形成，使用高压氧治疗(HBO)和某些重建修复技术，使早期修复更为可行。Granstrom 提议：计划在受放射的骨中植入种植体时，在植入前进行 20 次 HBO 治疗，并在植入后尽快再进行 10 次 HBO 治疗，使用 2~2.4 绝对大气压力。目前对于接受过大于 50Gy 放射剂量的患者进行拔牙或种植手术配合高压氧舱治疗的程序为：术前接受 1 次/日，80~90min/次，2.4 绝对大气压力的高压氧舱治疗 20 天后拔牙或种植体植入，术后即刻再接受 1 次/日，80~90min/次，使用 2.4 绝对大气压力的高压氧舱治疗 10 天；围手术期用药：术前含漱 10mL 2%复方氯已定漱口水 1min，术前 1h 口服 3g 阿莫西林或静滴 1g 阿莫西林；术后 5 天内含漱 2%复方氯已定漱口水，10mL/次，1min/次，3 次/日，口服阿莫西林 250mg/次，3 次/日。但在 Shaw 等的一项随机对照临床试验研究中，144 名接受过大于 50Gy 放射剂量的患者被随机分为两组，试验组(HBO)进行高压氧舱治疗，对照组(non-HBO)不进行高压氧舱治疗，两组患者均接受了种植体植入或拔牙手术，术后 3、6、12 月复诊，结果显示两组均出现 3 例放射性骨坏死病例，治疗结果并无显著性差异。

当要进行种植治疗的患者已因头颈部恶性病变接受过放射治疗时，需要考虑几个因素：患者的生存预后应较好，并且急性放射性口炎已治愈；患者应有良好的口腔卫生环境，并已治疗所有牙体牙周疾病；应停止吸烟喝酒；在种植部位无放射性骨坏死或骨异常改变；植入部位的口腔组织没有严重的放射线诱发的改变。

(三)其他因素

1. 手术经验

手术技巧及经验是种植体获得成功的治疗效果的一个很重要的因素，有学者认为，具有一定临床经验的医生进行种植体植入手术，能为种植体获得骨整合发挥更有利的作用，Zoghbi 等认为，临床医生根据经验可分为经验较少(植入种植体<50 颗)及较有经验(>50 颗种植体)。较有经验的医生可以获得很高的种植体骨整合率(94%)，而经验较少的医生进行种植手术的骨整合率较低(86%)。

2. 手术创伤

为获得好的种植治疗效果，手术创伤应尽可能减少。尤其是种植过程中的产热，当超过 47℃时，种植窝的骨细胞会在数秒内发生不可逆的坏死，纤维结缔组织进入骨坏死形成的间隙，从而导致种植体骨整合无法形成，最终导致种植体松动或脱落。在备孔过程中，需要上下抽提钻头以便生理盐水进入种植床冷却骨质并冲走残渣，使用锋利的新钻头会减少骨坏死的发生率。

3. 外科技术

注意遵循外科手术规程是必须的。当过分剥离垂直瓣时，可能会引起与黏骨膜瓣翻瓣相关的并发症；要在黏骨膜下分离，勿损伤瓣，并进行无张力缝合。瓣裂开不仅会延迟愈合，而且会危及整个愈合过程，造成牙槽嵴骨吸收。骨增量手术后如果发生瓣的开裂，会导致植骨材料的早期暴露及丢失，甚至受植区感染等并发症，从而影响成骨效果，严重者还会导致种植失败。

4. 无菌环境

种植手术也需要遵循严格的无菌操作流程，杜绝种植区域的细菌感染，从而避免出现早期术后感染的并发症。种植体表面污染可能由下列原因所致：非钛类工具、外科手套、外科用棉花制品、吸引头、组织瓣以及患者的舌头和唾液。可通过合适的牵引、抽吸、翻瓣以及恰当的种植体预备来避免污染。如在植入手术前种植区的病变未被处理，那么种植体也会受污染。种植床周围的软组织都必须去掉，因为软组织可能增生并进入预备区内，产生纤维包裹并导致最终失败。

5. 不翻瓣种植手术

不翻瓣种植手术有很多优势：保证较充足的血供，更多地保存软、硬组织，缩短手术时间，减少术后疼痛，患者满意度高。但不翻瓣手术也存在缺点：手术野受限，可能会造成颊舌侧穿孔，亦或损伤重要解剖结构，一旦出现这些并发症，反而会增加手术风险，导致更长的治疗及愈合过程。

第二节　种植手术并发症

种植义齿外科并发症是指在口腔种植手术过程中至种植手术后一段时间内发生的口腔及相关组织器官的损伤、感染以及不良反应。种植义齿常见的外科并发症主要包括术中并发症和术后并发症。常见的术中并发症有术中出血、上颌窦黏膜穿孔、神经损伤、邻牙损伤和侧壁穿孔以及全身并发症等。术后并发症则主要包括种植体术后急性感染、种植体骨结合不良、术后出血及皮下瘀斑、创口裂开等。

一、术中并发症

种植术中并发症(intraoperative complications)是指在口腔种植手术过程中出现的并发症，这类并发症的出现与患者全身健康状况和局部解剖因素以及术者的手术操作技巧和临床经验有关。

(一)术中出血

【原因】

种植手术在正常情况下于手术切口黏膜、翻瓣和备洞时会有少许出血，但若伤及知名动静脉及其分支，或患者全身状态不良，术中则会产生明显出血，其常见的原因如下所述。

局部原因：

1. 翻开黏骨膜瓣时损伤血管未给予缝扎处理；

2. 预备种植窝或去骨时伤及血管。如果下颌骨种植窝内有血液大量涌出或呈博动状出血则可能损伤下牙槽动静脉；上颌骨手术中损伤腭降动脉或鼻腭动静脉的鼻中隔支也会出现类似情况。来自眶下动脉、腭降动脉或上牙槽后动脉的分支可能穿过上颌窦外侧骨壁，经侧壁开窗的上颌窦底提升时也有可能损伤导致出血。另外还有一种少见但严重的出血现象，即术中因方向偏差或解剖变异伤及舌侧骨膜下走行的血管从而导致口底血肿，严重者可致窒息。因此在下颌尖牙区和前磨牙区的舌侧骨板处要分外注意颏下及舌下动脉的走行，避免损伤。

全身原因：

1. 高血压未能良好控制；

2. 长期服用阿司匹林等抗凝药物。

【预防】

针对上述原因，术前应严格把控适应证，密切监控患者全身状态；术中应注意术区解剖结构，避免误伤血管。

【处理】

术中出血的处理主要是针对出血的来源予以止血，如是种植窝出血不止，可以插入与已备种植窝相同直径的器械，如方向杆等，起到压迫止血的作用。若是在下颌后牙区种植窝明显出血，要注意判断是否有下牙槽动静脉损伤，同时要认真检查是否伤及下牙槽神经，因为有时候下牙槽神经行走在下牙槽动静脉之上。出血如果在术中已得到有效控制，术后除密切观察外，一般不需特殊处理或使用止血药物。有高血压病的患者要监测血压变化，防止术后因疼痛引起血压升高而再次出血。

(二)上颌窦黏膜穿孔

【原因】

上颌窦黏膜穿孔主要发生在上颌后牙种植术时，尤其是在牙槽嵴高度不足需上颌窦底提升时。

其原因包括钻孔时不慎导致钻头尖端穿破窦底黏膜，以及上颌窦底解剖上的变异，如骨性解剖的窦底有上颌窦分隔、窦底不平整等，会引起提升的窦底骨块厚度不一致，容易引起窦底黏膜穿孔；由软组织原因造成黏膜厚薄不均，在提升时也容易裂开。

【预防】

术前应结合 CBCT 观察判断患者上颌窦解剖结构，设计手术方案和开窗位点。另外，经上颌窦外侧壁开窗的窦底提升术引起的上颌窦黏膜穿孔常出现在骨窗和黏膜分离阶段。如果用超声骨刀开窗，可以减少黏膜穿孔概率。

【处理】

一般来说，如果术前上颌窦无积液或急性炎症时，黏膜小穿孔不影响种植，也可以用胶原膜衬垫在穿孔区。如果穿孔很大，应先关闭创口，3 个月后再种植，以免发生上颌窦炎。

如黏膜穿孔合并上颌窦异物进入，异物包括植入的人工骨粉或种植体，则容易引起上颌窦炎。若骨粉进入上颌窦，临床上除严密观察外，可加用含有血管收缩剂的滴鼻液滴鼻，如呋麻滴鼻剂，以保证上颌窦口的引流通畅。种植体进入上颌窦情况很少见，发生的原因主要是种植体周围骨量少，初始稳定性差，用力擤鼻涕也是诱因之一。一旦发现种植体进入上颌窦内，必须尽快取出，以免诱发上颌窦炎。

(三)神经损伤

【原因】

神经损伤是指因切割、牵拉、压迫及其他医源性原因致使神经的完整性或功能受到破坏。种植手术时有可能损伤的神经包括下牙槽神经、颏神经、下颌切牙神经和舌神经，其中最常见的是下牙槽神经损伤，常见原因包括牙槽嵴高度测量错误、备种植窝时用力失控、种植钻的长度判断错误以及种植体旋入过深。下牙槽神经、颏神经、下颌切牙神经和舌神经都是感觉神经，损伤后的主要症状是其支配区域的皮肤黏膜麻木。

【预防】

术前应正确拍摄并评估曲面体层片，如有条件应进行 CT 检查，明确各神经的解剖走行。

【处理】

神经损伤后，处理办法与损伤程度有关。轻度拉伤刺伤，或短时间压迫，一般在术后 3 个月内可自行恢复。若因手术时钻头失控而伤及神经者，损伤的神经往往恢复不完全或不能自行恢复，因此术中疑发生下牙槽神经损伤时，要立刻拍摄全口牙位曲面体层片或 CBCT，确认有无伤及下颌管，如确认下颌管上壁已磨穿，一般要先放弃种植，待 2~3 个月后再行种植手术。如下颌管上壁已磨穿，确认没有伤及神经，可酌情植入稍短的种植体。若神经出现被压现象，即 X 线片证实种植体已进入神经管，则应将种植体取出。如果确认钻孔时钻头未进入神经管，X 线片显示种植体有少许进入神经管，此时可反旋种植体少许，使之退出神经管，避免神经继续受压，同时临床严密观察。若由于神经断离或长时间压迫造成的神经损伤，一般很难恢复，可考虑神经吻合术，但神经吻合术效果也不太理想，因此应尽量避免此种现象的出现。

另外，可采用减轻水肿、营养神经的药物作为神经损伤的辅助治疗，常用的药物有糖皮质激素、维生素 B_{12} 和维生素 B_1 等。

(四)邻牙损伤及侧壁穿孔

【原因】

一般来说，种植体与邻牙及侧壁之间必须保持至少 1.5mm 的距离，以防伤及邻牙或侧壁穿孔。备种植窝时方向偏斜可能造成邻牙损伤或侧壁穿孔，其原因主要有：①手术时用力方向不当，没有垂直于牙槽嵴顶，而是以腕关节为圆心用力；②患者张口度不够大，钻头放入时无法放正；③局部骨质钙化不均匀。

【预防】

术中应尽量定位准确，必要时可采用种植导板辅助种植。

【处理】

邻牙损伤多见于下颌前牙、上颌第一前磨牙。邻牙损伤后会引起损伤牙的疼痛，牙髓炎或根尖周炎，也可能影响种植体的骨结合，导致脱落，因此一般要求拔除种植体，损伤的牙齿如只是牙周膜损伤，可以自愈，如已伤及根尖孔，损伤的牙齿要做根管治疗。

侧壁穿孔常发生于上颌侧切牙至前磨牙区的唇侧和下颌磨牙区的舌侧，前者主要是由于上颌尖牙窝的存在，后者往往是因为有比较大的下颌下腺窝。种植体植入前可用口腔科探针探查种植窝的完整性，如探针探及骨缺损或者通过骨缺损处接触到软组织，可能存在侧壁穿孔，必要时在种植窝内插入测量杆后拍片，可以确认。如发现侧壁穿孔，应该局部使用自体骨或 GBR 技术修补，否则会影响种植体的长期稳定性。

(五)全身并发症

【原因】

因种植手术采用麻醉等操作，可能引起相应的手术全身并发症，如心脑血管意外、麻醉意外等。麻醉意外包括过敏反应和麻药过量，麻药过量一般发生于多个牙种植或植骨手术，尤其在麻药效果不佳的时候更容易发生。而发生心脑血管意外者往往有系统病史，如高血压、心脏病等；患者高度紧张或恐惧、术中麻醉效果不佳也是重要诱因。这类并发症虽少见，但后果往往比较严重，应该重视。

【预防】

术前应仔细询问病史并做必要的检查，严格把控适应证。有系统性疾病的患者手术前最好获得相关科室医师的认可。对高血压患者要慎用含肾上腺素的麻醉药。精神高度紧张的患者术前建议加用镇静药。

【处理】

一旦出现全身并发症应立刻采取相关急救措施，以保证患者生命安全为重，待患者恢复再重新制定治疗方案。

二、术后并发症

种植术后并发症(postoperative complications)是指出现在种植手术之后，义齿修复之前的并发症，它的发生与种植术适应证的选择、种植术中的操作及术后处理不当有一定的关系。

(一)种植术后急性感染

种植术后，患者可出现局部的肿胀及疼痛，根据手术创伤大小和患者体质的不同，一般 1~3 天达到高峰，然后开始消退。如果患者术区的疼痛及肿胀在术后 3~4 天后不但没有减轻反而逐渐加重，要考虑到术后急性感染的可能(彩图 9-1)。种植体术后急性感染可以只涉及术区软组织，但大多数情况是先发生种植体周围骨组织的感染，后果比较严重。常表现为种植区肿胀、疼痛、创口红肿，可有分泌物渗出，后期可有脓肿或瘘管形成。严重时可伴有张口受限和头痛，也可能伴有发热和区域淋巴结肿大。

【原因】

种植体术后急性感染的原因包括：备洞过程中冷却不够引起骨灼伤、种植体表面或种植窝污染、邻牙或种植位点有感染灶、缝合创口时张力过大等。已有研究表明当骨的温度超过 47℃的时间有 1 分钟即可引起骨坏死。骨坏死的存在，不仅影响种植体的骨结合，还会引起种植窝感染。种植体表面多为粗糙化处理，容易被污染，如唾液，手套上的滑石粉、手机上多余的润滑油等，因此严禁各种途径污染种植体。种植窝的污染主要来自邻牙的软垢、牙结石和牙周袋的炎性分泌物，因此种植术前洁治是很有必要的。

【预防】

针对容易出现种植体术后感染的原因，术中应注意冷却、严格保护种植体表面避免污染、种植术前进行牙周基础治疗等。

【处理】

种植体术后急性感染如得到及时有效的处理，可以痊愈，不影响种植体的骨结合。处理方法主要包括口服或静脉注射广谱抗生素、用含有氯己定等抗感染药物的漱口液含漱，如有脓肿形成时及时切开引流，用过氧化氢溶液、生理盐水冲洗等。当不能彻底消除感染或种植体非常松动时，可考虑拔除种植体。

对于种植体急性根尖周炎的处理还要注意种植体根尖区感染灶的引流。一般在根尖区黏膜切开翻瓣后，用裂钻去除根尖区颊侧骨壁，钻头抵达种植体的根尖，对病变区进行搔刮，彻底去除炎性组织，再用大量生理盐水或碘伏稀释液冲洗后缝合创口。

(二)种植体骨结合不良

【原因】

种植体骨结合不良(bad osseointegration)是指种植体在植入后至修复前，种植体和骨组织之间的骨结合不完整，或者没有骨结合，只有纤维结合，造成种植体松动或脱落。为了与种植体修复后的松动或脱落相区别，临床上也称之为种植体早期松动或种植体早期脱落。种植体植入后 4 周内可能发生松动是正常现象，但如果种植体松动在一月之后仍持续存在，就是异常现象，可能是因为纤维结缔组织或炎症感染物质进入种植体与骨之间导致。原因主要包括：(1)手术时降温不充分，导致预备窝洞过热引起骨坏死。(2)种植窝洞预备过大，种植体初期稳定性差。(3)种植窝洞预备不充分，植入种植体时扭力过大，使种植体对周围组织产生过大压力，造成周围骨坏死。(4)种植体愈合早期负重，包括义齿基托的压迫，导致种植体周围骨吸收。

【预防】

1. 种植术前做周密的术前检查及准备、积极治疗口腔内存在的各种牙周及牙体疾病。

2. 制定适宜的手术方案，并进行精细的手术操作。

3. 术后注意口腔卫生的维护，酌情使用抗生素预防感染，避免种植体受到义齿的压迫。

4. 如采用即刻修复方案，需将临时修复体𬌗面部分调至无咬合接触，以利于种植体在非功能咬合力的良性刺激下形成骨结合。

【处理】

1. 出现种植体骨结合不良时，应加强局部清洁，去除种植体受压因素，延期修复，有时可以好转。

2. 有骨吸收及纤维结缔组织长入者，可做翻瓣刮治术，同时行骨移植术或膜引导组织再生术，往往可使种植体重新获得骨结合。

3. 对于种植体过于松动的病例，经过治疗也难以恢复骨重建，则需要拔除种植体，同期或延期植入新的种植体。

(三)种植术后出血及皮下瘀斑

【原因】

种植手术后24小时内患者口内有少许血丝为正常现象。但若有持续性的活动性出血或明显的血块形成属术后出血，要引起足够的重视，并应及时止血。

皮下瘀斑一般在手术后1~2天内出现。皮下瘀斑表明手术区域的组织内有出血或血凝块形成，瘀斑范围包括手术区域及其淋巴引流区域，多见于女性。其原因可能是全身因素或局部处理不当：

1. 全身因素：主要有高血压、凝血功能障碍性疾病或服用抗凝药物。

2. 局部因素：

(1)手术过程中创伤过大或止血不彻底。

(2)缝合不严密或在非埋植式种植手术中种植体颈部牙龈组织缺乏恰当的张力，尤其是一些用环形刀去除牙龈种植的病例。

(3)种植术后的口腔护理不当也可引起出血，如漱口力度过大或过于频繁、术后经常用舌舔创口等，均可能造成缝线脱落或影响创口的凝血而引起出血。

(4)较硬食物的碰伤也会引起出血。

(5)术后伤口感染也是引起术后伤口出血的原因。

【预防】

术前询问病史，监测患者全身状况，术后恰当止血，嘱咐患者进行正确的口腔护理，避免创伤和感染。

【处理】

1. 种植术后若有少许渗血，可以让患者咬住棉花或纱布30分钟后观察，若不再渗血，无须再做特殊处理，漱口时注意不要力度过大即可。

2. 对于创口的活动性渗血可以通过缝合予以解决。局部应用激光烧灼或止血药也有一定的作用。一般不应使用电刀止血，以防伤及种植体周围骨组织。

3. 创口有血块者，要先去除血块。

4. 对于某些浅表的黏膜下或皮下血肿，冷敷具有一定的作用。

5. 对于深部血肿需要引起足够的重视，尤其是口底血肿，有时深部血肿会引起窒息等生命危险，必要时可能需要重新翻瓣暴露出血区域，彻底止血。

6. 感染引起的继发性出血，控制感染是必要的。

7. 全身因素引起的凝血功能障碍，全身或局部止血药的应用也是必要的。

8. 皮下瘀斑无须特殊处理，一般1周左右开始自行消退，颜色由紫转黄。如皮下瘀斑日趋严重，要注意全身因素。

(四)创口裂开

【原因】

创口裂开的风险因素包括患者年龄过大、附着龈缺乏、创口感染、过渡性义齿的压迫、术区有瘢痕组织以及吸烟与酗酒等不良生活习惯等。创口裂开会影响种植体和骨移植的愈合，但在大多数情况下并不意味着种植或骨移植失败。由于种植体顶端处血供较差，所以裂开创口二期愈合后，常会造成种植体早期暴露(彩图 9-2)，但一般不影响种植体的骨结合。

【预防】

术前进行软组织评估，对于张力过大的创口或附着龈缺乏的患者可采用减张缝合或软组织增量手段。

【处理】

1. 对裂口不大的创口可以不缝合，即使裂口内有 GBR 的胶原膜或钛膜暴露。加强口腔卫生和局部清洁，如每日用含氯己定的漱口液含漱 3~5 次，创口可以达到二期愈合，不影响种植体的骨结合。

2. 如果裂口很大，但黏膜拉拢后没有太大的张力时，可以拉拢缝合，必要时可以做附加松弛切口以减少张力，缝合前要认真冲洗创口；如创口裂开已超过 48 小时，创缘表面可能有表皮长入，要先修整创缘，去除表皮后再缝合；如果裂开的创口内骨移植材料完全暴露或有死骨存在，缝合前必须去除死骨或骨移植材料并冲洗创口；如果裂口很大，黏膜无法拉拢缝合，不必勉强拉拢缝合，注意局部清洁，每日用含氯己定的漱口液含漱 3~5 次，争取创口以二期愈合的方式关闭。

3. 如果创口裂开并伴有明显感染，按术后急性感染处理。在感染控制之前不宜拉拢缝合。

(五)下颌骨骨折

【原因】

牙缺失后会导致颌骨逐渐萎缩，骨高度降低。在某些下颌骨萎缩至骨量极端有限的病例中，颏孔区至磨牙后区的下颌骨高度甚至不能支持短种植体的植入。临床医生有时会采用跨下牙槽神经或下牙槽神经游离术来完成种植手术，目前该手术的成功率已达 93.8%~100%。神经移位术后发生颌骨骨折的原因就是极端萎缩的下颌骨在手术过程中移除皮质骨，以及种植部位的应力集中所致。而本身就存在牙槽骨严重萎缩以及密度降低、牙槽骨矿化不全等问题的患者在进行功能负载之后下颌骨骨折风险就会增加。也有牙槽嵴萎缩患者虽然骨质无异常，但由于种植体支持的义齿过量负荷，受力不均匀等使得下颌内出现张力导致下颌骨骨折的发生。

【预防】

术前评估患者颌骨的有效骨高度，影像诊断分析骨密度，术前设计植入位点均匀分布于牙弓，下颌神经移位术后嘱患者进软食一个阶段，牙槽骨严重萎缩的全口无牙颌患者可设计覆盖义齿修复或分段桥固定义齿修复来避免应力集中、过量负载以及下颌骨的挠曲形变。

【处理】

同外伤后颌骨骨折处理，用钛钉钛板进行骨折断端的固定，术后进软食。

(六)种植体移位

【原因】

上颌窦底提升术后，由于窦底成骨不良，牙槽骨吸收等因素导致种植体周围骨的丧失，无法稳固种植体，脱落的种植体因外力推挤或因患者体位改变自行掉入上颌窦内。种植体也可能在手术过程中或愈合期内移位进入鼻腔、下颌骨髓腔、下颌下窝、颏下间隙或下颌管。

【预防】

术前判断剩余牙槽嵴高度及骨密度，种植体植入是否具有初期稳定性；二期手术前通过影像学诊断评估骨整合情况，确保种植体周围已形成良好的骨整合。

【处理】

另行手术取出或用内窥镜取出。

第三节　骨增量手术并发症

缺失牙、肿瘤手术、外伤等导致的牙槽嵴缺损，往往会造成种植体植入的困难，为了能够创造条件进行种植体植入手术，需要对骨量不足的患者进行骨增量手术来增加牙槽嵴的宽度和高度。这些手术包括引导性骨再生术、骨移植术、上颌窦底提升术、下颌神经移位术和牙槽嵴牵引成骨术。这些治疗方法本身可产生与特定解剖区域和特殊手术过程中所固有的问题和并发症。

一、引导性骨再生术

当所用骨量不足或形态不佳时，引导性骨再生技术能以一种较有利的方式改变受植区骨质。该手术能与种植术同时进行或作为一个单独的步骤。引导性骨再生(guided bone regeneration)一词来源于引导性组织再生(guided tissue regeneration)，由 Buser 等于 1993 年提出，其原理是根据各类组织细胞迁移速度不同的特点，将屏障膜置于软组织与骨缺损之间建立生物屏障，创造一个相对封闭的组织环境，阻止结缔组织细胞和上皮细胞进入骨缺损区，允许有潜在生长能力、迁移速度较慢的前体成骨细胞优先进入骨缺损区，优势生长，同时保护血凝块，减缓覆盖组织的压力，实现缺损区的骨修复性再生。

引导骨组织再生术最常见的并发症为伤口开裂，导致下方植骨材料的暴露，进而出现植骨材料的感染，甚至导致手术失败。导致该并发症产生的主要原因是：(1)切口设计不合理，或粘骨膜瓣减张不足，导致粘骨膜瓣张力过大无法关闭创口；(2)软组织损伤过多，创口与口腔相通；(3)屏障膜放置不稳定，在愈合过程中屏障膜发生移动；(4)口腔卫生不佳。因此，术前精准的设计切口、术中对粘骨膜瓣进行充分减张，固定好屏障膜，术后加强口腔护理，必要时配合消炎治疗，尤其在使用不可吸收膜(钛网、e-PTFE 膜等)时，应尽力使膜留于原位及埋置到二期手术时。如果膜暴露，则需尽力使其留在原位至少 6 周。患者可冲洗膜并用洗必泰棉签擦拭来进行家庭护理。如发生化脓，则应立即摘去膜。如果表面的临时性修复体对膜有任何压力，会使膜过早暴露，纤维愈合并导致骨吸收。

二、外置法植骨术(Onlay 植骨术)

创伤、失牙、牙槽突裂、肿瘤切除手术和其他先天和后天病变可引起牙槽嵴骨量的严重缺陷。骨量不足超出引导骨组织再生技术的应用范围时，采用 Onlay 植骨术进行骨增量是较为可行的方案。而且由于移植骨块属于同种自体骨，其成骨效果至今仍是骨移植材料的“金标准”。也有使用颅骨移植、异体脱矿冻干骨或新鲜冷冻异体骨移植同期植入种植体修复上、下颌骨成功的报道。颅骨移植最明显的并发症在于供区。新鲜冷冻异体骨的最明显的潜在并发症是有可能传播疾病。当骨移植和骨内种植体联合应用时，并发症和失败率较高；上颌的失败率更高。

Onlay 植骨术的常见并发症为骨块的吸收，常见引起骨块吸收的原因有：植骨块固定不牢、植骨块皮质骨量不足、植骨区黏骨膜瓣张力过大(彩图 9-3)、植骨区过早负荷且局部血供不丰富。然而，有证据显示：与没有种植的骨移植相比，当种植体成功地骨融合并承受负荷后，移植骨块不会有明显的吸收。部分无牙患者的局部骨缺损进行重建时，通常切取下颌正中联合部的骨松质-骨皮质外置移植，易于成功，并发症少，并能在诊所内完成。移植骨块可塑形并用小型螺钉固定。在残留牙槽嵴和移植骨块上钻孔以促进血供重建。必须无张力关闭创口，并避免临时性修复体的压力。

三、上颌窦底提升术

对于无牙上颌骨后部重建，存在着一些限制性因素：可获得的骨量常不足以植入满意直径的种植体，松质骨的质量不佳及存在上颌窦的解剖学限制。为了克服该解剖区域的这些缺陷，开展了上颌窦底提升术。与其他的辅助方法一样，它也会遇到问题和并发症。包括骨移植块感染需要摘除，伤口裂开，窦黏膜穿孔，上颌窦炎，新形成的骨质量差或量不足，没有形成骨融合，种植体错位，真菌感染，慢性疼痛，以及生物力学缺陷等。吸烟者的失败率会上升，因此鼓励患者戒烟，特别是围手术期戒烟非常必要。

不同的移植材料可被用于进行上颌窦区的骨增量。但是，大部分临床医生认为单独使用自体骨或含自体骨的复合的植骨会产生可预期的好的效果。而且，上颌窦内侧壁朝向鼻腔，通过上颌窦内侧壁上的上颌窦窦口与鼻腔相通，在进行上颌窦黏膜的剥离时，如过分剥离上颌窦黏膜且患者上颌窦窦口较低时，可能会出现黏膜堵塞窦口的情况，窦内分泌物无法排除，引发上颌窦炎，因此术前应通过 CBCT 的影像充分了解患者的上颌窦情况。同时，术前就存在慢性上颌窦炎被认为是术后出现上颌窦感染的主要因素，慢性上颌窦炎有两种分类：嗜中性粒细胞型和嗜酸性粒细胞型，应在术前根据炎症的类型进行治疗。

如果患者残存牙槽嵴高度足够(大约 5mm)用以稳定种植体，就可以进行植骨材料充填、种植体同期植入手术。否则，应先行骨增量术后 4~6 个月再行种植体植入术。上颌底底提升术后应对患者进行全身抗炎治疗，并告之患者不要用力擤鼻、打喷嚏等，以免将鼻腔分泌物挤入术区造成感染。虽然术后出现上颌窦急性感染的概率相对较低(4.3%)，但一旦出现，会造成较大的损伤，患者要在使用抗生素的情况下手术清除感染的植骨材料、部分感染的上颌窦黏膜，甚至要移除污染的种植体。

四、下牙槽神经移位术

后牙缺失常会导致颌骨的萎缩，当下颌神经管上方可用骨高度小于10mm时，可使用较短的种植体来重建无牙下颌骨后部，目前采用短种植体系统来进行颌骨后份骨量不足的情况下的种植修复，已获得了很好的种植体成功率。但也有学者认为，短种植体系统由于骨整合面积小于常规种植体，远期效果可能不佳，而当种植体的骨整合表面积较大及获得双皮质骨固定时，种植体成功率会升高。为了实现双皮质骨稳定，可采用下牙槽神经侧移术（inferior alveolar nerve lateralization，IANL）或下牙槽神经移位术（inferior alveolar nerve transposition，IANT）同期行种植体植入术，该术式被运用于口腔种植领域20余年，取得了较为稳定的临床效果。

一些资料报道了下牙槽神经移位术的效果。George Deryabin等在一项多中心的研究中，对两个中心2009—2019年进行IANL或IANT并同期植入48颗种植体的15名患者的治疗效果进行了回顾性研究，研究内容包括种植体长期成功率、存留率、下唇感觉异常。这些患者的平均可用骨高度为4.3mm，平均随访时间为5.1年，结果显示，除有一颗种植体于种植术后10天因下颌骨骨折被移除，一颗种植体在负重5年后被拔除，其余种植体均能留存。根据Clementini's评估表进行评估，种植体留存率及成功率均为95.8%。所有患者均出现术后两周内的暂时性麻痹，有三名患者在术后3月月末仍有中等程度的心因性的神经功能不良。1年后有两名患者表示有微弱的感觉迟钝，并且在随后的3，5，10年的随访中，这种微弱的感觉迟钝症状仍然存在。但所有患者均表示对治疗效果完全满意。

下牙槽神经移位术并发症包括引起神经病变、感觉异常、无感觉、触物感痛和感觉过敏等。偶然性神经撕裂或横断也是潜在的并发症。当颌骨后部有足够的颌间距离时，应首先考虑牙槽嵴骨移植增高术，因为其产生的神经感觉缺陷较少，症状较轻。一旦发生并发症可即时对症处理。

五、牙槽嵴牵引成骨术

牙槽嵴牵引成骨术始于20世纪90年代，是将牵引成骨（Distraction Osteogenesis，DO）技术用于种植外科用来牵引增高牙槽嵴以解决牙种植部位骨量不足问题的一种新技术。Chin（1996）应用牵引成骨术增高下前牙牙槽嵴后进行牙种植，获得了满意的效果。牙槽嵴牵引成骨术可划分为3个阶段：（1）血凝块形成期（clot formation phase），安放牵引器到牵引开始，持续5~7天；（2）牵引期（distraction time），牵引开始到牵引结束，持续10~25天，每日牵引1mm；（3）巩固期（consolidation time），牵引结束到安放种植体，约为90天。近年来种植型牵引器（distraction implant）的使用使手术更为简便。牵引器在牵引完成后仍保留于牙槽嵴内并在骨愈合后直接在牵引器上进行修复治疗。

牙槽嵴牵引成骨术无须从异处取骨，因而不存在供骨部位并发症。牙槽嵴牵引成骨术除了外科手术中常见并发症外还存在一些特殊并发症：牵引器安放的骨窗在牵引器拆除后发生感染或其直径过大而不适于安放种植体，必须另外寻找种植体植入的部位；种植型牵引器长期暴露在口腔的细菌环境中，容易发生感染；在牵引过程中，牵引器可能下沉至基骨的松质骨内；粘骨膜瓣软组织在牵引过程中可能血供不足而引起牵引骨段的部分吸收。牙槽嵴牵引技术应用口腔种植外科不过数年，对于其长期并发症及并发症的相应处理还需要进一步研究探索。

（白　铁　施　斌　李祖兵）

◎ 参考文献

[1]宫苹．口腔种植学[M]．8版．北京：人民卫生出版社，2020.

[2]宿玉成．现代口腔种植学[M]．2版．北京：人民卫生出版社，2017.

[3]Triplett R G, Berger J, Jensen O, et al. Dental and craniomaxillofacial implant surgery[J]. J Oral Maxillofac Surg, 2017, 75: 74-93.

[4]Buser D, von Arx T, ten Bruggenkate C, et al. Basic surgical principles with ITI implants [J]. Clin Oral Implants Res, 2000, 11(Sppl 1): 59-68.

[5]Al-Sabbagh M, Bhavsar I. Key local and surgical factors related to implant failure[J]. Dent Clin North Am, 2015, 59(1): 1-23.

[6]Javed F, Rahman I, Romanos G E. Tobacco-product usage as a risk factor for dental implants[J]. Periodontol 2000, 2019, 81(1): 48-56.

[7] Berglundh T, Armitage G, Araujo M G, et al. Peri-implant diseases and conditions: Consensus report of workgroup 4 of the 2017 world workshop on the classification of periodontal and peri-Implant diseases and conditions[J]. J Clin Periodontol, 2018, 45 (Suppl 20): 286-291.

[8] Schwarz F, Becker J. Per-implant Infection: Etiology, Diagnosis and Treatment [M]. Quintessence Publishing Co Ltd, 2010.

[9]Maiorana C, Farronato D, Pieroni S, et al. A four-year survival rate multicenter prospective clinical study on 377 implants: Correlations between implant insertion torque, diameter, and bone quality[J]. J Oral Implantol, 2015, 41(3): 60-65.

[10]Chrcanovic B R, Kisch J, Albrektsson T, et al. Factors influencing early dental implant failures[J]. J Dent Res, 2016, 95(9): 995-1002.

[11]Romanos G E, Delgado-Ruiz R, Sculean A. Concepts for prevention of complications in implant therapy[J]. Periodontol 2000, 2019, 81(1): 7-17.

[12]Lin G H, Chan H L, Wang H L. The significance of keratinized mucosa on implant health: a systematic review[J]. J Periodontol, 2013, 84(12): 1755-1767.

[13] Walton J N. Altered sensation associated with implants in the anterior mandible: a prospective study[J]. J Prosthet Dent, 2000, 83(4): 443-449.

[14] Pelayo J L, Diago M P, Bowen E M, et al. Intraoperative complications during oral implantology[J]. Med Oral Patol Oral Cir Bucal, 2008, 13(4): 239-243.

[15]Almasri M, El-Hakim M. Fracture of the anterior segment of the atrophic mandible related to dental implants[J]. Int J Oral Maxillofac Surg, 2012, 41(5): 646-649.

[16] Jung R E, Herzog M, Wolleb K. A randomized controlled clinical trial comparing small buccal dehiscence defects around dental implants treated with guided bone regeneration or left for spontaneous healing[J]. Clin Oral Implants Res, 2017, 28(3): 348-354.

[17] Chiapasco M, Di Martino G, Tommaso A, et al. Fresh frozen versus autogenous iliac bone for the rehabilitation of the extremely atrophic maxilla with onlay grafts and endosseous implants: preliminary results of a prospective comparative study[J]. Clin Implant Dent Relat Res, 2015, 17 (Suppl 1): 251-266.

[18] Chirilă L, Rotaru C, Filipov I, et al. Management of acute maxillary sinusitis after sinus bone grafting procedures with simultaneous dental implants placement — A retrospective study[J]. BMC Infect Dis, 2016, 16 (Suppl 1): 94.

[19] Kozuma A, Sasaki M, Seki K, et al. Preoperative chronic sinusitis as significant cause of postoperative infection and implant loss after sinus augmentation from a lateral approach[J]. Oral Maxillofac Surg, 2017, 21(2): 193-200.

[20] dos Santos P L, Gaujac C, Shinohara E H, et al. Incomplete mandibular fracture after lateralization of the inferior alveolar nerve for implant placement[J]. J Craniofac Surg, 2013, 24(3): 222-224.

[21] Al Hadi H, Smerdon G R, Fox S W. Hyperbaric oxygen therapy accelerates osteoblast differentiation and promotes bone formation[J]. J Dent, 2015, 43(3): 382-388.

[22] Shaw R S, Butterworth C J, Silcocks P, et al. HOPON (Hyperbaric oxygen for the prevention of osteoradionecrosis): A randomized controlled trial of hyperbaric oxygen to prevent osteoradionecrosis of the irradiated mandible after dentoalveolar surgery[J]. Int J Radiat Oncol Biol Phys, 2019, 104(3): 530-539.

[23] Xie Y, Li S H, Zhang T X, et al. Titanium mesh for bone augmentation in oral implantology: current application and progress[J]. Int J Oral Sci, 2020, 12(1): 37.

[24] Abayev B, Juodzbalys G. Inferior alveolar nerve lateralization and transposition for dentalimplant placement. Part I: a systematic review of surgical techniques[J]. J Oral Maxillofac Res, 2015, 30: 6(1): 2.

[25] Abayev B, Juodzbalys G. Inferior alveolar nerve lateralization and transposition for dental implant placement. Part II: a systematic review of neurosensory complications[J]. J Oral Maxillofac Res, 2015, 30: 6(1): 3.

[26] Deryabin G, Grybauskas S. Dental implant placement with inferior alveolar nerve repositioning in severely resorbed mandibles: a retrospective multicenter study of implant success and survival rates, and lower lip sensory disturbances[J]. Int J Implant Dent, 2021, 7(1): 44.

[27] Winters R, Tatum S A. Craniofacial distraction osteogenesis[J]. Facial Plast Surg Clin North Am, 2014, 22(4): 653-664.

[28] Sahoo N K, Issar Y, Thakral A. Mandibular distraction osteogenesis[J]. J Craniofac Surg, 2019, 30(8): 743-746.

第十章　颌面骨损伤及治疗并发症

颌面部骨损伤的并发症有些是损伤本身所致的，有些则是由于诊断错误、治疗不及时或治疗不当所造成的。例如下颌骨骨折伴广泛软组织损伤的患者，在接受治疗之前可能有血凝块、呕吐物、碎骨片等异物阻塞咽喉部而导致的呼吸困难，亦可能是未及时行骨折复位或出血继发组织移位和肿胀而导致的阻塞性窒息。上下颌骨未能正确复位或固定可发生术后咬合错乱，眶区骨折未正确恢复眶骨的解剖可遗留复视，颧骨颧弓骨折未正确复位或固定而导致面部突度不对称。术后伤口感染可引起骨不连、骨髓炎、死骨形成以及面部增生性瘢痕等。本章将讨论下述内容：

牙槽骨损伤
- 一般处理原则
- 早期并发症
- 固定方法与并发症
- 后期并发症

下颌骨骨折
- 呼吸道阻塞
- 感染
- 骨髓炎
- 与骨折愈合有关的并发症
- 神经损伤
- 腮腺瘘和血清肿
- 颞下颌关节紊乱病及关节强直
- 下颌骨生长障碍

面中份及面上份骨折
- 不同部位骨折与并发症
- 眼损伤
- 面部畸形
- 骨不连
- 不美观的瘢痕
- 伤口感染和异物反应
- 慢性疼痛

第一节　牙槽骨损伤

牙槽骨损伤(dentoalveolar trauma)是颌面部最常见的外伤之一，常合并有牙折或牙脱位等牙损伤。这类损伤常单独发生，也可与颌面部其他损伤同时发生。引起牙及牙槽骨损伤的原因包括交通事故、斗殴、跌跤、体育运动、半昏迷患者的自我损伤或拔牙、全麻插管时直接喉镜造成的医源性损伤等。

一、一般处理原则

牙及牙槽骨的损伤应根据病史、临床检查及影像学检查，建立初步诊断并提出治疗计划，同时应考虑到各种因素，如全身其他部位损伤、头颈部外伤、乳牙或恒牙的损伤、剩余牙槽骨及软组织损伤、口腔卫生状况、患者的年龄以及患者对治疗的要求等。

牙槽骨外伤的处理应在确诊后尽早进行，不必要的延误对预后有不良影响。资料表明，在损伤后 1 小时内行牙及牙槽骨复位固定，牙髓坏死和根尖周炎的发生率将显著减少。软组织损伤应在清创后，按先口内后口外的顺序进行一期缝合，并给予抗生素治疗及漱口液含漱，必要时应用破伤风抗毒素。

早期治疗应注意维持骨折片的血供，防止发生骨折片坏死。牙槽骨折常在局麻下采用手法复位，彻底消除𬌗干扰，并用夹板固定 4 周。根尖区有骨干扰妨碍手法复位时，可行手术开放复位(可用或不用内固定)。

二、早期并发症

(一)牙吸入或吞入

牙槽创伤时，牙或牙槽骨碎片可能被吞入消化道或吸入气管。必须彻底检查所有的缺失牙，有时需行头颈部 X 线片、胸片、腹部片、内镜(喉镜、食管镜或支气管镜)等检查。吸入气管的牙通常位于右支气管主干，也可位于其他部位。吞入的牙通常不引起严重后遗症，可行 X 线观察直至排出胃肠道。

(二)牙齿硬组织和牙髓损伤

牙齿硬组织折裂时常累及牙髓组织，出现疼痛等症状。

1. 牙隐裂(cracked tooth)：仅为“裂缝”(cracks)或釉质表面的不全折裂而无牙体硬组织的缺失，一般不需做特殊处理。其远期并发症是牙髓坏死，故应定期行牙髓活力检测以观察牙髓的改变。

2. 冠折(crown fractures)：冠折较常见，占恒牙损伤的 1/4~3/4，占乳牙损伤的 40%。仅累及釉质的冠折，影响美观者可行牙体修复以恢复其外形。在有牙本质暴露时，应立即(24 小时内)用氢氧化钙垫底覆盖暴露的牙本质及修复外形。及时治疗可预防外伤后牙髓坏死。

有牙髓暴露的恒牙，应尽量保留牙齿。牙髓暴露较小且就诊较早者，可行盖髓术或活髓切断术。对根尖孔已完全形成，有明显牙髓暴露并就诊延误者(超过 96 小时)，应行根管治疗。

乳牙牙髓暴露时可拔除患牙，也可行盖髓术、牙髓切断术或根管治疗。

3. 冠根折(crown-root fractures)：冠根折占恒牙损伤的 5%，占乳牙损伤的 2%。发生冠根折的乳牙大多需拔除。恒牙的处理应根据牙折的平面而定。冠折需拔除折断的碎片，行活髓切断术和缺损修复；根 1/3 和中 1/3 牙折，牙髓坏死的发生率低，可试行复位并固定牙折片(维持 8~16 周)，如不愈合可拔除。还可考虑行牙半切术。冠根折的漏诊或处理不当可导致感染和周围骨的丢失。

4. 根折(root fractures)：乳牙根折，可拔除活动的牙冠而将断根保留，任其在恒牙萌出时吸收，以避免损伤下方正在发育的恒牙。恒牙根折的处理应根据根折的平面而定。根折在根尖 1/3 且不活动者常不做处理。靠近冠部的根折可选择如下处理：①牙冠坚固固定；②拔除折断的牙冠及根；③断根做牙髓治疗后保留并行义齿修复。根中 1/3 的根折，可复位并固定 2~4 月，其预后与断片移位及松动的程度有关。垂直根折常需拔除患牙。所有根折应定期行临床及 X 线片检查，在适当的固定时间之后，如断端没有愈合，应拔除。感染和患区骨吸收是可能的术后并发症。

(三)牙周组织的损伤

1. 牙震荡(concussion)：是指牙周组织的损伤但牙无异常松动和移位，患牙可有明显叩痛。牙震荡无须特殊处理，可调磨对殆牙以消除咬合所致的持续创伤。定期作牙髓活力测定。牙髓坏死是后期并发症，应作牙髓治疗。

2. 半脱位(subluxation)：指牙有异常松动但临床及 X 线上无牙移位。一般只需调殆、进软食等保守治疗。如患牙明显松动，可用夹板将其与邻牙固定 10~14 天。处理不当可致失牙。

3. 嵌入脱位(intrusive luxation)：包括牙轻度内陷或牙完全陷入牙槽骨内。治疗方法包括：①不作处理，任其自动萌出；②正畸复位(3~4 周)；③立即手术复位并用夹板固定。必要时作牙髓治疗。

对嵌入脱位的乳牙可任其自动萌出或行正畸引导，无保留价值的也可立即拔除。

4. 外脱位(部分脱出)(extrusive luxation, peripheral dislocation, partial avulsion)：部分脱出的恒牙可手法复位、夹板固定 10~14 天。牙在牙槽窝内可有一定的生理动度，以预防发生骨粘连。外脱位的恒牙常需牙髓治疗。部分脱出的乳牙可观察或立即拔除。

5. 侧方脱位(lateral luxation)：上颌中切牙外伤时，有时可出现牙冠移向腭侧，牙根移向唇侧并穿通根尖区的牙槽骨。通常采用手法复位，固定 2~8 周(根据移位的程度及牙槽骨骨折的范围而定)。定期随访，必要时行牙髓治疗。

6. 完全脱出(exarticulation or complete avulsion)：是指牙已脱出牙槽窝。其主要并发症是根吸收。有资料显示，损伤后 30 分钟内行牙再植者 90%无根吸收，但 2 小时后再植者则 95%出现根吸收。对脱位牙的保存方法是再植成功的关键。应立即行牙再植，如不能立即再植，应将牙保存在生理盐水或牛奶中。牛奶有利于保存牙周成纤维细胞及成牙骨质细胞的活力。处理离体牙时应持冠部，避免直接接触根面，轻轻冲洗去除血凝块和碎屑。

为减少根吸收、感染、牙松动等并发症的发生，再植前应考虑下列因素：①脱位牙应无晚期牙周病；②牙槽窝应基本完整以利脱位牙就位；③治疗后不需正畸，即无牙列排列拥挤等；④牙脱出牙槽窝的时间，超过 2 小时再植后出现明显根吸收；⑤牙根的发育情况，牙根未完全形成者损伤后 2 小时内再植牙髓可存活。

牙再植后固定 10~14 天，伴牙槽骨骨折者应行夹板坚固固定 3~4 周。植入后行 X 线检查以确定再植牙在牙槽窝的位置。再植牙应避免咬合接触，嘱患者进软食。

三、固定方法与并发症

牙脱位或脱出固定的主要目的是固定受累牙以利牙髓和牙周愈合(软组织愈合)，固定时间为2周或稍短，并允许有一定的生理动度。牙槽骨折应行稳固固定，且无生理动度，并维持较长时间(约4周)以利骨组织愈合。固定不充分可导致骨不连和错𬌗。脱位牙应用夹板固定时应注意不损伤牙齿和牙龈，不妨碍𬌗和咬合。

半坚固夹板固位(semirigid splinting)是利用复合树脂夹板(可用钢丝或鱼线辅助连接)，行单个或多个脱位牙及牙槽骨骨折的固定，它允许牙在牙槽窝内有一定的生理动度，可防止发生骨性粘连。完全脱位的乳牙常用丝线在牙冠上以“8”字形连接颊、舌侧牙龈。半坚固固定的主要并发症是由于酸蚀技术不良或没有使用辅助钢丝拴结而导致不稳固。在下颌前牙应用复合树脂应检查𬌗关系，防止咬合创伤。

牙弓夹板钢丝拴结固定是治疗牙槽骨骨折伴牙脱位的常用方法，这种坚固夹板固定(rigid splinting)的主要并发症是固定时牙被挤出。因此钢丝应置于舌面隆突的冠方以防止钢丝扭紧时将牙挤出。多个牙脱位可用金属丝拴结法、连续多环拴结法或“8”字拴结法等。

四、后期并发症

牙及牙槽外伤后期可出现各种牙体、牙髓、牙周反应和牙槽骨变化，后期的并发症主要有：

(一)牙髓坏死

脱位恒牙约15%~95%发生牙髓坏死(pulpal necrosis)。一般无症状，也可在咀嚼时出现疼痛、牙松动、牙变色或瘘管形成。

急性创伤时牙的活力测定困难，但当出现从阳性反应到阴性反应的明显改变时，可能意味着牙髓坏死。常见的X线表现为根尖周骨质密度减低，一般在外伤后2月内出现。

损伤的类型是牙髓发生坏死的重要因素。嵌入脱位，牙髓坏死的发生率最高(85%)，其次是侧方脱位(58%)，再次为外脱位(26%)，半脱位(6%)和牙挫伤(3%)。完全脱位超过2小时以上的牙，几乎100%出现牙髓坏死。牙髓坏死发生率在根尖孔开放的牙为8%，在根尖孔形成的牙为38%。牙髓坏死也可由牙折引起，与牙本质暴露的程度及牙槽骨损伤有关。釉质折裂后牙髓坏死发生率低于5%，牙本质暴露时为7%。

诊断为牙髓坏死的牙需行牙髓治疗或拔除。

(二)髓腔消失

髓腔消失(pulp canal obliteration)是由于继发性牙本质的不断沉积所致，常出现在恒牙完全或不全脱位损伤后(占6%~35%)，可为部分消失(根尖部的根管尚可见)或是完全消失(整个髓腔和根管均消失)。临床上牙冠呈黄色，活力减弱或消失。X线检查显示髓腔消失是从冠部开始，向根尖发展。尽管X线检查呈现全部消失，但仍可有狭窄的髓腔存在。

髓腔消失可继发牙髓坏死，但不常见(约为1%)。对髓腔消失的处理，有人主张在进行脱位牙治疗时应立即行牙髓治疗以预防继发性牙髓坏死，另一些人则主张应定期作临床及X线检查，发现牙髓坏死症状后再行根管治疗。发生髓腔消失的乳牙应拔除。

(三)感染

单纯牙槽骨外伤的感染(infection)发生率较低，但清创不彻底而遗留的异物和骨片有引起局部蜂窝组织炎和脓肿的可能。患者的口腔卫生状况对感染的发生率有明显影响，松动牙或骨片未固定易继发感染，可导致错位愈合或骨不连。感染最终可导致牙和牙槽骨的吸收。

(四)根吸收

1. 外吸收(external root resorption)：各种牙槽外伤均可发生根外吸收，但常与脱位损伤有关。由于牙周组织、根面和牙髓的损伤引起炎症反应，经暴露的牙本质小管引起根吸收。外吸收的X线特点是根面及周围牙槽骨的密度减低影逐渐增大。这种变化常发生在外伤后2~12周。完全脱出的牙75%~95%发生外吸收。根吸收与多种因素有关，最关键的是牙脱出牙槽窝的时间。治疗和预后常与吸收的类型有关。

(1)表面吸收(surface resorption)：根折常引起外吸收或表面吸收，一般不引起外、内替代性及炎症性吸收。其特点是牙骨质表面吸收，形成陷窝，随后被新形成的牙骨质修复。表面吸收常有自限性，可自动中止。X线检查常难以发生，多不影响预后。

(2)替代性吸收(replacement resorption)：替代性吸收或骨粘连常发生在脱位后牙根表面牙骨质与骨直接连接时。X线表现为牙周膜间隙消失和持续性的根吸收。它可影响牙的生理动度，阻止牙继续萌出。因骨粘连而出现进行性咬合过低时常需拔除患牙，也可行正畸或修复治疗。

(3)炎症性吸收(inflammatory resorption)：牙周组织的炎症改变常引起牙骨质和牙本质的外吸收。这种吸收在乳牙中更常见，因为乳牙的牙本质较薄且牙本质小管开口较大。发生炎症性根吸收的乳牙应拔除。恒牙的处理是清除坏死和感染的牙髓行根管治疗。在牙胶尖充填前使用氢氧化钙可促进愈合及阻止炎症性吸收。

2. 内吸收(internal root resorption)：内吸收较外吸收少见，常发生在根折后，在脱位损伤后极少见。X线检查时应注意与外吸收鉴别，改变投照角度可排除外吸收的重叠影。内吸收可分为二类：

(1)替代性吸收(replacement resorption)：其特点是髓腔不规则增大，由骨组织替代引起根管消失。持续骨改建可引起牙本质的吸收。大多数内吸收需行牙髓治疗。

(2)炎症性吸收(inflammatory resorption)：X线特点是牙本质椭圆形吸收。牙髓治疗后吸收停止。

诊断为内吸收后应立即行牙髓治疗，阻止进一步发展。发生内吸收的乳牙应拔除，以避免出现病理性根折及后期牙根拔除困难。炎症性内吸收的预后尚不肯定。

(五)牙槽嵴缺损

牙槽外伤可引起牙周组织损伤。牙周组织通过新骨形成及牙周韧带纤维重新附着而恢复牙与牙周组织正常关系。因口腔卫生状况不佳或其他原因引起的局部感染可改变这种结果，引起牙槽嵴的永久性缺损。牙脱位损伤时牙槽嵴缺损的发生率约为10%。

(六)恒牙胚损伤

乳牙外伤可引起牙髓坏死、冠变色、髓腔消失和骨粘连等，并可造成邻近恒牙胚的继发性损伤，引起恒牙冠变色、釉质发育不良性冠畸形、根形成延迟、根弯曲、恒牙萌出延迟或不能萌出。乳牙的过早缺失可影响恒牙萌出，必要时采用正畸或修复技术维持恒牙萌出的间隙。

(七)牙冠变色

外伤后因髓腔内出血及继发感染改变，常致牙冠变色(crown discoloration)。色素沉积可使牙冠的透明度降低。牙髓治疗、过硼酸钠漂白美容，大多数的患者可获得较好的效果。

第二节　下颌骨骨折

据文献报道，下颌骨骨折并发症发生率为13%~32%，常见的并发症均涉及下颌骨及邻近结构，可发生在外伤时、骨折治疗中或愈合过程中。本章讨论的重点是与下颌骨骨折有关的并发症。

一、呼吸道阻塞

下颌骨骨折引起呼吸道阻塞(airway obstruction)有多种原因。下颌骨联合区的双发骨折或粉碎性骨折可引起舌后坠，出现明显的阻塞症状。表现为呼吸音减弱、喘鸣、反常呼吸和紫绀。发生呼吸阻塞症状者在情况允许时应取侧卧位。用布巾钳或粗缝线将舌牵向前，放置口腔或鼻腔通气道，简单固定骨折，有时需行气管内插管。

吸入血液或其他异物(如牙或部分托牙)也可引起呼吸道阻塞，出现呼吸困难、发绀、胸痛、痉挛性咳嗽和喘鸣。体检可发现受累肺叶语音震颤及呼吸音减弱、喘鸣等。吸入的牙和骨片可与肋骨重叠在胸片上不易发现，但可见肺膨胀过度或一段时间后出现肺不张，如未处理，可出现咳嗽、咯血、浓痰、发热、肺炎、支气管扩张、脓肿和脓胸。治疗为支气管镜下取除异物。通过吸引及时清除咽部血液或异物可降低吸入的危险。

因水肿或血肿形成而引起的舌体肿胀也可阻塞呼吸道。肿胀常有自限性，但伴凝血功能障碍时肿胀可很明显。当出现轻度肿胀时应置入咽通气道；可能发生呼吸道阻塞时应行气管内插管。肿胀消退后(常在4~5天内)拔管；出血不能控制时应行气管切开。伴凝血功能障碍者应改善凝血功能。

气管、喉、支气管损伤及下颌骨骨折可并发皮下气肿。诊断依据为软组织肿胀、颈部触诊有捻发音，颈椎侧位片示咽侧和皮下积气。可出现吞咽及发音困难、鼻音不足和呼吸道阻塞。发展为纵隔积气时，直立胸片上发现心脏和主动脉节的周围有气体。可出现胸骨下疼痛、Hamman征及收缩期纵隔摩擦音。空气通过下颌骨骨折处黏膜撕裂伤口进入颌下区、咽侧、颈前区(lateral visceral)及气管前间隔，吸气、擤鼻涕和打喷嚏可引起蔓延。治疗包括关闭口内伤口、骨折复位及应用抗生素。若插管困难及不适应正压给氧，则应注意观察防止呼吸道阻塞，避免咳嗽、喷嚏和擤鼻涕。气体一般在 72 小时内吸收。应用内镜检查排除喉、气管、支气管损伤、食道与咽穿孔等其他损伤。

因中枢神经系统损伤或应用某种药物使患者意识丧失，保护性反射降低时亦可能发生窒息。此外，采用颌间固定处理颌骨骨折时，因口内组织肿胀或口腔分泌物不易清除也可能导致窒息。所以，对口底、舌或口咽肿胀明显或未能彻底止血的病例，安放牙弓夹板后应暂缓颌间牵引。

二、感　　染

感染是下颌骨骨折最常见的并发症(发生率为 0.4%～32%)，可表现为蜂窝组织炎、脓肿形成、骨髓炎，甚至坏死性筋膜炎(necrotizing fasciitis)及 Ludwig 咽峡炎。与感染有关的因素包括：没有应用有效的抗生素、延误治疗、患者依从性差、骨折线上存在牙齿或活动骨折片等。

在骨折治疗过程中合理应用抗生素可降低感染的发生率，未用抗生素者感染率可达35%。延误治疗则增加感染的机会，因为活动的骨折片易致伤口污染并进一步造成软组织和骨的损伤。损伤后已应用抗生素并用钢丝结扎临时固定的患者，其感染的发生率低于未经任何处理的患者。

感染的发生率可因骨折部位的不同而异。髁突下骨折很少发生感染，正中联合部骨折较少发生感染，而下颌角骨折则较易发生感染。下颌角骨折单独使用颌间固定不能使近中骨段充分制动，骨质较薄，存在阻生牙及血供较差亦可增加感染的风险。

对骨折线上的牙的处理有很多争议。与无牙区骨折相比，有牙区的骨折其感染率较高。骨折线上与牙齿有关的感染，83%是由龋齿引起的。牙脱位或骨折线通过根尖区时可造成血供丧失引起牙髓坏死和感染。但拔除骨折线上的牙也可能产生并发症，可加重骨分离及软组织损伤，特别是拔除阻生牙时可导致明显的骨折移位、黏膜撕裂，使闭合骨折变成开放性骨折。大多数情况下，对没有病变的骨折线上的牙应保留，合理应用抗生素可减少并发症。事实上，保留牙有助于骨折的复位、防止骨折片套叠并稳定骨折。对有根折、根尖周病变、囊肿、明显松动、冠周炎及妨碍骨折复位的牙应拔除。

开放性骨折固定失败常引起感染，闭合性骨折采用闭合复位较少引起感染，但开放性骨折采用闭合复位时容易发生感染。坚固内固定的优点为易保持呼吸道通畅、营养较好、不影响交谈、易行理疗、有利口腔卫生、对患者配合治疗的依赖性小。

无论感染发生在固定前或固定后，其治疗应包括改善全身情况、应用抗生素及手术治疗等。应根据细菌培养和药敏试验结果选择抗生素。有蜂窝组织炎或脓肿破溃的感染性骨折应切开引流，并给予抗生素治疗。骨折经可靠的固定、合理应用抗生素及局部伤口护理，感染可在 10～14 天消退。如经足够的抗生素治疗后局部仍有明显感染，则应行手术探查和清创，去除松动或游离的螺钉及死骨，用更坚固的钛板进行骨折固定。有轻度感染或固定物外露但固定牢靠者，应继续使用抗生素治疗 6～8 周，在骨折愈合后去除固定装置。

骨折感染应及时治疗，延误治疗或治疗不彻底可引起骨髓炎。应注意区别骨折感染和骨髓炎。未累及骨髓者为单纯的骨折感染。

三、骨　髓　炎

下颌骨骨折并发骨髓炎(osteomyelitis)的发生率为1%~6%，血管的炎症和血栓形成可导致骨坏死和死骨形成。血供的改变，瘢痕和硬化骨形成可阻止抗生素的穿透和抑制免疫反应，使骨髓炎更难治疗。当病变发展到一定时期后，X线检查可见密度减低和密度增高的混合影像。

骨折伴急慢性骨髓炎多需手术治疗，包括清创、摘除死骨、切除瘢痕组织、骨折固定。手术时应彻底清除病变的骨质，包括硬化和软化的骨，直到见到正常出血的健康骨。过于保守则会延长固定及抗生素使用的时间，或需再次手术。骨折应采用更稳定的坚固内固定。伤口可开放填塞(packed open)或一期缝合。静脉内应用抗生素治疗，炎症明显好转后改为口服抗生素2~4周。

有学者建议颌面部骨髓炎手术治疗时在局部置入浸有抗生素的多甲基丙烯酸树脂球(Antibiotic-impregnated polymethylmethacrylate beads)，抗生素可缓释至感染区域，而被吸收至血液中的药物则很少。置入后的短期内，局部血液浓度比为200∶1，是全身用药情况下的20倍，3小时内释放70%~90%，4天~3月局部仍有一定浓度的抗生素。抗生素应根据药敏结果、作用方式和毒性来选择，手术时可不放置引流条。常选用庆大霉素、妥布霉素，亦可选用林可霉素等。抗生素球在血供差的区域特别有效，尤其适用头颈部感染伴有明显瘢痕或硬化骨形成时。术后头几日需配合静脉内应用抗生素。药球可在10~14天去除或在二期骨移植时去除。其优点是可减少全身毒性、减少门诊患者复诊次数，明显减少全身用药的时间，其缺点是需二期手术摘除药球，不能在获得药敏试验结果后更换抗生素，不能在出现过敏反应时迅速中止治疗。

骨髓炎发生骨不连者需骨移植整复骨缺损，可采用吻合血管的骨肌皮瓣移植。

四、与骨折愈合有关的并发症

(一)延迟愈合

延迟愈合(delayed union)是指2个月后骨折未能达到临床愈合，但在未行手术治疗的情况下可继续愈合。下颌骨骨折延迟愈合的发生率为0~4.4%。引起延迟愈合的原因是感染、过度活动、患者年龄偏大及全身性疾病等。坚固内固定延迟愈合的发生率(0~2.8%)低于非坚固内固定(1%~4.4%)，实际上在部分病例中坚固内固定可能掩盖了延迟愈合，在去除固定物前未能确诊。

(二)骨不连

骨不连(non-union)是骨折停止愈合而断端未能连接(彩图10-1)，在下颌骨骨折中发生率0~5%。需行后期手术治疗。可因骨折断端活动、多次损伤、感染、骨折间隙宽、软组织嵌入、复位不良、固定不稳定、颌骨萎缩、血供差及全身性疾病等引起。

骨折断端活动是引起骨不连最常见的原因。无污染的闭合性骨折，过度活动者可形成纤维连接或假关节，需重新固定。对活动度小者可在夜间用弹性绷带或颌间牵引控制咬合。2~3 周后逐渐由流食过渡到软食和正常饮食，渐进性行使咬合功能可刺激骨基质骨化而促进骨折愈合。开放性骨折断端的活动常引起感染性骨不连。

骨不连可能与感染有关。持续感染增加骨不连的危险，可引起螺钉周围的骨质溶解和骨折部位骨基质的吸收，导致骨折延迟愈合。感染性骨不连的治疗与骨折并发骨髓炎的治疗相同，应清除所有的感染组织、固定骨折。可在钛板固定同期行松质骨或块状骨移植。同期骨移植的优点是：感染后的软组织血管丰富，瘢痕形成前手术分离较易，可避免二次手术。其缺点是可因持续感染或因感染组织脆弱伤口易裂开而致骨移植失败。临床上，常在感染控制后行骨移植。其优点是较少因感染引起移植骨缺失。其缺点是需延长固定时间和需二次手术，手术时应注意感染消退后的软组织瘢痕化使剥离困难，增加损伤面神经和下牙槽神经的危险；移植床血供较差。一般在感染消退后 3~4 月行二期骨移植。

感染、手术、重度损伤等造成的较大骨缺损需行骨移植。自体骨是最佳的移植材料，最常用的是髂嵴。小的缺损，可在断端间填入松质骨，但较大的缺损则需用筛孔托盘，或用同种或自体肋骨、髂嵴或下颌骨以支撑松质骨。每厘米缺损需 6~10mL 松质骨，髂前嵴提供 50mL 未压缩的骨，可修复 5cm 的缺损，髂后嵴能提供 2~2. 5 倍的骨量，适用于修复大于 5cm 的缺损。自体皮质骨支撑条，压缩松质骨颗粒和修复钛板的联合应用可获得较高的成功率。块状骨移植易固定，但功能性改建缓慢，后期吸收可导致移植失败。常规骨移植的失败率为 0~17%，最常见的并发症是感染、骨不连、伤口裂开和固定物脱落。做到以下几点可减少感染：①血供良好的软组织完全覆盖移植骨；②固定牢靠；③骨移植前治疗或拔除龋坏或有牙周病的牙齿。在明显的无血管区，需行带蒂皮瓣或游离皮瓣移植以改善移植床的条件。伴软组织缺损的较大的骨缺损，可采用带血管的骨肌皮瓣修复。

复位不良、软组织嵌入以及下颌骨高度明显不足的无牙𬌗骨折可妨碍骨的充分接触。无牙𬌗骨折骨不连的发生率为 10%，其中 70%出现在下颌骨高度低于 10mm 者。下颌骨萎缩时骨对位面积小，难以准确复位；年长的患者可因下牙槽动脉闭塞使骨的血供减少；萎缩的下颌骨依赖骨膜的血供，可因血肿形成或手术使骨膜剥离而影响血供；萎缩的下颌骨主要由皮质骨构成，缺少松质骨，愈合较慢；无牙𬌗骨折制动或固定困难。这些因素与骨不连的高发率有关。

外伤造成软组织缺损、瘢痕、多次创伤、骨膜剥离，放疗可造成软组织床血供降低而致骨不连。

另外，全身性疾病可能干扰骨折的愈合过程，这类疾病有贫血、糖尿病、甲状旁腺功能亢进、骨软化、慢性肾病、Paget 病、甲状腺功能亢进、骨质疏松症、骨形成缺陷、梅毒、维生素 B 或 C 缺乏、Cushing 氏综合征以及长期应用激素导致的疾病等。临床上骨折端出现活动、X 线显示不规则的骨吸收和斑驳状改变可证实为延迟愈合，处理包括加强骨折制动、治疗感染及全身疾病。

（三）错𬌗畸形和错位愈合

骨折对位不良时错位愈合可导致错𬌗畸形和面部畸形。错位愈合（malunion）的发生率为 0~4. 2%，与复位不良、制动不充分、延迟愈合、患者未遵循医嘱及不适当的坚固内固定等有关。在解剖标志不明确时，如失牙或龋齿、𬌗平面扁平、上颌骨多处骨折、多发性下颌骨及牙槽骨骨折等，均易发生错位愈合。后牙缺失的髁突骨折、升支或下颌角骨折、可出现面后份高度降低，息止𬌗间隙消失。粉碎性骨折解剖标志难以辨认。这些均可影响骨折的正确复位。

不适当的固定可造成骨折移位。颊侧颌间拴结过紧可使骨折片外旋，导致舌侧失去接触、下颌下缘外展。依从性差的患者可能会自行拆下固定装置，或髁突骨折保守治疗未应用颌间牵引控制咬合以及开放治疗中不稳定的内固定均可造成骨折片移位，导致错位愈合、骨折感染或骨不连。感染和下颌骨萎缩是延迟愈合的常见原因。与非坚固固定相比，不恰当的坚固内固定更易发生错位愈合(4%~5%)，尤其是从口内途径行下颌骨体部或角部骨折坚固内固定时，因操作不便可能导致这种并发症。

错位愈合的治疗最好是尽早行骨折再固定。所有患者术后及出院前应检查咬合关系及面部变化并拍摄 X 线片检查骨折对位情况。非坚固固定时较小的错𬌗畸形可通过非手术方法处理。髁突骨折可用弹性牵引稳定咬合及改善轻度的牙尖间𬌗(interdigitation)问题。采用坚固内固定时，弹性牵引仅能使牙移动，有时可采用调磨牙齿的方法改善咬合。严重错位愈合、明显错𬌗或面部畸形的患者需行手术治疗。并尽可能在初期肿胀消退前进行处理。早期手术可预防明显肿胀、瘢痕组织形成、骨愈合和改建，且不需截骨。在骨折愈合后，二期手术应在骨折处或按正颌外科原则选择手术部位，一般在原骨折处截骨。治疗计划应包括术前模型分析及模型外科。

下颌角骨折感染后错位愈合可致下颌长度不足，常出现颏部偏向患侧、反𬌗、同侧下颌角外形消失等畸形，治疗包括利用颌间牵引重建咬𬌗、在原骨折处截骨后再固定、骨移植修复缺损等。部分病例中面部畸形是唯一的遗留问题，最常见的是下颌不对称，患侧下颌升支高度不足及面宽度改变，可按正颌外科原则截骨，矫正畸形。

五、神经损伤

下颌骨骨折常伴发感觉神经尤其是下牙槽神经和颏神经损伤，有移位的骨折，就诊时有 11%~59%的患者存在神经损伤。骨折在治疗后有 1%~47%的患者存在神经功能障碍。大多数神经损伤为神经失用，是由牵拉或压迫所致。感觉神经损伤最常发生在下牙槽神经管内，与骨折移位、拔除第三磨牙、开放复位、穿皮质螺钉固定、骨髓炎及患者年长有关。也可因术中剥离、牵拉损伤颏神经。闭合复位一般较少引起神经功能障碍(5.1%)，而开放复位发生神经损伤的危险性更高(10.8%)。术后 3 个月 7.2%的患者存在神经功能障碍，其中 3.2%的患者为麻木，2.6%的患者为感觉迟钝，1.4%的患者为感觉异常。采用坚固内固定后出现感觉功能障碍者(1%~34%)高于骨间钢丝拴结者，最多见的是在萎缩下颌骨使用加压钛板治疗时。

髁突骨折时也可损伤其他的感觉神经，如鼓索神经、颊神经和耳颞神经，但较少见。

感觉神经损伤的治疗见第二十一章。

下颌骨骨折还可引起面神经功能障碍，面神经在软组织内撕裂伤多见。面神经损伤可发生在不同部位，面神经管内的神经损伤可能继发于颞骨骨折。骨折还可引起外耳道狭窄、感觉神经损伤及听力丧失。髁突骨折后可因膝状神经节远侧的逆行性水肿，出现迟发性面神经功能丧失，也可发生面神经颅外段损伤。但更多见的是手术时医源性损伤，

0~48%的患者在采用耳周、颌后及颌下切口时，由于牵拉、压迫或横断引起面神经麻痹。预防措施包括足够的切口长度，切口应接近骨折部位以减少软组织张力；熟悉局部解剖，选择适当的手术途径和方法可避免分离时损伤。

面神经损伤的治疗应根据致伤的原因、损伤类型、出现功能障碍的时间及损伤的部位而定。由下颌骨骨折引起的面神经损伤，患者未立即出现功能障碍者可完全自发恢复，无中枢损伤的即刻面神经麻痹应采用手术治疗。术后利用神经兴奋试验及神经电生理可评价损伤、变性及恢复的程度。

根据外伤的部位、听力图测试、镫骨反射、Schirmer 试验、神经兴奋性和神经电生理结果有助于确定神经损伤的部位。无软组织损伤的颞骨骨折应考虑面神经管损伤，可采用减压术治疗。伴镫骨反射丧失、味觉改变、泪溢改变的迟发面瘫支持面神经管内水肿的诊断。可给予激素类药物。相关的外伤、撕裂伤、髁突骨折及脱位提示软组织内神经损伤的部位。如怀疑横断伤涉及面神经主干、面颈干或颧颞干时，应早期修复；小的颧、颊分支的损伤，因有交叉连接较少引起功能丧失；眶外缘和鼻唇沟区末梢分支受损不需修复；当无足够的软组织覆盖或为污染伤口时，应延期修复。在 72 小时内神经刺激反应丧失之前用神经刺激器定位和标记远侧端。建议在 3 周内行神经吻合术或移植术。直接吻合效果最佳，但缺损大或张力较大时，应行颈丛神经、腓肠神经或股外侧皮神经移植。

医源性面神经损伤大多是采用颌下或颌后切口时损伤下颌缘支，或是采用耳前或冠状切口损伤额支，偶有其他分支损伤。常因手术时牵拉神经所致，一般在 3~6 个月恢复，可能有部分恢复不全。术中确定为横断时，可用 10-0 缝线行神经外膜缝合，神经干缝 3~4 针，细的外周神经可缝合 1 针。80%的患者经即刻或早期二期神经端端吻合或无张力神经移植可获得好的功能，但主干损伤时常出现连带运动(synkinesis)。不能恢复的损伤可行舌下神经或脊副神经交叉吻合术、横跨面部腓肠神经移植术、局部肌肉转移、游离肌肉移植、筋膜条悬吊等方法处理。面神经麻痹的患者可因睑不能闭合致角膜干燥或溃疡，应注意保护防止角膜损伤。

六、腮腺瘘和血清肿

经颌下或颌后切口显露下颌骨，可能损伤腺体或导管而引起腮腺瘘(parotid fistula)和血清肿。腺体分泌物引流不畅或伤口愈合不佳时可形成瘘。预防措施包括分离时勿损伤腺体及腮腺导管，并仔细分层缝合。

这类病变应与感染鉴别。腮腺瘘为清亮的分泌物，无明显红、肿、热、痛等感染征象。血清肿可出现局部肿胀伴微红，针吸可抽出淡黄色清亮液体。

血清肿和瘘的治疗包括抽出液体、加压包扎。血清肿一般在 2~3 天内消退，瘘则较长时间才停止分泌。如涎瘘可应用抑制唾液分泌的药物如阿托品，进食刺激性小的食物以减少分泌。加压包扎及应用抑制唾液分泌的药物可加速愈合，少数病例需重新缝合伤口后加压包扎。腮腺导管损伤则需要行导管吻合修复，不能修复者则考虑导管结扎后加压包扎促进腺体萎缩。

七、颞下颌关节紊乱病及关节强直

【原因】

下颌外伤可造成多种颞颌关节损伤，如扭伤(sprains)、关节盘损伤和髁突骨折。扭伤是韧带和关节囊的损伤，可引起关节盘移位或脱位。关节渗出和关节积血与软组织损伤有关，常在5~7天消退。关节盘损伤可为破碎、撕裂或完全破坏，可伴髁突表面、髁颈、髁突下或关节窝骨折。这些单独的或合并的损伤，可引起关节疼痛、功能障碍、变性和开口受限。疼痛可能与瘢痕、开口受限或软组织损伤有关。功能障碍是由于关节盘和髁突表面不规则或两者关系改变，或关节粘连引起髁突运动异常。儿童髁突骨折后长期随访研究发现4%~32%出现关节弹响和杂音。伴关节韧带和关节囊撕裂时，也可因关节盘和髁突关系的改变而引起功能障碍。

关节变性可由盘损伤、负荷改变或近中骨段失去血供引起。髁突骨折可引起关节盘的损伤或完全破坏，导致其稳定性和保护性的丧失。下颌骨骨折复位不当可增加髁突的负荷。通过减少髁突应力及保留血供可避免髁突变性，不适当地使用颌间固定时，可致髁突负荷加重，产生髁突变性，关节杂音。开口受限可为单侧，开口时下颌偏斜和同侧侧方运动消失；或为双侧，引起切牙间开口度缩小和前伸运动受限。3%~80%的髁突骨折可出现开口时偏斜，原因为肌纤维化、瘢痕粘连、机械性障碍、内紊乱、髁突错位、翼外肌功能障碍、关节强直。骨折(尤其是髁突骨折)制动可引起肌肉短缩和萎缩、纤维化、关节囊折襞消失和粘连，所有这些因素均可限制开口。

采用闭合治疗髁突骨折时，部分病例可出现疼痛(1%~2%)、弹响(4%)、开口受限(0~7%)、关节强直(0~2%)、开口偏斜(2%~20%)等并发症。尤其是下颌骨骨折有严重移位时，如复位不当时可出现开口受限和功能障碍。髁突骨折开放复位固定的优点是功能恢复较快且髁突的位置较好，翼外肌可更好地维持其长度亦有助于髁突的滑动，减少开口时的偏斜和不对称。

髁突骨折可导致关节强直(0.2%~0.4%)。真性关节强直是髁突与颅底的融合(彩图10-2)，与骨折制动、患者年龄小、高位髁突骨折、感染和关节盘损伤有关。单纯的关节积血一般不引起关节强直。关节盘被认为是防止关节强直的一个关键屏障。关节损伤或感染等可致盘破坏。关节盘破坏后可因骨-骨接触而发生关节强直。外伤后的颞下颌关节紊乱包括疼痛、功能改变、开口受限和关节变性。

【处理】

无关节强直或活动过度者，采用理疗、抗炎药物、颌间固定及其他保守治疗可以缓解疼痛和改善功能；有明显疼痛和功能障碍经保守治疗无效者应考虑手术。对粘连和疼痛可采用关节镜治疗；有明显纤维化、变性或关节盘损伤、移位的患者应行关节成形术；因明显解剖因素引起功能障碍的患者，主要采用髁突复位固定或关节成形术。

关节囊和韧带损伤可引起过度活动。经功能性限制和渐进性活动等治疗后，下颌骨常可逐渐恢复正常运动。如再次发生脱位，应行手术。对陡的关节结节，可行结节切除术使髁突能自由地回到关节窝。也可采用复位或关节韧带和关节囊的硬化治疗。

真性关节强直应行手术治疗，术前头颅CT扫描可证实增生骨的存在和位置，指导制定截骨平面。治疗方法包括缺隙关节成形术(gap arthroplasty)、升支截断和肋骨肋软骨移植，同期可行间置物移植。高位截骨功能改善较为理想。关节窝高度的截骨有穿通颅底和鼓室板的危险；关节强直累及乙状窝和喙突者，可在下颌孔上方切断升支。

缺隙关节成形术最常见的并发症是关节强直复发，常出现在术后 6 个月内，也可发生在 1 年半左右。充分的去骨(1cm)和早期活动是重要的预防措施。单侧缺隙关节成形术的患者在术后第 1 天即可开始活动，而双侧手术者应限制 5 天。活动应持续一段时间直到开口度稳定。在截骨间隙内置入颞肌、软骨、真皮、冻干肋软骨等间置物可以减少关节强直复发。缺隙关节成形术其他的并发症包括升支后移位、面后份高度不足、开𬌗、开口偏斜及咬合不稳定等。

有人认为采用肋骨肋软骨移植可降低复发，但可出现骨不连、肋骨肋软骨骨折、感染、下颌前伸运动障碍等并发症。骨不连是少见的并发症，可通过去除肋骨和下颌骨皮质后用螺钉固定来避免。置入薄的软骨帽(<5mm)，儿童患者保留骨膜、逐渐缓慢地增加移植物的负重，有助于防止肋骨肋软骨结合部的骨折。

不论采用什么方法，均应注意防止关节强直复发。在手术时应去除所有影响下颌运动的骨和瘢痕(相当多的病例是由软组织纤维化和肌肉挛缩引起的)。使用鸭嘴形开口器被动开口时应注意勿造成牙脱位或颌骨骨折。如机械性扩大开口后仍存在开口受限，应评价对侧关节、喙突和软组织状况。尽管关节强直术后最终开口大于 30mm 被认为足够，但术中开口须达 40mm。生长发育期的关节强直患者常出现喙突增生，影响开口者可行喙突切除，但应慎用，因为在正常翼外肌功能丧失后，颞肌对下颌运动的控制是重要的，手术可造成明显的功能降低。

在关节强直解除后，对残留畸形可在关节功能稳定后行正颌手术矫正。若新髁突皮质骨形成和开口度未减小，则表明手术效果稳定，通常需观察 6~12 个月。

关节强直的手术进路可采用耳前、颌下进路和冠状切口。高位截骨术采用耳前进路可直接进入关节。颌下进路可减少面神经损伤的危险，尤其适用于乙状切迹水平的缺隙关节成形术。需广泛截骨的困难病例，尤其是需行喙突截除和肋骨肋软骨移植者，可选用冠状切口。

关节强直矫正术有关的并发症包括关节强直复发、面神经损伤、下牙槽神经损伤、出血、感染、硬脑膜损伤等。选择合适的进路，注意解剖结构识别，截骨平面勿过高和仔细去除瘢痕和增生骨质可减少并发症的危险。

八、下颌骨生长障碍

【原因】

下颌骨生长包括髁突的延长和升支后缘、喙突尖、牙槽突的骨沉积。下颌骨生长障碍(growth disturbances)可发生在髁突骨折的病例中，与关节强直、患者年幼、手术瘢痕和肌肉活动的改变有关。可产生典型的畸形。一侧髁突受累，表现为升支短宽、角前切迹、下颌体短、同侧面部丰满，对侧面部较扁平。由于受累侧上颌骨和牙槽突的垂直生长不足可出现中线偏斜、𬌗平面倾斜，可有牙代偿。双侧髁突受累可引起不同程度的对称性下颌后缩、面后份高度降低、下颌切牙前倾或牙面畸形。

5%～20%的髁突损伤可并发严重的下颌缺陷或不对称，3%～52%的儿童髁突骨折可出现下颌骨生长不足，或生长过度。脱位的骨折常导致下颌向患侧偏移。髁突骨折的过度生长与儿童长骨骨折后的情况相似。年龄是影响生长紊乱的重要因素。年幼患者易发生关节强直和表现出较强的生长潜能。畸形随生长发育而加重。3 岁以前遭受损伤可产生严重的畸形，6 岁后产生中度畸形，12 岁后产生轻度畸形。

生长受限与骺软骨的早期骨化、髁突软骨丧失或破坏、关节强直、髁突滑动丧失有关。已证实功能受限与生长障碍有密切联系，髁突软骨损伤常抑制生长，髁突骨折后通过改建未能恢复关节的正常骨骼关系的病例中，常出现下颌生长偏向骨折侧。另外，也有无关节强直而出现生长受限的病例。有学者认为髁突软骨是以一种补偿的方式对功能性基质刺激起反应，通过髁突改建维持颞下颌关节功能。髁突的正常滑动可能是正常生长的重要因素。假性关节强直常有开口受限及轻度滑动，并不引起生长畸形。

【处理】

下颌骨生长障碍的治疗依赖于早期诊断。临床评价是鉴别生长紊乱的最佳方法，照相、X 线检查和模型可记录其进展。对切牙间开口度、髁突滑动、面对称性、下颌后缩及面后份高度进行评价。面部生长紊乱出现之前有明显的功能紊乱。如果出现功能改变、不对称、下颌后缩或面后份高度降低，应记录这些改变，并采用 X 线头影测量、模型和照相定期随访。关节强直和生长缺陷出现较迟，所以应长时间随访。

生长障碍的治疗包括解除关节强直(行或不行骨移植)、生长中心移植、使用功能性矫治器、在发育过程中的系列延长术、发育停止后行截骨和整形等。治疗方法的选择应根据患者的年龄、关节功能和畸形的严重程度而定。通常提倡早期治疗以预防畸形加重。对无关节强直的开口受限，可通过主动和被动的物理治疗促进功能恢复、刺激下颌生长；对存在关节强直的开口受限，应早期手术，可在 5 岁甚至更早完成。关节强直的早期因增生骨形成较少，手术较容易。如生长紊乱明显但关节有功能，应评价髁突滑动，无主动滑动但有被动滑动者，可试用功能性矫治器。用功能性矫治器治疗失败，或行理疗后无被动滑动，生长停止但有足够的切牙间开口度的患者，应考虑行生长中心移植。目前最常用的是肋骨肋软骨移植。但肋软骨移植具有生长不可预测性。在正常发育期和妊娠期可出现过度生长，也可出现生长不足。

有正常开口的年轻患者可行系列延长术(serial lengthening procedures)，预防上颌倾斜及牙槽骨生长受限以减轻畸形。手术时应对受累侧行过度矫正，放置夹板保持后牙开𬌗。夹板应逐渐减薄以利牙萌出关闭间隙。相反，发现生长畸形较晚且不严重的患者，可在生长停止后治疗。创伤引起过度生长的病例较少，亦可在生长停止后治疗。如运动范围正常且稳定，关节无损伤，可采用升支手术延长下颌骨。如存在明显的关节病变，应解除关节强直或行其他治疗。

第三节 面中份及面上份骨折

本章主要讨论面中份骨折治疗中最常见的并发症及其预防和处理。明确损伤的性质可获得重要的临床资料，高能碰撞常致粉碎性骨折，而低能碰撞则常引起单一骨折，因此需采用不同的治疗方法。虽然某些术后并发症如由复合外伤引起的失明等不能预防，但通过详细询问病史，彻底的临床检查及影像学检查，合理制定治疗方案，可以避免或减少大部分并发症的发生。

一、不同部位骨折与并发症

(一)鼻骨骨折

鼻处于面部突出和居中的位置，鼻骨是身体最易发生骨折的部位之一。文献中关于鼻骨骨折(nasal fractures)治疗并发症的报道较少，最常见的是术后面部畸形(20%~80%)。因鼻中隔复位不全可造成鼻中隔偏曲，或中隔与鼻甲粘连可引起鼻塞。

鼻骨骨折后可出现鼻中隔偏曲、粘连和血肿。大多数与鼻骨骨折治疗有关的术后问题常涉及鼻中隔，最常见的原因是在临床检查时漏诊。良好的照明和鼻内窥镜检查有助于鼻中隔偏曲与血肿的鉴别。

血肿应行切开引流，否则可引起感染和中隔穿孔。在局麻或表麻下沿与鼻底平等的方向切开血肿、引流，鼻腔前部填塞、压迫止血、并应用抗生素预防感染。

术前发现鼻中隔偏曲时，应充分复位固定以恢复正常的外形，并以浸有抗生素的纱条填塞鼻腔，填塞物保留2~5天。

鼻中隔不正确的复位可致中隔黏膜与鼻甲粘连造成闭锁，可在局麻下用剪刀分离后填塞鼻腔。

(二)鼻-眶-筛损伤

鼻-眶-筛结构紧邻鼻骨后方。当鼻部遭受高能撞击时，这些结构不可避免地要受到损伤。由于局部骨质薄弱、结构复杂，很难复位。眦距过宽和鞍鼻畸形是鼻-眶-筛损伤(naso-orbital-ethmoidal injures)后最常见的后遗症。亦可并发鼻中隔偏曲、面部不协调、瘢痕畸形、鼻泪管阻塞、额窦炎、脑脊液漏和眼球外伤，但较少见。对眶内壁和眶底骨折处理不当可导致眼球内陷和复视。眶周手术中可能发生的眼损伤包括：失明、角膜擦伤、眼球破裂、视网膜剥离以及晶体脱位。

一些眼科医生认为，视网膜剥离或眼球外伤是面中份骨折手术的禁忌证，应采用即刻闭合复位，二期整复面部骨骼畸形。

1. 眦距过宽。内眦距离男性为31.7mm(±2.8)，女性为30.8mm(±2.2)。当鼻-眶-筛骨折时，常有内眦韧带和骨结构的移位，造成外伤性眦距过宽(telecanthus)。早期可被肿胀掩盖，当肿胀消退后，畸形会变得明显。闭合复位不能完全解决这个问题，应采用鸥翼状切口(gull-wing)和冠状切口开放复位，骨间固定。在关闭伤口前应测量术后内眦间距。

2. 鞍鼻畸形。鼻-眶-筛区骨折和移位常造成鞍鼻畸形(saddle nose deformity)(彩图10-3)。采用双侧冠状切口显露鼻-眶-筛区骨凹陷，切取适当大小的骨外板，塑形使之与额骨稳定的骨结构相贴合，且与外侧脚(lateral crura)相延续覆盖鼻中隔，然后用拉力螺钉(lag screws)固定，可获得较好的术后美容效果，缝合前应确定其外形对称、突度。

3. 眼球内陷或眼球突出。眶、颧和鼻-眶-筛骨折术后可出现眼球内陷或眼球突出

(enophthalmos and proptosis)等并发症。应行彻底的临床检查，冠状面的 CT 扫描了解眶部软、硬组织的情况。如怀疑眶壁或眶底缺损，应切开显露检查，修复较大的缺损常选用颅骨和钛网，微型螺钉固定。术中注意下直肌、下斜肌和内直肌是否陷入或受压，眼球保持在适当的前后位置上。

术后立即出现的眼球突出可能是由于球后血肿、骨折不全复位所致的眼眶容积缩小，或修复眶底缺损的植入体过厚等原因造成。骨折复位不当可表现为受损侧鼻部扁平或不对称；球后血肿可出现紧张性眼球突出(tense proptosis)、瞳孔扩大、眼肌麻痹和疼痛等。如不作处理可引起视网膜动脉阻塞或视神经受压和失明。外眦切开、穿通眶隔、引流血肿是缓解眶内压的有效方法。

4. 泪囊炎和泪溢。鼻-眶-筛区外伤可损伤鼻泪管系统，常伴外伤性眦距过宽。鼻-眶-筛区骨折开放复位，仔细固定可防止其发生。在骨折复位时判定有无鼻泪管损伤是困难的，除非有明显撕裂。鼻-眶-筛骨折开放复位后鼻泪管阻塞的发生率可达 20%。泪溢(epiphora)与瘢痕挛缩或睑松弛有关。下睑按摩可使之得到改善。如无效，在泪囊造影(dacryocystography)确定阻塞后，施行泪囊鼻腔造口术。如泪囊炎伴泪道阻塞，首先应用抗生素治疗 1 周，4 周后手术。

(三)上颌骨骨折

上颌骨与腭骨共同构成面中份的基础，参与咀嚼、发音、吞咽、呼吸及湿润和温暖空气，复位失败可引起鼻中隔偏曲、颧弓过高或过低、眼球内陷、骨不连、眶下神经感觉异常、错殆等。一部分并发症已在本节讨论过，下面讨论错殆和上颌窦炎。

1. 错殆。闭合复位、颌间固定治疗上颌骨骨折时，错殆(malocclusion)的发生原因可能是治疗过程中自行拆除固定。采用开放复位和坚固内固定治疗上颌骨骨折时，术后错殆畸形的发生率高(13%~38%)。轻微的错殆采用术后正畸或调殆治疗，较明显的错殆需再次手术。

避免这类并发症应重视术前、术中处理。要求在骨折开放复位和固定之前采用牙弓夹板行颌间固定。术中解剖复位后用小钛板和螺丝钉行骨间固定，首先固定双侧颧上颌支柱，然后是双侧鼻上颌支柱。在上述支柱固定后应解除颌间固定，检查咬合关系，如发现错殆，应去除固定钛板后做适当调整后再固定。

2. 上颌窦炎。上颌窦炎(maxillary sinusitis)是较少见的并发症，常用口服抗生素和应用含血管收缩剂的滴鼻液治疗。如上颌窦炎长期存在或复发，并有骨孔阻塞，需在表麻或局麻下，在下鼻甲下方行鼻腔上颌窦开窗术，吸出血液或脓性分泌物。上颌窦黏液囊肿和脓肿是面中份损伤少见的后遗症，可经 Caldwell-Luc 手术或功能性内镜处理。

(四)颧骨骨折

颧骨骨折(zygomatic fractures)最常见的并发症是术后眶下神经分布区感觉异常(18%~56%)。其次是由于颧弓或颧突复位不全所致的面部外形扁平(3.6%~26%)，眶底骨折处理不恰当造成的眼球内陷和复视(5%~26%)。上颌窦血肿感染引起上颌窦炎、固定装置感染或外露是少见的并发症。此外还可发生开放复位固定的切口或骨折处表面软组织撕裂造成不美观瘢痕和睑外翻，外展神经麻痹致眼外展障碍，因眶尖综合征(orbital apex syndrome)或视网膜动脉阻塞引起的失明等。

(五)额窦和额骨骨折

额窦骨折约占面部骨折的8%。额窦骨折并发症的发生率为10%～20%。额窦和额骨骨折(frontal sinus and frontal bone fractures)术后最常见的问题是造成面上部外形不规则、缺损或凹陷，其次是慢性疼痛，偶因外伤或手术引起眶上神经感觉异常。长期并发症为形成黏液囊肿和脓囊肿(pyoceles)。对鼻额管处理不当可引起额窦炎，慢性额窦炎可侵蚀后板引起脑膜炎。术后脑脊液漏不愈较少见。

额窦黏液囊肿和脓囊肿是具有破坏性的术后长期并发症，可侵蚀前壁及后壁引起神经症状。它们的形成是由于骨折复位时陷入骨折处的额窦黏膜继发病变所致。预防这类并发症的关键是在复位和固定时仔细清除骨折端的窦黏膜。

术后额窦炎的发生常是由于鼻额管功能障碍所致，在术中保证鼻额管通畅可预防其发生。在直视下插入1.5英寸长18号聚四氟乙烯导管，注入亚甲蓝或酸性靛蓝染料，患者鼻孔内排出染料或在咽喉部收集到染料可证实导管通畅。如导管阻塞，应行导管重建或消除窦腔。

(六)全面骨折

全面骨折(panfacial fractures)常出现在多发性外伤的患者中，可累及前述两个或两个以上的面骨，从而引起上述任何一种并发症。必须对每一解剖单元分别检查和处理，以恢复患者的正常面形和功能。

麻木和感觉异常(anesthesia and paresthesia)是全面骨折常见的并发症。术后持续的眶上神经分布区麻木或感觉异常是鼻-眶-筛骨折、眶上缘和额窦骨折治疗的少见并发症。采用双侧冠状切口，可充分显露和保护眶上神经及面神经分支。用小骨凿或咬骨钳去除眶上孔下方的骨质，或切开皮瓣中线的头皮骨膜游离眶上神经，避免翻瓣时过度牵拉神经。如采用双侧眉上切口，应使瘢痕隐蔽，并注意保护眶上神经。

眶下神经分布区麻木和感觉异常常是上颌骨折的最常见并发症(14%～24%)，应采取一定的措施防止医源性麻木。在处理伴眶下区感觉异常的颧骨骨折时，骨的解剖复位避免神经受压是非常重要的。在治疗上颌骨或面中份中央区的骨折时，常采用环前庭切口或上颌脱套切口(maxillary degloving incisions)，当采用这些手术进路时必须注意识别和保护眶下神经。

环前庭切口在附着龈上方约1.0cm处从一侧磨牙区至另一侧磨牙区切开黏骨膜，在骨膜下剥离直至显露骨折部位或眶下神经，处理骨折时通常不必找出眶下神经，但当显露范围较大时，应注意神经的游离和保护。

上颌脱套切口可显露更大范围。这种途径不需皮肤切口可直接显露上至鼻额缝的面中份结构及眶底。上颌脱套切口联合双侧冠状切口可为各种面中份骨折提供入路，但有因牵拉损伤眶下神经的危险。手术时应显露游离眶下神经，眶下缘骨质厚度和眶下孔至眶下缘的距离可能妨碍游离。将神经表面骨膜鞘切开松解虽可进一步游离神经，但也可能对神经造成更大的损伤。

二、眼　损　伤

在眶周手术中眼损伤(ocular injures)不常见，但可出现失明、角膜擦伤、眼球破裂、视网膜剥离和晶体移位等并发症。

(一)失明

失明(blindness)是颧骨和眶区骨折治疗中少见的并发症(低于3%)。原因为骨折压迫视神经，更多的是球后血肿或动脉痉挛引起视网膜动脉阻塞。术后半小时应检查患者的视力。有视力障碍者，应仔细检查有无眼球突出、眼底镜检查有无动脉痉挛及静脉扩张。如眼球突出，则按前述方法处理球后血肿。若无眼球突出，应治疗视网膜动脉痉挛或阻塞，行眶眼上动脉插管，注射罂粟碱直到血管扩张。固定导管，生理盐水中滴注罂粟碱(80mg/L)，肝素10000单位(10滴/分，24小时)。并给予20%甘露醇200mL，以减少眼房水和玻璃体的量，并应用乙酰唑胺500mg，减少眼液形成。可配合激素治疗，地塞米松首剂3.0~4.0mg/kg，然后每日6小时1.0~3.0mg/kg。如此种治疗在前半小时内无效(眼底镜检查血管扩张情况)，应考虑骨折片对视神经造成损伤，冠状切面的CT扫描可证实诊断。虽然颧骨和眶区骨折的进一步处理可能矫正视神经受压，但累及视神经管时，最好请神经外科或眼科医生处理。

(二)角膜擦伤

眶周手术时可造成角膜擦伤(corneal abrasion)或溃疡，引起疼痛、视物模糊。为了预防角膜损伤，可涂有润滑作用的眼膏或行临时睑缝合。

角膜溃疡也可由皮肤消毒剂造成，特别是在使用含有去污剂或酒精的皮肤消毒剂时。溃疡可为孤立的缺损，但更多见的是造成整个角膜的损伤，可能需行角膜移植。应避免使用有机汞制剂、氯己定、酒精、酊剂行眶周皮肤消毒。10%聚烯吡酮碘溶液是安全适用于这个区域的消毒剂。如发生角膜损伤，应请眼科医生会诊。

(三)眼球破裂

眼球破裂(ruptured globe)是非常少见但极其严重的并发症。术中出现眼球破裂多因术前存在眼球损伤，被结膜或眼球筋膜出血、水肿所掩盖，术前未能确诊。所有眶周骨折的患者应注意是否有眼前房积血、瞳孔不规则、白瞳孔(white pupils)、撕裂等眼球损伤的征象。如在眶周手术中不小心致眼球破裂，应中止手术，使眼球处于无张力状态，给予抗生素预防内眼炎(最好选用庆大霉素或头孢菌素类)，立即请眼科医生修复。

(四)视网膜剥离

术中视网膜剥离(retinal detachment)是另一种由现存状况引起的损伤，其症状是周边视野的缺陷、闪光和黑斑聚现。如在术后出现上述症状，需眼底镜、超声波或CT检查证实诊断，由眼科医生尽早治疗。

三、面部畸形

面部骨外形过高或不足是面中份骨折治疗的少见并发症。可由复位不良或固定不牢靠造成。骨折片少或移位不明显的单发骨折可行闭合复位或钢丝拴结，多发性骨折及粉碎性骨折则需开放复位和坚固内固定。仔细的临床检查或 CT 扫描可明确诊断。开放的手术径路可检查骨折的程度并达到解剖复位，可采用不同的切口，但上颌脱套切口联合双侧冠状切口可显露整个面中份，保证在完全直视下进行、评价和固定。微型钛板螺钉固定可提供可靠的术后稳定性，防止术后因移位造成的面部外形过高或不足。但它们置入后不易调整，因此固定前必须肯定复位正确，且外形恢复良好。

四、骨不连

骨不连(nonunion)是面中份骨折非常少见的并发症。颧骨、鼻骨和额骨等非承受力的骨发生骨不连影响小。如果发生感染或疼痛，应清除纤维组织和坏死组织，并将松动的骨行坚固固定。对影响面形和功能的凹陷，可行颅骨移植矫正。

上颌骨处于功能状态，则可能影响骨折愈合。非坚固固定的患者可因咀嚼、讲话或吞咽等不断运动引起骨不连。常见的原因是患者不服从治疗自行解除颌间固定，在行颌间固定期间有夜磨牙等。发生骨不连的病例，应去除固定物，行骨移植及坚固内固定。在骨折愈合期应避免颌骨过度运动。

五、不美观的瘢痕

软组织损伤的愈合及成熟的不美观瘢痕(unsightly scars)的处理已在第二章讨论，这里主要讨论减少软组织并发症或后遗症的术中注意事项。

设计冠状切口(coronal incisions)时，应考虑到男性可能发生秃顶。切口设计有两种选择。一种是在发际后 2~3cm 自颅顶至两侧耳前区作曲线切口，此切口对于进行性男性秃顶有较好的美学效果；另一种是从一侧耳前区通过颅顶至另一侧耳前区作垂直切口，其术后瘢痕不明显，对头皮的感觉影响较小。头皮切口应与毛囊平行，避免过度使用电凝，以免损伤毛囊形成明显的脱发区。

眶周经皮肤切口(periorbital incisions)的不美观瘢痕令患者担忧，且可造成毛囊的损伤，已很少应用。上睑成形术切口和下睑经结膜切口美学效果较好。眶内侧及鼻外侧皮肤薄，最好避免在上述部位直接切开。对鼻-眶-筛外伤最好选用双侧冠状切口处理。

六、伤口感染和异物反应

伤口感染是面中份骨折治疗少见的并发症(低于 10%)。术中植入的装置，如钛板、螺钉、种植体等可引起感染和异物反应(foreign body reaction)等。

面中份骨折采用钛板及螺钉行坚固内固定较少发生感染，感染常与骨折片较小或骨移植有关。治疗包括切开引流、清除坏死组织、抗生素治疗。钛板及螺钉仅在松动时去除。

眶底植入物(orbital floor implants)的感染可出现在术后数天或数年后，因此有必要定期随访。发生眶底植入物感染的患者应行静脉滴注抗生素治疗，在全麻下经植入切口去除植入物。植入物摘除后应继续使用抗生素治疗7~10天，眶底修复应延期至感染完全消退后的数月。

七、慢性疼痛

慢性疼痛(chronic pain)的发生率低，但常困扰患者和医生。虽然疼痛可影响任何面骨，但额窦和上颌窦等含气结构似乎更易受累。对长期存在疼痛的患者应检查有无感染、组织的坏死、神经瘤或异物肉芽肿形成的可能，根据不同情况进行处理。无明显诱因的慢性疼痛可能由传入神经阻滞(deafferentation)或是精神因素引起，可请慢性疼痛专家处理。药物治疗无效者，去除固定物常可明显缓解疼痛。

(李　智　曹　峰)

◎ 参考文献

[1]王捍国，余擎．牙外伤的诊断和治疗计划[J]．中华口腔医学杂志，2020，55(5)：309-315.

[2]秦满．乳牙外伤治疗原则与国际牙外伤学会相关指南解析[J]．中华口腔医学杂志，2019，54：429-432.

[3]陆斌，薛振恂，曹军，等．外伤性牙槽损伤固定方法的临床研究[J]．中华创伤杂志，2004，20：217-219.

[4]周云凤，刘琦，李智，等．颌面部骨折1264例临床回顾分析[J]．中国口腔颌面外科杂志，2018，16：348-351.

[5]桂平，张兵，黄宇文．颌面骨骨折小型接骨板坚强内固定术后并发症20例分析[J]．口腔颌面外科杂志，2004，14：262-263.

[6]李智．下颌骨正中联合骨折的手术治疗及下颌骨宽度的控制性固定[J]．中华口腔医学杂志，2013，48：621-623.

[7]高丽荣，孙庚林，吴炜，等．面中部骨折坚强内固定术后并发症的临床分析[J]．口腔颌面外科杂志，2009，19：273-275.

[8]王海斌，申莉，乔永明，等．103例颧骨复合体骨折临床治疗及并发症分析[J]．中华创伤杂志，2013，29：860-861.

[9]李祖兵．颧骨复合体骨折解剖复位与选择性固定[J]．中华口腔医学杂志，2013，48：763-765.

[10]李智，李祖兵，尚政军，等．髁突骨折伴外上方脱位两例[J]．中华口腔医学杂志，2010，45：237-238.

[11]李祖兵．髁突骨折治疗的疑惑与常见并发症的解析[J]．中华口腔医学杂志，2006，41：694-696.

[12]张益．髁突骨折手术治疗的相关并发症处理[J]．中华口腔医学杂志，2015，50：193-197.

[13]范先群．重视眼眶骨折整复手术的并发症及其处理[J]．中华口腔医学杂志，2011，

46: 463-466.

[14] Flores M T, Onetto J E. How does orofacial trauma in children affect the developing dentition? Long-term treatment and associated complications[J]. Dent Traumatol, 2019, 35: 312-323.

[15] Buehler J A, Tannyhill III R J. Complications in the treatment of midfacial fractures[J]. Oral Maxillofacial Surg Clin N Am, 2003, 15: 195-212.

[16] Holan G, Needleman H L. Premature loss of primary anterior teeth due to trauma-potential short- and long-term sequelae. Dent Traumatol, 2014, 30: 100-106.

[17] Wang G, Wang C, Qin M. Pulp prognosis following conservative pulp treatment in teeth with complicated crown fractures-A retrospective study [J]. Dent Traumatol, 2017, 33: 255-260.

[18] Ellis E 3rd, McFadden D, Simon P, et al. Surgical complications with open treatment of mandibular condylar process fractures[J]. J Oral Maxillofac Surg, 2000, 58: 950-958.

[19] Kaban L B, Pogrel M A, Perrott D H. Complications in Oral and maxillofacial surgery[M]. Philadelphia: W. B. Saunders Co., 1997: 147-163.

[20] Mathog R H, Toma V, Clayman L, et al. Nonunion of the mandible: an analysis of contributing factors[J]. J Oral Maxillofac Surg, 2000, 58: 746-752.

[21] Jones L C. Dental trauma[J]. Oral Maxillofac Surg Clin North Am, 2020, 32: 631-638.

[22] Zaleckiene V, Peciuliene V, Brukiene V, et al. Traumatic dental injuries: etiology, prevalence and possible outcomes[J]. Stomatologija, 2014, 16: 7-14.

[23] Kallel I, Douki N, Amaidi S, et al. The incidence of complications of dental trauma and associated factors: A retrospective study[J]. Int J Dent, 2020, 74: 1-8.

[24] Dell'Aversana Orabona G, Perrotta S, Lo Giudice G, et al. Dentoalveolar fractures: New orthodontic protocol proposal and pilot study[J]. J Craniofac Surg, 2020, 31: 755-760.

[25] Abd-Elmeguid A, ElSalhy M, Yu D C. Pulp canal obliteration after replantation of avulsed immature teeth: a systematic review[J]. Dent Traumatol, 2015, 31: 437-441.

[26] Odom E B, Snyder-Warwick A K. Mandible fracture complications and infection: The influence of demographics and modifiable factors[J]. Plast Reconstr Surg, 2016, 138: 282-289.

[27] Munante-Cardenas J L, Facchina Nunes P H, Passeri L A. Etiology, treatment, and complications of mandibular fractures[J]. J Craniofac Surg, 2015, 26: 611-615.

[28] Lee U K, Rojhani A, Herford A S, et al. Immediate versus delayed treatment of mandibular fractures: A stratified analysis of complications[J]. J Oral Maxillofac Surg, 2016, 74: 1186-1196.

[29] Bormann K H, Wild S, Gellrich N C, et al. Five-year retrospective study of mandibular fractures in Freiburg, Germany: incidence, etiology, treatment, and complications[J]. J Oral Maxillofac Surg, 2009, 67: 1251-1255.

[30] Zoghbi Y, Gerth D J, Tashiro J, et al. Open versus closed reduction of maxillary fractures:

Complications and resource utilization[J]. J Craniofac Surg, 2017, 28: 1797-1802.

[31]Pham-Dang N, Barthélémy I, Orliaguet T, et al. Etiology, distribution, treatment modalities and complications of maxillofacial fractures[J]. Med Oral Patol Oral Cir Bucal, 2014, 19: 261-269.

[32]Blumer M, Kumalic S, Gander T, et al. Retrospective analysis of 471 surgically treated zygomaticomaxillary complex fractures[J]. J Craniomaxillofac Surg, 2018, 46: 269-273.

[33]Buchanan E P, Hopper R A, Suver D W, et al. Zygomaticomaxillary complex fractures and their association with naso-orbito-ethmoid fractures: a 5-year review[J]. Plast Reconstr Surg, 2012, 130: 1296-1304.

[34]Johnson N R, Singh N R, Oztel M, et al. Ophthalmological injuries associated with fractures of the orbitozygomaticomaxillary complex[J]. Br J Oral Maxillofac Surg, 2018, 56: 221-226.

[35]Kloss F R, Stigler R G, Brandstätter A, et al. Complications related to midfacial fractures: operative versus non-surgical treatment[J]. Int J Oral Maxillofac Surg, 2011, 40,: 33-37.

[36]Schneider M, Besmens I S, Luo Y, et al. Surgical management of isolated orbital floor and zygomaticomaxillary complex fractures with focus on surgical approaches and complications [J]. J Plast Surg Hand Surg, 2020, 54: 200-206.

[37]Kyrgidis A, Koloutsos G, Kommata A, et al. Incidence, aetiology, treatment outcome and complications of maxillofacial fractures. A retrospective study from Northern Greece[J]. J Craniomaxillofac Surg, 2013, 41: 637-643.

[38]Li Z, Li Z B. Clinical characteristics and treatment of multiple site comminuted mandible fractures[J]. J Craniomaxillofac Surg, 2011, 39: 296-299.

[39]Li Z, Zhang W, Li Z B, et al. Abnormal union of mandibular fractures: a review of 84 cases [J]. J Oral Maxillofac Surg, 2006, 64: 1225-1231.

[40]Zhou C C, Xing X, Yang Y, et al. Osteosynthesis of segmental alveolar fractures byinternal fixation and the prognosis of the fractures and teeth[J]. Dent Traumatol, 2020, 36: 272-277.

[41]Zhou H H, Lv K, Yang R T, et al. Abduction of the condyle head leads to condylar resorption: A radiologic study in children with intracapsular fractures[J]. Int J Pediatr Otorhinolaryngol, 2019, 123: 168-174.

[42]Fuss Z, Tsesis I, Lin S. Root resorption--diagnosis, classification and treatment choices based on stimulation factors[J]. Dent Traumatol, 2003, 19: 175-182.

第十一章　牙源性感染及有关并发症

口腔颌面部感染中牙源性感染最为多见。对牙源性感染的病原微生物的认识随着现代微生物学的分离、培养及鉴定技术的发展得以提高。近年的研究发现牙源性感染是以厌氧菌为主，是需氧菌与厌氧菌的混合感染。对牙源性感染的微生物学特点认识不足，未能识别产生并发症的危险因素，抗生素的应用不合理等均可能造成严重并发症。本章讨论下述内容：

牙源性感染的优势菌
牙源性感染的严重并发症
　　并发症的危险因素
　　严重并发症及其治疗
抗生素的合理应用
　　抗生素预防性应用的基本原则
　　抗生素的合理选择

第一节　牙源性感染的优势菌

口腔颌面部感染中牙源性感染最为多见。以往的观念认为其病原菌是链球菌、葡萄球菌和各种 G^+需氧杆菌。随着厌氧菌采样、培养、分离和鉴定等技术的进步，越来越多的研究结果表明，牙源性感染是以厌氧菌占多数，需氧-厌氧菌的混合感染。临床上厌氧菌的检出率上升，厌氧菌在感染中的致病作用越来越受到重视。Oguntebei 等对根尖周脓肿的研究证明，根间周脓肿是一种混合性感染，其中主要细菌是专性厌氧菌和兼性厌氧球菌。Lewis 等对牙槽脓肿病例中分离出的厌氧菌和兼性厌氧菌进行定量分析，结果表明在牙槽脓肿的感染中厌氧菌占大多数。lariola 等运用需氧和厌氧培养方法对 50 例口腔颌面脓肿进行细菌学研究，86%的标本分离出厌氧菌。Bartlett 和 O'keefe 研究了 21 例牙源性间隙感染的病例，所有的病例都是需氧菌和厌氧菌的混合性感染。每个标本平均分离出 6 株细菌，其中 4 株厌氧菌，2 株需氧菌。需氧菌主要是消化 α-溶血性和非溶血性链球菌，厌氧菌主要是消化链球菌、产黑色素类杆菌和核梭形杆菌。东耀峻等对 48 例口腔颌面部牙源性感染的细菌学检查中证实 96%的标本为混合性感染，厌氧菌占多数，为 76%，每个标本分离的菌株数为 1~4 株，平均 3 株，其中 1 株需氧菌或兼性厌氧菌和 2 株厌氧菌。

在以上的研究中，不同的病例以及培养方法和技术条件的差异所产生的结果不完全一致。尽管这些结果不同，但都强调了口腔颌面部牙源性感染是以厌氧菌为主的混合性感染，厌氧菌与需氧菌之比接近 2：1，并以类杆菌属、梭形杆菌属、消化球菌和消化链球菌占多数，这些细菌大多是口腔的正常菌群。它们均是机遇性致病因子，当宿主发生某些变化时才致病。实验证明，牙源性感染是有多种细菌的相互依存和协同作用产生的混合感染，其中产黑色素类杆菌因能产生胶原酶和蛋白水解酶而在混合感染中起主要作用，其他菌种(如类白喉杆菌)提供维生素，可增强产黑色素类杆菌的生长能力及代谢能力。

口腔颌面部牙源性感染与通常定居在邻近部位的细菌有关。口腔正常菌丛目前已知有 200 多种微生物，经定量培养证实其中大多数为厌氧菌(表 11-1)。正常口腔中可分离出的厌氧菌包括类杆菌属、消化链球菌、放线菌属、梭形杆菌属、真杆菌属、乳杆菌属、消化球菌、丙酸杆菌属、韦永球菌属、月形单胞菌属、纤毛菌属、丝网微集菌属以及密螺旋体属等。

表 11-1　**人类口腔不同区域的细菌数**

部位	每克细菌数	厌氧菌：需氧菌
唾液	$10^8 \sim 10^9$	3～10：1
牙冠菌斑	$10^9 \sim 10^{10}$	1：1
龈沟内	$10^{11} \sim 10^{12}$	100：1～1000：1

牙源性感染微生物种类繁多，所包括的细菌是相邻口腔结构的正常定居菌丛。它们在牙源性感染中的检出率各不相同，对检出最多和检出频率最高者称为优势菌。综合大多数的研究结果，将牙源性感染的优势厌氧菌的种、属分布列于表 11-2。

研究结果表明，厌氧菌尤其是专性厌氧菌是牙源性感染的优势菌。它包括类杆菌、梭杆菌、放线菌、消化球菌、消化链球菌。就感染状态而言常为混合感染。需氧优势菌是涎链球菌、α-溶血性链球菌、γ-溶血性链球菌。

表 11-2　**牙源性感染的优势厌氧菌**

革兰氏染色	形态	属名	种　名
G^-	杆菌	类杆菌	产黑色素类杆菌群
			牙髓类杆菌
			牙龈类杆菌
			中间型类杆菌
			不产黑色素类杆菌
			口腔类杆菌
			脆弱类杆菌
			多毛类杆菌
		梭杆菌	具核梭杆菌
	球菌	韦荣氏球菌	韦荣氏球菌

续表

革兰氏染色	形态	属名	种　　名
G^+	杆菌	放线菌	龋齿放线菌
			伊氏放线球菌
G^+	球菌	消化球菌	星群消化球菌
			厌氧消化球菌
		消化链球菌	中间消化链球菌
			牙状消化链球菌
			微小消化链球菌

虽然到目前为止，牙源性感染还未发现特异的病原菌，因为没有哪一种菌在所有牙源性感染中100%被检测出来。但是，发现厌氧菌与牙源性感染的临床症状有关，其规律性如下：①根尖周病感染根管内的细菌主要是G^-厌氧杆菌如类杆菌、梭杆菌及G^+厌氧杆菌中的真细菌；②类杆菌、真细菌和消化链球菌与根尖部出现疼痛、肿胀、扪压痛、叩痛等症状和形成窦道有关，其中产黑色素类杆菌与上述急性根尖周炎症状和根管内恶臭关系最密切；③放线菌与顽固性根尖周病变和窦道经久不愈等有关。

第二节　牙源性感染的严重并发症

牙源性感染是口腔常见疾病。并发症常有发生，严重者可危及生命。牙源性感染的治疗目标是：清除感染和防止并发症的发生。许多种高效抗生素的临床应用使牙源性感染的严重并发症明显降低，但这类感染的潜在致命并发症仍是值得重视的问题。

一、并发症的危险因素

牙源性感染引起并发症的危险因素主要有：

1. 患者的机体状况及是否存在主要系统的疾病。
2. 是否存在死髓牙。
3. 感染的范围(局限或弥散)。
4. 感染扩展的方向和速度。
5. 是否累及邻近重要结构。
6. 发生气道阻塞的可能性。
7. 病原体毒力及对抗生素的敏感性等。

二、严重并发症及其治疗

感染的严重程度一般由病原体的毒力与宿主的防御功能决定。当根尖周感染开始扩展到骨密质时，患者的疼痛加剧。若病人疼痛突然减轻、局部肿胀增加以及全身症状加重，体温升高，则提示感染已穿透骨密质。感染可累及颌周及颈部间隙。舌下、颌下、咽侧和咽后间隙的感染，可因阻塞气道或扩散到致命部位，如纵隔、动脉鞘或中枢神经系统等，危及患者生命。

(一)气道阻塞

Ludwig 咽峡炎和咽部脓肿易压迫呼吸道，可能发生气道阻塞(airway occlusion)。气道阻塞的临床表现包括牙关紧闭，颈强直，吞咽困难和唾液增多。气道堵塞的患者亦可表现呼吸急促，端坐呼吸、鼻翼扇动等。口底隆起、咽侧壁肿胀，悬雍垂偏离患侧是重要的临床体征。可利用软组织照片来判断头颈部感染引起的气道阻塞，颈侧位软组织照片和胸片对评估气道状况极有价值。颈和椎前区软组织厚度可用于评估有无肿胀、气道狭窄。正常咽后软组织平均厚度在 C2 区是 2~7mm，C6 区是 14~22mm。

如感染进展迅速，气道处理应先于手术引流。若感染进一步发展，则气道处理将复杂化，因而气道阻塞的早期发现和处理是关键。用脉搏血氧计监测患者对确定气道是否通畅及患者缺氧程度是有帮助的。应用光导纤维鼻咽镜有助于气管内插管，也可考虑经鼻盲探插管，但它可能引起喉痉挛。如果喉痉挛发生或者是光导纤维鼻咽镜辅助下插管或盲插不成功，则必须准备施行紧急环甲膜切开术或气管切开术。

(二)颈面部坏死性筋膜炎

坏死性筋膜炎(necrotizing fascitis)的术语是由 Wikon 提出的，它是需氧菌和厌氧菌引起的一种严重软组织感染。若未能及时诊断和治疗，则其致死率会非常高。其特点是沿筋膜平面扩散并伴有软组织坏死。Giuliano 等对 16 例病例进行微生物研究，发现两类不同的致病菌：一类可分离出厌氧菌和兼性厌氧菌如肠球菌属和非 A 型链球菌；另一类只有 A 型链球菌或与葡萄球菌混合，而无厌氧菌出现。然而，所有病例的临床表现基本一致。患区皮肤光滑、紧张、发亮，但正常与感染皮肤没有明显分界线。此病进展异常迅速，很快出现坏死性筋膜炎的特征性表现，暗黑色皮肤中有边界不清的小紫色斑。受累区的皮肤上还可出现水疱或大疱。如果没有合理地治疗，则发展为皮肤坏疽，浅层溃烂，其深面可见脂肪的液化和筋膜的坏死。

成功的治疗基于早期识别，积极手术处理，有效抗生素治疗和药物支持疗法。重点应放在早期手术处理，应认清手术引流和清创的重要性。因皮下的筋膜受累比表面改变更广泛，一旦施行切排和引流，宜采用钝器械或手指在各个方向分离，确定坏死的范围。在病变区作低位切口，并放置冲洗的引流管。在清创过程中可看到稀薄、灰白、腐败臭味的液体排出。坏死皮肤也应清除。在头颈部，必须对可能的感染区作仔细检查，以便作附加切口。局部用 1%双氧水和生理盐水彻底冲洗。系统性疾病如糖尿病须尽快控制。在严重病例中，因细菌性溶血，或因感染红细胞形成受到抑制，导致严重贫血。白细胞可达 $30000/mm^3$($30\times10^9/L$)，可出现毒血症。因此，支持疗法包括输液、补充电解质及输血。

(三)眶部感染

大多眶部蜂窝织炎和脓肿(orbital cellulitis or abscess)是因副鼻窦感染所致。牙源性感染眶部扩展已有报道。上颌磨牙感染可向后和/或侧方扩散到颞下凹和翼腭窝，经翼静脉丛累及眼下静脉。无瓣膜的面静脉和眼静脉在内眦区发生广泛交通，此区角静脉与滑车上和眶上静脉吻合。感染可穿破眼睑进入隔前间隔。上颌尖牙感染也可经角静脉入眶，源自上颌磨牙的上颌窦感染，可扩散经眶下裂入眶。

眶部感染可导致视敏度及视力的丧失、视神经炎、海绵窦血栓性静脉炎、硬脑膜外和硬脑膜下感染、脑膜炎和脑脓肿。感染扩散可导致轻偏瘫、癫痫发作和死亡。视力丧失的原因包括视神经萎缩、中央视网膜动脉闭锁、暴露性角膜病变等，最常见的原因是眶内压力的提高。

眶部感染可分为如下几型：

Ⅰ类：炎性水肿(隔前蜂窝织炎)
眼睑肿胀，但无眼活动和视力障碍。

Ⅱ类：眶蜂窝织炎
眼睑肿胀，眼球突出，球结膜水肿可发生视力损害。

Ⅲ类：骨膜下脓肿
CT 扫描见眶及眶周积脓，眼球移位下垂，眼球活动度下降。

Ⅳ类：眶脓肿
眶内积脓，眼球突出，球结膜水肿，CT 扫描有脓肿形成，向后扩散到眶上裂和视神经孔可导致眶尖综合征。

Ⅴ类：海绵窦血栓
感染经眼上静脉向后扩展可导致海绵窦血栓性静脉炎。

诊断依靠临床检查和 CT 扫描，治疗依眶感染的分类和可能致病细菌而定。治疗相关系统疾病也很重要。可选用对葡萄球菌、链球菌、流感嗜血杆菌和厌氧杆菌有效的广谱抗生素。如果 CT 扫描见骨膜下脓肿或眶脓肿，则有切开引流指征。存在视敏度改变、眼球突出、瞳孔反射丧失或眼球活动受限的眶蜂窝织炎的病例也适应手术(外眦切开术)。

(四)颌骨骨髓炎

牙源性感染在细菌毒力强和机体抵抗力差的情况下，迁延不愈可导致颌骨骨髓炎。牙源性颌骨骨髓炎下颌骨较多见，与下颌骨皮层骨骨质致密、周围有肥厚肌肉及致密筋膜附着，髓腔脓液积聚不易穿破引流等因素有关。

急性颌骨骨髓炎的全身症状明显。局部先感受到病灶牙疼痛，迅速延及邻牙，导致整个患侧疼痛并放散至颞部。面部相应部位肿胀，牙龈及前庭沟红肿，患区多个牙齿松动。常有脓液自牙周溢出。下颌骨骨髓炎，因咀嚼肌受侵，常出现不同程度的张口受限。下牙槽神经受累时，可有患侧下唇麻木。

急性颌骨骨髓炎如未能彻底治疗，可转为慢性。原因多为单纯采用药物保守治疗，脓液自行穿破，引流不畅。慢性颌骨骨髓炎期间，急性症状大部消退，全身症状已不明显，疼痛显著减轻。局部纤维组织增生、肿胀、发硬。瘘管经常溢脓，甚至排出小块死骨。病变区多个牙松动，龈袋溢脓。当机体抵抗力降低或引流不畅时，可急性发作。

急性颌骨骨髓炎的全身治疗与颌周蜂窝织炎相同，主要为增强机体抵抗力、药物控制感染。局部治疗重点在于及时切开引流，拔除病灶牙。慢性颌骨骨髓炎时应努力改善机体状况，保持引流通畅，及时拔除病灶牙，彻底清除病灶、刮治或摘除死骨。

（五）纵隔并发症

牙源性感染经舌下、颌周间隙、咽旁间隙及咽后间隙、椎前间隙，向下进入颈深部结构，导致纵隔炎（mediastinitis）。颈深部感染扩展至纵隔的主要途径是咽后间隙、椎前间隙以及位于咽和食道后方、脊椎前方的危险间隙。这些间隙的感染可导致脑（脊）膜炎、纵隔炎、会厌炎、肺炎、脓胸、纵隔下脓肿，自发性血管破裂伴窒息、支气管侵蚀、脓气胸以及心包炎。下行性坏死性纵隔炎（descending necrotizing mediastinitis）是下行性颈部感染的最危险的并发症。纵隔脓肿常为混合感染。常见微生物是需氧链球菌、葡萄球菌与厌氧链球菌。此外，可有类杆菌。临床症状可有严重呼吸困难，胸骨后不适。胸部影像学检查可为临床医生提供依据，胸片可显示几个特征性表现：纵隔变宽，有或无气-液平面，气管移位，纵隔气肿。CT 扫描更具有诊断价值，比 X 线摄片更早发现纵隔感染。

早期诊断和及时手术是成功处理这类感染的关键。一旦感染扩展超过咽后间隙界线，进入危险间隙至 T4 水平以下，则有胸廓切开术指征。另如果患者行颈纵隔引流后有持久脓毒症的临床表现，也应作胸廓切开术。一旦发生坏死性纵隔炎，除颈部引流外，应通过剑突下切口或胸廓切开术行清创引流。同时采用大剂量抗生素。这类感染的死亡率达 40%～50%，许多患者在作出诊断后数小时死亡。多学科合作有利于早期控制感染，提高治疗的成功率。

（六）血管并发症

颈深部感染引起危及生命的血管并发症，虽然不常见，但已有报道。

1. 血栓性颈静脉炎（jugular phlebitis）是咽侧间隙感染最常见的血管并发症。临床表现包括恶寒战栗、高热、虚脱、下颌角区及胸锁乳突肌区不适，50% 的病例中可引起菌血症。此外可形成脓毒性肺栓塞，化脓性锁骨下静脉炎，海绵窦血栓，脑脓肿以及关节和其他器官的转移性脓肿。虽然 CT 扫描有助于诊断，但颈静脉血栓可发生于未形成脓肿前，以致 CT 扫描出现假阴性。治疗包括手术引流和大剂量有效抗生素。肝素已被成功应用。

2. 颈动脉破裂（carotid artery rupture）是由于邻近炎症浸润，外膜的破坏发展成假动脉瘤，最终导致血管破裂，其死亡率达 40%。颈动脉破裂可出现下述前兆症状或体征：①反复少量出血；②常有 2 周以上的颈深部感染病程；③周围组织的血肿；④轻度出血性休克；⑤扁桃体周脓肿消退后持久的扁桃体周脓肿；⑥同侧 Horner 综合征；⑦原因不明显的第 9 到第 12 颅神经瘫痪。颈动脉破裂需及时手术结扎血管。出现先兆症状后可行动脉造影证实假性动脉瘤或动脉漏，有助于建立手术方案。

（七）颅内并发症

头颈部感染可导致脑膜炎、脑脓肿、硬脑膜下积脓、颅骨骨髓炎、海绵窦血栓等。最常见的颅内神经受累症状和体征包括头疼（75%）、发热（50%）、精神状态改变、病灶性神经症状（50%）和其他表现，如肌肉僵硬、癫痫发作和颅神经麻痹（25%）。

1. 脑脓肿（brain abscesses）。脑脓肿常见症状是头疼，伴有恶心和呕吐。患者可痉挛，其他表现如视乳头水肿(50%)、吞咽困难、共济失调、轻偏瘫和视野缺陷。用CT扫描及放射核素脑扫描可确定诊断。一旦脑脓肿确立，除使用大量抗生素外，应行手术引流。脑脓肿最常见的并发症是死亡，发生率40%。造成死亡的常见原因为：①延误了诊断和治疗；②多发、多个深部脓肿；③脓肿穿破进入脑室；④昏迷；⑤合并系统性疾病；⑥腰椎穿刺致疝形成；⑦不适当的抗生素治疗。

2. 硬脑膜下积脓(subdural empyema)。硬脑膜下积脓约占整个局限性颅内细菌感染的25%，除了颅神经麻痹、轻偏瘫和癫痫发作常见外，临床表现和病理生理学与脑脓肿和脑膜炎相同。CT扫描可确诊。治疗包括手术引流和适当的抗生素治疗，一般应针对需氧菌和厌氧菌。死亡率一般在25%~30%。硬脑膜外脓肿多与硬脑膜下积脓并存。

3. 海绵窦血栓(cavernous sinus thrombosis)。海绵窦血栓不常见，但它是牙源性感染的潜在致命并发症。比脑脓肿与硬脑膜下脓肿所致的死亡率更高。海绵窦血栓性静脉炎一般扩散途径经角静脉、眼上静脉和翼丛静脉。Childs和Courville曾对74例海绵窦血栓性静脉炎进行了研究，发现其中44例由牙源性感染引起。该44例中32例是经翼丛途径感染。临床表现包括眶周水肿、眼球突出，视网膜静脉血栓、眼肌麻痹、眼睑下垂、瞳孔散大、角膜反射消失等。目前，海绵窦血栓性静脉炎的处理包括静脉滴注大剂量抗生素和支持疗法。

(八) 中毒性休克综合征

中毒性休克综合征(toxic shock syndrome)虽然少见，但在牙源性感染的病例中仍有发生，其典型临床表现是高热、呕吐、频繁腹泻、严重低血压、躯干皮疹("日晒"表现)和在恢复期四肢脱皮。中毒休克综合征是毒素介导的疾患，而不是真正的感染。毒素可能是由金黄色葡萄球菌释放。临床表现是毒素直接作用的结果。包括肾、肝、心、肌肉和皮肤生发层的炎症。处理原则是快速补充液体和灭活(消除)毒素。

使用大量液体增加尿量，恢复末梢灌注，缓解代谢酸中毒。升血压药物是必要的。一旦严重低血压缓解，可适当使用利尿剂。证实有金黄色葡萄球菌感染区，应引流冲洗。并且有针对性地应用抗生素。

(九) 多间隙感染

牙源性感染如急性根尖周炎、牙槽脓肿、智齿冠周炎等在早期得不到及时、有效、正确的治疗，感染可能通过口腔颌面部头颈部的自然潜在筋膜间隙向上扩散至头颅、脑，向下扩散至胸腔、腹腔和背部，形成严重的多间隙感染(彩图11-1)，最终可导致危及生命的并发症，如颅内感染、胸腔积液、脓胸、败血症甚至死亡。当患者发展为危及生命的并发症时，治疗变得非常复杂，预后很差，死亡率很高。

口腔颌面部头颈间隙感染中约62.6%为牙源性感染，22.5%的病例累及多个间隙。患者年龄2~84岁，死亡率1%。Huang等报道头颈部多间隙感染等危及生命的并发症的发生率约为12.20%，下行性纵隔炎最常见(56.06%)，其次为气道阻塞、肺炎、心包炎、眶内感染、多器官衰竭、颅内感染和心源性猝死。面颈部多间隙感染的传统治疗方法是抗菌药物治疗和脓肿切开引流。近年来，真空封闭引流辅助冲洗技术在口腔颌面部颈部严重多间隙感染的治疗中显示出较好治疗效果。对口腔颌面部头颈部多间隙感染广泛切开引流，采用一次性多功能置管引流技术。该技术不仅能将抗菌药物连续灌入脓腔，而且能通过负压吸引去除感染性坏死组织。口腔颌面部头颈部的多间隙感染可导致多个危及生命的并发症，Huang 等报道，年龄越大和潜在的全身性疾病会增加多发性间隙感染的风险。Mejzlik 等进行了一项涉及 586 名患者的研究，结果显示，有颈部运动障碍、发音困难、呼吸困难、颈部肿胀，伴有剧烈疼痛、咽后间隙和大血管区炎症改变，经培养证实感染白色念珠菌的患者，很可能发生危及生命的并发症。Osunde 等报告说，早期鉴别和治疗对于预防多间隙感染的发病率和死亡率是必要的。Heim 等的研究表明，同时去除感染病灶(牙齿)和脓肿切开引流可缩短住院时间。结合文献研究结果和临床实践，严重全身性疾病、广泛感染、血液生化指标异常和严重呼吸道梗阻的患者可作为多间隙感染死亡率的预测指标。

第三节　抗生素的合理应用

合理使用预防性抗生素，可阻止感染的发生或降低感染的发生率；合理使用治疗性抗生素则可减少感染的死亡率，缩短病程及减少抗生素的用药总量和耐药菌株。但应用不合理，不但不能减少感染，还会产生耐药菌株及抑制正常菌群生长等副作用。本节讨论预防性抗生素的应用原则及口腔科常用抗生素。

一、抗生素预防性应用的基本原则

预防性使用抗生素的基本原则包括下述五个方面。

1. 手术过程应有显著感染危险性

Ⅰ类创口感染率很低，预防性抗生素的意义不大。Ⅱ类创口有较高的术后感染率，经口内切口者均属此类，是否使用预防性抗生素需考虑手术范围、时间及特定手术的感染史。有些手术的感染率很低，例如，拔除上颌中切牙很少发生严重感染，而下颌升支矢状截骨术的感染发生率较高，手术超过 3 小时感染率上升。上颌前份牙槽截骨术常在 90 分钟内完成，可不使用预防性抗生素。Ⅱ类创口在如下情况应使用抗生素：①机体抵抗力，如接受化疗，免疫抑制剂治疗，或患糖尿病等；②骨移植或金属修复体的植入；③术前住院时间过长；④手术时间超过 3 小时，术区局部血供较差者。Ⅲ类创口预防性抗生素应作为常规。

2. 依据侵入的病原体正确选用抗生素

选择合适的抗生素必须了解可能引起感染的病原体。一般认为病原体与手术路径有关。经口内切口手术，入侵的细菌大多是链球菌，G^+厌氧球菌和 G^-厌氧杆菌，如果手术方式需经口腔及皮肤的切口，伤口还可被寄生在皮肤上的葡萄球菌污染。现已明确，口腔颌面部感染主要是需氧菌与厌氧菌的混合感染。因此，预防感染的抗生素应对链球菌、G^+厌氧球菌、G^-厌氧杆菌及耐酶葡萄球菌敏感，且抗菌谱尽可能窄，能杀灭细菌。已经证实，青霉素是首选药物，对于青霉素过敏患者可改用克林霉素或头孢唑啉。

3. 保持高的抗生素血浆药物浓度

要使抗生素尽可能有效，必须保持较高的血浆药物浓度。为有效阻止感染发生，抗生素必须在被细菌污染的组织中具有一定的组织液浓度。作为一般预防剂量应2倍于治疗剂量，4倍于最小抑菌浓度(MIC)。

最近研究表明较高的预防剂量更有效，特别是局部缺血和系统血压过低的手术，高剂量抗生素能使感染发生率降低到可接受水平。

4. 抗生素的使用有适当时间

为有效阻止感染的发生，抗生素必须出现在细菌污染发生时。因此，预防性抗生素的使用应在手术开始前。提前1天或更长，其作用下降，并可产生耐药菌株。延迟使用预防性抗生素也可导致预防效果下降。沾染后延期3小时给药的感染率与不使用预防性抗生素的结果一样。

在长时间手术过程中，增加术中应用抗生素对维持高血浆水平药物浓度亦很有必要，给药间隔亦应缩短。通常治疗给药间隙是血浆半衰期的4倍。预防给药间隙应缩短到2倍。例如静脉应用青霉素血浆半衰期为30分钟，应每60~90分钟用药一次。头孢唑啉的血浆半衰期是2小时，应每4小时给药一次。有证据表明抗生素在术中使用与术前使用同样有效。

5. 抗生素的使用应采用最短有效期

预防性应用抗生素的目的是阻止感染的发生。但使用期不能过长。已有学者证实，术后过长时间使用抗生素没有意义且能产生耐药菌株。实际上，在大多数情况下，术前本次剂量抗生素足以防止感染的发生。术前应用抗生素可预防创伤感染是基于微生物入侵之前抗生素已到达组织中，可杀灭在手术过程中进入的细菌。已有研究证明：术前、术后短期抗生素使用与长时间抗生素的使用效果一致。

二、抗生素的合理选择

合理选择抗生素应遵循如下基本原则：①尽早确立感染性疾病的病原学诊断。临床诊断、细菌学鉴定和药敏试验是选用抗生素的重要依据。②熟悉抗生素的适应证、抗菌活性、药代动力学特性、不良反应、药源和经济性。③按患者的生理、病理、免疫状态等合理用药。④联合用药应有明显的指征。⑤应选用恰当的给药方案、剂量和疗程。⑥强调综合性治疗措施的重要性，尽最大努力使患者的全身状况改善，提高抗生素的临床疗效。

一般化脓性感染可以通过细菌培养作药敏试验，选择最佳的抗生素。但是，对于厌氧菌感染的培养和药敏试验则非常困难。主要原因是培养厌氧菌需要较长的培养周期，难以指导临床用药及目前尚缺乏可靠的厌氧菌药敏试验方法。对于抗生素的选择，多根据临床或实验室研究来选择抗生素。表11-3显示了口腔颌面部常见厌氧菌对抗生素的敏感情况，可供临床参考。

表 11-3　**口腔厌氧菌对抗生素的敏感性**

口腔厌氧菌	抗生素						
	青霉素 G	先锋霉素	四环素	红霉素	氯林可霉素	氯霉素	庆大霉素
梭形杆菌	S	S	S	S	S	S	R
产黑色素类杆菌	V	V	V	S	S	S	R
消化链球菌	S	S	V	V	S	S	R
消化球菌	S	S	V	V	S	S	R
放线菌	S	S	S	S	S	S	R

注：S：90%菌株敏感；R：抗药；V：不稳定，10%～50%抗药。

1. 青霉素。青霉素毒性小，价格低，它通过干扰细胞壁结构的生物合成而杀菌。但它可被青霉素酶(β-内酰胺酶)所抑制。青霉素分耐酸青霉素、耐酶青霉素、广谱青霉素三类。

青霉素 G 和 V 抗菌谱较窄，肌肉注射或静脉滴注青霉素 G 可迅速显效，青霉素 V 可耐受胃酸降解。青霉素仍是治疗牙源性感染的一线药物。

氨苄青霉素(ampicillin)和羟氨青霉素(amoxicillin)是广谱青霉素，主要作用于 G^- 菌种，尤其是嗜血流杆菌、埃希大肠杆菌和变形杆菌。羧苄青霉素(carbenicillin)、羧噻吩青霉素(ticarcillin)、苯咪唑青霉素(azlocillin)、硫苯咪唑青霉素(mezlocillin)和氧哌嗪青霉素(piperacillin)对多种 G^+ 和 G^- 细菌有效，包括引起牙源性感染的许多厌氧菌种，而其最重要的方面是对假单绿脓菌和变形杆菌有效。

产黑色素类杆菌、绿色链球菌、厌氧消化链球菌和葡萄球菌能产生 β-内酰胺酶，破坏青霉素的结构而产生耐药性。为了杀灭耐青霉素菌种，发展了半合成耐酶青霉素，有口服的苯甲异恶唑青霉素(oxacillin)，非肠道吸收的双氯苯甲异恶唑青霉素(dicloxacillin)。近期还发现，羟氨苄青霉素和棒酸钾(potassium clavulanic acid)或氨苄青霉素和青霉素烷砜(sulbactam)的组合不仅能抑制 β-内酰胺酶，且可防止同时使用的 β-内酰胺抗生素被破坏，前者用于口服，后者用于非肠道吸收。

2. 先锋霉素。第一代先锋霉素主要用于葡萄球菌引起的轻度牙源性感染及对青霉素过敏的患者的治疗，它能被先锋霉素酶破坏。实验表明，只有少数细菌是耐先锋霉素的，主要是金黄色链球菌，脆弱拟杆菌，而多数类杆菌对先锋霉素是敏感的。

第二代先锋霉素如甲氧噻吩头孢菌素(cefoxitin)和头孢替坦(cefotetan)有极好的 β-内酰胺酶稳定性和抗厌氧菌的能力，故用于严重的牙源性感染。

3. 四环素。四环素通过抑制细菌蛋白质的生物合成而起杀菌作用。除脆弱拟杆菌外，其他类杆菌、厌氧球菌、链球菌和梭状芽孢杆菌常是耐四环素的，故四环素已不是治疗牙源性感染的理想选择。而强力霉素、米诺四环素(minocycline)有更好的抗厌氧菌能力，对轻度、中度口腔颌面感染有效。

4. 阿奇霉素。阿奇霉素是一种抑菌抗生素，对革兰氏阴性病原体具有很强的效力，在大环内酯类药物中被认为是最安全的。阿奇霉素的常见副作用包括腹泻和胃肠道反应。

5. 克拉霉素。克拉霉素是一种广谱抗生素，被认为是新一代红霉素。克拉霉素具有细菌蛋白质合成抑制和基质金属蛋白酶(MMP)调节活性，可通过穿透细胞对抗细胞内病原体。在大环内酯类药物中，这种药物对厌氧革兰氏阳性杆菌的作用较强。因此，克拉霉素可以成为抑制牙髓和牙周感染的合理用药。然而，克拉霉素并非完全被推荐为一线治疗，在不能耐受青霉素治疗的患者中替代使用。

6. 克林霉素。克林霉素是一种广谱抑菌抗生素，涵盖需氧和厌氧病原体。该药物是林可霉素的新一代，对骨、关节和牙源性感染具有很好的疗效。研究表明，几乎75%的引起牙源性感染的细菌对药物敏感，与克林霉素相比，青霉素的耐药率更高，克林霉素也是对β-内酰胺类抗生素过敏的患者的最佳选择。

7. 氟喹诺酮类药物。氟喹诺酮类抗生素是广谱杀菌抗生素，主要通过阻止DNA的合成来对抗革兰氏阴性杆菌、革兰氏阳性需氧球菌和厌氧菌。氟喹诺酮类药物通常用于非牙源性感染，如呼吸道、泌尿生殖道、关节和骨骼感染。与牙科临床中其他常用抗生素相比，这些药物具有更高的穿透能力。这类抗生素的副作用包括胃肠道反应、软骨、关节、肌腱和中枢神经系统受累。氟喹诺酮类药物不能用于儿童，因为在软骨发育过程中可能存在软骨毒性，也不能用于使用茶碱的患者，因为这可能导致严重的并发症，例如癫痫。

8. 氯林可霉素。氯林可霉素对需氧菌如草绿色链球菌和α-溶血性链球菌、厌氧菌包括脆弱类杆菌有极好效果。临床上用于严重牙源性感染。但偶发的假膜性结肠炎并发症限制了该药应用，目前已证明了假膜性结肠炎由艰难梭菌产生的毒菌株引起，用万古霉素治疗有效。

9. 万古霉素。万古霉素通过抑制细胞壁多聚体的生物合成而起杀菌作用。主要用于耐甲氧苯青霉素的葡萄球菌感染，对梭状芽胞杆菌有效，且常用于不能使用青霉素和先锋霉素的感染病例。

10. 甲硝唑。甲硝唑通过分裂细菌的DNA起杀菌作用。它首用于毛滴虫、阿米巴虫感染的治疗。最近，它对许多厌氧菌的效果得到证实，已作为治疗和预防厌氧感染的主要药物，但对专性需氧菌和兼性厌氧菌，包括许多口腔内的链球菌无作用，故只用于一些不能用传统抗生素治疗的牙源性感染，常与青霉素混合使用杀灭链球菌。用甲硝唑治疗坏死性溃疡性牙龈炎可获得良好效果。替硝唑(tinidazole)是继甲硝唑后新研制成的疗效更高、疗程更短、耐受性更好、体内分布更广的硝基咪唑类衍生物。具有强力抗厌氧菌及抗原虫作用，其活性较目前临床广泛应用的甲硝唑强2~4倍，而毒副作用比甲硝唑低，无致癌毒性。替硝唑口服吸收好，起效快，并在机体内广泛分布，比甲硝唑血药浓度高，半衰期长。一般只需每天服药一次，即可治愈有关疾病。

11. 氨基甙类(aminoglycosides)。氨基甙类通过引起遗传密码的错误干扰细菌蛋白质生物合成而起杀菌作用，对兼性和G^-需氧菌有效。但其毒性及治疗量的界限狭窄，用药后(尤其肾衰患者)需定期测定血液中的BUN和肌酸酐的浓度，故除用于一些由G^-需氧菌引起的严重牙源性感染外，口腔较少应用。

12. 亚胺硫霉素(carbapenems imipenemcilastatin)。亚胺硫霉素是一种新的β-内酰胺抗生素，通过抑制细胞壁的合成而杀菌。其抗菌谱广，对31000多种细菌中的98%有效，有极好的耐β-内酰胺酶的作用。因其不能口服，且价钱贵，故口腔科只用于严重骨髓炎，细菌性败血症和危及生命的严重颌面感染。

了解混合感染中细菌的协同作用和相互依存，对治疗有重要意义：①切开缺氧的组织，可消灭厌氧菌，使感染中的需氧菌成为非致病菌；②当选择一种抗菌药物时，要记住致病菌是细菌复合体，故抗菌药物尽可能与感染中的细菌相适合；③有时抗菌药物仅对一种细菌有效，但也可使全部的致病菌复合体成为非致病菌。

对牙源性感染的治疗应选择适当的抗菌药物。对轻度、中度牙源性感染仍首选青霉素，其他抗生素如红霉素、四环素、先锋霉素也可适当选用。当感染对开始选用的抗生素无反应时，应高度怀疑产生耐药性细菌，考虑改用耐β-内酰胺酶的抗生素。对于严重的牙源性感染，氨苄青霉素、青霉烷砜或氯林可霉素是首选药物，其他抗生素如第二代先锋霉素(甲氧噻吩头孢菌素和头孢双硫唑甲氧)、广谱青霉素和甲硝唑也可选用。根据细菌培养和药敏试验结果选用抗生素可显著缩短治疗时间及减少并发症。

(雷志敏)

◎ 参考文献

[1]东耀峻，龙星，李金荣．口腔颌面部牙源性感染的厌氧菌研究[J]．中华口腔医学杂志，1987，22(2)：68-70.

[2]李成章．四环素的非抗菌特性及临床应用[J]．国外医学口腔医学分册，1994，21(5)：273-275.

[3]龙星．厌氧菌在口腔颌面部牙源性感染中的地位[J]．口腔医学纵横，1991，7(1)：49-51.

[4]郑宏雨，李紫璇，牛志兴，等．口腔颌面部及颈部多间隙感染合并下行性坏死性纵隔炎多学科协作诊疗的回顾性分析[J]．中华口腔医学杂志，2020，55(12)：952-957.

[5]王涛，李建虎，许志鹏，等．口腔颌面部间隙感染患者的临床特点及病原菌分析[J]．实用口腔医学杂志，2018，34(6)：809-812.

[6]王冰，刘宁宁，龚忠诚．封闭负压引流治疗严重的口腔颌面部间隙感染的临床分析[J]．口腔医学研究，2020，36(2)：152-156.

[7]Zhang C, Tang Y, Zheng M, et al. Maxillofacial space infection experience in West China: a retrospective study of 212 cases[J]. Int J Infect Dis, 2010, 14: 414-417.

[8]Wang J, Ahani A, Pogrel M A. A five-year retrospective study of odontogenic maxillofacial infections in a large urban public hospital[J]. Int J Oral Maxillofac Surg, 2005, 34: 646-649.

[9]Han X D, An J G, Zhang Y, et al. Risk factors for life-threatening complications of maxillofacial space infection[J]. J Craniofac Surg, 2016, 27: 385-390.

[10]Mathew G C, Ranganathan L K, Gandhi S, et al. Odontogenic maxillofacial space infections at a tertiary care center in North India: a five-year retrospective study[J]. Int J Infect Dis, 2012, 16: 296-302.

[11]Velhonoja J, Laaveri M, Soukka T, et al. Deep neck space infections: an upward trend and

changing characteristics[J]. Eur Arch Otorhinolaryngol, 2020, 277(3): 863-872.

[12] Kovalev V. A severe case of Ludwig's angina with a complicated clinical course. Cureus, 2020, 12(4): 7695.

[13] Chou P Y, Hsieh Y H, Lin C H. Necrotizing fasciitis of the entire head and neck: literaturereview and case report[J]. Biomed J, 2020, 43(1): 94-98.

[14] Uittamo J, Lofgren M, Hirvikangas R, et al. Severe odontogenic infections: focus on more effective early treatment[J]. Br J Oral Maxillofac Surg, 2020, 58(6): 675-680.

[15] Pham D N, Delbet-Dupas C, Mulliez A, et al. Five predictors affecting the prognosis of patients with severe odontogenic infections[J]. Int J Environ Res Public Health, 2020, 17(23): 3390.

[16] Baum S H, Ha-Phuoc A K, Mohr C. Treatment of odontogenic abscesses: comparison of primary and secondary removal of the odontogenic focus and antibiotic therapy[J]. Oral Maxillofac Surg, 2020, 24(2): 163-172.

[17] Flynn T R. "Evidence-based principles of antibiotic therapy," Evidence-Based Oral Surgery[M]. Berlin: Springer, 2019: 283-316.

[18] Dai T G, Ran H B, Qiu Y X, et al. Fatal complications in a patient with severe multi-space infections in the oral and maxillofacial head and neck regions: A case report[J]. World J Clin Cases, 2019, 7(23): 4150-4156.

第十二章　颞下颌关节手术并发症

颞下颌关节手术包括颞下颌关节内镜术、颞下颌关节成形术、颞下颌关节盘复位术、颞下颌关节盘切除术、颞下颌关节盘修补术、颞下颌关节囊缩窄术、髁突切除术、髁突成形术、髁突骨折复位术、关节结节成形术、关节结节切除术、关节结节增高术、关节开放复位术、颞下颌关节肿瘤切除术、颞下颌关节牵张成骨术、颞下颌关节置换术等。

颞下颌关节手术的术中并发症包括：出血、感染、第五与第七对脑神经损伤、耳损伤、耳颞神经综合征、颅中窝穿孔、腮腺损伤等并发症。颞下颌关节手术术后可并发：咬合紊乱、张口受限、持续疼痛以及移植物失败等。颞下颌关节内镜术也可并发出血、感染、神经损伤、颅中窝穿孔、关节周围组织损伤以及术后并发疼痛、冲洗液渗漏、关节内结构医源性损伤、关节腔内器械折断、继发性热损伤等。

本章讨论这些并发症的病因、临床表现、预防与处理。

一、出血与血管损伤

颞下颌关节手术过程中遇到的最大问题是出血较多，这不但会影响手术视野，同时还可伴发术后的血肿、感染或组织粘连等。术后血肿和感染主要表现为耳前区肿胀，局部皮肤可发红，患侧后牙不能咬合，关节区疼痛甚至可放射至颞部、外耳道以及咬肌区，张口受限。关节组织粘连以张口受限为主，开口型偏向患侧，下颌运动时伴关节疼痛。

损伤脑膜中动脉可导致颅内出血，危及患者生命。行关节内镜术不但可能引起出血，还可导致颞浅血管的假性动脉瘤和动静脉瘘。动静脉瘘患者临床表现为术后耳前区杂音，扪诊时有振动感，听诊有吹风样杂音，动脉造影显示动静脉瘘。

【原因】

由于头面部血运丰富，在颞下颌关节区有颞浅动静脉、颌内动脉以及脑膜中动脉等血管，行关节切开术以及关节内镜术时，钝性和锐性剥离、去骨、截骨等均易损伤血管。

【预防与处理】

在行耳前切口时，颞浅动静脉正位于切口的前方。在关节囊外侧，常遇到一个静脉分支。在手术过程中，要钝性剥离，将颞浅动静脉翻向手术野的前上方。如遇到血管应进行结扎，小的出血可电凝止血，防止术后血肿形成，因血肿可导致关节感染和关节粘连。

在行关节结节切除术时，去骨过多可损伤脑膜中动脉。手术操作过程中，注意骨凿、电锯或电钻的深度，防止伤及脑膜中动脉，所以手术操作应仔细，同时注意器械的位置。

颌内动脉位于髁突的内侧，距离髁突表面2cm，如进行髁突切除术、髁突切开术、颞下颌关节成形术、髁突骨折开放复位术等关节手术过深或过低时，可损伤颌内动脉。颌内动脉出血很难控制，一般使用压迫或钳夹止血的方法，也有通过颈外动脉结扎止血的报道。由于颌内动脉有对侧的交通支，结扎同侧动脉仍可持续出血，有学者采用选择性血管栓塞进行止血。

关节内镜术需行多点穿刺，在插入尖锐的内芯针时，易损伤血管。手术者在行穿刺前应触压颞浅动脉的搏动，穿刺时应避开颞浅动脉。当颞浅动脉被穿破时，可导致迅速而且压力高的出血点，这种出血可通过压迫止血。需行结扎止血的病例很少见。穿刺损伤静脉比损伤动脉的病例多，因关节囊后方的颞深静脉不易触及，静脉出血可导致血肿。术中持续出血可迫使关节内镜操作中断。此时将髁突向后上方推，即可压迫止血。

如出现动静脉瘘，需行开放手术分离和结扎血管。也可行动静脉瘘栓塞，但栓塞也可出现并发症，如疼痛、张口受限、皮肤坏死、暂时性或永久性的颅神经麻痹、休克、视力丧失以及死亡。假性动脉瘤是由于动脉不完全横断，血液流到周围组织，形成大小与动脉压力相适应的血肿。需行颈动脉造影，并进行血管结扎和动脉瘤的切除。

关节内镜手术过程中可出现关节内出血，如进行关节内刨削、滑膜切除、电凝以及关节内缝合时，关节内出血明显。为避免术后再次进行关节内抽吸，减少关节内出血，可在术中施行低压麻醉或注射血管收缩药物。

二、神经损伤

由于颞下颌关节有特殊的解剖结构，其神经损伤包括颅内与周围神经损伤。颅内损伤主要是指颅中窝的损伤，周围神经损伤包括面神经与三叉神经的损伤。

(一)颅中窝损伤

当颅中窝损伤时，脑膜未撕裂可无明显临床症状。如出现脑膜撕裂，则有脑脊液漏发生，脑脊液持续从伤口或切口中流出。关节强直手术截骨线过高可损伤颅中窝；关节肿瘤手术肿瘤累及颅底；有学者报道，在行关节内镜术时曾发生关节窝顶穿孔进入颅中窝，出现脑膜撕裂以及脑脊液漏。颅中窝损伤后流出的脑脊液为带血色的水样液体。

【原因】

颞骨的关节窝与颅中窝仅隔一层很薄的骨板，平均厚度为0.9mm，关节手术操作不当可经关节窝进入颅内。

【预防与处理】

当出现脑脊液漏时应立即请神经外科医师会诊，在行脑膜封闭后，脑脊液漏可自动停止。当脑脊液漏持续从伤口或切口中流出时，不能用液体冲洗伤口，应加压包扎并令患者保持头高位。若脑脊液漏持续 48 小时以上，则应再次请神经外科医师会诊，应用 CT 确定脑脊液漏的部位，并在腰部行蛛网膜下腔引流。一般不需要修复颅中窝穿孔。

在进行关节上腔内镜术时，应注意解剖标志、穿刺的方向与手感。应避免对关节上腔过于狭窄、解剖标志不清楚的病例施行手术，以免刺入患者颅中窝。

行关节成形术、关节重建术中应用代用品植入时，由于异物反应可造成广泛的骨质破坏和关节窝顶的穿孔。当出现脑膜撕裂以及脑脊液漏时，手术区域要开放，将患者头部抬高，请神经外科医师会诊，同时可用纤维蛋白粘连或将可吸收的明胶海绵放置在脑膜撕裂处。患者术后保持头高位，行蛛网膜下腔引流，通常在神经外科医师的指导下于术后 2~3 天去除引流。

行关节结节成形术或关节结节切除术时，如果关节结节气化的范围很大，手术时可经气化区域进入颅中窝。此时同样会出现脑膜撕裂以及脑脊液漏，治疗方法同前，对于关节结节的骨缺损区，可利用已切除的关节结节行自体移植或自体关节软骨移植，以保证关节的正常活动。为避免手术时遇到气化的关节结节，可在手术前拍摄 X 线片，如果关节结节气化范围大，应改变手术方法。关节结节气化应与血管瘤相鉴别，后者有临床症状。

（二）面神经损伤

关节手术造成的面神经损伤在临床上表现为：上下眼睑闭合困难、前额皱纹消失、蹙眉能力减弱。应用局部麻醉药也可引起暂时性的面神经麻痹，另外关节内镜术中使用的灌洗液可使局部组织肿胀，导致暂时性的面神经麻痹。

【原因】

关节切开术最常用的耳前切口易伤及面神经的颞支和颧支，颞支越过颧弓发出分支到额肌、眼轮匝肌、耳前与耳上肌。颧支在颧弓上界与腮腺导管之间，支配眼轮匝肌、鼻肌以及上唇的肌肉。面神经损伤的发生率为 1%~25%。关节内镜术在耳前区的穿刺可损伤面神经，其并发症的发生率低于 1%。

【预防与处理】

以往的关节手术方法是通过钝性与锐性剥离翻瓣，暴露颧弓和外侧囊韧带，由于外耳道前方到面神经越过颧弓最后方的距离平均为 2cm，而外耳道前方到关节结节外侧中点为 2cm，面神经颞支受损的发生率比较高。目前关节手术多采用直接切开至颞筋膜，然后钝性分离颧弓后部的骨膜到关节结节外侧的中点，切开骨膜向下进入关节上腔。用这种手术方法颞支受损的发生率明显减少。

为避免行关节内镜术时损伤面神经，术者必须熟悉面神经在关节区的体表投影位置，在插入锐性的关节内芯针时，要旋转进入组织内。

应用局部麻醉药和关节内镜术中使用灌洗液使局部组织肿胀导致的暂时性面神经麻痹，大多能在术后自行恢复，如面神经损伤为不可逆性的，应行面神经修复术。

（三）三叉神经损伤

行关节内镜术时，灌洗液外渗引起的同侧眶下神经、舌神经和下牙槽神经的感觉异常，这种并发症在短时间内就可消失不留后遗症。目前尚未发现永久性的眶下与舌神经损伤。下牙槽神经的损伤有较多的报道。临床表现为患侧面部感觉迟钝、麻木，舌前2/3的感觉丧失，下唇肿胀、麻木、痛觉消失。

耳颞神经受损，关节手术后可出现耳颞神经综合征。耳颞神经综合征或称味觉出汗综合征，是由于手术切断的耳颞神经，其副交感神经支与皮肤汗腺和表浅血管的交感神经支错位再生所致。临床表现为当唾液腺分泌受到强烈刺激时，耳前区和颞区表面皮肤发红、出汗、发热、有时出现疼痛。

【原因】

颞下颌关节开放手术一般不会损伤舌神经和下牙槽神经，当用布巾钳钳夹下颌角，牵拉髁突向前下时，可引起舌神经的神经失用症以及下牙槽神经的损伤。手术时间过长，灌洗液外渗到组织间可导致手术后同侧眶下神经、舌神经和下牙槽神经的感觉异常。神经周围的血肿也可导致神经的感觉异常。由于耳颞神经紧邻颞浅动静脉，颞下颌关节开放手术时易损伤该神经。在行关节内镜外侧穿刺时，可直接切断、压迫或撕脱耳颞神经。

【预防与处理】

在颞下颌关节开放手术和关节内镜术时，尽量缩短手术时间。行关节内镜术时，灌洗液的压力不要过大，注意引流。关节切开术牵拉软组织，动作要轻柔。在安放布巾钳时应避免压迫或穿破下牙槽神经管的颊侧或舌侧骨板。颞下颌关节开放手术和关节内镜术所致的神经损伤大多为暂时性的，术后6个月可恢复正常。如出现不可逆的神经损伤，应行神经修复术。

耳颞神经综合征的治疗包括：服用副交感神经阻滞药、耳颞神经切除术、在皮下植入冻干的脑膜、筋膜以及人工膜等。

三、感　　染

颞下颌关节外科手术的感染发生在关节手术切口、关节内镜穿刺点以及耳屏前等部位，出现组织肿胀、发红以及疼痛。手术切口延期愈合，有脓性分泌物流出。全身可伴有发热，食欲不振。当出现急性化脓性炎症时，患侧关节有自发性剧烈疼痛、颞部以及外耳道疼痛、下颌运动时疼痛加重，张口受限。脓肿形成可经外耳道或耳屏前溃破，血白细胞计数增高，关节穿刺有脓性或混浊的分泌物，细菌培养阳性。如关节感染处理不当，可发生关节粘连，甚至导致关节强直。

【原因】

颞下颌关节外科手术很少出现感染。有学者报道，感染的发生率为2.9%~6.6%。颞下颌关节内镜术后感染的发生率低于1%。致病菌大多为革兰阳性的葡萄球菌以及革兰阴性的脆弱类杆菌。

【预防与处理】

为避免发生感染，仔细选择病例很重要。手术区域的皮肤有感染、蚊虫咬伤、急性腮腺炎、中耳炎或外耳道炎、身体其他部位活动性的感染，应禁止行颞下颌关节手术。术前对有尿道、呼吸道以及软组织感染的患者需进行相应治疗。术前局部备皮非常重要，预防性使用抗生素对手术时间长、应用植入体以及行关节重建的病例尤为重要。

当出现关节感染时，首先要加强全身治疗，给予支持疗法，使用有效足量的抗生素。关节手术切口感染要注意引流，关节囊内有脓肿形成时可用注射针抽吸脓性分泌物，然后在关节腔内注入抗生素。抽吸出的脓性分泌物行细菌培养和药敏试验，针对性使用敏感的抗生素。

四、耳并发症

颞下颌关节与耳紧邻，手术易伤及耳的组织结构。随着颞下颌关节内镜的应用，耳并发症的例数和类型明显增加。

耳损伤包括，外耳道的撕裂伤或血肿、鼓膜穿孔、外耳与中耳炎、听力减退或丧失以及耳关节瘘等。

（一）耳道撕裂伤或血肿

耳道撕裂伤患者出现耳部疼痛，伴随撕裂伤是局部血肿，外耳道肿胀甚至听力下降。

【原因】

在进行颞下颌关节手术和关节内镜术时，由于外耳道呈前内倾斜的方向，外耳道软骨与外耳道骨组织之间的连接部分易发生撕裂伤。

【预防与处理】

手术中应及时止血，为防止感染发生和促进组织愈合，术后应使用抗生素和肾上腺皮质类药物 10~20 天。如损伤长期不愈，可发展为耳关节瘘。

（二）耳关节瘘

【原因】

耳关节瘘是在耳与颞下颌关节之间出现的一个持续的上皮化的通道，关节的滑液可在下颌运动中流入外耳道，耳镜检查可见外耳道中有一突起的息肉。

【预防与处理】

治疗方法可在外耳道局部使用硝酸银烧灼、手术切除瘘道并缝合或用颞肌瓣修补瘘道。

（三）外耳道炎

外耳道炎临床症状表现为，耳部剧烈疼痛，牵拉耳廓时尤为明显，耳部有阻塞感、发痒。用耳镜检查可见外耳道水肿、发红并有分泌物。

【原因】

冲洗液贮积在外耳道内或外耳道上皮的擦伤，可使外耳道出现感染。

【预防与处理】

治疗包括：缓解疼痛，清洁外耳道，使用抗生素和肾上腺皮质类药物。如治疗无效，应请耳鼻喉科医师会诊。

（四）鼓膜穿孔

颞下颌关节手术发生的鼓膜穿孔根据不同部位可出现不同的临床表现。位于鼓膜前份或下方的小穿孔，对听力的影响较小，对鼓膜后区的损伤可导致听力丧失。鼓膜受伤后，患者自觉耳鸣、暂时性耳痛、有少量血性分泌物从外耳道流出，并出现传音性耳聋。

【原因】

颞下颌关节手术使用器械分离外耳道软骨或进行关节内镜操作时，可能发生鼓膜穿孔。

【预防与处理】

在行关节切开术以及关节内镜术时，应注意关节结构。特别是在行第二次手术时，由于组织多疤痕化，使关节周围的组织结构发生改变，盲目进行手术与穿刺可导致耳损伤。在行关节内镜术时，应注意套管针的进针方向，保持前上方的位置。当出现鼓膜穿孔时，应禁止滴耳药，可用消毒棉球堵住外耳道，全身使用抗生素。如有明显的鼓膜穿孔应请耳鼻喉科医师会诊。

（五）中耳炎

中耳炎临床表现为，耳痛和发热，鼓膜充血或变混浊，鼓膜穿孔有脓性分泌物流出，听力减退。

【原因】

颞下颌关节手术可直接损伤中耳结构，出现鼓膜穿孔以及术后水肿导致咽鼓管功能紊乱，可引起中耳炎并导致听力丧失。

【预防与处理】

在行关节手术时，应注意关节以及关节周围的组织结构。治疗包括全身抗生素治疗，镇痛，以及局部用药。

五、腮腺损伤

腮腺囊肿和腺瘘在关节手术后即可发现，临床表现为患侧腮腺区肿胀，有波动感，关节切口有混浊或清亮的涎液流出，腮腺导管有正常的涎液流出。

【原因】

由于腮腺紧邻颞下颌关节，颞下颌关节手术时易损伤腮腺浅叶，导致涎腺囊肿形成和发生腺瘘。

【预防与处理】

在行关节手术时，应注意避免打开腮腺筋膜。如打开了腮腺筋膜，手术结束时则必须先关闭腮腺筋膜，再缝合皮下组织和皮肤。术后 24～48 小时需加压包扎。如术后出现唾液聚集，需用针抽吸唾液并加压包扎 24～48 小时，同时应用抑制唾液分泌的药物。如经以上方法处理后，仍存在腺瘘或囊肿，则需手术切除，再行严密缝合，缝合术后加压包扎并给予阿托品治疗。

六、疼　　痛

疼痛是颞下颌关节紊乱病中最常见的症状之一。经颞下颌关节手术或关节内镜术后疼痛可缓解也可持续，甚至在术前无明显疼痛症状的患者也可出现疼痛。

【原因】

疼痛是一种复杂的神经生理与社会心理感受，个体之间有很大差异。手术创伤可导致术后短暂的疼痛，术后伴发感染可引起疼痛，颞下颌关节灌洗引起的组织肿胀也可导致疼痛。

颞下颌关节手术后可出现长期的慢性疼痛，这种疼痛是多因素所导致的。肌痉挛和肌功能亢进是咀嚼肌系统疾病中的基本表现形式。骨关节病或颞下颌关节盘移位经手术治疗，如髁突成形术、关节盘复位术或关节盘修补术后，患者仍可能存在持续的肌筋膜疼痛。

【预防与处理】

对这种病例术后应给予理疗和咬合板治疗。心理因素也是导致慢性疼痛的原因之一，进行心理问卷调查，请心理医生会诊，给予安慰剂、生物反馈治疗以及药物治疗可缓解疼痛。

七、咬合紊乱

颞下颌关节切开术与关节内镜术可导致关节水肿。继发于关节水肿，表现为后牙开𬌗；行关节盘切除术、髁突高位刨削、髁突高位切除、髁突切除术、关节成形术、植入体取出等手术，由于下颌升支的垂直高度降低，后牙早接触，导致前牙开𬌗。

【原因】

颞下颌关节手术可导致不同程度的咬合紊乱。

【预防与处理】

颞下颌关节手术后，首先要控制颞下颌关节的症状，临床上使用稳定咬合板保持咬合关系，同时观察咬合变化。术后半年，如错𬌗存在，则可进行正畸或正颌治疗。

八、下颌运动受限

颞下颌关节手术可导致患者术后开口度变小，开口型偏向患侧。下颌前伸与侧方运动受限，大张口时关节区疼痛。多伴有颞部、咬肌、翼外肌区自发性疼痛与压痛。

【原因】

下颌运动受限是颞下颌关节手术后最常见的并发症。国内正常的开口度为 37~42mm，国外统计切牙间的平均开口距离为(50.7±6.4)mm。出现下颌运动受限的原因是手术后的疼痛、局部肿胀、颞下颌关节组织的炎症(特别是咀嚼肌炎症或痉挛)、关节内血肿出现机化以及纤维化，或出现关节强直。

【预防与处理】

在颞下颌关节手术中，应避免对组织过多的创伤，缩短手术时间，术后要及时控制炎症和水肿，下颌早期训练以及局部理疗，必要时戴咬合板。

九、关节强直

颞下颌关节切开术与关节内镜术可导致关节粘连，甚至关节强直，包括纤维性强直和骨性强直。纤维强直的开口度为 2cm 以内，下颌不能向患侧运动，骨性强直时开口度小于 1cm。如果出现关节强直需拍 X 线片和 CT，了解关节强直的类型和病变的范围。

【原因】

颞下颌关节切开术与关节内镜术止血不充分并在术后出现关节积血，可导致关节盘与关节窝以及关节结节之间的纤维强直。颞下颌关节盘切除术后，未进行适当的理疗、下颌运动训练，关节强直手术去骨不够或未将骨面彻底分离，术后未进行适当的下颌运动，可导致骨性强直。

【预防与处理】

当出现关节强直后，应进行手术治疗，治疗的目的是恢复下颌运动功能、避免咬合紊乱以及防止关节强直复发。关节强直的手术包括：髁突高位成形术、颞下颌关节高位与低位成形术等。在成形的关节结构之间，保留一个 4~5mm 的关节间隙，同时可行自体组织移植，填充在关节间隙中。术后给予非类固醇抗炎药物治疗，并加强下颌开口训练。

十、代用品植入失败

植入代用品后可出现以下临床症状：颞下颌关节疼痛加剧，下颌运动受限，关节区出现肿胀，耳闭塞，下颌运动时有摩擦音，咬合紊乱，典型患者出现前牙开骀。也有病例在植入代用品后无临床症状，但影像学检查可见骨关节发生改变。

【原因】

随着时间的推移，许多植入颞下颌关节内的代用品出现磨损、松动、破裂、肉芽组织包裹并引起关节组织的退行性改变。这是由于代用品植入后受到关节的压力，出现微粒，发生异物巨细胞反应，导致骨关节表面以及软组织退变和吸收。

【预防与处理】

对颞下颌关节内植入代用品的病例需经常进行随访与检查，包括临床检查、X 线、CT、MRI 的检查。当出现代用品植入失败，需手术摘除代用品，即使无临床症状但影像学检查骨关节发生病理改变的病例也应进行手术治疗。

外科手术包括摘除植入物以及植入物周围的病变软组织，关节窝的骨质破坏导致的颅中窝穿孔大多为小穿孔，不需手术修补。如大穿孔可用颞肌筋膜、皮肤、颅骨、自体软骨或异体软骨修补。如颅中窝穿孔使脑膜破裂，可导致脑脊液漏，此时应请神经外科医师会诊。如果患者下颌运动与咬合关系改变不明显，可不进行关节重建，术后理疗和应用颌间弹性牵引即可。

十一、颞下颌关节内镜术的有关并发症

（一）灌洗液渗出

灌洗液渗出可导致关节区水肿、咀嚼肌深间隙水肿、咽旁间隙水肿，产生急性上呼吸道阻塞。水肿大多在 24~48 小时自行消失，也有报道在术后一周才完全消退。

【原因】

在行颞下颌关节内镜术时，灌洗液可渗出到颞部、腮腺、咬肌区、翼颌间隙以及咽旁间隙等关节周围组织。

【预防与处理】

在手术操作过程中，应注意灌洗进出口的插入与安放部位，保证灌洗出口的通畅，同时要注意内镜套管插入的深度，防止关节内侧囊与前囊的穿孔。当出现咽旁间隙水肿时，手术者应检查患者咽部是否对称、气管是否居中，如出现上呼吸通阻塞症状应保留气管插管，进一步观察直至症状消退。

(二)医源性关节内损伤

医源性关节内损伤在术后不会即刻出现临床症状，如出现症状应发生在后期。发生关节盘穿孔则有关节破碎音，疼痛，下颌运动受限。关节纤维软骨破坏则出现关节疼痛，自发痛，咀嚼时疼痛，伴有咀嚼肌疼痛以及关节盘移位的症状。

【原因】

在行颞下颌关节内镜术时，金属器械的使用可引起关节窝、关节结节以及髁突表面纤维软骨的磨损、撕裂，以及关节盘穿孔。有学者进行动物实验发现，行颞下颌关节内镜术时，可导致关节纤维软骨不可逆的病变，但无长期随访的报道。

【预防与处理】

为避免医源性关节内损伤，在使用关节内镜时，应用圆钝的器械，操作轻柔。如必须使用锐性器械，需在直视下进行。当出现关节纤维软骨破坏和关节盘穿孔时，可行服药、关节内封闭、理疗、咬合板等保守治疗，如治疗无效可行手术治疗。

(三)关节腔内器械折断

颞下颌关节内镜的器械在关节腔内折断，一般在手术中即可发现。

【原因】

由于颞下颌关节内镜的器械很精细，行关节腔内检查与手术时，器械很容易折断。

【预防与处理】

要避免颞下颌关节内镜的器械在关节腔内折断，必须做到使用标准的颞下颌关节内镜器械，插入关节腔之前检查器械是否有损坏，操作过程中避免用力和弯曲器械。当出现器械在关节腔内折断时，应保持外套管的位置不变，停止操作，保证灌洗液引流通畅，观察折断器械的位置，从第二外套管中取出折断的器械。如在直视下未发现折断的器械，应拍X线片定位。如用关节内镜不能取出折断的器械，必须行关节切开术取出折断的器械。

(四)继发性热损伤

【原因】

近年来，颞下颌关节内镜外科手术中大量使用激光、电凝等技术。如操作不当，可导致关节表面皮肤以及关节软组织的继发性热损伤。

激光造成的继发性热损伤比电凝小。关节镜的金属套管反射激光的能量，导致关节及其周围软组织损伤。皮肤表面出现凹陷，甚至出现颅中窝穿孔，危及生命。电凝接触到关节镜的金属套管产生电弧，使关节组织受损，表皮色素沉着与凹陷。另外由于外套管紧邻神经，可出现面瘫以及神经感觉异常等症状。

【预防与处理】

为避免继发性热损伤，在使用激光时，操作者要了解激光的性质，激光探头要在监视下仔细操作，避免在一个部位持续使用激光。电凝器头与电极的长度必须监测，以免电弧返回到外套管，导致组织的热损伤。术者必须经过训练，而且懂得如何处理热损伤。

（柯金　龙星）

◎ 参考文献

[1]张震康，傅民魁．颞下颌关节病[M]．北京：人民卫生出版社，1987：294-310.

[2]龙星．实用临床口腔医学丛书．颞下颌关节疾病的诊断与治疗[M]．武汉：湖北科学技术出版社，2001：323-333.

[3]Martin-Granizo R, Caniego J L, de Pedro M, et al. Arteriovenous fistula after temporomandibular joint arthroscopy successfully treated with embolization[J]. Int J Oral Maxillofac Surg, 2004, 33: 301-303.

[4]Kaban L B, Pogrel M A, Perrot D H. Complication in Oral and Maxillofacial Surgery[M]. ed 1. Philadelphia: W. B. Saunders, 1997: 89-103, 297-307.

[5]Eriksson L, Westesson P L. Discectomy as an effective treatment for painful temporomandibular joint internal derangement: a 5-year clinical and radiographic follow-up [J]. J Oral Maxillofac Surg, 2001, 59: 750-758.

[6]Gonzalez-Garcia R, Rodriguez-Campo F J, Escorial-Hernandez V, et al. Complications of temporomandibular joint arthroscopy: a retrospective analytic study of 670 arthroscopic procedures[J]. J Oral Maxillofac Surg, 2006, 64: 11.

[7] Tsuyama M, Kondoh T, Seto K, et al. Complications of temporomandibular joint arthroscropy: a retrospective analysis of 301 lysis and lavage procedures performed using the triangulation technique[J]. J Oral Maxillofac Surg. 2000, 58: 500.

[8]Roh H S, Kim W, Kim Y K, et al. Relationships between disk displacement, joint effusion, and degenerative changes of the TMJ in TMD patients based on MRI findings [J]. J Craniomaxillofac Surg, 2012, 40: 283-286.

[9]Sarnat B G, Laskin D M. Temporomandibular Joint: A Biological Basis for Clinical Practice [M]. Philadelphia: W. B. Saunders, 1992: 382-419.

[10]Sidebottom A J, Gruber E. One-year prospective outcome analysis and complications following total replacement of the temporomandibular joint with the TMJ concepts system[J]. Br J Oral Maxillofac Surg, 2013, 5: 620-624.

[11] Vallerand W, Dolwick M. Complication of temporomandibular joint surgery [J]. Oral Maxillofac Surg Clin North Am, 1990, 2: 481.

[12]Hoffman D, Puig L. Complications of TMJ surgery. Oral Maxillofac Surg Clin N Am. 2015, 27: 109-124.

[13]Long X, Hu C Z, Zhao J H. Superior dislocation of mandibular condyle into the middle cranial fossa[J]. Int J Oral Maxillofac Surg, 1997, 26: 29.

第十三章　唇腭裂手术并发症

唇腭裂手术治疗的目的是恢复患者正常的容貌及功能，以帮助患者心理正常发育。但手术本身又可能带来一系列并发症。并且，唇腭裂畸形患儿可能会伴有其他先天性畸形或系统性疾病，与正常儿童相比其发生手术并发症的可能性相对较大。唇腭裂手术并发症一般包括两个方面：一类是早期并发症(early complications)，即发生在术后两周以内的并在唇腭裂各种手术中均可能出现的一类共性并发症；另一类是晚期并发症(late complications)，即发生在手术两周以后的并发症，这类并发症一般为某种手术所特有。本章节将从这两个方面对唇腭裂手术并发症进行分类并逐项讨论。

早期并发症
- 出血
- 发热
- 感染
- 伤口裂开
- 组织瓣坏死
- 呼吸道受损
- 重要结构损伤
- 苏醒期躁动
- 喂养困难

晚期并发症
- 唇裂手术并发症
- 腭裂手术并发症
- 牙槽突裂手术并发症
- 唇裂鼻畸形
- 唇腭裂颌骨畸形

第一节　早期并发症

唇腭裂手术早期并发症发生在术后两周以内，并在唇腭裂各种手术中均可能出现的一类共性并发症。目前唇裂的理想手术年龄依旧是依据 Wihelmsen 和 Musgrave(1966)的“四10原则”，即患儿体重不少于10磅(约4.5kg)；血红蛋白不低于10g/100mL；白细胞计数不高于$10^4/mm^3$；患儿年龄不小于10周。腭裂理想的手术年龄是出生后8~10个月。由于唇腭裂的手术年龄较早，且麻醉及手术操作与上呼吸道密切相关，因此早期并发症多较严重，甚至危及生命。另外，综合征型唇腭裂，甚至与唇腭裂畸形共同存在的系统性疾病更易导致手术并发症的发生。Lees 和 Pigott 早年在一项回顾性研究中报告唇腭裂手术早期并发症的发生率为26.2%(其中单纯唇裂手术并发症占16.3%，单纯腭裂手术并发症占48.8%，唇腭裂同期手术的并发症占34.9%)。近年来，随着技术手段和手术方式的革新，早期并发症的发生率已经有所降低。但为避免唇腭裂早期并发症发生所造成的危害，一般不主张患者术后早期出院，因为唇腭裂修复术后5天内并发症发生率相对较高。

一、出　血

唇腭裂术后出血(bleeding)在临床上多见于腭裂术后，文献报告其发生率为0~1.4%。一般发生在手术后的1~2天(术后24小时之内为原发性出血，24小时之后为继发性出血)。原发性出血主要是由于术中止血不完善所致。出血部位常见于腭裂切口前端的鼻腭血管或黏骨膜瓣边缘，也可来自断裂的腭大血管、鼻腔创面或咽后壁瓣的蒂部。为防止术后这一并发症的发生，术中出血必须在完成手术前完全得到控制，否则术后随着血压回升，少量的渗血可能发展为活跃的出血。继发性出血多因为局部感染致不健康的肉芽或是凝血障碍引起，术后伤口的清洁可减少继发性出血的发生。

唇腭裂术后出血常对患儿造成不良后果，因此术后应严密观察出血情况并及时止血。出血部位一般不难确诊，首先可用浸有肾上腺素的湿纱布覆盖或止血海绵填塞，并用手指加压止血。如有活泼出血，应行缝扎或结扎止血。如患者不合作或是鼻腔、咽后部止血困难者，可在全麻下检查出血部位并彻底止血。有时失血过多，甚至导致凝血功能障碍，必要时需输血，并注射止血剂。

二、发　热

唇腭裂术后发热(pyrexia)是最常见的早期并发症之一，其发生率约为12.5%。这类发热通常由麻醉药物和术后炎症反应引起，这在营养发育差的患儿中较为多见。唇腭裂术后发热一般反应轻微，临床通常使用药物或物理降温对症处理即可。但极少数情况下出现的持续性术后高热会对患儿造成严重后果，应请小儿科医生会诊，及时进行有效的处理，控制体温，切勿掉以轻心。

三、感　染

唇腭裂术后感染(infection)相对少见，偶有局限性感染，其发生率为0~4%。感染部位多发生在鼻底、硬软腭交界处、鼻腔创面或黏骨膜瓣远端。其主要原因是局部张力过大或供血不足。预防方法除注意手术设计和操作技术，保证组织瓣血供、减小局部张力及尽量消灭死腔外，还应注意口鼻腔的卫生，最好在围手术期应用抗生素以预防感染。

四、伤口裂开

伤口裂开(wound disruption)主要是因为伤口张力、局部缺血造成伤口局部感染所导致。所以，良好的手术设计和减张对手术的成功至关重要。唇裂术后伤口裂开发生较少，一般发生于鼻底部或唇红缘，多由于创口张力过大、感染或外伤所致。早期报道，唇裂术后裂开的发生率为1%~3.7%。印度Bjorn医生近期的2062例随访结果显示，唇裂术后裂开的发生率为3.2%，logistic回归分析显示，手术医师、完全性唇裂和双侧唇裂与伤口裂开呈正相关。腭裂术后伤口裂开发生相对较多，多发生于硬软腭交界处，也可发生在悬雍垂或硬腭部，发生率为4%~34%不等。主要由于两侧肌层和黏骨膜瓣松弛不够彻底，在有张力的情况下进行缝合，偶有因术后伤口感染、缝线排斥反应或硬物损伤所致。小的伤口裂开或穿孔有时可自愈，对于影响语音的经久不愈的裂孔可待6个月后再行手术修复。

五、组织瓣坏死

头颈部组织血供较丰富，有利于应用多种组织瓣进行唇腭裂的整复，一般不易发生组织瓣坏死(flap necrosis)。这种并发症偶有发生在双侧唇裂修复术的前唇部分和腭裂修复术的硬腭黏骨膜瓣前端。其原因可能是：①组织瓣的设计基部过窄；②组织瓣过薄，解剖层次不正确；③缝合张力过大影响血供；④止血不当或损伤了重要的血管神经束。注意手术设计及操作，这种并发症多可避免。在双侧唇裂修复术时，前唇瓣设计的宽度不能少于4mm，前唇鼻小柱基部的皮下组织尽量保留；腭裂修复术时，要注意保护腭大血管神经束。

六、呼吸道受损

呼吸道受损(airway compromise)是唇腭裂手术的严重的并发症之一。Zhaoqiang(2014)在回顾了2100例唇腭裂手术中发现有47例发生呼吸道并发症，发生率为2.23%。呼吸道受损很容易被医护人员忽略，常常被认为是患儿术后疼痛的反应，造成误诊。腭裂患儿可能因为手术改变了原先的呼吸道状况，咽腔狭窄或舌后缀而发生呼吸道的阻塞，导致窒息甚至危及生命。喉头水肿偶可因气管插管时的损伤或使用开口器时长时间的过度压迫舌根部所致，虽极少发生但应提高警惕，注意预防。因这种并发症一旦未及时发现和处理，可能危及生命。术后应密切观察呼吸道情况，可在术终时用适量激素预防喉头水肿，必要时置鼻咽通气管或缝吊舌线预防舌后坠。

七、重要结构损伤

由于术区相邻的解剖关系复杂，如若手术操作不当，可能会损伤某些重要结构(injury to vital structures)。在唇裂修复术时，梨状孔上颌部广泛潜行分离时，可能损伤眶下神经。腭裂修复术游离血管神经束时，力度掌控不好可能会损伤腭大血管。咽成形术时应注意操作层次，避免伤及椎前筋膜下的重要解剖结构。有报道因椎前筋膜深部的损伤发生感染引起颈椎骨髓炎。另外曾报道发现咽后区有异位颈动脉通过。牙槽突裂骨移植术时应注意避免在分离龈瓣时伤及牙胚。此外，骨(软骨)移植术的骨供区也可能发生损伤，如切取肋骨时胸膜损伤，颅骨移植时硬脑膜、颅脑损伤，髂骨移植引起的下肢运动障碍等。此外，为了充分暴露手术视野，对口角的牵拉使得口角糜烂也成了唇腭裂术后常见的组织结构损伤，在一项回顾性研究中发现其发生率高达8.1%。

八、苏醒期躁动

苏醒期躁动(emergence agitation)也是唇腭裂术后并发症之一，常见于婴幼儿患者。苏醒期躁动表现为术后躁动不安、定向障碍、幻觉幻听、无法安抚的哭泣和认知受损。尽管不及其他并发症多见，但严重的苏醒期躁动往往会加重上述并发症。有部分学者认为，唇腭裂术后的苏醒期躁动是由疼痛引起的，但Weldon等发现即便通过骶管阻滞消除疼痛仍有患儿出现苏醒期躁动。Li 等在一项临床回顾性研究中发现，患儿在唇腭裂及面横裂手术后常出现苏醒期躁动，特别发生在手术室向麻醉后监测治疗室转移的过程中，因此术后应加强对患者的关注及护理。

九、喂养困难

唇腭裂的发生使得口腔无法形成封闭空间，这增加了母乳或奶瓶喂养的难度，也间接导致唇腭裂患儿营养不良，而充足的营养摄入又是保障伤口愈合的重要前提。围手术期的营养不良常常是导致伤口复裂、腭瘘形成的重要因素。然而，唇腭裂修复手术的早期损伤使得喂养更加困难，即使在发达国家术后营养摄入困难也与唇腭裂术后营养不良关系密切。Escher 等对来自美国的 855 名接受唇腭裂修复手术的儿童进行回顾性研究发现，高达 20%～30%的患儿出现术后慢性营养不良，且更倾向于发生复裂及腭瘘。喂养困难的出现对唇腭裂术后护理提出了更高的要求。

第二节　晚期并发症

唇腭裂手术晚期并发症是指发生在手术两周之后的一类并发症。根据其畸形类型、手术的部位及解剖结构的不同，晚期并发症各有其不同的特点，表现在形态上的称为继发畸形，表现在功能上的称为功能障碍。

一、唇裂手术并发症

唇裂手术并发症主要表现为唇裂术后的继发唇鼻畸形，其继发畸形的发生主要与以下因素有关：①鼻唇术前的畸形程度和涉及的解剖范围；②手术方法的选择及手术设计；③手术操作的准确性和精细程度；④术后愈合经过是否正常；⑤机体内在反应性（如线头排斥反应，瘢痕体质等）；⑥术后的护理与照顾。单侧唇裂和双侧唇裂手术并发症的临床特点在很多方面有共同之处，故其治疗原则也基本相同。

（一）白唇继发畸形

1. 唇部瘢痕。根据当前的技术水平，多数情况下唇裂术后瘢痕是可以达到最小化的（彩图 13-1），也有少数情况术后瘢痕比较明显。其表现有三种形式，即增生形成瘢痕疙瘩、手术线性瘢痕过宽和缝合瘢痕明显。瘢痕疙瘩的发生原因多因瘢痕体质，也可能是术后伤口感染导致。手术线性瘢痕过宽的原因多由缝合张力所致。缝合瘢痕明显则是由于术中缝合针线过粗或缝合技术不正确导致。预防局部感染是减轻瘢痕的基本措施。对于瘢痕体质者可考虑在伤口愈合拆线后，局部使用硅胶膜、激光或放射性同位素预防瘢痕增生。对于手术线性瘢痕过宽，除术中注意减张之外，也可局部注射肉毒素以预防。缝合技术和细针细线是技术上避免缝合瘢痕的唯一手段。

一旦形成明显的瘢痕，其整复方法是在不影响唇高及唇宽的前提下，设计并切除全部瘢痕或部分瘢痕，无张以细针细线严密对位缝合，并辅以术后的瘢痕预防措施。

2. 白唇过长。上唇的长度与唇裂修复术时所采用的手术方法和手术操作有关，在单侧唇裂中导致唇峰不在同一个水平线上，在双侧唇裂中导致上下唇比例不协调。一旦发生白唇过长，需在面部发育完成后再次手术矫正。整复方法是利用手术瘢痕设计二次整复切口，在鼻底区域水平切除一定量的组织来矫正上唇的高度。

3. 白唇过短。白唇过短往往是由于手术技术或经验的不足所造成，Rose 法和 Millard Ⅰ式法常造成唇裂修复术后白唇过短，这是术式自身的缺陷。有时唇裂畸形较为严重，也可造成患侧唇下放的困难。轻度畸形可利用瘢痕切除并用“Z”形瓣来矫正，严重畸形有时须用唇颊复合组织瓣来进行矫正。

4. 白唇过紧。白唇过紧常常发生在双侧完全唇裂术后，除自身的局部组织条件外，唇裂修复术时牺牲组织过多也是白唇过紧的常见原因。这种畸形可能随年龄增长而逐渐加重。Abbe 瓣是矫正这类畸形的有效方法，特别适用于上、下唇比例严重失调的病例。多项研究证明，转移的 Abbe 瓣于上唇可重新获得神经支配，具有功能活动。但由于双侧唇裂修复术的技术和理念的进步，白唇过紧的术后畸形已不多见，所以 Abbe 瓣近十年来也很少在临床中应用了。

5. 白唇过松。白唇过松比较少见，主要表现为上唇在纵的方向过短，横的方向过长，上唇缝合处的组织较薄。发生白唇过松的主要原因是唇裂修复术时的裂隙切口过于接近裂隙边缘，以致未能达到应有的厚度，其次是因为未做口轮匝肌再造。白唇过松是唇裂手术并发症中最轻和最易矫正的畸形。矫正方法是选择一个适当的唇裂修复法再做一次唇裂修复手术。对有些程度较轻的白唇过松畸形如未伴有红唇畸形，也可不予矫正。

6. 人中不显。人中是上唇的特征性结构，人中的解剖学基础是中心区域皮下组织致密，周围皮下为疏松的结缔组织，在侧方形成人中嵴，口轮匝肌纤维渗入人中嵴外侧缘皮下附着，使其轮廓更为明显。人中嵴的再造是人中结构的基础，也是衡量手术效果的重要指标之一(彩图 13-2)。尤其是唇隐裂，人中嵴的再造成了患者的主要要求。但人中嵴的再造是一个非常棘手的技术问题。目前，临床应用的方法诸多，尚没有一种确切的方法来理想地再造人中嵴并保证其远期和动态效果。尹宁北的肌张力带理论为人中嵴的再造开辟了一条新的思路。

7. 前唇凸出。前唇凸出见于双侧唇裂术后，临床表现与正常人中结构微微凹陷的形态正好相反，这种畸形又称作“纽扣”畸形。导致这种并发症的主要原因是术中前唇保留的组织过多及矩形瓣的应用使前唇下部生长受阻。但目前矩形瓣的前唇加长法临床上已很少应用，所以“纽扣”畸形已很少见到。整复方法应在成年后行二期整复术，按照人中的正常形态设计前唇并去除多余的前唇组织。

8. 前庭沟过浅。唇颊沟过浅畸形多发生在双侧唇裂前唇与前颌骨之间，是手术操作中忽略了前庭沟加深的问题。目前在双侧唇裂修复术中，多采用前唇黏膜缝合于前颌骨表面以加深前庭沟，前庭沟过浅的情况已很少发生。在唇颊沟过浅的二期整复中，Horton 等将“V-Y”成形和“Z”成形法结合，提出“V-Z”成形唇颊沟加深术。这种利用前唇瓣上移的术式操作较简单，矫正唇颊沟过浅的效果也较确切。畸形较轻者，也可采取“Z”成形术。

9. 口轮匝肌连续性中断。唇部的主要肌肉是口轮匝肌，该肌环绕口裂分布，与皮肤和黏膜连接紧密。在唇裂修复术时，若未能将口轮匝肌解剖并再造，恢复其正常的连续性，将可出现口轮匝肌连续性中断的情况，表现为鼻翼下方上唇部位特征性的肌肉隆起以及缝合处沟状凹陷，尤以微笑和功能运动时明显。从 20 世纪 40 年代起就有学者认识到唇裂修复中肌肉缝合的重要性，之后 Nilcolau 及 Kernahan(1983)又对口轮匝肌再造的功能性唇裂修复术进行了详尽的描述。目前，对口轮匝肌的解剖并使之在接近正常的方向建立肌力平衡，已成为唇裂修复术中普遍采用的常规步骤。

口轮匝肌重建的手术方法是：裂隙外侧经裂缘切口锐性分离皮肤与肌肉和黏膜与肌肉，进行脱套式解剖，分离附着在鼻翼、梨状孔外缘的鼻唇束，松解位于鼻翼基底下方与骨膜紧连的鼻束附着，形成一个较宽大的外侧肌瓣。裂隙人中侧，靠近皮肤的浅层肌纤维做少许剥离，以避免破坏正常的人中嵴、唇峰和人中凹，而与黏膜毗邻的深层肌肉应行较为彻底的分离。将外侧肌瓣上端(即鼻束)牵向对侧与前鼻棘处的鼻小柱基板缝合，矫正鼻小柱中线。再用手术剪将外侧肌瓣分为上 2/3 和下 1/3 两个瓣。下份肌瓣(口轮匝肌)缝入红唇中线唇珠部位以恢复唇珠丰满的外形，上份肌瓣与人中侧皮下肌肉浅层瓦合缝合，对称性地再造人中嵴的外形和凸度(图 13-3)。

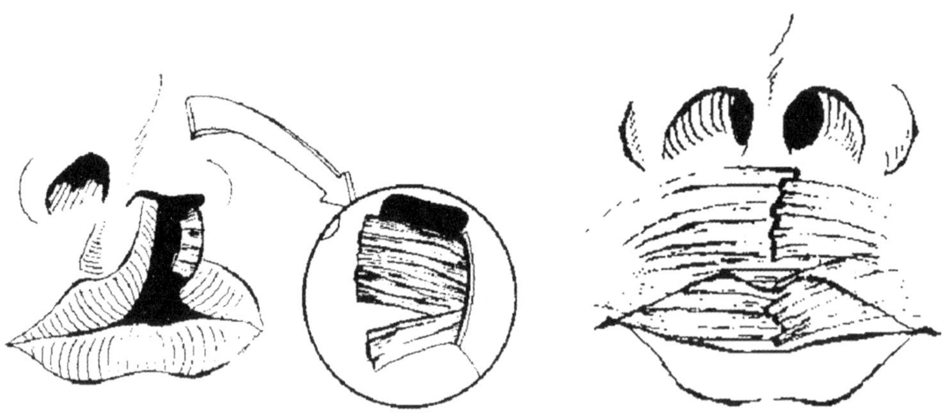

图 13-3　口轮匝肌再造

(二)朱缘弓继发畸形

朱缘弓又称唇弓，其精细的结构包括红唇黏膜和上唇皮肤交界处的白线、唇弓嵴及唇弓角。要求唇弓两内侧臂长度相等，两外侧壁长度误差<3mm，两唇峰点等高，唇峰角度、弧度协调，并恢复唇弓嵴的连续性(图 13-4)。

1. 朱缘弓形态缺如。朱缘弓形态缺如(absent Cupid's bow)的主要表现是术后朱缘不显，呈一个连续的弓形曲线。出现这种并发症的主要原因是手术设计错误，也可能是术式本身的问题。近 20 年来随着人们观念的改变和技术的提高，这种并发症已不多见。对于朱缘弓形态缺如，Gillies 曾提出一种朱缘弓再造的方法：①在红唇上方的白唇上做一个弓形的皮肤切口，此切口的位置与形态是整复后的朱缘弓；②将切口与红唇之间的窄条皮肤切除；③通过切除的创面，向红唇作广泛的潜行分离；④将红唇黏膜与白唇的弓形切口缝合。注意缝合时应无张力缝合，这对朱缘弓再造的效果很重要。此外，有些朱缘弓缺如还可用 Le Mesurier 朱缘弓再造术进行治疗。

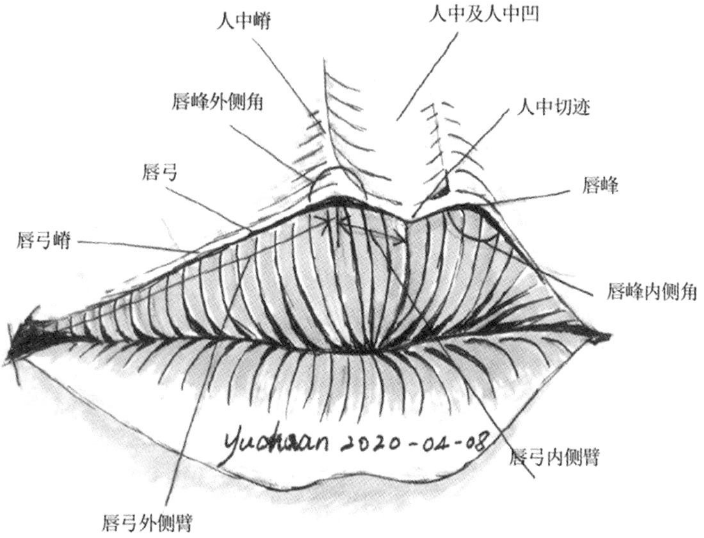

图 13-4 朱缘弓

2. 朱缘弓不对称。多因唇裂修复术中设计定点不当、唇峰点缝合对位不准确，以及唇弓内侧壁不等长所造成。另外，修复唇裂时如未将分裂的口轮匝肌纤维准确地对位缝合，即使曾将皮肤和黏膜准确地缝合，随着唇部的发育，手术后红白唇交界的朱缘也可出现错位。较轻者可用红唇和白唇的对偶三角瓣矫正，对畸形较重者需全层切开行肌层、黏膜的调整缝合。

(三)红唇继发畸形

1. 口哨畸形。口哨畸形(whistle deformity) 是一期唇裂手术后常见的并发症，表现为红唇中份的局部缺损。多因瘢痕垂直向挛缩或局部红唇组织量不足所引起。口哨畸形的二期整复，Hogan 认为用反向“V-Y”成形术矫正效果较好。方法是在近唇颊沟处做水平切口，沿切口上缘作一定量的黏膜下剥离。以畸形部位为界，两侧黏膜瓣分别向近中及红白唇嵴方向旋转，使两侧瓣在口哨畸形缺损的中线相接，旋转的距离及两瓣相对缝合的多少视畸形程度轻重而定。较轻的口哨畸形，“V-Y”或“Z”成形术常可达到矫正目的。而较严重的畸形有时甚至需要重新进行一次唇裂修复术，术中在患侧红唇上制作一个去除表皮的黏膜-肌瓣，插入健侧红唇黏膜下，以填充局部缺损，矫正口哨畸形。双侧唇裂术后由于中线红唇组织缺损量大，口哨畸形常较单侧唇裂严重，宜用两个“V-Y”推进瓣和两个以口轮匝肌为蒂的黏膜岛状瓣向中线转移来矫正。

2. 红唇不显。正常上唇的红唇是一条均匀松弛并微微向前方翘起的瓣状组织。手术时若将红唇切除过多，则缝合后的红唇可表现为过少、过窄、过紧的红唇不显现象，不但有损外观，而且妨碍机能。矫正方法可采用 Brown 的上唇前移手术或 Gillies 的朱缘弓再造手术。不过，二期手术对红唇不显的整复都很难达到满意的效果。因此，最好的方法是预防。预防的要点是在唇裂修复术时尽量保留红唇组织。

3. 红唇凹陷。唇裂修复时未做口轮匝肌再造或红唇处做直线缝合或红唇黏膜过多，术后均有可能在红唇缝合部发生凹陷畸形。矫正红唇凹陷时，要注意不切除过多的红唇组织，以免术后又发生红唇过紧的情况。较轻的红唇凹陷畸形可用"V-Y"改形术在局部进行治疗。严重的红唇凹陷畸形矫正比较复杂，若伴有白唇畸形，应重新施行一次唇裂修复术作彻底整复。

二、腭裂手术并发症

(一)腭瘘与复裂

腭瘘又称腭裂术后穿孔，为腭裂术后最常见的并发症，是指腭裂修复术后仍遗留或再裂开在硬、软腭部或口腔前庭部的瘘孔，表现为口鼻腔相通，发生率为5%~29%。腭瘘多发生在硬软腭交界处，也可发生在悬雍垂形成部分复裂，或是延伸到软腭甚至硬腭形成软腭或整个腭部的复裂。Smith根据解剖、病例资料等进行归纳分析，提出了新的腭瘘分类方法，包括七种类型：①悬雍垂瘘；②软腭瘘；③软硬腭交界瘘；④硬腭瘘；⑤原发继发腭交界瘘；⑥齿槽瘘；⑦口鼻前庭瘘。齿槽瘘多为原发的牙槽突裂，口鼻前庭瘘我们通常称为口鼻瘘。口鼻前庭瘘是否算得上腭裂手术并发症呢？Helfrick(1997)认为只是在成年后，序列治疗已经完成，瘘仍然存在才能称作为并发症。

造成腭瘘和复裂的原因很多，包括腭裂的类型，畸形的程度，腭裂手术年龄，腭裂术式的选择，手术操作，术后出血和感染，术后护理以及术后喂养等方面。但最主要的还是，在手术过程中对两侧组织松弛不够，缝合张力过大，或存在张力，当患者清醒后，吞咽及发音时肌肉张力进一步增加而影响伤口的愈合。

并不是所有的腭瘘都需要早期修复。Karling等研究的结果表明，腭瘘对语音的影响与瘘孔所在的部位无关，而与瘘孔的面积密切相关。当瘘孔直径大于5mm时，便会出现明显的鼻音化语音。所以，对小于5mm的腭瘘可以暂时不予修复。延期手术对颌骨发育的干扰有一定意义。3岁前行瘘孔修复的患者上颌骨生长发育不足明显大于晚期修复的患者。另外，瘘孔大的患者修复所致的上颌骨生长发育不足明显大于瘘孔较小的患者。对于不影响语音的腭瘘是否需要修复，应以其是否影响口腔功能为最终考虑点，如进食时鼻腔反流明显，鼻腔分泌液严重影响口腔卫生，影响发音等。多数学者是不主张腭瘘发生后立即行腭瘘修复术的。因为腭黏骨膜瓣在此时组织水肿，质地变脆，缺乏韧性，边缘有大量新鲜肉芽组织生长，这些因素不但给缝合带来困难，而且也无法使组织准确对位。若立刻施术不但不能够解决腭瘘的问题，反而还会造成更大面积的穿孔。

从组织愈合的角度而言，腭瘘最早修复的时间是在腭裂手术的6个月以后。但从上颌骨发育的角度而言，腭瘘修复越晚越好，至少也应该延迟到患儿3岁以后。从腭瘘对患儿语音的发育、心理的影响和吸吮功能的干扰来讲，腭瘘的修复又强调愈早愈好。按照序列治疗的原则，目前国内外学者基本认为，对口鼻前庭瘘和牙槽突裂这类因治疗计划安排而尚未手术的瘘孔的修复，最佳时机是在9~11岁，尖牙牙根形成1/2~2/3时与牙槽突裂植骨术同期进行。至于并发于腭裂修复术后的腭部穿孔，特别是较大的，影响患儿语音功能的腭裂，应该在半年后尽早手术。当然，若患儿本身行腭裂修复术时的年龄已经偏大(>3

岁)，再在年龄上强调早期修复就已无必要，这是基于语音功能发育考虑的。

临床上关于腭瘘的修复没有统一的标准和方法，应根据瘘孔的部位、大小，采用不同修复方法。腭瘘修复术的失败率较高，文献报告其成功率为 56%~84.1%。失败的原因与原有腭裂畸形程度和所采用的腭裂修补术式无关，而与瘘孔的大小、形状、部位及腭瘘的修复方法有关。唇肌黏膜瓣修复术、黏骨膜瓣修复术、颊黏膜肌组织瓣转移修复术(图13-5)、面动脉肌黏膜瓣转移修复术、舌瓣转移修复术、游离瓣移植修复术等方法均有报道。对于复裂的患者最好再做一次腭裂手术予以修复。

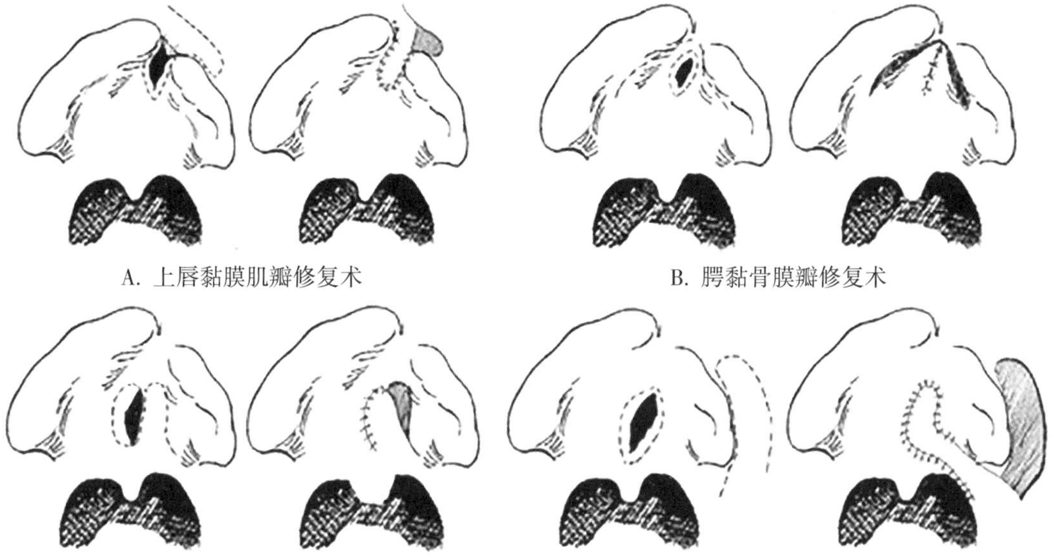

A. 上唇黏膜肌瓣修复术　B. 腭黏骨膜瓣修复术

C. 腭黏骨膜瓣转移术　D. 颊黏膜肌瓣转移术

图 13-5　腭瘘修补术

1. 上唇黏膜肌瓣修复术。在 Wassmund 提出前庭沟黏膜瓣转移修复腭前部瘘孔的基础上，Abdel-Aziz 提出了应用上唇黏膜肌瓣修复硬腭前端瘘孔。33 例患者随访 1 年，成功率为 91%。他认为，这种方法可用来修复硬腭前端的瘘口，但提供的面积有限，且可能影响唇的形态。

2. 腭黏骨膜瓣滑行修复术。该术适用于位于中线、面积相对较小的腭瘘。首先沿瘘孔周围切开，翻转裂缘组织瓣于鼻腔并缝合，封闭腭瘘鼻腔面。然后，在瘘孔两侧靠近牙槽突内侧各做一松弛切口，翻起黏骨膜瓣并将两侧所形成的黏骨膜瓣向中线靠拢并缝合，关闭腭瘘的口腔创面。

3. 腭黏骨膜瓣转移修复术。该术适用于腭瘘位于一侧且相对较大者，但必须腭部组织充分，具有足以覆盖腭部瘘孔的组织量。首先以瘘孔一侧的边缘为蒂，与鼻腔侧黏骨膜一起形成该侧的黏骨膜瓣，翻转此瓣，使其黏膜面朝向鼻腔，创面朝向口腔，并与瘘孔对侧的黏骨膜创缘相对缝合。再在瘘孔的另一侧做一蒂位于软腭的舌形黏骨膜瓣，将该瓣向内旋转，覆盖于瘘孔已翻转的黏骨膜瓣创面上，边缘对位缝合。

4. 颊黏膜肌瓣转移修复术。该术适用于修复裂隙较大，周边组织量较少且不松动的腭瘘。早年人们只是使用颊黏膜瓣，修复部位和面积受到局限。后来，学者们开始在组织瓣中带有肌肉以保持血运，成为颊黏膜肌组织瓣，得到进一步广泛的应用。修复时，首先在靠近腭瘘一侧的颊部制备一蒂在颊部后份的颊黏膜肌组织瓣(彩图 13-6)，长宽比例不超过 3∶1。预制颊黏膜肌组织瓣的瓣宽一般不超过 1.5cm，以利供区关闭。再在瘘孔靠供瓣区一侧形成以瘘孔边缘为蒂的黏骨膜瓣并翻转缝合于瘘孔的对侧，作为鼻腔衬里，其创面朝向口腔。将制备好的颊黏膜肌组织瓣绕过上颌结节后方并覆盖瘘孔鼻腔衬里的创面，边缘对位缝合。2 周后断蒂。此瓣有 3 个缺点：①关闭硬腭前份的腭裂较困难。②瓣不能太薄，蒂不宜太窄，所以瓣较大，有时患者会有异物感。③需要二次断蒂手术，费时费力。

5. 面动脉肌黏膜瓣转移修复术。应用带有面动脉的蒂在前上和蒂在后的岛状颊肌黏膜瓣修复腭瘘是一种比较安全可靠的方法，其成活率高，可以灵活转移修复各个部位的腭瘘，在修复软硬腭交界部位腭瘘的同时可延长软腭、矫正腭咽闭合不全。即使腭瘘再发，可以应用已转移到腭部的肌黏膜瓣修复之。Lahiri 和 Richard 运用面动脉逆行肌黏膜瓣修复伴有牙槽嵴裂的硬腭前端的瘘口，将肌黏膜瓣从开放的上颌弓裂隙间转移，16 个肌黏膜瓣中有 12 例完全成功，为腭瘘的修复提供了一种舌瓣的替代方法。Ashtiani 等也提出面动脉肌黏膜瓣可以修复较大、瘢痕明显的复杂腭瘘，指出该轴形瓣蒂可蒂在前也可蒂在后，一般一侧足矣，如果缺损面积较大可取双侧，转移后修复成功率较高。

6. 舌瓣转移修复术。自 1966 年 Guerrero-Santos 和 Altamirano 使用舌瓣关闭腭裂修复术后的腭瘘后，相继有用长舌瓣或厚舌瓣关闭腭瘘的报告。舌瓣转移术适用于较大的、周围组织量不足的腭瘘，或是腭瘘修复失败后局部条件更差的患者。但瘘孔范围要在 2.5mm×2.5mm 以下者较为适合。舌瓣的制备一般蒂在前。厚度为 3~5mm，瓣宽一般为 2.5cm×3cm，瓣长一般为 5~6cm，瓣的长宽比例可达 3∶1，其原则是不影响舌的味觉感受器。同样，按前述方法将瘘孔周缘的黏骨膜瓣翻向鼻腔面，其口腔侧创面用舌瓣覆盖。保留 1cm 的蒂作桥，以利于舌的活动。2 周后断蒂。舌瓣是一种常用的修复腭瘘的方法。舌瓣的优点：①舌瓣是黏膜肌肉瓣，在一定范围内它的组织量较大，最大可制造 8.0cm×5.0cm 的组织瓣，可以修复缺损较大的腭瘘。②舌瓣是口腔中的组织，对于有唾液又有细菌的复杂环境具有自然的适应性，抗感染力强。③舌瓣由舌深动脉分支所形成的血管网供血，血供丰富，成活率均很高。缺点：①因舌体形成舌瓣后，其进食、咀嚼、吞咽、语言等功能均暂时受到一定的影响，术后有一段时间限制舌的运动，故有一定的痛苦与不便，需要患者的配合。②手术需要再次断蒂，周期长，费用高。③舌体的活动度高，不利于瓣的固定。

7. 游离移植修复术。该术在前臂皮瓣、肩脚皮瓣、腹直肌皮瓣等中都有临床应用的报告。但以前臂皮瓣修复硬腭、软腭最为常用，报道最多。前臂骨皮瓣、筋膜皮瓣、折叠皮瓣均在临床有所应用。Duflo 应用游离前臂桡侧筋膜皮瓣修复腭部瘘孔缺损，长期随访，手术成功率高。前庭沟保留利于牙齿的正畸修复，而且患者的生活质量在饮食、语言方面得到很大提高。毛驰等应用折叠的双皮岛游离前臂皮瓣移植修复恶性肿瘤术后腭部洞穿缺损和先天性腭裂术后巨大腭瘘，设计近中侧皮岛用于鼻腔面修复，远中侧皮岛用于口腔面修复。前臂皮瓣均成活，无一例发生全部或部分坏死。游离移植修复适用于广泛腭部组织坏死缺损的巨大型腭瘘。游离皮瓣修复术依据瘘孔的大小切取带血管蒂的游离前臂皮瓣，于瓣的筋膜面覆盖刃厚皮片后，移植缝合于瘘孔处。游离皮瓣的动静脉血管分别与同侧面动脉和面前静脉吻合。但临床上用游离移植的方法修补腭瘘很少应用。

(二)耳痛及渗出性中耳炎

个别患儿腭裂术后偶有诉耳痛，可能为术后咽鼓管周围水肿所致，随着肿胀消退，耳痛将逐渐消失。然而，腭裂患儿多伴有听力障碍，其发生率大约为50%。由于这些患儿存在亚临床的中耳炎症，当腭裂手术改变了腭帆张肌原来的附着，累及了咽鼓管咽口，便可诱发急性中耳炎症。该并发症可通过术中放置引流管得到预防。

(三)鼻腔通气不畅或睡眠时打鼾

由于腭裂术后口咽腔变小，加之局部组织肿胀导致呼吸困难，一般随着伤口肿胀的消退，通气逐渐恢复正常。鼻腔通气不畅或睡眠时打鼾更多发生在咽成形术之后，术后置放鼻咽通气管即可缓解通气困难，又可稳定咽瓣后通气孔的面积。

(四)腭咽闭合不全

腭咽闭合不全(velopharyngeal incompetence)是指语音活动时，由软腭、悬雍垂、咽侧壁、咽后壁相互运动，共同关闭鼻咽腔的过程不能完成，是腭裂术后的主要并发症之一，也可视为腭裂术后继发畸形。早期腭裂修复术后腭咽闭合不全的发生率为20%~30%。正常人在发音及讲话时，除鼻辅音m、n、ng外所有的元音及辅音发音时软腭与咽后壁均应闭合，将口腔与鼻腔隔开。腭裂术后如仍存在腭咽闭合不全，必将影响语音的清晰度。

腭咽闭合不全的手术治疗原则有三点：①使腭咽腔的纵横径缩小；②使软腭延长；③使咽后壁前移。目前临床较常应用的手术方法有以下两种。

1. 软腭肌肉吊环再造及软腭后推手术。这类手术可使软腭延长并缩小咽腔，但对手术瘢痕引起的软腭挛缩或咽腔过大者很难奏效。目前很少单纯用软腭后推术来矫正腭咽闭合不全，一般多同时采用软腭肌肉吊环再造来增强软腭度肌肉功能。

2. 腭咽成形术。较常用的是咽后壁瓣成形术。该术式在20世纪中叶才开始应用于临床，并一直是治疗腭裂术后腭咽闭合不全最常用的手术方法。Morris(1995)临床研究表明，咽后壁瓣成形术可使83.1%的患者获得正常的腭咽闭合，66.1%的患者获得正常或接近正常的语音，但89.2%的患者主诉有打鼾。咽后壁瓣成形术的手术要点应该包括以下几个方面：①咽后壁组织瓣的大小以能与软腭中1/3相接触，张力不大且组织瓣创面能与软腭鼻腔面瓦合缝合为宜。②咽后壁组织瓣长宽应设计合适，接近蒂部应宽些以保证组织瓣之血供。③在切开之前，用含肾上腺素的局麻药液于组织瓣下方的椎前筋膜浅面作浸润注射，以利组织瓣的剥离和止血。④切口深达椎前筋膜浅面，即切透咽后壁黏膜、咽筋膜及咽上缩肌。用剥离器沿咽上缩肌与椎前筋膜之间进行剥离，形成咽后壁组织瓣。⑤潜行分离创面两侧组织并将两侧组织向中线拉拢，缝合于椎前筋膜上。⑥将咽后壁组织瓣与软腭鼻腔侧创面缝合，两侧通气孔预留3~4mm直径，最后以软腭鼻腔黏膜瓣覆盖咽后壁瓣创面。在咽成形术中是否同期进行扁桃体摘除术一直存在争议。多数学者认为，为了减少中耳渗出和避免呼吸道阻塞，扁桃体摘除术至少在咽成形术 8 个月以前完成。

目前认为，腭咽成形术是解决腭咽闭合不全的重要手段，其成功率高达 80%～90%。尽管手术本身对气道的损伤可能意味着潜在的气道阻塞风险，但实际情况中并发症发生概率并不高。术后疼痛、颈部活动受限及低热比较常见，但症状通常很快就会消失；鼻塞和打鼾症状随转移的组织瓣的横向收缩也在数周至数月后减轻或消失。

手术过程对咽升动脉的损伤是引起腭咽成形术后出血的主要原因。此外，对于腭心面综合征患者在术中尤其应该注意颈动脉的走行变化。

组织瓣脱落也会出现在无明显出血的腭咽成形术患者中。除缝合欠佳等手术技术原因外，腭咽间隙过大、一期手术瘢痕造成的组织脆性增加、血供下降等增龄性变化可能是导致这类并发症出现的原因。

在一项对 53 例经历腭咽成形术的患者进行头影测量研究中发现，手术一定程度上会影响颌面发育，使面容呈现出下颌后缩的趋势。Long 和 McMamara 发现尽管腭咽组织瓣成形术会使面部发育有所改变，但不足以否定腭咽成形术给予患者的积极康复作用。有部分研究提示，手术对小于 7 岁的患者的颌面发育影响微乎其微。

(五)语音障碍

语音障碍是腭裂畸形的主要症状及手术并发症之一，也是腭裂患者最苦恼的问题和产生心理障碍的主要因素，其严重地影响着患者的学习、生活、社会交往和身心健康。腭裂术后影响语音效果的因素很多，如腭咽闭合不全、不良语音习惯、舌及下颌运动异常、牙畸形及患者的听力、智力和精神心理状态等。在唇腭裂序列治疗中，语音治疗是一个重要的内容。

1. 腭裂患者语音障碍的特点。语音的发生是一个特别复杂的生理过程。腭裂患者的呼吸装置和发声装置都是正常的，其语言障碍主要是控声及共鸣装置缺陷和失调而造成的。腭咽闭合功能在正常语音过程中起着重要的作用，腭咽闭合不全是腭裂畸形影响正常语音的主要原因。其次是不良代偿习惯，这种不良习惯是机体器官缺陷情况下，后天代偿而形成的。这种不良代偿习惯包括舌体的抬高向上以阻塞腭部裂隙；舌根向下向后以使会厌闭合代偿软腭，控制进入口鼻腔气流；咽部肌肉异常收缩以代偿腭咽闭合不全。另外，传导性听力障碍、获得性心理障碍也影响正常的语音发育。虽然腭裂畸形患者的语音障碍有一些共同特点，但是不同的畸形类型、不同的畸形程度、不同的患者，其语音障碍存在有变化多样的、明显的个体差异。

2. 腭裂语音障碍的诊断。腭裂语音障碍的产生是基于生理性的。因此，应该运用生理模式进行分析。运用发音位置-发音方式-语音清晰度测试法非常适合这一目的。语音清晰度测试系统是在更抽象的水平上进行的，除了帮助临床医师识别语音缺陷的类型外，对治疗计划的设计也有一定的参考意义。

由腭咽闭合不全引起的语音异常为过高鼻音，鼻漏气，口腔压力减弱，代偿性发音。前三种直接由结构异常引起，为第一类发育错误。而代偿性发音则是间接由结构异常引起，为第二类发音错误。不同类型的错误，原因不同，特点不同，治疗方法也不同。在第一类发音错误中，不同部位的结构异常可表现出不同辅音的鼻漏气(表 13-1)。当口腔相通部位发生在腭咽口时，鼻漏气出现在所有高压力辅音，同时元音可出现过高鼻音化；当口鼻腔漏的部位在后部接近硬软腭交界处时，[k]、[g]易被错误发成擦音，而极少影响口腔前部辅音；当口鼻腔漏的部位在口腔前部时，[k]、[g]极少被累及。第二类发音错误(代偿性发音错误)是一种继发于口腔鼻腔相通的发音异常，主要有声门阻塞音、会厌塞音及咽塞音、腭部塞音、咽擦音及半摩擦音、腭擦音。

表 13-1　**口腔鼻腔相通部位和辅音鼻漏气的关系**

口鼻腔相通部位	易变形的辅音
腭咽口 口鼻腔漏	所有高压力辅音 [b]、[p]、[t]、[d]、[k]、[g]、[s]、[c]、[z]、[zh]、[ch]、[q]、[x]
前部	前部压力辅音 [t]、[d]、[s]、[z]、[c]、[p]、[b]、[f]
后部	后部压力辅音 [k]、[g]
腭咽口 (特殊音腭咽闭合不全)	带有“滋”的擦音和半擦音 [s]、[z]、[c]、[sh]、[zh]、[ch]

3. 手术对语音功能恢复的意义。语音的产生是人体呼吸装置、发声装置、控声及共鸣装置的协调运动和相互作用，是对呼出的气流进行综合处理的结果。气流冲击声带产生微弱的音，控声及共鸣装置使这一音的气流在某一部位受到暂时阻断和赋予不同的共鸣特征，最终形成具有不同音素的语音。腭裂患者由于解剖结构的异常而发生腭咽闭合不全和不良语音代偿习惯，破坏了语音控声及共鸣基础，终产生语音障碍。腭裂手术的目的是封闭裂隙，恢复腭部的解剖关系，提供正常语音装置的客观条件。因此，腭裂手术对语音的恢复是最基本的和最重要的手段。腭裂手术又分为以封闭裂隙为主的腭成形术(palatoplasty)和以改善腭咽闭合为主的咽成形术(pharyngoplasty)两类。大多情况下，腭裂患者仅需接受腭成形术，但有些病例，需两类手术共同使用，才能达到恢复腭部的解剖形态和生理功能的目的。

4. 语音治疗。尽可能较早地为腭裂患儿建立一个正常语音所必需的解剖生理基础是非常重要的。因为，语言交流开始的早期阶段对整个语音发育的影响是很关键的，局部解剖生理的异常可导致语音发育延迟和形成不良语音习惯。一般正常人的言语和语言发育在14 个月以前便可完成，但腭裂患儿的发育相对要迟延。唇腭裂患者语音功能的恢复程度，除了与术后腭咽闭合是否完全有关外，还与不良代偿习惯有关。腭咽闭合不全需要通过再次手术解决，不良代偿性习惯则需要语音训练矫正。在手术恢复了完善的腭咽闭合功能之后，语音病理医师通过训练才能根除治疗前的语音不良习惯并建立良好的语音模式。

语音训练包括六个方面的内容：①语音不良习惯矫正训练；②腭咽闭合功能训练；③语音呼气节制训练；④语音技能发育训练；⑤语音基本要素的训练；⑥单词和语句训练。

三、牙槽突裂手术并发症

牙槽突裂手术并发症包括植骨失败，术创裂开，牙周硬软组织支持不足，牙萌出障碍以及术后继发感染。前期报道多关注牙槽突裂植骨的成活率，对其并发症的发生研究尚少，目前报道牙槽突裂手术并发症的发生率为15%～40%。术前局部的条件非常重要，如裂隙宽度、裂区多余牙的存在、牙根暴露于骨裂中、附近软组织炎症或健康情况等都与并发症的发生有关。另外，手术设计、患者年龄、术前正畸治疗的配合、骨移植材料等也是影响手术成功的因素。

(一)骨移植失败

骨移植失败是牙槽突裂植骨术最严重的并发症。骨移植失败的主要表现是植入骨排出或吸收。植入骨排出通常是由于术后感染及不适当的手术操作所造成，植入骨吸收多与手术年龄、裂隙宽度及骨段台阶有关。术后感染引起的植入骨排出通常发生于术后1周～3个月之间，骨吸收多发生于术后3～6个月。对于植入骨排出或严重吸收的病例，待牙槽嵴高度稳定后需进行二次植骨手术。

(二)术创裂开

术创裂开可导致植入骨暴露，多由造袋时软组织瓣减张不够，张力过大或感染所引起。由张力过大引起的术创裂开通常发生在术后1周左右，表现为植入骨部分暴露。若无渗出物，创面干净，可暂作保守处理，保持口腔清洁，减少唇颊运动。如若伤口有死骨存在，应取出死骨，直至植骨面有血液渗出。由感染引起的术创裂开可见创口有脓性分泌物。

Lilja等和Almasiri在独立的回顾性研究中发现，术前3～8周拔除术区残留乳牙，能有效降低牙龈组织回缩，可减少术后伤口裂开的风险。

(三)牙周骨组织及软组织支持不足

如牙周骨组织及软组织支持不足，则可能发生移植物的暴露、软组织坏死、伤口崩解、口鼻瘘、前庭沟消失等。术中从牙槽嵴到梨状孔骨裂的边缘应充分暴露，以保证移植材料的骨愈合。组织瓣的设计是牙槽突裂整复的重要部分，其目的是获得良好的鼻腔衬里和血供丰富且无张的口腔组织瓣。

(四)牙萌出障碍

尖牙萌出障碍较少发生，其中植骨年龄的选择较为重要，一般在9～11岁。研究表明，超龄患者比适龄患者出现并发症的概率更高。Bergland报告在389例牙槽突裂骨移植患者中，292例尖牙可自发萌出，97例需正畸调整。90%的患者可通过尖牙移动到侧切牙的位置而达到牙列连续性的恢复。一般来说，牙萌出状态与植骨材料有关，如松质骨移植尖牙易萌出，而密质骨移植尖牙的萌出率仅有50%。

(五)术后继发感染

牙槽突裂植骨术的感染可以不同形式表现在术后不同阶段。感染导致创口裂开使植入骨暴露主要发生在术后1~2周或拆线后；渗出物及死骨由鼻腔排出多发生在术后2周内；植入骨逐渐吸收以致完全消失常发生在术后半年以内。对于轻度的感染可继续应用抗生素，并保持口腔清洁；如有死骨形成，应去除死骨。术后感染的病例通常失去部分植入骨，牙槽突往往达不到正常的高度。对需作二次手术者，一般在半年后进行。

四、唇裂鼻畸形

唇裂患者多伴有鼻畸形，这种鼻畸形严格地讲还不能完全称之为唇裂继发畸形或唇裂术后并发症，因为，唇裂鼻畸形(cleft lip nasal deformity)的产生既有先天原发因素，又有后天继发因素。先天因素是局部软组织与支持组织的发育畸形或发育不全，以及构成鼻翼的皮肤、软骨、黏膜的先天性异位和梨状孔区的上颌骨发育不良；后天继发因素包括术后唇鼻肌肉的异常牵拉、鼻底瘢痕组织的挛缩、唇上1/3的组织不足以及早期手术操作不当等使畸形加重。造成唇裂鼻畸形的解剖学因素主要与异位的鼻翼软骨、发育不良的梨状孔边缘以及弯曲的鼻中隔有关。对此，Hogan和Converse从解剖学角度利用三角支架学说来解释鼻畸形。他们将外鼻看成是一个三角形锥体，锥体支撑的中心为鼻尖，锥体的两侧分别为双侧的鼻翼，中间为鼻中隔(图13-7)。当一侧的梨状孔区骨发育不良或缺乏时，三角形锥体则倾斜，导致鼻翼塌陷。塌陷的组织可限制鼻中隔的发育，使之沿其矢状面弯曲，凸向患侧鼻腔。如果鼻中隔严重弯曲或伴有犁骨的发育异常，不能为鼻中隔软骨提供稳固的基底，则鼻中隔软骨可偏离犁骨沟，突向健侧鼻腔，进一步加重鼻畸形。在不同的病例中，唇裂鼻畸形的特点往往有很大的差异，与唇裂畸形的程度和范围以及牙槽突裂的状况直接相关。一般认为，这种畸形多伴有鼻棘及上颌骨的发育不良和患侧鼻翼软骨、鼻中隔、鼻小柱及鼻尖的发育缺陷。鼻整形在一期唇裂修复术时是必须考虑的重要问题。McCarthy特别强调了在一期唇裂手术前矫形治疗改善颌骨错位情况对鼻畸形整复的重要性。但术前矫正的辅助效果和意义尚未达成共识。

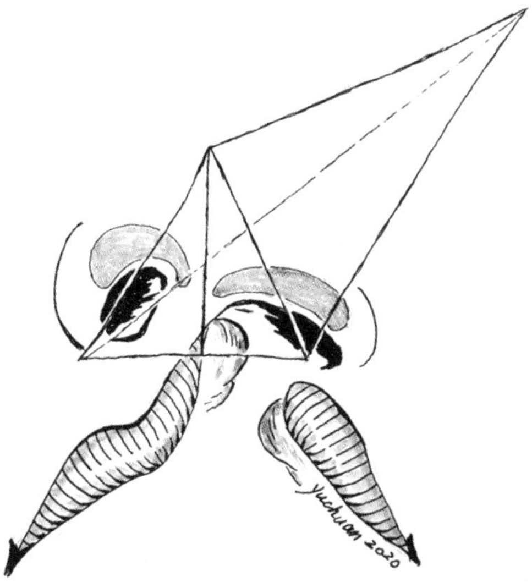

图13-7　鼻三角支架与鼻畸形

(一)软组织畸形

1. 鼻孔过小或过大。鼻孔过小表现为鼻孔在横的方向过窄，主要是切除了鼻底过多的皮肤组织所致。鼻孔过大主要表现为鼻孔过宽、过扁，与健侧不对称，产生的原因是没有将鼻翼从外展的畸形恢复到正常位，或是鼻底两侧保留了过多的皮肤。

2. 鼻底瘢痕。鼻底瘢痕的形成多因为术后局部感染所致，影响鼻堤结构和形态。鼻底瘢痕的治疗同唇部瘢痕，并在瘢痕切除后行鼻堤再造。

3. 鼻前庭皱褶。先天性唇裂修复术后，在鼻前庭侧壁上常常立即出现有一条纵向的皱襞，文献中将之称为鼻前庭皱褶(plica vestibularis)。鼻前庭皱褶在单侧完全性唇裂术后并发症中发生率较高，为86.36%。Nakajima等认为，鼻前庭皱褶是由于鼻翼内收时所引起的前庭内层张力过大所致。傅豫川等通过临床研究证明，鼻前庭皱褶形成的原因有三个：①唇裂患者术前鼻翼多为塌陷畸形，当将横向的软组织曲卷到正常位置时，必然造成纵向鼻腔黏膜之不足，于是在纵向便形成了一个畸形牵拉形成鼻前庭皱褶；②鼻翼从外展的位置向内侧弯曲整复鼻孔时，过多的鼻腔黏膜即在鼻孔内形成皱襞；③黏膜、软骨、皮肤的致密度和延展性各不相同，当在鼻翼软骨与皮肤之间做了广泛分离之后，再用相同的矢力复位，无疑造成各层曲率不同，致鼻前庭皱褶形成。鼻前庭皱褶不仅可影响患者的形态甚至功能，而且可使鼻畸形的其他表现更为严重，如鼻翼塌陷、非实质性鼻孔过小和鼻尖不正、鼻下部歪斜等。因此，鼻前庭皱褶的矫正是唇腭裂治疗不可忽视的一个重要内容。

4. 鼻底缺裂或口鼻瘘。造成这种畸形的原因主要是唇裂修复术时未能对鼻底做规范的整复。鼻底包括鼻孔前份对鼻堤以及鼻前庭内的鼻腔底壁，对于鼻前庭内鼻腔底壁的整复应对鼻腔面和口腔面分别修补。另外可能是手术设计不当，鼻底部缝合张力过大，以致术后复裂。鼻底部缺裂或口鼻瘘利用局部组织一般不难整复。通常是将鼻底裂缘的皮肤、皮下组织及内侧口腔黏膜切开并充分游离，在无张力情况下分层严密缝合。

(二)软骨畸形

1. 鼻翼塌陷。尽管上颌牙槽突裂及鼻软骨支架复位不佳可使鼻翼塌陷更明显，但畸形的实质是鼻软骨畸形。所以，婴儿期在鼻翼软骨畸形记忆的模糊期对鼻翼软骨的塑形非常重要。有人为了补偿鼻翼软骨畸形记忆导致的复发，提出了一期唇裂修复中“鼻过矫正”的观点(图13-8)，但其精确的预测和数据定量尚待进一步探讨。

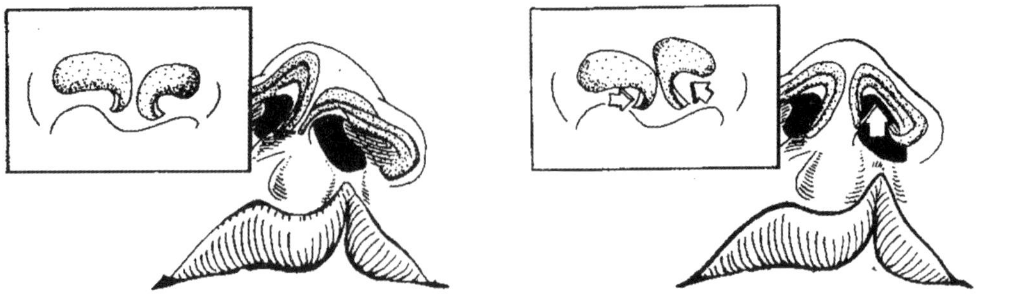

图13-8　鼻翼软骨塑形与矫正

2. 鼻小柱歪斜。单侧唇裂患者由于畸形特点，鼻小柱均偏向健侧，若唇裂修复术时未做矫正或矫正的效果不稳定，均可导致鼻小柱歪斜。

3. 鼻尖不正。主要表现为：①鼻尖偏向健侧；②患侧的鼻尖部和鼻孔边缘都向下前方移位。这种畸形在唇裂整复前即存在，由于唇裂手术时未将畸形彻底矫正所致。

4. 鼻尖过低。鼻尖过低是双侧唇裂常见的畸形，与这种畸形同时存在的还有鼻小柱过短和鼻孔扁平等鼻部畸形。这三种畸形尽管同时存在，但起主导作用的还是鼻小柱过短。产生这一畸形的根本原因是胚胎时两侧的球状突发育障碍。

5. 鼻中隔歪斜。鼻中隔歪斜也是单侧唇裂术前已存在的畸形，如果未得到矫正，随着年龄的增长，畸形会更加严重。其主要表现是整个鼻长轴向健侧歪斜，患侧的鼻背软骨和鼻翼软骨都存在扁平和向下塌陷的情况。

(三)鼻基部硬组织畸形

鼻基部硬组织畸形主要是由于牙槽突裂的存在、梨状孔底部的缺失及上颌骨发育障碍，表现为鼻翼基部的过低。这种畸形常使鼻翼塌陷及鼻部歪斜畸形更加明显。除此之外，发生鼻翼基部过低的原因还包括：①唇裂手术时未将鼻翼作向内的旋转和向上的提升；②较宽和较重的完全唇裂，其患侧上颌骨的鼻切迹本身存在发育不全。

(四)唇裂鼻畸形治疗

唇裂鼻畸形的手术整复方法较多，但总的原则是首先考虑不损伤鼻软骨的方法，如果畸形比较严重，再考虑鼻软骨成形或肋软骨植入。应同时兼顾美学和功能两个方面，美学包括鼻的对称性和鼻面的协调性；功能包括正常的通气、颌关系及语音。整复目的和要点包括以下几个方面：①恢复鼻翼软骨的对称性；②形成正常的鼻外形；③恢复合理的鼻唇关系；④恢复鼻孔的对称性；⑤鼻中隔矫正。

目前采用较多的是在不同的年龄阶段的几次手术组成的综合治疗方案：①术前矫形治疗塑形鼻翼软骨的正常曲度，并在首次唇裂修复术中行鼻畸形一期矫正术；②8~10 岁，通过牙槽突裂植骨术加高鼻翼基部梨状孔周围的骨壁，为后期的对称性鼻修复创造条件；③正畸+正颌外科恢复正常对称的牙颌关系；④待发育完成后再行最后的鼻成形术。

唇裂鼻畸形的手术整复，根据施术时期的不同，可分为一期鼻畸形矫正术和二期鼻畸形矫正术；根据手术的不同方法，又可分为局部软组织成形术，鼻软骨成形术和鼻支架植入成形术。Davis 曾将鼻整复的手术方法归纳为以下六类：①黏膜下切开和鼻中隔成形术；②鼻翼外侧切口的鼻翼旋转术；③鼻翼内侧切口的鼻翼旋转术；④矫正患侧鼻翼软骨的软骨移植术；⑤恢复鼻对称性的鼻内旋转和鼻缘矫正术；⑥恢复鼻尖基本结构和鼻对称性的鼻翼基部抬高术。

1. 鼻前庭皱褶矫正术(correction of nasal plica vestibularis)。鼻前庭皱褶矫正术多在唇裂修复术同期完成，方法包括 V-Y 延长术、Z 字改形术、倒 U 形错位缝合法、U-Z 成形术、悬吊缝合法等。目前多采用组织充分游离基础上行内悬吊缝合的技术矫正鼻前庭皱褶。

2. 鼻翼整体旋转矫正术(surgical correction of the alar rotation)。1925 年，Blair 注意到

患侧鼻孔宽度总是大于健侧，另外，鼻翼基部的位置与发育不全的上颌骨有关。因此，他采用将鼻翼基部向内、向上旋转的方法来矫正鼻畸形。这一基本方法是沿鼻小柱中线作矢状切口，切口的两端分别延伸至患侧鼻翼根部和鼻小柱顶端，然后在鼻小柱顶端和鼻翼根部切除两小块三角形组织，将局部组织旋转后行间断缝合，从而达到变患侧鼻孔横向长轴为纵向长轴，抬高扁平的鼻穹窿，缩窄鼻底，恢复鼻孔的对称性。在 Blair 氏法的基础上，许多学者分别介绍了各种改良术式。此类手术的优点是瘢痕隐蔽，对骨和软骨无损伤，是单纯的软组织手术，并可与其他方法联合应用，不仅适用于成人鼻畸形的矫正，也适用于儿童患者，可矫治中度和重度唇裂鼻畸形。

3. 鼻翼软骨松解悬吊术和切开易位术(alar cartilage mobilization, suspension and relocation)。Tajima(1977)认为，要想将错位的鼻翼软骨固定在正确的位置上，除缝合固定之外，在鼻下份皮下组织与软骨之间作广泛的分离，愈合后产生的纤维组织亦是固定鼻翼软骨的一个重要因素。他主张鼻翼软骨松解悬吊术仅适用于鼻翼软骨无发育不良、局部皮肤较薄的患者。切口一般采用鼻内侧切口或鼻外侧切口，手术方法包括下述数种：暴露两外侧脚、畸形鼻翼软骨并将其缝合于鼻翼顶部；鼻外侧软骨和鼻翼外侧脚通过褥式缝合固位于鼻中隔；潜行缝合将鼻翼基部固位于鼻中隔以缩窄鼻翼基部；悬吊裂侧鼻翼外侧脚于同侧和对侧上方的鼻外侧软骨；从皮肤和黏膜间将患侧鼻外侧软骨完全解剖并通过划痕建立一个近似于健侧的鼻翼软骨，并缝合固定于对侧上方鼻外侧软骨和鼻翼内侧脚，外侧缺损可通过皮肤移植或皮肤软骨移植封闭；从鼻翼基部到鼻棘和鼻中隔尾部进行缝合以维持鼻堤(nostril sill)的宽度；倒 U 形切口并悬吊复位鼻翼软骨。

鼻翼软骨切断易位术适用于鼻翼软骨扭转错位比较严重的病例，手术应该推迟到 15 岁之后进行。Humby(1938)提出切开健侧上份鼻翼外侧脚，通过中线易位到患侧以增加患侧鼻翼外侧脚。Brown 和 McDowell(1941)将患侧鼻翼外侧脚离断，易位缝合至对侧鼻翼内侧脚和鼻翼顶部。1950 年，Barsky 提出将患侧鼻翼外侧脚上叶切开，易位并悬吊于鼻中隔软骨浅面。Erich(1953)切开患侧鼻翼内侧脚，易位并悬吊于对侧鼻翼顶部。另外，Whitlow 和 Constable(1973)提出了双侧鼻翼软骨瓣易位悬吊术。

4. 软骨移植术(cartilage grafting)。鉴于唇裂鼻畸形软骨支架常有组织错位和发育不良，Fomon(1956)首先提出了利用软骨移植术矫正鼻畸形。软骨移植术主要适用于鼻翼软骨悬吊术和易位术不能矫正鼻畸形的唇腭裂患者。目前最常采用的移植材料为自体鼻中隔软骨、自体耳甲软骨和自体肋软骨。除此之外，尚有部分学者介绍利用异体胚胎骨、异体胚胎软骨或其他骨代用品来矫正唇裂鼻畸形。Lamont 取部分对侧顶部鼻软骨边缘移植于患侧以增加患侧鼻翼顶。Fomon，Bell 和 Syracuse 取耳软骨移植于鼻小柱和前鼻嵴处。Musgrave 和 Dupertuis 提出叠加式软骨移植。Millard 提出以鼻中隔软骨移植改善鼻尖。Gorney 和 Falces 提出以“海欧飞翼”样耳甲软骨移植入矫正鼻畸形。Chait 提出用 C 形肋软骨移植于患侧鼻翼软骨表面并与两侧鼻翼软骨内侧脚缝合，以矫正鼻翼和鼻尖畸形。Thomson 描述了一种通过鼻翼边缘瓣延长鼻小柱的方法。目前，开展较多的治疗方式是成年后应用自体肋软骨移植的复合塑形支架矫正唇裂鼻畸形。

总之，唇裂鼻畸形整复是一项复杂的工作。尽管目前方法较多，但仍难以达到理想的整复效果。这是由唇裂鼻畸形的特点所决定的。因此，唇裂鼻畸形的整复应根据患者具体的畸形特点，针对性地选用一种或联合多种术式进行治疗。

五、唇腭裂颌骨畸形

腭裂患者多伴发颌骨畸形，最常见的是上颌骨发育不良的后缩畸形。除了先天因素外，患者接受多次手术是影响上颌骨发育的重要因素之一：患儿 3 个月时接受唇裂手术，可产生明显的瘢痕和过紧的上唇，尤其是双侧唇裂患者；腭裂手术及牙槽突裂手术产生的瘢痕可不同程度地影响上颌骨的发育。

(一)腭裂颌骨畸形的发生

唇腭裂颌骨畸形是在先天性因素和后天性因素共同作用下产生的。傅豫川等在扫描电镜下分别对腭裂胎鼠和正常胎鼠的上颌标本进行了生长率的测量研究，发现腭裂胎鼠的上颌长度、原发腭长度及继发腭长度均较正常胎鼠要小，而腭部宽度较正常胎鼠要宽。Tashiro 用醋酸地塞米松诱导胎鼠腭裂，以颅面骨和软骨的阿辛蓝/茜素红染色进行颅面形态横断面检查，结果表明腭裂胎鼠鼻骨和前颌骨长度的发育低于正常胎鼠，而前者两侧腭大孔间的距离和上颌两牙槽突间的距离较大，但两侧牙槽突宽度的发育较低。颅面部其他部位的长、宽度发育两者无差异。证明先天性腭裂伴有先天性的上颌发育不良。

后天生长发育模式是导致和加重唇腭裂患者颌骨畸形的一个方面，但更重要的后天因素是医源性的干扰。其主要包括四个方面：①术前不恰当的矫形治疗。②唇裂修复术的影响。③腭成形术的影响。④牙槽突裂早期植骨的影响。Herfert 通过动物实验证明，腭成形术可损伤腭骨的生长发育中心，从而干扰颌面部的生长发育。多数学者认为，施术年龄越小，对患者牙颌发育的干扰愈大。黄洪章和傅豫川对幼年 Wistar 大白鼠施腭成形术，成年后处死，取头颅标本通过组织学、X 线头影测量、X 线计算机伪彩色成像、X 线数字密度测量、模型测量等进行了研究。结果表明，实验组 SNA 角、ANB 角小于正常，说明上颌骨前后径发育不足；垂直距离 N-A、N-B 减小，说明面中、下份垂直距离减小；Zyg-Zyg 间距减小，说明面部宽度也变窄。很多学者认为腭裂手术，特别是儿童早期硬腭修复术，是导致上颌骨发育不足的主要原因。腭成形术对牙颌发育的影响主要是通过瘢痕对颌周及牙周韧带的牵制作用来实现的。Wijdeveld 认为，腭成形术可在腭部解剖区域产生广泛的瘢痕组织，其通过胶原纤维附着于腭骨并与粘骨膜及牙周韧带相连续，这种强大的生物牵制力可限制牙颌的正常发育。但也有学者认为唇腭患者上颌骨发育不足受腭裂自身的影响，是腭裂患者固有的上颌发育方式，与手术关系不大。

(二)腭裂颌骨畸形的形态特点

1. 颅底形态特点：Moss 通过头影测量的研究发现，腭裂患者颅底平面角较正常人小，他认为这种异常属蝶骨发育不良所致。最近，有报告证明唇腭裂者蝶枕缝钙化比正常人群要早。Krogman 等的研究表明，唇腭裂患者颅底角较正常人小，完全唇腭裂者颅底畸形程度较不完全性唇腭裂者更为严重。Horswell 对未手术的腭裂患者进行了研究，发现前、后颅底长度均小，而颅底平面角无明显变化，他认为这种颅底畸形是由胚胎时期的先天因素所引起。Copellozza 等认为，唇腭裂患者的颅底形态与正常人相近，其较小的差异与裂隙本身有关，属先天因素的干扰，与腭成形术无关。

2. 上颌骨形态特点：唇腭裂患者上颌骨发育异常主要表现为面部高度、面部深度、面部宽度、颅—颌关系四个方面的改变。唇腭裂患者多存在上颌高度和深度的发育不足，SNA 角变小，牙槽突唇向发育明显不足，上颌突度减小，上颌位置后移，呈现出面部中份的凹陷畸形。

3. 下颌骨形态特点：下颌发育异常主要表现为位置改变、长度改变，颏点向下向后的移位，髁状突轻度向下向前移位，下颌角度钝，下颌平面变陡。

(三)唇腭裂正颌外科的手术原则

唇腭裂患者颌骨畸形与非裂者有诸多不同，在治疗上也有其特殊性。张震康等将其归纳为以下几个方面：①正颌外科有一定的难度和复杂性，这是因为腭裂造成的上颌骨可能分为二骨段或三骨段，这对手术设计增加了难度；有的牙槽突裂隙还需要植骨；有的继发畸形因腭部瘢痕造成截骨和移动骨块困难，尤其是移动骨块的血供障碍可能导致骨块坏死。②因为腭裂术后腭部已有瘢痕，有的两侧或一侧的腭大动脉已阻塞，这时切口的设计不能完全按照 Bell 提出的颌骨血液动力学原理进行，否则很可能导致骨段血供障碍，发生术后骨愈合延迟、骨愈合不良、骨部分坏死甚至整个骨段坏死；有的腭裂即使未做腭成形术，其血管分布也有变异，血流量可能下降，为此术前要作充分估计。③因上唇、上颌部原有的瘢痕使硬软组织移动的比例与一般牙颌面畸形有所不同，要用不同的计算方法；由于颊腭侧瘢痕组织粘连使截骨后骨块移动比较困难，再则瘢痕组织的弹性和可移动性也比正常黏骨膜差，因此在术中要完全将骨块松动后才能移动到理想位置，否则术后易复发。④这类患者常伴有鼻颌区发育不足或上颌发育不足，甚至整个面中部发育不足，应同时进行矫正。⑤由于要矫正内容如此众多的畸形，手术应有一个良好的顺序，选择最佳程序。⑥腭裂患者的正颌手术应在上下颌生长发育停止后进行，其参考年龄是女性 14 岁，男性 17 岁。

1. 单侧腭裂术后裂侧骨段的外科正畸。此类畸形为裂侧上颌骨段向内向下旋转错位，表现为牙弓不完整，往往在裂侧侧切牙处牙弓内收使之狭窄。有时侧切牙错位或缺失，伴口腔鼻腔瘘或牙槽突裂。裂侧后牙呈反𬌗。相应软组织鼻翼基底塌陷。尖牙窝处发育不足。健侧上颌发育正常，但是有的也发育不足。整个上颌呈后缩畸形。手术可以同期矫正所有颌骨和牙槽嵴的畸形，包括裂侧颌骨正位，恢复牙弓形态，矫正后牙反𬌗和𬌗关系以及牙槽突裂植骨。植骨不仅可使牙弓完整、稳定正位的颌骨使之不回位，同时还可以改善患侧鼻翼基底部的塌陷和封闭口腔鼻腔瘘。

2. 单侧腭裂术后二侧牙弓狭窄的外科正畸。由于二侧上颌骨均有内收旋转移位，表现为上颌牙弓明显狭窄、𬌗关系紊乱、前牙拥挤、侧切牙缺失，口腔鼻腔瘘和牙槽突裂，二侧后牙均可呈反𬌗，有的常伴有上颌后缩畸形。手术应分二期进行。第一期移动二侧颌骨到正常位置，恢复正常牙弓和𬌗关系。6 个月后行第二期手术，二期手术是将第一期手术扩大了的腭部和牙槽突裂进行植骨修复。

3. 双侧腭裂术后前颌骨畸形的外科正畸。双侧唇腭裂术后前颌骨未骨性愈合，二侧存在口腔鼻腔瘘和牙槽突裂。前颌骨的前突使上唇和两个中切牙前突。有时前颌骨后缩，前牙舌向倾斜呈闭锁𬌗或伴有上颌骨发育不足或鼻颌区后缩畸形。手术应同期矫正包括异常动度、前突或后缩的前颌骨畸形。裂隙处应植骨使上颌骨有一完整的牙弓。手术切口和截骨都应保证前颌骨唇侧软组织的完整性，以作为其主要血供蒂，否则可造成前颌骨的愈合延迟，不愈合或坏死。二期修复鼻唇软组织畸形或作 Le Fort Ⅰ型或Ⅱ型截骨术矫正上颌或鼻颌区发育不足。

4. 双侧腭裂术后前颌骨畸形并牙弓狭窄的外科正畸。这种畸形同时兼有前颌突畸形和二侧牙弓狭窄畸形。手术应分二期进行。第一期手术先截断前颌骨的犁骨和二侧上颌骨段，使畸形的前颌骨和二侧狭窄的牙弓回位。第二期手术植骨，消除腭部及牙槽突裂隙和口腔鼻腔瘘。

5. 腭裂术后伴上颌后缩畸形的外科正畸。这种畸形除了腭裂所具有的硬软组织畸形外还伴有上颌后缩畸形，表现为前牙反𬌗，上唇、尖牙窝区塌陷，下颌真性或假性前突，呈碟形脸。治疗与矫治上颌后缩畸形相同，但须考虑移动骨段的血供问题。根据畸形不同可以选用标准 Le Fort Ⅰ型截骨下降折断术，术中尽量保持腭降动脉的完整性。如尖牙窝区、鼻翼基底部塌陷畸形，则可选用高位 Le Fort Ⅰ型截骨术。如果伴有真性或假性下颌前突畸形亦应同期矫正。

6. 腭裂术后伴面中部发育不足的外科正畸。许多腭裂术后患者都表现有面中部发育不足。临床特点为鼻根、内侧眶下区和前鼻棘区发育不足，因此出现鼻短、鼻尖向上翘、鼻小柱短、鼻宽而扁平。因前颌区牙槽突发育不足可呈反𬌗，但也可以不呈反𬌗。下颌可以出现真性或假性前突畸形。鼻颌区发育不足并有反𬌗，宜采用 Le Fort Ⅱ型截骨术矫正。如无反𬌗畸形，仅仅需要把鼻颌区前移，则可采用 Psillakis 等(1973)的改良锥形鼻-眶上颌截骨术。骨段前移骨间隙应植骨。

7. 牵引成骨技术整复唇腭裂上颌后缩。应用牵引成骨技术(distraction osteogenesis, DO)治疗严重颅颌面畸形，是近二十年来兴起的方法。尽管它尚不成熟，但正畸手段和牵引成骨术的结合无疑将是正颌外科的一个重要发展方向。根据文献报道，DO 的适应证非常广泛，治疗的年龄范围从新生儿到成人均有成功范例。概括目前文献，治疗对象年龄分布从 4~25 岁，以乳牙期和替牙期居多。包括单侧唇腭裂、双侧唇腭裂、严重面裂等，均已做过唇腭裂修补术，部分进行了牙槽突裂植骨。存在上颌骨严重发育不足，安氏 III 类错𬌗，前牙反𬌗等症状。牵引装置分口外牵引器和口内牵引器两种。总之，随着基础研究和临床应用的不断深入和广泛开展，外科和正畸的密切协作，牵引成骨术必将成为一项重要的外科正畸手段。

(傅豫川)

◎ 参考文献

[1]傅豫川，黄洪章，汪传铎. 唇腭裂序列治疗的研究与进展[M]. 武汉：湖北科学技术出版社，1996.

[2]傅豫川. 唇腭裂畸形的治疗[M]. 武汉：湖北科学技术出版社，2002.

[3]傅豫川. 唇腭裂序列治疗计划[M]. 北京：人民卫生出版社，2017.

[4]王光和．唇腭裂的序列治疗[M]．北京：人民卫生出版社，1995.
[5]Abyholm F E, Borchgrevink H H, Eskeland G. Palatal fistulae following cleft palate surgery [J]. Scand J Plast Reconstr Surg, 1979, 13(2): 295-300.
[6]Alkan A, Bas B, Ozer M, et al. Closure of a large palatal fistula with maxillary segmental distraction osteogenesis in a cleft palate patient[J]. Cleft Palate Craniofac J, 2007, 44(1): 112-115.
[7]Almasri M. Reconstruction of the alveolar cleft: effect of preoperative extraction of deciduous teeth at the sites of clefts on the incidence of postoperative complications[J]. Br J Oral Maxillofac Surg, 2012, 50(2): 154-156.
[8]Ashtiani A K, Emami S A, Rasti M. Closure of complicated palatal fistula with facial artery musculomucosal flap[J]. Plast Reconstr Surg, 2005, 116(2): 381-388.
[9]Bergland O, Semb G, Abyholm F E. Elimination of the residual alveolar cleft by secondary bone grafting and subsequent orthodontic treatment[J]. Cleft Palate J, 1986, 23(3): 175-205.
[10]Conley J J. Complications of head and neck surgery[M]. Philadelphia: W. B. Saunders Company, 1979: 180.
[11]Bittermann G K P, van Es R J J, de Ruiter A P, et al. Incidence of complications in secondary alveolar bone grafting of bilateral clefts with premaxillary osteotomy: a retrospective cohort study[J]. Clin Oral Investig, 2020, 24(2): 915-925.
[12]Bjorn S, Lisa W, Alex C. Early surgical complications after primary cleft lip repair: A report of 3108 consecutive cases[J]. The Cleft Palate-Craniofacial Journal, 2005, 52(6): 706-710.
[13]Grahan M D. Cleft Palate Middle Ear Disease and Hearing Loss[M]. Springfield: C. C. Thomas Publisher, 1978: 27.
[14]Brøndsted K, Liisberg W B, Orsted A, et al. Surgical and speech results following palatopharyngoplasty operations in Denmark 1959—1977[J]. Cleft Palate J, 1984, 21(3): 170-179.
[15]Canady J W, Landas S K, Morris H, et al. In utero cleft palate repair in the ovine model [J]. Cleft Palate-Craniofac J, 1994, 31(1): 37-44.
[16]Denny A D, Amm C A. Surgical technique for the correction of post-palatoplasty fistulae of the hard palate[J]. Plast Reconstr Surg, 2005, 115(2): 383-387.
[17]Duflo S, Lief F, Paris J, et al. Microvascular radial forearm fasciocutaneous free flap in hard palate reconstruction[J]. Ear J Surg Oncol, 2005, 31(7): 784-791.
[18]Escher P J, Zavala H, Lee D, et al. Malnutrition as a risk factor in cleft lip and palate surgery[J]. Laryngoscope, 2020, 31(6): 2060-2065.
[19]Finkelstein Y, Zohar Y, Nachmani A, et al. The otolaryngologist and the patient with velocardiofacial syndrome[J]. Arch Otolaryngol Head Neck Surg, 1993, 119(5): 563-569.

[20] Kaban L B, Pogrel M A, Perrott D H. Complications in oral and maxillofacial surgery[M]. Philadelphia: W. B. Saunders Company, 1997: 279.

[21] Helling E R, Dev V R, Garza J, et al. Low fistula rate in palatal clefts closed with the Furlow technique using decellularized dermis[J]. Plast Reconstr Surg, 2006, 117(7): 2361-2365.

[22] Hirschberg J. Results and complications of 1104 surgeries for velopharyngeal insufficiency [J]. ISRN Otolaryngol, 2012, 32: 181-202.

[23] Kernahan D A, Bauer B. Functional cleft lip repair: a sequential layered closure with orbicularis muscle realignment[J]. Plast Reconstr Surg, 1983, 72(4): 459-467.

[24] Krimmel M, Hoffmann J, Reinert S. Cleft palate fistula closure with a mucosal prelaminated lateral upper arm flap[J]. Plast Reconstr Surg, 2005, 116(7): 1870-1872.

[25] Lahiri A, Richard B. Superiorly based facial artery musculomucosal flap for large anterior palatal fistulae in clefts[J]. Cleft Palate Craniofac, 2007, 44(5): 523-527.

[26] Lees V C, Pigott R W. Early postoperative complications in primary cleft lip and palate surgery: how soon may we discharge patients from hospital? [J]. Br J Plast Surg, 1992, 45 (3): 232-234.

[27] Lilja J, Möller M, Friede H, et al. Bone grafting at the stage of mixed dentition in cleft lip and palate patients[J]. Scand J Plast Reconstr Surg Hand Surg, 1987, 21(1): 73-79.

[28] Long R E Jr, McNamara J A Jr. Facial growth following pharyngeal flap surgery: skeletal assessment on serial lateral cephalometric radiographs[J]. Am J Orthod, 1985, 87(3): 187-196.

[29] Ardehali M M, Farshad A. Repair of palatal defect with nasal septal flap[J]. Int J Oral Maxillofac Surg, 2007, 36(1): 77-78.

[30] McCarthy J G. Plastic Surgery [M]. Vol 4. Philadelphia, WB Saunders, 1990: 2697-2746.

[31] McCombe D, Lyons B, Winkler R, et al. Speech and swallowing following radial forearm flap reconstruction of major soft palate defects[J]. Br J Plast Surg, 2005, 58(3): 306-311.

[32] Morris H L, Bardach J, Jones D, et al. Clinical results of pharyngeal flap surgery: the Iowa experience[J]. Plast Reconstr Surg, 1995, 95(4): 652-662.

[33] Nakajima T, Yoshimura Y, Kami T. Refinement of the "reverse-U" incision for the repair of cleft lip nose deformity[J]. Br J Plast Surg, 1986, 39(3): 345-351.

[34] Nguyen P N, Sullivan P K. Issues and controversies in the management of cleft palate[J]. Clin Plast Surg, 1993, 20(4): 671-682.

[35] Nilcolau P J. The orbicularis oris muscle: a functional approach to its repair in the cleft lip [J]. Br J Plast Surg, 1983, 36(2): 141-153.

[36] Peña M, Choi S, Boyajian M, et al. Perioperative airway complications following pharyngeal flap palatoplasty[J]. Ann Otol Rhinol Laryngol, 2000, 109(9): 808-811.

[37]Schönmeyr B, Wendby L, Campbell A. Early surgical complications after primary cleft lip repair: A report of 3108 consecutive cases[J]. Cleft Palate Craniofac J, 2015, 52(6): 706-710.

[38]Schultz R C. Management and timing of cleft palate fistula repair[J]. Plast Reconstr Surg, 1986, 78(6): 739-747.

[39]Shi Y, Zhang X, Sun Y, et al. Emergence agitation after the cleft lip or palate surgery in pediatric patients: a prospective study[J]. J Stomatol Oral Maxillofac Surg, 2020, 7: S2468.

[40]Sinha U K, Young P, Hurvitz K, et al. Functional outcomes following palatal reconstruction with a folded radial forearm free flap[J]. Ear Nose Throat, 2004, 83(1): 45-48.

[41] Smith D M, Vecchione L, Jiang S. The Pittsburgh fistula classification system: a standardized scheme for the description of palatal fistulas[J]. Cleft Palate Craniofac, 2007, 44(6): 590-594.

[42] Steele M H, Seagle M B. Palatal fistula repair using acellular der-mal matrix: the University of Florida experience[J]. Ann Plast Surg, 2006, 56(1): 50-53.

[43]Sullivan S R, Marrinan E M, Mulliken J B. Pharyngeal flap outcomes in nonsyndromic children with repaired cleft palate and velopharyngeal insufficiency[J]. Plast Reconstr Surg, 2010, 125(1): 290-298.

[44]Tajima S, Maruyama M. Reverse-U incision for secondary repair of cleft lip nose[J]. Plast Reconstr Surg, 1977, 60(2): 256-261.

[45] Eisele D W. Complications in Head and Neck Surgery[M]. Lonis: Mosby. St., 1993: 233.

[46]Weldon B C, Bell M, Craddock T. The effect of caudal analgesia on emergence agitation in children after sevoflurane versus halothane anesthesia[J]. Anesth Analg, 2004, 98(2): 321-326.

[47]Wells M D, Vu T A, Luce E A. Incidence and sequelae of nocturnal respiratory obstruction following posterior pharyngeal flap operation[J]. Ann Plast Surg, 1999, 43(3): 252-257.

[48]Wijdeveld M G M M, Grupping E M, Kuijpers-Jagtman A M, et al. Maxillary arch dimensions after palatal surgery at different ages on Beagle dogs[J]. J Dent Res, 1989, 68(6): 1105-1109.

[49]Wilhelmsen H R, Musgrave R H. Complication of cleft lip surgery[J]. Cleft Palate J, 1966, 3(3): 223-231.

[50]Yin N, Wu D, Wang Y, et al. Complete philtrum reconstruction on the partial-thickness cross-lip flap by nasolabial muscle tension line group reconstruction in the same stage of flap transfer[J]. JAMA Facial Plast Surg, 2017, 19(6): 496-501.

[51]Zhang Z, Fang S, Zhang Q, et al. Analysis of complications in primary cleft lips and palates surgery[J]. J Craniofac Surg, 2014, 25(3): 968-971.

第十四章 唾液腺手术并发症

唾液腺(salivary gland)包括三对大唾液腺，即腮腺、颌下腺和舌下腺，以及位于口腔黏膜下层的小唾液腺，根据其所在部位分别命名为唇腺、颊腺、腭腺、舌腺、磨牙后腺等。唾液腺疾病的治疗通常以外科手术为主，而三大唾液腺与颌面部重要神经、血管相毗邻，加之其特有的分泌功能，因而在术中、术后可能会产生一些并发症。本章分别对三大唾液腺及小唾液腺手术并发症产生的原因、预防及处理方法加以阐述。本章讨论的内容有：

腮腺切除术
- 面神经麻痹
- 味觉出汗综合征
- 涎瘘
- 出血和血肿
- 耳前区麻木
- 感染
- 肿瘤复发
- 颞下颌关节不适
- 外耳道炎
- 皮瓣坏死
- 美容缺陷
- 软组织缺损
- 残端神经瘤
- 牙关紧闭

颌下腺切除术
- 出血和血肿
- 面神经下颌缘支损伤
- 舌神经损伤
- 舌下神经损伤
- 吞咽疼痛及呼吸困难
- 残余结石
- 感染
- 涎瘘
- 唾液量减少
- 瘢痕形成
- 肿瘤复发
- 罕见并发症

舌下腺切除术
- 血肿
- 颌下腺导管损伤
- 舌神经损伤
- 感染
- 口底不适
- 囊肿复发

小唾液腺手术
- 囊肿复发
- 肿瘤复发
- 颌面部缺损畸形

第一节 腮腺切除术

腮腺手术的原因，多为腺源性肿瘤，其次是外伤、炎症、结石等。手术方法主要是腮腺切除术，包括全腮腺切除术、腮腺浅叶切除术、腮腺区域性切除术及腮腺肿瘤包膜外切除术。在腮腺切除术术中、术后均会产生并发症，这些并发症又可分为早期并发症（包括术中和术后近期发生的并发症）和后期并发症，见表 14-1。

表 14-1　**腮腺手术并发症**

早期并发症	后期并发症
面神经麻痹	味觉出汗综合征
涎瘘	肿瘤复发
出血和血肿	美容缺陷
感染	软组织缺损
颞下颌关节不适	残端神经瘤
外耳道炎	牙关紧闭
皮瓣坏死	
耳前区麻木	

一、面神经麻痹

面神经麻痹（paralysis of facial nerve）是腮腺手术最主要的并发症（彩图 14-1）。多为暂时性面瘫，可能是部分的、也可能是完全的，其发生率为 5%～40%，其中下颌缘支最容易损伤；少数为永久性面瘫，其发生率一般低于 3%。一般情况下，全腮腺切除术损伤面神经的概率大于腮腺浅叶切除术。肿瘤复发再次手术时，损伤面神经的危险性大大增加。

【原因】

1. 腮腺良性肿瘤体积较大，明显推移、挤压面神经，使面神经分支偏离正常的解剖位置，术中容易导致面神经损伤。

2. 肿瘤与面神经关系密切或粘连，在分离过程中容易损伤面神经。

3. 面神经分支较多，变异较大，神经纤维细小且行走路线较长。如果术者经验不足或解剖不熟，术中也容易损伤面神经。

4. 术中操作不当，在分离面神经过程中压迫、牵拉、刺激而引起面神经损伤。一般为暂时性，多在 3～6 个月内恢复其功能。

5. 恶性肿瘤侵犯面神经，为了完整切除肿瘤、减少术后复发，术中通常会切除面神经，导致永久性面瘫。

【预防】

1. 手术者应熟悉面神经解剖，充分估计各种异常情况下的神经分布，做到心中有数，避免盲目操作造成面神经损伤。

2. 当良性肿瘤与面神经关系密切或粘连时，应仔细将面神经从肿瘤被膜外分离出来，尽量保持神经的连续性，将面神经损伤程度降到最低。

3. 在分离、解剖面神经时，操作应轻柔。避免使用金属器械直接牵拉神经纤维，而应采用橡皮条穿过神经后再作牵引，牵拉的幅度不宜过大。另外，应掌握正确的操作方法，在神经外膜的表面沿神经长轴作纵向分离，而不能横向分离，以减少器械与神经的接触面积，从而降低面神经损伤的可能性。

4. 关于恶性肿瘤面神经的处理，应根据肿瘤性质和面神经受累情况而定。对腮腺黏液表皮样癌，如面神经未受累，应予以保留。面神经与肿瘤轻度粘连，但尚可分离者，如为高分化黏液表皮样癌，可考虑保留，然后用液氮冷冻处理面神经及其周围组织；也可给予术后辅助放射治疗，杀灭可能残留的癌细胞，减少术后复发；如为低分化黏液表皮样癌，则应牺牲面神经。如果术前已有面瘫，或手术中见面神经穿过瘤体，不论高分化抑或低分化型，均应牺牲面神经。对腺样囊性癌，如术中发现面神经与肿瘤接近，即使没有面瘫或面肌抽搐症状，亦应考虑牺牲面神经。当神经切除后，应做标记，以利神经移植时识别神经断端。

【处理】

对术中未切断神经纤维引起的暂时性面瘫，术后给予维生素 B_1 和维生素 B_{12} 等神经营养药物，辅以局部理疗，并逐步配合表情肌功能训练，一般在 3~6 个月内可恢复其功能。

对术中已切断或切除一段面神经的患者，如果不进行面神经修复很难自行恢复，将形成永久性面瘫。一旦发生永久性面瘫，可采用以下方式恢复其功能。

1. 神经吻合(nerve anastomasis)。神经吻合是面神经外科修复的基本技术，适用于神经缺损短的病例，通过松解近、远端，在无张力下吻合。神经吻合最好在手术显微镜下进行，先找出断裂的两断端，以锋利刀片垂直切去残端少许，露出正常神经轴索，并将神经外膜去除 2~3mm，拉拢两断端，使轴索正确对合后，用 9~11-0 无创伤缝合针线缝合。神经吻合处周围组织血供要求正常，必要时可用转移的肌瓣或肌皮瓣覆盖。吻合方式可分为神经外膜缝合，外膜-束膜联合缝合及束膜缝合三种。

2. 神经交叉吻合(nerve crossover)。神经交叉吻合又称神经转移。适用于面神经主干缺损较多，不能吻合的病例。当面神经近心端无法利用，而远心端正常时，可将远心端和另外的运动神经吻合，以恢复其功能。提供交叉吻合的运动神经多采用副神经和舌下神经降支，另外舌咽神经、嚼肌神经也可用于交叉吻合。

3. 神经移植(nerve graft)。神经移植是神经缺损较长，不能做直接吻合时，常采用的修复方法。用于移植的神经可选用股内侧皮神经前支、股外侧皮神经、腓肠神经、耳大神经和颈丛的皮支。切取神经的长度应比实际缺损长 15%左右，这是因为切下后的神经会发生收缩。

4. 神经植入(nerve implant)。神经植入适用于面神经末梢段缺损无法施行吻合术，且表情肌失去神经支配虽瘫痪但未完全萎缩的患者，一般在神经损伤半年以内实施手术。移植神经一端与受损神经的近心端吻合，另一端根据神经受损情况植入眼轮匝肌、颧肌、上唇方肌及下唇方肌等。植入部位选在原终板所在区，以利于新终板的再生，一般植入肌肉的靠起点端 1/3 处，或植入肌肉最丰厚处。植入神经端的外膜去除 1~2mm，送入肌袋后作神经外膜与肌膜或周围组织固定缝合。

5. 血管化神经移植(vascularized nerve graft)。血管化神经移植适用于患侧面神经不能利用，表情肌尚无萎缩，且组织床血运不佳的患者。一般方法为切取腓肠神经的同时携带小隐静脉，将小隐静脉远心端与健侧颌外动脉近心端行端-端吻合，其近心端与患侧颌外动脉远心端吻合，形成静脉动脉化的带血管神经移植。术中尽可能保持移植神经与血管之间的组织维系，避免撕扯牵拉，并以先血管后神经的顺序吻接。在手术显微镜下依次将腓肠神经的周围侧断端与健侧面神经分支的中枢侧断端吻合，将腓肠神经的中枢侧断端与患侧面神经周围侧断端作束膜缝合。

6. 神经血管化肌肉移植(neurovascular muscle transplantation)。神经血管化肌肉移植适用于晚期面瘫且表情肌已发生萎缩的病例。供植肌可选用胸小肌、股薄肌或背阔肌。通常选用带有超长血管神经蒂的背阔肌进行跨面神经血管化肌肉移植。具体方法是将胸背动、静脉分别与颌外动脉、面前静脉吻合，胸背神经与健侧面神经颊支的吻合支吻合。肌瓣下端根据瘫痪程度进行分束，完全瘫痪者可分成内眦、鼻翼、上唇、口角及下唇五束，分别固定于相应部位；肌瓣上端缝合于颞部及耳前皮下的浅筋膜层，肌肉起点用粗线作“8”字形褥式缝合，以防被拉脱。

7. 筋膜悬吊(fascial sling)。筋膜悬吊适用于不能进行上述方法修复或上述方法修复失败的面瘫患者。手术方法是切取大腿外侧阔筋膜一块，约为20cm×2.5cm，分成四条筋膜条，将其一端分别缝于口角、鼻唇沟、内眦等处深层组织，另一端经面部皮下隧道固定于颞肌及颞筋膜上。该方法只能在静止状态下维持两侧面部对称。

8. 肌筋膜悬吊(myofascial sling)。肌筋膜悬吊法不仅在静止状态下可维持两侧面部对称平衡，而且还有一定的活动能力，属动力矫正法。一般有嚼肌瓣和颞肌筋膜瓣两种，前者是通过嚼肌带蒂瓣向前上转位，与患侧口角周围组织固定，利用咬合运动使瘫痪侧面部产生运动；后者是利用颞筋膜使颞肌瓣得到适当延长后转位到口角和内眦，并与周围组织固定，通过咀嚼运动使瘫痪侧面部产生运动。

二、味觉出汗综合征

味觉出汗综合征(gustatory sweating syndrome)又称耳颞神经综合征，或Frey综合征，是腮腺手术最常见的并发症。其表现为手术后，当咀嚼食物或刺激唾液分泌时，耳前区皮肤潮红并伴有出汗(彩图14-2)。

文献报告腮腺手术后味觉出汗综合征的发生率10%~100%不等。华西医科大学口腔颌面外科随访264例患者，有症状者占64.7%；如采用淀粉-碘试验(Minor试验)进行检查，几乎100%患者可发现此症状。

该症状发生时间早晚不一，最早可在术后立即出现，晚者在术后1~2年，绝大多数在术后3~6个月内发生。一旦症状出现不会自行消失。出汗现象有的轻微，仅表现湿润或微小汗珠；有的则较重，可见大量汗水流淌。停止味觉刺激，此现象逐渐消失。

【原因】

关于味觉出汗综合征的病因有多种学说，其中得到公认的是迷走再生(aberrant regeneration)学说。外伤或手术切断分布于腮腺的副交感神经纤维以及分布于汗腺和皮肤血管的交感神经纤维，产生两组神经断端。经过一段时间后两组神经断端发生迷走或错向交叉再生，即司唾液分泌的节后副交感神经纤维与支配汗腺的节后交感神经纤维相错联。

当咀嚼或味觉刺激时，副交感神经兴奋，则出现耳前区域皮肤出汗和潮红现象。

但是，少数病例在手术后立即出现味觉性出汗，这种现象在时间上与迷走再生学说不相符合，难以用迷走再生学说来解释。有的学者提出了失神经支配汗腺的致敏学说，认为术中切断耳颞神经中断了交感神经的分布，汗腺对乙酰胆碱的敏感性增强。对涎腺的刺激在局部形成乙酰胆碱，同时又兴奋附近过敏状态下的汗腺，引起味觉性出汗。

然而，上述学说均不能满意地解释所有的临床表现，确切的发病机理尚待进一步研究。

【预防】

目前预防措施一般是在腮腺切除后，采用自体组织插入的方法，试图将其作为屏障防止神经的迷走再生。部分学者在腮腺切除后，采用胸锁乳突肌瓣覆盖术区，但文献报告其预防味觉出汗综合征效果不一。隋良朋等(1984)采用自体组织，如颈阔肌瓣、耳后肌骨膜瓣、大腿外侧的阔筋膜瓣植入，均有一定的预防效果。

【处理】

味觉出汗综合征虽然发病率很高，但很少造成不良后果，一般不需治疗；仅有少数患者不能忍受而积极要求治疗。文献报道的治疗方法分为三类，治疗机理是抑制或破坏汗腺的分泌功能。

1. 药物疗法。主要为抗胆碱能制剂，包括东莨菪碱及阿托品。曾用3%莨菪碱霜涂搽患处，方法简便，但效果不佳，且可引起口干等副作用。近年来，有医生尝试应用0.5%~1%吡咯糖洗剂或膏剂涂搽患处皮肤，每次涂搽20秒，能较好地控制味觉性出汗，且涂搽一次可维持数天或一周以上。虽然吡咯糖也属于抗胆碱能制剂，但其全身吸收较少，且不通过血脑屏障，故副作用较轻。采用肉毒杆菌毒素A(botulinum toxin type A)30~50U患处皮下注射亦可获得较好的疗效。

2. 放射治疗。有的学者建议用放射治疗使受累的汗腺破坏或受累区域皮肤血管纤维化，但破坏汗腺需要50Gy以上的放射剂量，不但有放射致癌的危险，而且可导致继发性口干。因此，该方法是不恰当的。

3. 手术治疗。手术的目的主要是通过破坏神经纤维，阻断味觉出汗的反射弧，从而达到长期地控制味觉性出汗。手术方法有切除一段耳颞神经，颅内切断舌咽神经，切除鼓室交感神经等。这些手术方法比较复杂和困难，并可能带来其他后遗症，同时其疗效不能肯定，不宜推广应用。

三、涎　　瘘

涎瘘(salivary fistula)是腮腺手术比较常见的并发症，开始表现为术区皮下聚集涎液，如果没有及时、妥善地处理，涎液可由切口处流出，从而影响切口愈合，形成瘘道。当上皮细胞沿着瘘道生长并覆盖整个瘘道创面就会形成永久性涎瘘。其发生率一般低于3%。

【原因】

1. 术中未完全摘除腺体，残留的腺体继续分泌涎液，处理不当时可形成涎瘘。

2. 术中未缝扎残留的腺体或缝扎不牢，致使腺体分泌的涎液流出并聚集于术区皮下。如果进一步发展，则形成涎瘘。

3. 术后未采取有效的加压包扎，或术后进食刺激性的食物促进唾液分泌，使过多的涎液聚集于术区皮下，有可能发展成为涎瘘。

【预防】

1. 术中未完全切除腮腺组织时，则应对残存的腺体严密缝扎，使其分泌的涎液不能流出。残留的腺体将自行萎缩，从而避免涎瘘的发生。

2. 术后应及时采取有效的加压包扎，以防术后肿胀。另外，嘱咐患者术后忌进酸性食物，在进食前半小时口服阿托品 0.3mg，每日三次，以减少唾液分泌。如果发现术区皮下有较多的积液，应及时抽尽涎液并重新加压包扎，适当延长包扎时间。

【处理】

一旦发生涎瘘应及时治疗。对唾液分泌量少，创口新鲜的病例可直接加压包扎。腮腺腺体对放射线较敏感，放射治疗短期抑制腺体分泌，可以收到 100%疗效。推荐腮腺局部单一野单次剂量 1.5Gy，每日照射，供 4~6 次。长时间未愈者可用电凝固器烧灼瘘道及瘘口，破坏上皮，加压包扎，同时用阿托品抑制唾液分泌，避免进酸性或刺激性食物，大多数可以愈合。如果失败，则采用瘘道封闭术。具体方法是根据皮纹方向，在瘘口周围作梭形切口，将瘘管口周围的皮肤、瘢痕及一段瘘道切除。在瘘道末端周围组织内作荷包缝合封闭瘘管。潜行分离周围组织，先缝合筋膜，再缝合皮下组织及皮肤，严密遮盖结扎处。缝合皮肤时应使皮肤缝线避开瘘管结扎位置，可在梭形切口的两端分别作附加切口，形成两个对偶三角瓣，潜行分离皮瓣，互换位置缝合可使结扎的瘘口被皮瓣所覆盖，防止再度形成涎瘘。

四、出血和血肿

出血(hemorrhage)是一种常见的术中并发症。Matory 等(1993)回顾性分析了 3200 例头颈部手术术后出血病例，其中 510 例术后出血有 14 例发生在腮腺切除术后，发生率为 1.7%。术后出血如引流不畅易形成血肿(hematoma)。

【原因】

1. 腮腺深叶摘除时损伤颌内动脉，而未采取有效的结扎，易导致出血。

2. 翼静脉丛破裂后不易止血。

3. 面后静脉结扎后导致静脉性充血，易引起腺体创面静脉出血。

4. 术中止血不彻底或血管结扎不牢固，容易形成术后血肿。

【预防及处理】

1. 控制性降压麻醉，可以减少术中出血。但在关闭伤口之前应将血压升到正常值，并彻底检查术野，待无出血点后再关闭伤口。

2. 术中对知名动脉、静脉应仔细分离、结扎牢固。

3. 翼静脉丛破裂，由于其管壁较薄、脆性较大，一般不宜采用缝扎止血。常用温盐水纱布压迫止血，或用明胶海绵填塞止血，然后利用周围组织覆盖其表面后缝合。

4. 术后放置引流和加压包扎可预防血肿形成。

5. 当血肿形成引起面部严重肿胀和疼痛时，应清除血肿、冲洗及检查伤口，对任何出血点应仔细结扎或用双极电凝止血。

五、耳前区麻木

耳前区麻木(numbness of preauricular region)是腮腺切除术后较常见的并发症，一般可持续4~6个月或更长时间。其原因是术中切断耳大神经，导致其支配区域内的皮肤丧失感觉。术后随着时间的延长，患者一方面逐渐适应；另一方面感觉神经末梢可以再生，该区麻木感可逐渐减弱。因此，对该并发症一般无须特殊处理。

六、感　　染

腮腺切除术被认为是无菌性手术，再加上腮腺区血供非常丰富。因此，发生感染(infection)的机会较少。

【原因】

1. 术区皮肤有毛囊炎等细菌性感染。

2. 部分患者，特别是女性患者，由于美观原因术前不愿意多剪头发，致使手术消毒范围不够，或术中头发掉入手术野，污染创面。

3. 术中处理腮腺导管不当，致使口腔内微生物进入手术床。

4. 腮腺与外耳道隔一薄层软骨相连，或通过垂直裂隙(Santorini fissure)相连，术中分离不当，导致两者相通，从而使外耳道的细菌进入腮腺区。

5. 腮腺炎症未有效控制而进行腮腺切除术，容易导致术后感染。

【预防和处理】

1. 术区皮肤有毛囊炎等细菌性感染时，待炎症控制后再行手术。

2. 术前备皮应有足够的范围，并采取有效的措施防止头发掉入术野，以防术区被污染。

3. 在处理腮腺导管时，应尽可能往前分离导管至靠近口腔侧再结扎，防止口腔内细菌通过残留的导管进入术创。

4. 当术中剥离不慎，而引起外耳道与腮腺区相通时，应用细针细线从腮腺侧缝合破裂的外耳道软骨及周围软组织，严密封闭裂口。术后注意外耳道清洁。

5. 对慢性化脓性腮腺炎或腮腺瘘患者，在术前应控制感染，术后也应使用足量有效的抗生素，防止术后感染。

6. 预防性使用抗生素，许多学者对此意见不一。大多数学者同意，术前没有感染的腮腺切除患者无须预防性使用抗生素，但如果术前伴有感染或者同期行颈淋巴清扫术的患者需要预防性使用抗生素。

7. 术后发生感染者应行抗生素治疗，有脓形成时可拆除部分切口缝线引流。

七、肿瘤复发

肿瘤复发(tumor recurrence)是腮腺肿瘤切除术后期并发症之一。其复发率的高低与肿瘤性质和手术方式有关，恶性肿瘤的复发率明显高于良性肿瘤。腮腺多形性腺瘤经过标准术式处理后，其复发率为1%左右，如果采用单纯的肿瘤剜除术，其术后复发率高达30%~50%，并且复发的时间也提前。

【原因】

1. 良性肿瘤复发的原因为：肿瘤呈多灶性生长，当切除主要肿瘤块后，遗留下的较小肿瘤灶易导致术后复发；其次，肿瘤包膜不完整或术中切破肿瘤导致瘤细胞种植；另外，当肿瘤与面神经关系密切时，为了保存面神经，可能遗留肿瘤组织引起术后复发。

2. 恶性肿瘤复发的原因为：恶性肿瘤具有很强的侵袭性，少有包膜，与周围正常组织界限不清，术中可能未将肿瘤切除干净；其次，腺样囊性癌易沿神经、血管浸润，其侵袭的范围往往超过肉眼所见，如果切除不够，会导致复发；另外，术中癌细胞种植也可能是一个原因。

【预防和处理】

腮腺区良性肿瘤，手术应在包膜外的正常组织内切除。肿瘤位于腮腺浅叶，一般做肿瘤及浅叶切除术；当肿瘤位于腮腺后下极，或肿瘤位于耳前区，体积小(直径 1cm 以下)时，可采用包括肿瘤及周围部分正常腺体组织的区域性切除。如果肿瘤位于腮腺深叶或已波及深叶，则应行肿瘤及全腮腺切除术。手术中，应尽量保持肿瘤的完整性，避免挤破或切破包膜导致瘤细胞种植。另外，对腮腺的实体肿块，术中应常规做冰冻切片，确定肿瘤的性质及切除范围。

腮腺区恶性肿瘤，手术治疗应强调第一次手术的彻底性，切除时要有足够的手术安全缘。对低度、中度恶性肿瘤，以及未经治疗的体积较小的、无面神经症状的高度恶性肿瘤，可采用保留面神经的腮腺浅叶或全腮腺切除术。对范围较广的高度恶性肿瘤，需行腮腺根治性切除术。关于腮腺恶性肿瘤面神经的处理，一般认为：术前已有神经症状，且术中发现面神经与肿瘤粘连或穿入肿瘤者，则应牺牲面神经，然后做面神经吻合或面神经移植术。面神经与肿瘤无粘连者，可考虑保留，必要时作术后放疗。对腺样囊性癌、涎腺导管癌等浸润性极强的恶性肿瘤，如术中发现面神经与肿瘤接近，即使没有面瘫或面肌抽搐症状，亦应考虑牺牲面神经。而对高分化黏液表皮样癌，即使面神经与肿瘤粘连，术中将面神经与肿瘤分离后，再加做液氮冷冻处理，同样可保留面神经。在腮腺恶性肿瘤手术中，应常规做冰冻活检，以保证正常组织切缘内无残留的癌细胞。在手术中应严格遵守“无瘤”操作原则，避免癌细胞播散和种植。另外，术后可配合放疗或化疗，杀灭可能残存的癌细胞，减少复发率。对已证实为肿瘤复发的病例应积极再次治疗。

八、颞下颌关节不适

【原因】

通常情况下，腮腺切除术一般不会引起颞下颌关节疾病。但当肿瘤位于腮腺深叶并且较大时，由于下颌升支阻挡，术中将下颌骨向前向外牵拉才能摘除肿瘤。如果用力过大，可导致关节脱位及损伤关节韧带，从而影响关节的功能，引起颞下颌关节不适(temporomandibular joint troublesome)。

【预防和处理】

对腮腺深叶肿瘤，在牵拉下颌骨时，力量要适度，不要使用暴力，以免损伤关节结构。如术中不慎引起关节脱位，应及时复位，术后适当制动。

九、外耳道炎

外耳道炎(external otitis)是腮腺切除术罕见的并发症。其原因是术中流进外耳道的血液未及时清除，为细菌大量繁殖提供条件，最终导致外耳道感染。最有效的预防措施是术前用消毒棉球堵塞外耳孔，以防血液流进外耳道。如果血液已流进外耳道，术毕应清除血块，用盐水冲洗外耳道并吸除干净。另外可滴入抗生素滴耳液，以预防外耳道炎。

十、皮瓣坏死

腮腺切除术后偶尔出现皮瓣坏死(flap necrosis)，坏死区多发生于皮瓣的瓣尖，主要位于乳突前下区皮瓣的边缘。

【原因】

1. 皮瓣设计不当，瓣尖端血供不足导致缺血坏死。

2. 在翻瓣时，皮瓣的层面不一致，皮瓣的皮下组织血管网被破坏，可能导致瓣远端坏死。

3. 术中处理不当，包括过度牵拉皮瓣、皮瓣翻起后未加以保护，致使水分蒸发，长时间暴露会降低皮瓣的活力，严重者可引起皮瓣部分坏死。

4. 其他原因，如糖尿病、腮腺区放疗后等均会增加皮瓣坏死的概率。

【预防】

1. 合理设计切口，在皮瓣转弯处应圆钝，避免出现锐角，以保证皮瓣远端有充足的血供。

2. 翻瓣时动作应轻柔，始终保持层面一致，沿腮腺嚼肌筋膜的浅面翻瓣，避免损伤皮瓣皮下组织中的血管网。

3. 翻瓣完毕后，应对皮瓣加以保护，用湿盐水纱布覆盖其上，防止水分蒸发，保证皮瓣的活力。

【处理】

发现皮瓣坏死后应及时清除坏死的组织，并保持创面干燥。如果坏死部分较小，不需作特殊处理，任其肉芽组织再生愈合。如果坏死范围较大，则应采用断层皮片移植或邻近瓣转移，关闭创面。

十一、美容缺陷

【原因】

1. 明显瘢痕。绝大多数腮腺手术患者，切口愈合后留下线状瘢痕并不容易被发现，而极少数瘢痕体质患者在伤口愈合时产生肥厚的瘢痕或瘢痕疙瘩。

2. 耳垂错位。耳垂错位通常是缝合时创口对位不好，引起耳垂位置改变。为保证缝合时创口对位一致，常常用手术刀在皮肤切口线上作表浅的划痕标记，标记与切口线垂直。

【预防和处理】

1. 切口应整齐，在使用电刀时不能接触表皮，以免烧伤表皮，影响愈合。对瘢痕体质患者，术后在切口线局部注射类固醇类激素，或用放射线照射切口，均能预防肥厚瘢痕形成。

2. 在切开皮肤之前，耳垂下缘处切口两侧应作记号，为恢复耳垂正常位置提供依据。在做交叉记号时用力要适度，以仅仅留下浅的痕迹为宜，避免用力过大形成附加瘢痕。另外，可用醮美蓝的注射针头在切口线两侧刺两点做标记，以代替交叉记号，从而避免附加瘢痕。

十二、软组织缺损

腮腺切除后常留下不同程度的软组织缺损(defect of soft tissue)。腮腺浅叶切除后形成的软组织缺损较轻，绝大多数患者对术后面形尚满意。腮腺全切除或腮腺根治性切除后常常会留下较严重的软组织缺损，对患者的美观产生较大的影响，因此有必要重建患者面部形态。重建手段有游离的真皮脂肪移植、游离皮瓣移植以及胸锁乳突肌瓣转移等，重建术可以与腮腺切除同期进行，也可以术后二期修复。

十三、残端神经瘤

腮腺切除术后，被切断的耳大神经断端偶尔形成残端神经瘤(amputation neuroma)。Eddey 报道腮腺切除术后残端神经瘤的发生率为 3.8%。Hobsley(1977)报道残端神经瘤一般在术后 4 年才被诊断出来。残端神经瘤一般表现为局限性或放射性疼痛，并伴有感觉异常，在胸锁乳突肌上缘的上方可触及结节状肿块，直径常常小于 1cm，质地柔软。还有部分残端神经瘤只有肿块而无临床症状，这种残端神经瘤应与复发性肿瘤相鉴别。

临床上确诊无症状的残端神经瘤可不作处理，但应密切观察；对有症状的残端神经瘤可采用单纯瘤结节切除术。

十四、牙关紧闭

腮腺切除术后有时会发生张口受限或牙关紧闭(trismus)，但常常是轻微和暂时性的。牙关紧闭发生的原因可能与嚼肌发炎和纤维化有关，或与其他瘢痕有关，另外腮腺区放射治疗也可能导致牙关紧闭。发生牙关紧闭后一般不需特殊处理，通过开口练习、局部理疗等可以恢复开口度。

第二节　颌下腺切除术

颌下腺切除术是最常见的涎腺外科手术之一，其可以是单纯颌下腺摘除术，也可以是舌骨上、肩胛舌骨上及全颈淋巴清扫术的一部分。本节将讨论颌下腺切除术中和术后并发症。

一、出血和血肿

颌下腺手术中偶因手术医师经验不足，未能识别颌外动脉而误将血管切断或结扎血管的缝线滑脱，造成大量出血。

血肿(hematoma)是颌下腺切除术后近期并发症，国外文献报道其发生率为1.1%~14%。

【原因】

1. 术中止血不彻底，或术中细小血管断端因暂时收缩而不出血，术后可能发生继发性出血，形成血肿。

2. 术中对知名动、静脉结扎不牢，或结扎线滑脱，均可引起较严重的出血。

3. 用电刀切割组织时，对细小血管可起到凝固作用，但术后可因血凝块脱落而引起术后出血。

4. 术后引流不畅或包扎不当可形成血肿。

【预防和处理】

1. 术中对知名血管要采取有效的结扎措施，特别是对颌外动脉近心端要采用双重结扎及缝扎，做到万无一失。

2. 对术中可见的血管一般不用电凝止血，而采用丝线结扎，以免血凝块脱落导致术后出血。

3. 关闭创口之前，用生理盐水冲洗伤口，仔细检查出血点并止血。为了避免术后出血，对局麻患者，可令其做吞咽动作，以便及时发现出血点。

4. 术后常规放置引流条，一般在手术后第一天拔除，对渗出较多的伤口，可适当延长引流时间。

5. 对局麻患者术后应立即加压包扎伤口，如果是全麻，待患者完全清醒后应及时加压包扎。另外，包扎松紧程度要适当，包扎太松起不到效果，太紧会压迫呼吸道，引起呼吸困难。

6. 对术后血肿引起颌下、口底严重肿胀影响呼吸者应及时打开术创，清除血块，处理出血点。

二、面神经下颌缘支损伤

面神经下颌缘支损伤是颌下腺切除术最常见的并发症。其损伤后可引起暂时性或永久性患侧下唇瘫痪，暂时性下唇瘫痪的发生率为6%~22%，经过治疗后，绝大部分可以恢复其功能，只有极少数(约1%)成为永久性下唇瘫痪。

【原因】

1. 切口设计不当，在切开皮肤、皮下组织及颈阔肌时可能因切口太上而切断下颌缘支。

2. 面神经下颌缘支有2~3个分支，手术时容易误伤其1支或2支，造成支配肌肉功能降低。

3. 在分离、结扎颌外动脉和面前静脉过程中，可钳夹误伤神经。

【预防和处理】

1. 切口应设计在下颌骨下缘下 1.5~2.0cm 处，应垂直切开皮肤、皮下组织及颈阔肌，切开颈阔肌时不宜斜行向上以免切口的实际位置接近下颌下缘，损伤下颌缘支。

2. 在分离、结扎颌外动脉和面前静脉时，应保护面神经下颌缘支。下颌缘支一般在颌外动脉和面前静脉的浅面或深面越过下颌骨下缘。分离颌外动脉和面前静脉时，应紧贴颌下腺上缘和下颌骨下缘内侧面作钝性分离，避开下颌缘支，分别切断、结扎颌外动脉和面前静脉。切勿盲目钳夹，以免误伤下颌缘支。

3. 术后发现有下颌缘支损伤症状者，可给予维生素 B_1 和 B_{12} 等神经营养药物，并辅以理疗促进其恢复。

三、舌神经损伤

舌神经损伤(injury to the lingual nerve)是颌下腺切除术不常见的并发症，其发生率约为 3%。舌神经损伤后表现为同侧舌前 2/3 感觉丧失、麻木，患侧舌容易被咬伤或烫伤。

【原因】

1. 颌下腺导管后部或近腺体处结石，因局部组织的慢性炎症可造成导管与舌神经粘连，分离时可能损伤舌神经。一般为暂时性，术后可逐渐恢复其功能。

2. 某些恶性肿瘤，如腺样囊性癌侵及舌神经时，为保证手术的彻底性，术中必须切除受累的舌神经，造成永久性舌麻木。

3. 在切断颌下腺导管时，由于颌下腺被拉向下方，位于颌下腺上方的舌神经也被拉下，舌神经被错认作导管而被切断。

【预防和处理】

1. 颌下腺导管与舌神经粘连时，应耐心、仔细分离，尽量不要损伤舌神经外膜。

2. 切除颌下腺时，应熟悉颌下腺导管与舌神经的解剖关系，正确鉴别舌神经与颌下腺导管。一般舌神经呈黄白色、有光泽、较粗，自后上方向前下方走行，绕过颌下腺导管后再转向前内方，并有纤维状组织与颌下腺相连。术中必须仔细暴露舌神经，待确认导管与神经关系后才能钳夹、剪断及结扎导管。如术中误剪舌神经并及时发现后，应立即行神经端端吻合术，以恢复其功能。

3. 术后如有舌麻木症状，则应使用营养神经的药物，促进其恢复。

四、舌下神经损伤

舌下神经损伤(injury to hypoglossal nerve)是颌下腺切除术的罕见并发症，其发生率低于 1%。舌下神经损伤后表现为舌运动不灵活，伸舌时舌尖偏向患侧，患侧舌体较厚，肌张力降低，或出现舌肌纤颤。

【原因】

1. 在颈动脉三角，舌下神经在颌外动脉下方，几乎与其平行，经二腹肌后腹及茎突舌骨肌前缘处进入颌下三角，术中结扎切断颌外动脉近心端时容易误伤舌下神经。

2. 舌下神经位于二腹肌中间腱的上方，在分离颌下腺下缘时，如分离过深，可损伤其深面的舌下神经。

【预防和处理】

1. 在结扎、切断颌外动脉近心端时，应注意辨别，保护舌下神经。

2. 在分离颌下腺下缘时，应紧贴腺体作钝性分离，以免分离过深而损伤舌下神经。

五、吞咽疼痛及呼吸困难

颌下腺手术后常出现不同程度的吞咽疼痛(swallowing pain)，发生呼吸困难者很少。

【原因】

1. 颌下腺切除术涉及二腹肌、下颌舌骨肌及舌骨舌肌等邻近组织，术后这些肌肉可反应性肿胀。由于这些肌肉均参与吞咽运动，故吞咽时会引起疼痛，一般 2～3 日后逐渐好转。

2. 颌下腺切除术后出血或形成血肿时，可致口底肿胀，严重者可引起口底广泛性肿胀、舌移位而压迫呼吸道，导致呼吸困难。

【预防和处理】

1. 术中尽量减少口底肌肉损伤，牵拉时不要用力过大，以免术后明显肿胀，引起吞咽疼痛。

2. 尽量避免同时进行双侧颌下腺切除，如有可能，双侧手术宜分期进行，以免术后呼吸困难。采用负压引流有利于减轻术后症状。

3. 应用激素可以减轻肿胀反应，一般采用地塞米松静脉滴注。另外，还可用 β-七叶皂苷钠静脉滴注，促进肿胀消退。

六、残余结石

残余结石(residual stone)是涎石病患者行颌下腺切除术后比较常见的并发症，其发生率为 2%～18.2%。残余结石一般位于未被切除的颌下腺导管内。临床表现为术后同侧口底疼痛不适，或同侧颌下腺导管口有脓性分泌物流出。

【原因】

术中结扎颌下腺导管时，将结石推向导管的远心端，从而使结石遗留在残存的导管内。

【预防和处理】

涎石病患者切除颌下腺时，在结扎颌下腺导管过程中，尽量将结石推向被切除的导管段内，结扎之前还应检查口内残存的导管是否有结石遗漏。导管内残留的结石可经口内径路摘除。

七、感　　染

颌下腺切除术后发生感染(infection)的概率为 1.1%～13.8%，比腮腺切除术要高。可能的原因是大多数腮腺切除是由于肿瘤，而颌下腺切除是由于结石和慢性炎症。Hald 等报道了 173 例颌下腺切除术，其中 48%为涎石病、26%为慢性炎症、16%为肿瘤。

【原因】

1. 颌下腺导管与口腔相通，在切断导管过程中，可能将细菌带入术创内。另外，颌下腺导管结扎不牢或松脱，致使口腔内细菌通过导管进入颌下区，从而引起感染。

2. 对结石患者，术中结石可能掉入手术野。因结石往往含有细菌，从而污染手术野。

3. 术后引流不畅或包扎不良，在颌下区形成血肿或渗出液潴留，容易导致感染。

【预防】

1. 颌下腺导管结扎应牢固，以阻断细菌通过残留的导管进入术创内；另外，对伤口内的导管残端可用碘酚或三氯醋酸处理，以免残端管腔内的细菌污染手术野。

2. 在处理结石患者时，应避免结石掉入手术野内污染伤口。如果结石不慎掉入术野内，应及时清除并冲洗术野。

3. 术后伤口应加压包扎，防止形成死腔。

4. 对结石和颌下腺慢性炎症患者，围手术期应使用抗生素。

5. 已有脓肿形成时，可经原切口引流，并进行有效的抗生素治疗。

八、涎　　瘘

颌下腺切除后很少发生涎瘘(salivary fistula)，其发生率较腮腺手术后涎瘘发生率低。

【原因】

1. 颌下腺腺体延长部，位于舌骨舌肌浅面，经下颌舌骨肌深面进入舌下区与舌下腺后端相连。术中若未切除延长部，残留的腺体继续分泌涎液，则可形成涎瘘。

2. 术中若损伤腮腺下极，但未将其缝合，导致腮腺分泌的唾液进入颌下区，从而形成涎瘘。

【预防和处理】

术中完整切除颌下腺(包括延长部)，如果没有残留的腺体，就不会形成涎瘘。

1. 术中损伤腮腺下极时，应严密缝合。

2. 良好的加压包扎可以预防涎瘘的发生。当发现伤口内有涎液聚集时，应及时抽出，加压包扎，并在饭前30分钟口服阿托品，避免进食酸性和刺激性食物，以减少唾液分泌。

九、唾液量减少

在无刺激状态下，颌下腺分泌的唾液量占总量的65%。当颌下腺切除，特别是双侧颌下腺切除后，必然导致唾液量减少(reduced salivation)，但不致引起口腔干燥。少数患者在唾液减少后伴有味觉减退或吞咽时间延长，大多数患者无明显症状。

Hald等利用饼干试验(the biscuit test)评价颌下腺切除术后唾液减少的情况，结果发现有12.8%的患者吞咽时间延长，双侧颌下腺切除者尤为明显。

十、瘢痕形成

颌下腺切除伤口愈合形成的瘢痕(scar)，大多数不易被发现，患者比较满意。但少部分患者形成宽大明显的瘢痕，从而影响美观。极少数患者由于难以接受明显的瘢痕，要求做整形手术。

【原因】

1. 瘢痕体质的患者伤口一般形成粗大的瘢痕，这类患者在身体其他地方也可发现明显的瘢痕。

2. 术后伤口感染，延期愈合。伤口通过肉芽组织增生愈合，往往形成较明显的瘢痕。

3. 切口偏下，在颈部形成的瘢痕容易显露。

【预防和处理】

1. 对瘢痕体质的患者尽量减少损伤，并在伤口愈合时局部注射类固醇激素，或用放射线照射伤口，以减少瘢痕。

2. 预防伤口感染，促进伤口愈合，减少瘢痕形成。

3. 设计的切口在保证不损伤面神经下颌缘支的前提下，应尽量靠近下颌骨下缘内侧，隐藏瘢痕。另外，缝合伤口时可用皮内缝合法或较细的缝合材料，以减轻瘢痕。

4. 对瘢痕明显的患者，半年后可行瘢痕整形术。

十一、肿瘤复发

【原因】

1. 颌下腺肿瘤中大约60%是恶性肿瘤，仅做颌下腺切除往往范围不够。如颌下腺腺样囊性癌侵袭性较强，术中肉眼不能确定癌细胞浸润的范围，如果切除范围不够，残留的癌细胞引起肿瘤复发(tumor recurrence)。

2. 术中肿瘤细胞种植可导致复发。

3. 颌下腺恶性肿瘤发生隐匿性颈部转移(occult neck metastases)的可能性较大，即临床上没有发现转移灶，而实际上已发生转移。这种隐匿性转移灶在术后形成“肿瘤复发”。

【预防和处理】

1. 术前明确肿瘤性质，确定治疗方案。一般采用颌下腺造影和细针吸取细胞学检查确定肿瘤性质。

2. 术中常规做冰冻切片检查，进一步明确肿瘤性质并判断手术切缘是否还有残存的肿瘤，以决定手术切除的范围。

3. 对颌下腺肿瘤一般做颌下三角清扫术，如果是易发生淋巴结转移的恶性肿瘤，如低分化黏液表皮样癌，应做预防性颈淋巴清扫术，以消除隐匿性转移灶。

4. 术中严格遵守“无瘤”操作原则，避免瘤细胞种植。

5. 对颌下腺恶性肿瘤，术后可配合放疗或化疗，以消除微小肿瘤灶，减少术后复发。

6. 已确诊的肿瘤复发应行手术治疗。

十二、罕见并发症

颌下腺切除术后还可发生非常罕见的并发症，如味觉性出汗(gustatory sweating)、中毒性休克综合征(toxic shock syndrome)。由于这些并发症非常少见，其发病原因还不太清楚。

第三节　舌下腺切除术

舌下腺切除术主要适用于舌下腺囊肿及炎症的治疗，因良性肿瘤而行舌下腺切除者比较少见。本节讨论舌下腺切除术后并发症。

一、血　肿

【原因】

1. 在分离舌下腺后内方深面时，由于解剖位置较深，视野不清，在结扎舌下动、静脉时操作不便，如结扎不牢而引起出血。经纱布填塞可暂时止血，但术后因舌运动等可能引起继发性出血，导致口底血肿。

2. 术中止血不彻底、伤口缝合过紧且未放引流条，伤口内渗血或渗液聚积可形成血肿。

【预防和处理】

1. 在分离舌下腺后内方深面时，应注意舌下动、静脉进入舌下腺的分支，在直视下结扎之。保证结扎可靠、防止术中或术后出血。

2. 术中分离舌下腺时，采用钝性剥离，减少创伤，防止出血。

3. 缝合前冲洗术创，仔细检查有无出血点，做到彻底止血。

4. 缝合时不宜过密过紧，一般缝合 3~5 针即可，并常规放置橡皮引流条，以利引流，防止形成血肿。

二、颌下腺导管损伤

舌下腺或囊肿手术中可造成颌下腺导管阻塞或导管断裂。颌下腺导管阻塞较常见，可致唾液排出受阻，术后数小时即可发生急性颌下腺肿胀。

【原因】

1. 在分离舌下腺内侧或前端时，误将颌下腺导管切断结扎，使导管完全阻塞。

2. 术毕缝合伤口时，可能误缝导管。如果缝合整个导管，则形成完全性阻塞；如果只缝合一部分，形成不完全性阻塞，临床上表现为进食时涎液排出不畅，颌下区轻度肿胀，长时间则可形成慢性颌下腺炎。

【预防和处理】

1. 在分离舌下腺内侧时，应注意不要误伤颌下腺导管。如果不慎剪断导管，应将导管近心端游离并做好标记，待手术结束时将导管断端侧壁缝于黏膜创缘，形成新的导管开口，避免导管阻塞。

2. 缝合时应避开颌下腺导管，一般进针不宜过深，离创缘不宜过远，以免误将颌下腺导管缝合。

三、舌神经损伤

舌神经损伤(injury to the lingual nerve)是舌下腺切除术不常发生的并发症。其临床表现为术后同侧舌及口底麻木或疼痛，如神经未被切断，多可自行恢复。

舌神经损伤多是由于在分离舌下腺内侧时误伤。因此，术中保持视野清楚，仔细分辨颌下腺导管和舌神经的关系，一般可以预防舌神经损伤。如果术中不慎将舌神经剪断，则应立即行神经端-端吻合术。

四、感　　染

舌下腺摘除术后很少发生严重感染(infection)，一般为同侧口底慢性局限性炎症，表现为口底疼痛不适。

【原因】

1. 舌下腺摘除术是在口腔内进行的，而口腔是充满大量细菌的污染环境，未注意清洁、消毒，有可能发生感染。

2. 术中操作不仔细，引起周围组织严重损伤，导致局部组织抗感染能力减弱。

3. 术后伤口积液或形成血肿，而未及时处理，为细菌繁殖提供理想环境。

【预防和处理】

1. 口腔是一个污染环境，术前消毒可以最大限度地减少细菌，从而起到预防感染的目的。

2. 术中操作要仔细，减少对周围组织不必要的损伤，提高局部组织的抗感染能力。另外，术中止血应彻底、术毕放置引流条，避免发生血肿。当出现血肿时，应及时清除积血。

3. 合理使用抗生素预防和治疗感染。

五、口底不适

舌下腺摘除术后，部分患者感觉有口底不适、有异物感、舌体运动不同程度受限等症状。这主要是由于伤口愈合后形成瘢痕所引致。多次手术或术中造成部分口底黏膜缺损者，术后舌活动受限症状常较明显。一般不需要特殊处理，随着时间的延长，这种症状会逐渐减轻或消失。

六、囊肿复发

【原因】

1. 舌下腺囊肿手术中未完整切除舌下腺而仅行囊肿切除或部分舌下腺切除。

2. 对潜突型或哑铃型舌下腺囊肿，在切除舌下腺时，未抽出颌下区的囊液或术后未做颌下区加压包扎。有些病例仅切除囊肿，可出现颌下区囊肿多次复发(彩图 14-3)。

3. 舌下腺切除术后偶出现口底小黏液腺囊肿。这是由于手术破坏了口底小黏液腺腺体或其分泌管，导致黏液外渗形成黏液腺囊肿，可能被认为是舌下腺囊肿复发。

【预防和处理】

1. 对舌下腺囊肿应行患侧舌下腺完全切除术。

2. 对潜突型或哑铃型舌下腺囊肿，在作舌下腺切除时，应将突入颌下区的囊肿内囊液抽吸干净，并在颌下区加压包扎。

3. 切口两侧黏膜下的黏液腺，突入术创者，应清除，以免术后发生黏液腺囊肿。

4. 对复发性囊肿应行囊肿及患侧舌下腺切除。

第四节 小唾液腺手术

小唾液腺广泛分布于唇部、颊部、舌部、腭部、口底以及磨牙后区等部位。小唾液腺手术主要适用于小唾液腺的囊肿和肿瘤的治疗。因此，小唾液腺手术后有以下并发症。

一、囊肿复发

各部位小唾液腺均可能发生黏液腺囊肿，其中以下唇最常见。黏液腺囊肿切除术后可能复发，这主要是由于这些部位黏液腺较多、腺泡较小，难以完全摘除干净。复发性囊肿可行手术治疗、低温冷冻或激光治疗。

二、肿瘤复发

小唾液腺发生的肿瘤大多数是恶性肿瘤。由于恶性肿瘤具有很强的侵袭性，波及范围肉眼不能分辨，术中有可能残留下微小肿瘤灶；另外，术中可能导致肿瘤种植。小唾液腺肿瘤复发后，仍以手术治疗为主。

三、颌面部缺损畸形

小唾液腺肿瘤，尤其是唇、颊部小唾液腺恶性肿瘤切除术后，往往会造成不同程度的缺损和畸形。与手术治疗有关的并发症详见第十五章“口腔肿瘤切除术并发症”。

（金辉喜　贾　俊）

◎ 参考文献

[1]何三纲．口腔解剖生理学[M]．8版．北京：人民卫生出版社，2020.

[2]张志愿．口腔颌面外科学[M]．8版．北京：人民卫生出版社，2020.

[3]马大权．涎腺疾病[M]．北京：北京医科大学，中国协和医科大学联合出版社，2002.

[4]王松灵．涎腺非肿瘤疾病[M]．北京：科技文献出版社，2001.

[5]俞光岩，马大权，柳晓冰，等．腮腺区域性切除术在沃辛瘤治疗中的作用[J]．中华口腔医学杂志，1996，31：372-374.

[6]赵怡芳，李金荣，李宏礼．舌下腺囊肿333例临床分析及手术并发症的预防和处理[J]．口腔医学纵横，1987，3：211-213.

[7]中华口腔医学会口腔颌面外科专业委员会涎腺疾病学组，中国抗癌协会头颈肿瘤外科专业委员会涎腺肿瘤协作组．涎腺肿瘤的诊断和治疗指南[J]．中华口腔医学杂志，2010，3：131-134.

[8]周树夏．口腔颌面外科手术学[M]．北京：人民军医出版社，1994.

[9]Fornadley J A, Gomez P J, Crane R T, et al. Toxic shock syndrome following submandibular gland excision[J]. Head & Neck, 1990, 12(1): 66-68.

[10]Hald J, Andreassen U K. Submandibular gland excision: short-and long-term complications.

J Oto-Rhino-Laryngology & its Related Specialties, 1994, 56(2): 87-91.

[11] Hohenberger R, Bremer I, Brinster R, et al. Is antibiotic prophylaxis expendable in parotid gland surgery? A retrospective analysis of surgical site infection rates[J]. Clin Otolaryngol, 2021, 46(5): 948-953.

[12] Kilavuz A E, Songu M, Pinar E, et al. Superficial parotidectomy versus partial superficial parotidectomy: a comparison of complication rates, operative time, and hospital stay[J]. J Oral Maxillofac Surg, 2018, 76: 2027-2032.

[13] Lambiel S, Dulguerov N, Courvoisier D S, et al. Minor parotidectomy complications: A systematic review[J]. Laryngoscope, 2021, 131(3): 571-579.

[14] Lee J W, Yoon Y H. Gustatory sweating after submandibular gland excision[J]. Otolaryngol Head Neck Surg, 2010, 143: 845-846.

[15] Matory Y L, Spiro R H. Wound bleeding after head and neck surgery[J]. J Surg Oncol, 1993, 53: 17.

[16] Möller K, Kohles N, Eßer D. Surgery in salivary gland diseases[J]. Laryngorhinootologie, 2016, 95(10): 709-732.

[17] Shkedy Y, Alkan U, Roman B R, et al. Role of perioperative antibiotic treatment in parotid gland surgery[J]. Head Neck, 2016, 38 (Suppl 1): 1876-1880.

[18] Vargas H, Galati L T, Parnes S M. A pilot study evaluating the treatment of postparotidectomy sialoceles with botulinum toxin type A[J]. Arch Otolaryngol Head Neck Surg, 2000, 126(3): 421-424.

[19] Yu G Y, Peng X. Conservative and functional surgery in the treatment of salivary gland tumours[J]. Int J Oral Sci, 2019, 11(3): 22.

[20] Young A, Oluwafunmilola T, Okuyemi O T. Frey Syndrome. In: StatPearls[Internet]. Treasure Island (FL): StatPearls Publishing, 2021.

[21] Zhao Y F, Jia J, Jia Y. Complications associated with surgical management of ranulas[J]. J Oral Maxillofac Surg, 2005, 63(1): 51-54.

第十五章　口腔肿瘤切除术并发症

为了避免或减少口腔肿瘤切除术后病变残留及复发，口腔肿瘤外科根治手术需遵循肿瘤外科的无瘤原则，切除原发灶的范围应根据肿瘤的性质、大小、累及部位而决定。由于术中常常不可避免地牺牲肿瘤所在部位及邻近的重要解剖结构，如血管、舌及口底肌肉、颌骨及其肌肉附着、部分感觉或运动神经等，围手术期可能发生出血、唾液腺导管或神经损伤、感染等并发症。另外，术后患者常常发生严重的功能障碍，如语音缺陷、吞咽功能障碍等，严重地影响患者的生存质量。本章就口腔肿瘤外科根治术的并发症进行叙述。主要分为围手术期并发症及后期并发症，包括的内容有：

围手术期并发症	后期并发症
出血和血肿形成	语音缺陷
唾液腺导管和神经损伤	吞咽功能障碍及误吸
感染	咀嚼功能障碍
伤口裂开及瘘形成	下颌骨病理性骨折
全身并发症	肿瘤复发

第一节　围手术期并发症

一、出血和血肿形成

【原因】

出血主要包括术中出血和术后出血。口腔颌面部属于血供丰富的区域，而口腔肿瘤根治术往往创伤较大。因此，术中或术后出血是口腔肿瘤根治手术最常见的并发症之一。术中出血通常是因为术区血管破裂或病变及其周围组织血供丰富引起，如切除上颌骨、下颌骨升支或髁突肿瘤时，可能损伤翼静脉丛导致出血；进行神经纤维瘤病变改形手术时，因病变组织血供丰富，常造成不易控制的严重出血。手术后出血通常与手术中血管处理不当或结扎不牢靠有关，也可因术后患者血压剧烈波动、咳嗽或呕吐等身体急剧活动，或因患者长期服用抗凝药物而引发。出血常常较为隐匿，但进展较为迅速，可以形成血肿，甚至危及患者的生命。

【预防和处理】

患者术前应有充分的准备。为防止术中出血，术者应熟悉相应解剖区域的血管分布及走行。神经纤维瘤病术前需严格评估，利用增强 CT、核磁共振等检查病变的范围，根据需要备血。手术时可采用降压低温麻醉、丝线结扎、锐性分离等，手术时应当边切除病变边止血。术后可以采用加压包扎的方式。在进行手术时，操作应当有理有序。可采用提前结扎知名动脉的方法，减少术中出血。如在进行舌癌切除时，可以于 Pirogoff 三角结扎病变侧舌动脉(彩图 15-1)，以减少舌部病变切除时出血。

术中对于可疑出血点行结扎或缝扎，减少术后出血的可能。术后常给予患者充分的雾化、护胃等对症措施，术后短时间内尽量卧床休养，待病情稳定后方可下床活动。如术后发现术区出血或血肿形成，应及时进行探查，清除已经形成的血凝块，寻找出血点并进行处理。

二、唾液腺导管和神经损伤

【原因】

在进行口腔肿瘤根治手术时可能会损伤到局部的唾液腺导管或神经，如颊部肿瘤切除术时可能会损伤到腮腺导管，导致涎瘘或阻塞性腮腺炎的发生；下颌牙龈肿瘤切除或下颌骨切除时可能损伤到与下颌第二磨牙相邻的舌神经；其他容易损伤的导管和神经还包括：颌下腺导管、眶下神经、下牙槽神经、颏神经等。另外，根据肿瘤的大小和位置，有时需要直接牺牲肿瘤累及或紧密相邻的唾液腺导管和神经。

【预防和处理】

术者应熟悉术区神经或导管的方向及走形，在手术时应当尽量避免神经或唾液腺导管的损伤，如发生导管损伤可以行导管改道术，如发生神经损伤可以行神经吻合术。需注意的是，如神经或唾液腺导管被肿瘤侵及，为保证肿瘤的根治性，可考虑牺牲导管或神经。近年来，随着精准放射治疗技术的发展，对于原发灶无法完整切除或需保留重要的神经血管及组织结构的患者，可行外照射放射治疗或放射粒子植入治疗(彩图 15-2)。特别是对于腮腺恶性肿瘤、上颌窦癌、涎腺癌等肿瘤，补充性放射治疗能够有效地抑制肿瘤、减少复发，提升患者的生活质量。

三、感　　染

【原因】

感染是口腔肿瘤根治术最常见的并发症，有文献报道口腔肿瘤根治术后感染的发生率约为 22.7%。感染与患者的全身状态或免疫功能、口腔内的致病菌、疾病的分期、手术时长、放疗史等相关，特别是与术区的引流不畅、术区积液或积血密切相关。

【预防和处理】

保证引流通畅是口腔肿瘤根治术的重要方面，可以根据创面的大小选择合适的引流装置，如引流条、负压引流管等。另外，口腔肿瘤根治术通常会选择预防性使用抗生素，减少术后发生感染的可能。目前研究认为，联合使用抗生素与单独使用抗生素相比，患者伤口的感染率明显降低。一旦出现感染征兆，应及时找出感染原因，行细菌培养及药敏试验确定致病菌和治疗药物，对全身情况及局部术创进行持续的评估。

四、伤口裂开及瘘形成

【原因】

口腔肿瘤切除术后，伤口裂开及瘘形成临床上亦较常见。主要原因有：①术前患区曾接受过大剂量放射治疗，使局部皮肤血管硬化，纤维性变，甚至闭锁；②口内创口封闭不严，术创与口腔相通；③切口设计不合理，致术后创口边缘缺血、坏死；④切口缝合技术不良使创缘对合差或拆线过早；⑤创口缝合张力过大，加之因语言、咀嚼、吞咽等运动使伤口裂开；⑥皮瓣或其他移植物坏死；⑦血肿形成，涎液积聚或死腔形成；⑧伤口感染。

【预防和处理】

研究报道头颈部肿瘤术后瘘管发生率为3%~65%。由于引起伤口裂开及瘘形成的原因多种多样，防止这类并发症应从多方面入手。预防感染，肠内喂养以及术后进行足够的组织灌注是防止瘘管形成的重要方式，另外，积极预防术后恶心和呕吐也能够预防瘘管形成。对于术前曾接受过大剂量放射治疗者，选择适当的手术时机，一般为放射治疗后3~4周手术，切口最好选择在放射野外；严密封闭口腔创口，缝合时避免创缘内卷及缝线松脱；为避免因咀嚼与吞咽等致伤口裂开可给予鼻饲；术中彻底止血，防止血肿，死腔较大时行负压引流；术后常规应用抗生素预防感染等。

一旦发生伤口裂开及瘘形成，为避免伤口经久不愈及深部重要结构暴露，应根据不同的原因及时处理。对于较小的伤口裂开，预计通过换药可愈者，应每日换药并控制局部感染。裂开较大者，应根据局部情况，及时行皮肤移植术或皮瓣修复。

五、全身并发症

【原因】

口腔肿瘤根治术往往创伤较大，患者术后免疫力降低，通常需要卧床静养。患者长时间静卧可能导致下肢静脉血栓形成，容易形成肺栓塞，严重情况下危及患者生命。对于部分高龄或体质较差的患者，术后容易出现营养不良、肺部感染等并发症。

【预防和处理】

对于可能出现全身性并发症的患者，术前需进行严格的评估，排除手术禁忌证。对于易发生静脉血栓的老年患者，术后可皮下注射依诺肝素，并加强术后腿部按摩护理，减少血栓的发生。如患者出现血栓症状，应当及时予以抗凝或溶栓治疗。术后应预防性使用抗生素，并加强排痰、吸氧等处理，减少术后肺部感染的发生。如患者发生肺部感染，应当及时对症处理。

第二节　后期并发症

一、语音缺陷

声音由喉发出，口腔各器官(如舌、腭、唇、齿等)在语音形成中均具有重要的作用，尤其是舌与腭，如发生缺损或畸形，均可严重地影响语音质量。

【原因】

口腔肿瘤的手术通常需将舌及口底肌肉、颌骨等切除，破坏了正常的语音形成器官，影响发音过程而致语音不清。舌下神经的损伤可致舌运动障碍而致语音缺陷。口腔肿瘤患者行皮瓣修复后，皮瓣本身缺乏神经支配，仅依靠残余舌体组织活动，影响语音功能。如修复缺损的皮瓣肥厚、臃肿，可能会进一步导致语音功能的障碍。

【预防和处理】

Tarsitano A 等研究者评估了舌癌手术患者的语音功能，发现从术前到术后 14~20 天，患者的语言清晰度显著下降。术后 12 个月可以观察到语音功能能够最接近于术前状态，但不能改善到健康人的水平。有研究发现语音缺陷的程度与舌体切除的多少及舌根部是否切除密切相关。且术后第三个月语音缺陷最为明显。建议术后一月即开始语音训练。也有文献表明口腔癌的 T 分类越高，语音影响越明显。

虽然语音缺陷与舌体组织切除的多少密切相关，但不可因顾及术后语音缺陷而在切除病变组织时过于保守。

资料表明，舌前 2/3 的部分舌切除，创口直接拉拢缝合术后语音功能影响最小，但当舌前 2/3 切除超过舌体 1/2 时，尤其是口底前份也一并切除时，应作舌及口底缺损的游离或邻近组织瓣修复，不应将舌体的剩余部分直接缝至口底或颊侧黏膜上，这样可致舌活动受限引起语音障碍。有研究报道，1/2 舌切除后，应用前臂游离皮瓣与股前外侧肌皮瓣修复舌缺损，语音功能未见明显差异。舌根的切除由于干扰了正常的舌-腭接触，可致鼻咽关闭不全，如直接与颊侧组织拉拢缝合，又可致舌活动受限。故舌根缺损时，主张立即应用皮瓣修复。且皮瓣不可过于肥厚与臃肿，目前多主张应用前臂皮瓣或薄型股前外侧皮瓣修复。上颌骨或腭部肿瘤切除后的缺损，常造成口腔-鼻腔或口腔-上颌窦相通，发音时会出现严重的鼻音。应用带蒂瓣、游离组织瓣或赝复体阻隔口腔与鼻腔、上颌窦相通，利于患者早期恢复正常发音。

总之，虽然口腔癌瘤切除术所致口腔器官的缺损，均会不同程度地影响患者的语音功能，但通过残存组织的代偿作用，缺损的修复及其早期加强语音训练，可使语音功能逐步达到或接近正常水平。

二、吞咽功能障碍及误吸

吞咽是一系列连续的反射活动，由口、咽、喉、颌、面及颈部各有关诸肌的共同作用而完成。吞咽需要通过两个大脑半球的皮层中心，脑干的吞咽中心，脑神经来调节控制。在吞咽过程中，肌肉系统的同步收缩与舒张使食团从口腔下行入胃。吞咽的口腔期是主动过程(随意期)，食物经充分咀嚼及唾液预处理，由舌将食物压在硬腭上，使之成形、润滑，然后将食团压入口咽部。吞咽的咽期呈被动过程(不随意期)，在此过程中，声带内收喉上升及呼吸短暂抑制，防止食物进入气管。口腔肿瘤切除后，有时可破坏这一过程而致吞咽功能障碍，甚或引起误吸。吞咽困难定义为吞咽液体、食物或药物的困难或不可能。吞咽困难可发生于口咽或食道阶段。

【原因】

由于吞咽过程是多个器官及有关肌肉的共济活动，口腔及口咽部肿瘤切除术破坏了这些肌肉的相互协调运动而导致吞咽功能障碍，有时手术致脑神经的损伤，术后亦可引起吞咽功能障碍，甚至可致误吸。

【预防和处理】

对于口腔及口咽癌瘤切除术后所引起的吞咽功能障碍已有广泛的研究。目前研究认为，吞咽功能障碍的严重程度取决于病变的大小、位置以及手术切除的范围。为了更清楚地了解吞咽障碍的实质和吞咽循环的时相变化，可用直接纤维喉镜检查：辨别是否为喉部肌肉运动失调，喉咽部淤血、咽部肌肉收缩无力或由大面积肥厚的皮瓣阻塞所致等。亦可用肌电图描记了解是否为肌肉机械动力或神经功能障碍所致。较常用的方法是钡吞咽观察法，可以确定吞咽循环中细微的变化，了解吞咽过程中的动力缺失区、阻塞区、不同步现象和误吸发生的频率与严重性，吞咽的最佳头位及食团的最合适硬度等，从而指导吞咽功能的逐步恢复。对于因腭咽缺失导致的吞咽功能障碍，可以行游离皮瓣修复，尽可能恢复腭咽形态。舌癌缺损修复应重视舌部体积的重建，良好的舌形态和充足的体积恢复可促进患者早期吞咽功能恢复、减少吸入性肺炎的发生。

由于吞咽功能障碍，患者术后不敢进食，而致营养缺乏，患者可表现为体重减轻、脱水，甚至出现恶病质。有研究表明5%～71%的头颈部肿瘤患者术后会出现体重下降，体重平均下降6%～12%。因而头颈部肿瘤患者术后出现吞咽障碍时，应经鼻饲及静脉给予足够的营养，以维持机体的生理需要量。早期吞咽功能训练对患者快速康复有着积极作用。吞咽功能障碍可以通过改变进食方法、食物种类及每次食入量加以纠正。这些方法对于大多数病例均是有效的，如仍然得不到改善，则患者需要长期使用鼻饲或胃造口术。误吸会导致严重的肺部并发症，如气管支气管炎、肺不张、肺炎甚至呼吸道阻塞等。大约三分之一的吞咽困难患者发展为需要治疗的肺炎。而吸入性肺炎相关的死亡率大约在20%～65%。为了避免因严重的吞咽功能障碍而致的误吸，术中可施行气管造口术。

三、咀嚼功能障碍

咀嚼是一种复杂的反射性活动。在咀嚼运动中，咀嚼肌、牙、颞下颌关节及唇、舌、颊肌等协同发挥作用。牙或牙支持组织、咀嚼肌及颞下颌关节发生的疾患，均可引起咀嚼效率的降低。后者可更进一步地影响机体的消化功能及营养状况。咀嚼功能障碍如发生在幼儿期还可影响殆、颌、面的发育。

【原因】

口腔肿瘤患者由于切除颌骨、咀嚼肌或舌等咀嚼器官，或由于手术后瘢痕挛缩引起张口受限(彩图15-3)，甚至牙关紧闭，有研究者还发现头颈肿瘤患者接受放疗后会导致口腔黏膜受损，引起咀嚼功能下降；或由于手术损伤三叉神经、舌下神经、面神经、舌咽神经等脑神经，均可引起咀嚼功能障碍。

【处理】

咀嚼功能的障碍，应根据不同的原因进行处理。如因组织缺损所致者，可行颌骨、舌、腭等器官再造术；因瘢痕挛缩所致者，可行瘢痕松解及皮瓣移植术。因牙缺失者可行义齿修复或牙种植术。

四、下颌骨病理性骨折

【原因】

病理性骨折可能是由于病理过程(如囊性病变、恶性病变、炎性疾病)引起，也可能是外科手术继发因素或放射治疗引起。口腔肿瘤根治手术有时会保留部分颌骨，如保留下颌骨下缘的切除术中，若术中操作不当，用力过大，或下颌骨下缘高度不够等，可能导致剩余下颌骨发生病理性骨折。

在下颌骨截开术或下颌骨切除骨瓣修复术中，应当根据下颌骨及肌肉附着合理植入钛板及钛钉，保证剩余骨段的固位和稳定。钛板不合理的放置以及术后不平衡的咀嚼力等都可能导致钛板断裂以及剩余下颌骨的断裂，导致病理性骨折。

【预防和处理】

应当对患者进行术前评估，如果病变累及的颌骨范围较大，导致剩余下颌骨骨量不足时，需切除受累的颌骨，并及时进行下颌骨重建。如剩余骨量能够支撑正常咬合，则在术中应尽可能避免暴力，防止病理性骨折发生。术中或术后发生病理性骨折，如骨折程度较为轻微，无明显骨折线移位，可以采用颌间固定等方式予以处理(彩图 15-4)；如有明显的骨折线移位，需尽快进行手术干预，进行切开复位及内固定。

五、肿 瘤 复 发

【原因】

对于口腔肿瘤，特别是恶性肿瘤，复发是影响患者预后的重要因素。复发包括病灶处复发以及远处转移。口腔鳞状细胞癌是最常见的口腔恶性肿瘤，口腔鳞癌 T 分期、病理分级、淋巴结状态、淋巴结是否有包膜外侵犯以及切缘是否阳性等与肿瘤复发密切相关。另外，研究认为是否采用皮瓣修复也是影响肿瘤复发的重要因素。

【预防和处理】

为了减少术后复发的可能，特别是对于 T3—T4 期的口腔鳞癌患者，应当扩大原发灶的切除范围，切除范围距肿瘤边界 2cm 以上，保证手术安全，并同期进行皮瓣修复。然而，在实际情况中，由于口腔颌面部解剖结构复杂，恶性肿瘤边界 2cm 以上的范围切除在一些病例的外科临床实践中实施困难。另外，肿瘤切除时肌肉的收缩可能导致切缘阳性，表明距离肿瘤边缘 1~2cm 的扩大切除可能存在不足。近年来，有学者提出口腔癌的间室外科，旨在达到更彻底的根治目标。间室外科强调切除范围包括肌肉的起始端至终末端。如舌癌切除需遵循间室外科的原则，即利用下颌骨膜、舌骨及舌中隔的界限，进行病灶切除，使原发肿瘤与颈部淋巴结之间侵袭的途径完整切除。

在切除原发灶的同时，应当仔细清扫颈部淋巴结。对于淋巴结阳性的患者，术后应补充足够剂量的放疗。对于复发的患者，根据病变大小及范围，可再次行手术治疗；如不能手术切除，可以进行放疗、化疗或靶向药物治疗(如西妥昔单抗)。近年来，随着肿瘤免疫治疗的研究进展，程序性死亡受体 1(PD-1)单抗在肿瘤治疗中取得了重大突破。2019 年 10 月，国家药品监督局批准 PD-1 单抗(纳武利尤单抗，Opdivo)用于治疗复发性或转移性头颈鳞癌。PD-1单抗能够显著提升复发性头颈鳞癌患者的生存期，改善患者的生活质量。

（刘　冰）

◎ 参考文献

[1]何三纲．口腔解剖生理学[M]．7版．北京：人民卫生出版社，2020.

[2]张陈平．舌癌的间室外科[J]．中国癌症杂志，2013，23(12)：937-941.

[3]Denaro N，Merlano M C，Russi E G. Dysphagia in head and neck cancer patients：Pretreatment evaluation，predictive factors，and assessment during radio-chemotherapy，recommendations[J]. Clin Exp Otorhinolaryngol，2013，6(3)：117-126.

[4]Gussgard A M，Jokstad A，Wood R，et al. Symptoms reported by head and neck cancer patients during radiotherapy and association with mucosal ulceration site and size：An observational study[J]. PLoS One，2015，10(6)：e0129001.

[5]Khanh N T，Iyer N G. Management of post-operative fistula in head and neck surgery：Sweeping it under the carpet？[J]. 世界耳鼻咽喉科杂志，2015，5(4)：93-104.

[6]Riemann M，Knipfer C，Rohde M，et al. Oral squamous cell carcinoma of the tongue：Prospective and objective speech evaluation of patients undergoing surgical therapy[J]. Head Neck 2016，38(7)：993-1001.

[7]Shune S E，Karnell L H，Karnell M P，et al. Association between severity of dysphagia and survival in patients with head and neck cancer[J]. Head Neck，2012，34(6)：776-784.

[8]Tarsitano A，Vietti M V，Cipriani R，et al. Functional results of microvascular reconstruction after hemiglossectomy：free anterolateral thigh flap versus free forearm flap[J]. Acta Otorhinolaryngol Ital，2013，33(6)：374-379.

[9]de Melo G M，Ribeiro K C，Kowalski L P，et al. Risk factors for postoperative complications in oral cancer and their prognostic implications[J]. Arch Otolaryngol Head Neck Surg，2001，127(7)：828-833.

[10]Kolokythas A. Long-term surgical complications in the oral cancer patient：a comprehensive review. Part I[J]. J Oral Maxillofac Res，2010，1(3)：e1.

[11]Wang B，Zhang S，Yue K，et al. The recurrence and survival of oral squamous cell carcinoma：a report of 275 cases[J]. Chin J Cancer，2013，32(11)：614-618.

[12]Kim C M，Park M H，Yun S W，et al. Treatment of pathologic fracture following postoperative radiation therapy：clinical study[J]. Maxillofac Plast Reconstr Surg，2015，37(1)：31.

[13]Cohen E E W，Soulieres D，Le Tourneau C，et al. Pembrolizumab versus methotrexate，docetaxel，or cetuximab for recurrent or metastatic head-and-neck squamous cell carcinoma (KEYNOTE-040)：a randomised，open-label，phase 3 study[J]. Lancet，2019，393(10167)：156-167.

第十六章　颈部手术并发症

颈部为头颅和躯干的连接部分。在颈后部正中以骨性支架脊柱颈段为支柱，其前方为食道、气管颈段及喉，颈部两侧有重要的神经及血管上下通行，在颈根部尚有胸膜顶及肺尖突入其间。颈部的解剖结构较复杂，手术可发生诸多严重并发症。口腔颌面外科涉及的颈部手术种类较多，本章仅选择介绍几种常见手术的并发症。包括的内容有：

- 颈淋巴清扫术
  - 神经损伤并发症
  - 血管并发症
  - 胸导管损伤——乳糜瘘
  - 呼吸道并发症
  - 其他并发症
  - 术后感染
  - 术后复发
- 甲状舌管囊肿切除术
  - 甲状舌骨膜及喉内神经损伤
  - 上呼吸道梗阻
  - 术后复发
- 鳃裂囊肿(瘘)切除术
  - 神经损伤
  - 血管损伤
  - 迷走神经反射与颈动脉窦反射
- 气管切开术
  - 出血
  - 皮下气肿
  - 气胸及纵隔气肿
  - 声带麻痹
  - 脱管及套管堵塞
  - 伤口感染
  - 气管狭窄
  - 气管食管瘘
- 颈动脉体瘤切除术
  - 颈动脉破裂
  - 脑神经损伤
  - 脑动脉栓塞
  - 脑细胞损害

第一节　颈淋巴清扫术

自 1880 年 Kocher 首次报道舌癌联合颌下区淋巴清扫术，及 1906 年 Crile 开创了根治性颈淋巴清扫的先河，历经百年的演化发展，颈淋巴清扫术现已广泛应用于口腔颌面恶性肿瘤的外科治疗。由于手术方法的日趋完善，该术式一直被认为是治疗头颈部恶性肿瘤颈淋巴转移的唯一安全、有效的术式。手术沿邻近的解剖结构将颈部淋巴结、淋巴管及其蜂窝组织一并切除，在解剖学上也是合理的。然而由于该术式手术范围大，手术时间长，手术野常与口腔相通，颈部解剖关系复杂，并且根治性颈淋巴清扫术，需将副神经、胸锁乳突肌、颈内静脉等一并作整块切除，会造成一些不可避免的功能障碍、外形缺陷，甚至发生严重的并发症或死亡。文献报道颈淋巴清扫术并发症发生率变化较大(5%~40%)。目前认为，颈淋巴清扫术手术范围越大，出现并发症的概率也越高。早期颈淋巴清扫术后3天内死亡率为0.5%，30天内死亡率为1.3%。在保证肿瘤治疗的有效性前提下，为了减少根治性颈淋巴清扫术并发症的发生率，可以选择保留重要解剖结构的功能性颈淋巴清扫术。总之，对于颈淋巴清扫术应严格掌握其适应证，熟悉颈部解剖结构，遵守操作规程，避免损伤重要神经、血管，防止严重并发症的发生。

一、神经损伤并发症

颈部具有许多非常重要的神经，包括位于颌下三角的面神经下颌缘支、舌神经及舌下神经；位于胸锁乳突肌深面的副神经、臂丛神经；位于颈动脉及颈内静脉周围的迷走神经、膈神经等。

(一)迷走神经损伤

迷走神经颈段位于颈动脉鞘内，在颈内静脉、颈总动脉之间的后方，色白而粗大，一般不易损伤。但由于颈淋巴清扫术广泛暴露迷走神经，在分离深层组织时有时可直接刺激迷走神经干，引起“迷走—迷走反射”，而致心率过缓，甚至发生心搏骤停。亦有在颈淋巴清扫术中，误伤或切断迷走神经者的报道。

【原因】

在结扎切断颈内静脉上端或下端时，因未充分游离颈内静脉后鞘，导致层次不清，误将迷走神经与颈内静脉一同钳夹、结扎与切断。或由于颈部转移灶与迷走神经粘连，术中不慎误伤或切断迷走神经。

【预防】

严格遵守颈淋巴清扫术的操作规范是避免迷走神经损伤的关键。尤其应注意迷走神经与颈内静脉及颈总动脉的解剖关系，在结扎切断颈内静脉前，应在确认迷走神经未被钳夹时，才予以结扎、切断。术中操作应轻柔细致，沿颈内静脉向上剥离清扫时，应尽可能避免对迷走神经的刺激。由于术中迷走神经受到刺激时，可发生心动过缓，甚至心搏骤停，故主张手术应在心电监护下进行。

【处理】

当一侧迷走神经被意外切断时，对心脏的影响反较比刺激迷走神经引起的心脏兴奋为轻，其功能可由对侧代偿，仅出现暂时性心率增快，呼吸不畅，气管分泌物增多等，不致产生心功能障碍，此时应立即作神经端端吻合修复，且术中应严密观察患者心肺功能。若迷走神经受刺激，导致心动过缓甚至心搏骤停时，应立即予以抢救，静脉注射阿托品，以解除迷走神经对心脏的抑制作用，情况不见好转者，逐渐加大剂量，心搏骤停者应立即给予胸外按压和人工呼吸等。

(二)副神经损伤(肩综合征)

副神经出颈内静脉孔后位于颈内动脉和颈内静脉之间，自二腹肌和茎突舌骨肌深面浅出，进入胸锁乳突肌上部之深面，于该肌中上1/3交界处之后缘进入颈后三角，在斜方肌前缘中下1/3交界处进入该肌支配其运动。1961年Nahum报道了根治性颈淋巴清扫术切除副神经后引起肩综合征。副神经切除后患侧斜方肌麻痹、萎缩，肩部肌肉功能失调，肩胛骨不再稳固，向脊柱旁张开，滑向前下方，肩部不能全方位的活动，而引起肩部疼痛、麻木、肩下垂、耸肩无力、上臂不能外展等症状，即所谓的"肩综合征"。有文献报道，副神经损伤的发生率仅次于面神经下颌缘支损伤，约5.1%。

【原因】

在根治性颈淋巴清扫术中，为了彻底切除沿副神经排列的脊副淋巴结群而有意牺牲该神经；在改良性颈淋巴清扫术中分离蜂窝结缔组织时致副神经意外离断或牵拉伤。

【预防和处理】

约有60%~80%的患者在切除副神经后会出现肩综合征，也有文献报道不超过25%的患者在切除副神经后不发生肩综合征。为了减少副神经损伤带来的并发症，对于有些病例，在遵守肿瘤外科原则的前提下，可采用保留副神经的改良根治性颈淋巴清扫术(modified radical neck dissection)。因而熟悉副神经的解剖及其与颈淋巴结群的关系，选择保留副神经的术式是有益的，但如果颈内静脉二腹肌区或颈后三角区有明显淋巴结转移时，副神经则不宜保留。有学者研究发现，切除副神经时保留颈神经丛深支(特别是C2~C5)能够预防术后肩综合征的发生。为了减轻切除副神经所带来的斜方肌麻痹、肩部不适和功能失调，可采用游离耳大神经移植修复，或用提肩肌行肩胛固定术，以悬吊并固定肩胛部。

(三)膈神经损伤

膈神经的纤维主要来自第4颈神经，少部分纤维来自第3、5颈神经，沿前斜角肌浅面和颈深筋膜的椎前筋膜之深面自上而下走行，主要支配膈肌的收缩。膈神经损伤被认为是颈淋巴清扫术的罕见并发症，可致患侧膈肌瘫痪，肺叶不能充分扩张，通气功能障碍，胸片上可有或无纵隔移位，可能并发肺部并发症。

【原因】

在清扫前斜角肌表面时，因部位过深剥破椎前筋膜而损伤膈神经，或在结扎颈横动脉时不慎致膈神经损伤。

【预防】

在清扫锁骨上窝，结扎颈横动脉前，应仔细辨认膈神经，并予以保护，以防误伤。在清扫前斜角肌表面时，前斜角肌和膈神经表面覆盖有椎前筋膜，透过筋膜可清楚地看到膈神经，而筋膜浅面的结缔组织疏松，容易推开，手术如保持在椎前筋膜浅面操作，避免过深，即可防止膈神经的损伤。因此保留膈神经表面的筋膜层以及前斜角肌是避免膈神经损伤的主要方法。

【处理】

一侧膈神经损伤或切断，可以不出现症状，通常由副膈神经来行使膈神经的功能或由对侧正常肺起代偿作用。但若术前对侧肺功能不全，肺纤维化或年老体弱并患有慢性肺气肿者，可导致严重的后果。术中不慎将其损伤时，应及时行神经吻合术，术后应预防肺部感染。

(四)臂丛神经损伤

臂丛神经由5、6、7、8颈神经前支和第一胸神经前支组成上、中、下三干支，于前斜角肌与中斜角肌之间发出，于颈深筋膜深面走行，在颈下部的锁骨上三角入腋窝，主要支配同侧上肢的运动。臂丛损伤后表现为患侧上肢瘫痪和感觉丧失，根据其损伤的平面和程度不同症状轻重不等。

【原因】

清扫锁骨上三角时，剥破颈深筋膜深层，而致其深面的臂丛神经损伤。

【预防】

臂丛神经在颈根部呈一粗、白、亮的神经束，在行锁骨上三角清扫时，只要在颈深筋膜深层浅面剥离，在结扎颈横动脉时稍加注意，一般不会致其损伤。

【处理】

术中和术后如发生臂丛神经损伤，可立即行神经端端吻合术；臂丛神经损伤后，应注意保护，避免感觉迟钝的皮肤受到进一步损伤，对于受累肢体可行理疗，以减轻肌肉的萎缩。

(五)颈交感神经损伤

颈交感神经干位于颈总动脉、颈内动脉、迷走神经和椎前筋膜深面，有上、中、下三个神经节。当颈交感神经被损伤时，可出现同侧上睑下垂、睑裂变小、瞳孔缩小、眼球内陷、面部汗液分泌减少等症状，即所谓的霍纳(Horner)综合征(颈交感神经麻痹)。

【原因】

当手术进行至颈总动脉分叉处时，过度牵拉刺激损伤颈交感神经。颈部转移灶位置深，因切除肿瘤而损伤该神经。

【预防和处理】

当手术进行至颈动脉窦附近时，刺激交感神经，可见血压骤降，此时应避免牵拉，可于颈动脉窦外膜下注入少许1%利多卡因，观察血压变化，使之恢复正常。术中一般不分离颈动脉鞘内后方，以免损伤颈交感神经干。颈交感神经意外切断后应行神经吻合术。

(六)面神经下颌缘支损伤

面神经下颌缘支从腮腺前缘或下端穿出，于颈阔肌深面和颈深筋膜浅层之间约在下颌下缘平面走行，依次越过面后静脉、下颌角、面前静脉的浅面，颌外动脉的浅面或深面，支配三角肌和下唇方肌。该神经如受损伤可致口角歪斜。目前文献报道，最容易受到损伤的神经是面神经下颌缘支，发生率约为5.5%。

【原因】

颌下切口过于接近下颌骨下缘，或因清扫颌下三角、切除腮腺下极时，致面神经下颌缘支损伤。

【预防和处理】

为避免术中损伤面神经下颌缘支，应常规在下颌下缘下约2.0cm处作切口，于下颌下缘处结扎，切断颌外动脉和面前静脉后，应将血管上端向上翻起，缝合固定在颈阔肌或皮下组织内，以保护面神经下颌缘支免受损伤。1/3患者的面神经下颌缘支，在腮腺下极与面神经颈支并行或共干向前分布，在切除腮腺下极时，应防止将其与颈支一并切断，因而有人主张在术中应解剖出面神经下颌缘支。此外，术中应避免过度牵拉与挤压，一旦发现神经被切断，应立即行端端吻合。

(七)喉上神经及喉返神经损伤

喉上神经及喉返神经为迷走神经的两个分支。前者在颈内动脉深面下降，于舌骨大角平面分为喉内、外两支。后者为支配喉肌的运动神经，沿气管和食管之间的深沟内上行，到达甲状腺下极的腺体背面，于环甲关节的后侧穿入喉内。喉上神经内支损伤，可致喉部麻木，感觉消失，引起吞咽困难。外支损伤时，由于环甲肌麻痹，则出现声音低粗，反射性咳嗽功能丧失。吞咽时声门不能关闭，易致误吸，引起肺部并发症。喉返神经损伤，可出现不同程度的声带瘫痪、声音嘶哑。两侧喉返神经均遭损伤者，由于两侧声带瘫痪，使声门狭窄而致呼吸困难。

【原因】

在结扎甲状腺上动脉或在该动脉深面分离时损伤喉上神经，或因血管损伤出血，误将喉上神经与软组织、血管等一并结扎或切断。喉返神经因部位较深一般不易误伤，但于颈下部近甲状腺下极深处操作时，易受挤压和牵拉，或误与迷走神经一起被切断。

【预防和处理】

在甲状腺上动脉周围分离时，只要在该动脉水平面上进行，即可避免误伤喉上神经。因喉上神经损伤后，进食时易发生误吸，引起呛咳，术后应改用鼻饲。一般术后2~4周后可自行缓解。

为了避免喉返神经损伤，在处理颈下部时，应避免过度挤压与牵拉。如出现一侧喉返神经损伤，可暂不处理，经过一定时间后，其功能可由对侧代偿。若两侧喉返神经损伤，可致失声和呼吸困难，危及生命，故应立即做气管切开术，或行声带外移术，以解除呼吸困难。

(八)舌神经及舌下神经损伤

舌神经为三叉神经之下颌神经后干的分支，自下颌神经后干分出后，越过下颌第三磨牙的远中至其舌侧下方，行于舌骨舌肌与下颌舌骨肌之间，与颌下腺导管呈螺旋形关系伴行，支配同侧舌及口底黏膜。舌神经损伤可致同侧舌及口底麻木，感觉消失。

舌下神经由舌下神经管出颅，经颈内动、静脉之间下行，在距颈动脉分叉部约1cm的上方，跨过颈内及颈外动脉，经二腹肌后腹深面，入颌下三角。沿舌骨舌肌的浅面，分布于舌外各肌及舌内肌群，支配舌肌的运动。舌下神经损伤可致同侧舌肌瘫痪、舌肌萎缩。

【原因】

由于舌神经与颌下腺导管相伴行，常在清扫颌下三角结扎颌下腺导管时而误将神经结扎或切断；舌神经于下颌第三磨牙舌侧位置表浅，在行联合根治术时，可致其损伤。舌下神经常常由于清扫二腹肌后腹下区淋巴结时钳夹误伤；或将舌下神经误认为二腹肌肌腱而予以切断；或由于结扎颈内静脉远心端时，未充分显露舌下神经，而在二腹肌后腹下方将其误断。

【预防和处理】

在清扫颌下三角时，应仔细辨认舌神经与颌下腺导管的关系。结扎颌下腺导管时，用拉钩将下颌舌骨肌向前方牵拉，颌下腺向下方牵拉，可见与颌下神经节相连的舌神经呈“V”形，颌下腺导管在该段神经的深面行向前内方。

在清扫颈深上淋巴结时，应仔细解剖，如遇到出血不可盲目钳夹止血，结扎颈内静脉上端前，应紧贴静脉壁分离，确保颈内静脉与舌下神经、颈内动脉等分离后，再行结扎，如此即可避免舌下神经的损伤。一旦切断舌神经或舌下神经，应立即行神经吻合术，术后给予神经营养药物。

二、血管并发症

(一)颈动脉破裂

颈淋巴清扫术血管并发症中颈动脉破裂是最为严重的并发症，是手术死亡的主要原因之一。

【原因】

1. 术前放疗。文献报道，当患者术前接受超过 70Gy 总剂量的放疗，颈动脉发生破裂的风险增加 14 倍。实验也表明放疗可引起血管内血栓形成，大血管内出现动脉粥样硬化的前期改变，管壁出现渐进性脆弱、血管间质变薄、血管外膜纤维化、血管壁坏死、破溃。

2. 术后伤口感染。有研究报道颈淋巴清扫术后伤口发生感染的概率约为 10%。细菌感染会导致血栓形成以及颈动脉血管壁受损。另外，感染会引起组织的坏死和瘘管的形成，这些都是导致颈动脉破裂的因素。颈部伤口与口腔相通，可能导致颈动脉暴露于唾液中，颈动脉外膜受到唾液酶的脱水和消化，增加颈动脉破裂的风险。

3. 术后皮瓣坏死和伤口裂开。由于术后颈部皮瓣坏死及伤口裂开，致颈动脉壁暴露干燥，糜烂溃破，发生出血。

颈部存在需长期湿润敷料换药的伤口时，颈动脉破裂的概率增加四倍。此外，虽因手术直接损伤颈动脉而致其破裂发生大出血者罕见，但如解剖不熟悉、动作粗暴，亦会损伤颈动脉发生大出血。

【预防和处理】

由于颈动脉破裂与术前放疗、感染及皮瓣坏死、伤口裂开等密切相关，为避免颈淋巴清扫术后颈动脉破裂，应严格掌握术前放疗适应证，选择合适的放射方式及放射剂量。一般应等待放疗结束 4 周后再行手术治疗，术后应防止伤口感染，尤其是对行联合根治术的患者，应注意封闭口内创口，避免颈部伤口与口腔相通。

颈动脉大出血之前常有突然的局部少量出血，确定有危险的患者，在出现失血性休克之前，宜采用迅速有力的措施予以挽救患者生命，减少动脉破裂所导致的神经系统并发症。最易出现出血危险的部位是颈总动脉和颈动脉窦部。在放疗患者中如果该动脉暴露，应立即应用肌瓣或肌皮瓣覆盖暴露的血管。有学者主张应行颈部坏死组织及感染组织清除术，组织移植覆盖，因为选择性地行颈动脉结扎并不能显著改善患者的生存率及降低其神经系统并发症的发生。

一旦发生血管破裂出血，应立即压迫损伤的血管以控制出血，迅速建立静脉通道补充血容量进行复苏抢救，随后结扎出血动脉的近、远心端。为防止残端再次发生破裂出血，结扎部位最好选择在血管壁正常部位。有学者建议如果有可能的话，应同时解决口腔皮肤瘘或咽腔皮肤瘘道问题，血管残端应用肌肉覆盖。

结扎颈总动脉或颈内动脉，可出现偏瘫、失语，甚至死亡等严重并发症。死亡率高达60%以上，故行颈动脉结扎的同时，应采取一系列有效的措施，以降低死亡率及减少神经系统并发症的发生。这些措施包括：①术前快速补充血容量，纠正低血压及休克；②保持呼吸道通畅，给氧，缓解脑缺氧；③应用脑血管扩张剂、脱水剂、镇静剂等；④做好抗休克及心脏停搏的抢救准备。

（二）颈动脉窦综合征

颈动脉窦是颈内动脉基部的梭形膨大部分，为压力感受器，其将血压变化的冲动传至延髓的血管舒缩中枢，反射性地调节血压，对压力的变化极为敏感。当颈动脉窦受到激惹时，可发生颈动脉窦综合征，即出现心率减慢、血压下降、意识丧失或昏迷，甚至死亡。Babin 等报道 76 例颈淋巴清扫术中颈动脉窦综合征的发生率为 10. 5%。

【原因】

颈动脉窦综合征多因牵引或结扎颈外动脉或直接刺激颈动脉窦所致，或因术后颈部血肿、颈部敷料包扎过紧，直接压迫颈动脉窦引起。

【预防和处理】

当手术进行至颈总动脉分叉处时，可于颈动脉窦周围或血管外膜下注入少许 1%的利多卡因注射液，即能预防或解除颈动脉窦反射。亦可用阿托品静脉注射，解除其症状，必要时可应用升压药维持血压或采取其他相应的抢救措施。

（三）颈内静脉损伤与空气栓塞

颈内静脉血管壁薄易于剥破，损伤后可能导致严重失血，甚至发生空气栓塞。空气栓塞属于很少见的并发症，由于管腔内产生负压，极易使大量空气进入静脉内形成气栓，经右心房至右心室，使右心输出量骤减，血压下降，呼吸循环障碍，重者可致突然死亡。

【原因】

术中分离颈内静脉时，动作粗暴致其损伤破裂，或钳夹静脉壁致其撕裂；结扎颈内静脉近、远心端时，结扎不牢或未行贯穿缝合，结扎线滑脱。此外在清扫锁骨上三角时，因部位过低致锁骨下静脉损伤，亦可见空气栓塞。

【预防和处理】

在行功能性颈淋巴清扫术，沿颈内静脉周围解剖剥离时，应分清解剖层次，沿血管长轴作纵行分离，动作应轻柔或辅以橡皮条向侧旁牵引血管，一般经多次分离后可将颈内静脉游离开来。如不慎将静脉壁剥破，不可盲目使用止血钳止血，以免造成血管更大的损伤，应立即用手指将破裂口压迫止血，防止空气进入。充分游离后予以缝合修补，必要时可以选择结扎颈内静脉，一般不会导致严重的功能障碍。

根治性颈淋巴清扫术，在结扎切断颈内静脉下端时，一般应在锁骨上 2cm 平面处结扎，结扎前应充分游离静脉 2~3cm 长，用 7、4 号缝线分别结扎，切断后用 1 号线缝扎，以免结扎线滑脱。在结扎颈内静脉上端发生结扎线滑脱，断端向上回缩至近颅底深处软组织内，结扎甚为困难时，可用明胶海绵填塞颈静脉窝，再用碘仿纱条填塞压迫止血，术后一周逐渐抽除碘仿纱条，一般可能奏效。如需行双侧颈内静脉结扎，此时颅内静脉血的回流主要通过颅内、外静脉交通支(导血管、板障静脉、椎静脉等)来代偿。

一旦发生空气栓塞，除立即处理静脉裂口外，应立刻加压给氧，病员取头低位，并将身体转向左侧，以免空气栓子进入脑组织及心脏，必要时应作右心房穿刺排气。

三、胸导管损伤——乳糜瘘

胸导管损伤而致乳糜瘘，是一种不常见但其后果却十分严重的颈部手术并发症。在颈部 IV 区的清扫中，乳糜瘘发生率通常低于 5%。乳糜瘘主要发生于左侧颈部，但右淋巴导管损伤者亦有报道。由于不易察觉且不易控制的乳糜瘘可导致机体大量的浆液丧失，而引起低蛋白血症及脂肪酸和甘油三酯的丢失。

【原因】

胸导管起源于腹部的乳糜池，收集横膈以下的淋巴液及乳糜，经胸部的后纵隔上升，至颈部时呈一拱形高出锁骨上约 3~5cm，从颈内静脉外侧深面前斜角肌前缘的疏松结缔组织内通过，进入左锁骨下静脉与左颈内静脉交角处。由于胸导管行走位置不规则，在注入静脉前，其弓形部位有时很低，术中不能见到。有时其弯曲很高，可达锁骨上 5cm，且为脂肪疏松结缔组织所包绕，管壁薄，导管色泽与周围脂肪组织相似，不易辨认，因而在结扎切断颈内静脉下端时，或行锁骨上三角颈淋巴清扫术时，有可能损伤胸导管，而发生乳糜瘘。

乳糜液呈清亮或乳状液体，如胸导管或其分支损伤，术中可见颈后三角处伤口有乳白色液体积聚，使血液变色，触之术者手套上可有润滑的感觉。如术中未发现胸导管破裂损伤，术后可发生乳糜瘘，其伤口引流物明显增多，且呈乳状液体(彩图 16-1)。每日可达到 2~4L。除去敷料可见锁骨上窝饱满，乳糜液体积聚，且颈下部皮瓣水肿、发红、变硬，并与深层组织分离。严重的乳糜瘘者可引起水、电解质平衡失调，全身低蛋白血症，血容量减少，营养障碍，甚至全身衰竭以致死亡。乳糜瘘一般根据其液体流量、呈乳白色(彩图 16-1)，不易与血液、血清等引流物相混淆，结合局部和全身表现，可以作出诊断。

【预防】

由于胸导管的损伤常发生于结扎切断颈内静脉下端及清扫锁骨上三角时，故有人主张在处理颈内静脉下端时，应在颈内静脉外侧深面前斜角肌前缘剥离该部位的疏松结缔组织，并先以血管钳夹持含脂肪、淋巴管及血管的结缔组织蒂，然后再予以结扎切断，这样可避免乳糜瘘的发生。

如术中发现胸导管或其分支受损，修补胸导管通常是无效的，应尽力找出其断端，予以结扎。或使用纤维蛋白胶和/或肌肉组织瓣进行修复。通常让患者取仰卧头低位，在麻醉医师的帮助下增加患者胸内压，使淋巴液漏出更为明显以便于找到破裂处，以血管钳准确钳夹，再予以缝扎，即可避免术后发生乳糜瘘。

【处理】

术后早期发生乳糜瘘，通常以保守治疗为主。患者需进食“无脂”或“低脂”食物。如其引流量不大，可拔除负压引流管，放置橡皮片引流，锁骨上区给予加压包扎，并嘱患者卧床休息，一般瘘管可自然封闭。也有文献报道可局部注射奥曲肽治疗乳糜瘘。如引流物较多、加压包扎等保守治疗无效时，应尽早探查手术伤口，找到淋巴管的破裂处予以结扎，不易结扎者可于瘘口处填以明胶海绵作荷包缝合。

乳糜瘘长期不愈者，由于大量乳糜液体的丢失，可导致患者水、电解质紊乱，蛋白质的丢失而致营养失调甚至死亡。治疗时应定期检查电解质，记录乳糜液的丧失量，给予高热量、高维生素、高蛋白质、低脂肪饮食，以弥补淋巴液的丢失。必要时根据血清蛋白质的含量，静脉给予血浆或白蛋白。

四、呼吸道并发症

(一)呼吸道梗阻

颈淋巴清扫术后发生呼吸道梗阻虽较为少见，文献报道呼吸道梗阻的发生率低于1%，甚至在某些研究中低于0.1%。但如发生突然，未及时发现与处理，可产生致命性后果，故应引起高度重视。呼吸道梗阻多发生于术后24~48小时内，尤其对于行双侧颈淋巴区清扫术、联合根治术或采用肌皮瓣行口底及咽旁组织缺损修复的病例以及年老体弱痰多者，发生呼吸道梗阻的危险性更大。

【原因】

反复进行气管插管或插管时间过长引起声门水肿；术后舌、口底和咽侧肿胀、舌后坠；负压引流不通畅，皮下血肿形成或气管导管脱出；痰液黏稠不易咳出或误吸。

【预防】

为防止声门水肿，术后常规给予适量皮质类固醇激素及超声波雾化吸入，行双侧颈淋巴清扫、范围较大的联合根治术(尤其是累及舌根者)、应用肌皮瓣修复口底，咽侧组织缺损的患者及年老体弱痰多者应常规作预防性气管切开术。术后应严密观察患者，保持呼吸道及负压引流通畅，随时吸出患者口内及咽部痰液。常规作好气管切开的准备。

【处理】

患者术后一旦发生呼吸困难，应尽快找出呼吸道阻塞的原因，重者立即行气管切开术，若已发生窒息，应行紧急气管切开，并立即进行抢救治疗。

(二)气胸及纵隔气肿

颈淋巴清扫术后发生气胸及纵隔气肿者甚为少见，但如术后患者出现气促、呼吸不畅时，在排除呼吸道梗阻后，应考虑到发生气胸或纵隔气肿的可能。可借助胸部 X 线片进行诊断。

【原因】

胸膜顶均稍高出锁骨内侧半，尤其是胸廓呈狭长形者，胸膜顶呈高圆锥体形，可高出锁骨内侧半上方 2～3cm。颈淋巴清扫术在清扫锁骨上三角时，可损伤胸膜顶而致气胸。此外，在分离结扎颈内静脉下端时，由于麻醉过浅，术中病员呛咳，空气进入纵隔，可产生纵隔气肿或气胸。

【预防】

前斜角肌隔锁骨下动脉与胸膜之前外侧面毗连。因而为防止损伤胸膜顶发生气胸，术中应注意解剖层次，应在椎前筋膜浅面分离，不要穿过前斜角肌和中斜角肌；在分离结扎颈内静脉下端时，应适当加深麻醉，防止病员发生呛咳。

【处理】

术中一旦穿破胸膜，立即请麻醉医师给病员作加压吸气以排除胸膜腔内的气体。然后将破裂的胸膜作严密缝合。术后如发生气胸，应及时在第二肋间作闭式引流。

(三)肺部感染

【原因】

颈淋巴清扫术后偶可并发肺部感染，这是由于全麻气管插管后气管分泌物增多，局部伤口疼痛，患者长时间卧床，痰液不易咳出及机体全身抵抗力降低所致。尤其在年老体弱者中多见。

【预防和处理】

为了防止肺部感染的发生及发展，术前术后应加强护理。有吸烟习惯者术前应停止吸烟；有呼吸道感染者应在感染控制后再行手术。术后患者应经常变更体位，争取早日下床活动，尤其是年老体弱者应经常用手拍击其胸背部，以帮助痰液咳出。及时吸出口腔及咽腔分泌物，特别是气管切开者应加强气管切开术后的护理。并常规应用广谱抗菌药物以预防或控制感染。

五、其他并发症

(一)术后伤口感染、皮瓣坏死

颈淋巴清扫术后伤口感染与皮瓣坏死发生率各家报道不一，前者大约为 10%～15%，后者约为 5%。

【原因】

引起术后伤口感染与皮瓣坏死的原因较多，可包括以下几点：①术前放射治疗：大剂量放射治疗，导致局部皮肤血管闭锁，纤维性变，抗感染能力降低；②颈阔肌保留过少或未予保留：颈阔肌在维持皮瓣血供方面具有重要的作用，牺牲颈阔肌后颈部皮瓣易发生坏死，如经过放射治疗则更易发生皮瓣坏死；③血肿或死腔形成：由于止血不彻底或负压引流不畅，使局部凝血块积聚形成血肿或因皮瓣不贴合而形成死腔导致局部循环障碍，抗感染能力降低；④手术野与口腔相通；⑤手术时间长，创伤大，尤其是联合根治术者，其较单纯性颈淋巴清扫术感染的可能性更大；⑥切口设计："Y"形、"T"形及"Z"形切口易发生皮瓣边缘坏死，致伤口裂开、感染，尤其是经过放射治疗的病例，皮瓣坏死的可能性更大。

【预防】

1. 严格掌握术前放疗指征及放疗剂量，对术前已做过放疗者，应充分估计术后发生感染及皮瓣坏死的可能性，可采用肌皮瓣转移修复，以防皮瓣坏死致颈动脉暴露。

2. 如颈部转移灶未累及颈阔肌者，应尽量保留颈阔肌，且剥离时动作应轻柔，避免过度牵拉，以温生理盐水湿敷防止皮瓣干燥。

3. 彻底止血，术后保持负压引流通畅，避免形成血肿或死腔。

4. 严密封闭口内创口，避免伤口与口腔相通。

5. 切口可选用蒂较宽的矩形切口，尤其是术前放疗者其切口最好不在放射野的中央区，且皮肤切口的交角不宜过锐。

【处理】

一旦发生感染，应根据药敏选用有效的抗菌药物及时控制感染，局部加强换药，保持引流通畅，防止颈动脉暴露、破裂。如皮瓣发生坏死，应及时剪除坏死组织，颈动脉暴露者，局部应持续湿敷，防止动脉干燥、破裂，根据局部情况行皮瓣转移覆盖。

（二）涎瘘

颈淋巴清扫术后涎瘘亦较常见。由于切除腮腺下极后未缝扎或结扎线松脱所致。因涎液积聚，伤口经久不愈致瘘管形成，常合并局部感染。为防止涎瘘，术中应严密缝合腮腺的创口，术后数日内餐前半小时给予小剂量阿托品以抑制涎腺分泌。对于局部已有涎液积聚的病例，可行局部穿刺抽吸或放置引流后加压包扎。经保守治疗无效者，可给予小剂量放射治疗，以暂时抑制涎腺分泌，促使瘘管封闭。一般给予15~25Gy即可。

第二节　甲状舌管囊肿切除术

一、甲状舌骨膜及喉内神经损伤

【原因】

甲状舌管囊肿或瘘管常与甲状舌骨肌粘连，尤其对于经常发生感染者粘连更为严重。术中分离过深即可损伤甲状舌骨肌深面的甲状舌骨膜使术后发生皮下气肿；喉内神经行走于甲状舌骨肌膜的外侧部分，分离囊肿外侧部分时可不慎将其损伤致声音嘶哑或低沉等。

【预防和处理】

正确识别舌骨、甲状软骨和甲状舌骨膜十分重要。为避免术中损伤甲状舌骨膜及喉内神经，分离囊肿时应仔细小心，深度不应超过甲状舌骨肌之深面，尤其是分离囊肿外侧部分时，应紧贴囊肿表面，以免损伤喉内神经。一旦发生甲状舌骨膜损伤应及时缝合修补，喉内神经损伤请详见气管切开术并发症。

二、上呼吸道梗阻

上呼吸道梗阻是甲状舌管囊肿切除术后最严重的并发症，虽临床上较为少见，但如处理不及时，可导致患者死亡，应引起高度重视。

【原因】

术中操作不当，止血不彻底，加之引流不畅而发生口底血肿。另外，喉气管损伤也可能导致气道问题。

【预防和处理】

甲状舌管瘘管切除，应将瘘管连同其周围 2～3mm 的肌肉组织一并作柱状切除，为避免术后出血致口底血肿，分离时动作应轻巧，遇有出血应及时结扎；瘘管基部应先行钳夹后切断，继而缝扎之。在关闭术创前应进一步检查创腔，彻底止血后放置橡皮引流条或负压引流。术后应严密观察，若口底肿胀明显，应及时处理，必要时应行紧急气管切开术。

三、术 后 复 发

【原因】

甲状舌管囊肿术后最常见的并发症是复发(彩图 16-2)，约占 10%。甲状舌管瘘管紧贴舌骨或穿越舌骨后达舌盲孔，术中未将舌骨中份切除是复发的主要原因，另外部分瘘管或侧支残留亦可导致复发。另外，术中囊肿破裂、手术的不熟练以及存在感染等也是导致复发的因素。

【预防和处理】

术中应常规将与囊肿或瘘管相连的舌骨体中段一并切除；为防止瘘管或侧支残留，应行柱状组织切除(彩图 16-2)。助手可从口内用食指推舌根向前方以缩短舌盲孔至舌骨间的距离，便于完全切除病变。并且当提起和分离瘘管时，不宜用力过猛，以免瘘管断裂，残端回缩、残留。甲状舌管囊肿术后如复发应择期行二期手术。

第三节　鳃裂囊肿(瘘)切除术

鳃裂囊肿位于面颈部侧方，临床上以第二鳃裂囊肿最常见，约占 90%～95%。其多发生于胸锁乳突肌上 1/3 的前缘处，与颈部重要神经、血管解剖关系复杂，术中和术后如处理不当，常可导致并发症的发生。

一、神 经 损 伤

【原因】

鳃裂囊肿可附着于颈动脉鞘，尤其是有瘘管自颈内、外动脉分叉之间突向咽侧壁，分离病变时可能损伤颈血管鞘内的迷走神经以及自颈内、外动脉浅面跨过的舌下神经。副神经自胸锁乳突肌中、上 1/3 交界处入该肌向后下行进，当囊肿较大需将该肌向后牵拉或分离时，可能损伤该神经。

【预防和处理】

为了了解囊肿与颈部重要神经、血管的关系，术前应行影像检查，有瘘管形成者可行瘘道碘油造影，以了解瘘道的方向、深度及走行途径，或术前注射亚甲蓝，以便术中寻找或分离瘘管，术中应紧贴囊壁进行钝性分离。如发生神经损伤，应立即行神经吻合术。

二、血管损伤

【原因】

解剖关系不熟悉及术中分离时解剖层次不清楚，采用锐性分离是引起颈部血管损伤的主要原因。此外因囊肿多次并发感染，与血管发生粘连，术中分离囊壁时不慎也可致血管损伤。

【预防和处理】

术前应充分熟悉颈部解剖；切口不宜过小，应充分显露囊肿，术中按层次由浅入深逐层分离；当深部解剖层次不清时，应在囊肿下端将血管层次显露清楚后，再沿血管浅层自下而上逐步分离。当囊肿较大而致视野不清时，可抽出部分囊液，以便于分离。如不慎将颈内静脉及颈外动脉损伤，应立即在损伤部位两端予以双重结扎，以避免术后出血及血肿形成。

三、迷走神经反射与颈动脉窦反射

鳃裂囊肿或瘘切除术中分离病变时，可出现刺激迷走神经引起的心率过缓，或刺激交感神经或颈动脉窦引起的血压下降。这些并发症的预防与处理详见颈淋巴清扫术并发症。

四、术后感染

【原因】

囊肿并发急性感染未得到彻底控制或瘘管本身存在慢性感染；第一鳃裂瘘瘘管与外耳道相通、术前外耳道未行消毒者均是导致鳃裂囊肿术后感染的原因。

【预防和处理】

根据感染的原因进行防治。禁止在囊肿并发急性感染期手术，对于有瘘管形成者，术前应反复冲洗、换药。为防止感染，术后应常规应用广谱抗生素。一旦发生感染应按感染的治疗原则进行处理。

五、术后复发

【原因】

鳃裂囊肿复发的原因是手术摘除不彻底。据文献报道第二鳃裂囊肿的复发率约为3%~22%。鳃裂瘘的手术后复发率更高(彩图16-3)，并且易继发感染。

【预防和处理】

为防止术后复发，必须将囊壁与瘘道彻底摘除。内口与外耳道或咽侧相通者，应将与瘘管相连的外耳道软骨或咽侧黏膜一并切除。确有复发者应择期行二期手术。

第四节　气管切开术

气管切开术虽然挽救了很多急性喉阻塞患者的生命，但其并发症也时有发生，尤其是小儿行气管切开术，并发症发生率更高，甚至导致死亡。目前文献报道，与儿童气管切开术相关的死亡率为0~5.9%。口腔颌面外科常可遇见因急性口底蜂窝织炎、颌面部损伤、口底血肿所致的急性喉阻塞患者，需行紧急气管切开术；对于口底、舌根、咽旁及颈部肿瘤手术，为预防术后发生喉阻塞而需行预防性气管切开术。气管切开术的并发症包括手术过程中及早期的并发症、后期的并发症以及长期可能存在的并发症。手术者熟悉颈部局部解剖，严格遵守操作规程，加强术后护理，可以减少或避免气管切开术并发症的发生。

一、出　　血

【原因】

1. 在气管第二至三软骨环处，有甲状腺峡部横越，损伤后可致出血。

2. 术中损伤颈前静脉。

3. 在颈根部第七、八气管环处有无名动脉及静脉斜行越过气管前壁，如切开气管部位过低，可损伤这些血管致严重出血。

4. 在颈根部，两侧颈总动脉位于气管旁，如手术偏向一侧，误将颈总动脉当作气管切开，可致致命性出血。

【预防和处理】

约5%的气管切开患者会发生不同程度的出血。一般认为以胸骨上窝为顶，两侧胸锁乳突肌前缘为边的三角形区域为安全三角区。气管切开术在此三角区内沿中线进行，可避免损伤颈部大血管。并且切开气管软骨环之部位不宜低于第五环，以免损伤无名动、静脉。如术中因损伤甲状腺峡部或颈前静脉，可用3-0丝线作贯穿缝合；如术中损伤无名动脉或颈总动脉，应立即压迫止血，然后迅速打开伤口，充分暴露血管(有时需切除部分锁骨)后，缝合修补血管，或结扎相关血管。如术后伤口少量出血，可在伤口内放置明胶海绵，气管套管周围填入碘仿纱条压迫止血。若出血较多，应在充分准备下，检查伤口，结扎活跃出血点。

二、皮下气肿

皮下气肿是气管切开术后最为常见的并发症，发生较为突然，肿胀可仅局限于颈部，也可扩散至头面部、胸部及腹部。临床除可见局部肿胀外，且可触到捻发音，X线检查可见特异的影像。发生皮下气肿时，应排除是气胸及纵隔气肿导致的。

【原因】

术中过度分离软组织，气管套管大小不适当(过小)；气管切口过长或皮肤切口缝合过紧；患者频繁咳嗽等，使自气管切口逸出的气体沿切口进入皮下组织间隙，形成皮下气肿。

【预防和处理】

一般可不作特殊处理，大多数于数日后可自行吸收。但如皮下气肿有进一步发展的趋势，应除去促使病情进一步发展的因素，如处理关闭过紧的组织及更换不合适的气管导管等，防止因颈部肿胀导致的气管套管移位(脱位)。

三、气胸及纵隔气肿

【原因】

显露气管时，过于向下分离，气体自气管切口沿气管前筋膜进入纵隔，或损伤胸膜后引起气胸。右侧胸膜顶位置较高，儿童尤甚，更易损伤。严重的纵隔气肿可能导致心肺功能紊乱。

【预防和处理】

术中如遇胸膜向上膨出时，应以拉钩妥善保护。气胸和纵隔气肿轻度者可自行吸收，对纵隔积气较多者，可于胸骨上方沿气管前壁向下分离，使空气向上逸出。如气胸明显，引起呼吸困难者，应行胸膜腔穿刺，抽除积气，必要时行闭式排气术。

四、声带麻痹

【原因】

喉内肌除环甲肌外均由喉返神经支配，声带麻痹常因术中不慎损伤喉返神经所致，尤其在行紧急气管切开术或气管严重偏向一侧的选择性气管切开术的病例中多见。

【处理】

如发声及呼吸功能无明显障碍，可不作处理。单侧声带完全性麻痹者，其患侧外展及内收肌功能完全丧失，声带固定在旁正中位，不能运动。发声时患侧声带不能内收，表现为声嘶但无呼吸困难。时间稍久一般可由健侧声带代偿，使发声有所改善。但如经久未见代偿，病员要求改善发声时，可在病侧声带中段黏膜下注入50%特氟隆(teflon)，使声带变宽以改善发声。两侧声带完全性麻痹时，双侧声带均居旁正中位，声带既不能闭合，也不能外展，发声低沉无力，但一般呼吸正常。由于声带不能关闭，饮食时可能发生误吸。

五、脱管及套管堵塞

【原因】

固定带过于松弛、套管较短、患者剧烈咳嗽等可能会导致脱管；吸痰管吸力不足或雾化加湿不够可能会导致分泌物阻塞管道。

【预防和处理】

脱管是非常严重的情况，应立即重新置管，建立气道；如怀疑套管堵塞，应卸下内管检查是否有堵塞物，必要时可以通过鼻内窥镜进一步检查，如发生堵塞应当加强雾化或套管内滴入5mL盐水，软化阻塞物，促进阻塞物排出。

六、伤口感染

【原因】

气管切开术即使在无菌条件下进行，术区在术后几小时内就会被患者或陪护人员的手、口腔分泌物、痰液、吸引器、床单等污染。除此之外，空气污染亦不可忽视。病源菌包括：葡萄球菌、链球菌、绿脓杆菌、大肠杆菌及其他口腔菌丛。

【预防和处理】

气管切开术通常不会引起严重的感染。为了防止术后伤口感染，应每日换药一次，消毒切口周围皮肤。换药时应使用无菌手套及无菌吸引器。术后应常规应用抗生素预防感染。如发生感染，应根据细菌培养及药敏试验选用有效的抗生素控制感染。

七、气管狭窄

近十几年来，气管狭窄发病率显著升高，很多文献对该并发症发生的原因进行了研究。由于气管狭窄，往往导致气管切开术患者拔管困难。几乎所有的患者在气管切开处都有一定的气管狭窄，其中约有3%～12%的患者会表现出具有临床意义的狭窄，需要进行处理。

【原因】

气管软骨环切除过多或气管切开部位过高切断环状软骨；反复多次的气管切开；手术创伤过大，切口处肉芽组织增生和瘢痕挛缩；外来的压力及气管本身的疾病；气管套管的型号偏大，插管时间过长均可造成气管狭窄。

【处理】

对于因气管狭窄导致气管切开术患者拔管困难者，应作X线喉侧位拍片及直接喉镜、气管镜检查，根据不同原因酌情处理。气管狭窄的治疗取决于气管狭窄的程度和位置。Montgomery等建议T型硅胶管用于气管狭窄的康复治疗中。也可考虑行耳廓软骨游离移植，黏膜移植或局部皮瓣移植。

八、气管食管瘘

【原因】

切开气管软骨环时，刀片插入过深，刺伤气管后壁及食管前壁；气管套管过大，插入后过度扩张气管，尤其患者同时插有鼻胃管时，气管导管挤压气管后壁于食管内的鼻胃管上，导致气管后壁和食管前壁坏死，从而形成气管食管瘘。

【处理】

气管食管瘘发生相对罕见，发生率不到1%。气管食管瘘可根据患者咳出涎液及食物，自感有空气进入咽喉部等症状作出诊断。诊断困难时可借助支纤镜及X线检查等确诊。

确诊有气管食管瘘者，均应行手术治疗。切口应选择颈侧径路。食管前壁的缺损在除去坏死组织后可通过直接拉拢缝合关闭。气管后壁的缺损常比估计的要大，气管坏死部分切除后，尽可能拉拢缝合。如果缺损过多，可采用自体气管、筋膜、肌肉移植。

第五节　颈动脉体瘤切除术

颈动脉体瘤系来源于颈动脉体化学感受器的肿瘤，其晚期手术效果及预后往往不佳，由于肿瘤与颈动脉壁关系密切，亦可累及周围的重要神经，手术复杂、难度大，并发症多而严重。有研究报道，约有48%的颈动脉体瘤患者术后发生脑神经损伤，27%发生动脉损伤(多为颈外动脉损伤)，而发生死亡的比例为0.5%左右。因而应引起高度重视，术前应根据患者的全身情况(尤其是心血管系统)、局部情况，制订出周密的手术计划，做好充分的准备，以避免严重并发症及手术死亡的发生。

一、颈动脉破裂

颈动脉破裂是颈动脉体瘤切除术中较为严重的并发症，常常因大出血而危及患者的生命。

【原因】

术前评估不充分；术前接受放疗的患者，更易发生颈动脉破裂；肿瘤与动脉壁粘连紧密，或肿瘤侵及血管壁使其变薄，术中强行剥离而导致术中血管壁破裂，后者为主要原因。此外，由于术后伤口感染，颈动脉暴露，加之血管较脆弱，亦可致术后血管破裂而发生大出血。

【预防】

有学者建议术前行栓塞术减小病变及降低术中颈动脉出血的风险，但是此方法存在争议，因其可能会增加颈内动脉或脑动脉血栓形成的风险。术前常规行B超、颈动脉造影等检查，明确肿瘤的部位、范围以及肿瘤与颈动脉，尤其是和颈内动脉及颈总动脉的关系。术中对肿瘤与血管壁粘连很紧无法剥离的病例，应采用颈动脉与肿瘤一并切除的方法，不可强行剥离。术后常规选用抗生素预防感染。

【处理】

术前颈总动脉应放置止血带。对于血管破裂口较小者，可以无创伤丝线直接缝合；破裂口较大或血管断裂者，可选用带蒂颈外动脉瓣修补或大隐静脉移植；术中注意血管吻合应选择管壁完全正常部位，且应注意避免吻合后血管狭窄及因手术时间过长而引起脑细胞缺血性损害。如必须结扎颈动脉，可将颈内动脉与颈外动脉吻合，减少术后并发症。出血较多者，应注意补足血容量，维持正常血压，以保持脑组织的血液供应。

二、脑神经损伤

颈动脉体瘤切除术由于术中出血视野不清或肿瘤直接累及脑神经，可导致脑神经的损伤。这些脑神经包括迷走神经、舌下神经及交感神经等。有关脑神经损伤的预防及处理，请详见颈淋巴清扫术一节。

三、脑动脉栓塞

脑动脉栓塞是该手术的严重并发症，可导致患者偏瘫、失语、抽搐与昏迷，是并发死亡的主要原因，其往往发生于术中或术后48~72小时内。

【原因】

1. 脑血管痉挛：由于手术骚扰颈内动脉且未作颈交感神经及颈动脉外封闭，可引起颈内动脉及脑血管痉挛，甚至继发血栓形成。

2. 血栓形成：由于血管吻合技术不良致吻合口血栓形成，脱落后发生逆行性脑血栓；或术中阻断颈内动脉时间过长，致脑血流减慢，继发性脑血栓形成。

3. 动脉硬化斑块脱落：术中剥离肿瘤时，引起动脉斑块脱落，亦可引起脑动脉栓塞。

【预防】

防止颈内动脉及脑血管痉挛，术中应以1%利多卡因作颈动脉外膜封闭。严格遵循血管外膜的操作原则，避免血管内膜损伤及缝接后血管狭窄。全身应用抗凝剂如低分子右旋糖酐注射液；尽量缩短阻断颈内动脉的时间，或选用硅胶管（或塑料管）针头分别插入需吻合移植的动脉内以维持必要的血液循环（血管分流术）；为防止动脉硬化斑块脱落，操作时应尽量轻柔。

【处理】

由于脑血管血栓形成发生脑梗塞后果严重，应积极采用溶血栓药物或采取其他相应的抢救措施，必要时应请神经内科及神经外科协同处理。

四、脑细胞损害

脑细胞损害通常是由于脑组织严重缺血、脑细胞缺氧所致。病情发展迅速，往往在短短数小时内，脑水肿发展越来越严重，使颅内压增高，脑组织受压甚至形成脑疝。预后极差，是该手术死亡的最重要原因。

【原因】

除前述脑动脉栓塞外，颅内脑血管侧支循环尚未建立，而术中阻断颈内动脉血流时间过长，结扎颈内动脉或颈总动脉，均可引起严重的脑细胞损害。据报道阻断颈内动脉血流10~27分钟时，脑损害发生率高达29%，施行一侧颈内动脉结扎，死亡率可达30%以上。

【预防】

针对脑细胞损害的原因，积极采取预防措施：

1. 术前充分了解肿瘤范围，特别是与颈动脉的关系，对可能行结扎颈内动脉或颈总动脉者，应按要求认真正确地行颈动脉压迫训练，达到40分钟以上而患者无失语、昏厥、对侧肢体无瘫痪者方能手术。

2. 通过脑电图，脑血流图检查和健侧颈动脉造影检查，明确颅内脑血管侧支循环建立情况。

3. 做好颈动脉血管的重建准备，如动脉吻合、自体血管移植或人工血管桥接等。

4. 术中尽可能缩短颈内动脉的阻断时间，尽量避免结扎颈内动脉。如肿瘤与血管壁粘连紧密，必须结扎时，应在结扎、切断颈总动脉或颈内动脉前，再次明确颅内血液供应情况，可用橡皮条阻断颈总动脉或颈内动脉血供，观察10分钟以上，若患者无不良反应及意外情况发生，方能按计划结扎、切断颈总动脉。

5. 严格遵循血管外科的操作原则，避免血管痉挛及继发性脑血管血栓形成。

6. 为降低脑组织的耗氧量，可采用低温麻醉，维持正常血压或稍高于正常的血压水平，对保证颅内血供具有一定的作用。术后密切观察患者神志变化、瞳孔大小、语言、肢体活动及反射情况等。

【处理】

一旦确立有脑缺血性损害，应立即予以抢救。措施包括：

1. 保证呼吸道通畅，行气管插管或气管切开，并给氧。

2. 扩张脑血管(可用罂粟碱等药物)，并维持正常血压水平或稍高于正常水平，以改善脑组织的血供。

3. 降低脑细胞代谢，防止脑水肿的进一步发展，头部置以冰袋，静脉给予脱水、利尿剂及地塞米松等药物。

4. 输血扩容，最好给予氧合血。

5. 处理脑血栓。

6. 密切注意其他脏的损伤，尤其是心、肾功能及肺部并发症的发生，可选用广谱抗生素预防感染。

（刘　冰）

◎ 参考文献

[1]俞光岩．口腔颌面外科手术精要与并发症[M]. 北京：北京大学医学出版社，2011.

[2]Robert G. Complication in Cranio-Maxillofacial and Oral Surgery (eBook) [M]. Springer, 2020.

[3]Gueret G, Cosset M F, McGee K, et al. Sudden death after neck dissection for cancer[J]. Ann Otol Rhinol Laryngol, 2002, 111(2): 115-119.

[4]Kajosaari L, Makitie A, Salminen P, et al. Second branchial cleft fistulae: patient characteristics and surgical outcome[J]. Int J Pediatr Otorhinolaryngol, 2014, 78(9): 1503-1507.

[5]Genden E M, Ferlito A, Shaha A R, et al. Complications of neck dissection[J]. Acta Otolaryngol, 2003, 123(7): 795-801.

[6]Murthy S P, Paderno A, Balasubramanian D. Management of the marginal mandibular nerve during and after neck dissection[J]. Curr Opin Otolaryngol Head Neck Surg, 2019, 27(2): 104-109.

[7]Cappiello J, Piazza C, Nicolai P. The spinal accessory nerve in head and neck surgery[J]. Curr Opin Otolaryngol Head Neck Surg, 2007, 15(2): 107-111.

[8]Umeda M, Shigeta T, Takahashi H, et al. Shoulder mobility after spinal accessory nerve-sparing modified radical neck dissection in oral cancer patients[J]. Oral Surg Oral Med Oral Pathol Oral Radiol Endod, 2010, 109(6): 820-824.

[9]Gane E M, Michaleff Z A, Cottrell M A, et al. Prevalence, incidence, and risk factors for shoulder and neck dysfunction after neck dissection: A systematic review[J]. Eur J Surg

Oncol, 2017, 43(7): 1199-1218.

[10]Lauchlan D T, McCaul J A, McCarron T. Neck dissection and the clinical appearance of post-operative shoulder disability: the post-operative role of physiotherapy[J]. Eur J Cancer Care (Engl), 2008, 17(6): 542-548.

[11]Powitzky R, Vasan N, Krempl G, et al. Carotid blowout in patients with head and neck cancer[J]. Ann Otol Rhinol Laryngol, 2010, 119(7): 476-484.

[12]Chen Y J, Wang C P, Wang C C, et al. Carotid blowout in patients with head and neck cancer: associated factors and treatment outcomes[J]. Head Neck, 2015, 37(2): 265-272.

[13]Amato B, Serra R, Fappiano F, et al. Surgical complications of carotid body tumors surgery: a review[J]. Int Angiol, 2015, 34(6 Suppl 1): 15-22.

[14]Kerawala C J. Complications of head and neck cancer surgery-prevention and management[J]. Oral Oncol, 2010, 46(6): 433-435.

[15]Upile T, Triaridis S, Kirkland P, et al. The management of carotid artery rupture[J]. Eur Arch Otorhinolaryngol, 2005, 262(7): 555-560.

[16]Moore J F, Casler J D, Oldenburg W A, et al. Results of surgical resection of carotid body tumors: A twenty-year experience[J]. Rare Tumors, 2020, 12.

[17]Reddy A, Valika T, Maddalozzo J. Definitive surgical management for second branchial cleft fistula: a case series[J]. J Otolaryngol Head Neck Surg, 2020, 49(1): 55.

[18]Dal'Astra A P, Quirino A V, Caixeta J A, et al. Tracheostomy in childhood: review of the literature on complications and mortality over the last three decades[J]. Braz J Otorhinolaryngol, 2017, 83(2): 207-214.

[19]Vallamkondu V, Visvanathan V. Clinical review of adult tracheostomy[J]. J Perioper Pract, 2011, 21(5): 172-176.

[20]Epstein S K. Late complications of tracheostomy[J]. Respir Care, 2005, 50(4): 542-549.

第十七章　正颌手术并发症

矫治颌骨发育性畸形的手术由 Hullihen 于 1848 年创用，至 19 世纪末和 20 世纪初才在欧洲及北美得到发展。在我国，通过外科手术矫治颌骨畸形的尝试始于 20 世纪 50 年代，但开展外科与口腔正畸联合治疗则是 20 世纪 80 年代。1985 年在青岛召开了第一次全国外科正畸学术讨论会，标志着我国正颌外科的起步；1995 年在海口召开了第二次全国正颌外科学术会议，对正颌外科 10 年的学科发展情况进行了总结；1999 年在大连成立了全国正颌外科学组，表明我国的正颌外科已走向成熟，正颌手术从口腔医学院逐步向省市级医院普及。随着各类正颌术式在临床上的应用，接踵而来的手术并发症日益被人们所认识和重视，2007 年在第五次全国正颌学术会议上，正颌手术并发症首次被列入重点讨论的议题。近年来有大量文献专门论述正颌外科手术并发症的防治，因此，如何减少或避免手术并发症的发生是正颌外科领域有待进一步解决的问题。本章将重点讨论常用的七种正颌手术术中及术后的并发症防治。

- 下颌骨正颌手术并发症
  - 口内进路下颌升支矢状劈开截骨术
  - 口内进路下颌升支垂直截骨术
  - 下颌前部根尖下截骨术
  - 口内水平截骨颏成形术
- 上颌骨正颌手术并发症
  - Le Fort Ⅰ 型截骨术
  - 上颌前部截骨术
  - 上颌后部截骨术

第一节　下颌骨正颌手术并发症

正颌外科史上最早的手术记录是在 1849 年，Simon Hullihen 采用前磨牙区楔形去骨与根尖下截骨术后退下颌前部牙槽骨段，用以纠正因颏颈瘢痕挛缩所致的牙槽前突伴开𬌗畸形。1907 年，Blair 报道利用下颌体部去骨术矫正下颌前突畸形；1954 年，Caldwell 和 Letterman 完成了口外进路下颌升支垂直截骨术；继而，Winstanly(1968)改口外进路为口内进路施行下颌升支垂直截骨术。然而，Trauner 和 Obwegeser(1957)对于下颌升支矢状劈开截骨术的描述，将下颌畸形矫正手术的方法进行了彻底革新(Bell，2018)。因其在下颌骨前移或后退中的广泛适用性以及口内入路的特点，下颌升支矢状劈开截骨术已成为矫治下颌骨畸形最常用的术式。

一、口内进路下颌升支矢状劈开截骨术

口内进路下颌升支矢状劈开截骨术（intraoral sagittal split ramus osteotomy）最先由Traunar 和 Obwegeser（1957）设计并用于矫治下颌后缩与前突畸形。尽管该术式的优点甚多，但可发生多种并发症，应予高度重视和积极防治。

（一）骨折

【原因】

口内进路下颌升支矢状劈开截骨术并发下颌骨不良骨折发生率为11.3%，造成骨折的原因主要与下述四种因素有关：

1. 截骨线设计不正确。
2. 骨皮质截开不充分，尤其是升支内侧水平骨切口、下颌体部颊侧垂直骨切口与升支前缘矢状骨切口的连接处存在骨皮质桥。
3. 骨凿的安放部位及方向不当，撬动的力量过大或过猛。
4. 阻生牙位于截骨线上。

【预防】

1. 合理设计截骨线。升支内侧水平截骨线应与下颌𬌗平面平行，约高于下颌小舌平面5mm，末端止于下颌孔后上方；矢状截骨线应与升支的矢状面平行；颊侧垂直截骨线应与下颌骨下缘垂直。

2. 充分截开骨皮质。为了充分截开骨皮质，可选用700#裂钻制备矢状截骨线，当骨孔微微渗血时提示已穿透骨皮质。操作熟练者可使用矢状锯截骨。在制备升支内侧水平骨切口时，对内斜嵴明显、阻碍视线的病例，可先以磨头消除内斜嵴，在直视下选用Lindemann 裂钻作水平骨切口。对于成年人，可以用 Lindemann 钻头的长度（23.8mm）与直径（2.2mm）作为水平骨切口长度和深度的参考标准（图17-1），或用往复锯作水平骨切口。下颌骨下缘的骨皮质较厚，应注意将其完全截断。

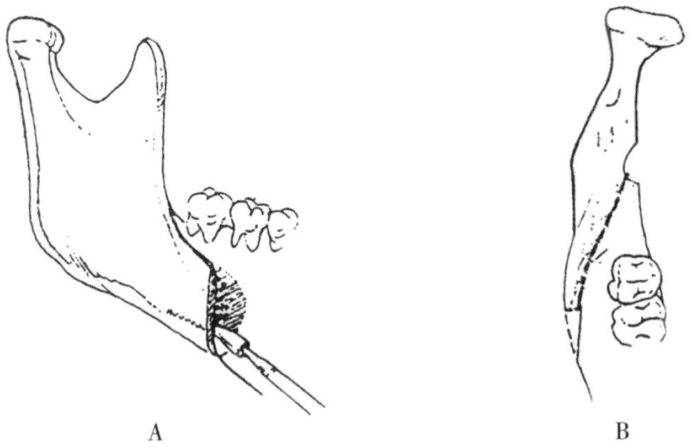

图17-1　磨除升支内斜嵴与制备水平截骨线

3. 合理掌握劈骨方法。施行骨劈开时，先以薄刃小骨凿充分离断皮质骨，尤其注意离断水平骨切口、垂直骨切口与矢状骨切口骨连接处的骨皮质桥，继而选用薄刃厚背、宽约 8mm 的骨凿劈骨。劈骨前应注意掌握骨凿的安放方向，劈骨时应注意施加合适的力量，骨凿进入骨质的深度勿超过 8mm。当凿刃楔入松质骨后，应施加合适的力度利用凿背使骨质胀裂。待骨质裂开一定程度后，分别于升支前下部和磨牙区插入两把骨凿，前者向内旋转，后者向外旋转，使骨质充分裂开。旋转骨凿时力量勿过大或过猛，以免发生骨段的折断。磨牙区骨凿的安放勿靠近颊侧垂直截骨线，因为升支骨段的末端最易发生折断。

4. 对于存在阻生牙的患者，应在实施手术前 9 个月拔除阻生牙，避免发生下颌角区的骨折。

【处理】

1. 术中处理。下面以图解方式分别介绍几种类型常见骨折的术中处理方法：

(1)升支骨段末端骨折的处理。升支骨段末端最易发生骨皮质骨折。当后退下颌骨时，升支骨段与牙骨段的接触面积较大，小块骨皮质折断可不作处理。但前移下颌骨时，两骨段的接触面积减小，因此，即便是小块骨皮质折断，也应尽量设法将其复位固定。固定方法见图 17-2、图 17-3、图 17-4。

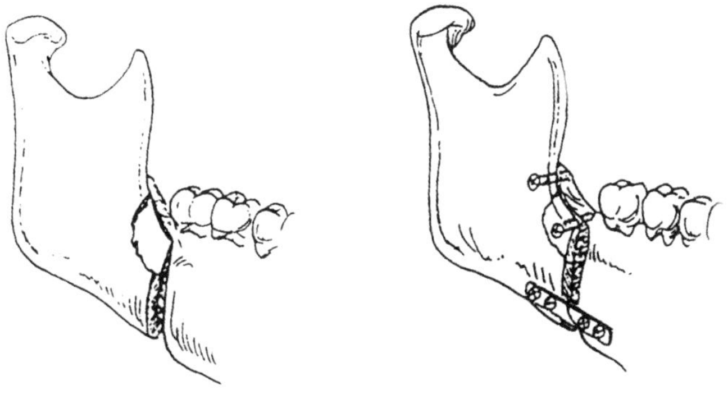

A　　B

图 17-2　升支髁突骨段末端上部骨折的处理

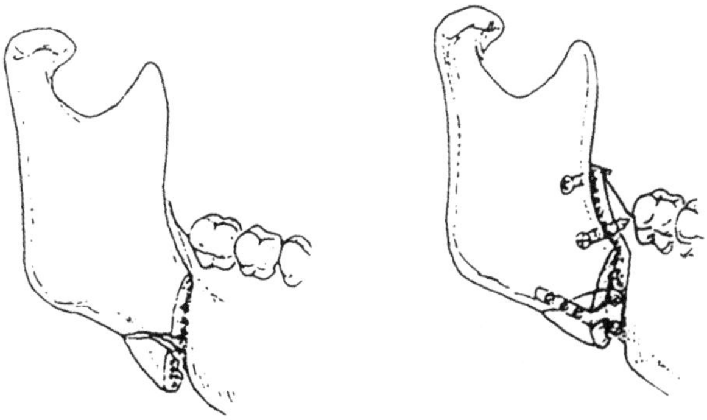

A　　B

图 17-3　升支髁突骨段末端下部骨折的处理

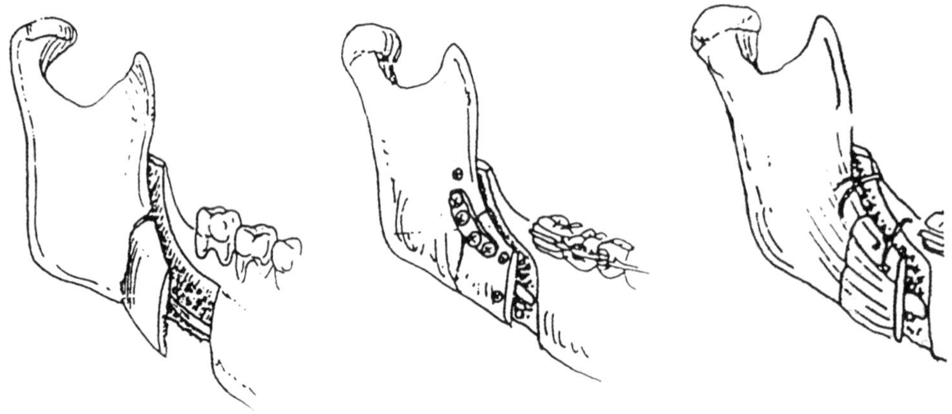

A　　　　B　　　　C

图 17-4　升支髁突骨段末端骨折的处理

(2)升支纵型骨折的处理。此型骨折较为少见。一旦发生骨折，由于颞肌在喙突上的附着使骨段难以正确复位，因此应将喙突去除。其固定方法见图 17-5。

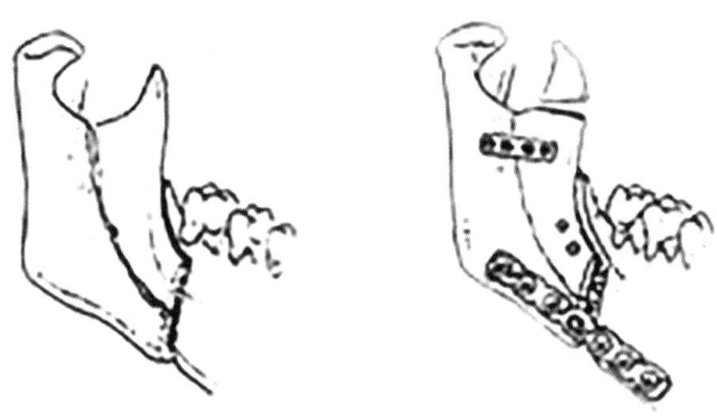

A　　　　B

图 17-5　升支纵型骨折的处理

(3)升支水平骨折的处理。造成此型骨折的主要原因是升支内侧水平截骨线的深度累及了双层骨皮质。其固定方法见图 17-6。

(4)髁状突颈部骨折的处理。一旦发生髁状突颈部骨折，需经耳前进路选用微型钛板行骨折处的骨间固定后，再行升支区的骨间固定。应注意不可颠倒其固定顺序，以免发生髁状突的移位导致术后咬合关系错乱。其固定方法见图 17-7。

(5)下颌牙骨段远中舌侧骨板折断的处理。如选用坚固内固定，先选用微型钛板固定舌侧骨折处，然后选用小钛板于颊侧加固，螺钉应穿透双侧骨板。其固定方法见图 17-8。

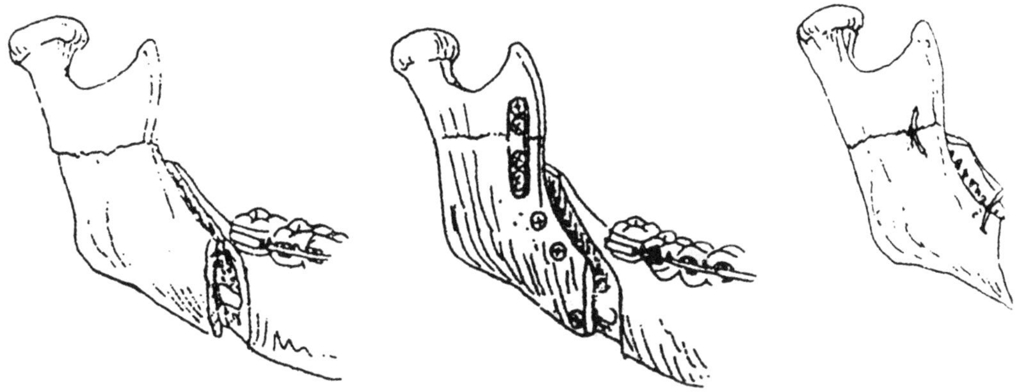

A　　B　　C

图 17-6　升支水平骨折的处理

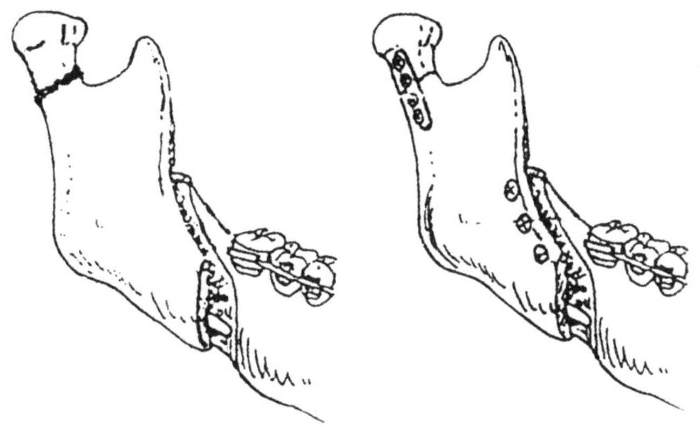

A　　B

图 17-7　髁状突颈部骨折的处理

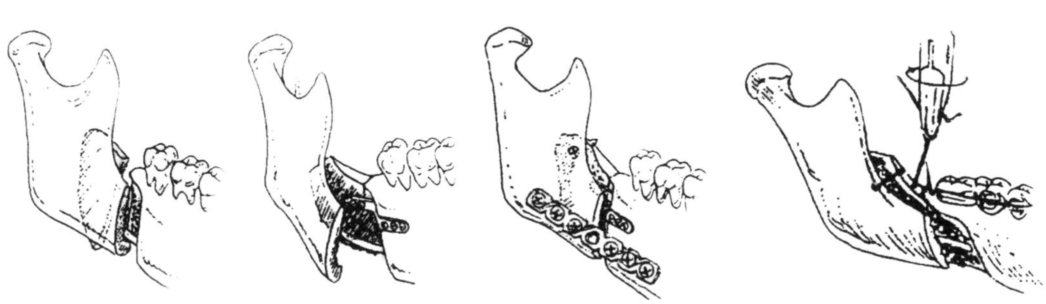

A　　B　　C　　D

图 17-8　下颌牙骨段远中舌侧骨板折断的处理

2. 术后处理。术后患者咬合关系错乱往往提示骨折愈合不良或发生了骨不连接，可先行保守处理，延长颌间拴结时间，如无效则需再次手术。再次手术往往需作植骨准备以促进骨质愈合。

（二）出血

【原因】

口内进路下颌升支矢状劈开截骨术并发较严重出血的发生率为1%~38%，造成术中出血的医源性因素依次为：

1. 下牙槽血管损伤：行升支内侧水平骨切口时，钻头易绞住软组织造成撕裂或撕断血管引起出血；行矢状骨劈开时，骨凿进入的方向及深度不正确可直接伤及血管引起出血；下颌升支劈开后，近、远中骨段上的锐利骨刺可随骨段的相互移位损伤血管造成出血。

2. 颊动静脉损伤：口腔内黏膜切开时常直接伤及颊动静脉引起出血。

3. 翼静脉丛及颌内动脉损伤：分离升支内侧软组织时，分离部位过高或用力过猛致血管损伤出血。

4. 面后静脉损伤：行矢状骨劈开时，骨凿失控后的超限后下运动可直接伤及面后静脉引起出血。

【预防】

1. 注意显露升支内侧水平骨切口。显露升支内侧水平骨切口时，应在升支前缘近舌侧处切开骨膜，沿骨膜下向后分离。继而，沿骨面插入光纤拉钩或宽约1cm剥离器向内侧拉开软组织（图17-9）显露内侧水平骨切口。如此处理，可避免器械伤及下牙槽神经血管束。

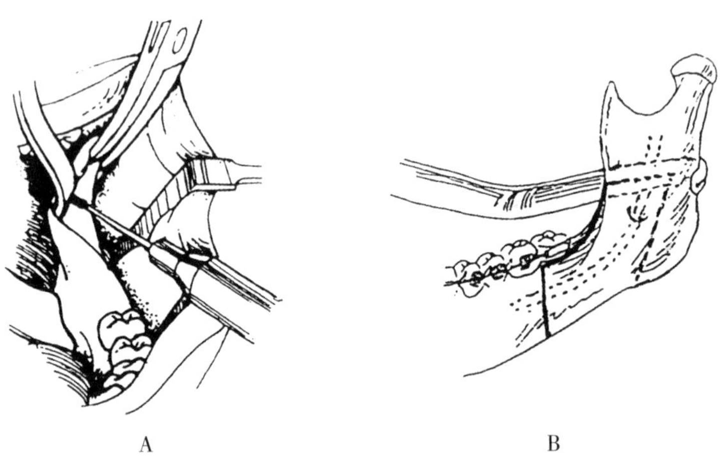

A　　　　　　　　　　B

图17-9　显露升支内侧水平骨切口与保护软组织

2. 注意控制骨凿进入骨质的深度。施行升支劈开时骨凿进入骨质的深度不宜超过8mm，否则有伤及下牙槽神经血管束的危险。此外，应防止骨凿失控后的超限后下运动直接伤及面后静脉。

3. 注意磨除锐利骨尖及保护下牙槽血管。在劈开骨质显露下牙槽血管后，应注意观察骨断面有无锐利骨尖，如存在锐利骨尖应及时修整，以防止刺伤血管。此外，在完成一侧的升支劈开后、进行对侧升支劈开之前，应在完成侧的骨断面之间暂时填塞小纱条，以缓冲骨段之间的移动对下牙槽血管造成的挤挫伤。

【处理】

1. 结扎止血。手术时一旦损伤下牙槽血管，应及时结扎止血。结扎下牙槽血管时，应尽量避免损伤下牙槽神经。如下牙槽血管损伤的部位较深、位置较高，可选用银夹止血。对于下牙槽血管的损伤，我们不主张使用电凝或填塞方法止血。

2. 颈外动脉结扎。在施行升支内侧截骨操作中发生的动脉性出血，难以发现血管断端时，切勿轻易采用填塞法止血，必要时应行颈外动脉结扎术。

（三）下牙槽神经损伤

【原因】

下牙槽神经损伤是口内进路下颌升支矢状劈开截骨术的常见并发症。临床观察表明：暂时性下牙槽神经损伤的发生率约为70%，约33%的患者出现永久性感觉改变。近期有学者认为使用超声骨刀施术可减少出血与损伤下牙槽神经（Rude K，et al.，2019）。术中损伤下牙槽神经与下述因素有关：

1. 解剖因素。由于下颌角部颊舌骨板之间几乎无骨松质、角上部无下颌管，术中劈骨时容易造成下牙槽神经的损伤。

2. 手术因素。在施行截骨术中，任何损伤下牙槽血管的因素均可同时造成下牙槽神经的损伤。除了直接离断神经之外，对其牵拉、挤压、撕脱均可造成不同程度的下牙槽神经损伤。在手术过程中，下牙槽神经损伤通常会发生在3个时间点：凿开升支中份时、矢状劈开下颌骨时以及钛板钛钉固定时。

【预防】

1. 参见下牙槽血管损伤的预防措施。

2. 术中尽量减少对下牙槽神经的牵拉，施行骨间固定时应防止神经受压，避免螺钉或钢丝对其造成直接损伤。

【处理】

1. 术中处理。术中一旦发现下牙槽神经完全离断，应及时设法在无张力情况下施行神经端端吻合术。

2. 术后处理。如果术者确信术中没有发生下牙槽神经的离断损伤，术后可酌情给予神经营养药物，以促进感觉神经功能的恢复。虽然下牙槽血管的损伤往往提示存在下牙槽神经损伤的可能，但无下牙槽血管损伤并非可以证实无下牙槽神经的损伤。因此，对于下牙槽神经损伤的术后处理应持非常谨慎的态度。从理论上说，神经损伤后2~3周是施行神经修复术的最佳时间，然而，如果仅仅是怀疑有下牙槽神经的损伤，术后2~3周施行神经修复术往往不切临床实际。

（四）升支髁突骨段移位

【原因】

升支髁突骨段移位很少被人们认为是正颌手术的并发症，因为它不像出血、骨折以及神经损伤那样容易直接引起术者的注意。在施行升支矢状劈开截骨术中一旦发生升支髁突骨段移位，往往继发颞下颌关节损伤和咬合关系错乱。据报道，升支矢状劈开截骨术造成髁突移位的发生率为50%~100%，诱发颞下颌关节症状和畸形复发的发生率为7%(林野，1996)。造成升支髁突骨段移位的原因不仅涉及手术操作，而且与术前设计不当密切相关。其主要原因为：

1. 模型外科设计不当，未能在模型上真实地记录骨段移动的距离与方向。
2. 模型外科难以反映升支髁突骨段的移动方向。
3. 骨段间存在骨干扰。
4. 骨间固定方法不当。

【预防】

1. 注意模型外科设计。单纯的前移或后推下颌骨可选用简单殆架进行模型外科设计。而对于非对称性下颌骨畸形或需行双颌手术的病例，必须选用可调节性殆架进行模型外科设计，以准确地记录骨段移动的距离与方向。

2. 术者应具备三维空间的概念。术前应仔细研究模型和颅骨标本，从三维空间来考虑并分析牙骨段移动后升支髁突骨段可能发生的伴随移动。

3. 升支髁突骨段移动方向分析。施行升支矢状劈开截骨术矫正下颌骨的非对称性畸形，随着牙骨段的旋转，升支髁突骨段容易发生侧方移位。如图 17-10 所示，当向右侧旋转牙骨段时，则易造成左侧升支髁突骨段向外移位，右侧升支髁突骨段向内移位；当向左侧旋转牙骨段时，则升支髁突骨段发生相反的移位，施行骨间固定时应注意消除骨干扰。如图 17-11 所示，施术整平殆平面时，一侧的牙骨段向上移位，对侧随之向下移位，非正确的骨间固定将可导致升支髁突骨段发生相应的上下方向移位。

4. 劈骨前定位升支髁突骨段的原来位置。对于初学者来说，防止升支髁突骨段发生移位的有效方法是在劈开升支之前设法记录升支髁突骨段的原来位置。目前较适用的方法是使用髁突定位钛板。林野(1996)介绍劈骨前用四孔“T”型或角型钛板记录下颌骨的正中关系，使钛板无张力地贴合于升支前部与颧牙槽嵴骨面后，固定并取出钛板，借助螺孔标记升支的原来位置。截骨后在定位钛板的导向下行骨间固定(图 17-12)。

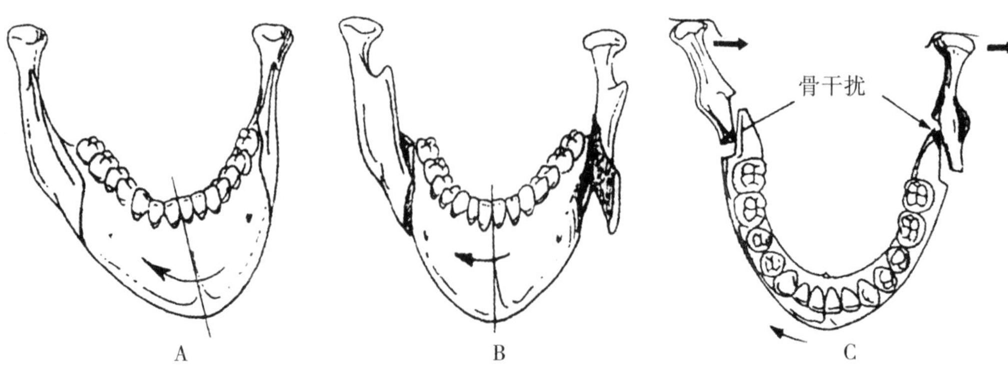

图 17-10　下颌骨摆正术中常见的骨干扰与髁突移位示意图

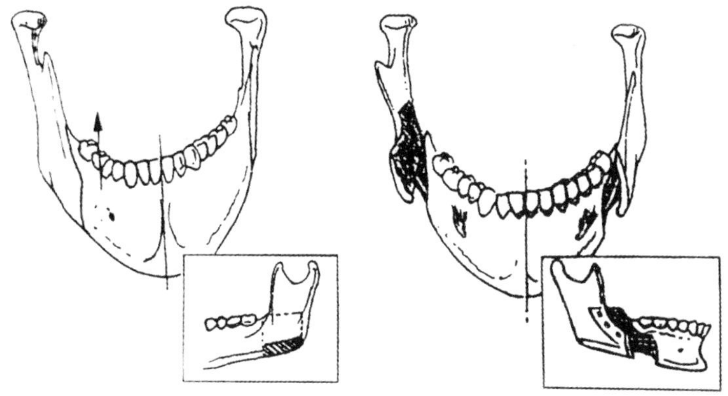

图 17-11　整平下颌殆平面时骨间固定示意图

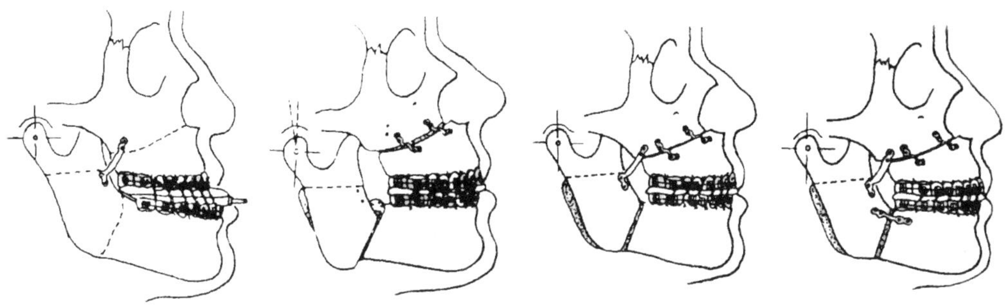

图 17-12　髁突定位钛板应用示意图(完成固定后取出定位钛板)

【处理】

1. 术中处理

(1)消除骨干扰。如图 17-10 所示，设法磨除牙骨段以及升支髁突骨段的骨支点，减少升支髁突骨段的侧方移位。

(2)定位髁突的正确位置后行骨间固定。单纯前移或后退下颌骨时，应首先排齐牙骨段下缘和升支髁突骨段下缘，确定髁突的正确位置后行骨间固定。对于非对称性颌骨畸形或双颌手术病例，应选用定位钛板确定髁突位置后再行骨间固定。

2. 术后处理

术后应密切观察患者的咬合关系，一旦发生咬合关系错乱，则提示有升支髁突骨段的移位，应及时拍片查明升支髁突骨段移动的方向与距离。如术后 3 周内发现明显的升支髁突骨段移位，应及时重新施行骨间固定术。

(五)伤口感染与骨坏死

【原因】

口腔卫生不良、骨碎片存留、血肿的形成均可导致术后感染。事实上，升支髁突骨段下端的处理不当(锐利骨缘、骨段移位)是导致伤口裂开、继发术后感染并造成骨坏死的主要原因。

【预防】

除注意无菌操作、清除骨碎片、充分止血和冲洗伤口外，磨除升支髁突骨段与牙骨段末端的锐利边缘并固定骨段是防止伤口裂开、避免术后感染与骨坏死的关键(图 17-13)。

【处理】

对术后早期(3 天内)发生伤口裂开者，可咬除升支髁突骨段下端锐利骨缘，并缝合伤口。对术后一周发生伤口裂开并继发感染者，应注意冲洗伤口，局部填塞碘仿纱条，一般 2~3 周后伤口即可愈合。

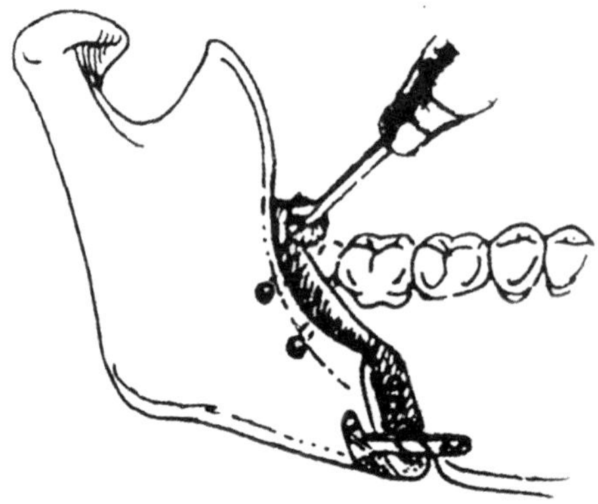

图 17-13　磨除骨段末端骨尖示意图

（六）术后复发

【原因】

关于口内进路下颌升支矢状劈开截骨术术后颌骨畸形的复发率，文献中报道的数据差异甚大，Joss 和 Vassalli(2009)报道复发率为 2. 0%~50. 3%。然而，临床上观察到的实际情况是：下颌前徙术的术后复发率明显高于下颌后退术。造成术后复发的因素很多，其主要原因有：

1. 病例选择不当。无论是下颌前突或下颌后缩，施术前移或后退下颌骨的距离超过 1cm 时，术后肌肉的张力容易导致畸形复发。

2. 髁状突移位。术中未能维持髁状突在关节窝的生理位置，是造成术后畸形复发的重要因素。

3. 骨段缺乏制动。由于固定方法不当，骨创面接触不良容易造成骨的延迟愈合或不愈合并导致术后复发。单纯使用钢丝行骨间结扎、颌间固定时间过短也是造成术后复发的因素。

4. 咬合关系不良。术后如未能恢复理想的咬合关系，咬合不平衡容易导致关节疾患并造成畸形复发。

5. 手术时间选择不当。如果患者处于发育期，术后髁状突的继续生长可导致畸形复发。

【预防】

1. 严格掌握手术适应证。尽管本术式适用于下颌前突与后缩畸形的矫正，当前移或后退下颌距离较大，尤其是前移距离超过 1cm 时，宜选择双颌手术，以减少单颌移动距离，避免术后畸形复发。

2. 合理掌握施术时间。传统的观点认为：对于中度畸形应延迟至生长期停止后施术，对于重度畸形可早期施术。现代观点是：对过度发育性畸形应待生长期停止后施术，对发育不良性畸形可早期施术。如此处理，可减少术后畸形复发。

3. 维持髁状突在关节窝内的生理位置。术者的经验与髁状突定位技术的应用可有效维持髁状突的生理位置。使用坚固内固定技术时，更应注意避免髁状突移位。

4. 选择合适的固定方法。良好的术后固定和合适的固定时间是防止术后复发的重要措施，目前多主张使用坚固内固定技术。坚固内固定的材料众多，但 Joss 和 Vassalli (2009) 认为选用小钛板行坚固内固定可最为有效地防止术后复发。如选用钢丝行骨间结扎，术后颌间固定时间不宜少于 8 周。

5. 解除肌肉张力。后退下颌骨应注意分离升支髁突骨段内后缘的翼内肌附着，便于下颌牙骨段向后移位；前徙下颌骨时，应注意分离下颌牙骨段上的翼内肌附着，避免肌肉限制骨段的前移。如果下颌骨前徙距离超过舌骨上肌群长度的 30%，应施舌骨上肌群切断术，解除其对下颌骨前徙的限制作用。

6. 强调与正畸配合。正颌手术欲获得理想效果必须注意与正畸科的协作，尤其是术后正畸治疗。改善咬合关系、恢复咬合平衡是预防畸形复发的有效措施之一。

7. 其他措施。术前或术后应注意纠正患者的不良习惯，诸如吐舌、口呼吸、吮指等。对于巨舌或大舌者，必要时应同期或在术前施行舌缩小成形术。

【处理】

对严重的骨骼性复发，需择期二次手术。

二、口内进路下颌升支垂直截骨术

口内进路下颌升支垂直截骨术 (intraoral vertical ramus osteotomy) 最先由 Winstanly (1968) 设计并用于矫治下颌前突畸形，后经 Walker 等改良，强调保留翼内肌在升支髁突骨段内侧的肌附着，极大地减少了髁突移位、骨段缺血性坏死等并发症的发生。

(一) 升支髁突骨段移位

【原因】

升支髁突骨段的侧方及旋转移位是口内进路下颌升支垂直截骨术的最常见并发症。造成该并发症的主要原因是由于肌肉附着的广泛分离与截骨线的过度偏斜。

1. 骨台阶过大与下颌骨后退距离过多。当后退下颌骨超过 1cm、升支前部骨段与升支髁突骨段重叠所形成的骨台阶容易造成髁突向侧方移位。

2. 截骨线的过度偏斜。如截骨线过于偏上或偏后，类似于髁突下斜行截骨术时，易造成升支髁突骨段内面翼内肌附着的缺乏，导致髁突颈部受翼外肌的作用发生前后向旋转移位(图 17-14)。

3. 骨面肌附着的广泛分离。广泛分离升支内外面的肌肉附着后，升支髁突骨段将发生钟摆状移位。

4. 非正确的骨间固定。

【预防】

1. 制备合适的截骨断面。施行升支垂直截骨术，理想的截骨断面应呈斜面。如此处理后，当下颌牙骨段后退至升支髁突骨段的内侧面时，可以避免或减少因骨段重叠所致的髁突的被动性侧方移位。选用 120°倾角的摆动锯片截骨可使骨断面成斜面，如选用直角摆动锯截骨应注意修整骨断面成斜面(图 17-15)。

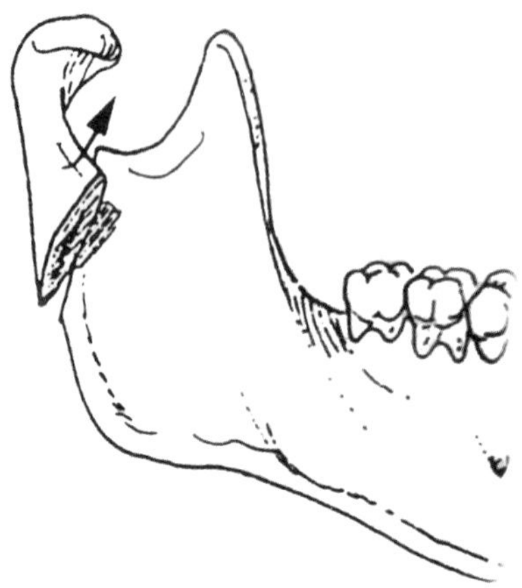

图 17-14　截骨线过高及偏斜所致髁突前移位

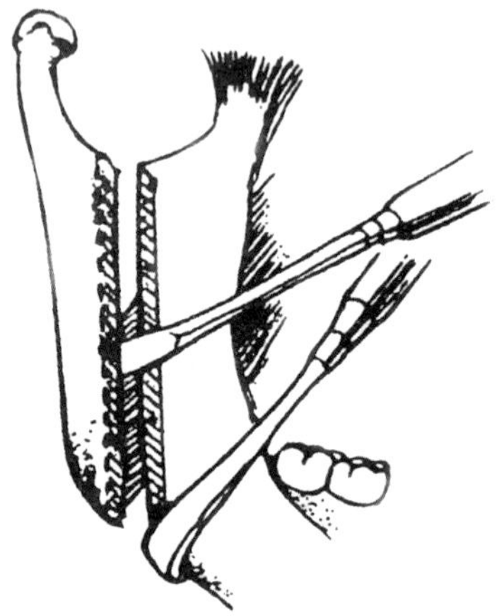

图 17-15　修整截骨断面呈斜面与保留部分翼内肌附着

2. 注意保留升支髁突骨段上的翼内肌附着。部分学者认为：为了保证下颌牙骨段的正常后退并防止术后畸形复发，应充分剥离升支髁突骨段内面的翼内肌附着。其实这一观点是完全错误的，Walker 等在改良升支垂直截骨术中强调的关键是保留而不是去除翼内肌在升支髁突骨段内面的附着。保留部分翼内肌附着的优点是：其一可以避免骨间固定简化手术操作；其二可以防止髁突移位；其三可为升支髁突骨段提供良好的血液供应。术后如能建立良好的覆殆与覆盖关系，下颌前突的病例术后将很少出现畸形复发(Bell，1980)。

3. 截骨线必须正确。理想的截骨线是上起乙状切迹中点，下至下颌角角前切迹，升支髁突骨段下部的宽度不宜小于 8mm，如此可保证稳定的术后效果。

4. 避免骨间固定。由于两骨断面并非水平面接触，加上钻孔位置、拴结力量与方向等因素的影响，骨间固定后易于造成髁突移位，故无须行骨间固定(少数学者主张行骨间固定)。在临床实际工作中，骨间固定非常困难。

【处理】

关闭伤口前应将升支髁突骨段维持在正确位置。术后拍片检查，如发现其位置异常，可在面部以手法复位后行加压包扎。Werther 和 Hall 主张术后行颌间固定 7~10 天，继之颌间牵引 4~5 周(Fonseca，2000)。

（二）下牙槽神经血管束损伤

【原因】

造成下牙槽神经血管束损伤的主要原因是垂直截骨线过于靠前，摆动锯片直接损伤下牙槽神经血管束。口内进路下颌升支垂直截骨术导致下牙槽神经血管束损伤的发生率为1%~8%。

【预防】

有效地防止损伤下牙槽神经血管束，其关键因素是合理地设计截骨线。虽然理论上称之为垂直截骨线，实际上是一条微弧形的截骨线（图17-16）。设计截骨线应以乙状切迹、下颌角前切迹、升支后缘、对舌隆突（antilingular prominence）作为参考标志。首先在对舌隆突的后方、距升支后缘7~8mm处分别向上至乙状切迹中点和向下至下颌角前切迹处作深约1mm的骨切口以标出截骨线，继之选用120°倾角、喙长8mm的半圆形摆动锯片，分别由乙状切迹和角前切迹向升支中部采用边前进边上下转动锯片的方法全层截开下颌升支。

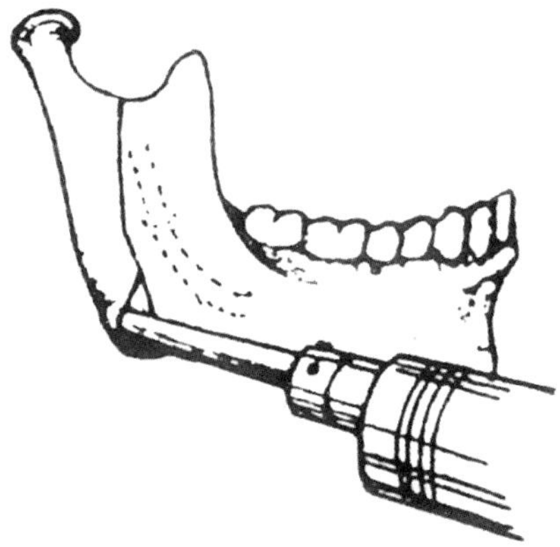

图17-16　升支垂直截骨线示意图

【处理】

由于下牙槽神经血管束的损伤大多发生在对舌隆突附近，因此应强调分段截骨：即先截断升支的上部和下部骨质，最后截断升支的中间部骨质。如此处理，可有效地预防和便于及时处理下牙槽神经血管束的损伤。当伤及神经血管束时，截骨创将出现明显的出血，此时可迅速离断骨质，以弯骨膜剥离器向外侧方撬起升支髁突骨段，在直视下缝扎神经血管束的近心端，以骨蜡填塞下颌孔或下颌管。

（三）骨折

【原因】

造成升支髁突骨段骨折的主要原因是：骨质截断不完全，撬动骨段时力量过大或用力过猛，以及升支髁突骨段过窄。

【预防】

1. 充分离断骨质。确定骨质是否完全离断有两种方法：其一术者操作时应仔细体会有无阻力消失的落空感觉；其二可选用弯针头沿截骨线探查确定有无尚未截断的骨质。一旦察觉骨质尚未完全离断，应针对性地截断该处骨质。

2. 升支髁突骨段的宽度不宜过窄。对于成人而言，升支髁突骨段中部的宽度至少不宜窄于5mm，升支髁突骨段的上、下部宽度不宜窄于8mm，否则撬动骨段时易发生骨折。

3. 注意撬动骨段的部位和力量。升支髁突骨段上的髁突颈部、对舌隆突后方容易发生折断，因此在上述部位不宜安放器械来撬动骨段，而应在乙状切迹下部、下颌角处安放器械向外方轻轻撬动骨段。一旦发现存在阻力，应重新检查有无存在未截断的骨皮质桥。确信完全离断骨皮质后，以弯剥离器插入截骨线很容易向侧方撬起升支髁突骨段。

【处理】

对于升支髁突骨段下端发生的骨折可不作特殊处理，如发生髁突颈部骨折，可参阅图17-7所示的方法，经耳屏前进路行髁突颈部骨折固定术。术后颌间固定时间不宜少于4~6周。

三、下颌前部根尖下截骨术

下颌前部根尖下截骨术(anterior mandibular subapical osteotomy)最早由Hullihen所介绍，后经Kole(1959)等学者改良：手术经前庭沟黏膜作切口、于牙间作垂直截骨、根尖下作水平截骨，用于矫治成人下颌前部的牙槽性畸形与开𬌗畸形。该术式目前已衍生出多种改良术式(张国志，1992，1993)，常见的手术并发症是牙损伤与颏神经损伤。

(一)牙损伤

【原因】

造成牙损伤的直接原因是骨凿或骨钻伤及牙体或牙根，间接原因是牙骨段舌侧软组织蒂受损导致牙髓活力丧失。

【预防】

1. 设计合理的截骨线。术前应拍摄下颌全景X线片或下颌前牙的根尖X线片，以了解牙根的长度和根间距离的大小。垂直截骨线一般设计在下颌43|34根间间隙或4|4拔牙创内，水平截骨线设计在下颌前牙根尖下5~8mm处。对于非拔牙病例，如下颌43|34根间距离过窄或存在牙根弯曲，应考虑设计垂直截骨线在下颌54|45之间或先行正畸治疗扩大下颌43|34之间间隙后再施术。

2. 选用合适的截骨器械与截骨方法。进行牙间垂直截骨时，宜选用700#裂钻截断唇侧骨板，选用"调拌刀"状薄骨凿轻轻凿断舌侧骨板。行水平截骨时应确信截骨线位于下颌根尖下5mm以上方能有效地避免伤及牙根。

3. 勿施外力于截骨线处的牙齿。由于垂直截骨造成下颌3|3的远中、4|4的近中缺乏骨支持，使用牙弓夹板固定牙骨段时注意勿在下颌43|34牙体上施加外力，以免发生牙松动或牙脱位。

4. 注意保护舌侧软组织蒂。施行下颌前部根尖下截骨术后，牙骨段的血供主要来源于舌侧的软组织蒂。保持水平截骨线在根尖下5mm可使颏棘位于截骨线上方的牙骨段内，如此处理牙骨段则含有肌肉黏膜组织蒂(图17-17)。如果舌侧水平截骨线位于颏棘上方，牙骨段仅含黏膜蒂，如受损伤容易造成骨段上牙齿活力丧失致牙髓坏死。

【处理】

术后如发生牙髓坏死，应及时行根管治疗。

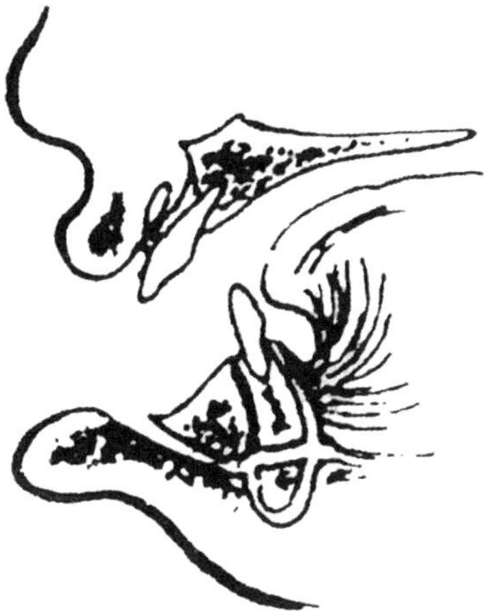

图 17-17　保留颏肌与颏舌肌在牙骨段上的附着

（二）颏神经损伤

【原因】

造成颏神经损伤的原因是锐器的误伤或术中牵拉过重导致其断离。

【预防】

颏神经出颏孔后呈弧形走行于下唇黏膜下方，因此行手术切口时切勿过深，切开黏膜后应调整刀尖方向朝牙槽突，如此处理可避免误伤颏神经。术中显露颏神经后应将其游离1.5cm，避免牵拉时张力过大导致其在颏孔区的断离。

【处理】

如发现颏神经断离，应立即设法行神经的端端吻合术。

四、口内水平截骨颏成形术

颏成形术（genioplasty）由 Hofer 于 1942 年首先介绍，系经口外进路施术。Converse（1964）作了重要改进，由口内进路完成水平截骨，并称之脱套技术（degloving technique）。目前口内水平截骨颏成形术并非意指单一术式，而是颏成形术的统称，其中包括 13 种术式（张国志，1993；王兴，1994）。无论何种类型的颏成形术，其基本操作大致相同，常见的手术并发症是颏神经损伤、骨折、骨段坏死以及颏下垂。

（一）颏神经损伤

【原因】

1. 黏膜切口过深，直接伤及颏神经（图 17-18）。

2. 截骨线过高或过后，伤及下颌神经管的弯曲部(图 17-19)。

3. 牵拉力过大或骨凿损伤。

【预防】

参见下颌前部根尖下截骨术颏神经损伤的预防。

【处理】

如发现神经离断应施行颏神经的端端吻合术。

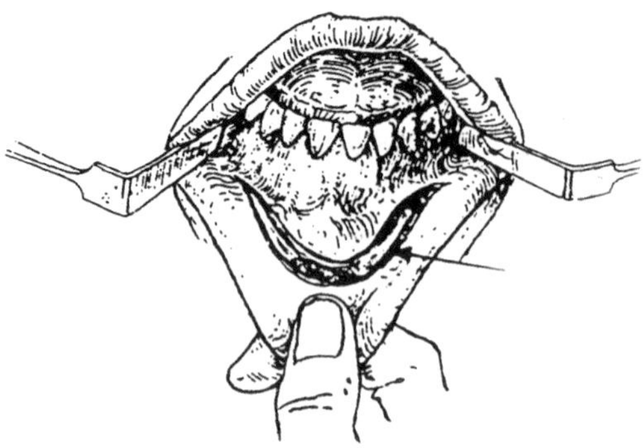

图 17-18　颏神经黏膜下走行途径示意图

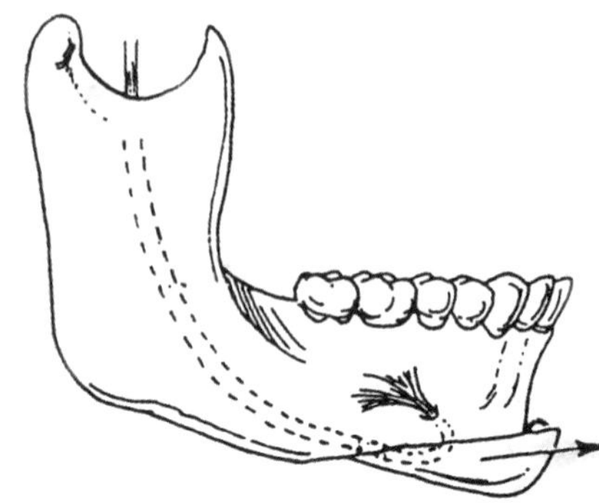

图 17-19　截骨线偏后所致的颏神经损伤

(二)骨折

【原因】

在未完全截开颏部骨段前，使用暴力撬动或用骨凿劈开时用力不当，常可造成骨段两端下颌骨下缘的骨折，称之圆木劈裂状(splitting of a log)骨折(图 17-20)，该型骨折常导致下颌骨下缘骨皮质纵裂至下颌角区，影响骨段的移动和准确对位。

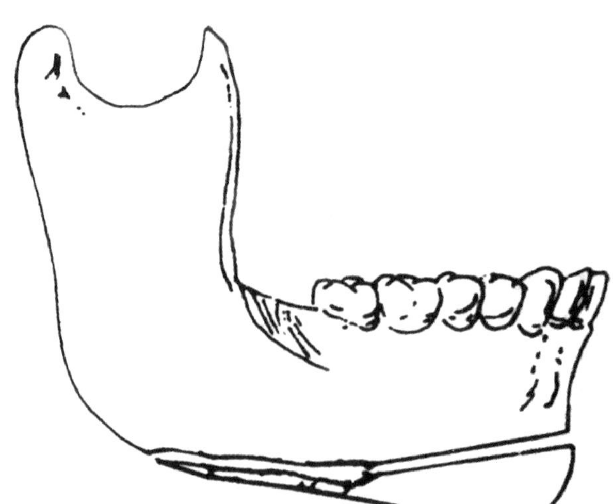

图 17-20　“圆木劈裂状”骨折

【预防】

建议使用来复锯截骨，尤其应注意完全截断双侧颏孔下方致密的下颌骨下缘，当撬动骨段遇到阻力时，可使用注射针头沿截骨线查明未锯断的部分，然后再次截骨。如此处理可有效地防止圆木劈裂状骨折。

【处理】

一旦发生下颌骨下缘的圆木劈裂状骨折，如缺乏良好的截骨器械，可经口外进路，在颏孔下方的皮肤上作1cm长切口，暴露骨折部位后截断纵裂的骨皮质，使颏部骨段顺利移动和复位。

(三)骨坏死

【原因】

造成缺血性骨坏死的主要原因是颏部骨段移动距离过大，骨段的唇舌侧缺乏软组织蒂(Mercuri，1977)。

【预防】

施颏成形术时应强调保留颏部骨段的唇侧与舌侧软组织蒂。Converse(1964)介绍的脱套技术仅强调了保留舌侧软组织蒂，鉴于文献中报道了颏部骨段的缺血性坏死后，Bell(1983)强调应放弃脱套技术，采用保留唇侧广泛蒂的颏成形术。对于下颌小颌的病例，如同期施行舌骨上肌群切断术，应严禁采用脱套技术施颏前徙成形术。

【处理】

二期行骨移植或异质材料植入术成形颏部突度。

(四)颏下垂

【原因】

造成颏下垂(ptosis)的主要原因是未能正确对位缝合颏部肌肉。

【预防】

注意颏部肌肉的对位缝合(图17-21)，尽可能避免采用脱套技术，同时应注意使用压力敷料。如施颏前徙成形术应采用四头胶布包扎法(图17-22)。

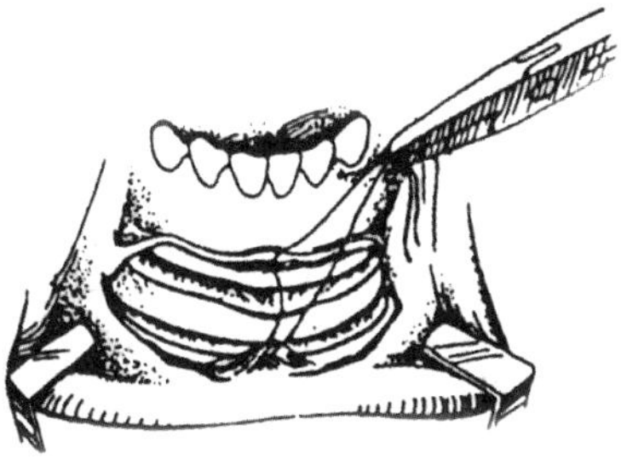

图17-21　颏肌对位缝合

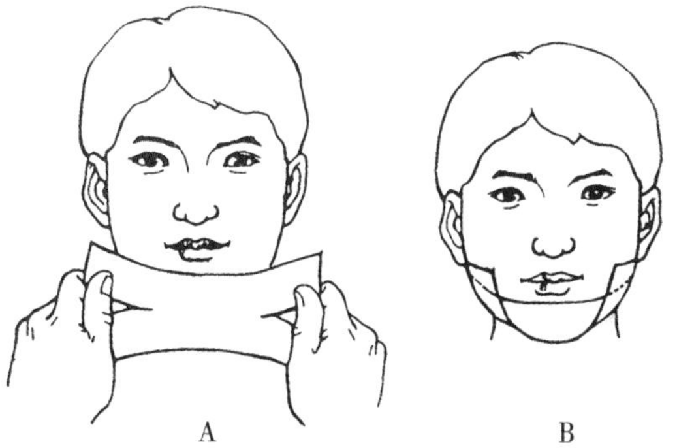

A　　B

图17-22　颏前徙成形术包扎示意图

【处理】

重新施术对位缝合颏肌。

(五)钥匙孔状外貌

【原因】

钥匙孔状(key hole-shaped)外貌多见于移动距离过大的颏前徙成形术(Polido，1993)，由于颏部骨段两侧末端的骨台阶所致。在瘦体形的患者中尤其明显。

【预防】

尽量向两侧延长截骨线，以减少颏部骨段两侧末端的骨台阶，或同期在末端骨台阶处植入骨松质或羟磷灰石(图 17-23)。

【处理】

此类畸形在术后半年最为明显，可施行植骨术或异质材料植入术改善外貌。

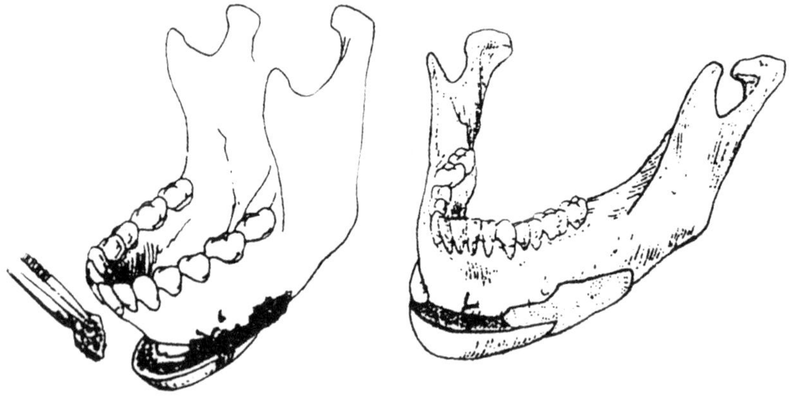

A　　　　B

图 17-23　消除骨台阶的方法

第二节　上颌骨正颌手术并发症

1921 年，享有上颌正颌手术之父美称的 Cohn-Stock 成功地施行了第一例上颌前部截骨术以矫治开殆畸形(Wolfe，1989)。由于对上颌骨血运重建的认识不足，顾虑术后骨段发生坏死，当时的截骨术实际上是造成腭正中横向骨切口的“青枝骨折”(green-stick fracturing)，术后畸形容易复发。20 世纪 60 年代后，Bell(1980)相继报告了一系列各类颌骨截骨术的血运学研究，为各类颌骨截骨术的临床应用与并发症防治奠定了生物学基础，上颌骨的正颌手术才得以普及。

一、Le Fort I 型截骨术

Le Fort I 型截骨术(Le Fort I osteotomy)是按照上颌骨 Le Fort 骨折分类的 I 型骨折线走

向与部位进行截骨。1927 年，Wassmund 采用 Le Fort I 型截骨术矫治创伤后的错殆畸形，但他没有离断翼颌缝，依靠牵引向前移动上颌骨；1934 年，Axhausen 报道施行 Le Fort I 型截骨术治疗上颌骨错位愈合；1969 年，Obwegeser 认识到分离翼上颌连接的重要性，采用 Le Fort I 型截骨术结合翼上颌缝处的嵌入性植骨矫治面中份凹陷畸形。直至 80 年代后，该术式才成为矫正上颌畸形的常用术式(Bell RB，2018)。Le Fort I 型截骨术用于矫正上颌畸形的优点众多，但易发生下述并发症：

(一)出血

【原因】

出血是 Le Fort I 型截骨术最常见的术中并发症，发生率约为 9.09%。虽然在施行 Le Fort I 型截骨术中需离断上牙槽前、中、后动脉和鼻腭动脉，上述血管通常不会导致严重的术中出血。造成术中大出血的主要原因是：

1. 腭降动脉损伤。非正确的截骨方法，尤其是在凿断上颌窦内壁时，骨凿可直接损伤腭降动脉。另外，当向上移动上颌骨时，锐利骨尖可造成腭降动脉的间接损伤。

2. 颌内动脉与翼静脉丛损伤。主要是骨凿的直接损伤，如骨凿的凿刃过宽或骨凿安放的位置过高，在凿骨时容易损伤颌内动脉与翼静脉丛。

【预防】

1. 熟悉局部解剖结构。据 Turvey(1980)报道，翼上颌连接平均高度为 14.6mm，颌内动脉至翼上颌连接处最下缘的平均距离是 25mm。上颌窦内侧壁与后壁移行处是腭降动脉的所在部位。

2. 选用合适的骨凿与角度。由于翼上颌连接的平均高度为 14.6mm，因此目前多数学者主张选用刃宽为 15mm，弯度为 120°的骨凿来离断翼上颌连接，以避免损伤颌内动脉。Chin 等(2017)认为，凿刃与翼上颌连接处呈 102°是最佳的凿骨角度。

3. 磨除锐利骨尖。由于腭降动脉位于翼腭管内，移动上颌骨后，翼腭管管壁的骨边缘易于损伤血管造成术中或术后出血，因此在折断降下上颌骨后应仔细分离腭降动脉，磨平翼腭管管壁的锐利骨边缘。对于整体移动上颌骨的病例，在施行 Le Fort I 型截骨术中是保留或结扎腭降血管束目前观点不一。笔者在美国进修期间观察到：对于整体向上移动上颌骨的病例，Fonseca 主张以银夹结扎腭降血管束的近心端，以防止血管束嵌入骨段之间受到挤压伤或刺伤而发生术中或术后出血。对于 Le Fort I 型分段截骨术或整体下移上颌骨的病例，应注意保留腭降血管束免受损伤。

【处理】

对于腭降血管束的损伤，可选用银夹止血；对于单纯的翼静脉丛损伤，可选用明胶海绵填塞止血；对于颌内动脉损伤，可选用颈外动脉结扎术控制出血。

(二)翼板骨折与翼上颌连接离断困难

【原因】

翼板骨折与翼上颌连接离断困难容易继发出血并限制上颌骨的移动，其主要原因为：

1. 骨凿安放位置不当。骨凿未置于翼上颌缝或骨凿插入方向不当是造成翼板骨折与翼上颌连接离断困难的主要原因。据 Renick(1991)报道，翼板低位骨折占 37.5%，高位占 25%，上颌结节占 4.2%，多发骨折为 8.3%。

2. 水平截骨线过高。上颌结节处水平截骨线过高是离断翼上颌缝困难的另一种重要因素。

【预防】

1. 正确安放骨凿。选用刃宽为 15mm、弯度为 120°的骨凿，使骨凿上缘置于水平截骨线以下，凿刃顺上颌结节后方弧度自然进入翼上颌缝，继而以骨锤轻轻捶击即可将其离断(图 17-24)。

2. 掌握水平截骨线高度。设计上颌结节处水平截骨线高度时不宜超过 13mm。

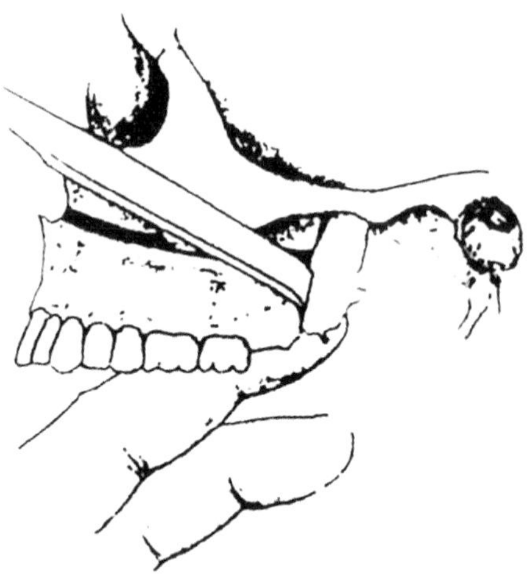

图 17-24　离断翼上颌连接示意图

【处理】

单纯的翼板骨折未造成翼上颌连接离断困难者，可不作特殊处理。对于翼上颌连接离断，笔者在港大进修期间观察到：Tideman 教授主张在直视下经口腔进路，直接安放骨凿于上颌结节后方的翼上颌缝处表面的口腔黏膜，轻轻捶击骨凿，既可避免发生翼板骨折，又可轻易离断翼上颌连接。应注意捶击力量勿过重，骨凿不宜进入过深。

(三)骨不连接与骨坏死

【原因】

骨不连接与骨坏死多见于 Le Fort I 型分段截骨术、腭裂患者的 Le Fort I 型截骨术以及移位距离过大的病例。其主要原因有：

1. 腭降血管束损伤。如经上颌前庭水平切口施行分段截骨术，腭降血管束是上颌骨段的主要血供来源，应注意保护勿受损伤。

2. 分段截骨不当。分段愈多，骨块愈小，愈容易发生骨块的血供不足。分段截骨时用力过猛，骨块与腭黏膜分离容易导致骨坏死。

3. 软组织蒂损伤。对于接受过腭裂修复术的患者，腭降血管束的完整与否难以确定，因此腭黏膜与双侧上颌第一磨牙之后的颊侧黏膜构成了上颌骨段的重要软组织蒂，如受到损伤则可导致骨坏死。

4. 移动距离过大。骨段移动距离过大，可使腭降血管束与软组织蒂受到张力，从而影响其血液供应。当骨段间间隙超过 5mm 未予植骨容易发生骨不连接。

【预防】

1. 注意保护腭降血管束与软组织蒂。对于腭裂患者和分段截骨术的病例，一定要在直视下分离并保护腭降血管束，在截骨、凿骨过程中避免损伤唇、腭侧软组织蒂。必要时可选用唇侧垂直切口，经黏骨膜下隧道施行截骨术，以充分保留骨段的唇侧软组织蒂。

2. 掌握分段截骨要点。尽量避免分段截骨，在分段截骨过程中，操作应细致，避免用力过猛，防止骨段与黏膜分离。

3. 减小骨间间隙。当上颌骨骨间间隙超过 5mm 时，应施植骨术，尽可能选用坚固骨间固定，以避免发生骨不连接。

【处理】

如术中发现上颌牙龈颜色苍白，点彩消失，往往提示有腭降血管束损伤，应立即中止手术，复位上颌骨至原来位置，半年或一年后施二期手术。如术后发生骨坏死，应保持口腔清洁，给予高压氧治疗，待死骨完全分离后摘除死骨。对于软组织缺损较大者可转移舌瓣修复，必要时可考虑二期施行截骨术与植骨术，以修复骨缺损并矫正上颌畸形。

（四）假性动脉瘤

【原因】

假性动脉瘤和动静脉瘘是 Le Fort I 型截骨术的罕见并发症。Lanigan（1991）报道了 4 例假性动脉瘤，1 例颈动脉—海绵窦瘘（carotid—cavernous sinus fistula）。并发假性动脉瘤的常见原因是颌内动脉，尤其是它的分支蝶腭动脉的损伤。

【预防】

正确地施行截骨术，避免发生翼板骨折，掌握骨凿的安放与进入深度。

【处理】

假性动脉瘤的临床表现为术后 2 周发生鼻衄，填塞鼻腔不能控制出血，应施颈外动脉结扎术。颈动脉—海绵窦瘘表现为术后患侧眼球结膜水肿。正确的处理方法是经颈动脉造影确定其准确部位后给予栓塞疗法治疗。

（五）口鼻瘘与口腔上颌窦瘘

【原因】

主要原因是术中手术器械损伤了腭部黏骨膜。临床上多见于 Le Fort I 型分段截骨术。

【预防】

最好的预防方法是尽可能用术前正畸代替上颌骨的分段截骨术。在设计手术切口时，尽量避免软组织切口与截骨线在同一平面，换言之，截骨线上必须有软组织覆盖。行腭正中骨截开扩大上颌弓时，切忌设计腭正中软组织切口。此外，术中应设法避免发生鼻黏膜以及腭部黏骨膜的撕裂伤或贯通伤。

【处理】

二期施行口鼻瘘或口腔上颌窦瘘修补术。

(六)上颌窦炎

【原因】

术前存在上颌窦炎的病史，术后鼻黏膜充血肿胀或鼻中隔偏曲致窦内积液不能正常排出是造成 Le Fort I 型截骨术后并发上颌窦炎的主要原因。Le Fort I 型截骨术后并发上颌窦炎的发生率为 4.76%。

【预防】

术前应加强对慢性上颌窦炎的治疗，炎症消退后方可施术。对有上颌窦炎病史的患者，术中应仔细刮除上颌窦内的炎性黏膜组织。关闭伤口之前，应仔细清除上颌窦内的骨屑与积液，注意纠正鼻中隔偏曲。术后应用滴鼻药。

【处理】

如术后 8 周患者仍存在上颌窦炎症状，应及时拍片检查并请耳鼻喉科医生会诊。

(七)鼻中隔偏曲与偏斜

【原因】

多见于上颌骨上移位的病例，主要原因是未能适当地去除鼻中隔软骨与犁骨，或未能正确复位鼻中隔。

【预防】

术中应适当地切除部分鼻中隔软骨与犁骨(图 17-25)，或在上颌骨的鼻腔面制备容纳鼻中隔的小骨槽(图 17-26)，术毕应注意观察鼻中隔是否正确复位。

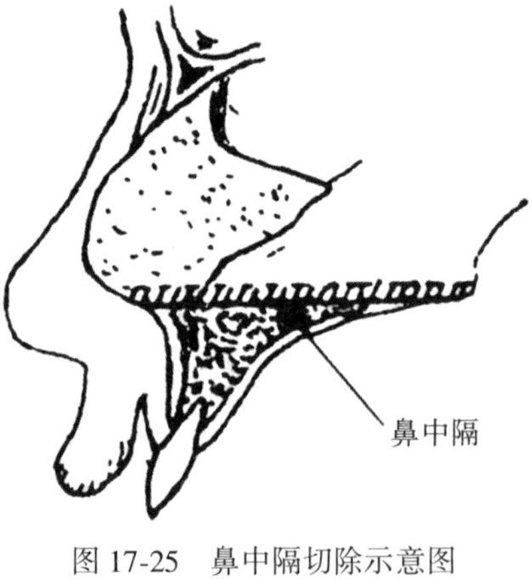

图 17-25　鼻中隔切除示意图

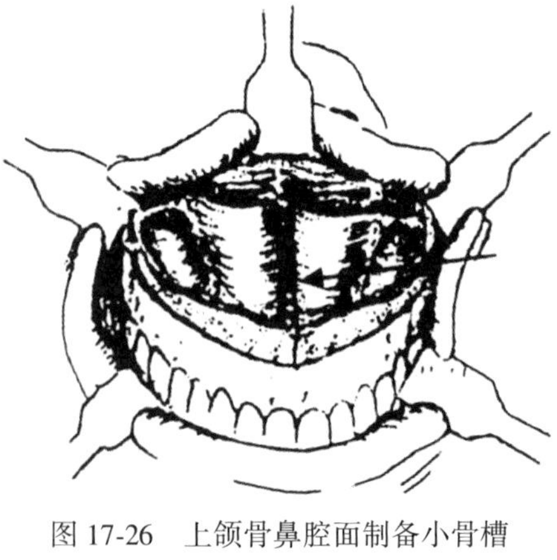

图 17-26　上颌骨鼻腔面制备小骨槽

【处理】

如术中无鼻中隔偏斜，拔除鼻腔导管后发生鼻中隔偏斜，则应尽量采用手法复位。对于效果不佳或存在鼻中隔偏曲者，可二期施行鼻中隔成形术。

(八)鼻翼底部宽度异常

【原因】

Le Fort I 型截骨术后，鼻翼底部的宽度异常会严重影响患者的面部形态。造成此并发症的主要原因有：

1. 广泛剥离了鼻旁软组织后未行正确的对位缝合。

2. 上颌骨的前后移动增加或减少了鼻翼底部的骨性支撑。

【预防】

首先，术者应具备面部美学知识和熟悉术后面部软组织可能发生的变化，术前应根据患者的面部形态结合手术移动上颌骨的情况进行综合分析：对于上颌骨垂直距离过长、鼻翼较窄的患者，手术向上移动上颌骨后，适当增宽鼻翼宽度，有助于增强面部美容效果；反之，对于阔鼻翼患者，手术前移上颌骨后适当缩窄鼻翼宽度方可获理想的面部形态。其次，术中应注意鼻翼底部组织的对位缝合，必要时应行“8”字缝合术(图 17-27)。此外，可根据临床实际情况于梨状孔边缘植骨以支撑鼻翼底部或去除适量的骨质以减小鼻翼底部的骨性支撑。

【处理】

通常 Le Fort I 型截骨术主要并发鼻翼底部过宽，很少并发鼻翼底部过窄。对于过宽者可行鼻翼底部缩窄术。对于过窄者可于鼻翼根部行“Z”形瓣转移术向侧方移动鼻翼。

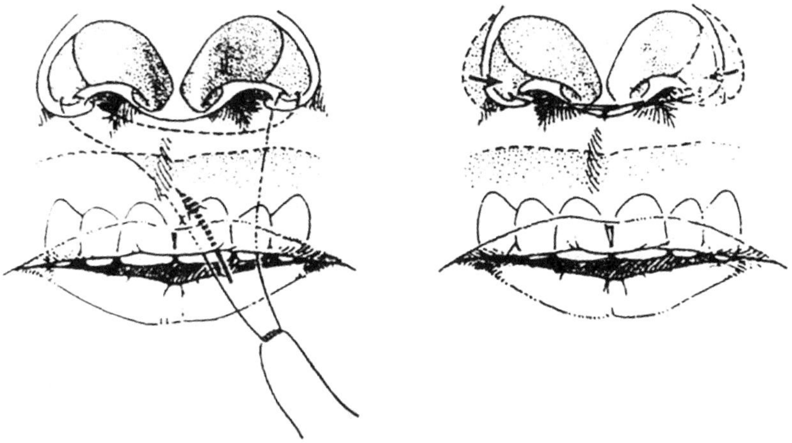

A　　　　　　B

图 17-27　双侧鼻翼根部“8”字缝合术

(九)唇齿关系异常

【原因】

Le Fort I 型截骨术后并发的唇齿关系异常主要表现为上唇短缩、上切牙不显或外露过多。造成上述改变的原因有：

1. 上颌骨垂直向移动距离过大或不足。

2. 术后上唇发生了短缩变化。

【预防】

1. 合理的术前设计。正常的唇齿关系是：当下颌处于息止𬌗位并自然闭口时，上中切牙切嵴至上唇缘下部的垂直距离为0~4mm。欲避免术后发生唇齿关系异常，在设计Le Fort I型截骨术时应考虑术后上唇发生的短缩变化。据Bell(1980)报道，Le Fort I型截骨术后上唇短缩的长度是骨段上移距离的20%。换言之，上颌骨上移10mm，术后上唇将缩短2mm。在进行术前设计时，术者对于上唇术后发生的变化应有充分估计。

2. 施行"V—Y"成形术缝合伤口。单纯的直线缝合易造成上唇唇红不显与上唇短缩，有效的预防方法是采用"V—Y"成形术关闭上唇正中部黏膜伤口。该缝合方法可延长上唇，避免红唇不显与上前牙外露过多。

【处理】

术后如存在明显的唇齿关系异常，可根据实际情况择期二次手术纠正畸形。

(十)术后复发

【原因】

采用Le Fort I型截骨术向前或向下移动上颌骨段，术后畸形易于复发。导致术后畸形复发的原因众多，主要有：

1. 骨段离断不完全，尤其是翼上颌连接区离断不完全，骨段未能前移到位是术后复发的重要原因。

2. 骨段接触面过小或无接触，易发生骨不连接导致术后复发。

3. 骨间间隙过大或植骨块固定不当。上颌骨前徙或下降遗留间隙5mm以上，间隙内未予植骨或植骨块大小不当时，术后畸形易于复发。

4. 骨间固定不可靠。单纯采用钢丝行骨间拴结难以保持并固定上颌骨前移或下降的位置。

5. 软组织的牵拉作用。唇腭裂患者腭部的瘢痕组织，尤其是咽后瓣的组织蒂可明显限制上颌骨的前移，导致术后复发。

【预防】

预防术后畸形复发依赖于正确的手术方法、必要的嵌入骨移植、坚固的骨间固定以及骨愈合期正确与完全的制动。

1. 充分松动上颌骨段。充分松动上颌骨段的关键在于完全离断翼上颌连接、上颌窦内壁与后壁。对于唇腭裂患者，应注意完全松解腭部的瘢痕组织，必要时行咽后瓣切断术(术前应认真评价腭咽闭合功能并取得患者及家属的同意)，使骨段可充分地向三维方向移动并理想地牵引至前移的位置。

2. 掌握间隙内植骨原则与固定方法。当骨段间隙大于5mm时，应施行植骨术。植骨块应嵌入骨段间，不宜采用外置法植骨。

3. 选用螺钉、螺板行骨间固定，提倡使用微型螺板固定，必要时可使用小螺板行坚固内固定。

4. 控制术后感染。控制术后感染、防止骨坏死，是预防术后复发的重要措施。

【处理】

对于畸形复发显著者可择期行二次手术纠正畸形。

二、上颌前部截骨术

上颌前部截骨术(anterior maxillary osteotomy)由 Cohn-Stock 于 1921 年设计并用于纠正开殆畸形。早期术式是经腭部水平骨切口造成前颌骨的“青枝骨折”使其向后移位，由于手术并未完全离断前颌骨，术后畸形易于复发。鉴于 Cohn-Stock 的失败教训，Wassmund、Cupar、Wunderer 相继介绍了改良的上颌前部截骨术。上述各类术式通过向上、向后以及左右移动前颌骨纠正上颌骨的畸形。Wassmund、Cupar、Wunderer 三种术式的主要区别是软组织切口的设计不同，但截骨方法基本相似。常出现以下并发症。

(一)牙根损伤

【原因】

对于拔牙病例施行上颌前部截骨术，术中容易损伤上颌尖牙的牙根，多因术中水平截骨线的位置过低所致；对于非拔牙病例，术中容易损伤尖牙与第一双尖牙的牙根，多因施行牙间垂直截骨时的器械使用不当。

【预防】

术前应拍摄上颌全景 X 线片与牙片，了解尖牙、双尖牙的牙根长度、牙根的方向和牙根间间隙的大小。水平截骨线的设计应高于尖牙根尖 3mm 以上，垂直截骨线应与牙根方向相平行。对于非拔牙病例施行牙间垂直截骨时，宜选用 700#裂钻与薄刃骨凿操作。邻近垂直截骨线牙齿的邻面缺乏骨支撑，施行拴结固定时应注意防止该牙侧向移位而造成的牙髓坏死。

【处理】

万一术中损伤了牙根，不要急于将其拔除，术后部分牙齿可自行修复而不会出现任何症状。对于牙髓坏死及松动牙，应采取牙髓治疗与松牙固定，必要时才拔牙，然后行义齿修复。

(二)上唇形态或唇齿关系异常

采用 Cupar 手术切口施行上颌前部截骨术容易并发上唇形态与唇齿关系异常，其预防和处理参见 Le Fort I 型截骨术并发症的防治。在行颌间固定时注意避免上颌前部骨段受力向下伸长导致唇齿关系异常(张国志等，1996)。

(三)骨坏死

【原因】

软组织蒂的损伤、伤口感染是造成前颌骨坏死的主要原因。

【预防】

采用 Wassmund 术式行上颌前部截骨术，前颌骨保留了唇侧与腭侧软组织蒂，术后骨段存活与愈合的安全系数较大。采用 Wunderer 术式截骨应保护唇侧软组织蒂，向前下方折断前颌骨时，应避免唇侧软组织蒂与前颌骨相分离。采用 Cupar 术式截骨应保护腭黏骨膜组织蒂免受损伤。由于腭黏骨膜质地较脆，且与腭骨连接紧密，向下折断前颌骨时易于撕裂腭黏骨膜造成软组织蒂的损伤。笔者曾遇一例由于向下折断骨段不慎，导致腭黏骨膜的撕裂伤，术后门齿孔区遗留拇指大小创面，最终造成中切牙的松动脱落，摘除蛋壳状死骨后，创面才得以修复(张国志等，1993)。此外，当后移前颌骨距离较大时，应注意避免腭黏骨膜瓣发生折叠或嵌入骨段之间，导致血供障碍，造成前颌骨的缺血性坏死。

【处理】

保持口腔清洁，控制伤口感染。摘除死骨的时机不宜过早，所遗留的创面可转移舌瓣或腭瓣修复。

(四)医源性腭裂

【原因】

腭黏骨膜的穿通伤与伤口的术后感染是并发医源性腭裂的主要原因。

【预防】

避免粗暴的术中操作，仔细磨除骨段面的锐利骨尖，减少腭黏骨膜的损伤是防止医源性腭裂的关键。一旦发生了腭黏骨膜的穿通伤，应一期缝合伤口。对缝合伤口困难者应以碘仿纱条覆盖创面，术后保持口腔清洁。

【处理】

择期行二次手术修补腭部缺损。

三、上颌后部截骨术

上颌后部截骨术(posterior maxillary osteotomy)由 Schuchardt 于 1955 年最先介绍，分别采用两期截骨术缩窄上颌后份牙弓和纠正开殆畸形。1970 年，Kufner 改两期手术为一期手术矫正长面畸形综合征患者的开殆畸形获得成功。继 Bell 报道了上颌后部截骨术的血运学研究后，一期上颌后部截骨术在临床上的应用方得以流行。尽管上颌后部截骨术可以广泛用于缩窄或扩大牙弓、矫正开殆或后牙反殆畸形，但 Bell 强调，该术式仅适用于唇齿关系正常、鼻唇形态和谐患者上颌后部畸形的矫治，对于上颌存在二维方向以上的畸形宜选用 Le Fort I 型截骨术或 Le Fort I 型分段截骨术。上颌后部截骨术有以下几种常见并发症。

(一)术后复发

【原因】

据文献报道，术后复发是上颌后部截骨术的最常见并发症。Bell 认为，术后复发，主要是神经肌肉系统的改变、腭部骨段的缓慢愈合以及咀嚼产生的生物机械力所致。Epker 认为，由于腭部黏骨膜较为致密，对于骨段的颊侧移位具有限制作用，当骨段向颊侧移位距离超过 5mm 时，术后容易复发。Hinds 和 Kent 认为，上移上颌后部骨段后，下颌的位置及咀嚼肌群无变化，息止殆间隙增大，使移动的上颌骨段有下降的余地，因而易于复发。

【预防】

完全离断牙骨段并行坚固骨间固定是预防术后复发的关键。对于后牙反殆的纠正，牙骨段向颊侧移动距离超过5mm时，术中应充分游离腭粘骨膜，术后应消除殆干扰。单纯从颊侧入路行截骨术，务必注意离断腭骨与翼上颌连接。

【处理】

择期二次手术或改施Le Fort I型分段截骨术。

(二)牙及牙根损伤

牙及牙根损伤的预防与处理参见上颌前部截骨术或下颌前部根尖下截骨术并发症的防治。

(三)出血

参考Le Fort I型截骨术出血并发症的处理。

(四)牙骨段坏死

【原因】

软组织蒂与腭降血管束的损伤是造成上颌后部截骨术发生牙骨段坏死的主要原因。在采用Schuchardt术式矫正腭裂修复术后患者的上颌骨畸形时，腭部瘢痕组织的限制作用、腭降血管束的损伤、牙骨段的移动距离过大、缺乏良好的骨间固定等，是牙骨段坏死的综合因素。此外，佩戴不合适的腭护板可压迫腭部黏膜，使移动的牙骨段失去血供，从而导致牙骨段的坏死。

【预防】

无论是经颊侧进路还是经腭侧进路实施手术，均应注意避免损伤软组织蒂与腭降血管束，保持软组织蒂与移动牙骨段的充分连接是手术成功的关键。在唇腭裂患者的手术中，当向侧方及前方移动牙骨段超过5mm时，应仔细观察牙骨段表面牙龈的色泽变化，如色泽苍白往往提示血供不良，此时须注意减小移动距离或停止手术并复位牙骨段。

【处理】

一旦发生牙骨段坏死，则无办法挽救。唯一可行的是：保持口腔清洁，给予高压氧治疗，必要时施行死骨摘除术。对于骨性缺损，可二期植入成形的钛网与骨松质，然后行活动义齿或种植义齿修复缺失牙。

(张国志)

◎ 参考文献

[1]东耀峻，赵怡芳．实用正颌外科[M]．武汉：湖北科学技术出版社，1987.
[2]何佳仪，孙佳麒，江宏兵．下颌升支矢状劈开术并发下牙槽神经损伤的研究进展[J].

口腔医学，2017，37：380-384.
[3]李继华，胡静．全国第五届正颌外科学术会议纪要[J]．中国口腔颌面外科杂志，2007，5：398-400.
[4]林野，Pape H D．髁突复位钢板在下颌升支矢状劈开术中的应用[J]．中华口腔医学杂志，1996，31：165.
[5]张震康．正颌外科学[M]．北京：人民卫生出版社，1994：211.
[6]张国志，东耀峻．牙颌面畸形双颌同期手术适应证的选择[J]．国外医学口腔医学分册，1991，18：12-14.
[7]张国志，东耀峻，李金荣，等．下颌前份根尖下截骨术在矫治牙颌面畸形中的应用[J]．华西口腔医学杂志，1993，11：56-59.
[8]张国志，何三纲，杨学文，等．口内进路下颌升支垂直截骨术在矫治牙颌面畸形中的应用[J]．口腔颌面外科杂志，1996，6：1-4.
[9]张国志，刘宪，东耀峻，等．双颌前份同期截骨术在矫治牙颌面畸形中的应用[J]．中华口腔医学杂志，1996，31：315-316.
[10]张国志，王秀丽，东耀峻，等．上颌前份截骨术的手术设计与临床应用[J]．武汉医学杂志，1993，17：195-196.
[11]张国志．下颌前份根尖下截骨术的发展与现状[J]．国外医学口腔医学分册，1992，19：335-338.
[12]Bell R B. A history of orthognathic surgery in North America[J]. J Oral Maxillofac Surg, 2018, 76(12): 2466-2481.
[13]Bell W, Proffit W, White R. Surgical Correction of Dentofacial Deformities [M]. Philadelphia: W. B. Saunders Co., 1980: 248-256, 864-868, 1580-1586.
[14]Bell W H, Gallagher D M. The versatility of genioplasty using a broad pedicle[J]. J Oral Maxillofac Surg, 1983, 41: 763-769.
[15]Chin Y P, Leno M B, Dumrongwongsiri S, et al. The pterygomaxillary junction: An imaging study for surgical information of LeFort I osteotomy[J]. Sci Rep, 2017, 30; 7: 9953.
[16]Converse J M, Wood Smith D. Horizontal osteotomy of the mandible[J]. Plast Reconstr Surg, 1964, 34: 464-471.
[17]Ferri J, Druelle C, Schlund M, et al. Complications in orthognathic surgery: A retrospective study of 5025 cases[J]. Int Orthod, 2019, 17(4): 789-798.
[18]Fonseca R J. Oral and Maxillofacial Surgery[M]. Vol. 2, Philadelphia: W. B. Saunders Co., 2000: 317.
[19]Jędrzejewski M, Smektała T, Sporniak-Tutak K, et al. Preoperative, intraoperative, and postoperative complications in orthognathic surgery: a systematic review[J]. Clin Oral Investig, 2015, 19: 969-977.
[20]Joss C U, Vassalli I M. Stability after bilateral sagittal split osteotomy advancement surgery with rigid internal fixation: a systematic review[J]. J Oral Maxillofac Surg, 2009, 67:

301-313.
[21] Kim Y K. Complications associated with orthognathic surgery[J]. J Korean Assoc Oral Maxillofac Surg, 2017, 43(1): 3-15.
[22] Kole H. Surgical operations on the alveolar ridge to correct occlusal abnormalities[J]. Oral Surg Oral Med Oral Pathol, 1959, 12(5): 515-529.
[23] Lanigan D T, Hey J H. False aneurysms and arteriovenous fistulas following orthognathic surgery[J]. J Oral Maxillofac Surg, 1991, 49: 571.
[24] Mercuri L G, Laskin D M. Avascular necrosis after anterior horizontal augmentation genioplasty[J]. J Oral Surg, 1977, 35: 296-298.
[25] Möhlhenrich S C, Kniha K, Peters F, et al. A Fracture patterns after bilateral sagittal split osteotomy of the mandibular ramus according to the Obwegeser/Dal Pont and Hunsuck/Epker modifications[J]. J Craniomaxillofac Surg, 2017, 45(5): 762-767.
[26] Olate S, Sigua E, Asprino L, et al. Complications in orthognathic surgery[J]. J Craniofac Surg, 2018, 29(2): 158-161.
[27] Pereira-Filho V A, Gabrielli M F, Gabrielli M A, et al. Incidence of maxillary sinusitis following Le Fort I osteotomy: clinical, radiographic, and endoscopic study[J]. J Oral Maxillofac Surg, 2011, 69: 346-351.
[28] Polido W D, Bell W H. Long-term osseous and soft tissue changes after large chin advancements[J]. J Craniomaxillofac Surg, 1993, 21: 54-59.
[29] Renick B M, Symintan J M. Postoperative computed tomography study of pterygomaxillary separation during the Le Fort I osteotomy[J]. J Oral Maxillofac Surg, 1991, 49: 1065.
[30] Rude K, Svensson P, Starch-Jensen T. Neurosensory disturbances after bilateral sagittal split osteotomy using piezoelectric surgery: A systematic review[J]. J Oral Maxillofac Surg, 2019, 77(2): 380-390.
[31] Teltzrow T, Kramer F J, Schulze A, et al. Perioperative complications following sagittal split osteotomy of the mandible[J]. J Craniomaxillofac Surg, 2005, 33: 307-313.
[32] Trauner R, Obwegeser H. The surgical correction of mandibular prognathism and retrognathia with consideration of genioplasty. Part I. Surgical procedures to correct mandibular prognathism and reshaping of the chin[J]. Oral Surg, 1957, 10: 677-689.
[33] Turvey T A, Fonseca R J. The anatomy of the internal maxillary artery in the pterygopalatine fossa: Its relationship to maxillary surgery[J]. J Oral Surg, 1980, 38: 92.
[34] Winstanly R P. Subcondylar osteotomy of the mandible and intraoral approach[J]. Br J Oral Surg, 1968, 6: 134.
[35] Wolfe S A. Günther Cohn-Stock, father of maxillary orthognathic surgery [J]. J Craniomaxillofac Surg, 1989, 17: 331-334.
[36] Wolford L M. Comprehensive post orthognathic surgery orthodontics: Complications, misconceptions, and management[J]. Oral Maxillofac Surg Clin North Am, 2020, 32(1): 135-151.

第十八章　牵引成骨术和阻塞性睡眠呼吸暂停手术并发症

牵引成骨术(distraction osteogenesis)是一种通过机械性装置渐进性延长完全离断的骨段，促进牵引间隙新骨形成以矫治骨畸形的技术。利用牵引成骨术延长、扩张和改建颌面骨骼，治疗颌骨畸形与缺损，不仅疗效稳定，且一般不需要植骨和颌间拴结，也不必等待骨骼发育成熟，在儿童甚至婴儿期即可手术。随着基础研究的深入、牵引设备的改进和人们认识的不断提高，牵引成骨术在治疗颌面部畸形方面，尤其在颌面部不对称和严重的唇腭裂继发颌骨畸形方面具有许多优点，所以，近年来已发展成为一种公认、简便的治疗颌骨畸形的有效方法。但在使用牵引成骨术的过程中，人们也发现存在一些并发症，值得临床医生重视。

阻塞性睡眠呼吸暂停(obstructive sleep apnea，OSA)是一种发病率较高的疾病，外科手术被认为是治疗该疾病最有效的手段之一，主要目标是扩大狭窄的上气道，解除上气道阻塞。外科治疗 OSA 可以从软组织减容术入手，也可进行颅颌骨框架重建，手术的选择需要根据患者上气道阻塞的病因、部位、程度和性质决定。目前较为常用的手术治疗方法包括腭垂腭咽成形术、颏舌肌前徙术、舌骨前徙术及双颌前徙术。本章介绍牵引成骨术及阻塞性睡眠呼吸暂停手术可能出现的并发症，包括下述内容：

- 牵引成骨术并发症
  - 局部疼痛
  - 局部感染
  - 牵引过程异常
  - 牵引器械松脱
  - 牵引器断裂
  - 暂时性下牙槽神经损伤
  - 暂时性面神经麻痹
  - 对颞下颌关节的影响
  - 咬合关系紊乱
- 阻塞性睡眠呼吸暂停手术并发症
  - 软组织手术并发症
  - 骨组织手术并发症

第一节　牵引成骨术并发症

一、局部疼痛

在大多数情况下，每次旋转牵引器转柄后，患者会感到局部有不适感或轻微疼痛、酸胀感，稍后这些症状会逐渐消失。当患者感到局部持续疼痛且有加重情况时，应引起高度重视。

【原因】

牵引区域局部持续性的疼痛多是由于下颌升支延长过程中髁突骨段向上方移动挤压关节盘或颅底侧面组织导致。此外，牵引骨段受力后移动过程中也可能导致一定程度的疼痛。

【预防和处理】

1. 术前应结合 X 线片和三维 CT 扫描了解下颌升支情况，确定下颌升支牵引方向和延长距离。在牵引过程中应定期拍摄 X 线片和三维 CT，了解下颌升支牵引情况。当颞下颌关节间隙已明显减小或髁突挤压颅底周围软组织，患者感到局部持续疼痛时应停止牵引。

2. 如果局部疼痛严重，应减小牵引力的量及牵引的频率，控制移动的方向和角度。

二、局部感染

术区局部红肿、疼痛，皮温升高，偶有分泌物和脓液溢出。

【原因】

在牵引成骨过程中发生感染的病例较少，因为牵引器旋转柄暴露在外且位置较低，能起到一定的引流作用。但牵引器穿通皮肤与口腔的通道有时会引起食物残留和细菌逆行性感染。牵引成骨过程发生感染多是由于螺钉的松动或牵引器发生移动所致。个别患者因对金属产生排斥反应或免疫力下降、应激反应也容易发生局部感染。

【预防和处理】

1. 术前全口牙周洁治，术前严格的无菌操作。

2. 在固定牵引器时，螺钉一定要固定牢靠。

3. 注意保持口腔卫生，局部伤口要经常换药，吸烟患者在此期间要戒烟。一旦发生感染，应采取相对应的抗感染治疗并加强冲洗换药等措施。

4. 接受过局部放疗的患者，不要使用牵引器。

三、牵引过程异常

在牵引器牵引过程中，施力装置无法旋转、旋转困难，阻力明显；或施力装置旋转时无任何阻力，牵引速度过快。

【原因】

牵引困难往往与骨质相连有关，其原因分为牵引前截骨不完全、牵引后过早骨化或骨纤维性连接等。截骨不完全是指在拟行牵引部位骨质截开不充分，例如在下颌骨升支或体部仅切开颊侧骨皮质而舌侧骨皮质未完全截开，在上颌骨仅截开上颌窦前外侧壁而上颌窦后内侧壁未被切开。过早骨化是指牵引尚未达到计划所需的成骨量时，牵引部位就提前发生了骨化而影响了牵引的继续进行。骨纤维性连接是一种局部骨化不良现象，牵引部位未能形成良好的骨结构而形成骨纤维连接。骨纤维性连接常与感染、固定不稳定、牵引速度过快、局部缺血等一同出现。

【预防和处理】

1. 在行牵引成骨的部位截骨时要充分暴露术野，术中应仔细检查，确定骨段完全离断。

2. 过早骨化或骨纤维性连接出现后，应打开创口，将截骨线完全离断或重新固定牵引器。

3. 一般认为每天牵引速度小于 0.5mm 时就容易出现过早骨化，因此牵引速度不能过慢。

四、牵引器械松脱

旋转牵引器时，无正常骨段移动或发现牵引器松动脱落。

【原因】

牵引器固定不牢固，在牵引过程中出现松动，其原因有螺钉紧靠截骨边缘，皮质骨量不足，螺钉与裂钻直径不一致，钻孔过大，螺钉钻入骨组织时不紧或术后出现钉道感染等导致牵引器松动。牵引器安放位置不准确也会使牵引器械松脱。

【预防和处理】

1. 术前通过临床及 X 线片检查，制定出缜密的方案，确定牵引器安放部位、牵引方向和牵引距离。

2. 牵引器的固定要牢靠，在关闭伤口前应旋转螺杆，观察牵引器能否活动自如及其牢固程度。

3. 发现牵引时牵引骨段无正常移动时，要立即拍摄 X 线片，了解局部情况，分析是否有螺钉松动或牵引器松脱。

五、牵引器断裂

在旋转牵引器时阻力过大或理论牵引距离与骨段实际移动距离明显不符。

【原因】

1. 在截骨不充分的情况下会发生牵引困难，若此时强行旋转牵张杆易发生牵引器弯曲或折断，此时患者常感局部压力增大，疼痛较剧烈。

2. 颌周肌群肌力强大，加之咬合力量容易使牵引器发生机械故障，由于牵引器是连接在游离骨段块的固定装置，牵引器-骨界面产生的剪切力或扭力集中在牵引器连接处，强大的外力超过金属的强度后会引起牵引器折断。

3. 牵引器发生故障，尤其是在牵引器方向结部位，因某种原因发生牵张杆转动困难时，牵引器旋转圈数与骨牵开距离极不吻合，此时强行牵引也容易使牵引器折断。

【预防和处理】

1. 手术前应仔细检查牵引器质量尤其是方向结活动是否正常。

2. 被牵引部位截骨应充分，骨段间应完全离断。

3. 重新手术，检查截骨线是否完全断离。牵引器的各活动部位是否存在障碍，必要时更换牵引器。

六、暂时性下牙槽神经损伤

主要体现在下颌骨的牵引成骨过程中，表现为术区疼痛或颏部的一过性麻木，但通常症状会逐渐缓解或消失。研究发现牵开区的下牙槽神经有一过性可逆的脱髓鞘病变，伴有部分轴突细胞发生变性，但这种损伤是可逆的。

【原因】

术中截骨、牵引器放置、牵引速度与频率等原因均可能引起暂时性下牙槽神经损伤。

【预防和处理】

术前要合理设计手术方案，包括如何截骨和安放牵引器等；术中细致操作避免损伤下牙槽神经；术后在下颌骨牵引过程中应严格控制牵引的速度和频率，以避免对下牙槽神经产生不可逆的影响。在牵张过程中一旦出现下唇、颏部麻木应立即适量减缓牵引速度和频率，辅助应用营养神经的药物等。

七、暂时性面神经麻痹

在对下颌骨牵引成骨时，表现为面神经分布区域的麻痹，累及范围不只局限于面神经下颌缘支。可发生于牵引期、牵引后的固定期和去除牵引器后时期。

【原因】

牵引器后方牵引臂在移动过程中对局部软组织的压迫力量过大。

【预防和处理】

1. 减小牵引器后方牵引臂所致张力，术前设计好牵引器的移动方向并了解周围软组织延展性。

2. 采用类固醇药物治疗，可取得一定效果。

八、对颞下颌关节的影响

下颌骨牵引成骨对颞下颌关节的影响大多是轻微且可逆的，主要表现为被牵引一侧的髁突纤维软骨组织形态学的改变和软骨、骨的改建活动。而颞下颌关节强直是下颌骨牵引成骨的一种罕见但破坏性极大的并发症，主要发生在综合征型患者身上，患者常出现进食困难和张口受限。

【原因】

牵引成骨过程中，下颌骨髁突受力的改变常引起软骨或骨的改建。综合征型患者的下颌骨髁突形态常存在先天发育异常，当髁突受到较大的压力，其适应性改建能力可能也有限。牵引速度大于 1.0mm/d 或牵引时间越长，颞下颌关节区域发生退行性损伤的概率越大。

【预防和处理】

1. 在牵引成骨过程中严格随访、关注颞下颌关节区域的状态。

2. 牵引速度不宜过快，牵引时间不可过久。

3. 必要时在上下颌骨暂时性锚定装置上悬挂橡皮圈进行 II 类颌间牵引，减轻髁突受力。

九、咬合关系紊乱

最常见的是牵引过程中下颌骨出现开殆畸形。

【原因】

截骨线的位置偏斜，牵引器放置的角度或位置不正确会发生牵引方向的偏移，出现与预期结果不一致的情况，而导致咬合关系紊乱。前牙开𬌗的原因为下颌骨牵引时远心骨段受降颌肌群的牵拉而顺时针旋转。

【预防和处理】

1. 对于出现前牙开𬌗的患者，早期可以通过应用颏兜弹性绷带来阻断或减轻其发展。

2. 在牵引过程中要注意检查𬌗关系的变化，并定期拍摄全景片，当咬合关系的变化与术前设计不一致时，要立即分析原因，同时请正畸科医生会诊，并制定出相应的处理措施或停止牵引。

3. 借助 CT 头颅三维重建、牙列模型扫描数据和数字化技术辅助手术设计，预测牵引后骨段的移动路径，确定截骨的部位及截骨线的方向。

4. 选择适宜的牵引器。

第二节　阻塞性睡眠呼吸暂停手术并发症

阻塞性睡眠呼吸暂停(obstructive sleep apnea，OSA)是一种发病率较高的疾病，患病率3%~4%，以 40 岁以后男性或绝经以后的妇女好发。肥胖、占位病变和颌骨畸形是常见原因。而儿童 OSA 患病率是 2%，以 2—8 岁儿童好发，多继发于腺样体或扁桃体肥大、肥胖、颅颌骨先(后)天畸形等。外科手术被认为是治疗 OSA 最有效的手段之一，主要目标是扩大狭窄的上气道，解除上气道阻塞。外科治疗可以从软组织减容术入手，也可进行颅颌骨框架重建，手术的选择需要根据患者上气道阻塞的病因、部位、程度和性质决定。目前较为常用的手术治疗方法包括腭垂腭咽成形术、颏舌肌前徙术、舌骨前徙术及双颌前徙术(maxillomandibular advancement，MMA)。手术治疗存在一些可能出现的并发症，值得临床医生注意并规范治疗，减少并发症的出现。

一、软组织手术并发症

(一)腭垂腭咽成形术并发症

腭部软组织参与发音、吞咽等功能。腭垂腭咽成形术(uvulopalatopharyngoplasty，UPPP)的治疗原理是去除多余的腭、咽部组织来减少气道阻塞，改善气道通畅性。通过临床应用，人们也发现 UPPP 存在一些并发症。

临床表现为术后呼吸道梗阻、咽部不适、出血，腭咽闭合功能不全、吞咽不畅、味觉障碍与舌麻木以及鼻咽腔狭窄与粘连等。

【原因】

1. OSA 患者本身就长期处于低氧、高碳酸血症状态，手术扩展了口咽腔，但手术导致的局部水肿、麻醉药物应用和疼痛与局部分泌物增多均可能导致呼吸道梗阻。

2. 手术创伤过大、止血不彻底、口腔卫生差。

3. 创口愈合时的瘢痕收缩会导致咽干、咽部紧缩感、咽部异物感等咽部不适现象。

4. UPPP 手术切除的组织量难以确定，有时可能引起术后开放性鼻音或进食呛咳。

5. 术后腭垂缩短，软腭推挤食物下行的功能减弱，可能引起吞咽不畅。

6. 术中损伤舌神经可能出现味觉障碍和舌麻木。

7. 手术创伤大、术后感染和瘢痕体质可能造成鼻咽瘢痕粘连。

【预防和处理】

1. 重视围手术期管理，对于严重 OSA 患者，术后应留置插管 1~3 天，术后视需要可半卧位、辅以持续气道正压通气(continuous positive airway pressure，CPAP)治疗，必要时行气管切开术。

2. 术中彻底止血，小心操作。术后 2 周内进流食或半流食，防止创口开裂。

3. 手术在保证效果的前提下减小创伤。

4. 定量设计并实施切除。

5. 保证足够的软腭长度，积极进行术后吞咽训练。

6. 手术切割和缝扎时需谨慎。

7. 积极抗感染，禁忌给瘢痕体质者施术。

(二)舌骨前徙术并发症

【原因】

斯坦福大学睡眠疾病研究中心的学者实施舌骨前徙术，将舌骨悬吊在甲状软骨上缘。发现舌骨前移后可有效减小气道阻力，解除气道阻塞。该手术简单、易行，但仍有并发症发生的可能，这些并发症包括血肿形成、短暂的呼吸障碍，或由于固定的缝线松脱使前移舌骨回到原位，重新出现气道阻塞。

【预防和处理】

若局部有血肿形成，应采用外科手术进行引流。在舌骨和甲状软骨切迹之间的缝线要固定牢靠，防止缝线松脱。暂时性呼吸障碍和吞咽困难的患者，多为局部软组织肿胀所致，经输液消肿治疗，一般在 10 天内症状可以消失或得到显著改善。若存在持续的吞咽困难，则应重新手术去除悬吊缝线。

二、骨组织手术并发症

(一)颏舌肌前徙术并发症

【原因】

1984 年 Kiley 等首先介绍了下颌骨前部前徙可以治疗 OSA。随着基础研究的深入，人们逐渐认识到颏舌肌在夜间气道阻塞中起重要作用，所以在前移下颌骨时应将颏舌肌一起向前方牵引以达到治疗 OSA 的目的。颏舌肌前徙术在口内进行，矩形截骨包括颏结节并使其前移。手术虽较简单，但仍有一些并发症应重视，如尖牙或切牙损伤后而引起的感觉异常，甚至发生牙坏死；前移的矩形骨块未包括颏舌肌附着，或术后颏结节发生移位，难以达到颏舌肌前徙的目的；手术中如果截骨线延至下颌骨下缘，在截骨过程中有发生下颌骨骨折的危险。

【预防和处理】

1. 应熟悉手术区的解剖结构，术中通过口内触诊确定颏舌肌的位置，配合术前曲面体层片和颌面部CT的检查，了解下颌骨的形态，降低并发症的发生。

2. 螺钉固定的位置应准确，以确保钛板固定后的稳定性。

3. 口底组织疏松，术后应注意观察和预防血肿形成。如果口底出现明显的肿胀，应进行引流，并密切观察呼吸道是否通畅，必要时采用气管插管的方法来改善患者呼吸困难。

4. OSA患者经常在术后出现高血压，术中应仔细止血并根据术后的具体情况选用有效的抗高血压药物进行预防治疗。

5. 若发生牙的损伤，应立即进行相应治疗。

（二）双颌前徙术并发症

双颌前徙术（maxillomandibular advancement，MMA）是目前治疗OSA最有效的方法之一。MMA手术是通过前移上下颌骨来增大咽腔和下咽腔。双颌同期前徙术还可增加舌骨上肌和腭帆肌与咽部肌群的张力。患者接受过UPPP、颏舌肌前徙或舌骨前徙术后，若OSA症状仍存在，进行MMA手术可使上气道的张力和生理性空间明显增加，从而进一步消除引起OSA阻塞的因素。双颌前移距离超过10mm可使咽腔显著增大。另外，OSA患者通常比接受正颌手术的患者年龄要大，且一般都较肥胖，对OSA患者进行MMA手术时必须充分考虑到年龄和体重的因素。

双颌前徙术后可能出现以下问题：

1. 上颌骨的血供障碍

【原因】

在上颌骨前徙时，其周围软组织也被动扩展。当前徙距离较大时，腭降动脉可能会受到损伤，甚至发生血管壁断裂等较严重的并发症。

【预防与处理】

术前应结合具体情况，预测和计算上颌前徙的距离大小，不可过度前徙。在上颌前徙术中，外科医生操作要非常仔细，以避免损伤腭降动脉及主要分支。术中必须认真检查上颌牙龈的颜色，若上颌骨的血供受到明显影响，应考虑暂停手术。有学者报道对400多例患者行了MMA手术，其中仅两例患者因上述原因终止手术，但没有发生上颌骨缺血性坏死。

2. 畸形复发与骨段移动

【原因】

大部分OSA患者存在肥胖。肥胖患者组织量大，颌骨移动后用于固定的钛板钛钉受力负荷也大，采用常规的固定方法，容易发生钛板松动，甚至折断脱落的情况。

【预防和处理】

应改变固定的方式，除选择稍长的螺钉外，还应将螺钉固定在骨皮质较厚的地方，以提高钛板固定后的强度，保证移动骨段的稳定。上颌骨可采用0.8mm厚的钛板固定，下颌可用厚度1.0mm以上的钛板进行固定。

3. 咬合关系改变

【原因】

治疗 OSA 患者时，双颌前徙术后常需佩戴咬合板并通过颌间拴结方式固定咬合。尽管这种方法可达到一定的效果，但在颌骨前移距离较大时，存在不同程度骨性复发或者由于肥胖患者固定装置负荷的增加，使骨块发生轻微移动，术后可能发生咬合紊乱。

【预防和处理】

术中务必将上、下颌骨劈开、松解到位，在无明显阻力的情况下进行骨块固定。术后出现这种情况可通过延长颌间牵引的时间，后续再通过正畸治疗改善咬合关系。

4. 面形变化

【原因】

OSA 患者行 MMA 后有可能出现上、下颌过度前突，在一定程度上影响面部外形，但这些变化通常情况下患者是可以接受的。因为大部分 OSA 患者接受 MMA 手术治疗时已到中年，而此时面部已出现程度不等的增龄变化，MMA 改变了颌骨的结构，使患者面形发生改变。上、下颌“适度”前突使其更显年轻。

【预防和处理】

与常规正颌手术的术前准备一样，OSA 患者接受 MMA 手术前都常规进行手术设计和手术效果预测。数字化手术设计与效果预测已较为普及，更容易在术前就面形变化与患者进行沟通。临床研究发现，年轻患者面部不存在增龄变化，有些患者术前面部已较丰满，这些患者对 MMA 手术后的面形变化常难以接受，应在治疗前充分说明。

5. 腭咽闭合不全

【原因】

因为上颌前徙可增加腭咽的前后径，而 OSA 患者先天性咽腔狭窄以及咽部、软腭组织张力松弛，在一定程度上可降低上颌前徙术后发生腭咽闭合不全(velopharyngeal insufficiency，VPI)的发生率。但对那些接受过 UPPP 手术且软腭已缩短的患者，如再次接受上颌前徙术，有发生 VPI 的可能。

【预防和处理】

1. 事先与患者充分沟通。
2. 充分了解患者是否有语音障碍病史。
3. 若术后发生 VPI 可进行语音训练，改善语言功能。

（杨学文）

◎ 参 考 文 献

[1] 张志愿．口腔颌面外科学[M]．8 版．北京：人民卫生出版社，2020.

[2] 中国医师协会睡眠医学专业委员会．成人阻塞性睡眠呼吸暂停多学科诊疗指南[J]．中华医学杂志，2018，98(24)：1902-1914.

[3] Verlinden C R，van De Vijfeijken S E，Jansma E P，et al. Complications of mandibular distraction osteogenesis for congenital deformities：a systematic review of the literature and

proposal of a new classification for complications[J]. Int J Oral Maxillofac Surg, 2015, 44(1): 37-43.

[4] Belcher R H, Philips J D. Total facial nerve injury during mandibular distraction osteogenesis [J]. Int J Pediatr Otorhinolaryngol, 2020, 136: 110182.

[5] Schlund M, Touzet-Roumazeille S, Nicot R, et al. Temporomandibular joint ankylosis following mandibular distraction osteogenesis: A dreadful complication[J]. J Craniofac Surg, 2020, 31(1): 222-225.

[6] Fan K, Andrews B T, Liao E, et al. Protection of the temporomandibular joint during syndromic neonatal mandibular distraction using condylar unloading[J]. Plast Reconstr Surg, 2012, 129(5): 1151-1161.

[7] Davidson E H, Brown D, Shetye P R, et al. The evolution of mandibular distraction: device selection[J]. Plast Reconstr Surg, 2010, 126(6): 2061-2070.

第十九章　自体组织移植供区并发症

口腔颌面部缺损常采用自体组织整复，包括自体骨移植、皮肤移植、(肌)皮瓣移植及神经移植。本章讨论口腔颌面外科硬组织和软组织移植手术的供区并发症。根据并发症发生的时间，供区并发症可分为早期和后期并发症两类。早期并发症(early complications)指围手术期发生的并发症或有自限性的并发症；后期并发症(late complications)指术后数周或数月发生的并发症或持续存在的早期并发症。本章讨论下述内容：

- 游离骨移植
  - 髂骨移植
  - 肋骨移植
  - 颅骨移植
  - 下颌骨移植
  - 胫骨移植
- 吻合血管的骨移植
  - 桡骨移植
  - 腓骨移植
  - 髂骨移植
- 皮肤和黏膜移植
  - 断层皮片移植
  - 黏膜移植
- 皮瓣和肌皮瓣移植
  - 额瓣
  - 颈阔肌肌皮瓣
  - 颏下岛状瓣
  - 胸锁乳突肌肌皮瓣
  - 舌骨下肌皮瓣
  - 斜方肌肌皮瓣
  - 胸三角皮瓣
  - 胸大肌肌皮瓣
  - 背阔肌肌皮瓣
  - 前臂皮瓣
  - 股前外侧皮瓣
  - 腹直肌皮瓣
  - 肩胛皮瓣
  - 前锯肌皮瓣
- 神经移植
  - 腓神经
  - 耳大神经
  - 前臂内侧皮神经

第一节　游离骨移植

受区组织健康的宿主，游离自体骨移植是整复骨缺损的最理想材料。移植的自体骨可在短期内重建血供，骨形成的质和量优于异体骨移植。自体骨不引起免疫反应，无疾病如肝炎、艾滋病等病传播的危险性。然而，在采用自体骨移植时，可发生供区并发症，如疼痛、功能受限、感染、出血、畸形等。此外，还可遇到骨量不足的问题，尤其是儿童或老年患者。

一、髂骨移植

髂骨是颗粒状骨髓、皮质-松质骨条、皮质-松质骨块的常用供骨区。并发症的发生取决于切取的骨量、移植骨类型以及供区为髂嵴前份或后份。早期的供区并发症包括疼痛、步态障碍、出血过多、肠梗阻、伤口裂开、感染、血肿或血清肿；后期并发症除疼痛、步态障碍外，还有瘢痕增生、感觉异常、疝形成等。

(一)疼痛和步态障碍

髂骨移植后患者常主诉疼痛和步态障碍(gait disturbance)。6%～10%的患者术后出现中度至重度的供区疼痛。疼痛通常与涉及内外侧骨板的骨移植有关。

步态障碍是由于骨暴露时剥离髂肌、臀肌以及阔筋膜张肌所引起。仅行颗粒状骨髓移植时，患者几乎没有疼痛或步态障碍。对所需颗粒状骨髓少的牙槽裂植骨等可采用环钻法取骨而无须暴露髂嵴。

供区是髂嵴前份还是后份，可影响到疼痛和步态障碍的发生率和程度。一些学者报告髂嵴后份切取移植骨的术后疼痛少于髂嵴前份供骨。Marx 等(1988)发现髂外侧后份进路取骨的患者，术后下床活动的时间比髂外侧前份进路的患者早。然而，采用髂外侧后份进路的患者，爬楼梯或从坐着的位置站起时有较大困难。

疼痛常有自限性，持续 3～60 天不等。步态障碍短者不到 4 天，长者可达 4 个月，未见术后 1 年仍有步态障碍的报告。年轻的患者术后疼痛及步态障碍的恢复比年长者快。

为了减少术后疼痛和步态障碍，需皮质骨或皮质-松质骨时一般在髂内侧取骨，避免对臀肌及阔筋膜张肌的损伤。

(二)感染和伤口延期愈合

供区感染的发生率为 0～4%。轻度感染可采用局部治疗。伤口延期愈合(delay wound healing)的发生率平均为 1.3%。Laurie 等(1984)分析 60 例髂骨移植并发症时发现，切口位于髂嵴内侧或外侧的所有病例，术后伤口均一期愈合。为了避免这种并发症，一般要求皮肤切开前紧压髂嵴内侧或外侧皮肤，使髂嵴处皮肤向内或向外移位。这样，沿髂嵴切开皮肤、皮下组织及髂嵴肌肉附着后再松开紧压的皮肤，切口即回复至髂嵴外后方或内前方，使术后伤口避开髂嵴，有利于伤口愈合。

(三)失血、血肿或血清肿

仅切取松质骨出血少，切取全厚皮质-松质骨出血多，移植骨块愈大失血愈多，供区髂骨制备中失血量 75～800mL 不等。曾有学者报告髂后份骨移植与髂前份骨移植的平均失血量有明显差别，前者为 306mL，后者为 474mL(Marx et al.，1988)。术后自伤口引流出的血液量为 150～256mL(Laurie et al.，1984)。为了减少术中出血，可迅速切取松质骨，并用骨蜡止血。因为术后常有明显渗血，供区的负压引流至少留置 24 小时或者是在 8 小时引流量少于 25mL 后拔除引流管。髂前份骨移植术中可能损伤的血管为旋髂深动脉和臀动脉。大量出血少见，因为术中出血常位于伤口内，易于控制。曾有腹膜后出血致死的报告(Brazaitis 等，1994)。大量腹膜后出血的体征和症状是低血压、血液动力不稳定、下腹部包块以及红细胞压积降低等。可采用 CT 和超声波检查帮助确诊。

血肿(hematoma)的发生率为 0~6%。大多数血肿不明显。血清肿(seroma)的发生率为 0~50%。供区引流有效时，血肿、血清肿发生率低。与髂嵴前份进路比较，髂嵴后份进路的血肿、血清肿发生率较低。

(四)矫形并发症

矫形并发症(orthopedic complications)包括髂棘骨折或髂臼骨折、髂嵴半脱位和骨盆不稳定。发生这些并发症的危险性随移植骨的大小而增加。髂前棘骨折的发生率在术后早期约为 2%~13.3%。髂臼骨折和髂嵴半脱位(ilia crest subluxation)很少见，避免这类并发症发生的方法是暴露应充分，不宜采用过大的力游离骨块。骨盆不稳定是髂后嵴移植的一个并发症。骶髂关节损伤和骶髂韧带的变弱可导致耻骨承受应力以及骨盆骨折。

髂骨切取后可出现外形缺陷，尤其是当切取大块髂嵴包括全厚皮质、松质骨块时。切取移植骨后将髂嵴复位固定，此后出现的形态异常是由于愈合过程中改建和吸收引起的。髂嵴矢状劈开切取松质骨后可能导致髂嵴外形过宽。

改进骨切取方法有助于避免外形异常。如果需小至中等大的骨块，可不切断髂嵴而自髂嵴下方切取移植骨。需大块移植骨时，可切断髂嵴，但应保证被切断的髂嵴与肌肉附着。这两种术式均可维持髂嵴血供，因此不致发生骨吸收以及造成形态缺陷。宽或增生的瘢痕常见，可能因伤口裂开、感染或切口位于髂嵴表面有关。

(五)感觉异常

股外侧皮神经损伤后长时间感觉异常(paresthesia)的发生率为 0~17%。此外，亦可能有股神经、髂腹股沟神经、坐骨神经、肋下神经和髂腹下神经外侧皮支的损伤。神经损伤的主要原因可能是过度软组织牵拉。髂嵴移植后可发生称之为股痛(meralgia)的疼痛性感觉异常，其特点是感觉异常伴灼痛或刺痛。这种并发症少见，已报告的发生率不及 2%。为了避免神经损伤，可在距髂前棘 1cm 处开始切骨，且勿用过大的力牵拉软组织。

(六)罕见并发症

疝形成、无力性肠梗阻、动静脉瘘以及输尿管损伤很少见。切取大块全厚髂骨，且未将分离的肌肉作适当缝合则可能形成疝。已报告的发生率不及 1%，发生于手术后 5 个月至 11 年。为了防止疝形成，应避免广泛分离肌肉，取骨后应仔细缝合肌肉。文献报道有极少数患者髂骨移植后发生无力性肠梗阻(adynamic ileus)，此类并发症的发病机理尚不清楚。经鼻胃管间断吸引减压，以及补液等治疗后可逐渐恢复。输尿管损伤与术中操作不当有关，术中仔细解剖可避免。

二、肋骨移植

肋骨和肋软骨移植是下颌髁状突和升支缺损整复的最常用供体。此外，肋骨或肋骨-肋软骨移植可用于整复颅骨、眼眶、颧骨和鼻的缺损或畸形。肋骨移植手术简单，并发症少。肋骨可带或不带肋软骨，可采用全厚、纵行劈裂的半厚，或小的皮质-松质骨片。并发症的发生与切取的肋骨数、软骨量以及切口部位等有关。早期并发症包括胸膜破裂以及伴发的气胸或血胸。亦可发生疼痛、肺膨胀不全、肺炎、感染和伤口延期愈合。后期并发症包括胸膜性疼痛、增生性瘢痕以及外形缺陷等。

(一)胸膜损伤

胸膜损伤(胸膜破裂或气胸)常与切取多条肋骨有关，或因美学考虑采用小切口暴露不充分有关。胸膜破裂(pleural tears)的机会可随切取肋软骨段的长度增加而增高。胸膜损伤的发生率平均为4.4%，个别学者报告该并发症的发生率达20%~30%。

肋骨或肋骨-肋软骨切取后，术者应仔细检查伤口，观察是否有胸膜破裂。术创注满生理盐水，麻醉师实施最大正压呼吸，若伤口内出现气泡则提示胸膜破裂。有些病例，术中未发现小的胸膜破裂或气胸，而在术后拍摄胸片证实存在气胸。术中未发现胸膜损伤而术后出现气胸的病例，很可能因为术后早期拔除气管内插管时剧烈咳嗽，肋骨断端的锐缘引起胸膜破裂。因此，术中避免肋骨断端有明显突起或锐缘，可减少胸膜损伤发生率。

(二)疼痛、肺膨胀不全和肺炎

肋骨移植术后患者常诉供区疼痛，平均持续2周(1~8周不等)。疼痛可导致潮气量降低，肺膨胀不全和肺炎。术后肺炎的发生率平均为2.9%。采用布比卡因行肋间神经阻滞麻醉可减轻胸痛及改善呼吸困难。2年后仍存在胸膜疼痛的发生率为0~6.8%。这种疼痛可能继发于胸膜壁层与脏器层之间的瘢痕形成。

(三)伤口感染

肋骨或肋骨-肋软骨移植术属无菌手术。术中注意无菌操作，很少发生感染。术后伤口感染或伤口延期愈合的发生率约为2%。出现伤口感染应及时引流，并应用大剂量抗生素治疗。术后感染可导致伤口延期愈合。

(四)美学缺陷

少数患者术后可见较宽而明显的增生性瘢痕。皮肤缝线较早拆除或行皮内缝合可减少术后瘢痕。为了获得最好的美学结果，成年人的切口可设计于乳房下皱褶，儿童应距乳晕边缘2.5cm。一些医生仍采用外侧胸廓切开术切口切取肋骨，但术后瘢痕较明显，因此不建议采用。经乳房下切口可获得适当长度的肋骨或肋软骨。明显的外形缺陷常与肋软骨切取有关。如果切口位于乳房下皱褶，尤其是女性患者，这种缺陷易于掩盖。如果需切取多条肋骨，应间隔一条肋骨再取另一条肋骨，以避免明显畸形。

三、颅骨移植

颅骨是皮质-松质骨的优秀骨源，供区并发症较少。由于颌面外科手术常涉及这一供区，因此切取移植骨可节省手术时间，失血少。颅骨切取的平均手术时间为35分钟，失血量20~200mL。此外，有较充足的骨量。颅骨移植的早期并发症为颅骨内板穿通及伴硬脑膜损伤，血清肿或血肿形成、感染。诉术后疼痛者不多。后期并发症主要为局部凹陷。

（一）颅骨内板穿通

颅骨移植术可能发生的严重并发症是颅骨内板意外穿通和硬脑膜损伤。若技术不当，切取部分厚的颅骨时可造成内板穿通及硬脑膜损伤，切取全厚颅骨时可能损伤硬脑膜。颅骨内板穿通后可致硬脑膜下血肿、硬脑膜暴露或撕裂、脑脊液漏、矢状窦穿通以及中枢神经系统感染。颅骨内板穿通的发生率为 0~13%，硬脑膜暴露或撕裂的发生率为 0~4.9%。矢状窦穿通少见，切取颅骨时为了避免进入矢状窦，骨切口至少距中线 2cm 且不应跨过中线。中枢神经系统感染、硬脑膜下血肿、大脑内血肿、蛛网膜出血以及脑脊液漏虽然少见，但可能造成灾难性后果。因此一些学者建议移植的颅骨宜取自非优势大脑半球侧。

有几点建议有助于减少神经系统意外损伤。头颅侧位片或 CT 扫描可了解颅骨厚度。采用锐凿缓慢分开颅骨，撬动时不宜用力过大，否则可造成内侧皮质骨板和硬脑膜暴露。5 岁以下的儿童，硬脑膜与内侧皮质骨板紧密附着，因此发生硬脑膜撕裂的可能性增加，分离时应非常仔细。

硬脑膜暴露常不致引起严重后果，但暴露的硬脑膜需采用移植骨覆盖。如果硬脑膜撕裂，应行颅骨切开术充分暴露撕裂区，仔细检查是否有大脑皮质损伤。若有损伤，则应立即请神经外科医生协助处理。无大脑皮质损伤时，可用双极电凝器行硬脑膜撕裂处止血，并行硬脑膜修复，采用骨移植覆盖已修复的硬脑膜。术后 24 小时严密观察神经系统症状。应用广谱抗生素 4~5 天。

切取颅骨时年龄是必须考虑的因素。3 岁以下的儿童颅骨薄，不一定存在板障间隙，因此不宜行半厚骨移植。3 岁以后行骨移植时，术前行 CT 扫描以确定存在板障间隙。大约在 9 岁时顶区的厚度可达 6.0mm，此时可考虑半厚颅骨移植。

（二）感染、血肿、血清肿以及伤口延期愈合

血肿或血清肿以及继发感染是少见的术后并发症，与未放置引流有关。伤口感染后应及时拆除部分缝线引流并静脉点滴抗生素治疗。发生前述并发症后可能致伤口延期愈合。

（三）美学缺陷

颅骨移植术的后期并发症主要是颅骨供区的凹陷及程度不等的脱发。减轻局部凹陷畸形的办法是采用颅骨骨片充填缺损区，并尽可能将缺损边缘打磨光滑使缺损不太明显。男性患者，切口应距发际较远，以确保年长发际后缩时不易显露继发于毛囊损伤的脱发区（alopecia）。皮肤切口与毛囊平行可减少无发区宽度。

四、下颌骨移植

所需皮质-松质骨较少时下颌骨正中联合区为优秀的供骨源之一，适用于牙槽裂植骨、种植体植入前的牙槽增高术、面部骨凹陷畸形矫正等。下中联合区（颏部）骨移植的优点包括：供、受区在同一手术野，手术时间较短，患者住院时间短，并发症少，无皮肤瘢痕等。可能发生的并发症是牙齿损伤、颏神经损伤、牙周缺损、感染、伤口裂开、颏部外形

改变以及下唇功能或外形改变等。

颏部骨移植的早期并发症少见。文献中尚无颏神经或牙损伤的报告。伤口裂开的发生率为 4%~5%。后期并发症亦少见。术后数月唇部的功能和外形可恢复正常。术后供区骨缺损可逐渐愈合。有的学者建议采用异体骨填充骨缺损。正确缝合颏肌可防止术后颏下垂(ptotic chin)。

五、胫骨移植

根据矫形外科的经验，近年颌面外科的植骨有时选择胫骨近端切取部分皮质-松质骨。胫骨近端切取的皮质-松质骨量有限(少于 45mL)，但手术较简单，术后疼痛轻，无明显功能受限，术后血肿或血清肿形成以及继发感染的发生率低，神经损伤和发生增生性瘢痕的机会亦很少。可能发生的并发症包括伤口延期愈合、步态障碍、骨折以及长期疼痛。术后胫骨应力性骨折的发生率为 5.6%。这类骨折可采用非手术治疗，愈合后无并发症。少数患者中可发生病理性骨折。术后步态障碍常在 3 周内恢复。

长期的并发症少见。供区长时间疼痛的发生率为 0~5.4%。未见长期感觉神经功能障碍或美学损害的报告。

第二节　吻合血管的骨移植

吻合血管的骨移植已成为颌骨缺损修复的首选治疗方式。从理论上讲，吻合血管的骨移植，因有其自身的血供，比其他材料理想。它具有骨传导性、骨诱导性，并且有供骨的骨前体细胞。移植骨原发愈合，骨坏死很少。对受植床条件较差，如曾接受过放疗、损伤、感染或移植骨失败者，吻合血管的骨移植优于游离骨移植。

吻合血管的骨移植主要有下述供区：髂骨、腓骨、肩胛骨、桡骨、尺骨、肱骨、跖骨以及肋骨。选择骨瓣时最重要的因素之一是选择适当的蒂。血管蒂直径大的瓣，如肩胛骨、腓骨、带桡骨的前臂瓣，切取较容易。瓣的蒂较长则在选择颈部受区血管时有较大灵活性。

吻合血管的骨移植的主要问题是这类移植骨通常不适合于常规(非种植体支持的)义齿修复。骨愈合并恢复了下颌骨的连续性可认为手术成功。然而，可能由于移植骨的形态或大小不适当，而无法行功能性义齿修复。在吻合血管的移植骨内植入骨整合的种植体，则可满意地整复下颌骨缺损及行功能性义齿修复。下面主要讨论三个常用的吻合血管骨移植：桡骨、腓骨和髂骨。

一、桡骨移植

带桡侧皮瓣的桡骨移植常用于整复下颌骨缺损。桡侧前臂瓣有多项优点，是颌面缺损整复的常用供区。带桡骨的复合瓣，桡骨用于整复颌骨缺损，其表面的皮肤和筋膜可供口内或口外软组织整复。因此，可同时整复颌面部硬、软组织缺损。该瓣的皮肤薄，脂肪组织少，没有毛发，因此特别适合口内软组织缺损整复，供区组织的血管蒂长，动脉管径大，有多条可吻合的静脉，是手术成功的有利因素。此外，组织瓣可以获得神经再支配。

可能发生的并发症包括伤口延期愈合、矫形并发症、供区的美学缺陷以及神经损伤。

(一)伤口延期愈合

前臂供区的伤口延期愈合，是较严重的并发症。创口裂开可导致肱桡肌和桡侧腕屈肌肌腱暴露，引起瘢痕形成及腕活动受限。伤口裂开的发生率为6.7%~53%。屈拇指长肌损伤后的前臂功能变弱常为暂时性并发症，术后3个月内可恢复。这种变弱较多与骨移植有关，筋膜皮瓣移植后少见。

筋膜皮瓣或复合瓣切取后，可采用三种方式处理供区创面：供区直接缝合，利用尺侧皮瓣覆盖创面或皮肤游离移植。直接拉拢缝合后伤口延期愈合的可能性小于皮肤游离移植，有学者通过kiss瓣等皮瓣形状设计为供区直接拉拢缝合创造条件。此外，建议选择非优势前臂作为供区，术后进行理疗，以促进腕运动和减少供区并发症。

(二)骨折及手缺血

桡骨移植的并发症之一为供骨骨折，发生率为0~43%。此外，可发生腕或肘活动受限。活动受限偶尔长时间存在。桡侧前臂瓣移植后另一种少见但可能是灾难性的并发症是手缺血。在大多数病例中，手的主要血供是尺动脉。如果手的主要血供是桡动脉，则在前臂瓣切取后手出现缺血体征。若有必要，可采用隐静脉或头静脉移植重建桡动脉。

(三)美学缺陷

桡侧前臂瓣切取后供区长期并发症主要是美学缺陷。供区直接拉拢缝合时，常有宽的瘢痕。采用皮肤移植时，肤色不协调，且有局部凹陷。

(四)神经损伤

神经损伤少有报告，但一些患者术后存在桡神经浅支分布区的感觉迟钝。个别病例供区发生创伤性神经瘤。

二、腓骨移植

与前臂桡侧瓣相比，吻合血管的腓骨移植可提供较大的骨块整复下颌骨缺损。吻合血管的腓骨移植适合受区条件较差，或可能需同时修复软组织的骨缺损。移植骨的营养血管为腓动脉的分支。腓骨移植可能发生的并发症主要是矫形并发症(orthopedic complications)。

(一)矫形并发症

吻合血管的腓骨移植，早期供区并发症包括骨折、小腿骨筋膜室综合征、暂时性运动神经功能变弱以及步态障碍。早期并发症的发生率为0~6.3%。Han等(1992)报告的132例手术中，1例发生腓骨骨折，1例出现Compartment综合征，5例出现暂时性腓神经麻痹。腓骨移植后前几天患者不宜下床活动，多数患者在术后9天可开始行走活动。供区直接缝合者局部无美学问题，患者可较早下床活动。如果采用皮肤移植覆盖供瓣侧面，则应推迟患者下床活动时间。

腓骨移植的后期并发症包括下肢功能变弱、膝活动降低、黏液囊炎(bursitis)、腱挛缩、趾功能降低以及下肢生长发育畸形。少数患者出现患区弥散性疼痛。长期并发症的发生率为0%~50%。偶尔患者足趾背伸障碍。为了减轻长期并发症，术后可行理疗增加下肢功能。正在生长发育的患者，切取腓骨可继发腓骨弯曲、踝外翻畸形等。

(二)伤口延期愈合

与单纯骨移植相比，切取复合组织瓣的供区并发症发生率较高。由于皮肤创缘坏死或下肢水肿可致伤口延期愈合(彩图19-1)，严重者伤口裂开，肌腱及骨残端暴露(彩图19-2)。如果切取复合瓣的供区采用游离皮片覆盖，皮肤未完全成活也可能致肌腱暴露。

三、髂骨移植

吻合血管的髂骨移植，通常切取包括髂嵴的全厚骨块。术后供区并发症与单纯游离骨移植相似，但这种手术的创伤较大，部分并发症的发生率较高或较严重。髂骨骨瓣移植后术后腹疝的发生率为0.5%~9%，几乎所有的病例会出现早期步态障碍。近年来，有学者改进术式，采用吻合旋髂深血管，行半厚髂嵴及内板的骨移植。这种半厚骨瓣整复下颌骨缺损时，不像全厚髂骨瓣整复后显局部臃肿。

第三节　皮肤和黏膜移植

在口腔颌面外科，皮肤、黏膜游离移植可用于软组织缺损整复、瘢痕松解以及前庭沟形成。常用的供皮区为腹部、股外侧、上臂以及前臂。全厚黏膜移植常取自颊、腭黏膜。断层皮肤移植的早期并发症是疼痛、感染、伤口延期愈合，以及失血过多等。

一、断层皮片移植

(一)疼痛和感觉异常

断层皮片移植后可出现不同程度的供区疼痛。疼痛的强度与移植皮片大小及敷料类型有关。半透性封闭(semipermeable occlusive)敷料可减轻供区疼痛，而空气或热干敷料可伴较重的疼痛。长期疼痛和感觉异常的发生率不等。有的学者报告术后3年近半数供区有不同程度疼痛或感觉异常，但另有学者报告术后供区长期疼痛的发生率为1%。

(二)感染和伤口延期愈合

供区感染的发生率为0~4.8%。为了预防感染和促进伤口愈合，临床上曾试用过几种敷料。敷料可分为封闭型(closed or occlusive)和开放型。应用封闭敷料者出现疼痛较少，但可能不易发现感染。开放技术是利用空气或热干燥供区，感染率较低，但出现疼痛较多。临床上选择敷料时必须注意其优缺点。虽然曾有学者认为使用半透性封闭敷料的感染率较高，但未被对比性研究证实。

断层皮片移植后供区的平均愈合时间为9.7~12天(7~20天)。继发感染可致延期愈合。供区的愈合取决于真皮内残留上皮结构(毛囊、皮脂腺及汗腺)的上皮再形成。移植皮片越薄，残留的上皮结构越多，愈合时间越短。无汗性外胚层发育不良(anhidrotic ectodermal dysplasia)的患者因缺乏皮肤附属器，断层皮片移植后供区不能愈合。全厚皮片移植的供区较小时，创缘分离后拉拢缝合；供区创面大时应切取断层皮片覆盖，否则伤口愈合延期。

(三)失血

失血量一般与移植皮片大小有关。10~20cm^2断层皮片移植平均估计失血量约46mL。失血量随皮片大小而变化。放置敷料前供区应用适量肾上腺素可减少失血。

(四)增生性瘢痕和瘢痕疙瘩

断层皮肤移植后增生性瘢痕或瘢痕疙瘩少见，约为1.2%。第三章讨论与伤口愈合有关的问题时较详细地论述了增生性瘢痕和瘢痕疙瘩。虽然临床上已注意到有些因素(如种族、年龄、家族史、部位)与增生性瘢痕或瘢痕疙瘩有关，但与这些异常有关的确切机理尚不清楚。增生性瘢痕和瘢痕疙瘩的治疗可采用手术切除，术创直接拉拢缝合、局部皮瓣转移或皮肤游离移植关闭术创。其他的治疗包括病变内注射类固醇或干扰素，放疗及局部应用硅酮片等。亦可采用手术结合放疗或病变内注射药物等治疗。虽然增生性瘢痕和瘢痕疙瘩的治疗方法较多并取得一定成功，但没有一种特别有效。该领域临床治疗的重大突破，有待于对瘢痕异常形成的生物学基础进行进一步认识。

(五)色素沉着

断层皮片移植后常出现供区色素沉着，其发生率为49%~76%。因为供区皮肤颜色和质地易发生改变，所以需适当选择供区，使之易于隐蔽。腿上份供区常可被衣服遮挡，而前臂供区掌心向上时易于显露。上臂内侧是较隐蔽的供区。头部的供区常可被头发遮盖，但以薄断层皮片移植为佳，以免去除皮肤附属器后引起供区无发。取皮后的第一年，供区应避免晒太阳，以减少异常色素沉着的机会。

二、黏膜移植

口腔黏膜移植的两个常用供区是颊黏膜和腭黏膜。除牙龈缺损需采用腭黏膜移植外，一般选颊黏膜移植。两个移植区的愈合过程是类似的，但腭部愈合较慢。

腭部供区常为继发愈合，不适症状与供区大小有关。上皮再形成所需时间为3.5~6.5周。颊黏膜供区可直接关闭，7~12天愈合。

腭黏膜移植的唯一后期并发症是黏膜再生区溃疡。这种并发症与全厚黏膜移植有关，发生率为8.3%~22%。临床上，已愈合的黏膜颜色正常，但薄且萎缩。这样一来，再生的黏膜易受托牙等损伤。托牙承受区发生的溃疡，修改托牙后可逐渐愈合。未见腭部供区感觉异常、疼痛或感染等并发症报告。

第四节　皮瓣和肌皮瓣移植

过去 20 年，皮瓣和肌皮瓣的应用使得头颈部缺损的修复获得明显进展。肌皮瓣具有可靠和丰富的血供，供植组织量大或较大，一期整复大型缺损可显著改善美学和功能效果。严格地讲，正中额瓣应列为最先应用的肌皮瓣，其蒂为滑车上血管，包括一部分额肌。应用于整复口腔颌面部缺损的带蒂皮瓣或肌皮瓣包括额瓣、颈阔肌肌皮瓣、颏下岛状瓣、舌骨下肌皮瓣、胸锁乳突肌肌皮瓣、斜方肌肌皮瓣、胸三角皮瓣、胸大肌肌皮瓣等。下面介绍常用的皮瓣、肌皮瓣的供区并发症。

一、额　　瓣

额瓣(forehead flap)的应用历史悠久，由于血管管径较粗，位置恒定，行程表浅，血供丰富，转移灵活等优点，被广泛应用于修复口腔颌面部缺损。依额瓣切取的范围可分为一侧额瓣、全额瓣及正中额瓣。

额瓣切取后供区的主要并发症是额部的美学改变。全额瓣或半额瓣切取后供区常采用全厚皮片或中厚皮片移植。移植的皮片常与邻近皮肤颜色不协调。此外存在供区凹陷畸形。因此，许多患者(尤其是年轻人)较难接受这种手术。为使供区边缘与邻近组织较协调，可在瓣切开时使刀片稍向内倾斜，以致供区创缘呈内低外高的斜面，在皮片缝合后一定程度上减轻组织厚度的差别。另有学者提出额瓣切取后推迟 10 天左右待创面有部分肉芽组织生长后再行皮片移植，有助于减轻凹陷畸形。术后供区出血、感染较少见，继发感染时可致伤口延期愈合。

利用正中额瓣修复面部或鼻缺损时，若在术前行组织扩张，供瓣创面直接拉拢缝合可避免明显的凹陷畸形。额正中额瓣切取后可造成眉间距离缩短，二期手术断蒂时将部分蒂组织缝合至供区可恢复眉间距。

二、颈阔肌肌皮瓣

颈阔肌菲薄而宽阔，其浅面的皮肤质柔软。颈阔肌肌皮瓣(platysma myocutaneous flap)适应口腔及咽部黏膜(尤其是颊黏膜)缺损的整复。颈阔肌及其相应的皮肤血供有多种来源，但设计蒂在上方的肌皮瓣时主要以面动脉及颏下动脉的皮支为血管蒂。该瓣的回流静脉为颈外静脉和颈前静脉。

颈阔肌肌皮瓣切取后主要的供区并发症是伤口裂开(16%)和下颌缘支损伤。对较胖或供瓣创面宽超过 5cm 者，术创往往不能直接拉拢缝合，可转移胸三角瓣或皮片游离移植关闭术创。分离瓣蒂部时应仔细识别和保护面神经下颌缘支。瓣转入口内前，其蒂部应去除一段表皮，以免形成术后瘘。颈部曾接受过放射治疗的患者不适宜选用此瓣。

三、颏下岛状瓣

颏下岛状瓣适用于舌、口底、颊黏膜，腭部及颧弓以下的面颊部缺损，特别适合修复口腔内缺损。颏下岛状瓣用于修复口腔颌面部恶性肿瘤术后缺损修复时，可能将 IA 区隐匿性转移的淋巴结转移至缺损处，需谨慎使用。Kim 等(2002)通过对颏下动脉穿支仔细解剖制备了颏下岛状穿支皮瓣，可以减少将 IA 区淋巴结转移至缺损处的风险及避免皮瓣臃肿。

颏下岛状瓣可以设计成椭圆形，皮瓣的最大宽度可以通过挤压皮肤确定，皮瓣后缘切口与颈淋巴清扫的颌下切口相延续。皮瓣的上缘建议位于颌下 1cm 处，在颏部不超过下颌骨下缘，以避免下颌缘支损伤、下唇下翻及切口不够隐蔽。供区并发症还有术创愈合不良以及术区感染导致伤口裂开。术中止血不彻底可发生血肿，当血肿压迫血管蒂可能导致皮瓣坏死。

四、胸锁乳突肌肌皮瓣

胸锁乳突肌肌皮瓣(sternocleidomastoid myocutaneous flap)易于切取和转移，是修复舌、口底、下颌区及颊部缺损的常用皮瓣之一。该瓣的血供为多源性，呈节段性，包括颈横动脉、甲状腺上动脉、枕动脉和耳后动脉等。修复口腔内缺损时，肌蒂通常设计在上方，以枕动脉和耳后动脉分支为血管蒂。

该肌皮瓣供区并发症较少，部分患者会出现皮肤坏死，但一般不会发生肌肉坏死。蒂在上方的肌皮瓣，为了避免损伤瓣的血管蒂-枕动脉，分离时不宜超过二腹肌后腹高度，因此，可能影响到颈淋巴清扫的彻底性。此外，因为近半数的副神经进入胸锁乳突肌后才分为两支，斜方肌肌支在肌内穿行一段距离。为了保存斜方肌肌支，需切断部分肌纤维才能游离出神经，若因该支影响肌皮瓣向上转移而在术中切断，则在术后出现斜方肌功能障碍。

五、舌骨下肌皮瓣

舌骨下肌皮瓣(infrahyoid myocutaneous flap)由王弘士等(1979 年)首先应用。该瓣主要包括胸骨舌骨肌、胸骨甲状肌、肩胛舌骨肌上腹和表面的颈阔肌和皮肤。肌皮瓣的血管蒂为甲状腺上动、静脉。常用于修复口底、舌、颊等口内缺损。

舌骨下肌皮瓣切取后供瓣创面常可直接拉拢缝合，但若供瓣创面宽在 5cm 以上或为体形较胖的患者，则需从胸前转移皮瓣修复创面。缝合张力大时，术后常在颈中线形成明显的增生性瘢痕，影响美观。术毕行气管切开的患者，可能因气管的分泌物污染，易继发供区感染。

六、斜方肌肌皮瓣

斜方肌分为上、中、下三部分，主要血供来自颈横动脉。可采用全肌或肌的一部分制备肌瓣、肌皮瓣、肌骨瓣或肌皮骨瓣。斜方肌肌皮瓣(trapezius myocutaneous flap)是修复口底、舌体或颈部软组织缺损的常用供区之一。由于颈横动脉与臂丛关系密切，行于臂丛后或穿过臂丛者约 24%，术中分离血管蒂时应避免伤及臂丛，对颈横动脉不是行于臂丛前方的病例应放弃以该瓣整复口内缺损的计划。

斜方肌肌皮瓣切取后对肩部功能和外形有一定影响。供瓣较宽时术后易出现伤口裂开或延期愈合。偶尔供区出现血清肿，可能与过早去除负压引流有关。

七、胸三角皮瓣

胸三角皮瓣(deltopectoral flap)的皮肤较薄，肤色与颈、面部近似，可用于修复这些部位的缺损。该瓣蒂部的血管主要是胸廓内动脉的穿支。胸三角皮瓣的供区常采用游离皮片移植修复。皮片固位不良时可出现供区感染，伤口继发愈合。胸三角皮瓣二期手术断蒂时可切开管状的瓣，将其缝合至供区，可减轻胸上部的凹陷畸形。

八、胸大肌肌皮瓣

胸大肌肌皮瓣(pectoralis major myocutaneous flap)是头颈部肿瘤切除后缺损整复时应用最多的轴形皮瓣之一。该瓣的血供丰富，供瓣面积大，血管蒂的解剖位置恒定，切取较容易。肌皮瓣的动脉主要来自胸肩峰动脉胸肌支。

该瓣切取后的供区并发症是造成一侧胸大肌功能丢失，因此，对从事体力劳动的患者应慎重选用。女性患者可损伤乳腺及造成乳房畸形。为了不破坏乳头，可将皮瓣设计在胸骨旁或乳下皱襞处。术中止血不彻底可发生血清肿或血肿。因疼痛和胸壁运动受限可出现肺膨胀不全。偶有术创感染继发肋骨骨髓炎的报告。若供瓣面积较大，术创直接拉拢缝合的病例术后常形成较宽的瘢痕。

九、背阔肌肌皮瓣

背阔肌肌皮瓣(latissimus dorsi myocutaneous flap)的血管神经蒂长，可设计为带蒂瓣或吻合血管的游离瓣移植整复颌面、颈部大面积缺损。

供区的并发症包括伤口裂开、增生性瘢痕、血清肿、臂丛损伤等。可采用负压引流预防血清肿形成。发生血清肿后可采用注射针抽吸。臂丛损伤可能与肌皮瓣蒂部分离时过度抬臂，使神经干压迫于锁骨颈椎之间有关，其发生率 0~10%不等。术后可出现轻度至中度肩部功能减弱，症状可逐渐改善。若颈淋巴清扫术中牺牲副神经，则肩部功能障碍的程度加重。

十、前 臂 皮 瓣

前臂皮瓣解剖恒定，供皮面积大，血管蒂长、管径较粗，易于切取和进行血管吻合，而且皮瓣色泽与面部皮肤相近、质地柔软，在口腔颌面外科应用广泛，是整复舌、口底、软腭及面颈部软组织缺损最常用的皮瓣之一，其中以前臂桡侧皮瓣更为常用。前臂桡侧皮瓣血供来自桡动脉，回流静脉为头静脉和桡动脉的伴行静脉。

前臂皮瓣供区并发症包括伤口愈合延迟和感觉迟钝，复合骨肌皮瓣移植的病例有可能发生桡骨骨折。供区感觉迟钝属于手术后遗症，而非真正的并发症。前臂皮瓣切取后供区缺损较小时可考虑直接拉拢缝合。游离皮片移植失败常见于肌腱部位(彩图 19-2)，用敷料覆盖换药后可以逐渐愈合。与压迫包扎方法相比，采用负压引流装置有利于移植皮片的愈合。供区缺损还可采用尺动脉供血的前臂中份皮瓣修复，继发缺损创面关闭则利用 V-Y 成形法。此外，组织扩张技术也可应用于供区缺损创面的关闭。复合骨肌皮瓣移植时，采用船形截骨、术后足够的制动时间(6 周以上)可预防桡骨骨折的发生。少数患者术后出现肱骨外上髁部疼痛，可能与创面直接拉拢缝合过紧、肘关节活动受限有关。

十一、股前外侧皮瓣

股前外侧皮瓣(anterolateral thigh flap)的血供来源于旋股外侧动脉。营养皮肤血管穿支有肌皮穿支(约80%)和肌间隔穿支两种类型。股前外侧皮瓣的制备具有多样性，可以满足多种类型的缺损。皮肤穿支的供血特点是保证皮瓣可修薄形成超薄皮瓣；旋股外侧血管发出分支至股内、外侧肌和阔筋膜张肌，因此可形，成多种形式的复合瓣（compound flap）；阔筋膜也可以与皮瓣同时切取（保留筋膜的血供)用于肌腱的重建或被造组织器官的悬吊。目前股前外侧皮瓣已经成为口腔颌面头颈部软组织缺损整复最常用的皮瓣。

皮肤感觉异常、两侧大腿粗细不一致及瘢痕是常见的股前外侧皮瓣供区并发症，其他并发症较为少见。供区并发症受皮瓣类型、皮瓣大小、手术技巧及解剖变异的影响。当血管穿支为肌皮穿支或者口内缺损需要肌肉充填时，大腿肌肉在皮瓣制备中必然受到损伤。与肌肉相关的并发症可分为股外侧肌相关及股直肌相关。根据并发症的发生时间(术后2周)可分为早期并发症和晚期并发症。早期并发症除了上述常见并发症，还包括间室综合征及股直肌坏死；晚期并发症包括肌肉疝、创伤性神经瘤、动静脉畸形，以及股四头肌损伤引起的髌骨的不稳定或膝关节伸展受限等。

十二、腹直肌皮瓣

腹直肌皮瓣血供来自腹壁上、下动脉。以腹壁上、下动脉为蒂形成的带蒂肌皮瓣可修复胸、腹、臀以及股上部软组织缺损。以腹壁上动脉为蒂的肌皮瓣常用于乳房再造；腹壁下动脉发出更多的皮支，供应面积大，血管蒂长、管径较粗且易于切取和进行血管吻合，因此以腹壁下动静脉为蒂的游离皮瓣应用更加广泛，可用于修复头颈部(如眶上颌区、口底)软组织缺损及舌再造。

供区并发症主要是腹疝。为减少此并发症发生，术者须熟悉局部解剖，特别是腹壁筋膜结构。肌皮瓣切取后腹直肌前鞘缺损采用合成筛网修复可降低腹疝发生。有学者建议腹直肌皮瓣切取时保留弓形线以下的腹直肌前鞘，并与弓形线以上的后鞘严密缝合，这样可预防疝的发生。此外，术后腹部使用弹性绷带减张也有助于预防术后疝形成。

十三、肩胛皮瓣

肩胛皮瓣血供来自旋肩胛动脉皮支，其解剖恒定，供区隐蔽，供皮面积大，易于切取和进行血管吻合，供区多能直接拉拢缝合，无须植皮，临床上多用于颌面颈部大型覆盖性和充填性修复。该瓣的缺点是皮肤较厚、可塑性差。

供区并发症主要是伤口愈合不良和瘢痕形成。少数患者术后出现肩部活动部分受限，须进行功能训练。

十四、前锯肌皮瓣

前锯肌皮瓣血管蒂较长，具有潜在的神经支配，切口隐蔽，供区并发症相对少见，可用于修复面部软组织缺损。

供区并发症包括围手术期并发症和远期并发症。围手术期并发症有血肿、血清肿和伤口感染；远期并发症主要为瘢痕、疼痛、麻木、肩部伸展受限和肩胛呈翼状。术后充分引流有助于减少血清肿的发生。供区伤口直接拉拢缝合愈合后瘢痕通常不明显，仅少数患者形成瘢痕疙瘩。极少数患者术后虽感觉供区疼痛或麻木，但大多不影响正常生活和工作。大约30%的患者术后肩胛呈翼状，但并无任何不适。

第五节　神经移植

在口腔颌面部，下牙槽神经、舌神经或面神经的缺损常需采用自体神经移植修复缺损。可选用的供植神经包括腓神经，耳大神经，前臂的内、外侧皮神经，桡神经的感觉支以及股外侧皮神经。腓神经和耳大神经常用于修复下牙槽神经或舌神经缺损。神经移植的供区并发症包括感觉异常、部分功能障碍以及供区瘢痕等。

一、腓　神　经

腓神经(sural nerve)是神经移植的优秀供源，主要优点包括手术简便，有数条大的神经束，可切取30~40cm长的移植神经，供区并发症极少。神经切取后引起的感觉缺陷涉及足外侧缘、踝后外侧、足底侧缘。虽然感觉缺陷是长期的，但其范围随时间延长而逐渐缩小。部分患者可能出现供区疼痛。虽然切口瘢痕常可被外踝的突起和衣服遮盖，但仍有患者诉瘢痕不美观。另一种可能出现的并发症是小隐静脉损伤。

二、耳大神经

耳大神经(greater auricular nerve)作为供植神经修复下牙槽神经或舌神经缺损，具有大小适合及靠近手术野的优点。与供区有关的并发症是感觉缺陷。耳廓及腮腺区皮肤的暂时感觉缺陷常在6个月内恢复。少数患者供区发生症状性神经瘤(symptomatic neuromas)。为了防止症状性神经瘤形成，建议结扎神经近侧端，或将其埋于筋膜下。耳大神经的切取，通过下颌骨切除的手术切口常可完成，不需另辟术野。若需采用单独切口则可能出现供区瘢痕增生。

三、前臂内侧皮神经

根据解剖学资料，前臂内侧皮神经(medial antebrachial cutaneous nerve)适合修复下牙槽神经或舌神经。可能出现的供区并发症是极轻的供区感觉迟钝以及不甚明显的瘢痕。

（贾　俊　路彤彤　赵怡芳）

◎ 参 考 文 献

[1]孙弘．颌面显微外科学[M]．北京：人民军医出版社，1993：81.
[2]伊彪，王兴，张晓，等．颅骨移植在口腔颌面外科中的应用[J]．中华口腔医学杂志，1996，31：179-181.

[3]程雄飞，何精选，戴冀斌．带血管蒂腓骨移植的应用解剖与并发症的探讨[J]．局解手术学杂志，2006，15(4)：220-221.
[4]南欣荣，唐友盛，沈国芳．髂骨复合瓣移植供区并发症的临床研究[J]．口腔颌面外科杂志，1999，1：5-8.
[5]文建民，朱锋，唐恩溢，等．腓骨肌皮瓣供区发生小腿筋膜间室综合征组织缺损的修复[J]．口腔医学研究，2009，25(6)：742-747.
[6]张姝，韩正学．血管化腓骨移植后供区并发症及功能评价[J]．北京口腔医学，2015，23(6)：325-328.
[7]Yu Peirong，孙长伏．头颈部缺损修复与重建[M]．北京：人民卫生出版社，2013.
[8]赵怡芳，李宏礼，东耀峻．自体髂骨移植与供区并发症[J]．临床口腔医学杂志，1992，8(2)：92-93.
[9]Acocella A，Nardi P，Tedesco A，et al. Anterior iliac bone grafts：techniques and sequelae. Report on 107 cases and review of the literature[J]. Minerva Stomatol，2003，52(9)：441-453.
[10]Agostini T，Lazzeri D，Spinelli G. Anterolateral thigh flap：systematic literature review of specific donor-site complications and their management[J]. Journal of Cranio-Maxillo-Facial Surgery，2013，41：15-21.
[11]Ahlmann E，Patzakis M，Roidis N，et al. Comparison of anterior and posterior iliac crest bone grafts in terms of harvest-site morbidity and functional outcomes[J]. J Bone Joint Surg Am，2002，84(5)：716-720.
[12]Bardsley A F，Soutar D S，Ellior D，et al. Reducing morbidity in the radial forearm flap donor site[J]. Plast Reconstr Surg，1990，86(2)：287-292.
[13]Belcher D C，Janes J. Tibial donor site morbidity：500 consecutive cases with long follow-up[J]. J Bone Joint Surg Am，1975，57：1032-1034.
[14]Boehm K S，Al-Taha M，Morzycki A，et al. Donor site morbidities of iliac crest bone graft in craniofacial surgery：A systematic review[J]. Ann Plast Surg，2019，83(3)：352-358.
[15]Catone G A，Reimer B L，McNeir O，et al. Tibial autogenous cancellous bone as an alternative donor site in maxillofacial surgery：A preliminary report[J]. J Oral Maxillofac Surg，1992，50：1258-1263.
[16]Eisele D W. Complications in Head and Neck Surgery[M]. St. Louis：CV Mosby，1993：733-742.
[17]Darzi M A，Chowdri N A，Kaul S K，et al. Evaluation of various methods of treating keloids and hypertrophic scars：a 10-year follow-up study[J]. Br J Plast Surg，1992，45：374-379.
[18]Derby L D，Bartlett S P，Low D W. Serratus anterior free-tissue transfer：harvest-ralated morbidity in 34 consecutive cases and a review of the literature[J]. J Reconstr Microsurg，1997，13(6)：397-403.
[19]Kaban L B，Pogrel M A，Perrott D H. Complications in Oral and Maxillofacial Surgery

[M]. Philadelphia: WB Saunders Co., 1997: 105-120.

[20] Ebraheim N A, Elgafy H, Xu R. Bone-graft harvesting from iliac and fibular donor sites: techniques and complications[J]. J Am Acad Orthop Surg, 2001, 9(3): 210-218.

[21] Frodel J L Jr, Marentette L J, Quatela V C, et al. Calvarial bone graft harvest. Techniques, considerations, and morbidity[J]. Arch Otolaryngol Head Neck Surg, 1993, 119: 17-23.

[22] Gold M H. A controlled clinical trial of topical silicone gel sheeting in the treatment of hypertrophic scars and Keloids[J]. J Am Acad Dermatol, 1994, 30: 506-507.

[23] Jones B M, O'Brien C. Acute ischaemia of the hand resulting from elevation of a radial forearm flap[J]. Br J Plast Surg, 1985, 38: 396-397.

[24] Kellman R M. Safe and dependable harvesting of large outertable calvarial bone grafts[J]. Arch Otolaryngol Head Neck Surg, 1994, 120: 856-860.

[25] Kline R M J, Wolfe S A. Complications associated with the harvesting of cranial bone grafts [J]. Plast Reconstr Surg, 1995, 95: 5-13.

[26] Koenig W J, Donoran J M, Pensler J M. Cranial bone grafts in children[J]. Plast Reconstr Surg, 1995, 95: 1-4.

[27] McCormick S U, Buchbinder D, McCormick S A, et al. Microanatomic analysis of the medial antebrachial nerve as a potential donor nerve in maxillofacial grafting[J]. J Oral Maxillofac Surg, 1994, 52: 1022-1025.

[28] Muir I F. On the nature of keloid and hypertrophic scars[J]. Br J Plast Surg, 1994, 43: 61-69.

[29] Mutlu ö ö, Yasak T, Egemen ö, et al. The use of submental artery perforator island flap without including digastric muscle in the reconstruction of lower face and intraoral defects [J]. J Craniofac Surg, 2016, 27(4): 406-409.

[30] Noma H, Kakizawa T, Yamane G, et al. Repair of the mandibular nerve by autogenous grafting after partial resection of the mandible[J]. J Oral Maxillofac Surg, 1986, 44: 30-36.

[31] Paydarfar J A, Patel U A. Submental island pedicled flap vs radial forearm free flap for oral reconstruction[J]. Arch Otolaryngol Head Neck Surg, 2011, 137(1): 82-87.

[32] Peng LW, Zhang, W F, Zhao J H, et al. Two designs of platysma myocutaneous flap for reconstruction of oral and facial defects following cancer surgery[J]. Int J Oral Maxillofac Surg, 2005, 34: 507-513.

[33] Reychler H, Ortabe J I. Mandibular reconstruction with the free fibula osteocutaneous flap [J]. Int J Oral Maxillofac Surg, 1994, 23: 209-213.

[34] Schultz J D, Dodson T B, Meyer R A. Donor site morbidity of greater auricular nerve graft harvesting[J]. J Oral Maxillofac Surg, 1992, 50: 803-805.

[35] Skouge J W. Techniques for split-thickness skin grafting[J]. J Dermatol Surg Oncol, 1987, 13: 841-849.

[36] Skouteris C A, Sotereanos G C. Donor site morbidity following harvesting of rib grafts[J]. J Oral Maxillofac Surg, 1989, 47: 808-812.
[37] Urken M L, Turk J B, Weinberh H, et al. The rectus abdominis free flap in head and neck reconstruction[J]. Arch Otolaryngol Head and Neck Surg, 1991, 117(8): 857-866.
[38] Xu Z, Zhao X P, Yan T L, et al. A 10-year retrospective study of free anterolateral thigh flap application in 872 head and neck tumour cases[J]. Int J Oral Maxillofac Surg, 2015, 44(9): 1088-1094.
[39] Zhao Y F, Zhang W F, Zhao J H. Reconstruction of intraoral defects after cancer surgery using cervical pedicle flaps[J]. J Oral Maxillofac Surg, 2001, 59: 1142-1146.

第二十章　血管化游离组织瓣手术并发症

血管化游离组织移植术已成为头颈部组织缺损修复的常规术式，得益于对组织瓣供区解剖特征的不懈研究，显微血管吻合技术的提高，以及手术器械和手术用光学放大设备的不断改进。尽管血管化的游离组织瓣具有管型皮瓣和轴型皮瓣不可比拟的优势，可用于颌面部大面(体)积以及复合组织缺损的即刻修复，皮瓣移植的成功率也已达94%~99%，然而血管化游离组织移植手术对患者的全身基础情况、术者的临床经验以及手术器械均有一定的要求，因此会有少量手术失败。同其他组织移植方法一样，血管化游离组织移植术后，供区可能发生畸形、疼痛、瘢痕、功能障碍及感染等并发症，此部分内容已在前一章进行讨论。由于引起移植失败(移植组织块坏死)常常是由于吻合血管血循环障碍所致，故本章主要对游离组织瓣移植术血循环障碍出现的原因、预防策略和处理措施进行重点叙述，并介绍几种较常见的全身并发症。本章讨论的内容包括：

局部并发症
- 血栓形成
- 血管痉挛
- 受区血肿
- 术创感染
- 组织瓣坏死

全身并发症
- 肺部并发症
- 心血管系统并发症
- 深静脉血栓

第一节　局部并发症

一、血栓形成

在心血管腔内，血小板黏附于血管壁，血液发生凝固或血液中某些成分互相黏连，形成固体质块的过程，称为血栓形成(thrombosis)，在这个过程中所形成的固状质块称为血栓(thrombus)。在正常流动的血液中凝血系统被激活(血栓形成)必须具备一定的条件，如心血管内膜的损伤、血流速度减慢与血液黏滞度增加等。

血管化游离组织移植术中血管吻合口处血栓形成是移植组织瓣发生血循环障碍并导致移植瓣移植失败最常见的因素。

【原因】

1. 病例选择不当及全身情况差。患者的一般状况，诸如体质(肥胖、营养不良等)对于该患者是否适宜采用血管化游离组织瓣移植是十分重要的。肥胖患者由于皮下脂肪过多，术中血管蒂分离难度增加，且因较厚的皮下脂肪层使皮瓣体积庞大而不太适用，常常为了满足受区的需要，需要对组织瓣进行修整。机体系统性病变诸如动脉粥样硬化、糖尿病、老年性病变等可引起血管纤维化、钙化或血管脆性增加。患者大量失血、血液浓缩、血压降低引起血液流速减慢或某些血液高凝状态的患者，血管吻合口处均易于形成血栓。

局部、远处或系统性感染亦可引起组织瓣移植失败。Mclean 和 Ellis 发现老鼠远离血管吻合部位出现脓肿时，50%的吻合血管出现动脉闭合，这是由于外周血中血小板数目增多所致。慢性败血症的血液凝固性增高，可致血管吻合失败。

2. 血管吻合技术欠佳。由于血管吻合技术不够娴熟，缝针反复多次穿透又退出血管壁，使血管壁损伤，尤其是血管内膜受损严重者，血栓发生率更高。吻合血管时误将血管后壁缝合，或致吻合口内卷、血管外膜嵌入管腔造成血管腔机械性狭窄，使血液流速减慢和产生涡流。

反复缝合、针距和边距不均匀或针距过密使吻合口血管壁损伤或冲洗吻合口时针头刺伤血管内膜，血小板易于在此处黏附而诱发血栓形成。再者，血管蒂分离过程中动作粗糙，牵拉过度，血管吻合时血管在空气中暴露时间过长、血管夹闭过紧或夹持时间过长造成血管顽固性痉挛及血管内膜损伤，亦可致血栓形成。

3. 组织瓣供受区血管状态欠佳。接受血管化游离组织瓣手术的绝大多数为恶性肿瘤患者，其中一部分患者在术前已行放射治疗，致使受区血管损伤，出现血管弹性下降、脆性增加。Krag 等利用兔模型研究表明，选用术前行放疗区的血管作受区血管行血管吻合，失败率达 32%。在手术缺损区有足够的血管床对游离组织瓣的成活是十分有益的。

部分患者曾使用过化疗药物、刺激性较强的抗生素、血管造影剂、静脉高营养液、高渗液等，均可损伤血管内皮，诱发血管内膜炎，造成血管狭窄，甚至血管完全闭塞。

4. 供受区血管配置不当。由于组织瓣供、受区血管管径相差悬殊，可引起血流动力学改变。尤其是上游血管明显比下游血管粗时，吻合口处血流突然遇到阻力，流速减慢。上、下游血管管径相差大而勉强缝合时，因两血管针距不等，上游血管内膜产生皱褶，下游血管被扩张，或血管分支距离吻合处太近，致吻合口处血流形成涡流，而诱发血栓形成。

5. 血管蒂长度不适及血管外周组织处理不当。血管蒂过长造成血管迂曲、扭转，过短造成吻合口张力过大、拉长、狭窄；血管蒂经过隧道过于狭窄，或血管蒂外有血肿形成直接压迫血管蒂，均可引起血流状态的改变而诱发血栓形成，甚至血管完全闭锁。

此外，动、静脉血管交叉，尤其是动脉压在静脉上，使静脉回流受阻，血流淤滞而形成血栓。皮肤缝合张力过大，血管蒂或受区血管受压使血循环发生障碍，移植物位置不当，发生血管蒂扭曲及张力过大，均可引起血栓形成。

【预防】

针对病因可采用下述预防措施：

1. 注重患者全身情况，选择合适的适应证。严格掌握游离复合组织移植的适应证，对患者的心血管系统和血液系统应重点检查，对一般性高血压、糖尿病、血管硬化及高凝状态的患者应慎用。对失血较多的患者应补足血容量。老年患者由于手术时间长，麻醉并发症发生概率增加，尤其是存在高危因素，如心肌梗死、充血性心力衰竭等发生麻醉并发症的可能性更大，应予注意。对于存在局部及远处的任何感染都必须引起高度重视，术前应予治疗。拟吻合的受区血管最好术前未经穿刺等治疗。

2. 精细的手术技术。正规的手术操作是血管吻合成功的关键。为了避免因手术技术原因而致游离组织移植失败，熟练掌握血管吻合技术是至关重要的。重视小血管吻合的无创伤操作，选用最精细的缝针、缝线及其他显微器械，争取把对血管的损伤减少至最轻微的程度。

为了缩短手术时间，让手术医生行血管吻合术时不易疲劳，手术可分两组进行：一组行组织瓣的制备，另一组行缺损修复。制备和置放组织瓣应按规定程序进行。根据缺损区的大小设计并制备组织瓣，只有确定近缺损区有合适的受体血管并将其分离后才能切取供植瓣，以避免组织瓣离体时间过长。分离血管蒂时，操作应轻柔，避免过度牵拉，并仔细结扎所有分支。血管蒂的长度应合适，不可过长或过短，以吻合后血管无张力为度。

血管吻合时应做到：

(1)轻柔剥离血管外膜：为避免外膜随针线引入血管腔内而增加血栓形成的机会，应剪除受区及供区小血管近断端处2~3mm范围的外膜，且操作时应轻柔细致。由于小静脉的中层和外膜都很薄，不可过分剥离，如将中层剥除，可造成缝合困难和漏血，引起血栓形成。

(2)防止损伤移植组织瓣内的血管：切取移植组织瓣时操作应细致，以保护其中的微小血管。如切取肌皮瓣时，注意保护肌内穿支血管，操作中避免反复搓动皮瓣与肌肉之间的疏松结缔组织，以免使皮肤与肌组织脱套，损伤肌皮穿支。

(3)熟练的血管吻合技术：术者应经常训练，保持血管吻合技术处于上佳状态。坚持在手术显微镜下吻合血管，与助手密切配合，避免血管镊子和冲洗针头损伤血管内膜。血管缝合质量高，进针与血管壁平而垂直，避免斜行进针及刺伤或误缝对侧血管壁；针距、边距均匀一致，松紧合适，管腔无狭窄或吻合边缘略微外翻，勒血通畅试验充盈迅速。

3. 正确处理血管外周组织及防止术后出血。术创彻底止血，以免术后发生血肿直接压迫血管蒂或组织瓣，术创与组织瓣之间应放置负压引流。避免血管蒂相互交叉、扭转或张力过大；皮肤缝合过紧时，应作减张切口，避免压迫血管；术后如发现有血肿形成，应及时予以清除；因组织肿胀而影响血液循环时，可以拆除部分缝线。应避免对皮瓣血管蒂部进行不适当的加压包扎，特别是颌下区及锁骨上窝等处。

4. 抗凝药物的应用。抗凝药物对微血管外科抑制血栓的形成，提高小血管的通畅率仅能起到一定的辅助治疗作用，而不能代替精细的血管吻合技术。理想的抗凝药物不仅能预防血小板的黏附，抑制血栓的形成，且副作用较小。目前临床上应用的抗凝药物有：肝素、右旋糖酐、双香豆素、阿司匹林、硫酸镁等。聚糖在一些模型中显示能抑制血小板的聚集，但对小血管的作用不稳定。肝素是一种速效抗凝剂，能抑制凝血过程的诸多环节，但大剂量应用可引起出血倾向，导致供区或受区形成血肿；低分子右旋糖酐能降低血球压积及凝血因子的浓度，能降低血液黏稠度，增加毛细血管床的流量，改善微循环，具有较好的抗血栓形成作用；阿司匹林能抑制血小板凝集，且副作用小。

因而目前认为：术中局部应用肝素生理盐水溶液(100IU/mL)冲洗血管断端，术后静脉给予低分子右旋糖酐溶液或口服阿司匹林是抑制微血管吻合口血栓形成的最佳方式。

【处理】

处理血栓的关键在于血栓形成的早期能够及时发现，从而采取果断而正确的处理措施。相关资料表明：血管吻合后最初 1 小时内发现吻合口有无血栓形成十分关键，因为在此时间段内处理最为方便、快捷和有效，而不会延误血栓形成处理的最佳时机。

动脉吻合口血栓形成初期，吻合口近心端通常搏动增强，随着时间的延长逐渐减弱。用血管镊轻轻捏压吻合处有实变感，勒血通畅试验阴性。在血管壁较薄的病例中，有时可见吻合口及其附近色泽变暗，提示有血栓形成。近年来，吲哚菁绿色荧光血管造影(indocyanine-green fluorescence angiography)、激光多普勒血流检测(laser doppler flowmetry)与近红外光谱(near-infrared spectroscopy)等检测手段分别被用于游离皮瓣移植术后血管灌注情况的检查，可早期发现皮瓣移植后的动脉血栓形成。

由于静脉管壁薄且呈半透明状，吻合口血栓形成更易于发现，除可见吻合口处色泽变暗，有实变感及勒血通畅试验阴性外，其吻合口远心端静脉明显充盈，而近心端明显瘪陷，均说明有血栓形成。

术后皮瓣血管危象绝大多数为血栓形成(彩图 20-1)。若发生在动脉，皮瓣颜色逐渐变苍白或呈蜡色，创缘或针刺不出血，毛细血管充盈反应欠佳或消失，皮肤温度下降，低于周围正常皮肤温度 3℃以上。若发生在静脉，多发生于术后 24~72 小时内。皮瓣的颜色变化通常是随血栓的发展而逐渐变深，先是暗红色斑片，继而整个皮瓣呈青紫色和紫黑色。同时皮温下降，创缘出血较多，毛细血管充盈反应加快；切开皮瓣后出血明显，且呈紫红色。皮瓣肿胀逐渐加重，有时表面起水疱。

术后当皮瓣出现血管危象，无论是动脉还是静脉吻合口血栓形成，均应早期手术探查，切不可等待观察，延误手术探查时机。手术探查时间越早，抢救成功率越高。最有效的处理办法是切除吻合口，重新进行吻合，如有较大的血栓形成，早期当血栓附壁不牢时，可用血管镊夹住血栓头部轻轻拽出，让淤滞于皮瓣内的血液充分流出后，再行吻合；或者在血栓形成的血管侧壁处平行于血管长轴纵行剖开，取出血栓后再缝合管壁，如血管内血栓部位较多，可在血管壁的不同部位间隔做多个纵行切口，以分段取出血栓。在取出肉眼可见的血栓后，在组织瓣的远端从血管口内用含肝素的氯化钠注射液反复冲洗管腔。血栓取出后需仔细分析并去除血栓形成的原因，术后常规应用抗凝剂。

二、血管痉挛

血管痉挛是吻合血管游离组织移植术中与术后的常见并发症之一，是机体对各种内外界刺激因素的应激反应。痉挛时血管呈强烈收缩状态，属于机体的一种生理性保护反射。血管痉挛可持续数小时或更长时间，甚至持续不缓解，可以由一小段血管扩展至很长一段血管。如不及时处理，可导致血管内膜脱落、继发性血栓形成甚至血管闭塞等，威胁移植皮瓣的存活。

【原因】

引起血管痉挛的原因有很多，如：术中分离血管的操作粗暴，过度牵拉；组织瓣及血管蒂在空气中外露或离体时间过长；过度分离血管外膜或直接损伤血管壁；血容量不足；

术后疼痛刺激及室温过低，头部位置不良及制动不当等。另外，某些化学物质对血管壁的直接刺激，如血栓及血小板聚集成块时释放的血栓素 A_2(TXA_2)、5-羟色胺(5-HT)等，均可引起血管痉挛。

【预防和处理】

针对引起血管痉挛的原因，应积极采取相应的措施。

1. 术中操作应轻柔，避免对血管蒂过度牵拉和造成损伤，皮瓣及其血管蒂应以湿润的温生理盐水纱布敷盖。

2. 血容量不足者，应及时输血。

3. 术后注意止痛，适时地给予止痛剂；应限制头部及颈部活动；选择患者舒适的体位，以减少患者躁动。

4. 室内保温。寒冷刺激可引起小血管收缩而痉挛。一般应保持室温在25℃左右为佳。为了提高温度，过去常用烤灯法，由于该法容易提高皮瓣表面温度，易掩盖其真实的内部温度。如掌握不好，可使皮瓣表面形成水疱。比较可靠的方法还是盖好被褥，利用病员自身的体温提高皮瓣温度，必要时可放置适当温度的热水袋，对提高局部温度有效，有利于防止血管痉挛的发生。

5. 解痉药物的应用。常用的有交感神经拮抗剂药，如罂粟碱、普鲁卡因、氯丙嗪等。平滑肌松弛剂，如烟酸肌醇酯、妥拉苏林、烟酸等。这些药物可在术后选择1~2种作预防性应用，也可在痉挛血管的近侧段内直接注射。

6. 手术探查。血管痉挛术中发生率较高，可见吻合口两端血管不同程度地变细，诊断也较容易。术后发生血管痉挛远较术中发生率为低，但顽固性血管痉挛有时与血管栓塞不易鉴别，因此对顽固性血管痉挛应及时进行手术探查。检查有无血管损伤、血栓形成，小分支漏血及外膜下血肿形成等。排除上述因素后，可用2%利多卡因肝素溶液、罂粟碱溶液或温生理盐水行血管周围热敷，必要时可用温热普鲁卡因溶液注入血管作液压扩张，但应慎用。一般经上述处理后，半小时内血管痉挛即可解除。但对顽固性血管痉挛经上述处理仍无效者，可考虑行痉挛段血管切除术，进行静脉移植，重新进行血管吻合。

三、受区血肿

游离组织瓣移植术后血肿较为常见。由于血肿使局部张力增大，压迫组织瓣及蒂部血管，易导致组织瓣血流瘀滞进而发生血管危象。如血肿未及时处理，严重者可致组织瓣坏死。

【原因】

1. 止血不彻底。为减少术中出血，便于操作及缩短手术时间，通常在止血带控制下制备肢体游离组织瓣。此时一些微小的血管断端常常无明显出血，易被忽视未予结扎，待皮瓣移植到受区血流重建后，小血管重新开放或患者血压升高等因素，致血管断端出血。受植床或皮瓣蒂部经过的隧道内因术中未彻底止血，亦可致血肿形成。

2. 血管吻合处漏血。由于血管吻合口针距过大或对合不良致吻合口漏血；或由于吻合口张力过大，致吻合处撕脱出血。吻合口两端血管口径不匹配时亦可出现术后出血，导致血肿形成。

3. 引流不畅。为了保证血管吻合口处血流畅通，防止血栓形成，术后常规应用抗凝剂及血管扩张剂，这对提高血管通畅率起到了一定的辅助作用。但应用这些药物后，会出现轻度出血倾向，血液不易凝固，创面渗血较多，如负压吸引管放置不当导致引流不畅，可能导致术后血肿形成。

【预防】

1. 彻底止血。组织瓣制备过程中对可见血管应及时结扎；组织瓣制备完成离断血管蒂之前，松开止血带后，应仔细检查组织瓣及血管蒂部的出血点，予以结扎止血。皮瓣与受区血液重建后，应再次检查有无出血，如游离皮瓣的皮下组织有瘀血，提示皮瓣内有出血的可能，应仔细分离找出出血点进行结扎止血。受区创面的活动性出血点应结扎和缝合止血，较大的血管应予以结扎，弥漫性渗血可用温热生理盐水纱布压迫止血，确认出血点后予以缝扎止血。

2. 防止血管吻合口漏血。选择管壁整洁无破损、管壁内无“粥样硬化样”附着物、血管口径大小相当的血管进行吻合。对于血管(尤其是静脉)外膜的分离应仔细，不可分离过度，以免缝接后撕裂血管壁发生漏血。血管吻合过程顺利，对合良好，针距间隔均匀一致，不可过疏。

3. 保持引流通畅。为防止术后组织瓣下血肿形成，应常规放置引流。引流条要放在最低处，深度应达皮瓣的中心。渗血较多时可放置半管引流，深层最好采用负压引流，且引流管或引流条应避开血管蒂，以免发生蒂部受压影响皮瓣血供。

【处理】

发现血肿后应及时处理，以避免皮瓣发生血流障碍，造成血管广泛性栓塞或血液瘀滞。经放置引流血肿仍不消除者，应早期手术探查，寻找出血原因及出血点，彻底止血，清除血肿，检查皮瓣血流情况，如并发血栓形成或血管痉挛，亦应作相应的处理，待血流恢复正常后缝合皮瓣及术创，术后仍需放置引流。

四、术创感染

术创感染是游离组织瓣移植后较为常见的并发症之一，Kazunari Karakida 报道其发生率为 40.6%。游离组织瓣移植后术创感染的临床表现有：术区肿胀且皮肤红肿、引流液浑浊且异味明显、引流液减少，部分患者还伴有体温升高。实验室检查可发现患者的白细胞计数增高，中性粒细胞占比增加，C 反应蛋白升高。术创感染分泌物中较常检出的微生物类型包括：肺炎克雷伯菌、大肠埃希菌与金黄色葡萄球菌等。

【原因】

1. 术创引流不畅。术中因引流管放置不当，或引流管堵塞致术创内渗出液无法被及时引出，蓄积的组织液发生感染。

2. 手术操作不当。口腔内或气管切开处的分泌物进入颈部手术伤口中可导致术创感染。手术操作中不恰当的结扎与缝合止血，导致组织残端坏死而引发感染。不合理使用手术电刀或电凝器止血时，过高功率产生的高温可致残端组织坏死，进而引发伤口感染。

3. 组织瓣坏死。移植的组织瓣发生部分或全部坏死(图 20-2)，未能及时发现和处理可导致伤口感染。

4. 低蛋白血症。低蛋白血症患者其手术伤口处胶原合成减少，颗粒组织形成慢，伤口愈合不佳，术后易发生感染。

【预防】

1. 合理安放引流管。手术结束前合理安放引流管，确保术创内的渗出液均能被及时引出。建议使用内十字沟槽的新型负压引流管替换老式的孔洞型引流管，预防堵塞的发生。

2. 合理的手术操作。手术中操作应仔细轻柔，仔细缝合以封闭口腔与颈部以及气管切开处与颈部的交通，术创止血操作宜细致，避免过大范围的缝合，结扎或电凝。

3. 预防组织瓣坏死。术后密切观察组织瓣的存活情况，当有可疑组织瓣危象发生时应及时处理。及时清理去除已坏死的组织瓣。

4. 纠正低蛋白血症。围手术期积极纠正低蛋白血症可有效减少术后感染的发生。

【处理】

发现感染征兆后，及时开放术创引流，排出已形成的炎性组织液并积极冲洗术创，减轻组织内的炎症反应。如存在引流安放不当或引流管堵塞，需重新放置引流。积极处理坏死的组织瓣，必要时可再次手术清理术创，更换新的组织瓣修复缺损。进行微生物培养并行药敏试验，选择敏感的抗生素进行抗感染治疗。对年老体弱的患者给予必要的营养支持，及时纠正低蛋白血症。

五、组织瓣坏死

非血管吻合因素所致的组织瓣坏死多在移植术后第 7 天至第 14 天之间发生(图 20-2)。相较术后 72 小时内易于发生的因血管危象所致的组织瓣坏死。手术第 7 天之后发生的组织瓣坏死早期征兆不明显，与动脉栓塞后组织瓣呈缺血性坏死相近，一般不可挽救，患者需行二次手术治疗。

【原因】

1. 感染。移植至受区后的组织瓣，其血供来源于血管蒂，当手术区域发生感染或脓肿后，会影响血管蒂的血供。感染发生后的医源性操作可能损伤血管蒂，造成组织瓣缺血，最终导致组织瓣坏死。

2. 血管蒂部受压。组织瓣受区与血管吻合处间隔一定距离，血管蒂需穿过“隧道”样的组织间隙，当血管蒂受到压迫时，会导致组织瓣血供不足且回流障碍，最终组织瓣坏死。

3. 糖尿病与高血糖。糖尿病患者普遍存在微血管内膜损伤，术后出现微循环障碍的概率较高，易发生组织瓣坏死。

【预防】

1. 预防感染。术中操作仔细、轻柔；引流安放合理；手术结束关闭术创前止血彻底；合理使用抗生素；及时纠正低蛋白血症；尽可能减少感染发生的概率。

2. 避免血管蒂受压。尽可能选择邻近术创的血管进行吻合，避免血管蒂穿过组织间隙进行吻合。

3. 积极治疗糖尿病。糖尿病患者在术前需审慎评估，术前需把血糖控制在合理范围内，术后实时监控血糖水平。已发生糖尿病血管病变的患者不宜行组织瓣移植手术。

4. 抗凝剂治疗。术后常规给予患者一定剂量的抗凝剂，预防微循环血栓形成。

【处理】

一旦发现组织瓣坏死，需要及时手术取出已坏死的组织瓣，并彻底清理术创，结扎可疑出血点。对原组织缺损较大的患者，需制备新的组织瓣以关闭术创。妥善处理局部术创的同时，需纠正患者的低蛋白血症、贫血与高血糖等异常生理生化指标。

第二节　全身并发症

一、肺部并发症

肺水肿与肺炎是头颈肿瘤切除后游离组织瓣移植缺损修复术后常见的并发症。Daniela Damian 报道肺部并发症的概率为 32.7%，其中肺水肿的发生率为 23.6%，肺炎发生率为 9.1%。出现肺部并发症的患者临床表现有咳嗽、咳痰、自主呼吸困难且血氧饱和度不足等，胸部影像学检查提示炎性改变。游离组织瓣移植术后出现肺部并发症的患者需要更长时间的呼吸机治疗，ICU 留观时间与住院时间均延长。游离皮瓣移植术后部分患者还会出现急性呼吸窘迫综合征。

【原因】

1. 身体质量指数(BMI)高。BMI 高的患者体脂较高，心肺负荷过重，手术后发生肺部感染的概率高。

2. 充血性心力衰竭。既往有充血性心力衰竭病史的患者其肺循环较慢，接受手术后容易出现肺水肿，继发感染的概率高。

3. 术中低氧和指数。患者在术中出现氧化指数较低，提示其肺功能储备较弱，术后发生肺部并发症概率高。

【预防】

术前应仔细评估手术风险。积极治疗肺部原发疾病，改善心肺功能。

【处理】

游离组织瓣移植术后发生肺部并发症的患者，以对症处理为主。对轻症患者可给予吸氧，抗生素治疗并鼓励患者下床活动，拍背吸痰等。重症肺部并发症患者，有呼吸困难时给予呼吸机辅助呼吸，同时减少非必需的输液，减轻肺水肿，使用抗生素，及时吸痰，纠正低蛋白血症等。

二、心血管系统并发症

头颈部肿瘤好发于中老年人，因此在行肿瘤切除及游离组织瓣移植术后，患者发生心血管系统并发症的概率较高。Ciolek 的研究报道中，12.5%的患者在术后出现心血管系统并发症，主要有：高血压、冠状动脉疾病、心衰、心律失常与静脉栓塞等。术后心血管系统并发症是患者死亡的高危因素。

【原因】

目前，并没有独立因素被认定会导致患者在游离组织瓣移植术后发生心血管系统并发症，且美国麻醉医师协会分级标准(ASA class)并不适用于评估患者术后发生心血管系统并发症。研究表明，高龄患者与合并两种或两种以上全身系统疾病的患者是术后发生心血管系统并发症的高危人群。

【预防】

术前需仔细评估患者的全身系统疾病，尤其是既往曾罹患心血管疾病的患者，需仔细评估患者的心功能，必要时需先行药物或手术治疗控制心血管疾病。缩减手术时间也可预防心血管系统并发症的发生。

【处理】

发生心血管并发症患者，应及时采取心内科对症处理。确认血栓形成者需行溶栓治疗或取栓手术，避免导致更严重的并发症。

三、深静脉血栓

深静脉血栓是一种较严重的术后并发症。Kitano 的研究发现在行血管化组织瓣修复头颈部组织缺损后，21.6%的患者在术后出现颈内静脉血栓。其中，1 例患者因颈内静脉血栓出现静脉回流障碍，组织瓣坏死；2 例出现肺血栓栓塞症。头颈部肿瘤切除及重建术后出现的颈内静脉血栓多无明显自觉症状，多由 CT 检查发现。

【原因】

1. 血管内皮损伤。颈淋巴清扫术及放疗均可导致颈内静脉的血管内皮损伤，血小板聚集于损伤的血管内皮处导致血栓形成。

2. 血管狭窄。结扎颈内静脉的分支或采用电凝器对颈内静脉的分支进行止血时，减慢了血液回流的速度，可导致颈内静脉内血栓形成。

3. 颈内静脉受压。术中引流管放置不当或组织瓣过大，压迫颈内静脉导致静脉血回流减慢。

4. 术创感染。涎瘘或术创感染，导致术区内组织水肿，从而压迫颈内静脉导致回流减慢，血栓形成。

【预防】

1. 手术操作轻柔。手术中操作细致轻柔，结扎颈内静脉分支时距离主干血管一定距离，尽量避免直接使用电凝器在颈内静脉的分支血管上进行电凝止血的操作。

2. 避免压迫颈内静脉。术中安置引流管及摆放组织瓣时，避免直接压迫颈内静脉。

3. 预防术创感染。仔细结扎腮腺下极，术创内合理安置引流管，避免术创感染。

4. 预防性应用抗凝剂。术后常规应用抗凝剂，预防血栓形成。

【处理】

1. 抗凝剂治疗。抗凝剂治疗可预防血栓增大，预防新血栓形成。

2. 溶栓治疗。如出现明显胸痛、呼吸困难和低氧血症等肺血栓栓塞的症状，应立即给予溶栓治疗。溶栓治疗的并发症是术创出血。

3. 手术治疗。对溶栓治疗失败的患者，应采取手术取栓。如有抗凝剂治疗禁忌证的患者，可考虑给予安置静脉滤器，防止肺血栓栓塞症发生。

（熊学鹏）

◎ 参考文献

[1]朱盛修．现代显微外科学[M]．长沙：湖南科学技术出版社，1994.
[2]孙弘．颌面显微外科学[M]．北京：人民军医出版社，1993.
[3]张涤生．显微修复外科学[M]．北京：人民卫生出版社，1985.
[4]Acland R. Thrombus formation in microvascular surgery: An experimental study of the effects of surgical trauma[J]. Surgery, 1973, 73: 766-771.
[5]Cobbett J R. Free digital transfer: Report of a case of transfer of a toe to replace an amputated thumb[J]. J Bone Joint Surg[Br]. 1969, 51: 677.
[6]Fearon J, Cuadros L, May J. Flap failure after microvascular free-tissue transfer: The fate of a second attempt[J]. Plast Reconstr Surg, 1990, 86: 744-751.
[7]Eisele D W. Complication in Head and Neck Surgery[M]. St. Luis: C. V. Mosby. 1993.
[8]Rosen I, Bell M, Barron P, et al. Use of microvascular flaps including free osteocutaneous flaps in reconstruction after composite resection for radiation recurrent oral cancer[J]. Am J Surg, 1979, 138: 544-549.
[9]Shestak K C, Jones N F. Microsurgical free tissue transfer in the elderly patient[J]. Plast Reconstr Surg, 1991, 88: 259-263.
[10]Crawley M B, Sweeny L, Ravipati P, et al. Factorsassociated with free flap failures in head and neck reconstruction[J]. Otolaryngol Head Neck Surg, 2019, 161: 598-604.
[11]Abdelwahab M, Patel P N, Most S P. The use of indocyaninegreen angiography for cosmetic and reconstructive assessment in the head and neck[J]. Facial Plast Surg, 2020, 36: 727-736.
[12]Kääriäinen M, Halme E, Laranne J. Modern postoperative monitoring of free flaps[J]. Curr Opin Otolaryngol Head Neck Surg, 2018, 26: 248-253.
[13]Karakida K, Aoki T, Ota Y, et al. Analysis of risk factors for surgical-site infections in 276 oral cancer surgeries with microvascular free-flap reconstructions at a single university hospital[J]. J Infect Chemother, 2010, 16: 334-339.
[14]Forner D, Williams B A, Makki F M, et al. Late free flap failure in head and neck reconstruction: A systematic review[J]. Ear Nose Throat J, 2018, 97: 213-216.
[15]Lee J I, Kwon M, Roh J L, et al. Postoperative hypoalbuminemia as a risk factor for surgical site infection after oral cancer surgery[J]. Oral Dis, 2015, 21: 178-184.
[16]Logan S W, Rogers S N, Richardson D, et al. Adult respiratory distress syndrome after microvascular free tissue reconstruction in head and neck malignancy[J]. Br J Oral Maxillofac Surg, 1998, 36: 371-374.
[17]Ciolek P J, Clancy K, Fritz M A, et al. Perioperative cardiac complications in patients

undergoing head and neck free flap reconstruction[J]. Am J Otolaryngol, 2017, 38: 433-437.

[18] Kitano D, Yonezawa K, Iwae S, et al. Internal jugular vein thrombosis and pulmonary thromboembolism after head and neck reconstructive surgery[J]. J Plast Reconstr Aesthet Surg, 2021, 74: 1239-1245.

第二十一章　口腔颌面部神经并发症

口腔颌面外科手术可造成三叉神经及面神经周围支损伤。引起下牙槽神经损伤的原因包括：第三磨牙拔除术、下颌前磨牙或磨牙根管治疗术、牙种植体植入术、下颌骨正颌手术、肿瘤切除术以及下颌骨骨折等。舌神经损伤的原因有：第三磨牙拔除术、舌下腺或颌下腺切除术、舌或口底肿瘤切除术、下颌骨截骨术等。眶下神经的损伤不常见，但 LeFort 截骨术、Caldwell-Luc 手术、面中份骨折等可造成眶下神经损伤。

面神经的损伤比较多见，损伤的原因主要是腮腺区肿瘤切除术、面部创伤及颞下颌关节手术，亦可继发于下颌正颌手术及面部美容手术等。本章讨论的内容包括：

神经损伤的形态功能特点
　　神经形态学
　　机械性神经损伤的分类
　　神经损伤后的变性和再生
三叉神经损伤
　　原因和发生率
　　感觉障碍的诊断性评价
　　手术治疗
　　结果和预后
面神经损伤
　　原因和发生率
　　功能评价
　　手术治疗
　　结果和预后

第一节　神经损伤的形态功能特点

一、神经形态学

为了理解神经损伤的病理生理反应，首先介绍正常的神经形态学。运动神经和感觉神经没有结构上的差别。周围神经最重要的成分是传递刺激的神经纤维。神经的所有其他成分仅对神经纤维行使功能提供支持条件。

(一)结缔组织鞘

神经包括 4 种结缔组织鞘，自外向内依次为神经系膜、神经外膜、神经束膜和神经内膜。

1. 神经系膜(mesoneurium)：是一种类似肠系膜的结缔组织鞘。它使神经干悬吊于软组织中，包含神经的节段血供，与神经外膜连续。

2. 神经外膜(epineurium)：是限定神经干的疏松结缔组织鞘，对抗机械应力。其中纵向的胶原束可抗压力和牵张力。神经外膜占神经横断径的22%~88%。神经外膜横断面积(非束组织)大的神经，承受压力的能力大于承受张力的能力。神经外膜有束表面层(epifascicular layer)和束间层(interfascicular layer)，前者包绕整个神经干，位于束的浅面，后者占据神经束之间的间隙。神经滋养管(vasa nervorum)的纵向血管走行于神经外膜中，发出分支穿过神经束膜，与神经内膜的毛细血管连接。神经外膜的血管对压力的敏感性大于神经内膜的毛细血管。神经干的压迫或过度分离可引起神经外膜水肿，导致神经外膜纤维化。除了神经滋养管外，神经外膜还包含淋巴管，而神经束内则无淋巴管。

3. 神经束膜(perineurium)：位于神经束表面，包绕轴突和神经内膜。神经束膜是中枢神经系统软脑(脊)膜的延续。它由两层构成，即外层为致密的结缔组织，胶原纤维与神经的长轴垂直；内层为细胞层，由多层连续的扁平细胞——神经束膜上皮(perineural epithelium)构成。神经束膜上皮形成与束直接相关的板层(lamellae)，即束越大，板层的数目越大。血管穿过神经束膜，与神经滋养管和神经内膜的毛细血管连接。神经束膜有下述功能：①主动运输某些分子；②弥散屏障，防止某些分子进入神经束膜屏障和血液-神经屏障，调节神经内膜液体(endoneurial fluid)的成分；③维持束内正压；④对包绕的神经组织提供结构支持。

神经束膜形成弥散屏障，维持束内较高压力。如果神经束膜破裂，则束内环境改变，可出现传导障碍。束内出血或水肿可使束内压增加，亦可影响轴突传导。如果束内出血或水肿引起束内纤维化，则可能出现长期传导障碍。神经束沿神经干形成数毫米至数厘米不等的复合分支构型(complex branching pattern)。由于这种特点，显微修复过程中神经束难以原位排列。神经束型有三种：即单束、少束和多束型。单束型(monofascicular)是一个大的神经束被同心性多层神经束膜和束表面的神经外膜包绕。茎乳孔处的面神经为单束型，或仅有几束的少束型。少束型(oligofascicular)的特点是有2~10个较大的束；每束的表面为束膜，而所有的束被束表面和束间的神经外膜包裹在一起。少束型中所有的束大小相似。多束型(polyfascicular)由10束以上不同大小的束组成，但常为小束。下牙槽神经和舌神经有多束型。多束型有大量的非束组织(束表面的外膜和束间的外膜)，因此损伤后缝合时束不易排列，较可能出现外膜纤维化。

4. 神经内膜(endoneurium)：包绕每个神经纤维及Schwann细胞。神经内膜的外层为胶原纤维和神经内膜成纤维细胞，内层为基底板(basal lamina)和神经内膜毛细血管。神经内膜间隙的毛细血管与紧靠神经束膜下方的束膜血管连接。束内毛细血管(神经内膜毛细血管)的内皮细胞充当血液神经屏障，与束膜的屏障功能一起调节束内环境。与神经外膜血管相比，神经内膜毛细血管更能抵抗压力损伤。神经束膜和神经内膜使神经具有弹性。多束神经，如有许多小束的下牙槽神经和舌神经，比单束神经或少束神经有更强的抗牵张特性。在变性过程中，神经内膜间隙被清除髓磷脂和轴突碎屑的Schwann细胞填充。在再生过程中，Schwann细胞排列形成Büngner带。长时间失神经支配的神经内膜发生胶原化和收缩。神经内膜和神经内膜毛细血管的损伤可引起神经内膜间隙纤维化，使束呈实性，尽管束型残余完整，但仍妨碍轴突再生。

(二)神经纤维

神经纤维(nerve fiber)是传递刺激的周围神经功能成分。神经纤维由轴突、Schwann 细胞以及有髓神经纤维的髓鞘构成。轴突(axon)是神经元的延伸，主要功能是传导神经冲动。A-α 纤维是最大的有髓纤维，直径 7～16μm 不等。这些纤维的传导速率为 70～120m/s。在功能方面，A-α 纤维传递肌梭和腱器(tendon organ)的传入刺激以及骨骼肌的传出刺激。A-β 纤维亦为有髓纤维，直径 6～8μm，传导速率为 30～70m/s，A-β 纤维与触觉有关。有髓纤维中最小者是 A-δ 纤维，直径 2.5～4μm。这些轴突的传导速率为 12～20m/s。A-δ 纤维传递温度和快速痛刺激。直径最小的轴突是无髓 C 类纤维(1μm)，传导速率为 0.5～2m/s，传递慢痛、温度等刺激。

Schwann 细胞对有髓和无髓轴突的存活均是必要的。有髓神经纤维中，Schwann 细胞的细胞膜在单个轴突周围卷绕多层形成轴突某一段的髓鞘，即结间体(internode)。Ranvier 结是各节段间的缩窄部分，直径为 0.3～2μm，无髓鞘，与神经冲动的跳跃传导有关。髓鞘有轴突依赖性，但 Schwann 细胞则不然。如果轴突变性，髓鞘亦变性，但 Schwann 细胞仍存活。Schwann 细胞是多潜能细胞，有利于与神经功能所必需的多种功能活动。Schwann 细胞包绕每个有髓或无髓(鞘)轴突。一个 Schwann 细胞形成髓磷脂的每个结间体，而决不会与一个以上的有髓轴突有关。相反，可能有多达 30 个以上的无髓轴突被包埋在单个 Schwann 细胞膜内。所有 Schwann 细胞均被基膜覆盖，因此它们与成纤维细胞、巨噬细胞和肥大细胞明显不同。轴突在很大程度上可决定髓鞘化过程中 Schwann 细胞的作用，即特定的轴突可诱导 Schwann 细胞形成髓磷脂。Schwann 细胞对贫血和放射非常敏感。

二、机械性神经损伤的分类

神经损伤的分类有助于临床医生进行诊断，制订合理的治疗计划，决定手术时间以及评价损伤的预后。临床上常用两种分类系统。1943 年 Seddon 介绍了神经损伤的三型分类法，即神经失用、轴突断伤和神经断伤。后来，Sunderland 扩充了 Seddon 的分类，提出另一分类系统，将神经损伤分为五类。Seddon 的分类依据是患者的病程及感觉恢复状况，做出的诊断是回顾性的。Sunderland 的分类依据是受损神经的病理生理学和解剖。

(一)神经失用

Seddon 分类中的神经失用(neuropraxia)是 Sunderland 分类中的一度神经损伤，其特点是传导障碍，感觉或功能迅速完全恢复，没有轴突变性。根据传导障碍的机理，一度神经损伤有三型。Ⅰ型损伤可能是对神经干的轻度牵拉或轻度压迫的结果，可发生于升支矢状截骨术、下牙槽神经复位术，或舌下腺、颌下腺切除术中的舌神经分离与牵拉。传导障碍的机制是由节段性血管或外膜血管中断引起的缺氧，但没有轴突变性或脱髓鞘。血循环恢复后 24 小时正常的感觉和功能迅速恢复。神经的中等程度牵拉或压迫可引起Ⅱ型损伤。神经内膜毛细血管明显损伤，可引起束内水肿，导致传导障碍。束内水肿消失后 1～2 天(通常在神经损伤后 1 周内)，正常的感觉或功能恢复。Ⅲ型神经损伤是由神经的重度牵拉或压迫引起。神经的压迫可引起节段性脱髓鞘，或髓鞘结构的破坏。感觉或功能的恢复

1~2 月完成。这种损伤的症状是感觉异常。除非有持续的神经外的刺激，一度神经损伤不适应显微外科修复。

（二）轴突断伤

Seddon 分类中的轴突断伤（axonotomesis），或 Sunderland 的二度神经损伤，其特点是轴突损伤后继发变性和再生。牵拉和压迫是这种损伤的常见原因，可引起严重贫血、束内水肿或脱髓鞘。虽然轴突损伤，但无神经内膜、束膜或外膜断裂。神经损伤后感觉或功能恢复通常发生于 2~4 个月，呈逐渐改善，完全恢复可能需 12 个月。轴突断伤的最初症状是麻木和 Tinel 征，随后为感觉异常（表明恢复开始）。除非有持续的神经外的刺激而阻抑完全恢复，二度神经损伤不适应显微外科修复。

（三）神经断伤

Seddon 分类中的神经断伤（neurotmesis），或 Sunderland 分类中的三、四、五度神经损伤，其特点是神经干的结缔组织成分严重断裂，感觉和功能恢复障碍。三度神经损伤的病因常为牵拉或压迫。不仅仅是轴突损伤，而且有神经内膜断裂，导致束内结构破坏，而神经束膜和外膜仍完整。感觉或功能恢复的最初体征出现在 2~5 个月，可能需另外 10 个月才能恢复得较满意，但恢复不完全。神经内膜纤维化可防止轴突再生至原来的靶，可形成束内神经瘤（intrafascicular neuroma）。四度神经损伤的病因包括牵拉、压迫、注射损伤以及化学损伤。化学药剂注入至神经干内可引起轴突和神经干结缔组织成分的不可逆性损伤。特别有害的化学药物包括局部麻醉剂、抗生素、丁香酚、多聚甲醛（许多根充材料中含此成分）等。四度神经损伤的特点是轴突、神经内膜和束膜的断裂，严重的束结构破坏，而神经外膜尚连续。这种神经损伤难以恢复，预后差，发生中心性不连续神经瘤的可能性大。五度神经损伤的特点是神经干完全断裂，常伴明显的组织缺失。这种损伤的原因包括撕裂伤、撕脱伤和化学损伤。损伤包括神经干的所有成分，如轴突、神经内膜、神经束膜和神经外膜。不可能出现有意义的感觉或功能恢复，很可能发生广泛的纤维化和截断性神经瘤（stump neuroma）。神经断伤后立即出现麻木，然后是 Tinel 征，感觉异常，或者出现神经病理性反应，如触摸痛、痛觉过敏，或者是发展成慢性疼痛状态的交感神经调节性疼痛（SMP）。神经断伤或 Sunderland 三、四、五度神经损伤适应显微外科修复。

并非所有的神经纤维对压迫性损伤和贫血有同样的敏感性。与 A-δ 和 C 纤维相比，负责机械性刺激感受（触觉）的 A-α 纤维对压迫和贫血较敏感。轻度或中度压迫损伤后，很可能有机械性刺激感受（轻触觉和移动触觉）的缺陷，但有完整的感受伤害（刺痛）和温度识别感。

三、神经损伤后的变性和再生

神经损伤后，损伤区、损伤区近中、远中以及中枢神经系统出现一系列反应。虽然在各相关部位这些损伤的反应同时发生，但为讨论的方便分别阐述各部位的反应。

1. 神经元。轴突损伤后第 3 天或第 4 天神经元（neuron）出现肥大性变化，第 10~12 天达到高峰。细胞的 RNA 总量增加，细胞增大。RNA 移行至细胞外缘，分裂成较小的颗粒。神经元内开始蛋白质合成，只要有活跃的再生，蛋白质合成持续进行，在鼠类中可持续2年，人类可达数年。损伤愈近颅端，新陈代谢所需愈大。有时，神经元不能满足这些代谢所需，则发生细胞死亡。年轻的患者再生能力较强。损伤的原因是重要的影响因素，爆炸伤可引起广泛的软组织损伤，与单纯撕裂伤比较，对神经元的影响更大。手术修复的延迟似乎不致明显改变神经元的代谢反应。

理想的情况下，神经修复应在损伤后14~21天进行，以便充分利用细胞代谢反应。再生完成，传导功能恢复后，神经元恢复正常大小和电生理活动。

2. 近侧端神经干。神经撕裂伤后1小时，近侧端1cm明显肿胀。横断面积可能增加至正常的3倍，肿胀持续1周或更长时间，然后缓慢消退。损伤后第2或第3天，神经近侧端有清楚的界限。至第7天，可见清楚的轴突芽生。每个轴突可能有50个侧支芽。爆炸伤后的芽生开始于实际损伤点近侧端1~3mm。锐性撕裂伤后的芽生则开始于损伤点近侧端最后一个完整的Ranvier节后分。损伤后14~21天，轴突越过损伤点，至第42天有相当数量的轴突进入神经远端。损伤愈靠近侧，轴突越过损伤区的时间愈晚。爆炸伤时由于面部炎症反应前述过程亦延迟。

3. 损伤部位。损伤后数小时内，出现巨噬细胞、束膜成纤维细胞、Schwann细胞以及外膜成纤维细胞的增生。至第2、3天，在近、远端出现几乎包括所有成分的细胞增生。至第7天，Schwann细胞显然为最活跃的细胞，表现出吞噬细胞的清创功能。Schwann细胞反应与损伤的严重程度成比例。Schwann细胞清创完成后，可出现不同程度的瘢痕。这种瘢痕组织通常不是纵向排列，因此轴突的再生可能扭曲变形，形成神经瘤。

4. 远侧端神经干。远侧端神经干发生Wallerian变性以便芽生轴突长入。损伤后第7天，大多数神经成分崩解。轴突中存在的消化酶可加速该过程。至21天，大多数细胞碎屑被Schwann细胞吞噬。第42天清创完成，部分轴突解剖结构仍存在。神经内膜管(endoneurial tube)缩小或塌陷，其中有些由于活跃的细胞增生和丰富的胶原沉积而消失。损伤后3个月，神经内膜管的直径缩小50%，至12个月可能仅为原直径的10%~25%。整个远侧端神经干缩小(萎缩)，最后这种收缩变成不可逆性。修复过程中蓄积的胶原，在神经支配恢复后并不减少，这一点与皮肤伤口中的胶原改建不同。由Schwann细胞组成的小管(Bungner带)被胶原环绕，引导轴突进入远侧端的神经干。轴突支芽进入这些远侧端的小管(不是原来的神经内膜管)，使Schwann细胞挤至一侧。最初，数个轴突可能占据一个远侧端小管，到达远侧端神经干的轴支远远超过正常数目，可达400%。在随后的再生过程中轴突数目减少，在已愈合的神经中轴突数量比正常轴突数少。

随着新的轴突到达，Schwann细胞代谢活动再次增加。Schwann细胞迁移刺激轴突再生和再生神经纤维的髓鞘形成。Schwann细胞使髓磷脂呈层状环绕轴突。新的髓鞘不如原髓鞘健全，轴突直径亦较小。神经内膜管直径较小，Ranvier结较短，因此传导速度较慢。在修复过程中，轴突再生速度不一致。最初较慢，直至轴突越过损伤区。轴突推进速度可增加到1~3mm/天，此后当轴突与感受器形成新的连接时又出现再生速度减慢。总之，再生是一个主动侵入和置换过程，有利该过程的是轴突芽生的推力，轴浆压力增加，以及中枢性蛋白质合成；不利的是远侧端Schwann细胞增生、神经内膜管坍陷以及胶原蓄积。

5. 感觉终器及神经末梢。有关感觉终器对感觉神经变性和再生的反应知之甚少。它们似乎不太依赖神经支配而存活。神经损伤至修复的时间，对感觉终器似乎没有影响。仅有轴突与终器的接触不足以达到功能恢复。为了使效应器或感觉终器有功能，并纠正由于失神经支配和不活动而致的营养改变，需要解剖和功能再调整。这种调整需一定的时间。

运动神经损伤造成神经末梢与胞体失去连接后，神经末梢变性，突触后的效应器退化。

第二节　三叉神经损伤

三叉神经上颌支或下颌支损伤可引起感觉丧失、感觉异常、触物感痛、麻刺感、灼痛、痒、蚁爬感，持续或间断的剧烈痛或跳痛，可涉及颏、颊、牙龈、舌或面部。舌神经损伤后常出现味觉缺失或改变。正常的功能受到影响，如讲话、咀嚼食物、饮水、吞咽、刮须、吸烟、洗漱等不便或困难。常意外地咬伤颊、唇或舌。一部分患者，由于口腔颌面区重要功能的严重干扰可引起明显压抑，缺乏自信，或干扰日常活动。这些不良的影响，尤其是它们是永久性且为选择性手术的并发症时，可使患者颇感苦恼。

一、原因和发生率

三叉神经损伤可能与下述手术有关：阻生牙拔除术、根管充填或根尖切除术、牙种植体植入术、正颌手术、牙槽嵴增高术、下颌前庭沟成形术以及颌骨囊肿或肿瘤切除术等。此外，注射局部麻醉剂、颌面伤或撕裂伤、颌骨骨折等亦可引起神经损伤。

受损的神经包括下牙槽神经、颏神经、舌神经及眶下神经。虽然颊长神经、下颌舌骨神经、腭神经及上牙槽神经的损伤较常见，但患者很少有主诉症状。Meyer(1997)列出了一部分常用手术术后感觉神经损伤的发生率(表21-1)。临床上，下牙槽神经和舌神经损伤常见，最常见的原因是下颌阻生牙拔除术。据美国口腔颌面外科医生学会的报告(1994)，下颌阻生第三磨牙拔除下牙槽神经损伤的发生率约为1.0%~7.1%，而舌神经损伤的发生率为0.02%~0.06%。对于下颌第三磨牙和下颌管解剖关系密切的患者，通过正畸牵引的方法使牙齿殆向移动，从而使牙根远离下颌管后再拔除，或采用截冠术，可显著减少下牙槽神经损伤概率。下颌磨牙、前磨牙根管治疗引起的下牙槽神经损伤发生率为0.96%。用于根管预备的次氯酸钠，根管消毒时使用的甲醛甲酚以及牙髓失活剂等，溢出根尖孔对神经组织产生毒性，可能引起永久性下牙槽神经损伤。热牙胶垂直加压充填时根充物超出根尖孔并进入了下颌管(彩图21-1)，可对神经血管束产生直接的热刺激和压力损伤。

表21-1　**几种不同手术术后感觉神经损伤发生率**

手　术	感觉缺陷发生率(%)	
	暂时性	永久性
第三磨牙拔除术	0.4~11.5	0.1~1.05*
升支矢状劈开截骨术(SSRO)	100	9~45#

续表

手　　术	感觉缺陷发生率(%)	
	暂时性	永久性
SSRO，行坚固内固定	100	20.4~52#
下颌前庭沟成形术和牙槽嵴增高术	100	2~54
升支垂直截骨术	0.1	0.1

注：* 表示舌神经和下牙槽神经感觉缺陷；#表示大多数属轻度。

Bochlogyros(1985)报告，骨折开放性复位下颌神经功能障碍的发生率为 10.8%，而坚固内固定神经功能障碍的发生率为 16.9%。坚固内固定后感觉障碍发生率高于钢丝骨缝合术是因为前者需较广泛的暴露，切口较大，对颏神经的牵拉亦更显著。

二、感觉障碍的诊断性评价

感觉神经损伤后需收集资料，作出诊断性评价，以决定是否有感觉障碍，从而量化感觉障碍，监测感觉恢复，决定是否有显微手术修复的适应证和手术时间。下面简要介绍三叉神经分布区皮肤感觉诊断性评价的方法。

1. 病史。检查患者前首先明确主诉。询问患者是否有感觉缺失、疼痛、感觉异常、功能障碍，如流涎、进食或饮水不便、咬唇、咬颊、咬舌等。收集病史时应了解创伤的类型或与损伤有关的手术、损伤的时间、症状或功能障碍的发展变化。

感觉异常在 4 周内恢复表明为神经失用，在感觉缺陷区内感觉恢复一致，没有感觉缺陷范围的向心性缩小。1~3 个月出现恢复，感觉缺陷区的边缘由近侧端向远侧端逐渐缩小，常为轴突断伤。12 周或更长时仍无感觉恢复，则可能为神经断伤。

当疼痛是一种症状时，应进一步了解缓解或加重的相关因素，然后在临床检查时证实。

2. 临床检查。临床检查首先应注意最近损伤或手术的证据，受损神经皮肤分布区的神经营养性变化，如水肿、溃疡、毛发脱落，以及交感神经系统功能亢进的体征，如变白、发红、皮肤湿度改变、出汗等。受损神经部位的直接触诊，例如邻近第二、三磨牙的下颌舌侧面、颏孔表面的颊侧前庭沟、眶下孔表面的皮肤触诊，或者是牙齿的叩诊，可能发生 Tinel 样征。局部的麻刺感、灼痛或没有放射痛的其他疼痛症状，可能表明神经离断，近侧端有神经瘤形成。疼痛放射至可疑神经损伤区远侧部位，则可能存在中心性神经瘤，而且损伤区远侧有活的神经组织，或者是神经断离伴幻象痛(phantom pain)。下颌牙齿的牙髓试验是一种评价下牙槽神经感觉功能的可重复方法。X 线片可显示下牙槽神经管变形或中断，或有移位的骨折或有牙碎片、钢丝、固定螺钉、弹片、牙种植体、根充材料等压迫下颌管。

三叉神经损伤后，基本的感觉神经检查包括：静轻触测试、刷方向识别、两点识别及针压感受伤害识别等。每种测试可评价特殊种类的受体和轴突。这些测试结果将对神经损伤的诊断提供重要信息。临床检查的目的包括决定是否有感觉缺陷，确定感觉缺陷的类型和程度，有助于决定是否有显微外科修复的适应证及何时手术。这些测试是可重复的，因此便于比较测试结果，监测感觉恢复。

检查时患者取坐位，室温不要过冷或过热，安静。先向患者仔细解释测试方法，以便获得可靠的测试结果。感觉神经测试结果在幼年、智力障碍、情绪不稳定、中毒、重病等情况下是不可靠的。整个测试过程需患者注意力高度集中，因此每次测试时间不宜过长，每次测试 20 分钟，休息 5 分钟。

首先确定感觉障碍区。用骆驼毛或单纤维尼龙细丝自面部正常区至患区刷皮肤，不再感觉到刷或刷感明显改变时请患者举手。用眉笔在皮肤上标记感觉障碍区，并将该区分小格以便按局部解剖记录测试结果。描图或摄像记录感觉缺陷区。尽可能利用患区对侧相应部位作测试对照区。如果损伤为双侧，同侧面部相邻的三叉神经皮区可做对照，因为下牙槽神经和眶下神经之间的敏感性没有明显差异。然后，依次在正常区和感觉障碍区进行下述测试：静态轻触觉、两点识别以及针压感受伤害识别。这种测试顺序较为重要，因为它所反映的是不同轴突对损伤的敏感性。

(1)静轻触测试(static tight touch detection)：静轻触测试用来评价 Merkel 细胞和 Ruffin 末梢的完整性。这些末梢由 5~15μm 直径的有髓鞘传入轴突(A-β 纤维)支配。这些受体是缓慢适应受体，公认的感觉方式是压力。大的有髓鞘 A-β 纤维对压迫损伤高度敏感。采用 Weinstein-Semmes 尼龙细丝进行测试，这些细丝长度相同，但直径不同，固定在塑料柄上。每根细丝的硬度已被标定，以至能应用已知的压力测试皮肤。

测试时要求闭眼，患者感到轻触面部以及知道触到的确切点时说“触”。以下述方式使用尼龙细丝：保持细丝处于垂直方向，位于待测皮肤区上方。缓慢用细丝的尖触皮肤，1~1.5s 时间内继续下压直到细丝弯曲，但其侧面并不与皮肤接触。继续压 1s，以 1~1.5s 的时间缓慢放松细丝。如果在前述过程中患者感至“触”，则继续以同样的方向应用硬度依次降低的细丝测试直到没反应。对某一细丝没有反应，则逐渐增加细丝硬度，直到患者有反应。记录患者感到“触”的最小细丝硬度值。还应记录患者对刺激的定位情况，要求患者指出受到刺激的确切点。有学者发现在评价下牙槽神经损伤方面轻触测试是最敏感而有用的临床检查方法。

(2)刷方向识别(brush directional discrimination)：刷方向识别是本体感觉的测试，可评价大的 A-α 和 A-β 有髓鞘轴突的完整性，这些轴突支配柳叶刀形末梢和触觉小体。这些受体的公认感觉方式是振动、触和颤动，属迅速适应受体，有髓鞘传入轴突直径 5~15μm。

令患者闭眼，用患者可感觉的静轻触测试时硬度最小的尼龙细丝或 2-0 骆驼毛刷，连续轻击 1cm 范围的皮肤。询问患者是否有任何感觉以及细丝或刷的移动方向。记录测试总数和正确反应次数。没有任何感觉预后较差，而可感受到刺激但不能正确决定移动方向预后较好。与静轻触测试一样，应询问患者是否有其他刺激症状。

(3)两点识别(two-point discrimination)：两点识别是测试触觉，评价功能性感觉受体和传入纤维的量和密度。如果应用锐尖端测试则评价 0.5~7μm 小直径的有髓鞘 A-δ 纤维和无髓鞘 C 类纤维。若采用钝端测试，则评价 5~15μm 直径的有髓鞘 A-α 传入纤维。

两点识别可利用能够改变两点距离的任何仪器测试。两脚规常适合于做该测试，亦可用两点感觉缺失测量器(two-point anesthesiometer)。仔细解释测试方法和反应，并向患者展示。令患者闭眼，在两点基本靠在一起的情况下开始测试以致患者仅能识别为一点。两点间的距离每次增加2mm，直至患者在5次测试中至少4次能够识别出两个清楚而独立的点。然后在两点相距较远的情况下逐渐减小两点的距离直至患者仅能识别为一点。记录两点分离距离，患者是否在任何时间均能识别两点以及患者对刺激的感受。舌、唇、颊两点识别的正常距离为5～15mm。

(4)针压伤害感受(pin pressure nociception)：针压伤害感受用于评价支配伤害感受有关的游离神经末梢的A-δ和C类纤维。该项测试采用压力痛觉仪(pressure algesimeter)。压力痛觉仪是利用4号裁缝针以及(15～150g)正畸应变仪制成。用冷凝丙烯酸树脂使针附着于应变仪臂上。针的尖端被用于测试伤害感受，钝端用于测试压力发现和痛觉过敏。

测试始于对照区，针与皮肤垂直，逐渐加力(1～2s时间)直至达到所需的力水平，持续1～2s，然后以1～2s时间慢慢移开针。首先，应用足够的力(常为15～25g)，使患者感到刺痛。在患区应用同样的力，要求患者表明是触、刺痛或其他感觉。其次，应用成对的刺激，第一刺激在对照区，第二刺激在患区，力相同。要求患者根据第一刺激评定第二刺激。第二刺激的评定值可能大于或小于第一刺激。再次，决定患区的伤害感受阈。在患区逐渐增加力，直至针的刺痛强度与刚刚测试的对照区的强度相同。必须是与对照区刺激强度相等的力，被记录为患区伤害感受阈。与对照区相比，对针的压力反应增大，可称之为痛觉过敏(hyperalgesia)，反应降低，则称之为痛觉减退(hypoalgesia)。对针压力100g无反应则称之为感觉丧失(anesthesia)。

(5)温度识别(thermal discrimination)：温度识别是一种有用的辅助感觉测试，但不是必需的。可测试小直径有髓鞘和无髓鞘纤维，类似针压力测试。温觉与A-δ纤维有关，冷觉与C类纤维有关。多种仪器或材料可用于温度觉测试，包括热压头、Minnesota温度盘、冰氯乙烷喷雾剂、丙酮和水。可用浸有氯乙烷或丙酮的棉花拭子行较简单的温度觉测试。棉花拭子涂皮肤后，要求患者根据视觉模拟评分法(visual analogue scale)标出所感受的温度，并指出该刺激是疼痛性还是不适。

特殊的仪器，如Minnesota温度盘可用于温度识别测试。四种盘分别由铜(C)、不锈钢(S)、玻璃(G)和聚氯乙酰(P)制成。铜盘是最冷的刺激，S、G、P依次降低。正常情况下易于识别出C比P冷。该项测试可用于决定A-δ纤维和C类纤维是否有数目减少或缺乏。

方向感和两点识别测试可评价较大直径(5～12μm)的有髓神经纤维，即迅速适应的机械性刺激感受器的功能。在神经损伤的恢复期这些纤维是最后恢复功能。静轻触觉可评价较小直径(4～8μm)慢适应有髓神经纤维的冲动传导性。针刺、温度感、牙髓试验可评价小直径(0.05～1.0μm)髓鞘不全神经纤维之完整性。对疼痛刺激的反应在感觉功能恢复时常首先出现。

3. 诊断性神经阻滞(diagnostic nerve blocks)。当患者有疼痛症状时诊断性神经阻滞是诊断性评价的重要部分。创伤后疼痛可能是由于神经压迫、神经瘤、痛性感觉丧失、灼痛、交感神经系统刺激、中枢性疼痛、传入神经阻滞疼痛、神经撕裂、神经贫血或化学刺激。诊断性神经阻滞的目的是帮助确定疼痛的机制、定位刺激来源、认识疼痛路径，以及帮助判断减轻疼痛或消除疼痛的预后。并非所有神经损伤引起的疼痛适应手术治疗。因此，手术之前作出正确诊断是非常重要的。

疼痛能通过小直径的伤害感受神经纤维和较大直径的机械性刺激感受纤维调节。低浓度的麻醉剂，如0.25%的利多卡因，可选择性阻滞小直径纤维，而阻滞较大直径纤维需较高浓度。诊断性神经阻滞应以低浓度麻醉剂开始，然后采用较高浓度麻醉剂，以鉴别调节疼痛的神经纤维种类。行诊断性神经阻滞之前可采用疼痛区浸润评价疼痛缓解，然后沿已知的三叉神经路径按顺序向中枢进行，直到疼痛缓解。

一般来讲，如果受损伤的周围神经阻滞可缓解疼痛，那么显微修复手术可获得较好的预后。有些神经病变，损伤区的中枢侧阻滞不能缓解疼痛，则可能是痛性感觉丧失、传入神经阻滞性疼痛、不典型面痛、灼痛和交感神经调节性疼痛。对这些神经病变的受损伤神经行显微修复手术预后差，因此是手术禁忌。

4. 三叉神经感觉诱发反应测试(trigeminal sensory evoked response，TSER)。三叉神经感觉诱发反应测试是评价三叉神经路径的电生理方法。目前，该项测试的可靠性不足以考虑为一种三叉神经感觉障碍常规诊断学评价的一部分。然而，有多项研究正在进行，可望将TSER发展成一种实用、可靠的方法，从而能客观地评价、诊断三叉神经损伤以及监测其恢复。感觉诱发反应代表中枢神经系统对应用外刺激(常为电流)的反应。刺激电极置于待测的皮肤区，记录电极应用于头皮。中枢神经系统的反应，通过平均脑电图信号而记录。目前，妨碍TSER常规应用于诊断和监测神经损伤的问题是波形的可重复性差，每次记录的可变性大，以及最常见的三叉神经病变和损伤的测试资料缺乏。

5. 磁共振神经成像(magnetic resonance neurography)。用于下颌第三磨牙拔除术引起的下牙槽神经与舌神经损伤的评估，可较清楚地显示病变范围与程度，与临床上感觉神经检测结果及术中所见有较好的相关性。

三、手术治疗

1. 适应证和手术时间。神经损伤后1~2个月内，受损区远侧端坏死的轴突碎片被吞噬，神经近侧端的轴突出现芽生。其间，远侧端的神经内膜小管(基膜和Schwann细胞)若没有新的轴突长入，则开始萎缩并因瘢痕组织造成管腔闭塞。皮肤或黏膜的终器受体变性，且失去接受新轴突的能力。一旦这一过程完成，则不能引导轴突至终器受体，所有恢复潜能丧失。曾有学者估计，如果伤后1年没有轴突长入或纤维化，远侧端的神经75%~90%出现萎缩，并不能修复。

Girard(1979)曾提出损伤后2年下牙槽神经仍有恢复潜能。Meger(1990)对下牙槽神经或舌神经损伤后最初完全麻木的23例非手术治疗患者进行2年随访评价，损伤后12周客观临床检查仍完全麻木，没有早期恢复的主观症状(刺痛、痒、蚁爬感等)的患者，未发现感觉功能自发恢复。与舌神经损伤比较，下牙槽神经损伤后的永久性感觉障碍常较少。解剖因素等对神经损伤自发愈合有一定影响。例如，下牙槽神经位于骨管内，骨管可引导轴突再生，并且可防止瘢痕组织自周边长入通过损伤区。相反，舌神经走行于下颌骨内侧的软组织中，没有这种保护。

许多学者认为，3个月以后仍存在完全性麻木的感觉神经损伤宜尽快探查。缺乏自发恢复征象且未及时手术则会减少手术成功的机会。

神经损伤临床上可归为开放性和闭合性两类。开放性损伤，最好采用无张力的立即修复。例如，肿瘤切除术中有计划地牺牲下牙槽神经或舌神经，可立即采用自体神经移植修复；下颌升支矢状劈开截骨术中意外造成下牙槽神经离断应立即行神经缝合。下述情况可能不适应立即修复：①机体状况不良；②伤口污染(如枪弹伤)以及有感染的危险；③尚无掌握显微外科技术的医生。

延时一期修复(delay primary repair)(至伤后 1 周)或早二期修复(early secondary repair)(1~3 周伤口内已有明显瘢痕组织形成后)，功能恢复类似立即一期修复(immediate primary repair)的结果。虽然神经断端回缩，瘢痕组织以及神经瘤形成会增加二期修复的困难，但外膜增厚较易缝合。压榨伤、牵拉伤或有毒性根充材料的化学灼伤，建议行延期修复，以便更好地识别正常的神经与受损的神经组织。

闭合性损伤可定期观察，即每 4 周检查一次。引起明显的感觉缺失、疼痛或不适感，或干扰正常功能的病例，应根据表 21-2 列出的标准行探查及显微外科修复，亦应注意手术禁忌证。虽然神经损伤和接受手术修复之间的时间耽搁过久(超过 1 年)是相对的禁忌证，但超过该期限的探查，偶然发现远侧端的神经组织有活力，手术修复可恢复部分功能。

2. 手术方法。三叉神经周围支损伤修复的技术要求和手术原则包括全身麻醉；手术野应清楚显露；应用放大设备；要充分止血；去除病变组织或异物；神经近、远侧端的适当排列对接，以及无张力的缝合。

受损神经的显微外科手术在全麻下进行。注意无菌操作，预防感染。应用适量含肾上腺素的局部麻醉剂可减少毛细血管渗血。根据损伤的部位和条件，外科医生的经验和习惯，可经口内或下颌下进路暴露下牙槽神经。颏神经可经前庭沟切口暴露，而舌神经手术可采用前磨牙、磨牙舌侧黏膜切开，并向后延伸至升支前缘的切口。眶下神经的修复可经口内的上颌唇颊沟切口，睫下切口或经结膜切口。非口内途径对眶下管可提供较好的入路。而眶下孔远中的神经则难以通过经结膜切口充分暴露。

适当牵开周围组织，并使神经断端显露充分。可在手术放大镜和手术显微镜下操作，2~5 倍的放大镜可用于从周围组织中分离神经、清创，以及不使用手术显微镜的口内进路神经缝合。手术显微镜的应用有利于神经内分离及缝合。

表 21-2　　**显微神经外科的适应证和禁忌证**

适应证	已观察到的神经断离 3 个月仍完全麻木 4 个月后仍触物感痛 严重的感觉减退，4 个月后无改善
禁忌证	中枢性神经病性疼痛 局部神经阻滞麻醉未能解除触物感痛 感觉功能正在改善 感觉缺陷可被患者接受 代谢性神经病变 机体状况差的患者 损伤后耽搁过久

神经暴露后，去除压迫的瘢痕组织、骨或异物(外部减压)。可打开神经外膜，松解束内瘢痕(内部神经根解术)。已存在的病变或神经瘤切除，可引起神经缺损。有时需要对缺损的近、远侧端行冰冻切片检查，直到识别出有活力的神经束。1.0~1.5cm 的缺损，对舌神经充分游离后常能缝合，但眶下神经、颏神经或下牙槽神经则几乎没有缝合的可能性。采用 9-0 或 10-0 无创伤缝合针在无张力的情况下行端端吻合。因为下牙槽神经、颏神经、舌神经和眶下神经为纯感觉多束神经，可行外膜或外膜-束膜缝合。

缝线的张力大于 25g 有牵拉作用，对神经再生不利。神经断端间的自体神经移植可消除张力，愈合潜能类似无张力的神经缝合。耳大神经和腓神经为常用的供植神经。

神经交叉吻合或移植对显微神经外科的特殊情况提供了几种选择。例如，当受损神经近侧端过度萎缩或不能利用时，可行腓肠神经移植连接耳大神经与下牙槽神经或颏神经的远侧端。下颌骨病变切除时造成的下牙槽神经缺损可转移同侧舌神经的一部分进行修复。可利用自体神经跨面移植连接不能修复的眶下神经远侧端与对侧眶下神经。

小范围(1~3cm)的神经缺损，亦可不行神经移植，而采用引导神经再生技术修复。将神经的近远侧端套入由异质材料(聚四氟乙烯、聚乙醇酸等)制成的小管或自体静脉内，引导轴突生长，防止瘢痕组织长入。

四、结果和预后

显微神经外科手术后的即期结果为已修复神经的分布区麻木。当坏死的轴突被细胞吞噬，从远端的神经内膜小管清除后，再生轴突的生长速率约为 0.5~3.0mm/d。例如，下颌第三磨牙区的下牙槽神经至下唇中线的距离约为 90mm，因此，可以预期首先出现感觉恢复的症状在 1.5~6 个月，平均约为 3 个月。此时，再生的轴突才与下唇的感觉受体终板重新连接。典型的病例中，最初症状出现后自发和诱发的异常感、不愉快感或疼痛感可达数月。新的轴突表面缓慢地再形成髓鞘，传导速率低于正常。随着轴突逐渐成熟(直径增加，髓鞘形成)和传导速率增加，异常感的强度、频率降低，对刺激的感觉缺失被逐渐减轻的感觉减退替代，直到 1 年左右该过程完成。

三叉神经损伤显微外科修复后的成功率或感觉恢复率，文献中报告的结果有较大差异。MoZsary(1985)报告的 23 例下牙槽神经损伤，12 个月内行显微外科修复的所有病例感觉功能“完全恢复”，但 1 年后手术的病例仅 57%。他们还报告眶下神经损伤后达 12 个月行手术修复的 7 例中有 6 例感觉完全恢复，1 例部分恢复，遗憾的是这些报告中没有描述评价感觉神经功能恢复的方法。

Hillerup 等(1994)对 7 例舌神经被切断的病例行显微外科修复，通过感觉神经测试证明术后 1 年或 1 年以上舌感觉明显改善。Meyer(1995)在 308 例(339 条神经)神经损伤的研究中发现，损伤后 6 个月内因麻木而接受手术的患者 80%~90%感觉功能改善。超过 1 年接受手术的患者仅 10%改善。所有患者在显微神经修复手术前及手术后采用标准的感觉神经测试方法评价，至少随访 1 年。陈宁等(1997)发现舌神经重度损伤后的修复时间与效果有密切关系，损伤后 6 个月进行神经修复效果为好。

主诉为疼痛的神经损伤病例与主诉为感觉缺失的病例不同。Gregg(1990)将疼痛性三叉神经损伤患者分为 4 个亚型：痛性感觉丧失显微外科修复后疼痛减缓者少，仅 14.6%改善；交感神经调节性疼痛(SMP)20.7%改善；而痛觉过敏术后症状改善约60%。

有些病例，虽然感觉神经测试的反应正常或接近正常，但患者可能仍抱怨“麻木”。在神经修复部位产生的新连接，冲动传导速率不同，冲动到达中枢神经系统的部位不同，可造成“混杂”效应，包括错误的位置感，刺激定位困难，确定刺激的性质和强度困难。解决这类问题需要行感觉训练或感觉再训导(sensory reeducation)。这种措施最初应用于手损伤患者，一出现任何感觉即应进行训练。其方法是用手指、棉签、小发夹等交替按摩或刺激正常侧和患区。每天重复数次，连续进行6~12个月。

有些病例中尽管很完善的手术修复或感觉神经测试反应明显改善，但仍存在疼痛或其他异常感觉和功能障碍。这些患者采用药物治疗(抗抑郁药物、抗惊厥药、止痛药、局部麻醉)、心理治疗、理疗、经皮电神经刺激(TENS)、针刺可能有一定效果。

神经损伤后的自发性恢复的潜能与损伤的类型有非常密切的关系。损伤的类型包括切断(部分或完全切断)、撕脱、牵拉、挤压或压榨、化学性灼伤或热灼伤。压榨伤后的轴突自发再生和感觉功能恢复更接近正常。牵拉伤、撕脱伤、灼伤后的自发性恢复可能性最小，因为一段神经发生贫血性坏死或缺损，或因热或毒性化学药物作用使神经凝固，该段神经的瘢痕组织即妨碍轴突通过。影响神经损伤显微外科修复后的功能恢复的重要因素还包括年龄、手术的质量以及手术修复时机。老年患者比年轻患者较易患系统性疾病(血管病变、糖尿病等)，这些疾病可能影响到正常的组织愈合。对受损的神经正确对接、极少组织损伤以及无张力缝合均有利于愈合。损伤至手术修复的时间非常重要，因为远端的神经可被瘢痕组织进行性替代，手术耽搁过久则不能接受来自神经近侧端的再生轴突。

第三节　面神经损伤

一、原因和发生率

面部肌肉的变弱(轻瘫)或完全松弛(麻痹)是面神经周围支所在区的手术可能造成的功能和美学并发症。唇、颊、额、眼睑运动功能的改变给患者带来许多问题。眼角膜缺乏保护可导致疼痛、感染、视力降低。唇、颊运动失去控制，使得饮水、咀嚼食物发生困难。面部表情不对称，影响社交活动。

可能造成面神经损伤的原因包括：面部损伤、撕裂伤和骨折，颞骨骨折的病例中约1/4出现面瘫。此外正颌手术、颞下颌关节成形术、关节镜术、腮腺手术、面部美容手术等可造成面神经损伤。面神经损伤的发生率各家报告不一，颞下颌关节手术引起的损伤低者为1%，高者可达55%。然而，大多数损伤仅造成暂时性运动功能障碍，6个月内恢复。虽难以获得准确的资料，但手术中面神经损伤引起的永久性运动障碍(不包括必须牺牲神经的病例)的发生率可能低于1%。尽管如此，面神经损伤的危险，在选择性手术前需告诉患者。

二、功能评价

手术后或创伤后出现面神经功能障碍的患者需及时接受检查评价。正确地评定面神经功能，对于判断神经损伤的严重程度，决定手术修复的适应证等非常重要。手术中为了减少出血或减轻术后早期疼痛注射局麻药的病例，应在麻药作用消失后进行评价。临床医生通过肉眼观察患者静止状态及面肌运动状态下面部是否对称，判定面神经功能，较简单易行。

（一）主观评价

医生通过肉眼观察患者静止状态或面肌运动状态下的面部活动情况而判断面神经功能。这种方法简便易行，但主观性较强，重复性及精确性较差。刘世勋等(1989)以健侧为标准，对各组表情肌的动态与静态表现进行评分，其评分标准如下(表21-3)：

表21-3　**面神经功能评分标准**

部位	观察结果	评分标准	
		静态	动态
两侧额纹	对称	5	5
	不对称	0	0
两侧眼裂	对称(或闭合不全)	20	20
	不对称	0	20
	闭合后<2mm	0	15
	<4mm	0	10
	>4mm	0	0
两侧鼻唇沟	对称	10	10
	不对称	0	0
两侧口角	对称(或鼓气不漏气)	15	15
	不对称(或鼓气漏气)	15	0
	一侧下垂<5mm	10	0
	<10mm	5	0
	>10mm	0	0
总分		50	50

（二）线性测量

通过测量面部一些相对稳定点间的距离，再经过计算得出面神经功能指数。1990年，Fields和Peckitt提出的面神经功能指数(FNFI)是测量面部不对称运动的一种客观评价方法。其公式为：$FNFI=\frac{d_1-d_2}{D_1-D_2}$，其中$d_1$表示静态时患侧外眦至口角的直线距离，$D_1$代表健侧外眦至口角的距离；$d_2$ 和 D_2 则分别表示微笑时患者外眦至口角的距离和健侧外眦至口角的距离。该方法的优点是测量及计算均较简单，又具有客观、可重复性及可比性，但应用于评价面神经某分支损伤时价值有限。

俞光岩参考其他学者的方法，建立了改良的线性测量法，可用于评价整个面神经功能和分支功能。

（三）电诊断测试

电诊断测试被用于评价周围神经传导和肌电活动，可获得面神经损伤状况，预后以及最佳治疗过的重要资料。根据肌电诊断测试结果可确定：①受损神经为完全性或部分性横断；②损伤是否为可逆性；③是否有手术适应证。常用的包括最大刺激试验、肌电图、潜伏时及潜速率。

1. 最大刺激试验（MST）：可用于测量损伤神经诱发肌肉反应所需的刺激强度。以健侧面肌反应作对照，可判断面神经变性状况。因为损伤神经远侧端 Wallerian 变性较迟发生，受伤后 72~96 小时仍可能存在假性正常 MST 结果。因此，通常在术后 3 天首次进行 MST，每隔 2~3 天重复一次，直至功能完全恢复或完全消失。

2. 肌电图（EMG）：可用于鉴别正常肌肉变性的程度。存在随意肌动作电位则强烈提示神经束完全横断。失神经支配图像（纤维性颤动）在损伤后 2 周或 3 周并不出现，因此在该期间内 EMG 结果可能是有疑问的。

3. 面神经运动潜伏时（MCLT）及潜速率（MCLR）测定：可定量反映可兴奋神经纤维的数目，是诊断神经损伤和恢复程度的较可靠指标。

面神经损伤的分类可采用本章前面讨论的 Seddon 或 SunderLand 分类系统，但这种分类用于评价闭合性损伤时，在一段时间内需定期检查，以确定功能恢复。神经失用在几周内可出现面部运动功能迅速恢复。轴突断伤则存在较长时间的面部活动弱，几个月后功能逐渐恢复。未经治疗的神经断伤表现为损伤侧面部肌肉完全性长时间麻痹，几乎或完全没有功能恢复。

三、手术治疗

面神经的开放性损伤应尽可能早修复。就像三叉神经损伤一样，有计划地或意外地造成神经断裂伤后，立即一期修复效果最好。但因为伤口感染，身体状况不佳或广泛的组织破坏等原因不宜立即一期修复时，延时一期修复或早二期修复疗效较好。由于损伤后远侧端神经进行性变性并伴肌萎缩，12 个月常被认为是面神经成功修复时间界限，但也有学者报告损伤后 2~3 年修复亦获得好的结果。

横断的面神经手术修复的最好方法为直接的端端吻合。神经吻合不能在有张力的情况下进行，吻合时应准确对合，避免扭转及重叠。神经外膜缝合法操作简单。一般面神经主干可用 9~11-0 无创伤缝合针缝合 4~6 针，面颞干、面颈干或分支缝合 2~4 针。外膜缝合法的主要缺点是较难准确地对接相应的神经束。神经束膜缝合法是用 11-0 无创缝合针间断缝合神经束膜，其精确性高，密接性好，有利于再生神经纤维生长。外膜-束膜缝合法，充分利用了外膜缝合和束膜缝合的优点。

如果神经的近、远侧端间有缺损，则需自体神经移植(彩图 21-2)。耳大神经、腓肠神经可作自体供植神经移植。当患侧面神经近侧端不能利用，如枪弹伤或恶性肿瘤切除造成组织缺损，面部表情肌尚未萎缩的患者，可采用腓肠神经作跨面神经移植或切取腓肠神经的同时携带小隐静脉，形成静脉动脉化的血管化神经移植。对面神经主干缺损较多，近侧端不能利用的病例，亦可行神经交叉吻合，即副神经或舌下神经近侧端与面神经远侧端吻合。神经交叉吻合的主要缺点是缺乏适当的自发性面部表情，恢复神经支配的肌肉运动不协调。

四、结果和预后

影响颅外面神经修复效果的因素是损伤平面、致伤的原因以及修复技术。损伤愈靠远侧端，功能结果愈好，因为从近侧端可获得较多轴突恢复神经支配。组织损伤或缺失的量、瘢痕组织形成、修复区的血供、患者年龄及全身状况均对伤口和神经愈合有直接影响。与三叉神经损伤一样，神经断端的准备，无张力的缝合，细的缝线可减少反应性瘢痕组织形成，是神经修复的重要技术要求。麻醉恢复期以及术后头几天注意保护神经修复区，有利于神经再生。此外，术后头几天应少谈话，宜进流质及半流质饮食。

术后辅助治疗也是必要的。存在眼睑闭合不全时，根据面神经损伤是某一分支或多条分支，可行睑缝合术，戴眼罩或应用甲基纤维素滴眼剂，以防止角膜损伤。面部热敷、面肌按摩等有助于活动完整的神经纤维以及维持肌张力。神经刺激不能增加轴突生长，但可阻止面肌萎缩。定期行电诊断试验直至证明神经支配恢复。出现神经支配恢复后，则开始较强的理疗，如面肌运动、面肌再训导，以刺激和促进面肌协调运动。

闭合性损伤行定期观察评价，可行电诊断测试。延期发生、不完全性功能丧失(轻瘫)具有自发恢复的最佳预后。延期发生的轻瘫，虽逐渐发展为完全性麻痹，但预后好，可出现自发性部分功能恢复或完全恢复。这种延期发生的功能丧失可能是由于神经内或周围软组织水肿，而不是神经解剖结构中断。这些病例中应用激素是有益的。立即出现的完全性面瘫说明神经已完全断离，预后最差，这种情况在开放性损伤或手术中可立即发现。

据报道与正颌手术和颞下颌关节手术有关的面神经闭合性损伤，大多数在 8 个月内自发性改善或恢复。然而，应给予积极处理。如同面神经修复的术后病例一样，进行适当的辅助治疗。做必要的定期检查和电诊断测试。一旦有神经断离或肌肉变性的证据则适应手术探查。虽然文献中有肿瘤手术中面神经切除后面部肌肉功能自发性恢复的报告，但这种恢复是难以预测的。可能涉及三叉神经与面神经周围支之间的交通。不应丧失神经修复的最佳时期而空待不可能的自发恢复。

(赵怡芳)

◎ 参考文献

[1]蔡志刚，俞光岩，马大权，等．医源性面神经损伤的临床资料分析[J]．口腔颌面外科杂志，1995，5(4)：199-202.

[2]蔡志刚，俞光岩，马大权，等．家兔创伤性面神经损伤的组织病理学研究[J]．中华口

腔医学杂志，1997，32(5)：317.
[3]陈宁，Zuniga J R. 舌神经修复效果及评价方法的初步研究[J]. 中华口腔医学杂志，1997，32(5)：288-290.
[4]东耀峻，赵怡芳，黄文铎，等．下齿槽神经损伤后神经移植的实验研究[J]. 中华口腔科杂志，1985，20(5)：305-306.
[5]东耀峻，赵怡芳，钟林生，等．修复下齿槽神经缺损及术后感觉恢复的检测[J]. 中华口腔医学杂志，1988，23(4)：231-233.
[6]刘世勋，邱蔚六，宋伯铮，等．面神经损伤手术治疗的评价[J]. 中华口腔医学杂志，1989，23(4)：197-199.
[7]徐明耀，沈言备，叶柄飞，等．套管法在面神经损伤修复中的临床应用[J]. 口腔医学纵横，1994，10(3)：154-157.
[8]唐蓓，赵文俊，王虎，等．根管超填导致下牙槽神经损伤 2 例[J]. 国际口腔医学杂志，2020，47(3)：293-296.
[9]俞光岩．涎腺疾病[M]. 北京：北京医科大学-中国协和医科大学联合出版社，1994，229-244.
[10]张永福，朱婉琳，蒋泽先．腮腺肿瘤手术中面神经缺损的修复[J]. 中华口腔医学杂志，1988，23(3)：167-169.
[11]赵怡芳，黄远亮．下齿槽神经损伤的显微外科修复进展[J]. 国外医学口腔医学分册，1986，13(6)：337-340.
[12]赵怡芳，东耀峻．下颌第三磨牙拔除术与下齿槽神经和舌神经损伤[J]. 国外医学口腔医学分册，1985，12(6)：331-333.
[13]朱进才，胡永升，张引成，等．面肌瘫痪者面神经运动传导潜伏时和传导潜速率的测定及意义[J]. 中华口腔医学杂志，1991，26(1)：34-36.
[14]左其勇，周树夏，刘宝林，等．面瘫的显微外科治疗(附 27 例报告)[J]. 口腔颌面外科杂志，1992，2：1-5.
[15] Atlas M D, Lowinger D S. A new technique for hypoglossal-facial nerve repair [J]. Laryngoscope, 1997, 107: 984-991.
[16]Bagheri S C, Meyer R A, Cho S H, et al. Microsurgical repair of the inferior alveolar nerve: success rate and factors that adversely affect outcome[J]. J Oral Maxillofac Surg, 2012, 70(8): 1978-1990.
[17]Bochlogyros P N. A retrospective study of 1521 mandibular fractures[J]. J Oral Maxillofac Surg, 1985, 43(8): 597-599.
[18]Cheung L K, Leung Y Y, Chow L K, et al. Incidence of neurosensory deficits and recovery after lower third molar surgery: a prospective clinical study of 4338 cases[J]. Int J Oral Maxillofac Surg, 2010, 39: 320-326.
[19]Chiu D T W, Strauch B. A prospective clinical evaluation of autogenous vein grafts used as a nerve conduit for distal sensory nerve defects of 3 cm or less[J]. Plast Reconstr Surg, 1990, 86(5): 928-934.

[20] Dessouky R, Xi Y, Zuniga J, et al. Role of MR neurography for the diagnosis of peripheral trigeminal nerve injuries in patients with prior molar tooth extraction[J]. Am J Neuroradiol, 2018, 39(1): 162-69.

[21] Eppley B L, Delfino J J. Collagen tube repair of the mandibular nerve: A preliminary investigation in the rat[J]. J Oral Maxillofac Surg, 1988, 46(1): 41-47.

[22] Fields M J, Peckitt N S. Facial nerve function index: A clinical measurement of facial activity in patients with facial nerve palsies[J]. Oral Surg Oral Med Oral Pathol, 1990, 69(6): 681-682.

[23] Girard K R. Considerations in the management of damage to the mandibular nerve[J]. J Am Dent Assoc, 1979, 98(1): 65-71.

[24] Knowles K I, Jergenson M A, Howard J H. Paresthesia associated with endodontic treatment of mandibular premolars[J]. J Endod, 2003, 29(11): 768-770.

[25] Leung Y Y, Cheung L K. Long-term morbidities of coronectomy on lower third molar[J]. Oral Surg Oral Med Oral Pathol Oral Radiol, 2016, 121(1): 5-11.

[26] Mackinnon S E, Dellon A L. Clinical nerve reconstruction with a bioabsorbable polyglycolic acid tube[J]. Plast Reconstr Surg, 1990, 85(3): 419-424.

[27] Kaban L B, Pogrel M A, Perrott D H. Complications in Oral and Maxillofacial Surgery[M]. ed I. Philadelphia: W. B. SaundersCo., 1997: 69-88.

[28] Mozsary P G, Syers C S. Microsurgical correction of the injured inferior alveolar nerve[J]. J Oral Maxillofac Surg, 1985, 43(5): 353-358.

[29] Norris C W, Pround G O. Spontaneous return of facial motion following seventh cranial nerve resection[J]. Laryngoscope, 1981, 91(2): 211-215.

[30] Qu W R, Zhu Z, Liu J, et al. Interaction between Schwann cells and other cells during repair of peripheral nerve injury[J]. Neural Regen Res, 2021, 16(1): 93-98.

[31] Robinson P P, Smith K G, Johnson F P, et al. Equipment and methods for simple sensory testing[J]. Br J Oral Maxillofac Surg, 1992, 30(6): 387-389.

[32] Seddon H J. Three types of nerve injury[J]. Brain, 1943, 66(4): 237.

[33] Sunderland S. A classification of peripheral nerve injuries produced by loss of function[J]. Brain, 1951, 74(4): 491-516.

[34] Teerijoke-Oksa T, Jääskeläinen S, Forssell K, et al. An evaluation of clinical and electrophysiologic tests in nerve injury diagnosis after mandibular sagittal split osteotomy[J]. Int J Oral Maxillofac Surg, 2003, 32(1): 15-23.

[35] Van der Cruyssen1 F, Peeters1 F, Gill T, et al. Signs and symptoms, quality of life and psychosocial data in 1331 post-traumatic trigeminal neuropathy patients seen in two tertiary referral centres in two countries[J]. J Oral Rehabil, 2020, 47(10): 1212-1221.

第二十二章　颌面部整形美容手术并发症

近几十年来，颌面部美容手术在我国广泛开展，使无数求美者的面部缺陷得以矫正，容貌更美。然而，临床上由于对接受手术者的解剖、心理特征了解不够，手术适应证选择不当，或手术设计、操作失误，手术并发症时有发生。本章讨论各类颌面部美容手术的常见并发症，以及微整形的并发症。

第一节　面部轮廓整形术

面部轮廓整形术是美容整形外科常见的手术之一。面部轮廓整形属于骨组织整形的范畴，即通过手术对颧骨、下颌骨以及颏部骨骼进行重塑，以期缩窄面宽、调整面部曲线和比例，进而达到重塑面部形态的目的。常用的术式包括下颌角截骨术和颧骨截骨降低术、颏成形术等。这些手术难度大，特别是复合面部轮廓整形手术的并发症风险更高，严重者甚至危及生命。临床医师应严格遵守美容整形手术的操作规范，充分掌握该手术并发症的预防和治疗。从而保证手术的安全和效果。下面分别介绍各术式相关并发症的防治。

一、下颌角成形术

(一)骨折

【原因】

意外骨折是下颌角截骨术较常见的一种并发症(彩图 22-1)。在行下颌角截除时，由于截骨线设计失误或在骨切开不完全，尤其是在升支后缘处还有骨皮质相连时，就用骨刀强行离断下颌角，会造成截骨线不从升支后缘而从相对薄弱的乙状切迹处断开。

【预防与处理】

实施下颌角成形术时应特别注意下颌角后方截骨线的走向，务必将升支后缘的骨质完全切开后再用骨刀离断下颌角，使用骨刀时也不要使用暴力。由于下颌角后上方升支后缘骨质厚实，可先用来复锯或裂钻在升支后缘预计骨切口，然后再用摆动锯沿此切口向前下切至下角的前方下颌下缘，并且锯透。这样的操作方法使得凿骨时容易从此骨切口断开，而不会造成乙状切迹处的意外骨折。

当下颌角截断后，用 Kocher 钳夹持住切开的骨块，同时用手触摸耳屏前髁突，轻轻摇动截下的下颌角，感觉髁突动度。如果髁突随下颌角骨块一起活动，说明发生了意外骨折。如果出现这种情况，切忌摘除切开的下颌角骨段，否则将连同髁状突一并摘除，造成严重后果。这时候应仔细探明下颌角后上方原截开线位置，用来复锯或摆动锯彻底离断此处的骨连接后再将下颌角去除。

对怀疑有意外骨折者，处理措施是在上、下颌牙列上拴结牙弓夹板。从术后第 1~2 天开始用橡皮圈牵引固定 4~5 周即可。在口内狭窄手术野中实施骨间固定，不仅操作困难，而且可能使髁状突移位。如条件允许，也可以从原来口内切口进路，通过穿颊器，进行坚固内固定，达到解剖复位。此方法的优点是无须术后的颌间牵引和固定，对患者生活、工作影响相对小些。

（二）术中意外出血与术后血肿形成

【原因】

下颌角截骨成形术不慎损伤知名血管才会发生意外出血。口内黏膜切口位置过高，可能切断颊动、静脉，这时应予结扎或电凝止血。在截骨时，如果切骨线位置过高伤及下颌管内的下牙槽神经血管束，可以引起较严重的出血。此外，颌后静脉或面动脉在截骨过程中损伤也可引起较严重的出血。

【预防与处理】

在设计截骨线时应注意避开下颌管，不可过多截除下颌角，另外，器械损伤沿升支后缘走行的面后静脉也可能造成较明显的静脉性出血，此区域的手术操作应在骨膜下进行；术后加用包扎也是防止伤口渗血和血肿形成的有效措施。术中损伤下颌后行的下颌后静脉或者下颌体部前行的面动脉会引起大出血，导致遮盖手术视野的情况，在这种情况下首先通过已经剥离的空间，用纱布迅速压迫出血部位，外部用手压迫下颌防止继续出血，然后再仔细寻找相应的对策。用手压迫之后经结扎可以阻止面动脉的出血，虽然下颌后静脉血管的直径大，但是血管壁薄，所以术中不容易直接找到出血点进行结扎止血，如果压迫时间持续 30min 后不再出血的话，尽量迅速结束手术，然后压迫包扎伤口，如果压迫 30min 以后仍然无法彻底止血的话，在用纱布压迫出血部位的情况下关闭伤口，进行伤口压迫包扎，过 1~2 天之后再完成手术。最坏的情况下可以用血管造影技术及选择性栓塞技术进行彻底止血，但实际上这种情况较少见。如果行皮质截骨术（下颌角骨外板劈除术）或长曲线截骨术时，切面太靠近下牙槽神经则容易损伤下牙槽动脉，进而引起出血，行长曲线截骨术时应与神经保持一定距离进行切口设计，皮质截骨时在直接目视外侧皮质内侧面的情况下谨慎切断才能减少出血的风险。

术中一旦出现骨渗血，用纱布压迫先止血，再进行其他操作。在缝合皮肤之前用氧化纤维素等止血材料覆盖骨渗血处后再压迫包扎伤口，此时大部分的出血均可以有效止住。手术部位入口，即口腔黏膜的切口区出血的情况术中不容易被发现。但术后发现伤口持续出血，用电凝止血应可以防止出血风险。如果出血无法止住，则果断进行全身麻醉后打开伤口找到出血点，予以缝扎止血。如果术后面部或颈部软组织因血肿引起肿胀现象，则不能怠慢，应密切观察病情变化。在适当进行加压包扎的情况下一般不会引起持续出血，但是如果发现口底、颌下渐进性肿胀而且变硬，患者语音不清、烦躁、紫绀缺氧，表明仍然在出血，形成的血肿导致呼吸道梗阻。此时应该果断采取措施，打开伤口，清除血肿，找到出血原因，彻底止血。

在下颌角截除后，有时候需要对截骨断端与边缘进行打磨修整。在咬肌稍前方的下颌下缘处有面动脉经过，当用球钻进行骨创缘修整时，最好用大骨膜剥离器将钻头与其表面软组织隔开，以免伤及此血管。选择电动骨锉进行修整，可以避免出现这种意外。

（三）术后不对称

【原因】

手术视野有限，操作不方便，切骨线的定位及实际切除量未按设计要求准确实施，可能导致面部左右不对称。另外，对术前就存在不对称的患者，术后有可能达不到矫治不对称的治疗目的。

【预防与处理】

从口内入路完成下角成形术对手术者的操作技巧和临床经验要求较高。数字化设计和3D 打印截骨导板有利于下颌角切骨的准确性和对称性。

（四）神经损伤与腮腺导管损伤

【原因】

经口内入路行下颌角成形术不易伤及面神经，但术中分离咬肌过于表浅或者错将外层咬肌切除时，有可能损伤面神经颊支和下颌缘支。在处理术中出血时，慌乱钳夹或者电凝，可能伤及下颌角和角前切迹附近走行在骨膜浅面软组织内的面神经下颌缘支，导致下唇口角歪斜，这是一种对面部有严重影响的并发症。

【预防与处理】

在止血时，要通过吸引器、压迫等让术野清楚，找到出血点，精确止血。进行长曲线截骨术的时候应通过拍摄 X 线片来计算下牙槽神经管的高度，在手术时至少确保离下牙槽神经的 3mm 以上的安全距离进行手术，才能避免损伤下牙槽神经。实行皮质截除时术前应拍摄面部骨骼 CT，在冠状面上确认下牙槽神经管及外侧皮质之间的距离，可以避免术中损伤下牙神经，在不能拍摄面部骨骼 CT 的情况下，假设下牙槽神经紧挨着外侧皮质前行的情况来进行外侧皮质截骨。如果术中发现已经损伤下牙槽神经，可用 7-0 无损伤线进行神经吻合术。即使不能在显微镜下进行神经吻合术，也应用裸眼进行缝合，经过一段时间后可以恢复一定程度的感觉。

注意术中剥离过程中不要损伤及牵拉颏神经，如果发现术中颏神经断裂，应进行神经吻合术。因离颏孔较近而神经吻合难度较大时，应使用薄的剥离子保护神经，用1~2mm直径的切割钻削掉颏孔周围的骨，露出神经末端，可有助于进行神经吻合术。即使在没有直接损伤神经的情况下，部分患者由于术中的牵拉、肿胀、包扎压迫等原因，术后也可以出现下唇及前颏皮肤、下颌前部及牙齿和牙龈的感觉迟钝，感觉减退；极少数患者也偶见刺痛感，触摸皮肤的时候有触电的感觉等感觉异常的症状。

一般来说，感觉减退或者感觉异常的情况在经过1年左右时间之后大部分患者会逐渐好转，但个别患者有嘴唇周边感觉异常而较长时间不恢复的情况。

能预料到哪些人经历长时间的感觉异常，预料到这种症状经过多长时间才可以恢复，这种预测对所有面部整形医师来说是无法达到的境界。虽然上述的症状不会引起日常生活中明显的障碍，但对患者来说会引起不便，所以术前与患者交流的时候应明确说明这一点，让患者在充分了解手术风险的情况下自愿接受手术。分离与切除咬肌位置过高和过于表浅，还可能损伤腮腺导管。因此，在手术操作时要求只做内层咬肌的切除，而且切除肌肉的范围仅限于下颌支下半部，以免伤及面神经和腮腺导管。幸运的是，肉毒素注射治疗单纯咬肌肥大效果可靠，现在肉毒素注射基本取代咬肌切除，避免相关咬肌切除并发症。

（五）口角与周围软组织损伤

【原因】

在口腔内施术，视野受限，有时为了充分暴露截骨部位而过度牵拉软组织可以造成口角拉伤。另外，术中使用截骨器械如骨锯、骨钻以及使用电刀、电凝不当都可能误伤嘴角、舌和口腔黏膜。

【预防与处理】

涂抹少许凡士林油膏（可用眼膏代替）于口唇四周，或在骨锯与软组织间用凡士林纱布隔开，可有效防止和减轻此种并发症。在使用截骨工具时，要掌握好支点。有些电锯、电钻的手柄在使用中发热，有烫伤周围软组织的风险，主刀医师与助手必须时刻注意保护好手术区域周围的软组织。

（六）伤口感染

【原因】

下颌角成形术后发生感染较少，其发生可能与积液或血肿形成有关。

【预防与处理】

仔细冲洗清除骨屑，充分止血，放置负压引流，加压包扎等有利于防止血肿形成，有效防止感染。术后合理使用抗生素以及加强口腔清洁卫生也是预防术后感染的有效措施。

（七）异物残留

【原因】

应用骨蜡太多，或纱布遗漏在伤口里。

【预防与处理】

下颌角成形手术视野小，光线差，难度大，骨面渗血多或下牙槽神经血管束损伤出血，可应用骨蜡止血，但不宜太多，否则易致术后伤口不愈合，形成慢性感染，间断有骨蜡从瘘道排出。

关闭伤口前，务必清点纱布等物品。通过清创处理，将骨蜡清除干净，伤口可愈合。

二、颧骨颧弓降低术

颧骨构成了面中部的支持结构，颧骨颧弓的宽度即面中部最宽点间的距离决定了面中部的骨性宽度。颧骨体向前部突出的程度，决定了侧面观面中部的轮廓形态，这也决定了面型的容貌特征。临床上所见菱形面型即是因为颧骨颧弓的肥大所形成。亚洲人的脸形多倾向于卵圆形，故对于颧骨颧弓较高者，无论男性还是女性均不太喜欢。

面部轮廓整形美容手术中颧骨颧弓降低缩窄术是一较常用手术。由于习俗及审美观不同以及人种的差异，我国颧部整形手术绝大多数是颧骨颧弓缩小术，而西方国家施行的颧部整形手术大多是隆颧骨术与颧骨颧弓扩张术。另外，我国一些地区传统习俗认为高颧部女性不吉不善，虽然没有科学依据，但是由于颧骨颧弓高，面颊部凹陷或窄而瘦小缺乏温柔圆润的美感。这也是求美者要求缩小颧骨颧弓的主要因素之一。

颧骨颧弓肥大的手术方法，主要是根据颧骨的前突和颧弓的侧突两个主要的不同状态决定手术的方法，如以颧骨前突为主，则采取降低颧骨为主。如果下颌角肥大和面型短，可行整体设计，同时做下颌角截骨成形和颏成形来改善面形。

颧骨颧弓降低的手术方法多采用口内进路颧骨体截骨和耳前小切口颧弓根部截骨，将颧骨颧弓移位到理想的位置后应用钛板做内固定。颧骨颧弓降低术可能发生下述并发症。

（一）软组织下垂

【原因】

皮肤和软组织下垂的高危因素包括：①年龄超过 40 岁；②面颊脂肪肥厚；③皮肤菲薄和松弛；④Ⅱ类咬合下颌骨或颌颈界线不清者；⑤术前存在鼻唇沟过深或下颌赘肉。颧骨复合体或不稳定的骨段向下移位是软组织下垂的另一个原因。广泛剥离软组织过多是软组织下垂的潜在原因。

【预防与处理】

减少剥离和保留颧骨体部咬肌的起点附着可以减少不希望出现的软组织下垂问题。对可能出现前述并发症的高危患者，术前必须告知面颊下垂的可能性，并且在术前和术中应特别注意防止这种并发症的发生。面中部提升、颊脂垫去除和鼻两侧增高都可作为有效的辅助手术，可以单独或组合实施。骨段间牢固内固定可减少此并发症的发生。

（二）骨不连接

【原因】

骨不连接是矫正不足和面颊下垂的原因之一，也常常是长期随访中不明原因疼痛的原因之一。骨不连接的原因可能是骨过度切除、固定不牢、过度运动（例如咀嚼时）、肌肉牵拉和术后恢复期间外伤。

【预防与处理】

虽然影像学检查可以显示固定材料断裂和骨段分离，但有时并不能发现骨段错位的明确征象。骨的部分分离，特别是在眶缘的上外部位常常存在，但如果有1/3骨愈合并保持连续性，则不认为是骨不连接。最初可以尝试保守治疗以缓解疼痛和假性软组织凹陷，软组织凹陷可以用注射脂肪纠正，但可能复发。如果注射脂肪后多次复发，可以选择将Medpor材料插入间隙表面以恢复其连续性。采取大的手术处理的指征包括严重的复发性疼痛和美学问题，如明显的骨间隙、不对称和颧骨复合体下陷。做颧骨复合体重新定位是最为理想的办法，尽管这在骨缺损较多的情况下操作起来很困难，并可能需要骨移植或异质材料填充。

手术医师应考虑前述诸多因素，骨断端间足够的骨接触和可靠的坚固固定是预防骨不稳定和骨不连接导致的一系列并发症的重中之重。术后1~3个月进流食，防止咀嚼力过大，以免咬肌力量过大牵拉颧骨块移位。

(三)颞下颌关节功能损伤

【原因】

颧弓根部截骨太靠后，损伤关节结节及关节软组织，可能导致术后颞下颌关节疼痛、弹响等症状。

【预防与处理】

由于颧弓向内移位而导致颞肌受压，可引起张口困难。术后1~2个月内会改善，张口练习有助于减轻症状。

手术医师在做颧骨根部截骨时，剥离不要太靠后下方，以免波及关节软组织的附丽，截骨应该保持在关节结节前方。

(四)效果不满意

【原因】

颧骨体降低不充分或最大颧突点的位置不合适是引起患者不满意的最常见原因。

【预防与处理】

大多数术后抱怨不对称的患者其实在术前就可能存在不对称，所以术前彻底仔细地检查至关重要，继而与患者沟通交流，详细说明术后不对称的可能性和手术的局限性，并客观实际地调节和降低患者的期望值。

如何确定骨切除和后移的量是一件很难精确完成的事，因为没有绝对的指南可以参照。通常，切除颧骨体部长条骨的范围是从2~6mm，颧骨体后移的范围是从0~4mm，颧弓内推的范围是从0~5mm。手术医师要根据患者的偏好和自己的经验决定每个要素精确的量。术中进行效果观察和调整，以得到效果最满意的颧骨块移动就位。

三、假体隆颏术

假体植入是面部美容整形中快捷、简单而有效的方法，颏部是假体植入最常见的部位，通常用来矫正颏短小和后缩，但近年来也用来改变面部的正面形状，例如，使颏变得尖些、改善其宽度和轮廓。如果下颌骨发育轻度不足，仅局限于颏部，许多医师会乐于采用植入假体的方法。

用于面部骨骼增量的假体材料有许多种，如硅胶、聚四氟乙烯、甲基丙烯酸甲酯、膨化聚四氟乙烯(Gore-Tex)和多孔聚乙烯。其中固体硅胶是最常用的材料。硅胶植入物很容易在手术中用剪刀或手术刀雕刻，并且可采用蒸汽或射线灭菌，也罕见有临床反应或过敏反应。但是，硅胶假体也有缺点，诸如，植入区骨吸收和纤维包膜形成等，如果是植入薄层软组织下，该包膜可以显现出来。但另一方面，纤维包膜也有积极的作用，它提供了一个血管化的保护层；如果需要取出假体，可以不损伤周围组织。螺钉固定时，固定的深度是防止撕裂、松动和植入失败的关键，建议使用多个螺钉。

颏肌在颏部手术中很少受到注意。然而，功能亢进的颏肌可能会导致颏部软组织团块和活动性皱纹，是假体植入术后不满意的一个因素。肌复位不良可能会导致颏部前下表面平坦，也可能导致假体向上移位。

假体植入手术可能发生的并发症有：感染、假体外露、错位或移位、表面凹凸不平、疼痛或不适、骨吸收和感觉减退。

(一)感染

【原因】

发生感染取出假体是严重的手术并发症，可能与植入物被唾液沾染有关。

【预防与处理】

假体应在试植入和最后植入之前进行妥善处置，以减少污染的机会。应避免沾染唾液及其他口腔分泌物。一旦有可疑感染的征兆，应立即使用大剂量的强力抗生素，用药时间要足够长。假体植入感染一直是备受关注的问题，因为假体材料不像自体移植组织有血管长入，相反假体还提供了细菌菌落生长和生物膜形成的表面。假体继发感染后可能会取出假体。

(二)位置异常

【原因】

假体错位或移位是这种手术常见的并发症，可能与未能可靠固定或术后肌肉的功能活动有关。

【预防与处理】

精确的腔隙剥离和钛钉固定可以预防此并发症。选择大小合适的假体很重要，假体过大可能导致轮廓扭曲变形。刚做完手术时，由于水肿不容易发现假体错位或移位。术后常用弹力带来减少假体移位和组织水肿。肌肉牵拉也是导致假体移位的原因，注射肉毒毒素有助于减少术后急性期颏肌或咬肌功能亢进。

(三)骨吸收

【原因】

植入的假体过大或形状不合适可造成受区骨吸收，颏肌功能亢进也是可能因素。

【预防与处理】

如果颏部假体厚度超过6mm，则骨吸收的风险高，术前应仔细评估。然而，骨吸收的可能性和发生时间都很难预测，需要术后定期随访。如果剩余骨皮质少，建议尽快取出假体。取出后通常需要行颏成形术，可选择水平截骨颏前移的术式。

四、颏部截骨成形术

颏部截骨成形术是矫正颏部畸形的最主要手术。颏的形态无论在前后、左右及上下方位都易发生改变，且个体差异很大，颏成形术必须个性化设计，常与其他正颌手术或轮廓整形手术联合应用。最典型的术式是颏部水平截开滑行前徙术，比假体隆颏手术复杂，其并发症更严重。

（一）出血和呼吸道梗阻

【原因】

颏成形术过程中出血的原因包括：软组织切开及剥离时出血；骨切开过程中骨髓腔渗血；口底肌肉软组织损伤出血；不慎损伤颏神经血管束出血等。

【预防与处理】

手术应在控制降压麻醉条件下进行，可减少出血。一旦开始切骨，应在保护好颏神经血管束和术区周围软组织的前提下，尽快用效率高的电动或气动骨锯完成骨切开手术。在颏部骨块与下颌骨未离断前止血是无效的，必须待完全切开将骨块降下后才好止血。可以将备好的肾上腺素和止血芳酸纱条填塞入切开的骨断面进行压迫止血，也可用电凝或者骨蜡填塞活跃骨创出血点。对软组织出血点，应妥善缝扎或用电凝止血。应放置持续负压引流，一般术后48小时后拔除引流管。

术后采用口外颏部加压敷料包扎，以减少死腔和渗血，同时可考虑全身应用止血药物。由于手术中可能损伤软组织以及骨创术后持续渗血，在术后监护中应密切观察有无口底或颏下、颌下血肿形成，以及舌的动度、患者吞咽、语音有无变化等。术后口底出现轻度肿胀及黏膜轻微发紫是正常术后反应。当血肿较大，舌体抬高与动度受限时可先用粗针头抽出淤血后密切观察。如果发现有活跃出血，应及时送回手术室打开创口进行彻底止血。为了确保上呼吸道通畅，吸出口内分泌物，应用内窥镜或可视喉镜辅助紧急行气管内插管。

（二）颏神经损伤与唇颏部麻木

【原因】

口腔前庭区黏膜切口过深后可能直接伤及颏神经；骨切开线过高也可能伤及下颌管弯曲部的神经束。另外，术中对颏神经的过度牵拉也是导致术后唇颏部麻木不适的原因。

【预防与处理】

术中应正确设计口腔黏膜切口与骨切开线的走向，切骨时防止手术器械误伤颏神经束。用长裂钻切骨时一定要注意周围软组织的保护。一般来说，用裂钻切骨比用骨锯截骨更易误伤神经。在整个手术过程中，术者或助手还应避免过度牵拉颏神经束以免造成其撕脱与断裂。如果在术中发现颏神经被离断，手术结束时应行神经束的无张力端端吻合术。

颏部截骨线应该低于颏孔 5mm 以上，避免在其附近做电凝止血，以免损伤颏神经。

在临床上，许多颏成形术患者术后会出现不同程度的下唇及颏部麻木，这是由于牵拉颏神经所致的感觉异常，可在术后几周乃至数月内恢复。严重损伤或撕脱颏神经后，这种麻木感也许是永久性的。因此，术前应向患者充分说明这种可能性。

（三）感染

【原因】

颏成形术后发生感染的概率较低，同期植骨或替代材料时可能增加感染。

【预防与处理】

充分引流预防血肿对预防术后感染很关键。合理应用抗生素可以有效地预防术后感染，一般选择广谱抗生素，而且要用够时间。口腔局部护理也很重要，可以采用生理盐水口腔冲洗，每日 2~3 次。对于患者本人，进食后应用含有抗生素或其他灭菌剂的漱口液漱口，保持口腔清洁。对广谱抗生素过敏、局部明显肿胀表明可能有血肿形成的患者更可能发生感染，需特别注意。

（四）颏下垂及下唇外翻

【原因】

术中剥离的颏部软组织未能正确地复回原位将导致颏下垂，患者的颏唇沟变浅平，颏下区出现赘肉，甚至可造成下前牙开唇露齿，影响面容。究其原因，主要是手术操作过程中过分剥离颏部软组织以及切口缝合时未将其复回原附着位置。

【预防与处理】

预防颏下垂及下唇外翻的要点在于术中避免过度剥离软组织附着，尤其是尽量避免波及下颌下缘以外范围，这也是早期颏成形术采用的脱套技术逐渐被淘汰的重要原因。此外，在缝合关闭切口时，应当注意分层对位缝合，对于前徙距离较大的病例，更应注意这一点。颏肌的对位缝合也很关键。必要时，可将肌层悬吊缝合于颏部外层骨皮质或固定夹板的螺钉上。

第二节 面部美容术

眼是视觉器官，视觉在人类认识客观世界中具有极其重要的作用。眼也是表情器官，是人类内心世界的显示器，在人类的情感思想交流中具有特殊的作用，眼睛的奥妙变化可以表现人的各种情绪、个性和德行。眼还是容貌美的重点，眼部的形态结构、生理功能是否正常对人类的容貌影响极大。一双漂亮的眼睛甚至能遮去其他器官的一些缺点。因此，美学家称之为“美之窗”。所以，要求眼部美容的人与日俱增。重睑成形术、眼袋整形术是最常用的手术。

一、重 睑 术

随着美容重睑术的广泛开展，临床上术后并发症、后遗症相对随之增多，因此越来越引起大家的重视。

（一）眼心反射

重睑术时出现眼心反射病例已有报道，患者由于手术过程中受到机械性刺激而引起缓脉及心律失常称眼-心反射（oculo-cardiac reflex，OCR）。严重者可引起明显的心脏功能改变，甚至导致心搏骤停而死亡。因此 OCR 已引起临床工作者的认识和重视。Matorasso（1990）曾报道眼睑整形手术中的 OCR 现象在 100 例手术中其发生率高达 25%。谭晓燕（1992）报告在 100 例门诊眼部美容整形患者中 OCR 发生率达 20%。其中重睑术 86 例，有 16 例发生 OCR，OCR 的发生，主要机理是眼球（感受器）受到加压等刺激后，由睫状神经和三叉神经眼支传入，经半月神经节传到第四脑室的三叉神经核，联合核上皮质束的神经纤维，将冲动直接传到延髓的迷走神经核（中枢），再沿迷走神经传出，到达心脏的肌肉（效应器）而引起心律失常等。

【原因】

手术时局部受到机械性刺激，如压迫止血、肌肉牵拉或处理眶脂肪不当，另外患者情绪紧张、恐惧、体质较差、患有贫血、心血管疾病、药物过敏、缺氧等都是诱发 OCR 发生的因素。

【预防】

术前做好必要的检查，做好心理准备。操作时尽量减少刺激和阻断传导，手术过程中避免过重或持续压迫眼球，处理肌肉和眶脂肪时尽可能动作轻快，避免操作粗暴，持续牵拉。

【处理】

术中发生 OCR 现象，患者出现胸闷、心慌、心动过缓、心律失常等表现，应立即停止一切操作，观察患者的脉搏、呼吸，特别注意心律。并向患者进行解释安慰，消除其紧张恐惧心理，待自觉症状消失，心律恢复正常后再继续手术。若病情不见好转或进一步发展，应给予阿托品肌肉或静脉注射，经此处理症状一般很快消失，恢复正常。

若患者不能耐受或坚持手术，在手术刚开始时可终止手术，如手术已进行一部分无法终止时，经处理患者情况稳定后尽快完成手术，必要时请有关科室医师配合完成手术。对心搏骤停者，除静脉注射阿托品外，应立即进行人工呼吸和心外按压等急救处理，并请有关科室医师共同抢救治疗。

（二）出血

此类并发症较多见。

【原因】

手术创伤、术中止血不彻底。患者凝血功能低下或患有出血性疾病或心血管疾病。妇女在月经期接受手术。术后没有加压包扎，术后 24 小时内创口局部热敷。

【预防】

术前常规检查血常规、血小板、出凝血时间，对患有出血性疾病患者应不予手术。术前应注意全身情况，有高血压、动脉硬化者，应给予适当处理治疗后再行手术，对于女性患者应避开月经期间手术。手术过程中，操作准确精巧细致，避免不必要的创伤，彻底止血，避免粗暴牵拉过多眶脂肪，眶脂肪牵出过多、处理不当即行切除，残端缩回眶深处一旦出血，将难以处理，故应视为禁忌。术后加压包扎 24～48 小时。术后一周避免食用刺激性食物。

【处理】

临床上根据出血轻重、部位等有以下几种情况：

1. 上睑皮下瘀血：轻者无须特殊处理，重者局部热敷、理疗以促进瘀血消散，全身用药增强凝血功能。

2. 血肿：对于一般性血肿范围不大，可任其自行吸收或早期给予冷敷、晚期给予热敷以利吸收。对于血肿范围较大或怀疑有搏动性出血者应及时打开创口，在直视下彻底止血，同时给予相应的药物治疗。

3. 球后出血：球后出血，眶内压增高，严重者可导致失明，患者自觉眼部胀疼，眼球逐渐外突变硬，甚至有血自切口不断涌出，因出血位置较深，出血点难找，止血困难。一旦发生球后出血应积极采取措施，除用一般止血措施(头面部冷敷，用止血剂，尽量找出血点等)外，还可酌情应用高渗剂与脱水剂降低眶内压力。有的球后及眶内出血为缓慢性，术中不明显，术后逐渐出现症状，此时应即刻拆除缝线，引出积血，降低眶内压，同时给予相应处理。球后出血虽极少发生，但因后果严重，应高度重视。

4. 结膜下出血：结膜下出血，多发生球结膜下或穹窿部结膜下。前者可自行停止，逐渐吸收，不留痕迹。穹窿部结膜下出血严重时可形成“结膜疝”而嵌于结膜囊腔内，轻者对症处理，重者剪开结膜进行引流或清除血肿等处理。

(三)感染

睑部血运丰富，抗感染力强，术后感染不多见。

【原因】

手术无菌操作不严或手术器械消毒不严，手术时间过长。患者有严重沙眼、结膜炎、睑缘炎或术区周围存在感染灶时手术。术后创口浸水、污染等均可导致感染。

【预防】

术前掌握好适应证选择。术前 1～2 天用抗生素药水点眼以预防感染。严格无菌操作，动作轻，尽量缩短手术时间。术后防止切口污染，并酌情应用抗生素。

【处理】

重睑术后发生感染，不但影响效果，而且给患者带来不必要的痛苦。术后感染，轻者局部抗炎处理，若出现切口化脓性感染则拆除部分缝线，局部清洁换药，同时全身应用抗生素治疗。若感染严重并发眶蜂窝织炎，应立即给予大剂量广谱抗生素联合治疗，局部理疗，以防感染扩散，引起严重后果。

(四)上睑肿胀消退慢

无论何种重睑术式，术后均有不同程度的反应性肿胀，肿胀多在术后 2～3 天较重。缝线法、埋线法反应较轻，肿胀消退较快，而切开法反应较重，肿胀消退缓慢，但随着时间的推移睑肿胀会逐渐完全消退。

【原因】

手术创伤，术后静脉淋巴回流受阻，并发感染或出血等。

【预防】

手术操作轻柔、细心，去除眼轮匝肌时不宜去除皮下组织及睑板前筋膜组织，尽量采用电凝或钳夹止血，少用结扎止血。埋线法、缝线法结扎松紧要适度。局部理疗避免局部感染或出血的发生。

【处理】

肿胀属可逆性并发症，一般情况下不作特殊处理，随着时间的推移肿胀会逐渐消退，必要时可热敷、理疗。如并发局部感染或出血，睑部肿胀更明显，此时应进行抗感染治疗和理疗促进血肿吸收。

(五)切口瘢痕增生

切口处形成较宽的瘢痕，有的略高出皮肤呈暗红色。

【原因】

无菌操作不严继发感染，粗糙的缝合技术，缝线太粗均可产生明显瘢痕。受术者为瘢痕体质、缝针经过处和切口均可发生瘢痕增生形成瘢痕疙瘩。

【预防】

详细询问病史，了解患者有无糖尿病、血液病，是否瘢痕体质，这些患者不宜手术。另外应讲究操作的细腻、准确，遵循无菌原则。

【处理】

轻度瘢痕待半年后切除，按整形原则缝合切口，局部应用激素等防止瘢痕增生，对瘢痕疙瘩者应慎重治疗。

(六)重睑皱襞过宽

【原因】

重睑皱襞线设计过宽，高度大于6~8mm；贯穿结扎法重睑术时睑板上缘、睑上提肌腱膜与皮肤间形成由内上到外下的斜向纤维粘连过多所致，并限制提上睑肌活动。临床表现为重睑皱襞过高过宽，术眼易疲劳，睁眼费力，睑裂相应狭小伴轻度上睑下垂。患者心理压力大，羞于见人。

【预防】

重睑线宽度设计应以受术者的主观要求，眼部条件，脸形、职业及年龄为依据，参照东方人正常重睑的宽度，综合分析定宽度。如长脸形、眉与上睑缘距离较宽者，从事文艺工作，年龄在35岁以下者，重睑皱襞可定宽些。术中切口上方眼轮匝肌不宜切除过多。缝挂睑板时进针点不宜过高。注意贯穿结扎法缝扎的高度。

【处理】

手术矫正。重新设计重睑皱襞线，切开皮肤后向睑缘剥离，彻底松解，直到睁眼原重睑皱襞消失即可，再按新重睑线缝合固定睑板，原过宽重睑即可被矫正。

（七）双侧重睑皱襞宽度不对称

【原因】

设计重睑线定点和测量上出现偏差，皮肤牵拉松紧不一致，去除眼轮匝肌及肌后组织多少不一致，或两侧缝合睑板前筋膜的高度不一致均可造成重睑皱襞宽度不一致；手术时外眦缝针深浅不合适，以致术后一侧松解，重睑线变短而致重睑线长度不对称；双侧缝扎松紧不一致，重睑皱襞深浅不一。

【预防】

正确设计上睑重睑线或手术切口线。

【处理】

皱襞宽度不对称或深浅不一者，3~6 个月双上睑肿胀完全消退后再次手术切开调整；重睑线过短者可在过短处加针缝扎或切开分离至足够深度，深挂缝合。

（八）三睑或多睑畸形

【原因】

受术者原有重睑，新重睑线没有设计在原重睑线上，缝线法和埋线法易出现；手术去除膨出的眶脂肪后，眶隔创面直接与重睑切口上方的皮肤粘连出现三睑或多睑畸形，俗称“三眼皮”或多层眼皮。

【预防】

因原有重睑皱襞太窄或对外形不理想而要求重睑术者，应采用切开法；切口上方皮下组织及眼轮匝肌不宜多去除，以免皮肤与深部组织直接粘连形成三睑或多睑畸形。

【处理】

轻度三睑或多睑畸形可在术后早期牵拉上睑皮肤使粘连松脱；重度者需在术后 3 个月再次手术分离粘连，中间隔以带蒂的眶隔脂肪，以消除粘连。

（九）三角眼

【原因】

切开法重睑术切口未达或超过外眦处；或切除眶隔脂肪时外眦处脂肪切除不够；缝线扣住睑板前筋膜的位置高度不在同一自然弧线上，出现皱襞弧度不自然；内眦段设计过宽，形成的重睑内宽外窄；另外受术者上睑松弛，外眦处松弛皮肤切除不够，或伴有上睑下垂。

【预防】

术前对患者上睑认真观察，准确定线；术前检查患者上睑皮肤松弛情况，检查有无上睑下垂，设计时注意外眦处皮肤的切除量，手术时注意外眦处眶隔脂肪切除量。

【处理】

再次手术，切除多余的皮肤及眶隔脂肪。

（十）上睑外翻

【原因】

发生率低，多因对松弛皮肤的估计不确切，皮肤切除过多。切口缝线固定位置过高或缝到眶隔膜或切口处瘢痕增生等所致。

【预防】

在手术中应注意切除松弛皮肤后睫毛是否上翘，以睫毛微翘的切除量为佳。年轻人最好不切除上睑皮肤，切口缝合位置要适中，切口创缘对整齐，尽量减少瘢痕形成。

【处理】

早期暂不作处理，若3~6个月后症状仍存在可采取手术修正。严重者需植皮矫正睑外翻畸形。

（十一）上睑凹陷

【原因】

手术中上睑眶隔脂肪切除过多所致患者表现为上睑失去丰满度呈深凹状，面容显苍老。

【预防】

对于超力型上睑（肿眼泡）或上睑皮下组织较厚，眼轮匝肌较发达者，切开法术中适当去除一些眶隔脂肪，术后重睑形态更美也不会并发上睑凹陷。对于上睑皮肤及眼轮匝肌较薄，眶隔脂肪不多的正力型上睑者，一般不宜轻易打开眶隔去脂肪，否则极易发生上睑凹陷。

【处理】

轻者不必处理，严重者可通过脂肪移植或真皮移植来矫正畸形。

（十二）重睑不显或消失

【原因】

重睑线设计过低。睑板前眼轮匝肌去除过少，皮肤与睑板不能直接发生粘连或缝合没有固定在睑板前筋膜上。病例选择不当，如上睑臃肿者或皮肤松弛者采取缝线方法所致。

【预防】

掌握好适应证，如眼睑臃肿或上睑皮肤松弛者以切开法较好。重睑线设计适中，缝线固定在睑板前筋膜上要牢固。

【处理】

再次行重睑术。

（十三）视力障碍或失明

本并发症发生率极少，一旦发生后果严重，故一定要格外小心警惕。

重睑术后出现视神经萎缩，而导致视力障碍，其原因可能是在去除眶脂肪时，过度牵拉眶内组织而引起血管痉挛或电凝止血时间接损伤视神经所致。另外在术中若并发眶内出血或球后出血，致眶内压增高，也是引起视力障碍的重要原因之一。

也有学者认为视力障碍及失明原因还不能完全肯定与手术是否有直接关系。因人群中大约有2%的弱视患者，其中也有单眼失明或近视及其他眼疾者而被忽略，以致手术后才发现，误认为是由于手术造成的，而难以判断定性，引起不必要的医疗纠纷。

二、眼袋整复术

眼袋主要指下睑出现不同程度皮肤松弛、眶隔脂肪堆积较多所造成的下睑皮肤下垂而且臃肿的征象。

眼袋整复术后感染及术后出血、血肿形成，其原因、处理及预防基本同重睑术。所不同的是下睑眼袋术后比重睑术后更易发生眶内或球后出血，重者致视力障碍，甚至失明，因此手术时应特别注意此并发症的发生。

(一)睑外翻及睑球分离

【原因】

术中出血多及术后肿胀，可造成暂时性睑外翻和睑球分离。另外下睑皮肤及轮匝肌去除过多。切口感染瘢痕形成牵拉下睑。少数老年人由于眼轮匝肌松弛、睑板弹性减弱，术后也有发生轻度外翻的可能。

【预防】

手术操作准确、轻巧。掌握好皮肤、肌肉切除量，原则是“宁少勿过，力求适中”。去除多余的一条眼轮匝肌后，将其缝合，必要时将其向外眦角方向牵拉，固定缝合1~2针，提高眼轮匝肌的张力，以防止外翻。

【处理】

术后发生外翻和睑球分离，一般不宜急于手术处理。轻者可给予局部理疗、按摩等待肿胀消退后多能渐渐自行缓解恢复。重者不可逆性睑外翻和睑球分离，保守治疗3个月再根据情况采取适当手术矫正。

(二)下睑凹陷

【原因】

眶隔脂肪有稳定眼球和使下睑部显得丰满的作用，如将眶隔脂肪去除过多，则下睑部出现凹陷；术中组织损伤严重；术后皮肤、肌肉眶隔膜与深部组织粘连向内牵引出现凹陷。

【预防】

术中要掌握好眶隔脂肪切除量，若发现眼睑明显塌陷，可将切下的脂肪重新植回。切忌盲目向外牵拉眶脂肪或向深处随意掏剪。

【处理】

轻者不必矫治。重者等3~6个月后酌情采用游离脂肪或真皮脂肪移植充填。

(三)矫正不足眼袋部分存留

眼袋手术效果不像重睑术后立竿见影，效果明显，尤其在轻、中度眼袋矫正时，术前一定要做好受术者的咨询工作，不能对手术期望太高。

本处所指矫正不足是指术后下睑眼袋存在，与术前比较改观不大而言。

【原因】

术前观察欠准确，设计皮肤切除量有误。术中处理肌肉、眶脂肪不够，过于保守。或术中因注射麻药过多，组织肿胀、出血等原因干扰正确操作。

【预防】

术前仔细观察，准确设计皮肤切除量。手术时采用阻滞麻醉；局部浸润麻醉注入量不宜过多，术中去除肌肉眶脂肪力求适中。

【处理】

手术3~6个月后酌情考虑再次手术。

(四)睫毛脱落、排列不齐

【原因】

切口靠近睑缘，损伤睫毛根部或缝合时缝针损伤睫毛根部。

【预防与处理】

手术按正规操作，切口以距离睑缘1~2mm、避开睫毛根部为宜。

(五)两侧不对称

【原因】

手术中两侧皮肤及眶隔脂肪去除量不是一样多。另外有部分受术者两侧皮肤松弛，眶脂肪膨出程度不同，而术者未仔细检查判断失误，未根据实际情况操作。

【预防】

术前仔细检查，正确设计，术中根据实际情况处理组织量的多少。

【处理】

眼袋矫正术后，所谓对称是相对而言，而且随着时间的推移，组织改变眼袋可再现，另外两侧形态变化也可不完全相同，术前应向患者解释清楚。

若明显不对称，手术3个月后再将不理想的一侧重新矫治，达到与对侧一致。

(六)角膜损伤

此并发症多在结膜入路法时发生。

【原因】

术中滴用高浓度地卡因次数太多而造成角膜上皮脱落。术中角膜保护不妥而误伤，或眼睑拉开、角膜暴露时间长，引起角膜干燥、损伤。

【预防】

在结膜入路法操作时，应注意保护角膜，防止误伤或干燥。令受术者双眼上视，利用上睑保护角膜，或用湿薄棉片覆盖角膜表面，或间歇地用生理盐水抗生素眼液滴眼以保持角膜湿润，使用0.5%地卡因较为安全。

【处理】

术后一旦出现畏光、流泪、疼痛等刺激症状，若用1%荧光素钠溶液滴入结膜囊内，角膜染色阳性则诊断角膜损伤。应及时用抗生素滴眼剂，6次/日，晚间用眼膏，一般均能治愈。

若严重者应按角膜炎治疗，以预防继发感染，并及时请眼科医师协助治疗。

三、隆 鼻 术

当前我国鼻部美容手术中，美容隆鼻术占80%～90%。隆鼻术有移植法与植入法两种。移植法指组织移植，取患者自身骨或软骨移植(如髂骨、肋骨、肋软骨等)，但手术痛苦较大，植入的材料随时间的推移会退化变形，故在美容隆鼻术中应不多。植入法指将非生物材料经塑形后植入组织内，近年来使用较多的是高分子化合物，如丙烯酸酯、硅橡胶等，用这些材料进行隆鼻，手术痛苦小，术后植入材料不变形，受术者乐于接受。尽管如此，隆鼻术后受术者不满意的情况并非少见，下面着重讨论医用硅橡胶隆鼻术后常见的并发症及处理。

(一)血肿和感染

血肿较多见，感染少见，但血肿易导致感染，此处在“危险三角区”，感染后有导致颅内感染的可能，因此必须高度警惕。

【原因】

术中损伤血管而术后未行加压包扎或加压包扎不当；另外术后鼻部受到碰撞均能造成血肿。感染多因术中无菌操作不严格或面部、鼻腔有感染造成。

【预防】

以预防为主。受术者健康状况欠佳以及面部或上呼吸道感染时暂不宜手术。手术时严格无菌操作，术中尽量减少锐性剥离避免伤及血管而造成出血。另外剥离时要仔细，防止穿破鼻腔黏膜。术中出血较多者术后局部适当加压固定处理。术后常规使用抗生素。

【处理】

一般术后第四天肿胀开始消退，如局部肿胀发红时间延长，应考虑到有血肿和感染存在的可能，应在严格消毒下尽量抽出积血。如受术者术后鼻红肿，疼痛持续加重，体温及白细胞总数升高，应及时手术，取出硅橡胶假体，并应用大剂量抗生素治疗。半年后可再次手术植入假体。

(二)皮肤穿孔

多发生于鼻尖部，有时也发生于鼻根部或鼻孔内。表现为局部发红、肿胀，触之软有波动感，穿刺抽吸有血清样渗出液。继而皮肤穿孔假体外露。

【原因】

一般认为假体过大、过长使局部张力过大，造成皮肤菲薄，加之组织对硅橡胶异物反应而引起穿孔。或者是局部化脓性感染处理不及时继发穿孔。

【预防】

手术中除考虑鼻造型外还应考虑皮肤的张力问题，如植入硅橡胶假体后皮肤张力过大，应及时取出重新修整，降低皮肤张力。

【处理】

如发现有穿孔表现时，应及时取出假体。

(三)排异反应

排异反应发生率约为5%，排异反应术前无法预测，因此依赖术后临床严密观察。

【原因】

个别受术者对硅橡胶反应强烈，不能受纳，出现局部无痛性肿胀、积液或微痛肿胀，局部发红。

【预防】

术前认真冲刷严格消毒硅橡胶假体，术中注意避免滑石粉、棉纱纤维附着于硅橡胶假体，以减少排异反应的发生。

【处理】

分急性反应和慢性反应。临床观察最早出现的排异反应在术后20小时，最迟的排异反应达3年。若发现有排异反应应手术取出假体，清除积血积液或肉芽组织，腔隙内冲洗后引流，常规使用抗生素预防感染。

(四)鼻歪斜

鼻歪斜是隆鼻术后最常见的并发症。

【原因】

多由于术中剥离不当而造成，如剥离过浅，两侧厚薄不匀或腔隙偏向一侧，或某些部位剥离不充分均能使假体歪斜。另外患者自身条件所致，如鼻梁轴线不正，鼻中隔歪曲或鼻小柱歪斜等。术后护理不当造成假体移位等。

【预防】

术前注意观察受术者鼻的基础条件，避免盲目手术。术中剥离形成的腔隙应较假体稍大，位置适中，层次一致。制作鼻假体时尽量做到与患鼻的基础条件相吻合。

【处理】

取出假体找出鼻歪斜原因，如为剥离不充分或假体放置较浅，可直接再剥离植入假体，术后加强外固定，否则也可3个月后再次手术隆鼻。如果假体是自体骨，可将骨清洁消毒后埋入自身腹部皮下保存。

(五)鼻背肤色异常和“光照阴影”

由于剥离过浅，皮肤较薄，则假体放置后，光照时有假体轮廓阴影。或剥离腔隙小而假体大，植入后鼻背皮肤张力大出现皮肤发红。

【预防】

手术过程中准确掌握剥离层次，开始紧贴软骨表面剥离，越过高点剪开骨膜后再贴骨面进行，剥离腔隙要大于假体。

【处理】

对以上两种情况均应择期重做手术。

四、驼峰鼻矫正术

驼峰鼻多由于鼻骨与鼻中隔软骨相接处骨质发育过度呈骨性突起。也有少数是由于外伤所致。典型的驼峰鼻矫正术，国外称之全鼻整形术，主要有鼻孔内进路和鼻孔外进路两种方式。此类畸形的手术治疗可能出现以下并发症。

(一)出血及血肿形成

【原因】

受术者本身为出血体质或手术操作粗暴损伤血管所致。另外术后加压包扎不当。

【预防】

术前常规查出凝血时间及血小板计数。术中少用锐性剥离避免损伤血管，去骨时敲击骨凿力量适中，以免意外骨折或软组织撕裂。术后鼻背部加压包扎两周。

【处理】

术后出现出血主要是局部加压包扎止血，并全身用药止血、抗生素预防感染。较小的血肿可自然吸收，较大的则需在无菌的条件下抽吸。

(二)感染

【原因】

多由于术前面部或鼻腔与鼻旁窦有感染未发现；亦可能由于血肿未处理而继发感染。

【预防】

术前检查受术者健康状况，掌握好适应证；受术者术前三天用消炎液滴鼻，并修剪鼻毛；术中严格无菌操作，彻底止血；术后应用碘仿纱条缠胶皮管填塞鼻腔，使分泌物引流通畅，防止蓄积感染，一般术后三天无血性渗出物时抽出填塞物。术后常规应用抗生素预防感染。

【处理】

如果出现感染首先局部创口引流，保持通畅，然后全身应用大剂量抗生素抗感染治疗。

(三)继发畸形

较常见的畸形是阶梯状畸形；其次是两侧鼻背不对称畸形；而鞍鼻畸形少见。

【原因】

主要是术者对受术者鼻梁去骨造型设计有问题，对术后鼻形变化估计不准或是术者经验不足，如截骨位置偏高术后便出现阶梯状畸形。

【预防】

术前设计力求准确，可在受术者鼻梁皮肤上标记去骨范围；术中去骨要按预定的方案进行，凿骨力量要均匀，不能操之过急。

【处理】

术后出现较明显阶梯状畸形或两侧鼻背不对称，术后两周内可做矫正，如已骨性愈合、应尽早做二期手术。如驼峰去除太多，应依受术者要求和鼻梁状态酌情考虑做隆鼻术。

五、招风耳矫正术

招风耳为常见的先天性耳廓畸形，主要由于对耳轮及其后脚折叠、卷曲不全，甚至未发生折叠与卷曲。目前较常用的手术方法为：软骨条切除缝合法、软骨平行切开法、软骨褥式缝合法、软骨管法、软骨膜划开缝合法等，一般手术后矫正效果较理想，但因耳廓外形复杂，术后也会出现并发症。

（一）血肿形成

【原因】

多由于术中止血不彻底，术后加压包扎不确实所致。血肿能引起耳廓软骨坏死，后果严重。

【预防和处理】

术中止血彻底，术毕包扎要可靠。术后如发现出血或血肿，应立即打开敷料，仔细止血再包扎。

（二）感染

【原因】

血肿处理不及时，继发感染。

【预防和处理】

严格无菌操作，如已感染，则应充分引流并用抗生素纱布湿敷。

（三）皮肤坏死

耳廓血运丰富，一般不会发生坏死。但若术中剥离广泛，术毕包扎过紧可致皮肤坏死。

【预防和处理】

手术时在软骨膜表面剥离，以标记点连线为中线避免剥离面广；术毕包扎可靠适中。如术后出现皮肤坏死，清创，换药后可用耳后局部皮瓣旋转覆盖，耳后行植皮术。

（四）耳廓软骨膜炎

【原因】

多由于血肿机化或感染所致。

【预防及处理】

以预防为主，手术严格无菌操作，血肿及时处理，发现感染及时采取措施控制感染，避免造成耳软骨膜炎。

六、面部除皱术

面部除皱术是当今中老年面部美容普遍流行的重要手术之一。按拟去除皱纹的部位不同分为：额颞部除皱术、鱼尾纹除皱术、面颈部除皱术、颈部除皱术等几种术式，也可同时去除几个部位皱纹行全面部除皱术。面部除皱术是将面部皮肤在与其下面的组织潜行分离后向上提升，借以展平其老化皱纹的一种手术。下面介绍较常用的额颞部除皱术和面颈部除皱术可能发生的并发症。

(一)额颞部除皱术

1. 感染

【原因】

由于创面较广泛，又有一部分头发暴露在手术野，如果术前消毒不严或不注意无菌操作均有发生感染的可能。

【预防】

患有糖尿病的患者易发生感染，不宜接受除皱手术；术前仔细检查，如头面部有感染灶必须痊愈后再考虑手术；受术者术前三天洗头，并用消毒液浸泡每日两次，然后将估计需切除的头皮部位备皮，以免散发落入切口；术中严格无菌操作，术后应用抗生素预防感染。若为局限性血肿则应及时引流。

【处理】

若局部已化脓则应打开伤口建立引流；若感染为线头反应则及时拆线。

2. 血肿形成

【原因】

一般由于术中额颞皮瓣分离时层次不清，额肌和皱眉肌切除后止血不彻底均可导致手术后继发出血而发生血肿。受术者凝血机制不正常也是出血的原因。

【预防】

女性受术者月经期及其前后暂缓手术。术前常规检查出凝血时间及血小板计数，术前三周停服阿司匹林、维生素 E、丹参等药物。术中注意手法轻柔，解剖层次清楚，尽量避免损伤血管，彻底止血。术毕棉垫加压包扎 48 小时。

【处理】

血肿发生早期，可用粗针头抽吸或切口处置引流条引流，然后加压包扎。如血液已凝固者，应及时清除血凝块并加压包扎。

3. 脱发

【原因】

手术中潜行剥离的平面较浅或过度钳夹牵拉损伤了毛囊；另外缝合过紧使局部血供受到影响致部分组织坏死，而造成局部脱发。

【预防】

头皮切开时应顺着毛囊的方向，注意保护毛囊。止血时用头皮血管夹，尽量避免钳夹而破坏毛囊。剥离时注意层次要在毛囊深部。

【处理】

半年后仍不长头发者需用手术方法来消灭脱发区，而手术需在瘢痕软化后进行。对脱发区较窄者可切除脱发区潜行分离拉拢缝合。对脱发区较宽者则采用组织扩张器的方法消除脱发区。

4. 面神经颞支损伤

【原因】

由于术者对面部解剖以及面部神经走向不熟悉而引起。

【预防】

术中在颞部分离层次应在颞浅筋膜浅层，至眶外侧缘 3 厘米处后用手指钝性分离，另外在水平切除 1 厘米宽的额肌时的部位至少应距眶上缘 3 厘米，防止损伤面神经颞支。

【处理】

面神经颞支损伤后使一侧额纹消失，不能抬眉，闭眼的力量减弱。一旦出现这些症状可给予营养神经和扩血管等药物，并配合理疗以促进神经功能的恢复。若神经是因牵拉、挫伤所造成的损伤，经治疗可在数月内逐渐恢复。若被切断则为不可逆性神经损伤。

5. 感觉异常

【原因】

由于手术的干扰，感觉神经皮支受损所致。

【预防和处理】

在术前向受术者解释清楚，这种术区麻木感一般在 3~6 个月后多能逐渐恢复。术者在手术过程中应避免切断眶上神经主干，一旦损伤应进行神经吻合。

(二) 面颈部除皱术

1. 感染

【原因】

面部血运丰富，一般感染率较低。多由于线头反应或局限性血肿继发感染。另外耳后创口缝合过深或创口裂开继发感染所致耳软骨炎。

【预防和处理】

手术过程中严格遵守无菌操作原则。术后有线头反应者拆除缝线，因局限性血肿所致感染者及时切开引流。若耳后缝合过紧过深伴有感染者应及时拆线，并局部换药，全身应用抗生素，以防感染蔓延形成菜花耳。

2. 皮肤坏死

【原因】

由于缝合时张力过大，缝线结扎过紧或剥离皮瓣太薄或术中操作粗暴损伤皮瓣血供或术中电凝灼伤皮肤等均能造成局部皮肤坏死。

【预防】

术中注意剥离皮瓣应有一定厚度，须带一薄层脂肪，以免损伤真皮下血管网，在使用电凝时须注意电凝强度不宜过大，以免间接灼伤皮肤，因此一般皮瓣止血及表情肌的切断最好不用电凝和电刀，防止造成皮肤灼伤而坏死。切除皮肤不宜过多，以免缝合张力太大而出现局部皮肤坏死。

【处理】

无论是表面坏死还是全层皮肤坏死，初期均采用保守疗法，保持坏死区清洁干燥，待痂下愈合自行脱痂。表皮坏死者视深浅不同可能不留明显瘢痕或只留表浅瘢痕，而表浅瘢痕可择期行皮肤磨削术。全层皮肤坏死者遗留明显瘢痕，这种瘢痕只能于二期根据情况进行切除缝合或植皮治疗。另外皮瓣坏死愈合脱痂后出现瘢痕增生时，可用曲安西龙(去炎松)0.2~0.4mg 在增生瘢痕外周封闭，每周 1~2 次，四周为一疗程，可减轻瘢痕增生。

3. 神经损伤

面颈部除皱术常见的神经损伤是耳大神经，其次为面神经颧颊支及下颌缘支损伤，但面神经损伤后果严重。

【原因】

术者对面部解剖不熟悉或术中钝性分离损伤神经等。

【预防】

要求手术者熟练掌握面颈部解剖层次与面神经的分支解剖结构，知道哪些地方可以大胆解剖，哪些地方应谨慎小心以免损伤神经。术中分离皮瓣时应在腮腺筋膜浅层进行，耳前腮腺咬肌区可锐性分离，腮腺前缘应纯性分离注意勿损伤穿出腮腺的面神经分支颧、颊支。而颈部应在颈浅筋膜的浅层分离，分离过深易损伤面神经下颌缘支和颈支，分离时最好不要破坏胸锁乳头肌筋膜，以免损伤耳大神经。

【处理】

面神经颧、颊支受损临床上出现同侧下睑活动障碍，鼻唇沟消失。面神经下颌缘支受损则出现口角歪斜。耳大神经受损出现耳垂及耳下部感觉丧失和麻木。如果术中发生神经损伤应及时吻合。如果术后受术者出现神经损伤症状，可给予 B 族维生素及扩管药物并配合理疗。如果是术中钝性分离损伤可在数天至数月内逐渐恢复。如果是不可逆性神经损伤可择期采用神经吻合或神经移植术治疗，采用筋膜悬吊法矫正口角歪斜等。

4. 感觉异常

【原因】

由于面颈皮瓣分离广泛，感觉神经皮支易受损伤，术后出现面部皮肤麻木，感觉迟钝，有蚁行感。

【预防和处理】

术后可出现术区不同程度感觉异常，应在术前向受术者交代清楚。术后因面颈部皮肤感觉迟钝，容易受到创伤，应注意保护。这种感觉异常一般 3~6 个月后可逐渐恢复正常。

第三节　面部微整形

随着社会发展，现在越来越多的人接受填充物注射的微整形治疗，注射材料包括透明质酸钠、胶原、自体脂肪等。主要进行面部充填、丰唇、隆颏等，改善皮肤、面部轮廓、年轻化。有很多患者取得较好效果，但也产生一些并发症。

一、早期并发症

(一)瘀斑

瘀斑是填充物注射的一种常见并发症。在使用扇形和穿线技术注射到真皮和直接真皮下平面后，更容易观察到。

瘀斑可采用冷敷、山金车、芦荟或维生素 K 霜进行治疗。缓慢注入填充物可降低瘀伤风险。

许多与抗凝相关的各种物质，包括非甾体抗炎药、许多维生素/草药补充剂和抗血小板药物，应在治疗前 7~10 天停止使用，以减少产生瘀斑的风险。

(二)肿胀和水肿

术后即刻出现短暂的肿胀是正常的，所有的真皮填充都会出现。但根据使用的具体产品的不同，肿胀时间和严重程度可能会有所不同。除了注射量和注射技术外，患者因素如皮肤划痕症等，也可能会影响肿胀程度。最常见的受影响区域是嘴唇和眶周区。在接受隆唇手术的患者中，可能会出现短暂的嘴唇肿胀。

值得一提的是，这种肿胀不应与较为罕见的血管性水肿相混淆。对肿胀较轻者可服用菠萝蛋白酶(bromelain)、局部冷敷，较重者则建议服用非甾体抗炎药或强的松，以减轻症状。

使用抗组胺药和/或口服类固醇后，这种血管水肿通常会在几天内消退。应密切监视患者，以排除可能的感染。

此外，迟发性超敏反应通常发生在注射后 1 天，其特征是硬化、红斑和水肿，并由 T 淋巴细胞而不是抗体介导。迟发性超敏反应对抗组胺药无反应，需使用透明质酸酶治疗。

(三)红斑

注射后立即出现皮肤红肿是正常现象。治疗持续性红斑，包括口服四环素或异维甲酸，或使用中等强度的局部类固醇。然而应避免长期使用高效类固醇。此外，维生素 K 霜可能有助于加速红斑的消退。

(四)感染

任何破坏皮肤表面的手术都有感染的风险，注射真皮填充物也不例外。急性感染表现为注射部位的急性炎症或脓肿，通常由皮肤上常见的病原体引起，如金黄色葡萄球菌或化脓性链球菌。

如果不治疗，这种情况可能导致败血症，尤其是老年人或患有其他改变免疫系统疾病的患者。轻度的可以口服抗生素治疗，而较严重的需要静脉注射抗生素和住院治疗。

(五)疱疹复发

皮肤填充物注射可导致疱疹病毒感染的重新激活。大多数疱疹复发发生在口周、鼻黏膜和硬腭黏膜。

如果患者有严重的冻疮史(超过3次)，计划在易受感染区域注射填充剂时，应在治疗前预防性地服用抗疱疹药物。对于这些患者，建议注射填充剂前1天和注射填充剂后3天，应用伐昔洛韦1g/24h。

此外，对于活动性疱疹病变的患者，注射应推迟到完全消退。

(六)神经功能障碍

美容过程中的神经损伤虽然非常罕见，但可由不同原因引起，如直接创伤、向神经内注射填充物、产品压迫组织。神经损伤可以是暂时的、可逆的，也可以是永久性的。感觉障碍、感觉异常和麻木最常见的部位是眶下神经。相对不太常见的是暂时性贝尔麻痹或面神经下颌缘支神经功能障碍，并可能持续数周。

尽管71%的贝尔麻痹患者经历了完全的自发消退，但剩下的29%表现出终身残留的半侧颜面无力。除了眼表保护措施(人工泪液、眼罩等)，贝尔麻痹的急性治疗措施主要是短期服用大剂量(例如1mg/kg)类固醇。后期或采用物理治疗和针灸。注射前，必须全面了解面部解剖结构，以尽量减少此类并发症的发生。

(七)肿块和隆起

肿块和隆起是填充物注射最常见的并发症之一。可根据其类型(非炎症性、炎症性或感染性)以及出现时间(早期、晚期或延迟)进行分类。由于它们可能由多种原因引起。一般来说，在几天或几周内出现的早期肿块和隆起往往是无痛的，并且最有可能是由于使用过多填充物、表浅放置和不适用的产品等造成的。按摩可能对消除治疗后早期出现的肿块有效。如果炎症正在改善，不要治疗。

如果非炎性肿块持续存在，则进行矫正：①针头抽吸或最小刺伤切口并排空。②透明质酸酶150U/mL(注意可能的过敏反应)。

(八)血管栓塞

软组织填充物注射后的血管损害，几乎总是由血管内注射到动脉中引起的，从而阻碍血流。

血管内注射的发生率似乎比我们想象的要高。对全球52名经验丰富的注射医师进行的基于互联网的调查结果显示，其中62%的人报告了一次或多次血管内注射。意识到血管内注射事件的发生并迅速、积极的治疗对于避免潜在的不可逆并发症是十分必要的。

血管栓塞的两个主要诊断症状是疼痛和肤色变化。动脉闭塞的典型症状是立即、严重和难以忍受的疼痛和颜色变化(苍白)；而静脉栓塞可能出现不太严重、迟钝或延迟性疼痛。

当怀疑有血管栓塞时，立即停止注射并迅速进行治疗是至关重要的。目的是促进血液流向受影响区域。治疗策略包括透明质酸酶、热敷、按摩患区，以及应用2%硝酸甘油糊剂促进血管扩张。

无论使用何种填充物，一旦出现血管栓塞应立即注射透明质酸酶。

建议使用高剂量的透明质酸酶(200~300U)，当注射透明质酸酶治疗急性缺血时，一致的建议是治疗整个缺血区域，而不仅仅是最初注射HA的部位。如果没有改善，应每小时重复一次或加大剂量，直到达到临床缓解。

（九）视网膜动脉栓塞

视网膜中央动脉（CRA）或其部分分支阻塞是一种罕见但极具破坏性的视觉并发症，可在使用自体脂肪、透明质酸或胶原等填充物进行美容手术后发生。

2015 年发表的一篇文献综述报告了 98 例填充物注射后视力变化，并发症风险较高的注射部位是眉间（38.8%）、鼻部（25.5%）、鼻唇沟（13.3%）和前额（12.2%）。至于填充物类型，自体脂肪是最常见的致病物质（47.9%），其次是透明质酸（23.5%）。

导致视力丧失的潜在作用机制是填充物逆流。如果针尖穿透眼动脉远端分支的壁，注射力可使小动脉扩张并引起逆向流动。主要症状是患眼失明，通常无痛，可在注射后几秒钟内发生。其他相关症状包括注射部位疼痛和头痛。

如果发生视力丧失，应立即采取治疗措施，因为持续 CRA 阻塞超过 60~90 分钟会导致不可逆转的失明。

具体的治疗措施为：

1. 药物治疗

（1）一滴 0.5%噻吗洛尔和/或一片 500mg 乙酰唑胺片剂（排除对磺胺类药物过敏后）。

（2）服用含乙酰水杨酸的舌下药丸（325mg）或 0.6mg 硝酸甘油的舌下药丸。

（3）在 30 分钟内静脉输注 100mL20%的甘露醇。

2. 手指按摩

在准备治疗时应立即开始，并在给药后继续。

（1）应将患者置于仰卧位。

（2）确保患者的眼睛是闭着的。

（3）通过闭合的眼睑在眼球上施加牢固的压力（足以确保眼球缩进约 2~3mm）。

（4）用力按压 5~15 秒，然后迅速释放。

（5）重复此循环至少 5 分钟。

尽管采取了这些措施，但如果患者在最初的 15~20 分钟内没有恢复视力，则必须将患者转诊至眼科专业中心进行前房穿刺以降低眼压。

因为到目前为止，纤维蛋白溶解或透明质酸酶浸润尚未显示出明确的疗效，它们的使用并不普遍。

由于并发症的严重性，通过充分了解面部血管解剖和注射技术来预防视网膜动脉阻塞非常重要。一旦发生这种严重并发症，应立即转院至眼科、介入科和神经科等相关科室，由处理此类并发症有经验的医师做及时而专业的诊治。

二、迟发或后期并发症

（一）水肿

1. 血管性水肿

血管性水肿可以持续 6 周以上。这些病例往往难以治疗，对药物的反应也不尽相同。

治疗方法应分阶段进行，如果反应不充分则进入下一步。通常，先应用最小剂量类固醇加以控制。未能控制，则建议使用其他较为有效的治疗方案，包括局部使用类固醇或免疫抑制剂。

2. 非抗体介导(延迟)水肿

以硬结、红斑和水肿为特征的迟发性超敏反应可在注射后数周出现，并可能持续数月。抗组胺药在这些反应中无效。最好的方法是去除过敏原。如果使用 HA，建议使用透明质酸酶治疗。其他填料可能需要类固醇处理，直到填充物被吸收或被排出。有时，作为最后手段，有必要进行填充物清除。

(二)皮肤变色

1. 新生血管

由于组织扩张和/或填充物的过度成型和按摩而导致的组织损伤可能有利于新的血管再生。新生血管可能在术后数天或数周出现，一般在 3~12 个月内消失，无须进一步治疗。激光治疗已证明对不消退的血管或皮肤血管扩张有效。

2. 色素沉着过度

色素沉着症在皮肤填充治疗的病例中并不少见，特别是在 Fitzpatrick IV-VI 型皮肤的患者中，然而注射后色素沉着也可在其他皮肤类型中看到。

为了解决这个问题，第一种治疗方法应该是使用漂白剂，如局部使用对苯二酚(2%~8%)和维甲酸，并每天使用全光谱防晒霜。对于炎症后顽固性色素沉着，也可使用化学去皮剂。如果治疗不成功，可使用强脉冲光、脉冲染料激光或点阵激光治疗。

3. 丁达尔效应

当颗粒 HA 填料不适当地植入真皮或表皮表层时，它们会导致称为“罗利散射”或“丁达尔效应”从而产生蓝色。如果不治疗，这种改变通常会持续很长时间，甚至持续数年。

透明质酸酶应该是治疗的最初方法。对于那些反应不好的患者，可以用小口径针头或外科手术刀在皮肤上划出划痕，并将表面多余的真皮填充物排出，从而治疗色素沉着不良。这种治疗策略可立即应用，或在注射后长达 12 个月或更长时间。

(三)慢性感染

迟发性慢性感染通常在注射后 2 周或 2 周以上发生，往往影响更广泛的区域。进行细菌培养和临床评估，以确定感染类型，并使用抗生素治疗。

脓肿形成是一种罕见的并发症，在使用永久性水凝胶填充物的病例中曾有报道，在治疗后 1 周到数年内发生；可能持续数周，数月复发。

一线治疗是引流和应用抗生素。细菌培养并进行敏感性报告是至关重要的。虽然极为罕见，但面中部和眶周感染可导致脑内并发症。

(四)结节

结节和肿块是使用皮肤充填材料引起的常见并发症。结节可分为炎性结节和非炎性结节。

1. 炎性结节

迟发结节(从术后4周到1年甚至更长)通常是炎症(对填充物的免疫反应)和/或感染相关(包括生物膜)。

生物膜广泛存在于自然界中，由密集的细菌群落组成，这些细菌周围有分泌的聚合物。但是，在发生由于永久性填充物而引起延迟性炎症并发症的患者中，尽管培养试验经常呈阴性，在证明活组织检查中可以检测到细菌后，生物膜引起了人们的极大兴趣。因此，对于怀疑生物膜参与的迟发结节并发症，使用分子技术，如聚合酶链反应或荧光原位杂交试验非常重要。

区分细菌生物膜引起的炎症和低度过敏反应可能非常困难。

许多细菌种类形成生物膜，随着生物膜的发展，它们变得更具抗生素耐药性和培养抗性。在治疗方面，这些感染很难治疗，有效的治疗方法是移除植入物，这并不总是可能的。在HA填充物的情况下，可使用透明质酸酶。但是我们必须非常谨慎，因为透明质酸酶不应在活动性感染(蜂窝织炎)的情况下使用，因为它可能会促进感染扩散到邻近组织。

其他治疗生物膜的策略包括低剂量曲安奈德与5-氟尿嘧啶(5-FU)的混合(0.1mL曲安奈德40mg/mL和0.9mL 5-FU 50mg/mL)定期(每周2次，每2周2次，然后每月1次)注射，直到解决。

抗生素治疗，可选用克拉霉素加莫西沙星，环丙沙星或米诺环素。

2. 异物肉芽肿

异物肉芽肿可能是由于身体的免疫系统对异物作出反应而形成的。

尽管所有可注射的皮肤充填物都可能发生，但发病率非常低(0.01%~1.0%)，通常在潜伏期(可能是注射后几个月到几年)后才出现。临床医生有时面临的患者不明或不完整的医疗和美容治疗史还可能会使肉芽肿的诊断进一步复杂化。

透明质酸填充物相关的肉芽肿反应可用透明质酸酶治疗，给药剂量为150U/mL。

一旦感染被排除或静止，肉芽肿可能对口服或病灶内应用类固醇有反应。如果类固醇不够，许多患者将对5-FU加皮质类固醇有反应。在其他治疗方法反复失败的情况下，手术切除是异物肉芽肿的治疗选择。

(五)组织坏死

组织坏死虽然很罕见，但可能是由于不小心将填充物注射到供应黏膜或皮肤的血管中，导致血管栓塞。另一方面，坏死也可能继发于局部水肿或邻近血管阻塞。

所有的注射医师必须熟悉皮肤坏死的迹象和适当的治疗。对于血管栓塞，可按前述血管栓塞损伤的处理方法治疗。组织坏死造成缺损时需手术修复。

(吴中兴　王秀丽)

◎ 参考文献

[1]查元坤，戴永贵．现代美容外科学[M]. 北京：人民军医出版社，1995.
[2]丁芷林．美容整形手术并发症[M]. 北京：北京出版社，1994.

[3]林茂昌. 现代眼部整形美容学[M]. 西安：世界图书出版西安公司，1997.
[4]宋琛. 眼成形外科学[M]. 北京：人民军医出版社，1990.
[5]宋儒耀，方彰林. 美容整形外科学[M]. 2版. 北京：北京出版社，1992.
[6]王积恩. 耳鼻部美容外科手术学[M]. 北京：北京出版社，1994.
[7]张其亮. 医学美容学[M]. 上海：上海科技出版社，1996.
[8]张智勇. 面部轮廓整形进展及相关问题探讨[J]. 中国美容整形外科杂志，2018，29(9)：513-515.
[9]杨君毅，徐海淞，穆雄铮. 改良的面部轮廓整形术在临床中的应用[J]. 中国美容整形外科杂志，2010，21(10)：583-585.
[10]吴旋，陈小平，金柱翰，等. 复合面部轮廓整形术后并发症的防治[J]. 中国美容整形外科杂志，2011，22(4)：205-208.
[11]Kaye B L, Gradinger G P. Symposium on problems and complications in aesthetic plastic surgery of the face[M]. ST. Louis：CVMosby Co.，1984：77-366.
[12]LeRoy J L Jr, Rees T D, Nolan WB Ⅲ. Infections requiring hospital readmission following face lift surgery：Incidence and sequelae[J]. Plast Reconstr Surg，1994，93：533.
[13]Rees T D, Barone C M, Valuri F A, et al. Hematomas requiring surgical evacuation following face lift surgery[J]. Plast Reconstr Surg，1994，93：1185.
[14]Teichgraeber J F, Riley W B, Parks D H. Nasal surgery complications[J]. Plast Reconstr Surg，1990，85：527.
[15]Kim J H, Ahn D K, Jeong S J, et al. Treatment algorithm of complications after filler injection：based on wound healing process[J]. J Korean Med Sci，2014，29：176-182.
[16]De Boulle K. Management of complications after implantation of fillers[J]. J Cosmet Dermatol，2004，3：2-15.
[17]DeLorenzi C. Complications of injectable fillers, part I[J]. Aesthet Surg J，2013，33：561-575.
[18]Brody H J. Use of hyaluronidase in the treatment of granulomatous hyaluronic acid reactions or unwanted hyaluronic acid misplacement[J]. Dermatol Surg，2005，31：893-897.
[19]Kassir M, Gupta M, Galadari H, et al. Complications of botulinum toxin and fillers：A narrative review[J]. J Cosmet Dermatol，2020，19：570-573.

第二十三章　口腔颌面部病变非手术治疗并发症

在治疗口腔颌面部病变的过程中，由于治疗方法本身的缺陷、药物的毒副作用、病变本身的复杂性、患者对治疗的敏感程度不同、口腔颌面部复杂的解剖和变异，加上医务人员操作和保护不当等原因，在药物局部注射治疗、颌面部介入治疗、微波热凝、射频热凝、激光、冷冻等治疗过程中和治疗后，可出现各种并发症。本章所描述的并发症其主要内容如下：

- 药物局部注射治疗
  - 口腔颌面部感觉丧失
  - 三叉神经运动根损伤
  - 第 III、IV、VI 脑神经的损伤
  - 出血
  - 注射区域感染、脑膜刺激反应和头痛
  - 病变复发
  - 皮肤、黏膜的溃破和坏死
- 颌面部介入治疗
  - 神经损伤
  - 造影剂反应
  - 皮肤坏死
  - 栓塞区域疼痛
- 微波热凝、射频热凝治疗
  - 正常组织的烧伤
  - 术后出血
  - 面神经分支损伤
  - 伤口延迟愈合
  - 组织水肿和皮下积液
  - 局部畸形
- 激光治疗
  - 穿孔
  - 出血
  - 光敏性皮炎
  - 过敏反应
  - 激光意外照射造成的伤害
  - 皮肤外观改变或其他继发畸形
  - 口咽腔肿胀与呼吸困难
  - 激光对肿瘤的激惹、种植作用
- 冷冻治疗
  - 水疱
  - 面部潮红
  - 疼痛
  - 色素改变
  - 瘢痕和畸形
  - 病变残留
  - 病变邻近的正常组织冻伤
- 营养缺乏及营养疗法
  - 热量与蛋白质缺乏
  - 水溶性维生素缺乏
  - 管饲法并发症
  - 静脉炎
  - 深静脉高价营养注射法的并发症

第一节　药物局部注射治疗

在颌面部，药物局部注射主要用于治疗三叉神经痛、口腔颌面部的血管畸形、血管瘤和囊肿。封闭疗法中也采用药物注射，主要用于颞下颌关节紊乱病。注射的药物可包括：无水酒精、甘油、鱼肝油酸钠、明胶海绵、硅橡胶球、高渗葡萄糖、三氯醋酸、平阳霉素、阿霉素、醋酸氢化可的松、氢化泼尼松、地塞米松、维生素 B_{12}、维生素 B_1、利多卡因及普鲁卡因等。其中以无水酒精、甘油、三氯醋酸对注射区域的组织损伤较大，容易引起组织损伤后的相应的并发症。

一、口腔颌面部感觉丧失

口腔颌面部感觉丧失可表现为局部的麻木不适，也可能伴有触觉障碍。同时由于感觉丧失，可致唇、颊、舌、腭等处口腔黏膜的烫伤；唇和舌的咬伤；由异物导致的刺伤等机械性损伤；误吸及口臭等。

【原因】

这种并发症的发生与注射的药物和神经损伤的部位有关。口腔颌面部三叉神经分支分布的区域感觉丧失，主要为痛温觉传导受损。触觉纤维的传导也可能受损。

1. 无水酒精或甘油注射于三叉神经半月节或三叉神经的周围分支等部位，损伤了三叉神经的感觉支。

2. 三氯醋酸注射治疗口腔颌面部囊肿时，损伤了三叉神经的周围分支。

【预防和处理】

1. 术前一定要和患者及其家属说明可能发生的并发症，对预防措施要解释清楚，使患者有一定的思想准备。以便预防术后因不慎而致口腔颌面部的继发性损伤。

2. 发生了并发症的患者，术后要注意饮食，不要食用油炸的、过热的、具有刺激性的、坚硬的食物。

3. 保持口腔卫生。由于局部感觉丧失后，口腔的自洁功能有所下降，患者在进食后，患侧口腔内容易滞留食物，故应注意进食后的口内清洁，多漱口，避免口臭。

4. 因部分口腔黏膜感觉丧失，应防止自我咬伤和误吸。

二、三叉神经运动根损伤

三叉神经运动根损伤可表现为同侧咬肌、颞肌、翼内肌、翼外肌的瘫痪，出现下颌运动障碍，影响咀嚼功能。长期的运动根瘫痪，可导致肌肉废用性萎缩，出现面部畸形。

【原因】

三叉神经痛的患者，在接受酒精注射法阻断下颌神经或三叉神经半月节的传导时，同时也损伤了三叉神经运动根。

【预防和处理】

尽量不采用下颌神经干或三叉神经半月节处的酒精注射法。没有全部损伤神经时运动神经纤维部分有再生的可能性。术后一旦出现运动神经功能障碍，要对患者做好解释；并

可辅助用维生素 B_1 和维生素 B_{12} 等神经营养药物治疗。

三、第Ⅲ、Ⅳ、Ⅵ脑神经的损伤

第Ⅲ、Ⅳ、Ⅵ脑神经损伤可表现为眼肌麻痹、眼球震颤、双侧瞳孔不等大，同时可伴有头痛、头昏、恶心、呕吐，甚至呼吸困难、心律失常、抽搐、昏迷、休克等严重并发症；有报道还可导致蛛网膜粘连。

【原因】

在三叉神经半月节注射酒精治疗三叉神经痛时，注射后的酒精溶液沿三叉神经根扩散，特别是在注射剂量过大且注射速度较快时，酒精可经根囊扩散至半月节周围的蛛网膜下腔，从而引起外展、滑车、动眼等脑神经的损害。

【预防和处理】

1. 应严格控制穿刺的深度和酒精注入的量，一般不得超过 0.5～1mL，注入要缓慢，在注射过程中要严密观察患者的血压、脉搏、呼吸等情况的变化，一旦发生头痛、头晕、恶心呕吐等症状，应立即停止注射，进行相应的对症治疗。

2. 手术者提高注射的精确性，是减少和避免发生并发症的关键之一。

3. 若发现呼吸、脉搏和胃肠功能等的异常改变，应及时进行相应的处理和治疗，特别是应注意保持呼吸道通畅，防止脑水肿和脑疝的发生。

四、出　　血

注射药物治疗三叉神经痛时可致出血，通常表现为局部肿胀、皮下瘀血。在眶上孔穿刺时的出血，可进入组织疏松的球后而形成血肿，引起急性眼球突出、疼痛、眼球活动障碍、视力障碍和眼周皮下瘀血青紫。如为三叉神经半月节穿刺时出血，血液可顺穿刺道进入蛛网膜下腔，患者会出现低热、颈部强硬抵抗感、恶心、呕吐等症状和体征，腰椎穿刺可见血性脑脊液。

【预防】

1. 应注意让患者选择合适的头位，为了避免术中出血，叮嘱患者穿刺时头部不要扭动。

2. 操作者应避免过分紧张和粗糙的操作，减少对患者的疼痛刺激，器械应尽量避开知名动、静脉。在不影响到达靶区的操作时，尽可能地按常规进行柔和的操作，以免损伤重要血管，造成不良后果。

3. 在有条件的情况下可以在 X 线、CT 或其他影像学的支持下，完成穿刺针的精确定位。对疑有组织变异者，提倡在治疗前作影像学的检查。

【处理】

一旦出现上述症状应立即停止穿刺和注射，一般行局部冷敷和适当压迫即可止血，让患者卧床休息，并行对症处理，这样操作后患者很少产生严重影响和后果。眶上孔穿刺时的出血，可对患侧眼球周围进行适当加压，让患者深呼吸以减小眼压。估计出血部位不深时，可引针缝扎止血。应急时亦可暂时压迫知名动脉。

五、注射区域感染、脑膜刺激反应和头痛

因注射器具、注射区域和药物的原因，可引起注射区域的炎症反应和感染，并因此而引发注射治疗后的头痛。

（一）感染

酒精注射治疗三叉神经痛时，若刺入有炎症的窦腔或脓腔，则可造成穿刺的针道和局部组织的感染。

【处理】

发生该情况时可及时使用有效的抗生素和进行局部对症治疗。

（二）脑膜刺激反应

患者在治疗后会出现不同程度的发热、头痛、头晕、恶心、呕吐、颈部抵抗感等症状。

【原因】

半月板穿刺引起出血或注射酒精进入蛛网膜下腔，导致化脓性或无菌性脑膜炎。

【预防和处理】

1. 术中应尽量避免可能对蛛网膜下腔的污染，并减少对血管和脑膜的损伤。
2. 出现脑膜刺激反应后对症处理，如遇诊断不清，必要时可行腰椎穿刺；并合理地应用有效的抗生素，以预防感染和减轻头痛。

（三）头痛

治疗后头痛的程度较轻，可逐渐缓解，可伴有注射邻近区域的疼痛，这种头痛较常见。另外一种头痛，程度较重而明显，为持续性跳痛；检查时疼痛局部有红肿热痛的炎症表现，此种头痛较少见。最少见的是头痛合并有脑膜刺激症状，如：发烧、颈强直，伴有恶心、呕吐，疼痛范围较广泛。

【原因】

头痛可能是刺激脑神经或周围神经的分支而导致的；或因软组织感染所致；也可能因颅内的感染而致，此种头痛多为三叉神经半月节注射后引起感染所致，经腰椎穿刺查脑脊液可证实。

【预防和处理】

1. 药物注射治疗时要严格无菌操作。
2. 出现了并发症，应选用有效的抗生素预防和治疗感染。
3. 对症治疗，并注意病情的变化。
4. 辅以止痛剂，以减轻头痛。

六、病 变 复 发

口腔颌面部的病变，如：三叉神经痛、脉瘤畸形、囊肿等，在药物注射治疗后可出现

复发。这里仅讨论药物注射治疗三叉神经痛后的复发。

早在1936年Grant报告用酒精注射治疗三叉神经痛229例，结果全部复发。而患者复发后检查该区域的感觉并未恢复。三叉神经周围支酒精注射治疗后，文献报道多为酒精使组织不全变性。从临床治疗效果来看，向三叉神经支内注射酒精，显然达不到对本病彻底治愈的目的。远期的疼痛复发，可能与神经纤维的再生和病因的继续存在或病因的继续发展有关。复发的原因可能还包括未能处理病灶或病灶治疗不彻底。临床检查和手术发现，三叉神经痛的病例有时在其相应的三叉神经分布区域内存在着病变。经皮穿刺三叉神经分支或半月节注射甘油治疗三叉神经痛时，据文献报道，近期随访复发率为4.6%。

七、皮肤、黏膜的溃破和坏死

药物注射治疗时，除引起注射区域的组织包括神经纤维和血管淋巴管的变性、坏死以外，还可引起口腔颌面部的黏膜与皮肤的溃破和坏死。当组织内张力过大、血循环发生障碍，组织可发生变性、坏死，表面皮肤和黏膜起疱、溃烂或有假膜形成，组织颜色变暗；创面继发感染，伤口会迁延不愈。

临床上可以见到治疗脉管畸形注射鱼肝油酸钠、无水乙醇等药物后，出现皮肤或黏膜的局部溃破(彩图23-1)、坏死(彩图23-2)，尤其是结合环扎治疗时更易发生。

【原因】

由于所注射的药物浓度和剂量过大或注射部位表浅所致。

【预防和处理】

应特别注意药物的剂量、浓度和毒性；注射的深度、角度、压力，以及注射时是否回抽；同时要考虑到接受注射区域组织的张力、弹性和对药物的反应性。

1. 如果病变邻近或已经累及皮肤与黏膜，注射治疗时就要注意适当降低用药浓度或用量。假若注射治疗的同时，结合其他治疗，如环扎、结扎、栓塞、病变周缘的压迫等，要考虑组织对治疗的反应，如炎症的发展速度、组织内的张力、血液供应以及微循环的重建等。

2. 若已经出现皮肤或黏膜的局部溃破和坏死后，应保持溃破区的清洁，隔绝或减少外界刺激，预防感染，对症处理，减轻疼痛，加快坏死组织的分离脱落，促进伤口的收敛与愈合。

3. 对于久治不愈的溃烂面，可以手术清除变性坏死组织或连同病变组织一起切除，采用植皮和皮瓣修复组织缺损。

第二节　颌面部介入治疗

介入治疗有多种技术，其中之一在头颈部多用于治疗颌骨动静脉畸形伴出血、颌面部血管畸形、颌骨中央性血管瘤、急性顽固性鼻出血或颌面部出血等疾病，一旦经数字减影血管造影(DSA)提示后，临床主要是经(股)动脉超选择性插管行双侧颈内、外动脉造影明确病变血管后，行超选择性颈外动脉分支栓塞治疗，注入聚乙烯醇泡沫颗粒、弹簧圈、PVA颗粒、明胶海绵、组织胶、无水乙醇等栓塞材料，达到栓塞或止血及治疗病变的效果。

其术后的并发症主要取决于被栓塞血管营养区域的缺血性反应，一部分类似药物注射治疗的并发症。本节主要介绍介入治疗在治疗脉管性和出血性疾病后的并发症，主要有神经损伤、造影剂反应、皮肤坏死及局部疼痛。

一、神经损伤

【原因】

颌面部介入治疗虽然通过微创手段达到止血和栓塞血管的目的，但它暗含一种高风险的因子，就是栓塞物、栓塞剂以及血栓的脱落、游走带来直接和继发性的区域神经组织的伤害，严重者甚至可导致脑组织的缺血坏死、致残和死亡。

【预防和处理】

为避免伤及神经组织，操作者术前一定要熟悉病情，在介入治疗前和术中要严格遵循操作规程，注意适应证和禁忌证。在行双侧颈内、外动脉造影后，明确并评估病变血管的大小、畸变程度、交通支口径、动静脉吻合支大小、瘤体内血液流速、弹性和炎症程度等，栓塞时可以采用试堵、超选、先小后大等措施，以防止栓子脱落进入循环系统，引发次生或严重伤害。

栓塞区域内神经组织的损伤，多为暂时缺血所致，经对症治疗和营养神经的药物治疗，多有改善和恢复。

二、造影剂反应

造影剂反应主要体现在两个方面，一个是过敏反应，另一个是造影剂肾病。

【原因】

造影剂主要是含碘类离子型造影剂，其渗透压远高于血浆渗透压，进入血液后遇水电离出电荷，对神经组织和心肌传导组织有干扰和损害。造影剂经过多次迭代革新，过敏反应越来越少，反而是“伪过敏”现象，比如针刺反应、低血糖反应等。另一个是造影剂经泌尿系统排泄时带来的负担和刺激反应，加上本身对造影剂反应敏感，严重时可造成肾病。

【预防和处理】

对疑似有造影剂过敏的患者，要注意询问病史和是否有过敏体质。轻度的过敏反应表现为：咽喉部和全身的灼热感、面部潮红、头晕、胸闷、气短、皮肤刺痒、荨麻疹、恶心、呕吐等症状，注射造影剂时要时刻观察患者的反应，出现上述症状时，应停止注射造影剂，给肾上腺素 0.1~1mg 皮下注射，或行异丙嗪 25mg 或苯海拉明 25mg 肌肉注射，留观至症状消失。如果出现大片皮疹、皮下水肿、喉头水肿、支气管痉挛、呼吸困难、过敏性休克、血压下降、昏迷等严重的过敏反应时，立即皮下注射肾上腺素 1mg 和给氧，如果有喉头水肿或喉痉挛的患者，即刻行气管切开或环甲膜穿刺，密切注意患者血压、脉搏和氧饱和度的改变，依病情对症处理。

如果有轻度造影剂刺激反应，可酌情静脉注入地塞米松等药品缓解。对造影剂重度反应敏感者，为避免造成肾病损害，要严格掌控造影剂使用指征及剂量，避免在短期内重复使用造影剂，对老年、糖尿病和慢性肾病者，尽可能避免使用造影剂，使用前和使用后要严密监测尿常规、尿酶、肾功能状况，早期发现肾毒性损害，以便于及时对症处理。

三、皮肤坏死

介入治疗可导致栓塞区域的皮肤发生色素沉着或皮肤坏死。

【原因】

主要是介入治疗后栓塞区域的皮肤血供发生不同程度的改变，轻者色素沉着，严重者可致皮肤坏死。

【预防和处理】

介入治疗时栓塞血管时尽量避免太靠近皮肤或口腔黏膜，应尽量控制使用硬化药物的剂量和浓度。一旦发生皮肤或黏膜的损伤，应注意保护创面，保持创面干燥、干净，必要时在敷料下持续封闭负压引流，促进肉芽组织生长，有利于创面愈合。

四、栓塞区域疼痛

【原因】

介入治疗可致栓塞区域疼痛和伴发头疼，如果只栓塞，则疼痛轻一些，加了硬化剂或化疗药物，疼痛反应会重一些。

【预防和处理】

可以对疼痛进行分级，按级给予相应的镇痛药物，三梯级用药，配合消炎、消肿、提高免疫力等对症处理，改善饮食并给予解释和心理疏导。

第三节　微波热凝、射频热凝治疗

射频热凝治疗在口腔颌面部多用于治疗血管畸形和三叉神经痛，其术后的并发症一部分类似药物注射治疗的并发症，另一部分是由于它本身物理性损伤而带来的并发症。微波热凝和射频热凝，均通过热效应使组织凝结而达到治疗的目的。本节主要叙述微波热凝在治疗血管畸形时的并发症。

微波热凝多用于口腔颌面部血管畸形的治疗，其术后并发症主要包括以下七个方面：对正常组织的烧伤、术后出血、面神经分支损伤、伤口延迟愈合、组织水肿、皮下积液以及术后局部畸形。

一、正常组织的烧伤

【原因】

微波是一种高频电磁波，它能止血，同时具有摧毁正常和病变组织的作用。当微波天线针插入组织内时，就可使天线针周围组织凝结，并行辐射使微波能在组织内转化成热能，其热度可高达100℃。因此若插入的天线针太靠近正常组织、微波作用时间过长或功率过大，可致正常组织的烧伤。

【预防和处理】

为了减轻或避免其对正常组织的损伤，在手术治疗中要注意掌握微波的功率和持续的时间，以保护正常组织。

二、术后出血

出血一般发生在术后2~3周，多位于舌和颊黏膜等部位。

【原因】

天线针直接插入的病变部位，在愈合过程中局部结痂，当结痂脱落并露出新鲜创面时，创区小血管可能会出血。

【预防和处理】

对知名的血管和其分支，在治疗时应避开。不能避开时，可预先翻瓣结扎或缝扎。一旦发生出血，局部缝扎或加压包扎即可止血。

三、面神经分支损伤

面神经分支损伤后通常表现为其支配区域的面瘫。

【原因】

当血管畸形的病变组织与面神经主干及其分支有较密切的位置关系时，治疗时常易导致面瘫。病变若位于面神经主干和分支附近，插针热凝和翻瓣热凝时，不易避开面神经。当面神经的分支位于血管畸形之深层，加上瘤体出血，或病变推挤正常组织，使正常组织移位，导致解剖层次不易把握，如果没有充分分离保护好面神经及其分支，则面神经损伤的可能性更大。

【预防和处理】

腮腺咬肌区血管畸形，若面神经分支穿过病变，应尽可能分离和保护面神经的分支。大多数面神经分支损伤后，经对症治疗神经功能可逐渐部分恢复。

四、伤口延迟愈合

【原因】

若病变累及口腔颌面部皮肤和黏膜，在接受微波热凝之后，病变区域的血管逐渐栓塞闭合，创口血运差，伤口愈合呈延迟过程，有些还伴有很重的炎症过程或伴有感染，或组织坏死、脱落后而成溃疡或出现洞穿性缺损。

【预防和处理】

为了术后伤口能正常一期愈合，治疗时应掌握热凝的功率与时间；尽量作皮肤翻瓣；靠近皮肤与黏膜的病变和变性组织应尽量切除。如遇组织缺损时，应行一期整复。

五、组织水肿和皮下积液

微波热凝术中或术后可出现组织水肿，或皮下积液等情况，肿胀严重者可压迫周围组织。如果肿胀发生在咽喉、舌、口底等处，可能会出现呼吸困难，甚至窒息。

【原因】

热凝治疗之后，通常治疗区域的组织表现为水肿、变性、坏死、液化、吸收的过程；其中水肿是最为明显的。由于治疗区域的微循环受到破坏，组织受热后的炎性渗出较多，局部肿胀、压力增大，加上变性组织坏死液化，故术后的肿胀常比其他手术后的肿胀程度严重。

【预防和处理】

1. 建立良好的引流。
2. 尽量翻瓣热凝；或彻底切除病变组织。
3. 必要时可作预防性气管切开术。
4. 术后配合使用改善微循环、减轻水肿的药物。

六、局部畸形

主要表现为软组织畸形，包括瘢痕、挛缩、凹陷或缺损畸形等，如小舌畸形，软腭洞穿和缺损畸形，面颊部凹陷与挛缩畸形。同时，影响咀嚼、吞咽、发音和美观。

【原因】

因病变范围过大，切除肿瘤组织过多，微波热凝功率太大，术后可出现口腔颌面部软组织畸形。

【预防和处理】

在术中应控制好微波热凝的功率及治疗时间；术者对切除的范围应做到心中有数，并预计术后组织可能缺损的程度；在术前要与患者及其家属说明治疗效果。

第四节　激光治疗

激光治疗一般比较安全，其并发症相对较轻，可能发生的并发症包括：穿孔、出血、光敏性皮炎、过敏反应、激光意外照射造成的伤害、治疗后继发畸形、口咽腔肿胀与呼吸困难以及对肿瘤的激惹和种植作用。其中以穿孔、出血和光敏性皮炎发生较多。下面分别叙述在激光治疗过程中和在术后出现的并发症。

一、穿　　孔

唇、颊、腭、舌、口底、鼻、耳等组织在照射后，可立即出现组织穿孔；或术后组织坏死脱落，发生“延迟性”穿孔。

【原因】

可能原因：局部连续照射时间过长；局部视野不清；未控制好激光导光纤维，没有对准病变部位，辐照方向不够准确；导光纤维的末端功率过高；操作者经验不足，或患者配合不佳。

【预防和处理】

1. 导光纤维末端的功率定在30瓦左右。脉冲式辐照，每次持续时间控制在1秒，可有目的地多次辐照。

2. 照射之前，需了解口腔颌面部病变的范围、大小、界限、厚度、质地，以及病变的性质，进行术前模拟，完成术前手术设计。

3. 辐照时助手一定要为操作者显示好辐照区域，有清楚的视野，并配合吸引、去除病变区域的坏死组织、分泌物及口腔内的唾液。

4. 一旦视野不清，应暂停辐照。

5. 辐照时，必须稳定地控制导光纤维末端的方向，其方向可以与病变的表面垂直，或与脏器的纵轴平行，操作必须要有支点，并进行必要的防护。

6. 出现穿孔后，可即刻修复或二期整复。

二、出　　血

【原因】

使用激光功率较大，且辐照在较大的血管上时，易导致出血。

【预防和处理】

术前应充分了解病变与周围血管的解剖关系，并且要注意病变可能推挤相邻血管，引起位移和血管的变异。在插入激光内镜时注意避开血管，在治疗时保持良好的视野和注意功率密度的大小。出血时可采用压迫止血、电凝或激光止血、缝扎或结扎止血。重要的血管需行修补术。

三、光敏性皮炎

光敏性皮炎主要发生在身体的暴露部分，多发生在面部。表现为红、肿、热、痒，或明显的充血水肿，红斑和水疱等急性皮肤炎症表现。

【原因】

由于在激光的光动力学治疗（PDT）中，患者接受了光敏剂，主要是血卟啉衍生物（HpD），术后由于阳光或强光的照射和辐射身体的暴露部分而引起光敏性皮炎。

【预防和处理】

1. 患者注射 HpD 之后在两周内必须严格避光。患者的房间、过道、手术室、患者的起居之处，均应布置为暗室；患者 4 周内应避免强光和日光照射。

2. 开始出现光敏反应时，可用肾上腺皮质激素和抗过敏药物治疗，对症处理后可治愈。

3. 可预防性使用避光剂。β-胡萝卜素和维生素 E 是单态氧的淬灭剂，可以抑制皮肤的光敏反应；同时也可使用其他的避光剂。

四、过敏反应

在激光光动力学治疗时，个别患者在注射 HpD 之前的皮试呈阴性反应，但仍有可能出现过敏反应。其表现和处理与一般药物过敏反应相同。

五、激光意外照射造成的伤害

激光意外照射造成的伤害主要为热伤害，与开水烫伤或火烧伤的表现类似，较常见的是治疗区域邻近的皮肤和黏膜的损伤，最严重的是对眼睛的损伤。

【原因】

激光的输出功率从 10^{-10}W 到 10^{3}W，国际上将激光对人眼睛和皮肤的伤害由小到大分四级，人眼睛如果不是故意直视激光，将不会受到第一、二级激光器的伤害，而对第三级以上的激光器，要严格遵守安全操作规定，并戴相应波长的防护眼镜。

【预防和处理】

手术野周围的正常组织要用湿棉布覆盖好，以免其吸收分散的光能和被金属器械所反射的激光损伤。医务人员和患者都应佩戴相应波长的防护眼镜。万一眼睛受到意外照射，需及时请眼科医生诊治。

六、皮肤外观改变或其他继发畸形

治疗后可发现皮肤色素沉着、色泽不一致、花斑，瘢痕或瘢痕挛缩。组织坏死，组织器官变形和缺损畸形。

【原因】

因导光纤维照射距离太近，时间太长，功率过大，剂量超量等因素引起。

【预防和处理】

1. 术前应把术后可能发生畸形的情况向患者及其家属说明。

2. 手术中力争以最小的损伤达到最大的治疗目的；并考虑到治疗后的条件有利于畸形Ⅰ期或Ⅱ期整复的进行。

3. 治疗区域的皮肤色素沉着，半年左右可自行消退。可局部涂搽防晒霜和避免日光照射，以减轻色素沉着。

4. 花斑不明显时可以用化妆品掩饰。

5. 如术后出现凹陷瘢痕，可采用磨削术磨平；如出现增生形瘢痕，可用瘢痕软化膏贴敷或在瘢痕内注射肾上腺皮质激素来治疗，使瘢痕软化，并停止增生。

七、口咽腔肿胀与呼吸困难

位于舌根、舌腭弓或软腭区的病变在治疗后易出现炎性肿胀、黄白色膜或坏死痂皮，影响进食等功能，肿胀严重者可导致呼吸困难。

【预防和处理】

术后使用类固醇皮质激素和超声雾化，减轻组织水肿，定期行口腔清洁。一旦出现呼吸困难，轻度时可以放置通气道，牵引舌头，严重时行气管切开术。

八、激光对肿瘤的激惹、种植作用

由于目前的诊断及定位技术的限制，激光穿透力有限以及肿瘤组织生长的特殊性，激光治疗难以达到彻底性的治愈。对残留的肿瘤组织和细胞是否有激惹作用，现有的实验、影像和临床资料尚未完全证实这一点。

因激光冲击力较大，可将治疗区域的癌细胞压入邻近的正常组织。在治疗过程中，飞溅物中就可能有活的癌细胞，可导致癌细胞的种植与恶性肿瘤的扩散。有实验证明，CO_2 激光的能量密度在 333W/cm^2 以上时，将肿瘤气化飞溅物用特殊方法全部收集，做细胞学检查，未找到活的癌细胞；将飞溅物送去培养，亦未发现活的癌细胞生长。如 CO_2 激光能量密度小于 333W/cm^2，则有活的癌细胞存在，而且能量密度越低，活的癌细胞数量越多。

第五节 冷冻治疗

临床上最常用的冷冻源是液氮，常采用接触冷冻法和喷雾冷冻法，不同的病变组织选用不同的冻融周期，一般每次进行 2~3 个冻融周期。冷冻后，受冷冻的病变组织区域的变化过程是：皮肤或黏膜发红，冻区肿胀明显，高出周边，第二天后结痂，冷冻组织变黑，一周后痂皮开始脱落，冷冻范围较大的病变组织，愈合过程可能就要长一些。

冷冻治疗的并发症较少，主要发生在冷冻后，如水疱、面部潮红、疼痛、色素改变、瘢痕和畸形、病变残留和邻近正常组织的冻伤。常见的有邻近正常组织的冻伤、色素改变和病变残留。

一、水疱

冷冻区域的皮肤或黏膜在冷冻后表面起水疱，个别出现血疱。

【原因】

可能是冷冻过深，或时间过长。

【预防和处理】

根据不同的病情，选择不同的冻融周期，可以减少水疱的发生。小水疱可以自行吸收；大水疱或血疱则可以用注射器抽吸其内的渗出液，让疱膜贴敷于创面上，使其自然结痂、脱落。不要挤破水疱，结痂后也不要强行撕掉痂皮。

二、面部潮红

冷冻后患者有时出现面部潮红，或头晕、血压下降、寒颤、发热等。

【原因】

可能是冷冻治疗刺激了患者的植物神经，或因患者的植物神经功能不平衡，表现为对冷刺激敏感。

【预防和处理】

患者出现此症状时，应嘱咐其平卧观察，一般可自行缓解。对高血压及植物神经功能紊乱者，在施行冷冻治疗前可以给予适量的镇静剂。

三、疼痛

冷冻治疗后多为局部疼痛，一般可以忍受，1~2 天后疼痛逐渐减轻。

【原因】

可能是冷冻后病变局部血管收缩，或血液循环障碍引起疼痛。

【预防和处理】

施术时可行局麻或全麻。冷冻后给予患者止痛和镇静药物。

四、色素改变

色素的改变主要表现为色素脱失、花斑、色素沉着。

【原因】

1. 色素脱失可能与真皮深层或皮下组织的损伤有关。

2. 花斑的产生，可能是因为冷冻深浅不均匀，冷冻后出现花白相间的色素沉着。

3. 色素沉着是在冷冻区域痂皮脱落后，在暂时性(约两周)色素减退的基础上，又出现暂时性的色素沉着。

【预防和处理】

1. 冷冻时应注意深度和时间。

2. 冷冻时病变区域的冷冻强度应均匀一致。一旦出现花斑，可用磨削术、植皮术或切除术，或再施激光照射、冷冻术进行治疗。

3. 色素沉着是暂时性的，一般三个月到一年可消退。因而不需特殊处理，可局部涂布防晒霜。

五、瘢痕和畸形

【原因】

因治疗的需要，皮肤、皮下组织缺失较多；痂皮非自然脱落；或创面的继发感染，都可导致瘢痕形成，甚至出现瘢痕挛缩畸形。

【预防和处理】

1. 如果是良性病变，冷冻时不宜太深、太久。

2. 冷冻后要保护好痂皮，保持干燥，勿浸水，勿强行撕脱。

3. 避免感染。

4. 如出现瘢痕，可在半年后(瘢痕软化后)进行整形。

六、病变残留

【原因】

1. 主要可能是病变范围较大，太硬，太深。

2. 冷冻治疗未能彻底冻融病变组织，或冷冻剂不能有效到达治疗部位。

3. 或因顾虑病变周围的或穿行其中的功能非常重要的正常组织，导致病变组织的残留。

【预防和处理】

1. 冷冻时采用接触冷冻法，适当延长冻融周期，并可间隔十天再次冷冻，治疗 3～4 次。

2. 亦可改进冷冻头，加强对周围组织的保护，尽量显露病变区域，使冷冻治疗彻底，避免或减少病变组织的残留。

七、病变邻近的正常组织冻伤

口腔颌面部软组织和硬组织可依冷冻源的温度和时间长短，而出现一到四度的冻伤，表现为组织的冰冷、苍白、疼痛和麻木等。

【原因】

冷冻治疗口腔颌面部疾患时，由于操作和保护不当，治疗区域邻近组织如皮肤、黏膜、皮下组织、肌肉、神经干及其末梢以及颌骨，在低湿、低温状态下可出现冻伤。

【预防和处理】

冷冻时应注意对病变区域的正常解剖结构加以保护，尽量避免冻伤。如伴发有轻微的神经损伤，可以辅助用一些神经营养药物。

第六节 营养缺乏及营养疗法

营养及其支持疗法在口腔颌面部疾患的治疗中，占有很重要的地位。患者因病变、手术等致进食困难，可发生营养缺乏。为了给患者补充必要的营养，通常需行鼻饲或静脉补充营养。本节就营养缺乏及补充营养的方法本身可能出现的并发症进行论述。

一、热量与蛋白质缺乏

【原因】

口腔颌面外科的患者可能因为手术、炎症、外伤、肿瘤、畸形等原因造成营养损失过多、摄取不足、消化与吸收不好，使其处于热量和蛋白质缺乏状态。如手术时的损伤、失血，较长时间的张口困难，错㸦与咀嚼不能，吞咽困难，甚至疼痛皆可以让口腔科患者发生营养紊乱。

【预防和处理】

鼓励患者进食，或辅助鼻饲和静脉输液，支持疗法。同时纠正引起营养紊乱的病因，并给予对症治疗。

二、水溶性维生素缺乏

【原因】

水溶性维生素(维生素 C、B 族)对人体的生物代谢很重要。如维生素 C 缺乏，血管的脆性将会增加，妨碍胶原纤维的形成，也可以引起蛋白质、碳水化合物代谢的紊乱。维生素 B 族与碳水化合物的代谢关系密切，维生素 B 族的缺乏将影响到切口的愈合，减弱对失血的耐受力。

【预防和处理】

口服或静脉给予水溶性维生素。

三、管饲法并发症

(一)误吸

误吸时患者出现呛咳、呼吸困难，甚或窒息而危及生命。可能被误吸的内容有：口和鼻腔的分泌物、手术创区的出血和渗出物、胃内容物、气管和支气管的分泌物，或鼻胃管给入的鼻饲液体。

【原因】

1. 可能因为患者的胃肠内压较大，蠕动和消化能力下降，或胃内食物异常发酵。

2. 由于患者的体位，或鼻饲的液体注入太快等。

3. 因为患者虚弱而各种保护性的反应减弱，加上呼吸道平滑肌的无力，对清除气管、支气管分泌物的能力下降。

4. 鼻胃管妨碍了有效的咳嗽，还可造成支气管分支的黏液栓积聚。

【预防和处理】

1. 鼻饲时让患者处于半卧位或直立位；鼻饲时液体慢慢滴入，假若可能的话，让患者自己控制鼻饲。

2. 患者在睡觉时不要给予鼻饲。

3. 加强患者的口咽腔护理，注意口腔和鼻腔是否有渗出；并注意吸痰。

（二）鼻咽黏膜的压迫性坏死

鼻胃管一般成人用 16 号或 18 号，儿童用 8 号；从前鼻孔插入后，每隔 3~7 天鼻胃管应加以更换，特殊情况不得超过 10~14 天。如需要再次插入鼻胃管，可通过另外一个鼻孔重新插入，以避免鼻腔和咽喉黏膜被长时间压迫而致的黏膜坏死。

（三）反流性食管炎

鼻胃管上有标记的刻度，一般健康成年男性从鼻尖经耳垂到剑突的长度为 50~55cm。如患者发生了反流性食管炎，则可以把鼻胃管的管尖置于食管远心端三分之一，不横过胃食管结合处。这样生理性胃食管括约肌的收缩能力得以维持，可以预防反流性食管炎的发生。

一般健康成年男性从鼻孔到胃食管结合处的平均长度是 40cm，鼻胃管插入的深度即管尖的深度常为 30~35cm。

（四）鼻胃管放置不当

在插入鼻胃管时，鼻胃管可在黏膜下成隧道进入咽后壁组织，或造成咽部创伤性穿孔或假憩室；鼻胃管还可致胃溃疡，或肠穿孔并发腹膜炎致死，或致命性胸积液和脓胸等并发症。

【原因】

1. 可能由于护理人员缺乏熟练的鼻胃管插入技术，造成组织损伤。

2. 患者呈慢性衰弱体质或处于昏迷状态，有明显的肌无力。

3. 患者有严重恶心和咳嗽。

【预防和处理】

插鼻胃管后，常规检查鼻胃管的位置。有疑问者，可行胸部 X 线检查，以明确鼻胃管的准确位置；这一点对插管困难的患者尤为重要。

四、静　脉　炎

插入静脉导管后第3天常有轻微的发热；插管的静脉附近出现发红、硬结、肿胀或沿静脉走行方向出现痒和疼痛；严重时，静脉穿刺部位可见到脓液，常伴有高热，血培养阳性。

【原因】

静脉导管留置时间太久；输注的药液对血管的刺激；细菌感染以及静脉血栓的形成。

【预防和处理】

1. 静脉导管采用组织反应较轻的硅塑料管。
2. 输注高渗液时选用血流流速快的静脉，如锁骨下静脉、颈静脉、腔静脉。
3. 下肢静脉要特别注意预防静脉炎的发生。
4. 出现了静脉炎后，要立即拔除静脉导管。
5. 伴有化脓性静脉炎时，需及时手术治疗。

五、深静脉高价营养注射法的并发症

（一）锁骨下静脉穿刺置管的并发症

锁骨下静脉穿刺置管、输液的并发症发生率低，但也有报道。可能发生的并发症有：气胸、血胸、液体输入纵隔或胸腔；穿刺针可能误入锁骨下动脉、误伤臂丛神经、胸导管、隔神经、气管等；也可因导管质量不好而刺破上腔静脉，引起出血；还可能由于导管插入过深进入右心室，引起心肌激惹、心律不齐、损伤瓣膜等；偶尔发生空气栓塞、静脉栓塞、小的肺栓塞等。

【预防和处理】

1. 操作者应熟练掌握深静脉穿刺置管技术。
2. 严格遵守操作规程；术前要注意对患者进行检查，排除凝血机制有障碍者、需肝素化者、严重肺气肿者、肺尖过高者。
3. 还要辨明解剖标志，及时判断是否有解剖变异，对有畸形或接受过颈胸部手术的患者，不要作锁骨下静脉穿刺。
4. 一旦发生并发症，及时发现，早期对症处理，避免引起更严重的并发症。

（二）感染

不明原因的发烧或腹胀，或在全肠外营养（total parenteral nutrition support，TPN）治疗过程中出现明显的感染迹象。

【原因】

来自导管系统和营养液的污染。感染源可能为细菌、霉菌或病毒。

【预防】

1. 置管时必须严格无菌操作。
2. 深静脉高价营养注射的护理一定要细致而规范。
3. 禁止从导管取血和经导管加入药物。

4. 深静脉高价营养注射采用完全封闭的输液装置，输液线上设置输液泵和微孔滤器。

5. 对于长期使用多种或广谱抗生素，接受激素治疗时，抵抗力下降的患者，要预防霉菌感染。

【处理】

1. 当患者出现症状后，应立即调换输液器和营养液。

2. 及时诊断：检测输液瓶内的残液，做细菌培养和血培养；在终止深静脉高价营养注射后，剪取小段导管和管尖，做细菌和真菌培养。

3. 如发烧几小时后仍持续不退，应及时拔除导管，根据病情和药敏试验结果，选用有效的抗菌药物。

（三）高渗性非酮性昏迷

患者出现昏迷。检查发现：血糖高达 600～700mg/dL，渗透压超过 350mmol/L，尿内无酮体。

【预防和处理】

1. 一旦发生高渗性非酮性昏迷，应停输高渗糖。

2. 补充等渗盐水和电解质。

3. 在避免发生低血糖的情况下，给予外源性胰岛素。

4. 改用混合能源的 TPN 治疗。

5. 根据中心静脉压、电解质、血糖和尿的测定结果，调整输液的质和量。

6. 对老年人，有糖尿病或尿毒症的患者，以及处于严重应激状态下的患者，TPN 输液不能太快，糖浓度不得过高。

7. 注意观察病情和检测血糖等。

（四）高血糖和低血糖

患者在接受 TPN 治疗时，出现高渗利尿、脱水，血糖超过 400mg/dL，在撤去 TPN 时可发生低血糖，血糖低于 50mg/dL。在较长期输入过量葡萄糖而又缺乏必需的脂肪酸，或长期输入过量的脂肪乳剂的情况下，有些患者可出现肝脂肪变性。

【预防和处理】

1. 患者在接受 TPN 时，要掌握好单位时间内高糖的输入量。

2. 观察患者的临床反应，检测其出入量、尿量、尿糖、血糖。

3. 对高血糖的患者，可依需要加用外源性胰岛素。

4. 停止深静脉高价营养注射时，周围静脉输入等渗葡萄糖，做到平稳过渡，避免发生低血糖。

5. 同时要输入适量的脂肪乳剂，不宜长期靠葡萄糖供给高热量，增强营养保护肝脏。

（五）血磷过低

严重的低血磷症可表现为昏睡、肌肉软弱、口周或肢端刺痛感、呼吸困难，甚至发生昏迷抽搐。实验室检查发现：血液中红细胞的 2，3-二磷酸甘油酸降低。

【预防和处理】

对 TPN 治疗的患者按每日需要量补充足够的磷(每提供 4184kJ 热量，应同时补充钾、磷、钙、镁、锌等，其中补充磷 4mmol)。

(何三纲)

◎ 参考文献

[1]陈伟良，陈光晔，李汝瑶，等．三叉神经周围支骨孔甘油注射治疗三叉神经痛机理探讨[J]. 临床口腔医学杂志，1994，10(1)：23-25.
[2]丁芷林．美容整形手术并发症[M]. 北京：北京出版社，1994.
[3]张志愿．口腔颌面肿瘤学[M]. 济南：山东科学技术出版社，2004：686-763.
[4]范新东，毛青．颅面部介入诊疗学[M]. 上海：上海世界图书出版公司，2011：28-64.
[5]耿温琦，孟广远．三叉神经痛射频治疗效果及其并发症防治[J]. 口腔颌面外科杂志，1992，2(3)：42-44.
[6]胡永升，张引成，裴秋梅，等．阿霉素神经干注射治疗三叉神经痛的临床观察[J]. 中华口腔医学杂志，1993，28(5)：281-283.
[7]贾暮云，金志勤，唐友盛，等．平阳霉素治疗颌面部海绵状血管瘤 24 例临床报告[J]. 中华口腔医学杂志，1994，29(5)：294-295.
[8]黎介寿．临床肠外及肠内营养支持[M]. 北京：人民军医出版社，1993.
[9]李又生．激光诊治癌症的研究动向[J]. 激光杂志，1998，19(2)：1-4.
[10]彭玉田，扬振群，周中华，等．微波热凝治疗颌面部大型海绵状血管瘤的并发症及其预防[J]. 实用口腔医学杂志，1996，12(1)：49-50.
[11]寿柏泉，丁冠群．5%鱼肝油酸钠致死量和安全累积量的研究[J]. 实用口腔医学杂志，1987，3(2)：93-94.
[12]寿柏泉，丁冠群．鱼肝油酸钠相对大剂量治疗口面部海绵状血管瘤 385 例疗效观察[J]. 华西口腔医学杂志，1989，7(2)：102-104.
[13]寿柏泉，杨震，孟昭业，等．平阳霉素治疗草莓状和混合性血管瘤的临床研究[J]. 实用口腔医学杂志，1995，11(1)：16-18.
[14]吴阶平，裘法祖．黄家驷外科学[M]. 5 版. 北京：人民卫生出版社，1992.
[15]吴思恩，徐国祥．激光肿瘤学[M]. 广东：广东科技出版社，1993.
[16]朱树干．激光神经外科学[M]. 济南：济南出版社，1991.
[17]秦中平，李克雷，刘学健，等．颌面部海绵状血管瘤的瘤体造影分型与介入硬化治疗[J]. 中华口腔医学杂志，2002，37(1)：27-29.
[18]史庆辉，孟庆江，王艳清，等．颌面部介入治疗并发症分析[J]. 实用口腔医学杂志，2002，18(1)：45-47.
[19]Conley J J. Complications of head and neck surgery[M]. ed 1. Philadelphia：W. B. Conley，1979：308-316.
[20]Fischer J E. Total parenteral nutrition[M]. Boston：Little Brown，1976：55.

第二十四章　恶性肿瘤非手术治疗并发症

由于医学科学技术的不断发展，口腔颌面部恶性肿瘤的治疗手段日趋丰富，除手术治疗外，化学药物治疗和放射治疗亦成为主要的治疗方法。随着化学治疗和放射治疗疗效的显著提高，肿瘤患者的生存时间明显延长，生存质量显著改善。近年来，随着基础研究的深入，特别是分子生物学、细胞生物学及免疫学的快速发展，肿瘤的生物治疗(免疫治疗、基因治疗及分子靶向治疗等)取得明显进展，靶向治疗在临床上逐渐得到广泛应用，单药或联合其他治疗显示出良好的疗效。与此同时，这些治疗方法对肿瘤患者的不良影响的报道也日益增多。恶性肿瘤的各类非手术治疗在发挥抗肿瘤作用的同时，对正常细胞也有杀伤或毒副作用，尤其是造血系统、心脏、肝脏、肾脏等，治疗期间可能发生功能异常，严重者甚至危及患者生命。因而，正确认识和处理非手术治疗的毒副反应或潜在不良影响，对提高肿瘤治疗效果极为重要。本章讨论化疗、放疗及靶向治疗的副反应与相关并发症。

第一节　化学药物治疗

近 20 余年，口腔颌面部恶性肿瘤的化学药物治疗，由于恶性肿瘤细胞的增殖动力学、药效动力学和药代动力学以及药物作用机理方面的深入研究，抗癌新药的发现以及化学治疗方案的不断改进，使得治疗效果有显著提高。化疗与手术、放疗已成为三种主要的抗肿瘤治疗手段。

恶性肿瘤的化疗虽取得明显进展，但尚存在许多问题急待解决。目前临床上所用抗癌药物的选择性不高，在杀伤肿瘤细胞的同时对机体正常细胞，特别是增殖旺盛的细胞如骨髓、毛囊、口腔及胃肠道黏膜的细胞等也具有杀伤作用。许多抗肿瘤药物对机体的重要器官，如心、肺、肝、肾等都有不同程度毒性，可造成这些器官的功能受损。下面将分别介绍化疗药物应用的不良反应或并发症。

一、造血系统毒性反应

抗肿瘤药物对骨髓的毒性作用是常见的副反应，多数药物都可引起不同程度的骨髓抑制，这往往是被迫减量或停药的最常见原因。

大多数化疗药物如烷化剂、嘧啶类似物、蒽环类、亚硝脲类、氨甲蝶呤、丝裂霉素 C 等，对骨髓具有高度毒性。

药物的骨髓抑制作用可导致全血细胞下降，但由于各种血细胞的寿命不同，则各血细胞系统母细胞的增殖速度也不同；子细胞寿命愈短者，母细胞的增殖愈活跃，受抗肿瘤药物的影响程度亦愈严重。抗肿瘤药物对造血系统的抑制，最早和最常见的是粒细胞、B 淋巴细胞和血小板。因血细胞减少，可并发出血；免疫功能下降易继发感染。长期或严重的骨髓毒性作用可引起再生障碍性贫血。

【预防和处理】

1. 严格掌握用药的适应证，对全身状况较差，近期做过化疗或放疗的患者，抗肿瘤药物应当慎用或减少剂量。

2. 化疗过程中至少每周血常规检查一次，必要时做骨髓检查，并进行支持疗法，如加强营养、应用升血药等。出现骨髓抑制的病例应采取以下措施：

(1)白细胞低于 $3\times10^9/L$，血小板低于 $50\times10^9/L$ 应考虑停药。

(2)粒细胞集落刺激因子(G-GSF)或粒-巨噬细胞集落刺激因子。

(3)当血红蛋白(Hb)低于 70g/L 可考虑成分输血，或少量多次输入新鲜血液。

(4)给予抗生素预防感染。

(5)血小板减少严重时($<50\times10^9/L$)，给予止血药以防出血，也是输血小板的指征。

(6)严重骨髓抑制的患者应入住层流病房。

二、心脏毒性反应

化疗药物引起的心脏毒性反应包括心肌损害、心律失常，可表现为心电图异常、心功能异常等。常见的临床表现包括胸闷、心悸、呼吸困难、心电图异常、心肌酶谱的改变，甚至出现心力衰竭。对心脏毒性最强的药物是蒽环类药物，具有明显的累积毒性；其次是环磷酰胺(CTX)、异环磷酰胺(IFO)、顺铂(CDDP)、氟尿嘧啶等。

【预防和处理】

1. 控制危险因素

临床上尚无有效治疗心脏毒性反应的药物，因此有效预防才是关键。在治疗过程中，当出现心脏毒性反应时要停止化疗，可是这时心脏往往已经受损，最好的方案是在治疗初期就采取预防心脏受损的措施。

在达到控制肿瘤的前提下，限制化疗药物剂量的累积，是减少心脏毒性反应最有效的方法。应用阿霉素总量以不超过 550mg/m^2 为宜，应用表阿霉素则应低于 900mg/m^2。

2. 右丙亚胺

右丙亚胺是目前被证实唯一可以有效地预防蒽环类所致心脏毒性反应的药物，为双内酰亚胺类化合物，是一种生物活化铁螯合剂 ADR-925，能络合与蒽环类药结合的铁，去除蒽环-铁螯合物中的三价铁离子，减轻脂质过氧化物产生的心脏毒性。

3. 其他治疗药物

常用保护心脏、减轻心脏毒性反应的药物有曲美他嗪(万爽力)、左卡尼汀、维奥欣、还原型谷胱甘肽等，其他的心脏保护剂包括辅酶 Q10、N-乙酰半胱氨酸、抗氧化剂(VC 和 VE 等)以及铁螯合剂(如去铁胺和 EDTA)等。

4. 已有心力衰竭者应使用强心药，如西地兰等，并及时邀请心内科医师会诊。

三、内脏毒性反应

抗肿瘤药物的大剂量应用，可引起内脏器官包括消化、呼吸、泌尿和生殖系统的并发症。其中以消化道毒性反应最为常见。

(一)消化道毒性反应

恶心、呕吐是肿瘤患者在化疗过程中最常见的不良反应。严重的恶心呕吐不仅能在短期内导致患者营养缺乏、脱水和电解质失衡，而且还会降低患者对治疗的依从性，使患者拒绝进一步化疗。因此，及时、有效地预防化疗所致的恶心、呕吐，对改善患者生活质量并保证化疗的顺利进行有重要意义。

抗肿瘤药物引起的消化道反应因药物类型、给药方法、给药途经等不同有明显差异。烷化剂和抗生素类药物导致的消化道反应出现较快，用药后几小时内即可发生。抗代谢药物如 5-氟尿嘧啶、氨甲蝶呤等可引起频繁腹泻和弥漫性腹痛。顺铂所致食欲不振、恶心、呕吐比较严重，常使患者异常痛苦，甚至不能继续坚持治疗。胃肠道反应发生频度与顺铂药量有关，如药量在 30~100mg/m^2 时几乎 100%发生，大量多次用药，毒性反应更甚。

其他消化道并发症如胃肠道出血、麻痹性肠梗阻也时有发生。化疗引起的胃肠黏膜损伤以及骨髓抑制作用导致的血小板减少被认为是消化道出血的主要原因。其中因化疗引起的急性胃炎是消化道出血的常见因素，占 43%。麻痹性肠梗阻是化疗比较严重的并发症，多见于具有神经毒性的长春新碱(VCR)，发生率约 10%，因此当应用 VCR 的患者出现腹痛、腹胀症状时，要警惕麻痹性肠梗阻的发生。

【预防和处理】

1. 恶心、呕吐的处理原则是化疗前后采用 5-HT3 受体拮抗剂联合皮质类固醇、多巴胺受体 D_2 阻滞剂(甲氧氯普胺)、苯二氮䓬类镇静药(地西泮)及抗组胺受体 H_1 剂(异丙嗪或苯海拉明)的联合应用。必要时还要考虑加用胃黏膜保护药，如抗组胺受体 H_2 剂(西咪替丁)和质子泵抑制剂(奥美拉唑)。近年的临床应用证明，神经激肽(NK-1)受体拮抗剂阿瑞吡坦对减少呕吐有明显疗效。

2. 注射氮芥类药物时应在用药前注射或口服胃复安，一般可持续应用 7~10 天。

3. 腹泻超过5次/日或出现便血，应立即停止化疗。应用止泻药，如易蒙停等；口服庆大霉素预防肠道感染；并及时补充营养、水，纠正电解质紊乱等。

4. 对于消化道出血的患者，应用内科治疗措施控制出血。

5. 麻痹性肠梗阻患者需胃肠插管减压，并注意补充液体和维持电解质及酸碱平衡。

（二）肝脏毒性反应

抗肿瘤药物引起的肝损害主要表现为肝功能异常、纤维性变或/和肝硬化。现已知氨甲蝶呤、丝裂霉素和5-氟尿嘧啶等剂量过大时可造成肝功能损伤，引起中毒性肝炎及胆汁瘀滞，表现为AKP、GPT和胆红素水平升高；超声检查可见肝脏肿大等。肝脏的远期并发症主要见于长期应用氨甲蝶呤治疗的患者，肝脏的病理改变是纤维化。

【预防和处理】

①化疗前对肝功能状况进行全面评估。②肝功能达到以下标准才可考虑化疗：血清胆红素≤1.5倍正常值上限，碱性磷酸酶（AKP）、谷草转氨（AST）和谷丙转氨酶（ALT）≤2.5倍正常值上限。③个体化使用化疗药物及剂量。④化疗期间注意用药对肝脏的影响。⑤给予必要的保肝药物，如还原性谷胱甘肽、复合维生素B、肌苷等。⑥根据化疗药物对肝脏功能的影响程度，及时调整药物剂量或停药。

（三）肺毒性反应

可能引起肺部毒性反应的抗肿瘤药物有博来霉素、氨甲蝶呤和丝裂霉素等。间质性肺炎/肺间质纤维化是一种严重的不可逆的远期毒性，致死率高。博来霉素引起的肺部毒性反应发生率最高，为2%～45%。肺部毒性反应的发生与剂量有关，当总量超过200～250mg/m^{2}时则可能发生这类毒性反应。与肺毒性反应发生有关的其他因素有：①老年患者，年龄超过70岁者尤为多见；②慢性肺部疾病，肺功能降低者；③胸部曾行放疗患者。丝裂霉素的肺部毒性与剂量有关，在其剂量达到25～250mg/m^{2}时，可有3%～12%的病例发生间质性肺炎。

临床表现为非特异性，主要以干咳、呼吸困难和偶尔发热为特征。肺部听诊：肺底部可闻及粗糙的啰音，有时出现胸膜摩擦音。胸部X线表现为起自肋膈角和肺下叶的网状或网结状病损。持续用药时，网状病损可波及全部肺实质。肺功能检测显示：CO_2弥散能力和肺活量在20%的患者中明显降低。肺功能异常早于临床和X线表现。

【预防和处理】

严格掌握应用博来霉素的适应证，老年患者、肺功能不良、急慢性支气管炎和肺气肿患者禁用。用药量应限制在300mg以下，用药过程中同时应用强的松或氯喹等纤维母细胞抑制剂，可减轻肺部病变。氨甲蝶呤和丝裂霉素所致肺部损害经停药和使用类固醇皮质激素可获治愈。发生肺纤维化后应预防感染并行低流量吸氧等治疗。

（四）泌尿系统毒性反应

大多数抗肿瘤药物经肾脏、膀胱排泄，容易引起肾脏及膀胱的损伤，如大剂量应用氨甲蝶呤、顺氯氨铂及环磷酰胺时泌尿系统毒性较明显。环磷酰胺大剂量应用时可导致膀胱损伤，发生出血性膀胱炎，据报道其发生率为4%～36%。临床表现为尿痛、尿频、尿急及血尿。发生肾毒性的患者尿液中有红细胞、白细胞及颗粒管型，血清肌酐升高。实验室检查可发现尿素氮(BUN)及血清肌酐升高及肌酐清除率降低，连续两次检测结果异常者应及时处理。

【预防和处理】

1. 详细询问病史和检测肾功能以便及时发现肾损害。

2. 补充液体并给予利尿剂以增加尿量。如应用顺铂可利用水化及利尿等措施来预防不可逆性肾毒性的发生。24小时排尿量应保持在2000mL以上。水化可采用生理盐水、甘露醇并同时给予硫代硫酸钠或谷胱甘肽。对于氨甲蝶呤，补充液体的同时可给予甲基四氢叶酸解救剂以避免严重的毒性反应甚至死亡。

3. 避免与损害肾脏的药物合用，如头孢菌素族抗生素或庆大霉素等。

4. 化疗过程中应经常检测血清电解质，血尿素氮及肌酐，每周期化疗前检测血清肌酐清除率。

(五)对性腺和生育的影响

据目前已有的报道资料，具有生殖腺毒性的药物主要是烷化剂，其他细胞毒药物还有阿糖胞苷(ARA-C)、甲基苄肼(PCE)和顺氯氨铂(DDP)等。烷化剂对睾丸的影响主要表现在精子减少或无精子，性欲及性功能减退。睾丸功能受损与烷化剂用量和疗程有一定关系，如环磷酰胺累积量在6～10g范围内时，一般不会发生不可逆性生殖障碍，超过此剂量可影响精子的成熟和致畸胎。除烷化剂以外，有报道阿糖胞苷的用量超过1g/m^{2}可引起曲精小管的严重损伤。顺氯氨铂(DDP)对生殖细胞有严重的杀伤作用，但停止化疗后50%的患者可恢复性腺功能。

应用环磷酰胺(CTX)的女性患者，高至60%卵巢功能丧失，滤泡成熟功能受到抑制。化疗可使卵细胞消失，患者年龄愈轻，卵巢的损伤相应愈小。

癌症患者化疗后尚有正常生育力者，一般认为所生婴儿与常人无显著差异。接受过无烷化剂方案化疗者，对生殖力的影响很弱，所发生的流产和先天性畸形与普通人群无差异。接受烷化剂和阿糖胞苷方案治疗者，其受孕概率比正常同龄人要低；对于男性，生育力要减少大约60%。

【预防和处理】

1. 在不影响治疗效果的情况下，可用其他抗肿瘤药物替代烷化剂。

2. 给予促性腺激素释放激素以保存性腺功能，女性患者在治疗期间可口服避孕药。

四、神经毒性反应

许多抗肿瘤药物引起神经毒性反应的发生率较低，可表现为周围神经病，如肢端感觉异常、腱反射减弱、听力下降、味觉异常、嗅觉异常等。中枢性神经毒性反应则表现为失眠、头痛、嗜睡、运动失调等。可能引起此类并发症的化疗药物有顺铂、长春新碱(VCR)、5-氟尿嘧啶(5-Fu)、顺氯氨铂(DDP)及大剂量干扰素等。

【预防和处理】

在使用长春新碱(VCR)、5-氟尿嘧啶(5-Fu)、顺氯氨铂(DDP)等化疗药物进行化疗时应注意加强对患者的观察和检测。由 VCR 所致的神经病变一般是可逆的，及时调整药物剂量(不超过 2mg/次)及给药方式(间歇性给药)所引起的神经毒性反应多不严重；一旦停药，神经毒性反应可逐渐消失。DDP 有听神经毒性，通过听力检测等评估听力改变，及时停用 DDP 可防止造成听神经的不可逆损害。采用水化利尿等措施促进药物排出体外，同时可应用叶酸、B 族维生素、还原谷胱甘肽、氨磷汀等有利于神经功能恢复的药物。

五、皮肤、黏膜毒性反应

(一)皮肤毒性反应

化疗过程中出现的皮肤及附件的毒性反应包括皮疹、色素沉着、皮肤角化、光敏性增高、脱发等。大剂量的阿霉素(ADM)和环磷酰胺(CTX)均可引起患者头发脱落，脱发多在用药 3~4 周开始，停药后多能恢复。此外，盐酸氮芥、氨甲蝶呤、5-氟尿嘧啶、长春新碱、博来霉素、放线菌素 D、阿糖胞苷及顺氯氨铂也可产生此类毒性。

【预防和处理】

每次化疗前或化疗后戴用冰帽 30 分钟可减少药物进入头部皮下组织，可减少脱发。药物性皮疹可口服抗过敏药，局部涂皮质类固醇软膏。皮肤色素沉着和角化，化疗结束后会逐渐恢复正常。

(二)口腔黏膜毒性反应

口腔黏膜位于消化道的起始部位，黏膜细胞分裂复制较快，易于遭受化疗药物的损伤，尤其是抗生素类及抗代谢类细胞周期特异性药物如博来霉素、放线菌素 D、阿霉素、5-氟尿嘧啶和氨甲蝶呤更易导致口腔黏膜损害。

抗肿瘤药物引起的口腔溃疡和口腔炎是化疗毒性反应的最早症状，临床表现为口腔、咽喉部黏膜干燥，伴有进食疼痛，口腔黏膜糜烂溃疡，舌红无苔，甚至吞咽困难。患者抵抗力严重低下者易并发感染，最常见的为念珠菌感染，表现为口腔黏膜出现白色斑块和肿胀。口腔炎常在化疗开始后第 5~7 天发生，持续 7~14 天或更长时间，之后逐渐痊愈。

【预防和处理】

进行化疗的患者应加强口腔护理，保持口腔卫生，避免刺激性食物。可用硼酸、氯己定、稀释的双氧水或碳酸氢钠溶液冲洗口腔，尤其是后者，对于清除黏液、痂皮、食物残渣等具有良好的效果。发生黏膜炎的患者应使用抗生素预防感染，全身性用药选用庆大霉素和羧苄青霉素等广谱抗生素；如并发霉菌感染，应行抗霉菌治疗，亦可用 5%~10%碳酸氢钠溶液擦洗口腔。

六、给药区局部毒性反应

口腔颌面部恶性肿瘤患者进行化疗时，其给药途径应根据口腔颌面部的解剖特点、肿瘤的部位、范围、性质，有无区域淋巴结转移和远处转移，以及化学药物本身的特点，选用静脉推注或滴注、颈外动脉分支插管推注或滴注以及肌肉注射等方法。随着化疗应用的增多，给药区局部毒性亦受到重视。常见的局部毒性包括局部组织坏死和血栓性静脉炎。

（一）局部组织坏死

许多抗肿瘤药物如盐酸氮芥、放线菌素 D、长春新碱、长春花碱及丝裂霉素等对组织有强烈的刺激性，在进行静脉推注或滴注时如漏于皮下可引起疼痛、肿胀及局部组织坏死。倘若外漏发生在皮下组织较深区域可导致深层组织如神经、肌腱及肌肉组织损伤。化疗药物外渗所致局部病理改变为 24 小时后血管扩张，血液淤积；72 小时出现皮内空泡，第 5 天出现浅层溃疡，血管减少甚至消失。

（二）血栓性静脉炎

化疗是治疗肿瘤的重要手段之一，目前化疗药物口服种类少，静脉给药是主要的给药途径。由于化疗药物的毒性和刺激性，常常导致静脉炎的发生。临床表现首先是穿刺局部不适或轻微疼痛，进而局部发红、肿胀、灼热、疼痛，并出现沿静脉走向的条索状红线，可触及条索硬结。沿注射静脉出现皮肤色素沉着和静脉栓塞。

【预防和处理】

1. 由静脉途径给药时，每次化疗前后应滴注生理盐水，并避免从肘前窝静脉给药。
2. 一旦发生外渗应立即停止给药，并尽可能抽出外溢药物。
3. 针对不同的抗肿瘤药物给以解毒剂。若阿霉素漏到血管外，可局部注入 1.4%的碳酸氢钠；盐酸氮芥以硫代硫酸钠缓解，如果必要，可给予皮质激素；如为长春新碱或长春花碱，应立即皮下注射透明质酸酶 1mL。
4. 当皮肤坏死区和周围健康组织完全分离后应手术清除，如坏死区过大应行皮片移植。

第二节　放射治疗

随着对肿瘤研究的深入和放射治疗技术的发展，放射治疗已成为目前治疗恶性肿瘤的主要方法之一。它是利用放射线能够抑制和破坏肿瘤细胞达到治疗的目的。放射治疗的原则是使肿瘤细胞受到最大限度的杀灭和损伤，同时要尽量避免和减少近期放疗反应和远期放射并发症。

不同组织细胞放射损伤后，其修复能力存在着差异。肿瘤细胞分化较差，容易受到放射线的破坏，接受治疗剂量照射后不能复生；而正常组织细胞虽可受到一定的损害，但仍可恢复其生长增殖能力。在正常组织细胞中，由于各种细胞的分裂增殖率不同，受放射线影响的程度也不一样。如皮肤、黏膜上皮、骨髓细胞等有较高的增殖率，在对肿瘤治疗的早期阶段常发生放射反应；而细胞增殖率较低的组织，如神经系统、皮下组织等对放射线轻度敏感，经放射线照射后可产生远期的放射并发症。

放射治疗对正常组织的影响不仅与组织类型有关，也与受照射的面积、放射剂量、照射时间以及放射治疗技术有着密切的关系。组织间植入 ^{125}I 放射性粒子具有创伤小、肿瘤局控率高、并发症较少等优点，近年来较广泛用于治疗颞下窝、上颌窦、口咽、舌根、颞下颌关节、腭、腮腺、颌下腺等部位的恶性肿瘤。在 3D 打印导板引导下，穿刺路径能很好地避开重要脏器，并能使放射粒子剂量分布均匀，具有更高的准确性和安全性。如果放射粒子植入密度过大，可引起组织局灶性坏死，造成难以愈合，可造成颊部或口底穿孔；对以前进行过放射治疗的部位行放射粒子植入治疗也较易出现局部组织坏死(彩图 24-1)。

本节就口腔颌面部肿瘤放射治疗对颌骨、皮肤、黏膜等主要组织和器官的影响进行讨论。

一、对皮肤、黏膜的影响

(一)放射性皮炎

放疗可造成细胞核的 DNA 合成障碍，引起一系列皮肤反应与损伤。放疗过程中首先是照射野内皮肤毛细血管反应性扩张，局部充血，出现红斑，可进一步出现糜烂，甚至形成溃疡。皮肤的修复取决于该部位细胞再生速度。当皮肤出现溃疡时需要停止放疗。放射性皮炎通常在治疗结束后 2~4 周消退。

急性期的皮肤损伤可表现为红斑、疱性皮炎、脱毛甚至溃疡等。照射后皮肤红斑的出现往往呈波浪形，一般有三个波峰，第一波出现在照射后 24 小时，一般认为是神经反射所引起；第二波出现在照射后第一周，一般认为是由于照射后降解产物所致皮炎；第三波发生在照射后 1 个月，是因静脉充血所致。如果皮肤总剂量不超过 30Gy，则在红斑期以后出现干性脱屑期，其特点为搔痒和脱屑，并常发生基底层黑色素沉着。如果总剂量为 40Gy 或更高时，则红斑以后出现湿性脱屑期，有大疱形成，以后疱顶上皮脱落而形成不易愈合的溃疡，愈合后可遗留色素斑，无毛或末梢血管扩张性瘢痕。皮肤附件的不可复性改变如永久性脱发，皮脂腺和汗腺破坏仅见于上皮致死量的照射。

慢性期的皮肤损伤以真皮为主，此时真皮乳头变平或消失，表皮萎缩、过度角化以及皮肤附件损伤，皮下组织纤维性变，皮下血管可发生动脉内膜炎、栓塞性静脉炎、血管数量减少和肥大细胞浸润等改变。主要临床表现为大剂量照射 6~12 个月后皮肤发生萎缩、色素改变和溃疡。一年或数年后，皮肤及皮下组织逐渐纤维化，固定；肌纤维融合成块，僵硬，关节活动受限。大剂量放疗后，可因动脉内膜炎，发生皮肤的放射性坏死。

【预防和处理】

放射治疗过程中，皮肤应保持干燥，避免局部摩擦、日晒、热疗、敷贴橡皮膏及刺激性药物。如刺痒严重，忌搔抓，可用冷敷或酒精涂拭，并用镇静剂。如发生湿性皮炎，最好使局部暴露，一般停止照射后 2~3 周会自行愈合。如湿性皮炎面积较广且有继发感染时，可涂布硼酸软膏等对症治疗。发生皮肤放射性坏死的病例，可考虑外科手术切除坏死皮肤进行修复重建。近年来也有人提倡应用高压氧舱结合外科手术治疗放射性皮肤坏死，全部或部分愈合率达 70%。

手术后进行放射治疗的患者，手术区瘢痕的形成以及颌面部肿瘤根治术后的修复重建均为影响放疗的重要因素。由于其血液循环较差，和正常皮肤相比更易于遭受射线的损伤，因而在进行放疗前应允许其有 3~4 周的修复期，以避免发生严重的放射损伤。

(二)放射线对口腔黏膜的影响

口腔黏膜为复层鳞状上皮，这些上皮的更新速率比皮肤略高，故具有较高的放射敏感性。口腔颌面部肿瘤的放射治疗可引起口腔黏膜的急性放射损伤和慢性放射损伤。头颈部肿瘤常规放射治疗出现临床可观察的急性口腔黏膜炎表现，在常规分割照射时通常7~14天出现。

大多数口腔颌面部恶性肿瘤的单纯放射治疗量为60~75Gy，在此剂量水平，多数患者的口腔黏膜于放疗的早期(2周)出现范围广泛的上皮溶解和渗出，表现为充血、水肿、上皮脱落，甚至演变成严重的黏膜炎，伴有或不伴有溃疡。炎性渗出物可形成块状的白色或黄白色斑膜，不规则的散在分布。常常首先出现于悬雍垂基部、舌腹、颊部和软腭等处。舌乳头也出现明显的发红肿胀，味觉丧失。这些症状和体征于放射治疗第五周达高峰状态，之后逐渐减轻。

颌面部肿瘤放疗引起的严重黏膜反应，有时会使治疗难以继续进行，如咽喉部的严重水肿反应可影响患者的呼吸。口腔的严重反应，影响咀嚼和吞咽。老年人、身体衰弱者，尤其是糖尿病患者若上述部位出现严重的反应，可能无法完成治疗。

根据放射剂量的大小，黏膜急性损伤可完全恢复，或导致不可复性损伤。放射治疗对口腔黏膜的长期影响是黏膜及黏液腺的萎缩，上皮薄而缺少角化，黏膜下层血管减少及纤维性变，弹性降低，轻微损伤即可导致溃疡形成。其愈合需数周或数月。

【预防和处理】

应注意口腔卫生，加强口腔护理，加强营养，增强抗病力。避免口腔黏膜的损伤，勿戴活动义齿，磨光锐利的牙尖或充填体。口腔黏膜炎患者可用温和的漱口液含漱，用抗生素防止感染。已有明显感染时，可用1.5%~3%双氧水含漱或用0.1%高锰酸钾液含漱，有消毒、杀菌、防腐、除臭的效果，并用抗生素控制感染。剧痛而咀嚼吞咽困难者，可用表面麻醉剂。

二、对涎腺的影响

高剂量射线将不可逆地破坏涎腺腺体组织，导致腺泡及涎腺血管的破坏，致使患者放疗后出现严重的口腔干燥症。口腔干燥可引发味觉与进食障碍，严重的还会引起一系列的继发症状，如咀嚼及语言功能的障碍、放射性骨坏死等。关于放疗导致涎腺损伤的机制，主要是血管内皮细胞损伤和腺泡损伤。浆液细胞的损伤是涎腺组织放射损伤的主要因素。放射损伤后期腺体的退行性改变和萎缩。

放射损伤愈合后，因腺体纤维性萎缩，腺实质减少，导致涎腺分泌功能降低。不同类型的腺体对射线的敏感程度也有差异，浆液性腺较易受到射线的影响，导致唾液分泌量降低，黏度和酸度增加。

【预防和处理】

1. 减少涎腺放射受量和体积。腺体接收到的放射剂量和大涎腺暴露在放射线中的体积被公认为是判断放疗后涎腺损伤和功能恢复的2个最重要的指标。腺体接受的放射线剂量越大、暴露在放射线中的体积越大，涎腺功能的损伤也就会越重，恢复越困难。因此在放射治疗中，保证靶组织放射效果的同时，尽可能减少非病变涎腺的放射受量和体积，可缓解涎腺放射性损伤。目前常用的适形放疗和调强放疗均可减少正常组织的损伤。

2. 药物治疗减少放疗损伤。放疗前后使用拟胆碱药，也可对放射损伤的腮腺起到一定的保护作用，促进唾液分泌。给头颈部放疗患者放疗前一天和治疗后 3 个月每天 5mg 毛果芸香碱，患者主观的口干症状发生率降低。

3. 基因转导防治放疗引起的涎腺损伤。目前，通过基因转导的方法来改善放疗后的涎腺分泌功能已经成为可能。涎腺基因治疗是指通过导管逆行注射方法将编码外源基因的载体注射入腮腺，补充或替代体内基因缺陷或不足用以治疗涎腺分泌功能障碍。

4. 对症治疗。放射治疗后，患者常出现口腔干燥，症状长时间难以得到改善，因而需要唾液代用品，常用的为水，其次为人工合成唾液(甘油 4 份，单糖浆 1 份，柠檬酊 10mL 加水至 2L)。如有念珠菌感染，可使用制霉菌素。应加强口腔护理，注意口腔卫生。

三、对牙、骨的影响

(一)对牙齿的影响

颌面部肿瘤患者经放射治疗后，口腔内的牙齿在数月时间内处于对温度及甜性食物的敏感状态，之后出现特征性的牙体龋坏。常于放射治疗后 2~4 年出现中等程度的龋坏。患者接受细致的口腔护理和治疗，此龋坏过程可持续数年；否则发展为猖獗性放射性龋，口腔内牙齿在 1~2 年的时间内全部被破坏。

放射性龋的产生不是射线对牙齿的直接作用，也并非牙齿和颌骨血供的改变所引起，主要是涎腺遭受射线的损伤，导致唾液在质与量的方面改变所致。唾液分泌功能降低，其清洁和润滑功能亦随之丧失，口腔干燥，咀嚼及吞咽发生障碍，食物碎屑易于在口腔内存留并黏附于牙颈部，随之在照射和非照射牙齿表面引发龋坏过程。

放射治疗对处于发育期的牙齿也会产生明显的损伤。阻抑牙齿的发育，导致儿童恒牙发育缺陷甚至不发育，牙根发育不全，萌出和钙化异常。

【预防和处理】

放射治疗后应注意口腔卫生，定期行口腔检查，并应用氟化物对牙齿表面进行处理，以降低龋病发生率。对于放射性龋坏的牙齿应尽早进行治疗。

(二)对骨的影响

颌骨受到大剂量放射线照射可产生严重的并发症：首先，发生放射性颌骨骨坏死并发感染形成放射性骨髓炎；其次，处于生长发育期的骨骼，接受大剂量射线照射后，因生长发育停滞可引起严重的骨骼畸形。

颌骨放射性骨坏死(osteoradionecrosis of jaw)是颌骨组织受大剂量辐射后所引起的骨坏死以致形成死骨的特殊病理过程，常继发感染和伴有持续的疼痛。由于头颈部恶性肿瘤应用放射治疗日趋普及，由此而引起的放疗并发症——颌骨放射性骨坏死的发生率也随之增多，其发生率差别较大，近年的文献报告，下颌骨放射性骨坏死的发生率 5%~15%。因恶性肿瘤进行放射治疗可能产生放射性骨髓炎的颌面骨骼包括上颌骨、下颌骨、蝶骨底部和颞骨等。由于各骨骨质结构的差异，发生骨髓炎的概率也不相同。其中下颌骨是最易发生骨坏死的区域。

放射性骨坏死是鼻咽癌放射治疗后严重的并发症之一。放射、创伤和感染是放射性骨坏死的发病要素。放射性骨坏死的发生与个体耐受性、照射方式与剂量等因素有关。下颌骨 60Gy 以下基本不发生骨坏死，60～70Gy 发生率为 1.8%，70Gy 以上的发生率为 9%。单程治疗者骨坏死的潜伏期为 3～15 年。再次放疗者更易发生骨坏死。

目前认为放射、创伤和感染是放射性骨坏死发病的三要素。Marx 通过对 26 例颌骨放射性骨坏死的病例进行细菌培养和病理学检查后，对放射性骨坏死的病因病理机制提出了三低学说，即放射性骨坏死的病理发生是由于低氧、低细胞及低血管结构所造成的。近年有学者认为内皮细胞及微血管损伤是关键因素。

放射性骨坏死常发生于放射治疗后 6～18 个月或更长时间，临床表现为持续性剧烈疼痛，初期局限于受累骨，以后可向邻近区域放射。多伴有口腔黏膜溃破或感染。病程后期有骨面暴露，在口腔黏膜或面部皮肤形成瘘管，长期流脓，病程拖延很久。下颌骨的放射性骨坏死较多见于磨牙升支区，一部分病例可发生病理性骨折(彩图 24-2)。口腔颌面部软组织也常受放射损伤，局部血运障碍，易受感染发生组织坏死，可形成口腔与面部的洞穿性缺损。因病程长，患者多出现消瘦、衰弱及贫血等全身症状。

处于生长发育期的儿童，其骨和软骨对放射线有高度的敏感性。如果因恶性肿瘤而进行放射治疗，可损伤骨膜成骨、软骨形成以及软骨内骨化过程，导致骨骼发育畸形。损伤程度及损伤类型与放射剂量、患者的年龄及照射部位有关。儿童期，按常规的治疗方式照射 10Gy 就可导致骨生长的暂时性停止；如照射剂量超过 20Gy 则产生永久性骨损伤。青春期，造成骨损伤的照射剂量则为 30～35Gy。

【预防】

放射性骨坏死会给患者造成极为严重的痛苦，并且保守治疗效果不佳。故在放射治疗前、后必须采取有效的预防措施：

1. 清洁口腔，戒除烟酒。

2. 全面估价口腔内牙齿的病理状况，治疗龋齿及牙周病。

3. 需拔牙应在放疗前 3 周进行，以保证拔牙创的充分愈合。有锐利骨突时应行牙槽骨修整，立即缝合拔牙创。

4. 拆除口腔内金属冠、固定桥及其他带有金属的修复体。

5. 改进放射治疗方法，选好放射部位，计算好每次放射量及总量。有周密的放疗计划，并注意非放疗区的防护。

6. 放射治疗后，应注意口腔清洁，定期检查口腔，预防颌骨受到任何性质的损害。预防性应用氟化物，可降低放射性龋的产生；如牙齿破坏严重，为避免感染的扩散需要拔除，应慎重进行，拔牙前后应进行高压氧治疗，以增加组织的有效含氧量，促进毛细血管增殖，并促进成骨，从而加速病变的修复愈合，此种方法现已被推荐为放射性骨坏死的最有效的常规辅助治疗。修复义齿应推迟到放射治疗结束后至少 6 个月进行，放射治疗前或治疗后拔牙的患者，至少需等待 1 年或更长时间。

【处理】

目前治疗方法大体上分为非手术治疗(保守治疗)与手术治疗两类。

1. 非手术治疗(保守治疗)。主要包括药物治疗和高压氧舱疗法。

①药物治疗。由于放射性颌骨骨髓炎通常伴有感染，因而有人主张采用青霉素或四环素类药物进行抗菌治疗，并在治疗前进行药敏实验。然而单纯的抗生素治疗收效甚微，并且耽误病情，因此目前药物治疗通常作为其他治疗的辅助治疗手段。停止戴用义齿，用氯己定等漱口利于控制感染。

②高压氧舱疗法。目前，放射性颌骨骨髓炎的非手术治疗以 HBO 为主。根据 Marx 对放射性颌骨骨髓炎发病机制的阐述，组织缺氧在发病过程中占据了很重要的位置。

2. 手术治疗。外科手术治疗在放射性颌骨骨髓炎的治疗中占据着重要的地位。由于其具有较高的成功率与较好的疗效，已经被广泛地运用于临床。

经临床及 X 线照片显示，有死骨形成并已分离时应摘除死骨。手术前应做好充分准备，加强支持治疗，以增强患者抵抗力。由于放射性骨髓炎的死骨形成与分离所需时间很长，故一般主张有手术指征后即应在健康组织内切除坏死颌骨，骨缺损可用吻合血管的游离骨瓣进行修复。

四、对神经系统的影响

神经组织被认为是对放射线轻度敏感的组织，神经系统发生放射损伤可引起严重的并发症。

(一)放射性脑损伤

颌面部肿瘤，尤其是鼻咽部、上颌骨以及颞部肿瘤的放射治疗，有时可造成放射性脑损伤。放射性脑、脊髓损伤以颞叶最为多见，其次为脑干，脊髓损伤因临床严格控制脊髓放射剂量而较为少见。

局灶性放射性脑坏死的发生率约 3%~5%，大多数患者发生于放疗后的第 1~2 年。临床表现为有局灶性定位体征和颅压增高表现，以偏侧感觉和运动障碍、意识障碍、失语及癫痫发作为多见。CT 示低密度病灶周围有血管源性脑水肿；MRI 示坏死灶在 T2 像上表现为高信号区。局灶性脑坏死的发生与照射剂量有关，一般认为 1.8~2.0Gy 的单次剂量，55~60Gy 的总剂量为发生脑坏死的阈剂量。

弥漫性放射性脑损伤为头颈部肿瘤放疗常见的晚发性神经毒性作用。临床表现为记忆减退和认知障碍。成人可发生进行性痴呆，精神运动迟滞和步态障碍；儿童则可有智商下降，学习成绩退步，且年龄越小者认知障碍越重，CT 示弥漫性脑萎缩，脑室扩大，大脑半球白质变薄或脑室周围白质低密度，MRI 示弥漫性脑萎缩和大脑半球白质 T2 显像呈高强度信号。

(二)放射性颅神经损伤

颅神经是一种特殊的外周神经，外周神经对放射抗拒，其放射损伤机制尚未明确。一般认为，外周神经受到高剂量放射后，初期因放射线对神经的直接损伤作用，导致一系列电生理和组织化学的改变，而后期则是神经周围组织的放射性纤维化及血管放射性损伤的间接作用导致了外周神经的损伤。

放射性颅神经损伤主要与放射总剂量、分割剂量、神经周围组织纤维化等因素相关。Mavo 等总结了放射总剂量(常规分割)对放射性视神经损伤发生率的影响，当放射剂量为55Gy 时，放射性视神经损伤很少发生；当放射剂量介于 55 ~ 60Gy 时，放射性视神经损伤的发生率为 3% ~ 7%；当放射剂量 > 60Gy 时，放射性视神经损伤的发生率上升为7% ~ 20%。

放射性颅神经损伤一旦发生，尚无有效的治疗方法。放射性颅神经损伤重在预防。在制订放射治疗计划时，应限制颅神经的受放射总剂量。减少分割剂量，避免大分割放射。减少颅神经周围的肌肉和软组织的受放射剂量。

(三)放射性脊髓损伤

头颈部的肿瘤，尤其是颈部转移淋巴结的放疗，可造成相应节段的脊髓损伤。短暂性放射性脊髓病为放疗诱发脊髓损伤最常见的类型，与放射剂量(35 ~ 40Gy)呈正相关。常在数月到 1 年后出现症状，主要表现为莱米尔综合征(Lhermitte sign)：当患者将头向前屈曲时，发生突然的、短暂的电击样休克感觉，自颈背部扩散到肢体。无脊髓功能障碍的客观体征。CT 扫描和脊髓造影正常。此症状可持续数月，之后逐渐消失，预后良好。

迟发性进行性放射性脊髓病的发生率为 1% ~ 12%，当脊髓照射总剂量小于或等于45Gy 时，发生率小于 5%。若每次剂量大，总剂量大，总疗程时间短，照射野大时，则发生率增加。此外，个体对放射线敏感性的差异，也是影响发病的因素。发病时间为放疗后3 个月到 5 年。临床表现以腿麻木或感觉迟钝为首发症状，继而出现无力和括约肌功能障碍。病情于数周至数月内进展，半数病例出现截瘫或四肢瘫。

【预防和处理】

对颌面部肿瘤进行放射治疗时，脑和脊髓的放射损伤不仅与放射剂量有关，也与放射野的大小有着密切关系。正常脊髓的放射耐受量为 10cm 长，50Gy 照射量，其 5 年内损伤发生率为 5%。如在四周的时间内接受 40Gy 的照射量，应避免进一步增加照射量；或将高能 X 线更换为电子束照射。此外，随放射剂量的增加，放射野面积应相应缩小，以避免并发症的发生。

五、对特殊感受器的影响

位于颌面部区域的特殊感受器包括味觉、嗅觉、听力和视力的感觉器。在对颌面部肿瘤进行放射治疗时，四种特殊感受器不可避免地受到照射，而使其功能受到影响。

1. 味觉。放射线对味觉的影响以及味觉改变的主要机制尚不完全清楚。根据临床观察，放射治疗后轮廓乳头充血肿胀，类似于草莓舌，而推测可能是射线对味蕾的直接作用所致。味觉改变的类型因人而异，一般来说，苦酸味觉的改变较甜咸味觉的改变常见。味觉的改变常于放射治疗后一年内恢复正常。

2. 嗅觉。嗅觉功能是机体的一个重要功能，不仅对机体有一定的保护作用，而且可影响食欲。嗅觉刺激是属于化学性质的刺激，含有气味的微粒溶解于嗅腺分泌液中，刺激嗅毛产生神经冲动，经嗅神经传至大脑嗅觉中枢产生嗅觉。由于嗅腺为浆液性腺，易于遭受射线损伤而导致嗅觉功能丧失。另一方面，放射治疗过程中因鼻部疾患、放射反应或鼻痂而使鼻腔阻塞，放射治疗后鼻腔狭窄、粘连等均严重损伤嗅觉功能。

3. 听力。放射线对听力的影响，因耳部器官对放射线的敏感性不同而产生不同类型的听力损伤。通常认为内耳对放射线具有较强的耐受性。放疗后传导性听力损害，主要原因在于放疗使鼻咽部黏膜肿胀，咽鼓管不畅。这种听力损害一部分随黏膜反应减轻而好转，另一部分则长期不愈。

4. 视力。上颌骨、鼻旁窦和鼻咽部肿瘤的放射治疗可能引起眼的放射损伤。根据临床反应过程不同分为急性反应和晚期反应。急性反应包括睑炎、结膜炎、角膜炎和虹膜睫状体炎，其严重性按以上顺序递增。晚期反应发生在照射后 6 个月到数年，包括结膜毛细血管扩张、睑萎缩伴有睑内翻和睑外翻、角膜血管形成、瘢痕形成以及严重的虹膜睫状体炎。如发生粘连性虹膜睫状体炎，可继发放射性青光眼。视网膜病变为视网膜水肿、毛细血管扩张、后板部渗出和视网膜剥离，超剂量和长期放疗可致视网膜出血。此外，射线可使泪腺萎缩，分泌减少，出现眼球干燥；泪小管也因射线损伤而发生泪小管狭窄或闭锁。

晶状体被认为是眼球中对放射线最为敏感的结构，受到照射后可诱发白内障。晶状体的放射效应与年龄、分次剂量、照射总量和照射间隔时间有关，即年龄愈小，剂量愈大和分次照射间隔的时间愈短，晶状体损伤愈大，诱发白内障所需要的累积量则减少，反之则增大。照射总剂量相同时，分次照射发生白内障的效应较一次性照射的为轻。

晶状体从出现浊斑到发展为完全的白内障少则数月，多则数年。部分病例病变可停止发展。放射性白内障可按常规白内障手术进行治疗，术后视力恢复良好。但并发虹膜睫状体炎和继发青光眼者较多。

六、放射诱发肿瘤

电离射线可引发恶性肿瘤早已为人们所熟知，但放射诱发肿瘤的诊断有一个严格的标准，依据此标准可以确定第二肿瘤的发生是否与放射有关。放射治疗导致的第二肿瘤应该满足以下 3 个条件：

(1)肿瘤病理类型与原肿瘤不同；

(2)肿瘤发生于放射野内；

(3)肿瘤发生于放射治疗 5 年后。

放射既是一种治疗肿瘤的方式，也是一种致癌因素。关于放射诱发头颈部恶性肿瘤的发病率的报告不多，王绍丰等报道用^{60}Co加深部 X 射线治疗 10580 例头颈部恶性肿瘤及良性疾病，22 例放疗后诱发第二肿瘤，诱发率为 0.20%。Steeves 报告用^{60}Co高能光子和电子束治疗的 1000 例头颈部癌症病例中，诱发肿瘤的发生率为 0.4%。从目前已有的资料来看，接受放疗的患者发生第二肿瘤的危险性比一般人群高许多倍，尤其是患者在接受化疗的基础上再进行放疗，这种危险性更大。

放射诱发恶性肿瘤的潜伏期较长。据报道，严重照射过的皮肤，在 3~38 年潜伏期中可以发生软组织纤维肉瘤；骨骼放疗后可引起骨肉瘤和骨纤维肉瘤(彩图 24-3)，发病时间多在放疗后的 3~43 年间，平均 23 年。由于放疗加化疗药物的应用，已经发现诱发肿瘤的潜伏期缩短及诱发肿瘤的数目增多。

第二原发肿瘤的治疗有赖于第二原发肿瘤的病理类型、患者的一般情况和既往治疗情况等。

第三节　靶向治疗

外科手术、放射治疗及化学治疗在头颈部癌瘤治疗中的作用已被公认和肯定。近年来，随着基础研究的深入，特别是分子生物学、细胞生物学及免疫学的快速发展，肿瘤的生物治疗(免疫治疗、基因治疗及分子靶向治疗等)取得明显进展。具有靶向性的表皮生长因子受体阻断剂、针对某些特定细胞标志物的单克隆抗体、抗肿瘤血管生成的药物等，在临床上逐渐广泛应用，单药或联合其他治疗显示出良好的疗效。下面介绍常用分子靶向治疗在临床应用过程中的毒副作用或相关并发症。

一、口腔毒性反应

目前，靶向治疗主要集中在表皮生长因子受体(EGFR)信号通路和血管内皮细胞生长因子(VEGF)信号通路，并已研制成功多种靶向药物应用于治疗实体肿瘤，包括头颈鳞状细胞癌。现讨论几种常用靶向药物的口腔并发症。

1. mTOR 抑制剂

mTOR(拉帕霉素抑制剂哺乳动物靶点)抑制剂治疗相关的口腔炎(mTOR inhibitor-associated stomatitis，mIAS)，是癌症患者中一种常见的并发症。主要药物包括依维莫司、泰罗莫司、德洛莫司。mIAS 通常发生在治疗的第一个周期内，中位开始时间为治疗开始后 10 天。mIAS 的特征是单个或多个、疼痛和边界清晰的圆形/卵形表面溃疡。这些病变通常直径为几毫米，周围有红斑晕，类似复发性口炎或疱疹性病变。mIAS 主要发生在非角化黏膜，如颊黏膜、软腭、舌腹侧和侧缘或口底。

建议进行治疗前的口腔检查，对牙体牙髓或牙周病进行适当的治疗。并消除潜在的创伤刺激源，如残根残冠、不良修复体等。

局部应用类固醇被认为是 2 级以上 mIAS 的首选治疗方法。地塞米松漱口水(0. 1mg/mL)是治疗多个病变的首选治疗方法。也可以局部应用高效皮质类固醇(氯倍他醇 0. 05%凝胶或乳霜)。严重病例可应用类固醇局部注射(如曲安昔诺酮)。低功率激光治疗可缓解疼痛，并促进溃疡的愈合。对于高度疼痛(≥3 级)、无法忍受的 2 级或复发性 mIAS，应考虑减少靶向药物剂量或中断治疗，并且全身应用皮质类固醇(口服强的松 1mg/kg 1 周，第二周剂量逐渐减少)同时应用具有局部麻醉剂的漱口水或凝胶。

依维莫司经常引起味觉障碍，发生率 9%~32%。由于味觉障碍不会造成严重后果，所以它常常被忽视。然而，对患者生活质量的影响可能很显著，甚至导致营养不良和体重减轻的后果。迄今为止，尚未针对味觉障碍建立标准化预防或治疗方法。

依维莫司可引起口腔干燥，发生率为 6%。临床症状比较轻微。建议加强口腔卫生和饮食调整，对临床症状比较严重，影响生活质量，应建议使用人工唾液替代品。

2. 表皮生长因子受体和泛 HER 受体抑制剂

针对表皮生长因子受体(EGFR 或 HER1)的药物，应用于多种癌症，如结直肠癌、肺癌、头颈癌和乳腺癌。它们包括单克隆抗体(西妥昔单抗、帕尼单抗)和特异性酪氨酸激酶抑制剂(厄洛替尼、吉非替尼)。还包括多靶向激酶抑制剂，同时针对 EGF 受体和 HER(或 ErbB)家族的其他受体，如阿法替尼、拉帕替尼和达卡米替尼。

鉴于 EGFR 在表皮和上皮细胞中的表达，以及在保持细胞稳态中的基本作用，应用此类受体抑制剂进行的抗肿瘤治疗，可导致与治疗相关的皮肤或黏膜毒性。

作为 EGFR 酪氨酸激酶抑制剂的厄洛替尼，进行单一治疗时引起的黏膜炎发生率为8%~20%，吉非替尼的发生率为17%~24%。但是，厄洛替尼和吉非替尼的高等级(≥3)黏膜炎的发生率不超过 1%。因此，很少有接受治疗的患者因口腔黏膜炎而需要改变剂量。

阿法替尼诱导的黏膜炎的发生率似乎明显高于厄洛替尼或吉非替尼，范围为 25%~72.1%。达卡米替尼诱发黏膜炎的平均发生率约 40%，类似于阿法替尼。此外，阿法替尼和达卡米替尼诱导的高级别(≥3)黏膜炎可能发生在 3%~8.7%的受治疗患者中，可能是导致减少剂量或停止治疗的重要原因。

3. EGFR 单克隆抗体

作为 EGFR 单克隆抗体的西妥昔单抗或帕尼单抗，单药治疗发生黏膜炎的频率似乎不如酪氨酸激酶抑制剂。然而，这些单克隆抗体很少被用作单一药物的治疗，并且通常与化疗方案和/或放射疗法结合使用。在一项比较性Ⅲ期临床研究中，使用西妥昔单抗患者的黏膜炎发生率为 7%，帕尼单抗患者为 5%。

在大多数情况下，在单一 HER 抑制剂治疗中，黏膜炎表现为中度红斑和浅表性溃疡，常常发生于治疗开始后不久。这种形式的黏膜炎类似于阿弗他溃疡。所有非角化口腔黏膜区域都可能涉及。唇部病变很常见，包括红斑、糜烂、裂纹和口角炎。

一般来说，与 EGFR 酪氨酸激酶抑制剂相关的 1 级或 2 级黏膜炎不需要调整剂量。对于 3 级黏膜炎的患者，可能需要暂时停止治疗。

在接受达克替尼(dacomitinib)和阿法替尼(afatinib)治疗的患者中有 6%~15%出现味觉障碍。此外，达克替尼治疗的患者中有 8%~14%出现口腔干燥。

4. 血管生成抑制剂

这类靶向疗法的特点是其对肿瘤新血管生成的抑制作用。血管生成的抑制剂包括直接抑制血管内皮生长因子(VEGF)的单克隆抗体(贝伐单抗、雷莫芦单抗)和针对血管生成受体(血管内皮生长因子受体，VEGFR)、血小板衍生生长因子受体(PDGFR))和其他信号途径的舒尼替尼(sunitinib)、索拉非尼(sorafenib)、帕佐帕尼(pazopanib)、阿西替尼(axitinib)及卡博替尼(cabozantinib)等抑制剂。

口腔毒性主要包括非特异性口腔炎、味觉障碍和口腔干燥，可能单独或同时发生。接受多靶向抗血管生成激酶抑制剂治疗的患者，大约四分之一在开始治疗的前 2 个月内发生口腔症状。舒尼替尼和索拉非尼是两种与口腔毒性症状密切相关的药物。另一种新的多靶向激酶抑制剂卡博替尼，也经常出现口腔毒性。

1. 口腔炎

血管生成抑制剂引起的口炎(stomatitis)发生率为7%~29%。对于舒尼替尼而言，口腔炎似乎是腹泻、疲劳和恶心等并发症后最常见的不良事件之一。与舒尼替尼相关的口腔炎的发生率为16.5%~27%，似乎高于其他多靶向抗血管生成激酶抑制剂。

口腔炎常常表现为弥漫性黏膜过敏或感觉障碍，在某些情况下形成中度红斑或引起口腔黏膜疼痛不适症状(包括口腔灼烧、辛辣食物引起的不适)。这种症状在用药的头几周迅速出现，之后逐渐消失。在某些病例中，在非角质区域形成黏膜溃疡。偶尔，口腔炎可能表现为线性舌溃疡，见于舒尼替尼或索拉非尼治疗的病例。

采取的预防和治疗措施与EGFR抑制剂诱导的mIAS或口炎的治疗干预措施相同。口腔黏膜敏感者，可能需要改变饮食，如避免刺激性食物和烟草。

2. 味觉障碍

接受血管生成抑制剂治疗的患者比用mTOR抑制剂治疗的患者更常见。舒尼替尼和卡波氮替尼最常报告味觉变化，发生率分别为20%~49%。严重的味觉障碍罕见，不足1%。

3. 游走性舌炎

接受血管生成抑制剂治疗的患者也可能出现良性迁移性舌炎或地图舌。这些事件的原因仍不清楚。罹患迁移性舌炎的病例可能表现为中度疼痛，但通常不需要调整治疗方案或进行特定的局部治疗。

4. 出血和愈合延迟

通过血管生成抑制剂(索拉非尼、舒尼替尼、万德替尼、阿西替尼、贝伐单抗等)对VEGF或其受体的抑制，可能诱导血管通透性的显著变化，并可能导致黏膜、皮肤出血。在接受贝伐单抗治疗患者中，20%~40%报告中度出血，主要是鼻黏膜出血。同时抗血管生成剂(舒尼替尼、贝伐单抗)治疗的患者中也可能发生伤口愈合延迟事件。口腔手术前应考虑到不良反应。

5. 药物相关性颌骨坏死

在肿瘤学中，已知抗吸收药物(如双膦酸盐-唑来膦酸、帕米膦酸盐和核因子κB配子(RANKL)受体激活剂抑制剂、狄诺塞单抗(denosumab)等与颌骨坏死有关，发生率在3%~10%，主要发生在出现骨转移或因骨髓瘤接受此类药物治疗的患者中。这些药物与抗血管生成靶向治疗(舒尼替尼、贝伐单抗)联合应用，可增加颌骨坏死的风险。应用索拉非尼、卡波氮替尼、纤维阿尔普和mTOR抑制剂单药治疗，也有药物相关性颌骨坏死报道。鉴于多种药物均可引发颌骨坏死，2014年美国口腔颌面外科医师协会将这类颌骨坏死命名为药物相关性颌骨坏死(medication related osteonecrosis of the jaw，MRONJ)。多项临床研究表明，超过60%~70%的MRONJ病例由有创口腔操作触发(彩图24-4)，所以治疗期间应尽量避免行牙槽成形术、植入种植体以及非必要的拔牙。

在开始抗血管生成靶向药物治疗之前，患者应接受口腔检查，告知保持口腔卫生，并接受所有必要的牙科治疗。在接受任何口腔手术之前，应该联系肿瘤医生。单克隆抗体和酪氨酸激酶抑制剂可分别在口腔手术前至少2周和1周停止。在黏膜愈合后，可重新开始治疗。

药物相关性颌骨坏死的早期病例，宜采用保守治疗：(1)保持口腔清洁，使用0.12%氯己定漱口，3次/d；(2)口服广谱类抗生素：首选青霉素类，次选克林霉素、喹诺酮类和甲硝唑；(3)特立帕肽皮下注射20μg/d，联合使用钙剂和维生素D连续治疗8周，可显著提高MRONJ患者的创口愈合率。(4)2期以上患者可行手术治疗，但前提是保守治疗无效，且由多学科小组详细讨论手术风险和获益。手术方法主要为颌骨病灶刮除术，创面采用邻位软组织瓣或颊脂垫封闭，创面无法关闭者用碘条填塞定期换药，严重者行下颌骨节段截骨术。

二、皮肤毒性反应

一些靶分子如内皮生长因子受体[EGFR]和血管EGFR[VEGFR]也存在于皮肤中，皮肤反应并不少见。7%～88.9%服用伊马替尼的患者有皮肤反应；35%服用达沙替尼，10%～28%服用尼洛替尼的患者也有皮肤反应。

常见的皮肤不良反应或并发症包括脓疱样丘疹、甲沟炎、头发改变、瘙痒和干燥等。

脓疱性丘疹轻型病例可用中效至高效的局部类固醇、局部克林霉素或红霉素治疗；症状较重的病例建议口服米诺环素和多西环素。瘙痒对生活有很大的影响，建议使用温水淋浴(而不是热淋浴)、无刺激肥皂、无酒精的保湿剂、防晒霜等。

三、心血管毒性反应

心血管毒性反应包括：左室射血分数降低(LVEF)、高血压、心律失常、冠状动脉疾病和血管栓塞等不良事件。

1. 抗人表皮生长因子2

曲妥珠单抗(Trastuzumab)是FDA批准用于治疗人表皮生长因子受体2(HER2)蛋白过度表达的转移性乳腺癌患者。曲妥珠单抗的心脏毒性包括左心室射血分数无症状下降和发生充血性心力衰竭等。其造成心脏毒性的机制一方面是通过降低心肌细胞内进行重复收缩的机制来影响心脏。另一方面，可能机制是通过氧化应激，上调血管紧张素II，导致线粒体功能障碍和细胞死亡。

曲妥珠单抗联合阿霉素和环磷酰胺的临床试验报告的心脏毒性发生率为27.2%。

2. 多靶向酪氨酸激酶抑制剂

多靶向酪氨酸激酶抑制剂是针对血管内皮生长因子(VEGF)的单克隆抗体，可以抑制正常的VEGF配体与其受体的结合，从而抑制血管生成，减少新血管化，降低恶性肿瘤的血液供应。这些药物临床上用于非小细胞肺癌、肾细胞癌、卵巢癌、宫颈癌和多型胶质母细胞瘤治疗。

由于VEGF在维持血管稳态、降低血管阻力和形成新血管方面发挥着重要作用，它可能与血压降低有关。因此，VEGF信号的抑制与高血压(HTN)的产生存在相关性。酪氨酸激酶抑制剂(TKIs)已被报道会引起高血压(HTN)。帕唑帕尼诱发高血压的发生率最高(36%)，而索拉非尼和舒尼替尼分别为23%和22%。这些药物可能会导致肺动脉高压和血栓栓塞。伊布鲁替尼(Ibrutinib)是一种被FDA批准用于不同类型淋巴瘤的TKI，据报道，用药相关的新发房颤的发生率为14.1%。

四、肺毒性反应

靶向治疗包括单克隆抗体，酪氨酸激酶抑制剂（TKIs），丝氨酸-苏氨酸激酶抑制剂，变构抑制剂和免疫检查点抑制剂。它们通常用于不同类型的癌症。这些靶向治疗所引起的肺毒性反应或不良事件包括咳嗽、呼吸困难、支气管痉挛、胸腔积液、气胸、肺间质性疾病（ILD）、肺炎、肺纤维化、肺栓塞和肺出血。

贝伐单抗常与间质性肺炎有关。利妥昔单抗诱发的间质性肺炎发生率为4%。对于有症状的间质性肺炎，皮质类固醇治疗已被证明是有效的。支气管痉挛采用糖皮质激素、肾上腺素、支气管扩张剂和低流量氧气治疗。

五、肾毒性反应

靶向治疗导致的肾毒性反应可导致广泛的异常。不同的靶向药物可导致肾小球、小管、间质或微血管系统的损伤，因而可能产生不同的临床结果。从临床上来看，肾毒性反应的临床表现可从无症状的蛋白尿到肾功能衰竭。不同的靶向药物其副反应或并发症存在差别。

1. 抗血管生成治疗。VEGF 通路抑制剂似乎会导致肾损伤，可表现为高血压、蛋白尿、肾病综合征和急性肾损伤。蛋白尿，定义为尿蛋白含量超过 300mg/天，是血管生成抑制剂常见的不良事件。在各种血管生成抑制剂的临床试验中，蛋白尿的发生率为7%～49%，但在所有使用这些药物治疗的患者中，有 0.8%～15%的患者出现 3～4 级蛋白尿（3.5g/L）。

抗血管生成药物引起的高血压往往易于应用常规降压药进行控制。如果蛋白尿的水平是 2g/24h，当前的 FDA 指南建议暂停抗血管生成剂，直到尿蛋白水平恢复到基线。

2. HER 家族受体抑制剂。西妥昔单抗和帕尼单抗是针对表皮生长因子受体（EGFR）的单克隆抗体。与这些药物相关的主要毒性是电解质异常，特别是低镁血症。

应用西妥昔单抗或帕尼单抗后所有级别低镁血症的发生率为17%，严重低镁血症的发生率为3.5%。主要机制似乎是通过肾脏排泄增加造成的。

接受 EGFR 抗体的患者应谨慎处理低镁血症，因为可能出现严重的并发症，如心律失常。1 级低镁血症（＞1.2mg/dL）通常在无症状时不予治疗；2 级低镁血症（0.9～1.2mg/dL）可口服或静脉补充。低镁血症通常在停止治疗后 4～6 周内消退。

低钾血症的确切机制尚不清楚，可能是由于对肾脏的直接毒性作用。使用西妥昔单抗治疗的晚期恶性肿瘤患者低钾血症的发生率为8%（所有级别）。帕尼单抗的低钾血症发生率似乎更高，所有级别的低钾血症发生率为34%，3 级和 4 级的低钾血症发生率约为10%。基本策略是尽量减少钾的丢失和及时补充。

3. BCR-ABL 酪氨酸激酶抑制剂。目前有多种 BCR-ABL TKIs 可供临床使用，包括伊马替尼、达沙替尼、尼洛替尼和普纳替尼。伊马替尼是一种抑制 c-kit、BCR-ABL 和血小板源性生长因子受体（PDGFR）的小分子 TKI。目前已批准用于慢性髓系白血病（CML）和胃肠道间质瘤（GIST）。

约有 45%接受伊马替尼治疗的患者血清肌酐升高。然而，在不同的研究中，3 级毒性的发生率从0到8%不等。7%的患者出现急性肾损伤，12%的患者出现慢性肾功能衰竭。对于肾功能不全的发展，目前尚无可靠的治疗策略。因此，密切监测是必要的，特别是对肾功能不全风险较高的患者。预防伊马替尼引起的肾毒性还需要避免同时使用肾毒性药物、预防脱水和避免使用环型利尿剂。

临床显著的低磷血症有10%的患者接受伊马替尼。低磷血症的发生似乎与年龄和伊马替尼的剂量有关；年轻患者和高剂量患者更有可能出现低磷血症。低磷血症可能早在伊马替尼治疗2周后发生。伊马替尼与低磷血症相关的机制似乎是抑制肾小管磷的再吸收。低磷血症应积极处理，因为它可能影响骨代谢。维生素D替代可减轻甲状腺功能减退和低磷血症的影响。

4. mTOR抑制剂。目前，两种哺乳动物雷帕霉素靶(mTOR)抑制剂依维莫司(everolimus)和泰西罗莫司(temsirolimus)主要用于恶性肿瘤的治疗。据报道，依维莫司引起的蛋白尿发生率为3%~36%。接受mTOR治疗的患者应定期监测蛋白尿的发生情况。大多数患者不需要减少或中断剂量；停药后尿蛋白消失，对肾脏无任何长期影响。然而，对于出现严重蛋白尿的患者，停药可能是预防急性肾功能衰竭的必要措施。

泰西罗莫司似乎与蛋白尿的发生无关，但近57%的患者血清肌酐水平发生变化，其中3%的患者出现3~4级的血清肌酐升高。严重者需中断或进行剂量调整。

六、代谢毒性反应

靶向治疗可能导致内分泌紊乱、血脂异常、诱发糖尿病和电解质紊乱。在接受靶向血管内皮生长因子受体酪氨酸激酶抑制剂(TKI)的患者中，有11%~70%的患者出现甲状腺功能减退。第一种表现为既往甲状腺功能正常的患者，接受TKI治疗后出现甲状腺功能减退，主要见于舒尼替尼；第二种是既往有甲状腺功能障碍的患者，甲状腺功能减退的复发。这种结果主要出现在伊马替尼、索拉非尼。在没有严重症状的情况下，不需要停止治疗，但应考虑内分泌专家的建议。促甲状腺激素(TSH)值高达10mIU/mL，需要启动甲状腺功能减退治疗。

在依维莫司治疗乳腺癌的III期临床试验中报道了9%~17%的高血糖。帕唑帕尼(pazopanib)治疗的患者也普遍出现1级高血糖(43%)。对于1级高血糖患者，不推荐治疗或剂量调整。2级或更高的高血糖患者应根据美国糖尿病协会和欧洲糖尿病研究协会的共识进行治疗。对于3级高血糖患者，治疗应中断，并减少剂量恢复。如果发生4级高血糖，治疗应永久停止。

舒尼替尼和帕佐帕尼可诱发低血糖，尤其是口服抗糖尿病药物治疗的糖尿病患者。

高脂血症是应用mTOR抑制剂非常常见的并发症，估计患病率高达81%。高甘油三酯血症导致急性胰腺炎的显著风险，增加胆固醇水平会增加患心血管疾病的风险。

在靶向治疗过程中发生电解质紊乱是很常见的，很容易治疗逆转，但也可能导致严重的并发症。常见的电解质紊乱包括异常钾血症、低磷血症、低血钾血症、低镁血症和低钠血症等。确切机制尚不清楚，可能与TKI诱导的胃肠道毒性或肾毒性有关。

（韩新光　赵怡芳）

◎ 参考文献

[1]张新良，王晓萍．急性放射性口腔粘膜炎的诊断与治疗[J]．临床肿瘤学杂志，2006，11(4)：312-313.

[2]汪变红，张明智，付晓瑞，等．化放疗骨髓抑制机制及防治研究进展[J]．肿瘤基础与临床，2013，26(2)：162-165.

[3]王刚，刘生祥．抗肿瘤化疗药物对心脏毒性的研究进展[J]．肿瘤学杂志，2015，21(12)：1010-1014.

[4]苏海刚．肿瘤化疗药物应用中的不良反应及影响因素[J]．中国现代药物应用，2017，11(9)：108-109.

[5]李振．恶性肿瘤的化学治疗与免疫治疗[M]．2 版．北京：人民卫生出版社，1994：73-80.

[6]邱蔚六．口腔颌面-头颈肿瘤学[M]．北京：人民卫生出版社，2011.

[7]王中和．口腔颌面-头颈肿瘤放射治疗学[M]．上海：上海世界图书出版公司，2013.

[8]孙勇刚，王光和，马绪臣，等．颌骨放射性骨坏死的血管影像学表现[J]．中华口腔医学杂志，1990，25(1)：12.

[9]苏海刚．肿瘤化疗药物应用中的不良反应及影响因素[J]．中国现代药物应用，2017，11(9)：108-109.

[10]黄建彬．肿瘤化疗药物应用中的不良反应[J]．临床合理用药，2020，13(9)：11-14.

[11]林萍，郝秋莲．常见抗癌药物外渗的预防和处理[J]．中华护理杂志，2003，38(7)：555-556.

[12]邢哲斌．医源性疾病学[M]．北京：北京科学技术出版社，1997：391-395.

[13]张晓静，张频．肿瘤化疗所致恶心呕吐的发生机制和药物治疗的研究进展[J]．癌症进展杂志，2006，4(4)：348-354.

[14]霍文艳，颜兴，韩培彦．涎腺放射损伤的发病机制与治疗[J]．中华老年口腔医学杂志，2009，7(2)：106-109.

[15]王向，庞晓燕，刘建国，等．头颈肿瘤常规放射治疗与调强放射治疗发生放射性龋病的临床观察[J]．中国药物与临床，2014，14(9)：1245-1246.

[16]张素欣，陈彦平，刘哲敏，等．^{125}I 放射性粒子植入在口腔颌面部恶性肿瘤治疗中的应用[J]．中国肿瘤临床，2012，39(23)：1943-1945.

[17]贾婷婷，陶敬桥，魏丽萍，等．放射粒子 I ^{125}在颌面部腺样囊性癌治疗中的临床观察[J]．解放军医学院学报，2014，35(7)：657-659.

[18]郑越予，刘冰．放射粒子近距离治疗口腔颌面部恶性肿瘤新进展[J]．中国实用口腔科杂志，2020，13(11)：695-698.

[19]潘剑 刘济远．药物相关性颌骨坏死的发病机制及其防治[J]．华西口腔医学杂志，2021，39(3)：245-54.

[20]徐骏疾，周建，王松灵．放射性及双膦酸盐相关性颌骨坏死的发病机制及治疗进展

[J]. 中华口腔医学杂志, 2021, 56(5): 404-409.
[21]袁芃. 从肿瘤科医师角度谈药物相关性颌骨坏死的诊疗进展[J]. 中华口腔医学杂志, 2021, 56(5): 415-420.
[22]刘忠龙, 姜钧健, 何悦. 一种新的药物性颌骨坏死临床分期及治疗策略[J]. 中国口腔颌面外科杂志, 2020, 18(6): 501-507.
[23]林文清, 胡砚平. 双膦酸盐导致上、下颌骨大面积坏死病例报道[J]. 口腔颌面外科杂志, 2020, 30(1): 53-55.
[24]Pizzino F, Vizzari G, Bomzer C A, et al. Diagnosis of chemotherapy-induced cardiotoxicity[J]. J Patient Cent Res Rev, 2014, 1(3): 121-127.
[25]Vejpongsa P, Yeh E T. Prevention of anthracycline-induced cardiotoxicity: challenges and opportunities[J]. J Am Coll Cardiol, 2014, 64(9): 938-945.
[26]Wang Y, Probin V, Zhou D. Cancer therapy-induced residual bone marrow injury-Mechanisms of induction and implication for therapy[J]. Curr Cancer Ther Rev, 2006, 2(3): 271-279.
[27]Cotrim A P, Sower S A, Mitchell J B, et. al. Prevention of irradiation-induced salivary hypofunction by microvessel protection in mouse salivary glands[J]. Mol Ther 2007, 15(12): 2101-1206.
[28]Rades D, Fehlauer F, Wroblesky J, et al. Prognostic factors in head- and-neck cancer patients treated with surgery followed by intensity-modulated radiotherapy (IMRT), 3D-conformal radiotherapy, or conventional radiotherapy[J]. Oral Oncol, 2007, 43(6): 535-543.
[29]Nabil S. Redefining osteoradionecrosis[J]. Oral Surg Oral Med Oral Pathol Oral Radiol, 2012, 114(3): 403-404.
[30]Monnier Y, Broome M, Betz M, et al. Mandibular osteoradionecrosis in squamous cell carcinoma of the oral cavity and oropharynx: incidence and risk factors[J]. Otolaryngol Head Neck Surg, 2011, 144(5): 726-732.
[31]Mc Gregor A D, MacDonald D G. Post-irradiation changes in the blood vessels of the adult human mandible[J]. Br J Oral Maxillofac Surg, 1995, 33: 15-18.
[32]Miura M, Takeda M, Sasaki T, et al. Factors affecting mandibular complications in low dose rate brachytherapy for oral tongue carcinoma with special reference to spacer[J]. Int J Radiat Oncol Biol Phys, 1998, 41: 763.
[33]Pernot M, Luporsi E, Hoffstetter S, et al. Complications following definitive irradiation for cancers of the oral cavity and the oropharynx(in a series of 1134 patients)[J]. Int J Radiat Oncol Biol Phys, 1997, 37: 577.
[34]Ubios A M, Piloni M J, CaBrini R L. Mandibular growth and tooth eruption after localized x-radiation[J]. J Oral Maxillofac Surg, 1992, 50: 153-156.
[35]Sciubba J J, Goldenberg D. Oral complications of radiotherapy[J]. Lancet Oncol, 2006, 7: 175-183.

[36] Watters A L, Epstein J B, Agulnik M. Oral complications of targeted cancer therapies: A narrative literature review[J]. Oral Oncology, 2011, 47: 441-448.
[37] Martins F, de Oliveira M A, Wang Q, et al. A review of oral toxicity associated with mTOR inhibitor therapy in cancer patients[J]. Oral Oncol, 2013, 49: 293-298.
[38] Shameem R, Lacouture M, Wu S. Incidence and risk of high-grade stomatitis with mTOR inhibitors in cancer patients[J]. Cancer Investig, 2015, 33: 70-77.
[39] Zarifa A, Albittar A, Kim P Y, et al. Cardiac toxicities of anticancer treatments: chemotherapy, targeted therapy and immunotherapy[J]. Special commentary, 2019, 34(4): 441-450.
[40] Lukens J N, Gamez M, Hu K, et al. Modern brachytherapy[J]. Seminars in Oncology, 2014, 41(6): 831-847.
[41] Mao M H, Zhang J, Zhang J G. Comparing the RTOG/EORTC and LENT-SOMA scoring systems for the evaluation of late skin toxicity after 125 I seed brachytherapy for parotid gland cancer[J]. Brachytherapy, 2017, 16(4): 877-883.
[42] Sroussil H Y, Epstein J B, Bensadoun R J, et al. Common oral complications of head and neck cancer radiation therapy: mucositis, infections, saliva change, fibrosis, sensory dysfunctions, dental caries, periodontal disease, and osteoradionecrosis[J]. Cancer Medicine, 2017, 6(12): 2918-2931.
[43] Razmara F, Khayamzadeh M. An Investigation into the prevalence and treatment of oral mucositis after cancer treatment[J]. Int J Cancer Manag, 2019, 12(11): 88405.

第二十五章　固定义齿修复并发症

固定义齿修复包括牙体缺损的修复和牙列缺损的固定桥修复。固定修复以坚固耐用、美观舒适、符合人体生理状态而为人们所接受和推崇。然而，受口内空间限制，修复体体积小，对材料及加工精度要求高，一旦戴入口内就不能自由移除清洁，将长期处在十分苛刻的生物学环境和机械力学环境中。临床上即使有认真的治疗计划、正确的修复体设计和精良的制作工艺，仍会失败或有并发症发生。有关固定修复失败或并发症的报道很多，但有价值的纵向或横向研究很少。将这些分散的临床报告放在一起比较是困难的，因为这些临床报告的设计、材料和方法存在差异；制作修复体的医生可能是全科医生，也可能是专科医生，还可能是实习医生；修复有些在院校完成，有些在诊所完成。而且对修复失败的判定标准也不尽相同。不管怎样，了解这些并发症发生的概率和原因，将有利于医生认识各种修复体的生存趋势，并设法避免那些可能导致失败的潜在问题。

Valderhaug 的一项临床评估结果显示：固定桥 5 年失败率为 4%，10 年后为 12%，15 年后为 32%。修复体平均使用寿命为 10.5 年。其中固位丧失是导致固定桥失败的主要原因(27%)，其次是美学方面的问题(23%)和龋坏(19%)。

Schwartz 等对 406 例失败的冠、桥病例研究发现，失败的修复体平均寿命为 10.3 年，20%的失败发生在修复 3 年内，22%的失败发生在修复 16 年以上。其中最常见的失败原因是龋齿(36.8%)，其次为冠丧失固位(12.1%)。

Charles 等对过去 50 年冠、固定桥和桩核并发症文献作了回顾，通过对来自多项研究的原始数据统计分析、计算平均值发现：传统固定桥并发症发生率最高(27%)；单冠(11%)和桩核(10%)相当；全瓷冠最低(8%)。传统固定桥最常见的并发症是龋齿(18%的基牙，8%的修复体)、需根管治疗(11%的基牙，8%的修复体)、固位丧失(7%的修复体)、美观问题(6%的修复体)、牙周病(4%的修复体)、牙折(3%的修复体)和修复体折裂/崩瓷(2%的修复体)。普通单冠最常见的并发症需根管治疗的占 3%、崩瓷(3%)、固位丧失(2%)、牙周病变(0.6%)和龋齿(0.4%)。桩核最多的并发症是松动(5%)、根折(3%)、龋齿(2%)和牙周病(2%)。全瓷冠出现并发症问题依次为冠折(7%)、固位丧失(2%)、需根管治疗(1%)和龋齿(0.8%)。

Randow 等报道，7 单位固定修复体有 7%出现并发症；8 单位为 9%；10 单位高达 23%，危及牙髓而需根管治疗。究其原因，可能与固定桥尤其是长跨度的复杂桥为了求得共同的就位道，不得不切割较多的牙体组织有关，同时某些种类的固定桥因承受的𬌗力过大也会导致牙髓症状的出现。

对于并发症造成天然牙损害者，应当及时治疗处理；对于修复体本身出现的问题也应采取一些措施弥补，调整或重新制作，防止给患者带来进一步的损害。本章主要讨论固定修复在生物学方面、机械学方面和美学方面发生并发症的原因及预防和处理措施。

第一节　生物学方面的问题

一、龋　　坏

龋坏是固定义齿修复最常见的生物学并发症，可发生在修复体边缘处或与修复体接触的牙体上。龋坏早期常无任何症状。发生在修复体边缘的龋坏可用探针检查发现，病变一般从表层开始，逐渐向深处发展。从内部开始的龋坏不易被及时察觉，往往是龋坏范围延伸到边缘处或出现症状才会被发现。X线检查对于较深部位龋的诊断很有帮助。有些情况下需拆除修复体后才能充分暴露龋坏部位和范围。

【原因】

1. 修复前龋病治疗或牙体预备时龋未除尽。
2. 修复体与基牙不密合，缝隙较大。
3. 修复体边缘过短。
4. 修复体边缘过长。
5. 边缘粘接剂溶解，失去封闭作用。
6. 患者属龋齿易感人群。
7. 患者口腔卫生保健差。

【预防】

对原发龋坏做彻底治疗。保证修复体制作精度，使其与基牙高度密合，减少微渗漏。选择和应用抗溶解性能和粘接封闭性能好的粘接剂。有资料表明，牙体预备时基牙无龋或轻度龋坏者，在固定修复5年后需作根管治疗者为3%，而基牙有深龋者则为10%。所以对龋齿好发患者，除了去龋时尽可能彻底之外，还应特别强调日常的口腔卫生习惯的重要性并教会患者正确的保健方法。另外，含氟牙膏的应用，用含氟漱口水，以及局部涂氟都是行之有效的预防措施。

【处理】

1. 龋坏范围局限时，去尽龋坏腐质后充填即可，必要时作预防性扩展。

金箔是修复体边缘充填的最好材料，但洞型预备有时会受到限制。

银汞的特点是边缘长期封闭性能好，容易在进路受限的部位操作成形和磨光，有利于控制菌斑。

树脂类材料有多种颜色可供选择，尤其适合对前牙可见部位的充填，但该材料在机械强度、耐磨性能及边缘封闭性能方面不及上述两种材料。

玻璃离子的边缘封闭性能较树脂好，而机械强度、耐磨性能及色泽较差。

2. 龋坏范围较大时，应拆除修复体，然后去除龋坏并充填。已累及牙髓者应作根管治疗。

3. 若需重新制作修复体，修复体的边缘设计应越过充填体。龋坏严重者则需拔除患牙。

二、牙髓及根尖周病变

活髓牙经牙体预备切割后，由于牙本质暴露，受到激惹时会出现过敏的现象，随着粘接剂的固化，敏感疼痛症状一般可自行消失，这是因为粘接剂是温度和电流的不良导体，能起保护层作用。如果过敏疼痛症状在粘接后不消退或随时间流逝而减轻，甚至症状加重、出现持续性疼痛、伴有根尖症状，则说明牙髓已有病变，需行根管治疗。

(一) 牙髓充血

当患牙牙髓充血时，会出现一过性敏感性疼痛，当刺激去除后，疼痛随即消失，一般在修复体粘接时或粘接后出现。

【原因】

牙体修复过程中发生牙髓充血的主要原因为：

1. 牙体预备过程中未使用水冷却系统，磨切牙体组织时钻针所产生的热量超出牙髓组织的耐受阈值；

2. 牙体预备量过多，当预备后牙体表面距离牙髓小于 1mm 时，牙髓将会出现明显的损伤；

3. 牙体预备后，未采用临时冠或牙本质即刻封闭等保护措施，暴露的牙本质受到冷热刺激或试戴时受到机械刺激可引起牙髓充血；

4. 修复体粘接时的消毒药物或酸蚀剂刺激，冷热刺激以及某些粘接剂中的游离酸刺激都可能引起牙髓充血；

5. 金属修复体修复时没有垫底，外界温度刺激长期传导至牙髓；

6. 异种金属修复体之间产生的微电流对牙髓的刺激也会造成牙髓充血。

【预防与处理】

预防牙髓充血的措施包括：

1. 牙体预备过程中，使用超高速(转速 100000~250000r/min)、水雾冷却、间歇性预备可以适当减轻对牙髓的刺激；

2. 严格控制牙体预备量，随着修复材料学的进展，很多修复材料能在更小的厚度基础上保证强度，所以可以结合修复方式和修复材料进行微创牙体预备；

3. 建议选择对牙髓刺激性小的黏结剂和粘固剂，减小对牙髓的损伤；

4. 使用金属修复体修复时，要注意做好垫底，以起到对患牙的保护作用；

5. 患牙预备完成后，可采取脱敏处理或牙本质封闭，并戴用临时修复体，可以有效减轻对牙髓的刺激；

6. 对于预备过程中造成的牙髓刺激，可使用对牙髓具有安抚作用的暂时性水门汀进行粘固，观察一定时间后，待症状消失再进行永久修复。

牙髓充血的处理：

1. 粘固剂固化过程中产生的温度刺激造成的牙髓充血待粘固剂充分凝固后，疼痛一般可自行消失；

2. 金属修复体修复后长期反复温度刺激造成的牙髓充血，建议取下修复体进行牙髓安抚处理，待症状消退后再考虑重新修复；

3. 对异种金属修复体产生微电流的情况，也需要取下修复体对患牙进行安抚，待症状消失后采用同种金属或非金属材料重新修复。

(二) 牙髓炎、牙髓坏死及根尖周炎

当情况进一步发展时，患牙可出现自发痛、夜间痛、叩痛及咬合痛等症状，提示患牙可能发展为牙髓炎、牙髓坏死或根尖周炎。

【原因】

1. 造成牙髓充血的病因未能及时消除，牙髓受到持续性刺激发展所致。

2. 去除感染牙本质不够彻底或未做预防性扩展。

3. 修复体与基牙不密合或粘固剂溶解脱落等导致的继发龋。

4. 牙周途径来源或相邻牙根尖周病变扩散波及患牙等逆行途径感染。

5. 咬合创伤。

6. 桩核修复患者的桩道预备过深影响根尖封闭。

【预防】

1. 适当磨除牙体组织。牙体预备在符合机械学和美学要求的前提下，尽可能保存牙体组织，以减少各种操作和材料对牙髓的危害。有资料表明，存留牙本质的厚度与牙髓反应成反比，所以牙体预备时应遵循以下原则，以避免过多地磨除牙体结构。

(1) 在能用部分冠获得良好固位时尽量不选择全冠修复。

(2) 各轴面的聚合度不宜过大(图 25-1)。

(3) 牙体面组织应按牙体解剖外形均匀磨除(图 25-2)。

(4) 对严重错位的牙，必要时先进行正畸治疗。

(5) 应了解不同修复体边缘形态对保存牙体组织的影响(图 25-3)。例如，对金属铸造或高强度氧化锆全冠采用刃状边缘，只需磨除 0.3~0.5mm 厚度；而对于玻璃陶瓷全冠采用凹槽或肩台边缘需要至少磨除 0.8~1mm 厚度。

(6) 避免将修复体边缘向根端作不必要的延伸。

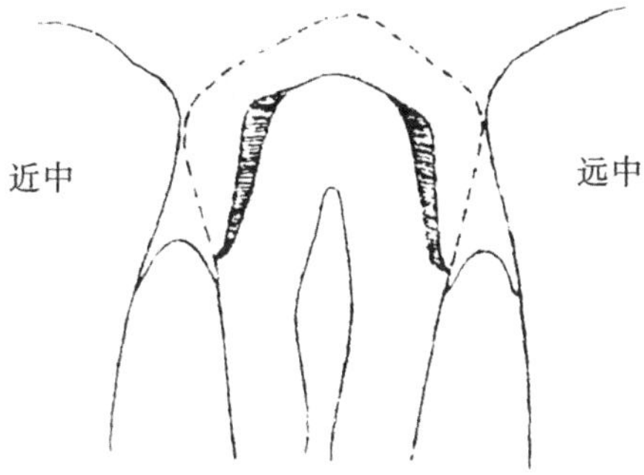

聚合度过大导致牙体磨除过多(阴影区)

图 25-1　牙体轴面预备

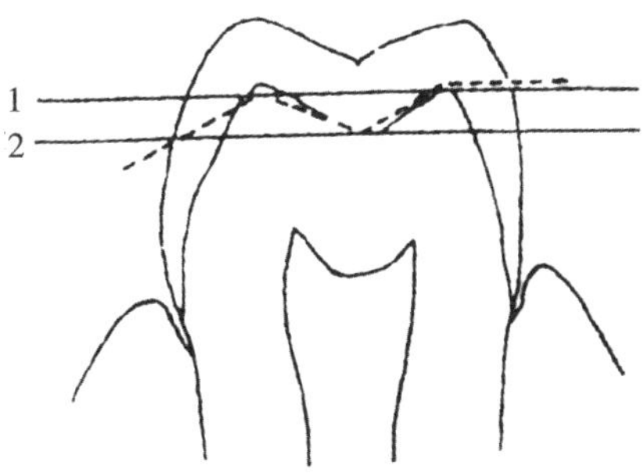

1. 空间不足　　2. 磨除牙体过多

图 25-2　牙体𬌗面预备

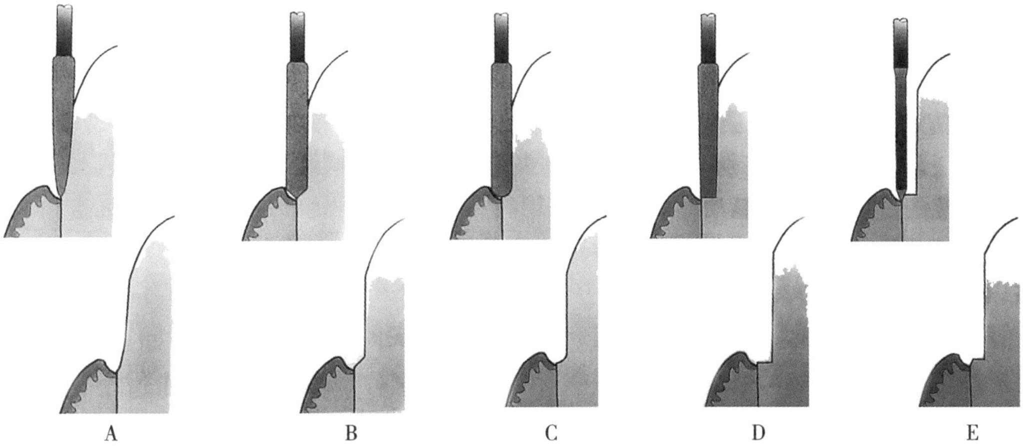

A. 刃状边缘　B. 斜面边缘　C. 凹槽边缘　D. 肩台边缘　E. 带斜坡肩台边缘

图 25-3　牙体预备龈边缘形态与牙体去除量的关系

2. 充分冷却降温。牙体预备时，钻针与牙体之间的摩擦会产热。产热的多少与这些磨具的种类、形状、磨耗情况、旋转速度及术者施加压力的大小等有关。用高速手机切割时如果没有喷水雾降温措施，即使医生施加给钻针很轻的力也会导致局部温度过高。另外，由于喷射水雾能冲走碎屑，同时防止牙本质脱水(导致严重的牙本质刺激症状的一个重要原因)，所以水雾准确地喷射到牙体和磨具之间，除了能有效地冷却降温外，还能提高切割效率和减少牙本质刺激症状。

用高速手机备牙时，必须喷水和喷气冷却同时进行才能防止过热。仅采用喷气冷却不足以消除高热对牙髓的危害。将钻针与牙齿轻轻地接触能最有效地切割牙体组织且产热最少。

在水雾妨碍视线影响精细操作时，如边缘处的精修，可用低速手机预备。

预备沟和针道时应降低手机转速，因为水的冷却作用很难达到沟和针道的深在部位。

3. 选用对牙髓具有保护作用或刺激性小的垫底和粘接材料。

4. 尽可能除尽感染牙本质，但不必常规使用抗菌素预防牙髓炎，因为活髓的牙本质有一定的抗菌能力，且许多牙用材料如磷酸锌粘固剂本身就具有抗菌作用。

5. 活髓牙预备完成后尽快用暂时冠保护。

【处理】

临床检查常结合叩诊、触诊及 X 线片检查。牙髓炎引起的自发性疼痛由于修复体的覆盖不易定位，临床检查时应仔细检查修复体有无松动、破损，再做牙髓温度测验和活力试验，必要时辅助 X 线检查。

经确诊后，通常需要进行根管治疗或根管再治疗，部分已做过根管治疗的患牙，可采用根尖切除和倒充填术。经修复体钻孔、开髓完成根管治疗，然后用金箔或银汞充填，或用铸金嵌体封闭开孔。一般情况下，经过妥善处理后能避免因拆除修复体造成的修复体破坏。在修复体上开孔进入牙髓时，修复体松动或出现瓷崩，则需重新制作。

在根管治疗过程中，应对残留牙体组织结构和质量作出正确评价，当牙体不能提供足够支持和固位作用时，应通过桩核结构获得支持和固位，并重新制作修复体。对存在牙周牙髓联合病变的患牙且预后不佳时可考虑拔除。

三、牙周病变

牙周病变可引起口臭，牙周袋形成，牙周脓肿，广泛性骨丧失，进而导致基牙和修复体的松动和脱落。

【原因】

1. 固定桥设计问题，基牙负荷过重(如长桥)。

2. 基牙选择不当，将牙周受累牙作为固位基牙。

3. 修复体边缘与牙颈部不密合有悬突，容易形成菌斑。

4. 修复体边缘粗糙或不规整。

5. 修复体龈下边缘产生刺激，促使菌斑积聚。

6. 牙体轴面磨除不足时，修复体形态过突，严重妨碍口腔的自洁作用及食物对牙周组织的生理按摩作用，易于形成菌斑。以邻面及根分叉处多见。

7. 修复体形态缺乏生理性突度，食物对牙周组织的冲击产生机械性损害。

8. 桥体龈端设计不合理，如马鞍式桥体不利于食物及菌斑的清除。

9. 连接体过大，限制颈外展隙的扩展；桥体覆盖牙嵴区过大或修复体表面过于粗糙，菌斑易附着。

10. 邻接关系不良，无接触，导致食物嵌塞和牙周袋形成。

11. 口腔卫生不良。

【预防】

1. 合理的固定桥设计。

2. 戴入的修复体应精制密合，边缘光滑无悬突。

3. 修复体尽可能设计龈上边缘。龈上边缘不仅容易预备，不会损伤软组织，而且容易保持清洁，容易制取印模。不过下列情况设计龈下边缘被认为是合理的：龋坏、楔状缺损达到龈下；邻接区达龈缘；修复体需要增加固位力；患者要求不显露金瓷冠边缘；牙根部过敏不能用其他保守方法消除；轴面外形需作修改。需强调的是修复体边缘的光滑度及与牙体组织密合度在龈下边缘设计中的要求更高。

4. 牙体预备不能过于保守。正确恢复牙体的解剖外形和生理突度，保证口腔功能活动时的自洁作用和食物生理按摩作用。

5. 桥体组织面设计成卵圆形，仅在牙槽嵴中央与组织轻接触(图 25-4)有利于保持清洁。由于美观上的原因，该设计主要用于下颌后牙的修复，对于上颌后牙和所有前牙的桥体修复则应设计成盖嵴式组织接触形式，即桥体舌面为凸形，而唇(颊)面模拟缺失的天然牙颈部形态(图 25-5)。

6. 连接体不宜过大，应留出足够的外展隙保证食物的溢出道通畅和自洁作用。

7. 恢复正确的邻接关系。

8. 加强口腔卫生宣教。

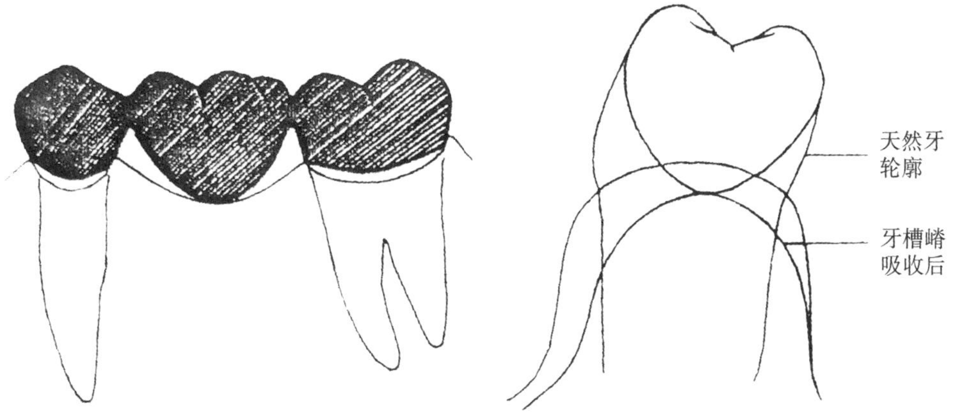

A. 桥体侧面观　　B. 桥体近远中剖面观

图 25-4　桥体突度及与组织卵圆接触式设计有利于保持清洁

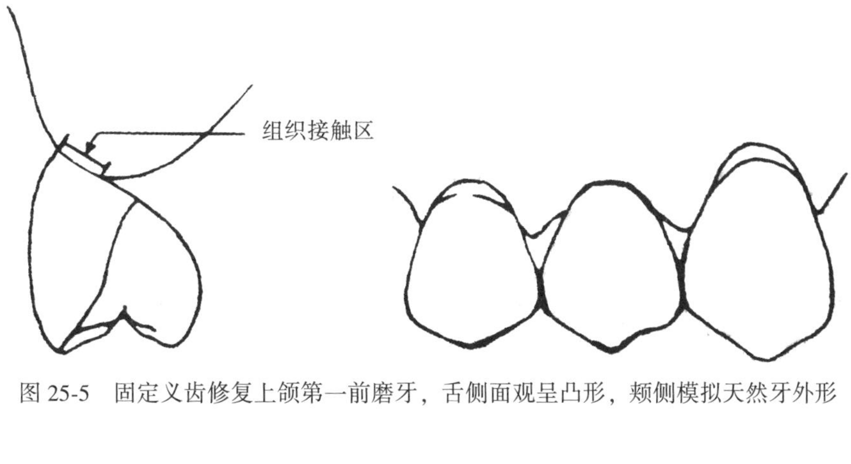

图 25-5　固定义齿修复上颌第一前磨牙，舌侧面观呈凸形，颊侧模拟天然牙外形

【处理】

对于不符合要求的修复体，根据情况或进行外形的调整，或拆除后重新预备牙体，进

行系统完善的牙周治疗，重新设计和制作修复体。

四、𬌗方面问题

𬌗方面的问题除了影响咬合关系本身之外，还可能对口颌系统的其他组成部分产生影响，如神经肌肉、颞下颌关节出现症状，严重者可导致基牙松动而不得不予以拔除。

【原因】

1. 正中𬌗及非正中𬌗时的早接触和𬌗干扰。

2. 修复设计有缺陷，𬌗力分布不均、桥体过长、基牙承受𬌗力过大。

3. 选择有牙周病的牙作为基牙而没有采取相应的保护措施。Bergenholtz 和 Nyman 认为选择有重度牙周炎的天然牙作为固定修复体的基牙可能增加对该牙的牙髓损害。他们的研究表明，有牙周炎的患牙在牙周治疗 4~13 年后只有 3%需作根管治疗；而牙周治疗后作为固定桥基牙者有 15%需作根管治疗。

【预防】

严格按照原则设计和制作修复体；尽可能选择健康牙作为基牙，有牙周病的牙作为基牙时应按照牙周夹板治疗的原则设计；修复体戴入时应仔细检查咬合情况，消除早接触及𬌗干扰。

为了克服设计上的缺陷，应充分地认识到基牙支持能力的大小与基牙牙根的数目、大小、形态、牙周膜面积的大小以及牙槽骨的健康有密切关系。从生物力学的角度来看，采用双端固定桥是一种较好的设计。一般两个健康的基牙可以恢复一个缺失牙的生理功能，但若缺失牙过多，或基牙的条件不理想，或两端基牙条件悬殊导致基牙的支持作用不足时，应增加基牙的数目以分散𬌗力，减轻较弱基牙的负担。原则上，增加的基牙应当放在较弱的基牙侧。从牙周膜面积的计算结果得知，在后牙，上下第一磨牙大于第二磨牙，磨牙又大于前磨牙；在前牙，上下尖牙牙周膜面积最大，上侧切牙，下中切牙则各为该牙弓中牙周膜面积最小的牙。就单根牙来说颈部区域的牙周膜附着面积大，往根部逐渐减少。多根牙根分叉处附着的牙周膜面积最大，牙颈部次之。随着年龄的增长，牙周组织的萎缩或牙周组织出现病变如牙周袋形成等都会导致牙周膜面积的减少，从而使牙支持能力降低。健康的牙槽骨的 X 线片影像为骨组织致密，骨小梁排列良好，骨硬板完整且呈强阻射带环绕牙根。所有这些特点在固定义齿设计时都应考虑到。一般来说，牙槽突吸收超过根长的 1/3，牙松动 II 度以上，不宜单独作为基牙，除非增添基牙，按牙周病夹板治疗的原则处理。

【处理】

如能及时发现问题，通过调𬌗，消除早接触和𬌗干扰后可以解决，不会造成永久性损害。

当创伤𬌗或𬌗力过大的问题发生在有牙周病的基牙上，或基牙虽然健康但𬌗干扰时间较长，负荷过重引起牙明显松动，此时通过调𬌗不能解决问题，往往需要拆除固定桥，重新设计制作或代之以种植义齿或可摘式局部义齿修复。

对严重的早接触及𬌗干扰引起的牙髓不可逆性损害需行根管治疗。

因调𬌗引起修复体穿孔或美观性能破坏时，应重新制作修复体。

五、穿髓或侧壁穿孔

修复治疗过程中发生穿髓或侧穿一般比较容易察觉，少数未能及时发现，而在修复体戴入后才出现问题。

【原因】

1. 对髓腔的解剖形态特点及部位不熟悉，针道和针型固位体放置的位置不正确。

2. 对根管走向不了解，采用高速钻针预备桩腔。

3. 患者年轻，髓腔大髓角高，牙体预备时磨除过多。

【预防】

1. 熟悉了解恒牙髓腔的解剖形态特点及分布走向。因髓室及根管分别与牙冠和牙根的外形相似，所以髓腔可视为牙体外形的缩影，即通过牙体外形可判断其髓腔的形态。

(1) 上颌前牙：上颌前牙的髓腔较大，根管亦粗，髓室和根管之间没有明显的界线，多为单根管。

①唇舌切面观：髓室相当于颈缘附近的唇舌径最宽，向切嵴方向逐渐缩小成尖形，根管亦向根尖部逐渐缩小。尖牙根管的唇舌径较宽，至根尖 1/3 变窄，根尖孔显著缩小。

②近远中切面观：近切嵴部分的髓室较宽，向根尖部逐渐缩小变细，尖牙切嵴处髓室细小，根管从牙颈至根尖全段都很细小，近远中径小于唇舌径。

③横切面观：青年人牙根颈部横切面可见其髓室为圆三角形，在牙根的中央，与牙根外形基本一致。尖牙髓室为椭圆形，在根的中央。

(2) 下颌前牙：下颌切牙牙体较小，髓腔亦细小得多，其根管多为一个，约 25%有唇舌二根管；下颌尖牙的髓室和根管都较上颌尖牙窄小，约 5%分唇舌二根管，17%有根尖分支。唇舌向双根管在正面的 X 线片上相重叠，只能看见一个根管，必须改变投射的角度才能显示双根管。下颌切牙因根管细小，根管壁薄，行根管内预备时应特别小心，防止侧穿根管壁。

(3) 上颌双尖牙。

①颊舌切面观：髓室很宽，有两个髓角伸至颊尖和舌尖中，髓室底突向𬌗面呈拱形，根管向根尖逐渐缩小，分为颊侧和舌侧根管，舌侧根管稍宽大。单根的上颌第一双尖牙多有两个根管，彼此平行，两管之间可能有侧支相通。上颌第一双尖牙的根管有 87%为双根管，颊、舌各 1 个，少数为单根管，偶尔也有 3 个根管者，颊侧 2 个、舌侧 1 个。上颌第二双尖牙的根管有 54%为单根管，有的根尖有分支，由两个根尖孔通至牙体外；有 46%为双根管，颊、舌各 1 个，两根管可沿根的全长分开，或在根端合成一个总管，由一个较大的根尖孔通至牙体外。

②近远中切面观：髓室根管都很窄小。

③横切面观：牙根颈部横切面可见髓室颊舌径明显大于近远中径。

牙体预备时应注意颊侧髓角的位置，以防穿髓。

(4) 下颌双尖牙的髓腔形态。

①颊舌切面观：髓室的颊舌径宽，根管亦宽，直至根中 1/3 处才开始缩小。下颌第一双尖牙舌尖很低，故髓角亦低，有 80%是单根管，有时可在根中部以下分为颊舌 2 个根

管，根尖处合二为一。

②近远中切面观：髓室和根管很窄，下颌第二双尖牙的根管稍长。

③横切面观：牙根颈部横切面可见下颌第一双尖牙髓室较圆，下颌第二双尖牙髓室呈椭圆形。

下颌第一双尖牙因牙冠向舌侧斜度大，故颊尖位于牙冠中分，髓角又高，牙体预备时应警惕穿髓；作根管预备时，器械应顺着牙体长轴的方向进入，以免穿通根管侧壁。

下颌第一双尖牙的根管，其尖端部分多细小，根管预备时，器械不易达到。

(5)上颌磨牙：上颌磨牙的髓室呈立方形，颊舌径大于近远中径。上颌第一磨牙髓室顶的中分凹下，最凹处约与颈缘平齐，髓室顶上有4个髓角，分别对着4个牙尖，以近中颊侧髓角最高，接近牙冠中1/3处；近中舌侧髓角次之；远中颊侧髓角和远中舌侧髓角较低。髓室底呈圆形，在颈缘下约2mm处，在髓室底上可见3个根管口，分别通入3个根管中，其中以舌侧根管口最大，远中颊侧根管口较小，近中颊侧根管较扁。颊侧2个根管口相距较近。3个根管以舌侧根管长大且较直；近中颊侧根管较扁，分为颊、舌两管约占60%，有几个根尖孔通出牙体外，远中颊侧根管略圆，双管者较少。上颌第二磨牙的近中颊侧根管分为两个根管者约占38%，远中颊侧根管及舌侧根管均为单根管。上颌第三磨牙髓室大，根管短，变异较多，一般也分3个根管，但也有融合根管者，极少有4个根管者。

上颌第一、第二磨牙的近中颊侧髓角及近中舌侧髓角较高，牙体预备时要防止穿髓。在预备针道时，应从𬌗面的近远中窝及颊舌沟处入手，以免钻穿髓角。

(6)下颌磨牙：下颌磨牙髓室的近远中径大于颊舌径。下颌第一磨牙髓室顶最凹处约与颈缘平齐，舌侧2个髓角高于颊侧2个髓角；近中颊(舌)侧髓角又高于远中颊(舌)侧髓角，髓室底在颈缘下约2mm，髓室顶和底之间相距不到2mm；髓室底距根分叉处约2mm，近中根约95%分为颊舌2个根管，多由两个根尖孔通出牙体外；远中根约46%分为颊舌2个根管，有2个根尖孔通出牙体外，下颌第一磨牙的根管，多分为三或四个根管，下颌第二磨牙近中根约49%分为两个根管；下颌第三磨牙外形多变异，其髓腔变异亦多，因其萌出和钙化较迟，故髓室根管都较大，有两根者则有两根管，有时为融合根则多为单根管。

因舌侧髓角高于颊侧髓角，近中髓角高于远中髓角，牙体预备时应注意髓角的位置。

2. 熟悉了解髓腔的增龄变化和病理变化。青少年的恒牙髓腔比老年大，主要是因为随着年龄的增长，牙本质的内壁有继发性牙本质的沉积，髓腔的体积也随之缩小，髓室顶和髓角随着牙的磨耗而降低，髓角变圆甚至消失，根管变细，根尖孔变小，有的甚至髓腔钙化堵塞。髓腔大小可以通过X线片进行评估，它随年龄的增长变小，50岁以后减小更明显，且𬌗龈方向较颊舌方向减少更多(图25-6)。

另外，外伤或龋病等对牙体的病理性刺激也可促使继发性牙本质的形成，使髓腔缩小。

3. 牙体预备时应遵循的操作原则：避免在髓角处预备针道；针道进入牙本质不宜过深，一般为2mm，根据患者的具体情况可以有所变化；对根管走向不甚了解时，最好先用热根管充填器取出牙胶明确根管的走向，再用扩大器械扩大；对年纪轻的患者牙体预备应保守一些。

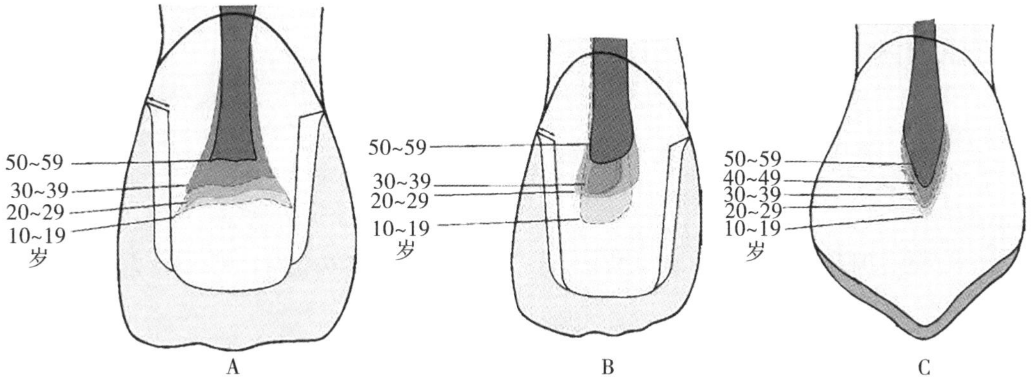

A. 上颌中切牙金属烤瓷冠的牙体预备；B 上颌侧切牙金属烤瓷冠的牙体预备；

C. 上颌尖牙针道的牙体预备

图 25-6　牙体预备与髓腔大小的关系，虚线表示不同年龄段髓腔轮廓

4. 避免过度预备桩腔引起穿孔。即使当时未穿孔，由于管壁变薄也可能在粘桩过程中或者行使咬合功能时出现根裂，所以保存剩余牙本质厚度十分重要。尽管准确判断桩腔预备时周边剩余牙本质厚度有困难，但大多数牙根的近远中向宽度较颊舌向窄，而且牙根邻面凹陷，该处牙本质最薄，X 线牙片通常不能显示。因此，桩腔预备大小在保证强度与固位情况下应防止过度预备。对于锥形桩腔预备，不要超过根管治疗所用的最大锉 2 号。根管内桩腔预备首先去除充填材料到适当深度，然后再行桩腔扩大。去除牙胶的方法有两个，热牙胶器械和旋转切割器械，有时配合使用一些化学溶剂。使用热牙胶器械去除牙胶较安全，但比较耗时，它避免了旋转切割器械对牙本质侵犯而穿孔。如果根管治疗和修复是同一人完成，在完成牙胶充填之后，即刻用热牙胶充填器去除桩腔内的牙胶，保证了根尖牙胶封闭的完整性，而且术者对该根管预备后的情况熟悉。

安全操作可遵循以下步骤进行：

(1) 去除牙胶之前，计划合适桩长度，要求足够的抗力与固位而不破坏根尖牙胶封闭。原则上，桩长等于冠长或者是根长的 2/3，保留根尖 5mm 牙胶。对于不能满足要求的短牙，根尖牙胶的最小长度不能小于 3mm。如果仍然不能满足桩长度要求，牙修复预后差。

(2) 在携热头上标记长度，加热，置入根管内软化牙胶。如果牙胶老化失去热塑性能，可选择 Pesso 铰刀和 Gates Glidden 钻沿牙胶中心去除牙胶。G 钻橄榄形头部常在根管壁形成凹陷，可用圆柱状的 P 钻消除之。G 钻和 P 钻都不具有尖端切割功能，可安全去除牙胶，不会出现根管侧方穿孔。钻针旋转头部摩擦产生热量能将牙胶软化，便于钻针沿根管下行。

(3) 去牙胶到合适深度后，用低速钻消除桩腔倒凹并塑形。桩的直径不应超过根直径的 1/3，以保证桩周围至少 1mm 厚的牙本质。

【处理】

牙体预备引起的穿髓应作根管治疗。

对高位侧壁穿孔，即发生在牙周韧带的䶮方的穿孔，可延伸牙体预备的范围，越过穿孔，用修复体将穿孔处覆盖起来。

如果发生低位穿孔，即穿孔达牙周韧带附着处，应行牙周手术，用三氧化矿物凝聚体(MTA)修补。

若针、固位钉从穿孔处突出、周围封闭良好，不易取出时，可磨平磨光固位针、钉的突出部分。

有些部位如根分叉处的穿孔，牙周手术进路困难，治疗效果差，则拔除患牙。

六、邻牙损伤

邻牙损伤是进行基牙预备时，钻针伤及相邻健康牙，导致菌斑容易附着，增加龋的易感性。是一种容易发生的医源性伤害。即便采取修型、高度抛光等补救措施，也很难恢复原始状态，因为高浓度氟的釉质表层和连续完整的釉质结构不能失而复得。

【原因】

1. 邻面牙体预备时钻针进入位置错误：从相邻两牙中间通过或者偏向邻牙。
2. 邻面牙体预备时钻针角度过于偏离基牙长轴，触及邻牙。
3. 选择的钻针直径过大。

【预防】

牙体预备时将金属成形片放在邻面是一种保护邻牙免受损伤的方法，但因其太薄，容易穿孔而失去保护作用。用高速细圆锥形车针切割基牙邻面，分别从基牙邻面颊、舌向切入，保证钻针始终在基牙牙体内转动，到中间汇合，形成薄釉质"唇"或"鳍"状结构，避免车针碰及邻牙。

当然，牙体预备时也不要通过倾斜钻针远离邻牙来避免损伤邻牙，因为这将导致基牙磨除过多，聚合度过大，固位力降低。

【处理】

对不小心造成损伤的邻牙表面，应高度抛光并用有效的含氟制剂涂擦，尽量减小龋坏发生的可能。

七、食物嵌塞

食物嵌塞是指食物嵌入或滞留在牙齿或修复邻接面的现象，特别当进食纤维含量高的食物时容易发生，是固定修复常见的并发症之一。嵌入或滞留的食物压迫龈乳突可引起胀痛不适感，严重者不能用患侧咀嚼食物。另外，由于嵌塞的食物不易用常规方法去除，滞留在局部发酵、腐败产生口臭；分解的成分和细菌代谢产物可引起牙龈炎、牙周炎和龋齿。

【原因】

1. 修复体与邻牙或修复体与修复体之间接触不良或无接触。
2. 修复体轴面外形不良，如䶮外展隙过大、龈外展隙展开过度等。

3. 𬌗面形态不良，𬌗边缘过锐，无明显颊舌沟，造成食物排溢受阻。

4. 修复体无正常的生理𬌗曲线，𬌗平面与邻牙不一致，两者之间有台阶形成。

5. 修复体龈端密合差或有悬突。

6. 连接区与对颌牙形成杵臼关系，即对颌牙为充填式牙尖。

【预防】

1. 根据邻牙及对侧同名牙的解剖特点和磨耗情况，正确恢复𬌗面、轴面、外展隙形态和正常的曲线曲度，避免修复体在邻面形成台阶。

2. 保证修复体与牙体组织精密贴合无明显缝隙；临床允许值在100μm以内，避免悬突形成。

3. 恢复正常的邻接关系，用未上蜡牙线加压勉强通过邻接点为适度。牙线通过邻接区时无阻力则说明邻接关系过松或无接触；反之牙线不能通过，患者同时有挤胀感则说明邻接关系过紧。有研究表明，确定正确的邻接关系采用8～12μm聚酯薄膜或铝箔(shim stock)较牙线的方法更可靠。良好的邻接关系是条状薄膜从相邻两牙间拖出时感觉到轻微阻力，如果被撕破则表明接触过紧，患者的主观感觉有助于临床判断。对于过紧和过松的情况，在最终粘固之前妥善处理，否则一旦粘固将无法调整。

(1)邻接过紧的调整。当金属全冠邻接过紧，不能完全就位时，用橡皮轮打磨邻接点，形成哑光面，有利于试戴时找出过紧接触的亮点进行调磨，调磨到最后时应让邻接关系略紧，为后续抛光程序留有余地，否则邻接关系会过松。在调整过程中，注意冠内有无碎屑残留，避免错误调磨。瓷冠邻接过紧可用薄咬合纸确定，用柱形石调整完成后，再用含金刚砂的硅胶轮、尖加浮石粉或抛光膏进行粘固前抛光。

(2)邻接区接触不良或无接触的处理。对贵金冠采用加焊，需准备焊料、助焊剂、牙科火焰枪。该方法简单，可在诊室完成。加焊后调磨、酸洗、再抛光。对瓷修复体的缺陷则需加用低温添加瓷修补。添加瓷的熔点较低，避免烧结引起瓷修复体变形。

4. 正确恢复牙邻接区的形态和位置。牙冠邻面为凸面，其外形高点紧密相邻形成接触点，随着年龄的增长，咀嚼运动中的生理磨耗，使邻接点逐渐变大形成一个区域，形态为椭圆形。前牙接触区靠近切缘，其𬌗龈径大于唇舌径；第二前磨牙与第一磨牙邻接区多在邻面颊1/3与中1/3交界处；第一磨牙与第二磨牙的接触区多在邻面中1/3处。后牙接触区靠𬌗缘部位，近中靠近𬌗缘，远中在𬌗缘稍下，上接触区的颊舌径大于𬌗龈径。良好的接触关系不仅可防止食物嵌塞，同时可使邻牙互相支持互相依靠，便于分散𬌗力，有利于牙齿的稳固。

5. 修复前及时处理对颌充填式牙尖。

【处理】

针对食物嵌塞的原因进行处理。

对邻接关系过松或无接触者，若能完整卸下金属修复体，可在修复体邻面加焊金后调整；对于瓷修复体在邻面加瓷，对于树脂修复体添加相同的材料修整。

对修复体𬌗面、轴面、边缘嵴、窝沟外展隙形态不良者，在不影响修复体质量的前提下，可适当调整修改，如修整过锐的边缘和充填式牙尖；消除与邻牙之间的台阶；加深颊舌沟并形成食物排溢道；修改修复体悬突等。

对口内无法完整拆除进行调改的修复体，或虽能完整拆除，但存在转为严重的缺陷者，应拆除重新制作。采用树脂充填不密合的缝隙是解决拆除或重新制作修复体有困难时的姑息办法，属不得已而为之。若修复体不易拆除，而邻牙有牙体缺损，可在充填或修复治疗时恢复正常的邻接关系。两个单独修复体间的食物嵌塞难于消除时，可考虑将两者邻接区连接起来，即联冠修复。

第二节　机械及理化方面的问题

一、修复体固位力丧失

单个修复体固位力丧失后即出现松动，容易被察觉。双端固定桥往往不是两端同时丧失固位力，而是先在一端丧失固位力，然后影响另一端，这给早期正确判断修复体固位力的丧失带来了困难。如未能及时发现固位体松动并及时处理，松动端基牙常常发生广泛龋坏，因此及早发现修复体的松动有重要意义。以下方法有助于早期发现修复体固位力丧失后出现的松动。

1. 仔细询问患者的感觉，患者常常主诉修复体有轻微松动，若修复体松动的基牙为活髓牙，则对温度或酸甜特别敏感。有的患者主诉口内异味及口臭难以消除，这时应认真检查，注意对口腔卫生状况差或牙周病所致的相似症状进行鉴别。

2. 用手指捏住修复体或将弯探针放在连接体龈端上下移动，若固位体已经松动，则殆方移动时，其下缘会出现将唾液吸入的现象；而在向龈方回位时，则可见唾液向外溢出，且常伴有小气泡的产生，这是空气和唾液混在一起被同时排出的缘故。当基牙数目在两个以上时，判断固位体的松动就会更为困难，常常是在出现其他问题(如龋坏等)后才会被发觉。

【原因】

1. 基牙预备的固位形差，固位面积过小，各轴面聚合度过大。

2. 临床牙冠过短。

3. 修复体与基牙不密合。

4. 修复体就位方向有偏差。

5. 修复体设计上的缺陷，如桥体过长、固位体类型选择不正确等。

6. 粘接剂选择问题。

7. 粘接剂过期或未按操作说明使用。

8. 修复体在口内粘接时，气枪中混入了水分、油，或已经干燥清洁的粘接表面被唾液再次污染。

9. 棉纤维被带入粘接剂中。

10. 戴入修复体时压力不够或维持时间不足。

11. 基牙之间存在不同动度。

12. 存在咬合干扰，副功能(夜磨牙，紧咬合)，修复体殆面穿孔。

13. 粘接前临时粘接剂未去尽。

【预防】

能否获得足够的固位取决于修复体的设计正确与否、牙体制备的几何形态、修复体的材料及组织面的粗糙度、粘接剂性质及厚度等因素。

1. 按照设计原则确定桥体的长度。桥体跨度愈长，愈弯曲，𬌗力愈大者，对固位体的固位力要求愈高，所以桥体的长度应与基牙的数目、固位体的类型、𬌗力的大小、桥体的跨度和桥体的曲度相适应。

2. 了解牙体预备的几何形态、面积与固位力之间的关系及其固位原理，正确指导临床应用。

修复体固位力主要依靠牙体预备获得，而粘接剂只起辅助固位作用。常用的磷酸锌粘接剂的作用机理是增加牙体与修复体之间的摩擦力。粘接剂晶体能防止两面滑动但不能阻止两面的相互分离，其作用如同进入手表等精密仪器内的砂子，砂子本身对金属并无粘结作用，却能通过增加金属之间的摩擦阻力而使手表停止运转。

(1)聚合度：理论上，制备的牙面互相平行才能获得最大的固位力，但实际上在口腔内制备互相完全平行，而又不出现倒凹的轴面是不可能的。任何微小的倒凹都将妨碍修复体的就位，所以临床上允许轴面有一定的聚合度。聚合度太小，不易消除倒凹，聚合度太大会使固位力几乎完全丧失。有资料表明，聚合度为 10 度时的固位力仅为 5 度时的一半，6 度被认为是合适的聚合度。

(2)表面积：轴面的表面积越大，固位力越强。在聚合度相同的情况下，长轴壁的固位力大于短轴壁；磨牙冠的固位力大于前磨牙；全冠的固位力大约是部分冠的两倍；嵌体的固位力最小。𬌗面的面积增大并不会明显增加固位力，因为修复体与牙体𬌗面无摩擦关系。

(3)表面粗糙度：表面越粗糙，固位力也越大。但临床上修复体的松动断裂面很少发生在粘接剂与牙齿的界面上，所以刻意将牙齿的表面磨粗糙，以提高固位力没有太大意义，只会给制取印模和制作蜡型带来困难。

对组织面非常光滑的修复体，应对其组织面粗化处理或者增加沟槽等辅助固位形。金属或氧化锆修复体可以选择粒径 50μm 氧化铝对其粘接面喷砂。操作时要注意对非粘接面和边缘进行保护。金属铸件体外实验表明，喷砂处理可增加 64% 的固位力。同样，对有些材料，如玻璃陶瓷等采用酸蚀技术可增加组织面微观粗糙度，结合专门的粘接剂也能提高修复体固位。

(4)被粘接的修复材料：尽管还未得到长期临床结果的证实，实验已经显示，对有些粘接剂来说，被粘接的材料活性越高，粘接固位力越强，即普通金属的固位力高于不太活泼的金合金。另有研究表明，银汞核所提供的固位力高于树脂核和金合金铸造核。

(5)粘接剂种类的影响：不同的粘接剂对固位力产生不同的效果，选择合适的粘接剂受多因素的影响。固位力大小依次排序为：树脂粘接剂>玻璃离子>聚羧酸锌>磷酸锌。

(6)粘接剂厚度：粘接剂厚度对固位的影响目前尚有争论，不同的实验所得出的结果完全不同。一种观点认为粘接剂的厚度对修复体与基牙的固位力的大小无影响；另一种观点则认为厚的粘接剂可降低修复体与基牙的固位力。

3. 双端固定桥两端基牙的固位力应基本相等，若相差悬殊，受力时容易在固位力差的一端首先松动，而后殃及另一端。当一端固位体的固位力不足时，可通过对固位体设计的改变以提高该端固位力，必要时增加基牙以保证两端固位体的固位力均衡一致。

4. 修复体粘接时应严格隔湿，防止水、油及唾液污染粘接面。

综上，按照影响固位的关键因素：牙体预备聚合度、龈殆高度、修复体类型、材料，列出以下选择使用粘接水门汀的原则和要求(表 25-1、表 25-2)。

表 25-1　**牙体预备高度及聚合度与水门汀选择**

		牙体预备聚合度				
		/8° \	/10° \	/12° \	/16° \	/20° \
牙体预备高度	4mm	普通水门汀/自粘接水门汀/树脂水门汀	普通水门汀/自粘接水门汀/树脂水门汀	普通水门汀/自粘接水门汀/树脂水门汀	自粘接水门汀/树脂水门汀	自粘接水门汀/树脂水门汀
	3mm	普通水门汀/自粘接水门汀/树脂水门汀	普通水门汀/自粘接水门汀/树脂水门汀	自粘接水门汀/树脂水门汀	自粘接水门汀/树脂水门汀	树脂水门汀
	2mm	树脂水门汀	树脂水门汀	树脂水门汀	临床牙冠延长	临床牙冠延长

表 25-2　**修复体粘接临床使用指南**

步骤	金属或烤瓷冠		氧化锆冠，嵌体，高嵌体		二硅酸锂全冠，嵌体，高嵌体		釉质上贴面
	足够固位	低固位	足够固位	低固位	足够固位	低固位	
金刚砂粗化修复体组织面	否	是	否，微折裂	否，微折裂	否，微折裂	否，微折裂	否，微折裂
喷砂组织面	是	是	是，或 Ivoclean	是，或 Ivoclean	否，微折裂	否，微折裂	否，微折裂
磷酸清理修复体组织面	选择性的	选择性的	否，污染	否，污染	是	是	是
冲洗和干燥	是	是	是	是	是	是	是
氧化锆处理剂	否	否	是	是	否	否	否
修复体硅烷化	否	否	否	否	是	是	是
金刚砂粗化牙体粘接面	否	是	否	是	否	是	否

续表

步骤	金属或烤瓷冠		氧化锆冠，嵌体，高嵌体		二硅酸锂全冠，嵌体，高嵌体		釉质上贴面
	足够固位	低固位	足够固位	低固位	足够固位	低固位	
浮石粉清洁牙体粘接面	是	是	是	是	是	是	是
戊二醛/甲基丙烯酸羟乙酯处理牙粘接面	是	是	是	是	是	是	是
RMGI 或 GI 粘接	是	否，或不常用	是	否，或不常用	是，若冠	否	否
树脂粘接	选择性的	是	选择性的	是	是，若嵌（高）体	是	是

【处理】

固位体松动后，须将修复体拆除，以便对基牙的状态作出评价。

固定修复体一般不易完整拆除，多数情况下须将其破坏后方可卸下。若能将修复体完好无损地卸下，且基牙无龋坏发生，多是由于粘接方面存在问题，如粘接时粘接面不够清洁干燥等。此时应做仔细检查，排除桥体过长、𬌗力过大以及固位形缺陷等原因后，可重新粘接修复体。

对由于固位形不合要求而引起的修复体松动，应对现有的牙体预备缺陷予以修正，以改善其固位形和抗力形，重新制作修复体。

有些修复体松动脱落后，检查基牙的固位型无懈可击，则可能是由于桥体过长或者𬌗力过大的缘故，此时，可选择固位力强的固位体，如将部分冠设计改为全冠设计，或增加基牙固位体的数目。若设计上不允许增加基牙数目，应考虑用种植义齿或可摘局部义齿进行修复。

二、连接体断裂

连接体的断裂既可发生在固位体与桥体之间也可发生在桥体之间。无论是铸造、切削还是焊接形成的连接体都可能发生断裂。连接体断裂后，桥体与固位体形成悬臂关系，其杠杆作用将对基牙产生很大的扭力。

【原因】

1. 连接体大小、形状和位置设计缺陷。
2. 连接体支架过薄。
3. 铸造缺陷使连接体内部有气孔，形成结构上的薄弱点。
4. 连接体处为假焊，即焊料未能充满整个焊隙或只在焊缝表面堆积焊料的现象。

【预防】

1. 在不妨碍口腔卫生和美观的前提下，设计足够大面积的连接体。颊舌向剖面椭圆主轴与受力方向平行时是最强的，注意充分留出外展隙将有利于清除菌斑。出于美观考虑，对前牙尽可能将连接体放在靠舌外展隙(图 25-7)。对于固位体、桥体和连接体一体化制作完成的修复体(铸造和 CAD/CAM)，在蜡型制作和软件设计过程中就应考虑上述因素。一体化的铸造修复体简化了工艺流程，但对于复杂的长桥不容易控制。

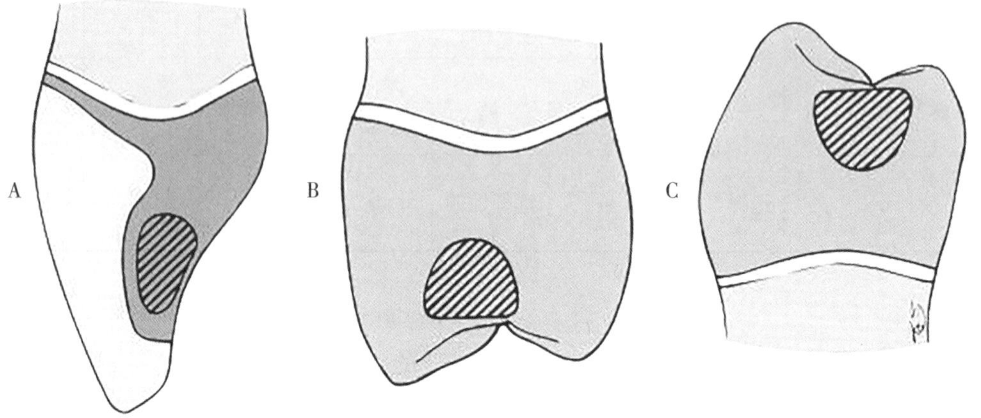

A. 前牙连接体的位置及大小；B. 上颌后牙连接体的位置及大小；C. 下颌后牙连接体的位置及大小

图 25-7　理想的连接体应兼顾便于清洁、高强度和美学需求

2. 严格按照铸道安放、包埋，按照预热和铸造温度的要求完成铸造工艺。铸道的直径和储金球的体积应足够大，铸造压力应足够高而且持续足够长的时间，在烘烤和焙烧过程中防止砂粒落入铸型腔内。

3. 对用焊接方法形成的连接体，要求两焊件成面接触，不能只是点接触。焊面要清洁而略粗糙，缝隙应小而不过紧，一般以 0.1～0.15mm 为宜，这样有利于液态焊料的毛细管作用，形成良好的焊接。

充分预热整个模型，是焊接能否成功的关键。砂料包埋后，焊接时先用粗大火焰对整个模型进行充分预热，使蜡熔化，模型中的水分蒸发，提高焊件周围的温度。若只在焊接区局部加热，而周围的温度低，热量很快散失，则焊接区的温度不易达到焊料的熔点，即使焊料开始熔化，亦因周围温度低而不能迅速流布焊面，若只在局部加热，必然延长加热时间，易导致焊区表面氧化，不易焊牢，甚至使焊接失败。

焊接时应去尽焊件接触面上的氧化物，选用优质的焊媒，及时添加到焊接区，使用还原火焰，尽量缩短焊接时间，防止焊件接触面被重新氧化。具体操作步骤及要点包括：待模型充分预热后用火焰引导，蘸少量焊媒放于焊接面，当焊件加热至暗红色时，夹一小块焊料准确地放在焊隙处，注意此间应继续加热，并调节火焰使之尖而细，继续加热至两焊件金属颜色一致时(金属加热后显现不同的红色，表明不同的温度)，焊料即可迅速熔化流布焊隙。若两金属颜色不同，表明温度高低悬殊，此时焊料熔化后会向温度高处流去，即发生流焊，导致焊接失败。因此，焊接时火焰的引导对焊料的流动和焊接成功起着重要作用。

在有条件的地方，可用惰性气体(如氩气)保护或在真空中焊接。

激光焊接近年来被广泛采用。与传统焊接技术相比有更高的强度和抗腐蚀性能，但容易产生金属疲劳，其对非贵金属的焊接效果优于贵金属，常用于铸造或切削钛及钴铬合金的焊接。

【处理】

及时拆除修复体予以重新制作。

通过修补的办法有时能够挽救一部分铸造修复体，具体方法是在折断的两边分别制备鸠尾样嵌体洞型，然后铸造一段跨越断裂处的金属实体，用粘结剂将其粘结到鸠尾槽中，将断裂的修复体固定连接成一个整体。

三、𬌗面严重磨损

人体的咀嚼功能活动不论对天然牙还是对修复体都会产生磨耗。正常情况下，天然牙的磨耗可被修复性牙本质修复，而修复材料则缺乏这种代偿能力。常用口腔修复材料与天然牙的抗磨耗性能有较大的差异。修复用金属的抗磨耗性能往往不及天然牙，由于厚度有限，金属修复体使用数年后，特别是当牙体𬌗面预备空间不够，修复材料过薄时容易发生修复体𬌗面穿孔，继而发生微渗漏和龋坏，导致修复失败。紧咬合及夜磨牙症患者的牙磨耗速度快得多，𬌗面严重磨损出现问题的时间也早得多。

【原因】

1. 咬合力过大，有夜磨牙和紧咬合习惯，导致修复体磨耗过快，金属𬌗面穿孔，导致微渗漏发生，水门汀溶解、龋坏。

2. 高分子树脂材料的抗磨耗性能更差，最容易磨耗和变色，但能够被添加修补。

3. 瓷的耐磨性好，当𬌗面的修复材料为瓷材料时，即使在𬌗力较大的情况下也不会有明显的磨耗，但若对𬌗为天然牙，则加速釉质的磨损，暴露牙本质层。紧咬合或有夜磨牙症的患者较普通患者更快出现牙本质磨耗的一系列症状。

【预防】

对估计可能发生迅速重度磨耗者，如有紧咬合或有夜磨牙症、釉质发育不全的患者，在对𬌗牙为天然牙或金属修复体时，最好选择金属材料制作修复体。尽管金属使用数年后会有明显磨损，却能够维持对𬌗天然牙的完整性，使磨耗程度接近正常的生理状态。选用树脂类材料可减少对天然牙的磨耗，但材料自身的磨耗过快。

【处理】

金属𬌗面的穿孔若能早期发现，可以制作合金嵌体或用银汞充填。但在穿孔周围金属很薄时，应考虑重新制作修复体。

对磨耗过多过快的树脂及时修补。

对𬌗天然牙由于过快过度磨耗出现严重症状时，应对其用冠套修复。

四、牙　　折

固定修复牙齿在受到非正常外力，如车祸、运动撞击或者意外咬到硬物均有可能发生牙折。修复适应证选择不当也容易造成牙折，如对牙体缺损范围较大，牙尖严重受损、𬌗面边缘嵴不完整，结构脆弱牙嵌体修复。

牙折分为冠折和根折。小范围的冠折多发生在嵌体和部分冠周围，不降低修复体的固位力，也不对功能活动造成明显影响；冠折范围大时可齐牙颈部折断形成残根。

【原因】

1. 冠折

小面积的冠折常常出现在修复体使用时间长，牙组织逐渐磨损变薄弱，脆性增加的情况以及继发性龋坏。

造成大面积牙折的原因主要有：牙体预备过多，没有足够的组织结构抵抗𬌗力；牙体缺损大，充填物没有健康的牙本质和固位桩钉的支持；正中𬌗及非正中𬌗时存在𬌗干扰；将不密合的修复体强行就位或采用不恰当的办法拆除固定桥。

2. 根折

根折常常是由于创伤所引起，或继发龋扩展到牙根部分，但也可发生在根管预备的过程中，如桩核就位时用力过大或者将适合性差的桩核强行就位。另外，桩过短也是根折的一个原因。

【预防】

1. 牙体预备时，在满足固位和美观的前提下尽量保存健康的牙体组织，必要时使用固位桩钉加强支持作用。

2. 消除𬌗干扰，避免创伤。

3. 桩的长度至少与该牙冠的长度等长。

4. 戴入和拆除修复体时遇到阻力时不可使用暴力。

5. 对剩余结构脆弱的牙，采用全冠修复体，保证牙的受力是一种内聚箍效应，防止分力对牙体造成损害(图 25-8)。

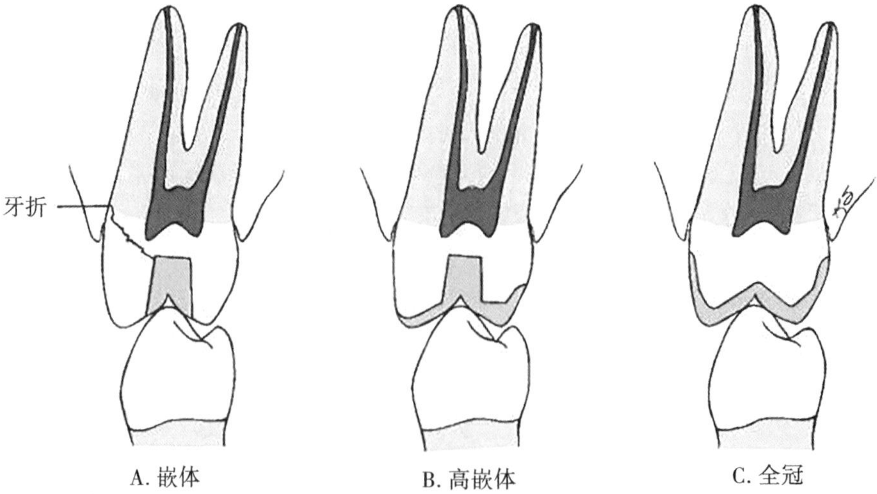

A. 嵌体对结构脆弱的牙尖的“楔效应”；B. 高嵌体对牙尖的保护作用，但常固位不良；
C. 全冠具有最好的防止牙折作用

图 25-8　牙折与修复体的关系

6. 根管治疗后修复方式的考虑

由于前牙与后牙在形态、功能受力方面存在差异，根管治疗后的修复方式选择有不同。

(1)前牙。根管治疗后的前牙并非都需要冠修复，因为牙体预备的结果将减少剩余牙体厚度(图 25-9)，削弱牙的抗折能力。除非牙体大部分结构缺损需要桩核增强固位(图 25-10)。

(2)后牙。后牙较前牙承受更大的咬合负载，且尖窝形态特征受力楔的效应使根管治疗后的牙容易牙折。应仔细调整咬合以减少咀嚼运动过程中产生的具有潜在破坏性的侧向力。一般作了根管治疗的后牙修复时应覆盖牙尖防止牙折，对风险高的上颌前磨牙尤其需要对牙尖进行保护。不过对边缘嵴完整的下颌前磨牙和第一磨牙，开髓孔较小，无紧咬合、夜磨牙的患者可不用冠修复。

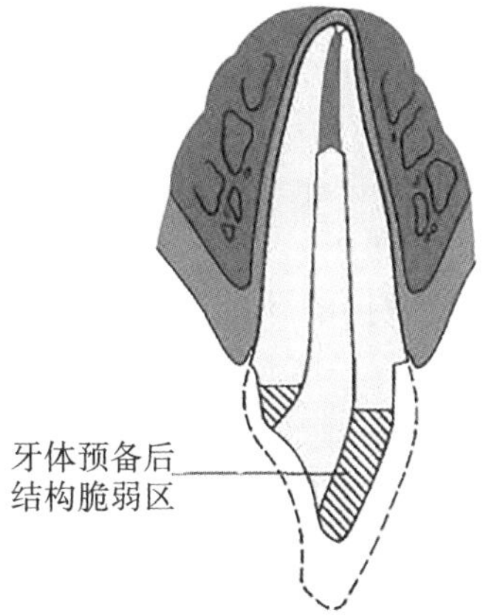

虚线代表牙体预备前前牙的牙轮廓，阴影部分代表牙体预备后脆弱剩余牙体

图 25-9　中切牙剖面图

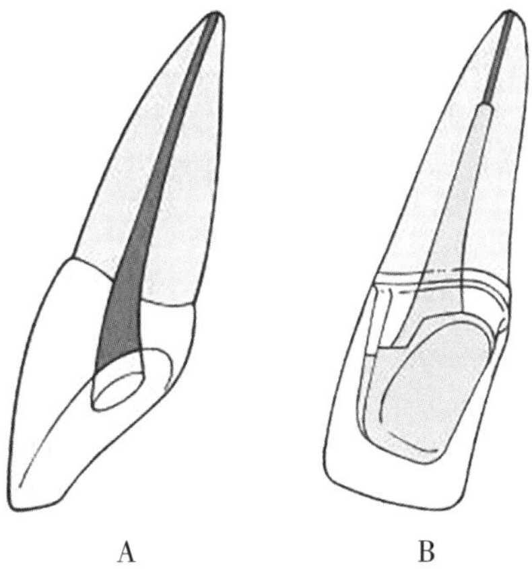

A. 临床牙冠完整的只需通过开髓进行树脂充填即可；B. 牙冠大部分缺损采用铸造桩核冠修复

图 25-10　上前牙修复

【处理】

1. 牙折范围小，可用金箔、银汞或树脂修复，尽管这并非理想的修复方法，但经这些材料修补后一般可维持数年。如果冠折造成的牙体缺损较大，应重新制作修复体并将缺损区包括在内。

2. 部分冠牙体结构发生大面积折裂后，需将其改作全冠修复体。若牙折造成牙髓暴露，应先作根管治疗，然后采用桩-核系统支持固位，完成新的修复体。

3. 全冠修复的基牙的冠折处通常在边缘线上呈水平折断，牙冠完全或几乎全部丧失。处理时拆除修复体，行根管治疗，完成桩核并制作新的修复体。

4. 若根折发生在牙槽嵴顶处，可行牙周手术去除部分牙槽骨，将残留的根部暴露使之能为新的修复体所包括。按照桩核及修复体制作的原则和方法完成桩核结构和新的修复体。根折发生在牙槽嵴水平以下时须拔除之。

桩分为预成桩和个性化桩。市场上可供选择的桩核材料和系统有很多，没有一个系统是普遍适用的。一般来说预成桩适合于圆形截面的根管；个性化桩则多用于非圆形或喇叭口形状的根管。

5. 桩核的制作方法

(1)桩的完成：预成桩使用简单，借助专门配套的工具，无需作大的调改，桩在根管口端不易贴合，可以在完成核时予以调整。个性化桩为铸造桩和CAD/CAM氧化锆桩，铸型的完成有直接法和间接法两种方法，前者多用于单根管桩的制作，后者多用于多根管桩的制作。

个性化桩直接完成法：在根管内涂一薄层液体石蜡，选择或制作与制备根管等长的塑料桩，在其表面磨数条槽口，调拌自凝塑料堆在塑料桩上插入根管内，至面团期时，轻轻松动塑料桩，然后重新就位，反复数次。待塑料完全固化后，取出铸型，检查有无倒凹，作必要的修整，对有缺陷的部位，用自凝塑料或软蜡添加成形，重新就位。

桩铸型完成后，堆加适量的自凝塑料完成核的成形。

个性化桩间接完成法：剪数段起增力作用的钢丝，将其口内段弯成J形，硅橡胶印模材料注入根管内后，把增力钢丝插入根管，取模。材料固化后将增力钢丝及根管内硅橡胶随其印模一起取出，常规灌模。去除模型根管内印模材料并涂布一层液状石蜡，溶化软嵌体蜡，滴入根管内，用尼龙牙刷毛插入溶蜡内帮助桩蜡型增力。

(2)核的完成：桩形成后即进行核的制作。核是恢复缺损的牙冠达到标准牙体预备后的牙冠部分。核的种类依材料不同分为数种，各有其特点。

银汞或复合树脂核的优点是不必去除倒凹，能最大限度地保存牙体组织，复诊次数少，能减少技工室工序；缺点是银汞核的腐蚀性，树脂核的持续固化及较高的热膨胀系数可能影响到长期成功率。另外，热循环试验显示该类核有较大的微漏，复合树脂与粘结剂之间化学相容性差。

后牙特别是残留的牙冠结构较多时，选择银汞核更合适，具体操作步骤如下：

①去除原修复体和龋坏、薄弱的釉质及牙本质。按照抗力与固位形的原则制备窝洞。

②去除髓室内的牙胶和每个根管内2~4mm的牙胶。一般情况下，仅靠伸入根管内的银汞合金即可获得足够的固位力，除非结构破坏缺损十分严重，才需在根管内放置固位钉。

③安放成形片。

④用根管充填器将银汞合金充填压入根管内，同时充填髓室和冠部窝洞。

⑤完成核的外形，取印模。也可待下次复诊按全冠牙体制备的要求制备核形，取印模。

铸造金属核的优点是机械强度好，但制作较为复杂，技术难度较大。

单根牙可采用直接法：用丙烯酸酯在口内完成个别桩或选择预成金属桩；将蘸有单体的树脂堆放在桩的根管外段上，初步成形，使核稍大于其真实大小，充分聚合；调改磨光铸型，不足处用树脂或蜡添加改正；取下铸型立即包埋；铸造。

多根牙一般采用间接法：先在模型上的主桩上完成一半核的铸型；然后在其他桩上完成另一半核的铸型。两者可保持各自的就位道；包埋铸造。

由于粘接剂具有一定的厚度且在粘接时具有凝固膨胀的性质，铸造桩不应与根管壁太密合，否则在口内粘接时容易引起根折裂。通过限制包埋材料膨胀的方法，如去掉铸造圈内的衬里或适当降低铸模温度，能使铸造桩的体积较铸型的体积稍小，从而为粘接剂的厚度及粘接剂的膨胀留出空间。超硬金合金或镍铬合金弹性模量高，是铸造桩的良好材料。将核铸造到预成桩上时，铸模预热的温度不应过高。

对单冠齐修复体边缘线折断后修复体仍完整者，可利用桩-核系统的修复方法保存原修复体的完整。具体操作方法步骤如下：

制取预备后的根管印模，完成桩蜡型，使之与根管贴合，然后在桩上滴蜡型成核，将修复体回到核上试戴，反复滴蜡，试戴数次使核适合修复体的内腔，并能完全就位，修复体与牙代型边缘完全适合。

然后取出桩核蜡型，按常规铸造，经打磨后回到工作模型上与修复体一起试戴调整，直到修复体与桩核密合且完全就位为止。

将桩核粘固到根管内，修复体粘固到桩核上即告完成。

近年来 CAD/CAM 氧化锆桩核通过计算机辅助设计与制作技术加工而成，具有坚固、美观的特点。医生根据个性化桩核的牙体预备要求预备根管桩腔，采集印模，交给技工室扫描和数字化设计，切削研磨烧结完成。缺点是一旦粘接到牙上，需要根管再治疗时很难将其取出。

五、金属烤瓷修复体瓷崩裂

近年来，随着材料和工艺的不断完善，金属烤瓷已经发展成为一项成熟的修复技术。在正常条件下，只要金属支架（底层冠及桥体）设计合理，金瓷界面离开正中咬合，按照正确的方法与步骤完成操作，在正常的𬌗力下发生瓷裂和瓷崩的可能性很小。但有临床资料表明，烤瓷瓷崩裂 10 年的发生率仍达 5%~10%。可能是临床治疗方面出现问题，或技工制作方面存在缺陷，也可能是瓷本身固有的脆性或由于意外创伤所致，现归纳如下，临床上应该注意鉴别。

【原因】

1. 金属支架（底层冠和桥体）局部应力集中，导致材料潜在疲劳，继而发生机械性损坏。

（1）金属与瓷不匹配，即两者热膨胀系数差异较大时，金瓷界面应力集中，难以形成牢固结合而产生裂纹。

（2）瓷层不均匀或局部过厚是金瓷界面应力集中的重要原因。烤瓷冷却过程中，由于金属收缩较瓷快，位于金瓷界面的瓷往往处于压应力状态，远离界面的瓷则处于张应力状态，且距界面越远张应力越大，而抗张力能力差是瓷所固有的弱点。一般来说，瓷越厚越脆弱，当瓷层太厚时（超过 2mm），容易发生瓷崩。

另外由于瓷材料热传导性能较差，厚瓷在温度降低时表层瓷迅速冷却收缩，而内层瓷冷却慢得多，与表层瓷之间存在较大的温差，这样内层瓷限制表层瓷收缩，使表层瓷产生张应力，甚至出现不易察觉的微裂，成为瓷裂的潜在因素。同时，过厚瓷层内部的气孔率较高也会降低瓷体强度。

(3)金属支架的锐角部位是应力集中区，容易产生瓷裂纹和崩瓷。在修复唇舌径较薄、咬合紧的切牙时，很容易在金属底层冠切端形成锐角。根据力学原理得知，曲率半径小的部位，其应力比平面上的应力大得多。所以，𬌗力施加在平面上容易分散，而一旦集中在锐角处，瓷极易裂开。另外，当瓷与金属结合界面的夹角小于 90°时也易导致瓷崩裂。

(4)金属支架表面过于粗糙、不规则。显微镜下可见这些粗糙表面的形态类似山峰峡谷，尖峰凸起和凹陷部分形成锐角，形成应力集中的原理如上所述。另一方面，这些尖凸起与深凹陷之间易使碎屑残留形成气泡，降低瓷的强度，也会产生应力集中的问题。

2. 咬合存在问题。正中𬌗时对颌牙咬在金瓷结合界面上，对金瓷结合有破坏作用；紧咬𬌗、磨牙症，正中及非正中𬌗的𬌗干扰都可引起瓷崩裂。

3. 金属的支持作用差。底层冠过薄，瓷不能获得足够的支持，不论何种金属底层冠，当其薄于 0. 2mm，修复体戴入时在弯曲冠面上的瓷易崩裂；金属底层冠有穿孔，孔周围的金属往往很薄，且瓷下面无金属的支持也易导致瓷崩裂。

4. 在金属铸造或堆瓷成形过程中，金属表面被污染、省略了除气步骤、烧结次数过多、温度过高等都能在金瓷界面上和瓷内产生气泡。即使是有经验的技师也会难以避免或多或少地在金属和遮色层之间夹进空气，一般情况下问题不大，但若烧结的次数过多，滞留在内的空气能形成可见的气泡。如果烧结的次数不多而有气泡产生，则往往是因操作不当导致较多的空气滞留，如铸造技术缺陷，堆瓷时将空气混入瓷内、凝结除水不够等所致。气泡除了带来应力分布上的问题外，也会降低瓷的强度而容易发生瓷崩裂。在严重污染的金属表面可见瓷与金属的分离现象。

5. 未能及时发现并改正上瓷过程中的裂纹。遮色层表面的裂纹往往容易被忽视。如果体瓷经一次烧结后即出现裂纹，常常是由于瓷的凝结除水的方法不当、表面干燥太快等原因所造成的。

6. 支架设计不正确造成较大范围瓷无金属支持结构也能导致瓷裂。

7. 金属表面的过度氧化也能导致瓷与金属的分离。在对非贵金属、某些金铂或其他铂含量高的合金表面处理不当时常常发生过度氧化。

8. 牙体预备的问题。

(1)预备的牙体有倒凹可使修复体就位困难，用力过度可在瓷内产生裂纹或崩瓷。

(2)印模的变形也会带来上述同样的问题。

(3)牙体预备设计为羽毛状边缘时，其边缘线常常不能准确地反映在模型上，或者预备的边缘不清晰，技工难以在代型或印模上准确判断边缘终止线的位置，常常会延伸蜡型边缘，导致金属底层冠边缘延伸过度超过终止线。试戴和粘接时，菲薄的金属边缘可能受到较大的张力变形，引起表面瓷崩裂。

9. 瓷修复体就位困难时，用小槌敲击木杆使其完全就位的方法也容易造成瓷崩。

【预防】

针对瓷崩裂的原因采取以下预防措施：

1. 选择热膨胀系数相容的金瓷材料，按照要求制备牙体及制作金属支架，留出 1～

1.5mm 均匀空间作为瓷层厚度。

2. 消除金属支架的锐角。圆钝、凸起的支架有利于瓷的润湿，且能使瓷对金属支架产生压力作用而不是处于张力状态，瓷的抗压能力强于抗张能力。金瓷结合界面应大于 90°，金属表面不能过于粗糙，应防止和减少应力集中。

3. 消除𬌗干扰，正中咬合时金瓷结合界面须离咬合接触点至少 1mm。

4. 遮色层烧结后出现裂纹可在堆体瓷前修补。修复体粘固后，再确定瓷裂的原因是相当困难的。

5. 体瓷烧结后出现气泡时应去掉瓷重新开始。

6. 金属底层冠应有一定的厚度：非贵金属不应低于 0.2mm，贵金属的弹性模量较小，厚度应大一些，以避免金属底层冠穿孔。

7. 操作过程中保持金属支架、工具和环境干净清洁，防止污染金瓷界面。尽管打磨处理过的金属，肉眼观察表面光滑，但在显微镜下观察，却显得粗糙。一些小的颗粒、磨料碎屑、油脂等有机物可能进入粗糙的表面内，必须清除干净，因为这些物质妨碍瓷对金属的润湿，而良好的润湿性对形成金瓷的结合十分重要。一般情况下，将金属支架放在清洁剂中超声清洗 5 分钟便可达到清洁目的。用高压蒸汽冲洗清洁的方法效果更好，且节省时间。有的厂家推荐在用一般清洁剂超声清洁以后再用 92%的酒精冲洗一遍。为了防止金瓷界面再次被污染，清洁后的金瓷界面不应再用手触摸。

8. 选择合适的打磨材料，掌握正确的打磨方法。日常用的打磨石以有机物为结合剂，容易污染金属表面，影响金瓷的结合，所以结合面的打磨应选用以陶瓷为结合剂的磨石和磨盘打磨，碳钨钻也是被推荐使用的工具。为了避免在金属上形成深凹槽划痕使空气和碎屑滞留在内，打磨时用力应轻，否则烧结后的金瓷结合界面有缺陷，并在瓷内出现气泡。同样，金属打磨时应以一个方向为主，否则易形成“#”形的表面使陷入其中的空气及碎屑难以清除干净。

9. 掌握正确的氧化除气方法，减少和避免气孔产生，防止过度氧化。为了在金瓷之间建立良好的化学结合，将氧化膜控制在一定厚度至关重要。在大多数合金中，锡、铟和锌是形成氧化膜的基本成分，经典的氧化膜形成方式是将支架(底层冠)放入炉内抽真空升温(一般高于烧瓷的温度)，同时排出滞留在金属表面内的气体，所以氧化的过程亦称除气。

烧氧化层的程序和要求因材料的不同而异，一般金含量高的合金在烧至设定的温度后维持数分钟。许多金含量低的合金中有较多的其他非贵重元素，容易形成较厚的氧化膜，所以这类金属氧化时一般无须保温。为了减薄过厚的氧化膜，有的厂家建议用氧化铝对金属支架轻轻地喷砂，或者经氢氟酸浸泡处理。目前广泛使用的非贵金属表面可持续氧化，更容易形成过厚的氧化膜。虽然各厂家的要求不尽相同，但多数不主张氧化，而推荐在清洁后立即上遮色瓷，过厚的氧化层易脆，是金瓷分离的潜在因素。支架出炉后降至室温即刻上瓷效果最好。

10. 遵循规范的要求和标准预备牙体，采用肩台或深凹槽边缘，避免羽毛状边缘设计。试戴及粘接时不能用锤子敲击修复体就位。

【处理】

对崩瓷的修复体最好是重新制作。在有些情况下，通过修补的方法能在一定程度上挽救修复体，或至少在新的修复体完成以前，可将修补件作为暂时修复体。

树脂是最常用的修补材料，主要是通过机械锁结作用将瓷和金属连接起来达到固位，迄今尚无真正意义上的能与金属或瓷形成化学性结合的树脂材料。如果修补的部位是在非咬合受力处，这种机械性的固位能够持续数月或更长的时间；但在承受殆力较大的部位，修补树脂常常很快就脱落失败。经认真修补的树脂一般在初期能够与瓷的颜色一致和谐，但使用一段时间后会出现明显的颜色改变，修补痕迹显而易见。另外，树脂的机械耐磨性差，容易磨耗。

在复合树脂和被修复材料之间形成较大而持久的粘结强度是瓷崩裂修补成功的关键，目前的树脂的粘结机制主要是依靠机械固位和化学结合来实现。前者与表面机械处理有关，后者主要通过偶联剂获得。

1. 表面处理

(1)瓷表面处理。常用的瓷表面处理方法包括酸蚀、偶联剂的使用和表面机械粗化。氟氢酸被认为是最有效的一种瓷酸蚀剂，经氟氢酸酸蚀的瓷表面能够形成丰富的孔隙，易于修补树脂渗入微孔中形成机械固位。同时这些孔隙增加了瓷与修补树脂之间的结合面积。有研究表明，铝瓷酸蚀后与复合树脂的粘结强度不及长石瓷，这是因为铝在增加瓷机械强度的同时也提高了瓷对酸的抗溶解性。所以临床使用时应了解修复瓷的类型和性能，合理调整酸蚀的时间和浓度。常用的氟氢酸浓度为5%～10%，时间5～10分钟。也有学者报道采用20%氟氢酸酸蚀长石瓷3分钟能显著增强复合树脂的粘接强度。

实验已经证明，对酸蚀后的瓷表面应用偶联剂可以显著提高复合树脂的粘接强度。这是因为偶联剂作为特定条件下产生的活性基团，与粘接界面两侧被粘体表面和基质形成化学键，从而增强界面结合强度。偶联剂有多种类型，以硅烷类应用最为广泛，可与瓷中的无机硅烷生成Si-O键结合，并有助于瓷与复合树脂保持稳定。

尽管氟氢酸具有良好的瓷酸蚀性能，但其羟腐蚀性可能造成口腔内使用危险性的问题一直为大家所关注。采用橡皮障隔离能有效地解决单冠修复体酸蚀安全性的问题，但对桥体的封闭效果不尽人意，可对黏膜产生刺激，人们一直在寻找安全的替代产品。有报道指出，通过选择酸性磷酸氟延长作用时间蚀刻瓷表面，能够取得与氟氢酸相近的粘接效果。还有研究以30%～40%磷酸作为瓷酸蚀剂。不过目前最常用而有效的瓷酸蚀剂仍为氟氢酸。

采用金刚石钻针预备沟槽、倒凹可以增加修补树脂的固位作用，但这是一个有争议的问题，因为有学者认为钻针的预备动作可导致存留瓷潜在裂痕的进一步扩大加重，所以临床上如果进行打磨预备，动作一定要轻柔。

采用50μm氧化铝在0.4MPa空气压力条件下进行口腔内喷砂是专家们所推崇的一种瓷面获得表面机械粗化的方法。喷砂能增加粘接面积，降低瓷表面强力，清洁表面氧化层和脂污染层，形成一种有利于复合树脂润湿的表面，创造粗糙面，从而获得微机械固位力。

在有条件的情况下，复合树脂对瓷的修补程序应是以上几种方法的联合使用，以期获得较为持久的修补效果，最近的临床研究显示，经良好修补的复合树脂瓷复合体的使用年限可以达到数年之久。

(2)金属暴露面处理。瓷崩裂后金属面暴露的处理，尤其是对大面积暴露金属的处理一直是一个非常困难的问题。采用打磨预备沟槽、倒凹、喷砂增加微机械固位力，同时进行酸蚀也是金属表面常用的处理方法。但处理后的粘接强度远不及瓷处理后与复合树脂的结合肯定而有效。所以在暴露金属周围瓷面推荐预备出宽斜面，以增加复合树脂-瓷结合面积，提高修补树脂的粘接强度。对于大面积的金属暴露，有人认为不是口腔内瓷修补的适应证。

2. 复合树脂的选择

在实验条件相同的情况下，不同类型复合树脂会对瓷修补效果产生重要影响。Panavia 21 和 Panavia EX 两种不同树脂与同一种偶联剂结合的实验表明，两者的粘接力分别为 39. 0MPa 和 66. 3MPa，冷热循环 2 万次后降至 5. 3MPa 和 32. 8MPa。复合树脂的选择原则是尽可能采用聚合收缩性小的树脂。粗颗粒填料树脂较超微填料树脂的收缩性小得多，但前者美观性能差。所以临床上多选择复合填料树脂作为瓷修补材料，这类树脂既具有粗颗粒填料树脂收缩性小、机械性能好的特点，又具有超微填料树脂美观性能好的优点。

如果金属支架有足够的厚度，可采用一种较为永久的修补方法，即制作新的唇(颊)瓷面。具体方法步骤是：去净金属支架上的残留瓷，暴露底层金属；在支架上钻 4~5 个小孔，深度至少 2mm；采集印模；制作 0. 2~0. 3mm 厚带有钉突的金属面板与暴露的底层金属面和小孔相吻合；在带钉的金属面板上重新堆瓷塑形；将该金瓷面板粘接到缺损处的底层金属上。修补的瓷面具有良好的固位，能使用数年之久。金属瓷面板松脱后，还能重新粘接使用。

修补的另一种方法是在修补单位上按插入方向从切(𬌗)端为进路，预备切(𬌗)向固位沟或/和针道，然后铸造带有骑马钉样固位体的金属基板，在基板上成形烤瓷修补贴面，最后试戴、粘接固位。

六、全瓷修复体瓷崩裂

只要牙体预备符合要求，传统玻璃陶瓷瓷冠在修复切牙时能获得令人相当满意的效果，但在后牙和尖牙则容易发生瓷崩裂，这是因为后牙和尖牙承受𬌗力较大的缘故。近年来随着新材料、新技术的发展，全瓷材料的性能得到了很大的改善，特别是氧化锆陶瓷的抗挠曲强度可以达到 900~1400MPa，不仅可以用来修复后牙及尖牙，而且可以用于固定桥的修复，其成功率接近经典的烤瓷修复体，被认为是烤瓷修复的可替代选项。但饰面瓷崩瓷的问题最为突出，甚至超过其他并发症(生物学并发症，支架折裂等)的总和。

【原因】

1. 牙体预备方面的问题。

(1)边缘设计不正确。全瓷冠的颈部边缘与预备的牙体的接触常常十分紧密，如果颈部边缘采取锥形设计(如凹槽状边缘)，则修复体颈缘与牙体是斜面接触关系，修复体𬌗向受力时，受到使边缘向外扩张的力，而瓷对张应力缺乏有效的抵抗能力，容易发生纵向折裂。

(2)牙体预备未能消除锐利的转角和边缘，形成应力集中而发生纵折，常见于轴面线角或切嵴等处。

(3)经预备后的牙体过短，切端悬空瓷过多，力臂加长，作用在切端的力使修复体向唇(颊)侧倾斜移位的可能性加大，而引起唇(颊)侧颈部崩瓷，其特点多呈半月形。

(4)牙体预备不够，瓷的厚度有限，达不到应有的强度。

2. 缺乏足够的下部结构支持。如果牙体邻面结构丧失较多且未作有效的恢复，瓷冠近中或远中边缘嵴受到𬌗力时，得不到下部牙体结构的传导和支持，使受力点到支点(牙支持结构)的距离增加，产生较大的杠杆力而发生瓷纵折，即便将牙体各面预备得圆钝也难以避免这种力量的破坏作用。

3. 咬合力过大。因为没有金属结构的支持，全瓷冠承受𬌗力的能力有限。即使瓷具有足够厚度，在𬌗力过大时仍可发生崩裂。紧咬𬌗和磨牙症的患者失败率更高。

【预防】

针对全瓷冠崩裂的原因采取预防措施。

预备牙的颈-切长度应为修复体长度的2/3~3/4，牙体预备要为瓷留出足够的空间，前牙切端在下颌作前伸及侧向运动时与对颌牙应有1.5mm到2mm的间隙，以保证瓷冠的强度和美观性能。后牙尖有1.5~2mm的间隙，牙预备的形态符合标准要求。

颈部采用肩台边缘设计，保证肩台瓷层的厚度；氧化锆可采用刃状边缘设计；消除牙体预备形成的锐角，减少应力集中；牙体缺损较大的部位，修复前予以充填；对紧咬合和磨牙症等咬合力过大的患者避免用全瓷冠修复。

【处理】

目前尚无修补全瓷冠的理想方法，一般需重新制作。

对全瓷冠的失败应仔细检查分析其原因，若使用不久即告失败，检查时无任何预备及制作上的缺陷。对于因𬌗力过大，超过瓷修复体所能承受的限度所导致的崩瓷，应考虑用金属烤瓷全冠取代全瓷冠。如果修复体使用多年后才出现问题，患者美观要求又很高时，可考虑新的全瓷冠修复。

第三节　美观方面的问题

一、金属烤瓷修复体

金属烤瓷修复体美观方面的问题较机械破坏及生物学方面的问题常见得多，这是因为受烤瓷材料厚度的限制，瓷的半透明性能不甚理想，难以模拟出天然牙的特征，达不到全瓷冠的美观逼真效果。另外，对颜色的准确选择、调配和运用，要求技工掌握丰富的色彩学知识及实践经验。

(一)瓷呈遮色层外观

当体瓷厚度低于0.75mm时将导致遮色层显露，修复体缺乏生动的层次感。

【原因】

1. 牙体预备不足使体瓷不具备应有的厚度。

2. 遮色层过厚。

3. 支架(底层冠)过厚。

【预防和处理】

1. 只有保证唇颊侧 1.2mm 的瓷厚以上，切端 1.5mm 的瓷厚才有可能制作出生动而富有层次感的修复体，满足美观的要求。在瓷厚度小于 0.75mm 时，即使最有经验的技师采用各种染色的方法也无法避免遮色层显露的问题，所以 0.75mm 的瓷厚是美观修复的最低限度，若牙体预备不足，则需重新预备牙体。

2. 一般遮色层的厚度不应超过 0.1mm。采用两次法涂遮色瓷容易控制瓷层的厚度，即第一层为薄结合层，只需遮盖 70% 的金属色，烧结后涂第二层遮盖剩余不足的部分。

3. 金属支架过厚会占据瓷的位置减少瓷的厚度，此时应打磨减少金属的厚度，保证瓷所要求的空间。但金属的厚度不应低于 0.3mm，否则会降低金属的支架支撑作用，甚至发生金属穿孔，容易出现支架变形导致瓷崩。

(二)完成的修复体颜色与临床比色相差较大

【原因】

1. 烧结温度设置不准确。

2. 烤瓷炉使用年限过长，未能及时校准造成仪表显示温度和炉膛内温度相差较大，使瓷的烧结条件偏差，造成修复体与比色板颜色相差甚远，与邻牙颜色不协调，应注意检查校准炉膛的温度。

3. 医生与技工之间的理解和配合欠默契、遮色层太厚、烧结次数过多。

【预防和处理】

严格按产品要求设置烧瓷温度；定期检查校准烤瓷炉的烧结温度；尽量减少瓷的烧结次数；准确控制遮色层的厚度；加强临床医师与技术实验室的沟通与配合。

(三)同一瓷牙颜色差别相差较大

【原因】

1. 瓷层厚度不一致，造成同一颜色瓷显示不同的效果，在基牙和桥体之间特别容易出现这种问题。

2. 不正确的支架设计也造成金属透色，如金属连接体部位偏向唇颊侧等。

【预防和处理】

制作金属支架蜡型时首先雕刻成形完整的牙体解剖形态，用硅橡胶记录该蜡型的形态和位置，然后去除一定厚度(瓷层所需的空间)的表层蜡，使用硅橡胶复模的方法可以帮助准确地确定去蜡的厚度，指导支架蜡型的完成和最终的打磨；金属连接体的位置尽可能靠舌腭侧，在唇颊侧留出足够的间隙以利于分牙成形。

(四)颈部显露金属线或边缘发黑

【原因】

1. 唇颊侧采用龈上边缘设计。
2. 镍基合金颈部边缘金属离子的释放。

【预防和处理】

除非笑线很高的患者，烤瓷冠的唇颊侧边缘设计一般采用龈下设计；为避免龈边缘发黑可应用瓷蜡或光固化树脂瓷的方法形成烤瓷冠的瓷颈缘，防止和减少镍离子的释放所造成的龈缘变黑。

(五)烤瓷牙随时间的推移与天然牙颜色差异增加

天然牙随年龄的增长会逐渐发生颜色的改变，而瓷牙不会发生相应的变化，久而久之，两者的色泽逐渐出现偏差。目前尚无解决问题的有效办法。

二、金属部分冠

(一)边缘金属显露过多

【原因】

金属部分冠的唇(颊)边缘过分伸展会过多地显露金属。

【预防和处理】

防止近远中边缘和切(𬌗)缘在唇(颊)面伸展过多，尤其应减少唇颊侧近中边缘的显露。为了不至于明显降低固位力，可适当在远中较为隐蔽处伸展边缘。

(二)牙体透金属色

【原因】

唇舌径薄的切牙经预备后，冠的舌侧部分金属颜色可透过很薄的牙体从唇颊面透出来，且灰色金属色将随时间的推移越来越明显，甚至呈现死髓牙外观。

【预防和处理】

对唇舌径薄的牙可选择烤瓷等其他修复方法。

(三)修复牙体的轮廓与天然牙不协调

经牙体预备和部分冠边缘包裹后可造成被修复的牙体轮廓与邻牙出现差异，表现出明显的不协调，此乃部分冠修复的固有缺陷，当患者美观要求很高时应考虑其他美观效果好的修复方法。

无论何种修复体，若颈部边缘密合性差将促进菌斑聚集，引起牙龈炎，表现为充血水肿、龈组织增生肥大，为一种非健康的软组织形态和颜色，除了影响美观外还对组织的健康构成威胁。所以强调边缘的密合性具有十分重要的意义。

根据返工率的资料统计，造成修复体返工的最主要原因是修复体的颜色与天然牙不协调。针对上述美观方面出现问题的原因，临床上只要了解到各种修复材料和不同修复方法的特点，注意适应证的选择，并采取相应的预防措施，一般都能够满足患者的美观要求。

固定修复失败的原因往往是复杂的，受多种因素的影响，当临床上修复体返工重新制作时，只有找出失败的原因并采取措施，才能有效地预防并发症再次发生。

三、修复体戴入后牙龈变色

【原因】

牙龈变色多见于金属烤瓷冠或金属冠修复后，表现为龈边缘呈青灰或暗褐色，其主要原因有：

1. 金属烤瓷修复体基底冠或金属冠中的某些金属成分(例如镍铬等)化学性质不够稳定，在口腔微环境的作用下游离金属离子渗入牙龈组织而致牙龈变色。

2. 非贵金属烤瓷冠表面可以形成一层氧化物，可刺激牙龈组织并且造成局部的牙龈变色。

3. 患者牙龈为薄龈生物型，牙龈菲薄，透过性高，因此背景色对牙龈呈现出来的颜色有一定影响。如果牙根在根管治疗后逐渐变黑，或者是由于金属烤瓷冠的遮色层太薄，没有完全遮盖住金属的颜色，那么牙龈可透出牙根或者金属修复体的颜色而显得颜色发灰发暗。

4. 边缘预备过深，修复体戴入后可导致牙周炎症，牙龈颜色变暗。

【预防与处理】

1. 建议选用贵金属合金或钛金属制作烤瓷冠，因其生物相容性好，化学性能稳定，能够有效避免牙龈变色；

2. 当使用非金属烤瓷冠时可采用全瓷边缘，可防止和减少金属离子的释放所造成的牙龈变色；

3. 建议使用全瓷冠，全瓷冠组织相容性好，不会引起牙龈变色；

4. 边缘预备时，肩台宽度应符合修复体的材料要求，为修复体的制作提供足够空间，以利于饰瓷层及遮色层对金属的遮盖。

第四节 修复体的拆除

尽管临床上欲完整无损地拆除失败的修复体而又不损伤基牙，这往往难以两全，但事实上只要注意选择合适的器械，采用正确的方法，在有些情况下仍有可能将修复体完整拆除，经处理后可重新使用，这样既节约时间又节省经费。

常用的方法有两种：

方法一：将凿子置于固位体边缘，朝殆方向短促而有力地敲击修复体使其脱位，用力的方向尽可能与就位道方向平行，操作中应避免造成牙折或引起患者的剧烈疼痛。

方法二：使用专用拆除工具，如脱冠器钩住固位体边缘或桥体龈端，使用活动小锤顺滑竿殆向用力冲击。

整体拆除修复体失败后，在水气喷雾充分冷却的条件下，使用高速涡轮机的700号裂钻将固位体切割破开。冠外固位体切割的方向应从边缘到𬌗面。前牙金瓷冠切口以放在舌侧为好，因为该处修复材料较薄，同时有利于修补那些可以挽救的修复体，或在重新制作期间作为暂时修复体；上下颌磨牙作颊侧切开比较方便。用裂钻切割金属和瓷会加速钻头的磨损，对已磨钝的裂钻头可用切断钳去除之，创造一个新的锋利钻头以延长裂钻的使用寿命。裂钻开出槽口后用薄而坚硬的刀口器械，如小骨凿置于槽口中撬动，扩大固位体的周径，减小摩擦力，帮助修复体脱位。另外，将拔牙用的直挺尖端打磨修改成宽窄合适的刀口可制成一种比较理想的拆除工具。由于挺子柄便于用力握持，完成撬动、扩张和分离等操作时十分有效。

（梁珊珊　王贻宁）

◎ 参 考 文 献

[1]湖北医学院．口腔解剖生理学[M]．北京：人民卫生出版社，1979：37-45.

[2]四川医学院．口腔矫形学[M]．北京：人民卫生出版社，1980：178-282.

[3]徐君伍．口腔修复学[M]．3 版．北京：人民卫生出版社，1994：16-148.

[4]朱希涛．口腔修复学[M]．2 版．北京：人民卫生出版社，1988：4. 47-181.

[5]杜传诗，郑弟泽，牛开源，等．对金属烤瓷失败病例的讨论[J]．临床口腔医学杂志，1992，8：218.

[6]赵铱民．口腔修复学[M]．8 版．北京：人民卫生出版社，2020.

[7]冯海兰，徐军．口腔修复学[M]．2 版．北京：北京大学医学出版社，2007.

[8] Johnston J F, Phillips R W, Dykema R W. Johnston's modern practice in fixed prosthodontics[M]. 3rd ed. Philadelphia: W. B. Saunders Company, 1986: 390-401.

[9] Barreto M T. Failures in ceramometal fixed restorations [J]. J Prosthet Dent, 1984, 51: 186.

[10] Goodacre C J, Spolnik K J. The prosthodontic management of endodontically treated teeth: A literature review. Part I. Success and failure data, treatment concepts [J]. J Prosthodontics, 1994, 3: 243.

[11] Mitchell D A, Mitchell L. Oxford handbook of clinical dentistry[M]. 2nd ed. New York: Oxford University Press Inc., 1995: 250-331.

[12] Rhoads J E, Rudd K D, Morrow R M. Dental laboratory procedures[M]. 2nd ed. St. Louis: C. V. Mosby Co., 1986: 170-239.

[13] Rosenstiel S F, Land M F, Fujimoto J. Contemporary fixed prosthodontics[M]. 5th ed. St. Louis: C. V. Mosby Co., 2016: 70-791.

[14] Goodacre C J, Bernal G, Rungcharassaeng K, et al. Clinical complications in fixed prosthodontics[J]. J Prosthet Dent, 2003, 90: 31-41.

[15] Selby A. Fixed prosthodontic failure. A review and discussion of important aspects[J]. Australian Dental Journal, 1994, 39: 150-156.

[16] Hansen P A, Atwood A, Shanahan M, et al. The accuracy of clinician evaluation of

interproximal contacts using different methods[J]. J Prosthet Dent, 2020, 123: 284-289.
[17] Stefanescu C, Ionita C, Nechita V, et al. Survival rates and complications for zirconia-based fixed dental prostheses in a period up to 10 years: a systematic review[J]. European Journal of Prosthodontics and Restorative Dentistry, 2018, 26: 54-61.
[18] Shillingburg H T, Sather D A, Wilson E L, et al. Fundamentals of fixed prosthodontics [M]. 4th ed. Chicago: Quintessence Publishing Co, Inc. 2012: 166-1186.
[19] Haselton D R. Contemporary fixed prosthodontics[J]. Journal of Prosthodontics, 2010, 11 (3): 227-228.
[20] Sailer I, Makarov N A, Thoma D S, et al. All-ceramic or metal-ceramic tooth-supported fixed dental prostheses (FDPs)? A systematic review of the survival and complication rates. Part I: Single crowns (SCs)[J]. Dental Materials, 2015, 31(6): 603-623.

第二十六章　可摘局部义齿修复并发症

可摘局部义齿(removable partial denture，RPD)是利用天然牙和基托覆盖的黏膜、骨组织作支持，靠牙齿的固位体和基托固位的一种活动修复种类。其适用范围较广，是牙列缺损的修复方法之一。

一个良好的RPD不仅能修复牙列和牙槽嵴任何部位的缺损，恢复失去的口腔生理功能，纠正因缺损造成的咬合紊乱，保护余留牙和牙槽骨的健康，而且还能预防和矫治颞下颌关节疾患和颜面畸形等。但是，在行RPD修复时，由于医生设计或操作有误，或患者对义齿的适应性差，或患者使用义齿的方法不正确，均可出现一些与修复相关的并发症。本章节讨论的内容如下：

基牙及软组织损伤
　　基牙损伤
　　软组织损伤
义齿戴用的并发症
　　固位不良
　　食物嵌塞
　　义齿性口炎
　　龋病和牙周病
　　咀嚼肌与颞下颌关节疼痛
　　过敏反应
　　其他并发症
义齿机械性问题
　　基托折裂、折断
　　卡环、𬌗支托折断
　　人工牙折断、脱落

第一节　基牙及软组织损伤

在进行基牙和余留牙的调磨、𬌗支托的预备的过程中，戴入设计不当的修复体可导致牙体组织的损伤。另外，牙体预备和戴入义齿可引起唇、颊黏膜、系带、舌以及牙周组织的损伤。

一、基牙损伤

【原因】

1. 设计不当的修复体致使基牙因此承受过大𬌗力或扭力，严重的还会发生基牙松动甚至折断。

2. 在牙体预备时，如隙卡沟、支托窝的制备，切割基牙牙体组织过多，RPD试戴时调𬌗磨除对颌天然牙过多，患者感觉酸痛。这种由于机械性磨除牙体组织致牙本质暴露而出现的酸痛症状，称之为牙齿感觉过敏症。

3. 义齿制作缺陷。卡环变形、变位、卡环过紧等出现就位困难时，强行戴入而损伤基牙。

【预防】

1. 详细检查患者口腔情况，结合牙列缺损的状况及余留牙的条件，提出合理的设计方案。尽量避免对基牙造成不必要的损伤。牙体预备时应适度。

2. 义齿戴入后先检查正中𬌗，后检查非正中𬌗，如有早接触点，应调磨至人工牙和天然牙都有均匀接触。调磨对颌天然牙切忌过度。义齿戴入后应仔细检查卡环和基托与基牙接触的情况，接触过紧时及时调整。

【处理】

临床上对天然牙过度磨除，使牙本质暴露，在受到外界刺激如温度(冷、热)、化学物质(酸、甜)以及机械作用(摩擦或咬硬物)时牙齿会出现酸痛症状，其特点是发作迅速、疼痛尖锐，时间短暂。牙本质暴露的初期对刺激很敏感，随着时间的推移，矿物质在牙本质小管内沉积、牙髓形成修复性牙本质，有些患者的敏感症状逐渐缓解。若患者敏感症状久不消失影响正常进食，则应予以治疗。

牙齿感觉过敏的有效治疗是封闭牙本质小管，目的是减少或避免牙本质内的液体流动。当患者经过观察仍有明显症状者，可采用如下方法治疗：氟化物、氯化锶、氨硝酸银或碘化银脱敏，或激光脱敏；对反复药物脱敏无效者，可考虑作充填术或人工牙冠修复，必要时可考虑牙髓失活治疗。

二、软组织损伤

软组织损伤指口腔黏膜、系带、舌以及牙龈的损伤。

【原因】

1. 牙体预备过程中，由于操作者支点控制不稳，或者因患者配合不当致使器具对软组织造成撕裂伤。

2. RPD 基托边缘过长、过锐或者基托在系带区缓冲不够，均可使口腔黏膜以及唇、颊、舌系带受到摩擦而出现红肿、充血甚至溃疡。

3. 义齿固位不良，没有良好的边缘封闭，因而义齿易出现摆动、翘动现象，义齿的这种摆动、翘动现象易擦伤黏膜，使之破溃。

4. 义齿在突起的多骨区缓冲不够，当义齿覆盖于这些区域时，因牙槽嵴部位的骨尖、骨突、骨嵴形成组织倒凹，而其上黏膜较薄，在摘戴义齿过程中擦伤黏膜组织或在义齿受力时造成疼痛，常见的部位有尖牙唇侧，上下颌隆突、上颌结节颊侧和内斜嵴等处。

5. 错误的𬌗关系所制作的 RPD，不仅使口腔黏膜产生疼痛，而且常伴有溃疡的出现，导致这个结果出现的原因可由下列某个因素引起，也可由下列多个因素交互作用所致，具体为：

(1)错误的前后牙关系。出现的原因是下颌骨未达到完全后退位。当嘱患者下颌后退，并作上下咬合时，义齿会撞击口腔黏膜从而引起疼痛并伴溃疡出现。

(2)压力不平衡(uneven pressure)。不正确的排牙以及作颌位记录时记录块翘动而未被发现，是产生压力不平衡的主要原因。这种情况多见于下颌，当义齿翘动时，一侧下颌颊侧周边及对侧舌侧周边附近压力较大，这种过大的压力作用于对应处的黏膜引起疼痛和溃疡。

(3)垂直距离过高。作颌位记录时面下 1/3 高度超过了正常范围，疼痛和溃疡多发生于下牙槽嵴。在疼痛的区域有时能见小白斑(white patch)，去除这些白斑虽会暂时缓解症状，但几天后在其他部位又发生疼痛并有黏膜白斑、溃疡出现。

6. 颏孔位置的变化不但使相应区域的黏膜受压出现疼痛、破溃，还会使面部、唇部、颏部出现弥漫性疼痛。正常情况下，颏孔位于下颌牙槽骨的下部，义齿承托区外，当下颌骨大量吸收甚至发生基骨吸收时，颏孔便可能发生位移，移至牙槽嵴或义齿承托区内，这样，颏孔区黏膜及颏神经便会受压。

7. 因上牙弓较小，为了兼顾上下牙弓大小的不一致，排牙时使上颌牙偏向颊侧过多，若义齿周边封闭不好，且缺乏正确的磨光面形态，当咀嚼时，义齿翘动。在工作侧，义齿的边缘戳进黏膜，而在非工作侧，义齿被下拉，出现严重的疼痛及黏膜破溃。

8. 上下颌后牙覆盖过小，或缺牙后颊部软组织向内凹陷，天然牙牙尖过锐等均可造成咬颊黏膜。

9. 下颌后牙排列偏向舌侧或因𬌗平面过低，造成咬舌。

10. 基板光滑面未予高度抛光致患者口腔黏膜及舌部擦伤。

【预防】

1. 修复前应仔细检查患者的口腔情况，必要时对过锐的骨尖、骨嵴施行牙槽骨修整术，使其变圆滑，利于 RPD 修复。

2. 义齿戴入后应准确磨去过长的基托边缘并使之圆钝，对唇、颊、舌系带区的基板作相应缓冲，找准压痛部位，缓冲基板组织面。如因需要而调磨了基板的磨光面，则应在调磨完毕作精细打磨，确保光滑面的光滑。

3. 对义齿下沉患者可以扩大基托支持面积，增加间接固位体或𬌗支托数目，移动连接杆位置，调𬌗解除𬌗干扰来减轻黏膜的负荷。

4. 义齿试戴时应观察卡环在基牙上的位置，如卡环位置过低压迫了牙龈，应及时修改卡环臂，避免对牙龈造成压伤。

【处理】

1. 如基板边缘过长、过锐，基板压迫唇、颊、舌系带以及骨尖、骨突、骨嵴，只需对相应部位的基板予以缓冲即可消除对口腔黏膜及系带的损伤。

2. 因义齿摆动、翘动而擦伤口腔黏膜，若颌位记录准确，需重衬义齿，若颌位记录有误，则需重新制作义齿。

3. 因颌位记录错误造成的口腔软组织损伤，必须重新作颌位记录。

4. 咬颊的处理方法有加大后牙覆盖，即调磨下后牙颊尖的颊斜面以及上后牙颊尖的舌斜面；调磨过锐的牙尖；加厚颊侧基托以推开颊黏膜。

5. 咬舌的处理方法是适当升高𬌗平面，磨除下颌人工牙的舌面，必要时重新排牙。

第二节　义齿戴用的并发症

一、固 位 不 良

义齿戴入后固位不良，可表现为义齿出现弹跳、上下翘动或摆动，或唇颊活动时义齿脱落。

【原因】

1. 卡环部位不当。卡环臂末端未进入基牙的倒凹区，而是抵住邻牙，咬合时基托与黏膜贴合，开口时卡环的弹力使基托离开黏膜。卡环体与基牙不贴合，间接固位体放置的部位不当，支托在牙面形成支点，卡环无固位力。

2. 基托与组织不贴合，边缘封闭不好。这种状况常发生于修复缺牙数较多或游离端缺失的义齿，没有充分利用基托的吸附力和大气压力的作用而影响义齿的固位与稳定。

3. 基牙牙冠小或呈锥形。圆锥基牙的牙冠无法放置三臂卡，使义齿固位力下降。

4. 人工牙排列位置不当。前牙排列的覆船过大，前伸时上下颌义齿可出现前后翘动；后牙若排在牙槽嵴顶颊侧，咬合时可发生翘动。

5. 基托边缘伸展过长。过长的基托边缘可干扰唇、颊、舌系带的活动，导致义齿固位不好。

【预防与处理】

1. 对卡环或𬌗支托部位不当修改卡环与𬌗支托，或重新制作卡环。

2. 基托不贴合需进行基托重衬。

3. 对于牙冠为锥形或过小的基牙，可将其做成固定全冠。

4. 对因人工牙排列位置影响义齿固位者，可采用选磨调𬌗的原则进行磨改，无法改善则重新排列人工牙。

5. 适当磨短基托边缘，使其避开系带附着。

二、食 物 嵌 塞

戴用 RPD 的患者，常有食物嵌塞的主诉，尤其是戴牙时间过久者，食物嵌塞现象更多见。

【原因】

1. 在义齿制作过程中，因移位、变形等原因致基托与组织间不贴合，二者间有间隙，不但影响义齿的固位还可导致食物嵌塞。

2. 因制作不当造成卡环与基牙不贴合，而试戴时未予修改。

3. 义齿试戴过程中，基托组织面磨改过多，造成基托与天然牙之间出现间隙。

4. 义齿制作过程中，根据缺失部位和基牙健康状况，为了选择义齿就位道，常需填基牙和牙槽嵴存在的不利倒凹，因填这类倒凹或倒凹填补过多造成食物嵌塞。

5. 义齿固位不良，边缘封闭效果差。

6. 义齿使用时间太久，出现磨耗，牙槽骨严重萎缩，使口腔组织发生改变，致义齿与组织不贴合。

【预防】

1. 严格按诊疗常规操作，从取制印模到义齿制作，每一道工序均应符合操作规程，避免产生误差。

2. 义齿试戴时对基托组织面和基托边缘应边观察边磨改，否则会因一次性磨除过多而造成义齿组织面的不密合和边缘封闭不好。

3. 加强口腔卫生，经常清洗义齿并嘱患者定期复诊，最好每半年到一年复诊一次。

【处理】

1. 因基托组织面磨除过多而造成基托与组织间出现间隙时，则可采取局部衬垫方法予以解决。

2. 若卡环与基牙内出现间隙，可调改卡环使之与基牙贴合。

若义齿边缘磨改过多，造成义齿与组织间不密合，影响固位，则可用咬合印模的方法在口内取咬合印模，先做印模材料重衬，取出后装盒。在口外换成基托塑料。

三、义齿性口炎

义齿性口炎是指戴有义齿者的义齿承托区黏膜发生局限性、非特异性炎症，主要表现为均匀性红斑，以上颌全口义齿佩戴者多见，在 RPD 患者中也不少见。

从 20 世纪 50 年代至今，世界各国学者对义齿性口炎的流行病学及病因学研究日益增多，其中不乏很有意义的成果。如丹麦学者 Budtz-Jorgensen 等人的研究报告表明，佩戴全口义齿者的发病率较 RPD 患者要高，女性高于男性，其发病率随年龄的增长而增加。

【原因】

义齿性口炎的发生常常是多因素交互影响的结果，它包括局部因素和全身因素。前者多为义齿对黏膜的损伤而引发炎性反应以及由于未对义齿上的菌斑给予很好的控制从而导致了真菌的生长；后者主要指诸如糖尿病、缺铁、缺乏维生素 B_{12} 或叶酸、变态反应、唾液流速减慢、营养及代谢，广谱抗生素和类固醇等药物的使用等均可诱发义齿性口炎。近些年的大量研究认为，I 型主要为义齿创伤或材料过敏所致，II、III 型与白色念珠菌感染有关。另有研究发现，戴用 RPD 后菌斑沉积量和义齿性口炎与 ABO 血型有一定的关系。

义齿戴入后，义齿损伤口腔黏膜引发了炎性反应，使黏膜变薄，从而导致渗透性增加，炎性渗出物外溢，渗出液与脱落的黏膜细胞构成了营养丰富的媒介物，促进了真菌的生长，当患者进食了富含蔗糖的饮食，这种饮食结构与炎性渗出液就会引起真菌在义齿上的黏附聚着，因而形成义齿菌斑，随着真菌增殖的出现，微生物产生的毒性物质就增加，由于黏膜变薄且渗透性增加，使这些毒素很容易穿透到组织中，从而加重了炎性反应。

【处理】

对义齿性口炎的诊疗，目前尚无良好的方法。Fouche 等用念珠菌抗体治疗义齿性口炎，结果表明，当抗体滴度达到一定水平时，可治愈 Newton 氏 II、III 型义齿性口炎，而对 Newton 氏 I 型口炎无效，WalRer 等的研究发现，从人类初乳中提取的 S-IgA 可阻止白色念珠菌对人类口腔上皮的吸附，防止义齿性口炎的发生，但由于种种原因，这些方法都未能广泛应用于临床实践中。

在临床检查过程中若发现患者罹患义齿性口炎，首先，应向患者指明义齿上的菌斑附着可能带来的危害，说明去除菌斑的重要性。其次，告诉患者用中等大小的多头尼龙牙刷刷洗义齿，使义齿的各个部分都能得到充分的清洗，用于刷洗的物质会对丙烯酸树脂产生很小的磨耗，肥皂是较好的刷剂。义齿戴入口腔内后，由于受到口腔内外各种因素如唾液、微生物、食物碎屑、烟、茶等的影响，将会在义齿表面沉积吸附上一层污物、烟渍、色素及结石等，这些沉积吸附污物对患者的口腔卫生、咀嚼功能以及义齿的审美效果都有不同程度的影响，因此，必须清除义齿表面的污物。这种用以清除义齿上污物的清洁材料，称为义齿清洁剂。它具有清洁和消毒的作用，可以用义齿清洁剂浸泡或洗涮义齿。义齿清洁剂的剂型有片剂、粉剂、糊剂和液剂，主要有次氯酸盐类、稀盐酸类、碱性化合物类。无论使用哪种清洁剂，在浸泡义齿后都应充分洗净其表面，以避免残留的清洁剂对口腔黏膜产生刺激作用。这里需要特别说明的是：钴铬合金基板义齿不能在次氯酸中浸泡过长时间，以免腐蚀金属支架。

一旦发现某些局部因素可能对口腔黏膜造成义齿性损伤，则应立即进行处理，如采取调𬌗、暂时性重衬等方法，以尽可能减少义齿性口炎发生的可能性。当排除局部因素以后，就应着手寻找全身因素，找出病因，合理使用抗真菌药，如口含制霉菌素等治疗。

四、龋病和牙周病

利用可摘局部义齿修复失牙是牙列缺损的主要修复方法之一。但是，义齿的戴入，使口腔内环境发生了很大的变化，原有的微生态平衡遭受了不同程度的破坏，对口腔内定居微生物产生了影响，并使口腔内微生物的种类、数量、微生物与微生物之间、微生物与宿主之间的相互关系诸方面均发生了变化，这些变化均有利于菌斑沉积，导致基牙产生龋病和牙周病变。戴用义齿后罹患龋病和牙周病是导致基牙缺失的主要原因。

【病因】

口腔中的唾液，一方面能冲洗口腔和牙面，另一方面又使食物残渣沉积于牙面，将营养物质带给牙面不同部位的微生物丛。戴用 RPD 后，基托与基牙及黏膜之间、卡环与基牙之间均形成新的特殊生态环境及新的滞留区，由于卡环、支托、基托影响了口腔的生理性自洁作用，使一些口腔微生物如变形链球菌数量增加，变形链球菌的 CFU(菌落形成单位)占唾液可培养的 CFU 的比例增加。

Bentley 研究指出，戴用 RPD 使唾液中变链菌增多，而乳酸杆菌升高不明显，常因基牙龋坏而使修复体寿命缩短。多位学者报告，戴用 RPD 后，基牙的菌斑指数较戴牙前显著增高，牙龈炎症增加。且凡与义齿接触的牙面的菌斑指数均较高，Brill 等研究表明，基牙上菌斑沉积的特点是：沿卡环臂开始形成，然后以卡环-基牙接触点向周围扩展，在义齿基托与基牙接触的邻面也可观察到类似的情况发生，大量研究表明，RPD 引起致龋菌数量增加及基牙菌斑指数增高的原因可能是：

1. 戴用 RPD 后，原有的口腔微生态平衡被破坏，微生物所受的脱离力减小，有利于微生物的附着、定居。

2. 细菌表面存在着一定的自由能疏水作用对细菌吸附于固体物质表面起着重要作用。随着固体物质表面自由能的增加，细菌吸附的数量也随之增加。Gerson 和 scheet 报道，与吸附过程有关的界面，自由能的改变将影响细菌对疏水表面的吸附，同时他们还发现白色念珠菌表面的自由能比塑料基牙托材料的表面自由能高，这可能是白色念珠菌易于吸附于丙烯酸基托材料上而引起义齿性口炎的一个重要原因。

唾液中变形链球菌的数量可以作为龋病活动性的一个指标。Carlsson 研究发现，变形链球菌表面自由能较大，易定居于义齿基托上而使基托与基牙间的变形链球菌浓度升高，菌斑沉积量增多，基牙发生龋损的危险性增加。

关于戴用 RPD 能否引起牙周组织的病变，报道的观点不一致。Brill 和 Conrad 等发现，戴用 RPD 后基牙的牙周组织受到不同程度的损伤，导致基牙松动，牙周袋加深，菌斑指数和牙周指数升高，并可见牙槽骨吸收，但是 Bergman 的研究发现，戴用 RPD 后，牙周袋深度无明显增加，牙龈炎症无明显改变。

3. 下列因素也是导致继发性龋和牙周病的原因：

(1) 义齿基托组织面调磨不当，使义齿基托与基牙之间出现间隙导致食物嵌塞，从而使口腔卫生状况较差，细菌易在此附着、沉积，从而形成菌斑。

(2) 因卡环臂与基牙不密合，二者间出现间隙，因食物嵌塞也容易导致菌斑的形成。

(3) 卡环臂弯制不当，压迫牙龈，牙龈长期受压易导致牙周组织遭受损伤。

(4) 卡环臂过长对邻牙加压，使邻牙长期受非正常力的作用，损伤牙周组织。

【预防】

1. 由于戴用 RPD 后能引起口腔微生态失调，导致多种病变的发生，所以修复治疗前应制订详细的治疗计划，义齿应设计合理，能保护口腔软硬组织的健康，不影响口腔的自洁作用。同时应将人工牙设计成流线型，以减少食物滞留，从而防止龋病、牙周病的发生。

2. 嘱患者保持口腔卫生和义齿的清洁，并定期复诊。

【处理】

1. 通过对义齿基托组织面的重衬和对卡环的调改，消除基托与基牙、基托与组织以及卡环与基牙面的间隙，避免食物嵌塞的发生，从而解除引发继发性龋和牙周病的诱因。

2. 若戴用 RPD 后发生了龋病和牙周病，则应及时对龋病和牙周病进行治疗，必要时重新设计制作 RPD。

五、咀嚼肌与颞下颌关节疼痛

颞下颌关节紊乱综合征（temporomandibular joint disturbances syndrome，TMJDS），是人群中的一种常见病和多发病。已有很多研究报道，但对其发病机制迄今尚无统一认识。一般认为它与𬌗的关系密切，下颌在功能活动中𬌗、关节与咀嚼肌的同步作用是十分重要的。任何原因引起三者的不同步，都可能引起咀嚼肌或颞下颌关节疼痛或不适等症状。不良修复体是导致 TMJDS 的医源性因素之一。

【原因】

1. 紧咬合患者垂直距离恢复过高，患者常感到肌疲劳和酸痛，张口受限。

2. 多个后牙缺失患者，因义齿𬌗面过度磨耗导致垂直距离过低，出现面部肌肉酸痛及关节疼痛。

【预防】

1. 进行全面的口腔检查。检查内容包括牙缺失、错𬌗、𬌗曲线、𬌗的早接触点、垂直距离、牙的磨耗情况、龋病、有无牙周病、不良修复体、𬌗与颞下颌关节紊乱等。必要时行影像学检查了解关节是否有病变。检查时，还应注意与咬合有关的颌位是否正常，𬌗与颞颌关节及肌组织是否协调，根据实际情况，拟定修复设计方案。

2. 颌位记录时确定适当的垂直距离。

3. 义齿戴入后应检查咬合情况，𬌗障碍的检查方法如下：

(1)正中𬌗位𬌗障碍的判断：当上下颌牙轻咬及用力咬时，如果在正中𬌗位上，下颌无移动现象，表明𬌗正常。若上下颌牙轻咬时，不是在正中𬌗位，用力重咬时，下颌移动到正中𬌗位，表明𬌗有早接触。正中𬌗位有𬌗障碍时，两侧牙接触力量不等，有障碍的一侧接触紧，另一侧接触松或者不接触。

(2)平衡侧𬌗障碍的判断：平衡侧有𬌗障碍时，下颌移向工作侧时必须越过平衡侧的𬌗障碍。移动下颌向工作侧的肌，是平衡侧的翼外肌，该肌要用力收缩才能完成动作，因而产生疼痛。当下颌越过平衡侧𬌗障碍时，工作侧的牙齿失去接触，工作侧的提升下颌的肌肉也会产生疼痛，甚至迫使髁突向上挤压。与此同时，工作侧的翼外肌为了缓解髁突不致向上挤压，也用力收缩，将髁突压紧于关节结节，所以工作侧的翼外肌也会产生疼痛。临床上若两侧翼外肌及工作侧提升下颌的肌肉有疼痛，即可以断定平衡侧有𬌗障碍。

【处理】

去除引起咀嚼肌、颞下颌关节和𬌗这三个口颌系统主要组成部分之间的功能不协调的因素。

TMJDS的病因复杂，为多因素引起，治疗应采取综合治疗。如通过病史的详细了解，结合全面系统的检查及患者的咬合情况之后，发现仅由RPD这一单因素引起的TMJDS后，则治疗效果较快。通过调𬌗，又称选磨，消除妨碍咬合关系协调的牙尖，咬合面和沟窝，恢复良好的𬌗功能，建立稳定的正中𬌗位，以消除肌肉疼痛和弹响等症状。调𬌗也可纠正牙周膜传入感觉的紊乱，使改正后的上下牙尖之间的关系趋于正常，下颌前伸，后退和侧向运动自如，从而避免牙和关节损伤。

1. 调𬌗。调𬌗适应于个别牙或少数牙有𬌗早接触。一次不宜调磨过多，应分次调磨，调磨时应注意保持正中𬌗牙尖高度，不能降低颌间垂直距离；调𬌗后侧向运动时平衡侧应无接触，前伸运动时，后牙无接触。常规调磨顺序是先调正中𬌗，再调侧向𬌗，最后调前伸𬌗。

调磨的步骤与方法：

(1)正中𬌗障碍的调磨：前移位者，磨上颌后牙舌尖近中斜面和下颌后牙颊尖远中斜面；侧移位者，在工作侧，磨上颌后牙舌尖和下颌后牙颊尖的颊斜面，当牙尖顶进入接触后，再磨上颌牙颊尖和下颌牙舌尖的舌斜面以加宽中央沟。在平衡侧，磨上颌后牙舌尖和下颌后牙颊尖的舌斜面，加宽中央沟。

(2)侧向𬌗障碍的调磨：在工作侧，磨上颌后牙舌尖和下颌后牙颊尖的颊斜面，再磨上颌后牙颊尖和下颌后牙的舌尖舌斜面；在平衡侧，磨下颌后牙颊尖舌斜面的近中部分或上颌后牙舌尖舌斜面的远中部分。

(3)前伸殆障碍的调磨：磨上颌牙颊尖的远中斜面及下颌牙舌尖的近中斜面，磨上颌切牙舌切面及下颌切牙唇切面。

患者在戴用RPD之前若无TMJDS症状，而在戴牙后出现症状者，通过检查发现有殆障碍则按以上方法处理，若垂直距离恢复过高并由此出现临床症状，则应重新作颌位记录，恢复垂直距离至适当高度。

2. 肌功能锻炼。肌功能锻炼也是帮助消除TMJDS的有效方法之一。其目的是一方面纠正下颌运动的异常形态，另一方面则是使肌功能恢复正常。当然，这种治疗必须有患者耐心的协作。

(1)消除开口受限的肌功能锻炼：如果开口不大且开口时伴有轻微疼痛，可用拇指放在上前部正中，再以食指尖放在下颌正中前部，加力使上下牙离开，反复练习。

(2)纠正下颌偏位的肌功能锻炼：用手加力于偏位侧，使其在无偏位的状态下进行开口练习。

(3)恢复肌功能的运动锻炼：让患者有节律地进行10次开闭口运动，再做大而慢的开口运动2~3次，反复运动5~6次。把手放在颏部，让患者强行用力开口，可使咬肌和颞肌松弛。用手加力下颌切牙区，同时做对抗性的闭口运动，可使翼外肌松弛。侧向和前伸运动的练习和开闭口运动的练习相同。做侧向运动时，在下颌的一侧加力；做前伸运动时，在下颌的颏部加力。侧向和前伸运动也须反复进行。

六、过敏反应

牙科材料发展到今天，有关牙科材料副作用的报道并不多见。国外有关牙科材料的副作用调查表明，过敏反应的发生情况是：在牙体牙髓病就诊患者中为1∶300，在儿童牙病中为1∶2600，在修复学中约为1∶400，其中27%与RPD中的非贵金属(base alloy)和贵金属合金(noble/gold alloy)有关。

制作RPD常用的合金有锻制合金、焊合金和铸造合金。铸造合金包括贵重合金(金基合金和银基合金)和非贵合金(镍基合金和钴基合金)。构成牙科铸造合金的化学元素约36种，其中至少有10种可致敏，3种有潜在的毒性(铍Be，镉Cd，汞Hg)，4种有潜在的致癌性(铍Be，镉Cd，铬Cr，镍Ni)，一般认为这些牙科铸造合金对佩戴RPD的患者不会有危害。仅在1984年，Kinnebrew等报告过一例舌癌患者的诱因可能与钯-金冠的侵蚀刺激有关。

在上述提及的致敏金属中，最易产生过敏反应的为金、镍、钴、铬等几种金属。据Hildebranel报道，当进行皮肤接触试验时，约有9%的妇女和1.5%的男性对镍产生阳性反应，而1.5%的女性和2%的男性对铬产生阳性反应，约1%的人对钴产生阳性反应。

在铸造合金过敏反应的报道中，对金基牙科修复体的过敏反应报道最多。有人认为对钯基合金出现过敏反应者最易对镍基合金也产生过敏反应。

患者对铸造合金产生过敏反应的症状和体征有：口内局部黏膜红、肿、疼痛，黏膜和牙龈出现苔藓反应；全身表现为荨麻疹或湿疹，或两者同时出现。对过敏体质的患者而言，除钛以外的所有金属都存在潜在的副作用，为此有人建议在这类患者口内放置合金诱发耐受力可能对抗过敏有好处。而对非过敏的个体，口内接触镍铬抗原可帮助产生耐受性。

七、其他并发症

（一）误吞可摘局部义齿

由于牙槽骨吸收及基托、卡环变形等原因，从而导致旧义齿固位力下降，易脱落，产生误吞。

对于已发生误吞的病例，首先应安排患者到内窥镜室会诊，X 光定位后再用钳取出。为了预防此类并发症的发生，对于固位力下降的义齿首先可调整卡环以加强卡抱力，若固位力无法恢复则应重新取模制作金属基托义齿。

（二）恶心和唾液增多

临床上可摘义齿修复后，多数患者除有异物感外，少数患者可有唾液增多现象。若患者全身检查正常，则可让患者继续戴义齿习惯，一般几周后症状可消失。

（三）发音不清晰

可摘局部义齿初戴时可对正常发音产生不同程度影响。上颌义齿设计腭杆时，应尽可能选择发音动作时舌接触最少的腭中央区，在第二前磨牙与第一磨牙之间的范围设置腭杆对发音影响较小。下颌义齿设计舌杆时不宜过低，以免妨碍舌系带及口底组织的活动，影响发音。另外，基托的厚度、戴义齿的时间、义齿修复史等也会影响发音的清晰度，一般经过一段时间的练习，多数患者可逐渐恢复正常发音。基托过厚，可将其磨薄、磨小，可改善发音。

第三节　义齿机械性问题

在戴用 RPD 的过程中，因设计制作及患者的不正确使用等原因可造成义齿损坏，如基托折断，固位体或连接体折断，人工牙折断、脱落等。有些损坏可经修理后继续使用，但若损坏严重，则常需重做义齿。

一、基托折裂、折断

【原因】

1. 制作过程中基托过薄或者基托内含有大量气泡，则基托达不到应有的强度。
2. 基托在应力集中区未作加强处理或处理不当，受力时该区易折断。
3. 基托与黏膜不密合，或者是义齿尚未完全就位时就强力咬合。
4. 缓冲区基托没有足够的厚度，一旦缓冲使基托变得太薄。
5. 咀嚼硬物或不慎将义齿坠地等均可导致基托折裂或折断。

【预防】

1. 在应力集中区应对基托作加强处理。

2. 缓冲区的基托应有足够的厚度。

3. 在制作过程中，应避免使义齿基托内产生气泡。

4. 一定要在义齿完全就位后，再行咬合，使用时应妥善保护好义齿避免其坠地。

【处理】

将义齿洗净拭干，对好破折的裂缝，在磨光面上用粘蜡粘结，然后在基托组织面灌注石膏形成模型。经折断处两侧基托磨去一部分，弯制金属加强丝横跨裂缝，用自凝塑料或热凝塑料修补，若基托折断伴较大缺损不能对位复合者，则需将义齿断块戴入口中，取印模修理，如仅为裂缝可直接在组织面灌注石膏进行修理。金属基托的折裂也可按以上操作在石膏模型上进行对位焊接。

若塑料基托经多次修理仍出现折断者，可考虑采用纤维增强塑料(fiber reinforced plastic，简称 FRP)制作基托。FRP 是一种纤维增强复合材料，主要由纤维和基质树脂组成。纤维是承担应力的主体，基质树脂仅起支持、保护和传递应力的作用。针对临床上常用的基托材料聚甲基丙烯酸甲酯(PMMA)强度不足，易发生义齿折断的问题，近年来许多学者采用碳纤维、玻璃纤维、聚乙烯纤维、芳伦纤维等来增强 PMMA 基托树脂，以提高其力学性能。

二、卡环、𬌗支托折断

【原因】

1. 由于𬌗支托凹及隙卡沟预备不够，致调𬌗时使支托磨改过细、过薄；

2. 卡环弯制时因反复弯制损伤了卡环丝，或打磨过细；

3. 卡环钢丝规格选用不准确不符合临床需要。

【预防】

1. 牙体预备时应制备出足够的支托凹和隙卡沟；

2. 弯制卡环时应按临床需要选准规格型号，弯制加工时，应注意用力均匀、缓慢，切忌用暴力和反复多次弯制，加工时注意防止工具造成伤痕。

【处理】

隙卡沟间隙不够时应予修改，然后将残留的卡环、𬌗支托和连接体磨除，在义齿上形成一个沟，用蜡暂封取模。将义齿戴入口中取模，把义齿翻到模型上；在模型上弯制或铸造卡环和𬌗支托，用自凝塑料或热凝塑料固定。

三、人工牙折断、脱落

【原因】

1. 人工牙与金属基板之间受力过大时，会发生人工牙的损坏和人工牙从金属基板处脱落。

2. 由于𬌗力过大，或金属支架处理不当，造成烤塑材料与金属支架发生剥离。

【预防】

1. 通过选择不同的人工牙材料和减径，避免人工牙承受过大殆力。

2. 金属支架与人工牙之间设计制作机械固位装置，以增强金属与塑料的结合。

【处理】

人工牙折断或脱落的修理，可磨除残留牙冠及舌侧基托，但注意保存基托唇侧龈缘。选择颜色、大小、形态合适的人工牙，或利用脱落的原人工牙，磨改其盖嵴部使之粗糙，或预留出固位倒凹。在人工牙的盖嵴部和相应的基托部分滴单体，按咬合关系，用自凝塑料固定。修理前牙时应注意尽量少暴露自凝塑料。

（徐东选　赵　熠）

◎ 参考文献

[1]白天玺．义齿性口炎的流行病学研究[J]．临床口腔医学杂志，1997，13：32.

[2]陈治清．口腔材料学[M]．北京：人民卫生出版社，1995，96-184.

[3]李四群．可摘局部义齿与口腔微生态平衡[J]．国外医学口腔医学分册，1992，19：291.

[4]唐国强．抗真菌药物与口腔念珠菌病治疗的现状和进展[J]．国外医学口腔医学分册，1993，20：74.

[5]徐君伍．口腔修复学[M]．3 版．北京：人民卫生出版社，1994：228-232.

[6]张举之．口腔内科学[M]．3 版．北京：人民卫生出版社，1995：108-111.

[7]赵铱民．口腔修复学[M]．8 版．北京：人民卫生出版社，2021：185-189.

[8]Beresin V E, Schiesser F J. The Neutral Zone in Complete and Partial Dentures[M]. Saint Louis: C. V. Mosby Co., 1978.

[9]Catnlan A, Herrera R, Martinez A. Denture plaque and palatal mucosa in denture stomatitis: scanning electron microscopic and microbiologic study[J]. J Prosthet Dent, 1987, 57(5): 581-586.

[10]Davenport J C, Basker R M, Heath J R, et al. Colors Atlas of Removable Partial Dentures[M]. Ipseich, England: W. S. Cowell Ltd., 1988: 127-129.

[11]Fouche M H, Slabbert J C G, Coogan M M. Bacterial antibiotics in patients undergoing treatment for denture stomatitis[J]. J Prosthet Dent, 1987, 58(1): 63-68.

[12]Grant A A, Heath J R, McCord J F. Complete Prosthodontics: Problems, Diagnosis and Management[M]. London: Times Mirror International Publishers Ltd., 1995: 164-174.

[13]Hensen-Pettersen Arne. Casting alloys: Side-effects[J]. Advances in Dental Research, 1992, 38: 38.

[14]Mjör Ivar A. Problems and benefits associated with restorative materials: Side effects and long-term cost[J]. Advances in Dental Research, 1992, 6: 7.

[15]Morris H F, Manz M, Stoffer W, et al. Casting alloys: The materials and "The clinic effects"[J]. Advances in Dental Research, 1992, 6: 28.

[16] Munksgaard E C. Toxicology versus allergy in restorative dentistry[J]. Advances in Dental Research, 1992, 6: 17.

[17] Newton A V. Denture sore mouth[J]. Br Dent J, 1962, 112: 357.

[18] Wagner B, Kern M. Clinical evaluation of removable partial dentures 10 years after insertion: success rates, hygienic problems, and technical failures[J]. Clin Oral Investig, 2000, 4(2): 74-80.

[19] Tada S, Ikebe K, Matsuda K, et al. Multifactorial risk assessment for survival of abutments of removable partial dentures based on practice-based longitudinal study[J]. J Dent, 2013, 41(12): 1175-1180.

[20] Dula1 L J, Ahmedil E F, Lila-Krasniqi Z D, et al. Clinical evaluation of removable partial dentures on the periodontal health of abutment teeth: A retrospective study[J]. The Open Dentistry Journal, 2015, 9: 132-136.

[21] Moldovan V, Rudolph H, Luthardt R G. Biological complications of removable dental prostheses in the moderately reduced dentition: a systematic literature review[J]. Clinical Oral Investigations, 2018, 22(7): 2439-2461.

第二十七章　覆盖义齿与套筒冠义齿修复并发症

牙槽骨对稳固义齿、支持殆力起重要作用。覆盖义齿基托下方除覆盖有黏膜外，还覆盖有天然牙或经治疗的牙根，可显著延缓牙槽骨吸收，有利于保存牙槽骨，增强义齿的固位，稳定与支持义齿。而套筒冠义齿通过内冠与外冠之间的嵌合作用产生的固位力，使义齿获得良好的固位与稳定，义齿的支持由基牙或基牙与基托下组织共同承担。它们是临床上较广泛应用的修复方法，但若未能合理选择适应证，或设计与制作中存在缺陷，则可能导致并发症的发生或治疗失败。本章讨论的主要内容有：

覆盖义齿修复并发症
　　根支持覆盖义齿修复并发症
　　种植覆盖义齿修复并发症
套筒冠义齿修复并发症
　　生物学并发症
　　机械并发症

第一节　覆盖义齿修复并发症

一、根支持覆盖义齿修复并发症

覆盖义齿的基牙可将殆力传导至牙周组织，使牙槽骨受到功能性刺激，而覆盖基牙承担了部分殆力，减轻了牙槽骨的负担；对临床冠进行修正，改变了冠根比例，使基牙所受的侧向力减少，有利于保护基牙的牙周健康，可减缓牙槽骨吸收。戴用覆盖义齿的患者定期复查，密切监测基牙的健康状况，评估义齿的使用情况与问题，加强患者的口腔卫生指导，可提升义齿的使用年限与质量。由于这类覆盖义齿主要是利用根管治疗后的残根、残冠或牙周健康状况较差的余留牙，使用的过程中可能发生相关问题与并发症。

(一) 生物学并发症

根支持的覆盖义齿的生物学并发症较常见。Stalder(2020)报道了114例患者128个根支持的覆盖义齿临床研究结果。按修复体计，常见的并发症是义齿性口炎(38.3%)、基牙丧失(14.8%)、继发龋(8.6%)、基牙折裂(7.8%)以及根尖周病变(3.9%)。生物学并发症与义齿使用年限有关，使用期超过8年者生物学并发症增加2.6倍，基牙缺失的危险性增加 4. 6 倍。

1. 义齿性口炎。义齿性口炎是最常见的并发症。戴上颌义齿及每天清洗义齿少于两次的患者中发生率较高。此外，义齿性口炎在戴用封闭式设计(closed-design)的义齿病例中较多。封闭式设计的义齿基托完全覆盖基牙，外观类似全口托牙，不易清洁；而开放式设计(open-design)的义齿基牙唇颊侧无基托，可显露基牙。文献中报道，封闭式设计的义齿生物学并发症发生率和失败率较高，可能与菌斑较易形成有关。因此，开放式设计较有利于减少生物学并发症。

2. 继发龋。基牙被义齿覆盖，失去自洁作用，加之老年患者唾液流速减缓，食物残渣及唾液易于滞留在牙根的周围，成为细菌繁殖和菌斑集聚的场所，较易发生龋坏。Anuj Chhabra(2019)报道 80 例根支持的覆盖义齿(root-supported overdentures)5 年的研究结果，根部继发龋的发生率为 36%。菌斑指数高的病例，义齿性口炎及继发龋的发生率较高。因此，对暴露的根面应涂擦防龋药物，如 33%的氟化钠糊剂，每周 2~3 次，或用 1%氟化钠中性溶液漱口。

3. 基牙折断。基牙及桩折断发生在下颌义齿中的比例较上颌义齿高。桩折断基本发生在基牙数少于 3 个的病例中。基牙或桩折断的主要原因是咀嚼过程中负荷过大。另外，对颌的基牙数多，亦是造成基牙数少的该侧基牙较易折断的原因之一。

4. 牙周病变。患者戴用义齿后可出现牙龈炎症、牙周袋或基牙松动等。主要的原因是患者未重视口腔卫生，或基托压迫龈缘等造成。Anuj Chhabra(2019)报道基牙的牙龈炎达 69%，主要是因为牙菌斑沉积。严重的牙周炎(8%)可导致基牙松动脱落。应合理调整基托与龈缘的接触关系；嘱患者夜间停戴义齿，每天用 0. 2%的洗必泰溶液含漱。部分患者的义齿没有良好的咬合关系，戴用义齿数月后出现义齿下沉，可出现较快的牙槽骨吸收。

(二)机械并发症

根支持的覆盖义齿的机械或技术并发症较常见。包括金属顶盖或磁体脱落、基托折裂及固位力不足等。

1. 金属顶盖或磁体脱落。有文献报道金属顶盖的脱落比例达 34%。为了改善铸造金属顶盖的固位，一些作者建议至少将根管充填材料去除 1/3 为制备金属顶盖的桩留出足够空间。磁性附着体是通过磁力把义齿连接到基牙上，进而取得良好固位及稳定的一种装置，最近几年已经广泛应用于覆盖义齿修复。磁体脱落的主要原因是粘固磁体时局部存在小气泡，给予重新粘固，并不影响义齿的使用。

2. 基托折裂。覆盖义齿的基托折裂主要出现在基牙周围。铸造顶盖表面基托常较薄。对应力集中区，应采用增强处理。临床检查可发现义齿有左右翘动现象。需要重衬和调䚡。基牙的选择最好分布在牙弓的两侧，最好位于双尖牙和尖牙位置，以 2~4 个为宜，这样分散设计更有利于义齿的稳定性，使义齿不容易发生旋转和摆动，可减少基托折裂。

3. 固位力不足。义齿使用一段时间后，球帽因为反复取戴摩擦，其材料疲劳，弹性减弱，或者是金属帽内金属弹片折断，球与帽的弹性卡抱力逐渐变小，固位力减弱，从而导致义齿固位差而松脱。需要更换金属帽。

二、种植覆盖义齿修复并发症

无牙颌种植覆盖义齿因其良好的稳固性、舒适性、美观性等特点，近年较广泛应用于临床。但无牙颌种植覆盖义齿在使用过程中仍会出现一些并发症。据文献报道，Locator式覆盖义齿相对于其他附着体覆盖义齿，其生物学并发症和机械并发症发生率均较低；杆卡式覆盖义齿次之；而磁性覆盖义齿和球帽式覆盖义齿的并发症发生率较高。应充分认识并及时处理相关并发症，以提高种植体存留率及患者的咀嚼效率。

(一)生物学并发症

随着近年种植体应用的增多，相关并发症受到临床医生的重视。Berglundh 等(2002)文献复习发现，159 例下颌杆卡式覆盖义齿患者进行的平均 3.9 年随访研究结果显示，生物学并发症的发生率为 46%，其中最常见的并发症是黏膜增生(32%)。黏膜增生可能是因为修复体与黏膜接触的部件表面粗糙引起的菌斑沉积，或结构设计不当长期刺激黏膜所致。口腔卫生维护不良，也有可能导致黏膜增生。定期复查及维持良好的口腔卫生状况可避免或减少黏膜增生的并发症。

文献中报道的球帽式覆盖义齿的生物学并发症发生率有较大差别。Cakarer 等(2011)的临床随访研究显示，在 41 个月的随访期内，球帽式覆盖义齿组 73.68%的患者发生种植体周围炎、种植体骨结合失败等生物学并发症。庄润涛等对 67 例共植入 150 颗种植体且完成球帽式或 Locator 式覆盖义齿修复的无牙颌患者行 2~8 年的随访，对种植体进行牙周及影像学检查，结果显示球帽式覆盖义齿种植体周围炎发生率是 10.5%，且更易造成牙龈增生(23.7%)。王晓亭对 50 例行球帽式覆盖义齿修复的患者进行 2 年随访，结果显示球帽式覆盖义齿生物学并发症发生率为 32%。

多项研究表明，发生种植体骨结合失败的主要原因是初期稳定性不足或种植体过早承受负荷，还有可能是由于患者清洁不到位导致感染。有研究表明，既往牙周炎病史、吸烟、外科手术方法不当、种植体长度等原因也会增加种植体失败的风险。

庄润涛等的临床研究结果显示，Locator 式覆盖义齿种植体周围炎发生率是 3.6%。王晓亭的研究显示，Locator 式覆盖义齿生物学并发症发生率为 10%。发生种植体周围炎的主要原因是咬合创伤，也有可能是有既往牙周炎病史、吸烟等种植体周围炎高危因素。

有关磁性附着体支持的无牙颌种植覆盖义齿(磁性覆盖义齿)的生物学并发症的报道不多。程红江曾对 32 例磁性覆盖义齿修复病例中 102 颗种植体进行 12 个月的随访研究发现，6 颗种植体(5.9%)存在种植体周围黏膜炎，无种植体脱落。粘接剂未清除干净、修复体制作不良、边缘密合性差、悬突或边缘粗糙等原因可导致慢性炎症，造成种植体周围黏膜炎。

(二)机械并发症

杆卡式覆盖义齿常见的机械并发症主要有杆折断、基板折断、螺丝松动和固位差等。MañesFerrer 等(2020)在前瞻性研究中，对采用杆卡式覆盖义齿修复患者进行 11 年的随访，结果显示并发症的发生率为：义齿磨损、螺丝松动和基板折断的发生率各为 20%。

Naert 等(2004)在随机对照分组研究中，对 2 颗种植体固位的下颌杆卡式覆盖义齿进行 10 年随访，结果显示最常见的并发症是杆卡折断和固位力下降。杆卡折断的发生原因主要有患者咬合力过大、最初治疗设计方案不完善及杆卡强度差等。螺丝松动或折断的发生原因主要是预载荷丧失和金属疲劳。发生覆盖义齿折裂的主要原因是过长的悬臂设计或过大的负荷、力的大小和方向，以及部件的强度限制、义齿未完全被动就位等。

球帽式覆盖义齿机械并发症主要有球帽固位差、弹簧圈破损、球基台折断。庄润涛等对 25 例行球帽式覆盖义齿修复的患者进行平均 5.5 年随访发现，球帽式覆盖义齿机械并发症的发生率为 66.7%。王晓亭对 50 例行球帽式覆盖义齿修复的患者进行 2 年随访，证明球帽式覆盖义齿机械并发症发生率为 56%。

球帽固位差可能是在使用过程中产生的缝隙腐蚀和应力缓冲引起了弹簧圈破损而导致固位不良。基台折断的主要原因是过大的负荷和金属疲劳，理想的基台-种植体连接部位应是高度吻合的无微动的紧密连接，若连接部位未被动就位、加工精度不高即可导致连接部位之间的微动及配件金属疲劳。

按扣式附着系统运用最多的是 Locator，其固位力是靠阳性附件与阴性附件之间的摩擦力来实现，该附着系统的特点是有弹性、固位力好、耐用、内置角度具有互补功能，并有双重固位作用。Locator 式覆盖义齿机械并发症主要有附着体磨损、固位力下降或消失、义齿折裂或折断、覆盖义齿重衬、固定螺丝和基台松动或折断。庄润涛等对 26 例行 Locator 式覆盖义齿修复患者的平均 2.5 年随访研究发现，Locator 式覆盖义齿机械并发症的发生率为 45.5%。王晓亭通过临床对照研究显示，Locator 式覆盖义齿机械并发症发生率为 38%。Mañes Ferrer 等在 1 项前瞻性研究中，对 10 例采用 Locator 式覆盖义齿修复的患者进行 11 年的随访，出现的机械并发症有固位力丧失需要更换固位体(40%)、树脂断裂(40%)和需要重衬(30%)。义齿折裂或折断、固定螺丝和基台松动或折断的原因同上述几类附着体支持的无牙颌种植覆盖义齿。Locator 基台磨损及固位帽脱落可能是种植体方向不平行或使用时间过长导致的。由于生理性牙槽骨吸收、义齿基托磨损等因素可导致基托组织面与软组织不密合，从而导致义齿需要重衬。

磁性附着体的固位力相对较弱，衔铁易松脱，衔铁与基台之间的缝隙极易腐蚀，导致金属表面剥脱，进而漏磁、磁性下降。Naert 等(2004)曾对 2 颗种植体固位的下颌磁性覆盖义齿进行 10 年随访研究发现，磁性覆盖义齿最常见的并发症是磨损和唾液腐蚀磁体，因此需要定期更换磁体。

第二节　套筒冠义齿修复并发症

套筒冠义齿是指以圆锥形套筒冠为固位体的固定可摘联合义齿。兼备固定桥和可摘局部义齿的共同优点，对牙列缺损和牙列缺失修复具有良好的效果。能减少对基牙的创伤，分散基牙承受的力量，并使力沿基牙的长轴方向传递，有利于基牙健康；固定-可摘联合修复在牙周病的修复治疗中还可起到牙周夹板的作用，延长天然牙的寿命；无可摘局部义齿的卡环，符合美观要求。患者能够自行摘戴，清洁方便，固定义齿异物感小，功能恢复较好。但应用过程中也可出现基牙折裂、内冠脱落、基托折裂、牙周炎、固位力降低等问题和并发症。

Heckmann 等(2004)对套筒冠附着体支持的无牙颌种植覆盖义齿修复患者进行了 10 年的随访研究。在 46 个套筒冠(16 个内冠是粘接固位，30 个内冠是螺钉固位)中，4 个粘接固位的内冠(25%)在随访期间需要重新粘接固定，5 个螺钉固位的内冠(16.6%)出现螺钉松动，覆盖义齿需要重衬的发生率为 21.7%。冠需要重新粘接的主要原因是粘接剂被唾液腐蚀；螺钉产生松动的可能原因是金属疲劳；基托组织面与软组织不密合而需要重衬可能是由生理性牙槽骨吸收或义齿基托磨损等导致。

一、生物学并发症

(一)基牙折裂

基牙折裂的主要原因是基牙牙体组织强度不足。基牙牙折好发于前牙，临近单侧或双侧游离缺失缺损处的基牙。套筒冠基牙预备量大，牙体磨除较多，前牙颊舌径较小，牙体单薄，所以容易折裂。对游离端缺失病例进行修复设计时应尽量避免选择单颗基牙，选择多基牙连线形成平面式，有利于分散𬌗力。残根残冠虽然经过完善的根管治疗及桩核固位，但因为其余留牙体组织少，抗力性弱，所以折断率仍较高。

套筒冠义齿使用一段时间后，义齿基托下面的牙槽嵴发生吸收，导致基托与黏膜之间出现缝隙，在功能状态下义齿就会对基牙造成较大的扭力而导致基牙折断。套筒冠义齿下沉早期没有及时重衬也是导致基牙折裂的另外一个重要原因。基牙折断的病例需要桩核加固后重新制作内冠。

(二)牙周病变

套筒冠固位体由内冠和外冠两部分组成，其中内冠颈缘与牙周健康状态密切相关。颈缘与基牙颈部肩台的颈缘线应密合接触，内冠颈缘与基牙肩台结合处应光滑连续无悬突。外冠的冠边缘应平齐龈缘，勿进入龈下过深，以免对牙龈产生不良刺激。内冠边缘位于龈下又未达到良好密合性者，导致菌斑聚集，引起继发龋和牙龈炎。基牙肩台边缘应与内冠边缘移行部呈光滑连续的移行状，无悬突形成，完全密合。边缘密合性欠佳、轴面凸度过大，可造成局限性牙龈炎、探诊深度加深及骨吸收等牙周病变。

套筒冠义齿能将所有基牙连接成整体，起到牙周夹板的作用，有利于牙周组织的恢复。修复后应定期复查及进行相应的牙周维护，以维护基牙的健康状况。未做牙周手术治疗以及牙周炎症未得到控制者，不宜采用圆锥型套筒冠义齿修复。患者戴用义齿后未能遵医嘱严格保持口腔卫生，可能加重基牙的负担，致使基牙松动，进一步损害基牙牙周健康。

二氧化锆与牙周组织完全兼容，对牙龈组织无刺激，不会导致牙龈增生或萎缩，不会产生金属材料对牙龈造成的灰染，具有良好的透明性及非常低的热传导性，是近年常用的套筒冠义齿的外冠材料。

二、机械并发症

(一)内冠脱落

内冠脱落与多种因素相关。麦志松等报道内冠脱落率为6.9%。常见于基牙剩余牙体组织少、缺少牙本质肩领的前牙。虽然经过完善的根管治疗之后，在根管内加入纤维桩加强固位，缺损部分用树脂恢复形成树脂核，但其抗力性依然不足以抵抗在功能状态下的受力，这样就发生了树脂核连同内冠一并脱落的并发症。其形成原因与外冠和内冠之间固位摩擦力大于内冠和基牙之间的粘接力有关，反复摘戴之后导致内冠脱落。另外，在进行套筒冠基牙预备时，如果基牙聚合角度大于8°，也可引起内冠脱落，尤其是临床冠短的基牙，可以预备成垂直型以增加轴面制约力，或者将冠边缘适当向龈下延伸来增加固位。内冠粘接时选择合适的粘接剂并严格防湿，可减少内冠脱落概率。

(二)基托折裂

基托折裂主要发生在后牙区。甘红等报道基托折裂的发生率为10.7%。套筒冠义齿折断常出现的部位为固位体外冠的小连接体处，原因为外冠邻面的小连接体处强度不够，特别是末端游离缺失的牙列缺损修复，由于游离端受力，基托下软组织被压迫，使小连接体处受力过大，应力集中，导致折断。义齿的外冠和支架的连接部位是义齿受力时应力集中的部位，如果该处焊接强度不足，尤其是游离端缺失者，受力时义齿下沉或义齿长时间使用后牙槽嵴吸收，鞍基下沉，基牙垂直向、侧向所受负荷较重，导致连接部位金属疲劳，可发生折裂。

(三)固位力差

圆锥形套筒冠固位力的大小取决于内、外冠之间的紧密程度。义齿就位后发现固位力较差，应考虑以下问题：①内冠内聚度大：各基牙固位体内冠制作过程中内冠的内聚度未达到设计要求。若起固位作用的基牙内冠内聚度超过6°，由于内冠内聚度增大可使固位力明显下降。②内外冠间摩擦力不足：基牙内冠的轴面在研磨时操作不当，或未使用专用车针和专用研磨抛光橡皮轮，造成轴面不平整、出现凹陷或突起，因此引起固位体内外冠之间的密合度下降，影响内外冠之间的摩擦力，导致固位力下降；或者是基牙的非缓冲型固位体内冠与外冠之间未达到密合接触并出现间隙，内外冠之间失去摩擦力，固位力下降。③内冠高度不足：义齿基牙高度的牙备量过大，制作时内冠高度也较低，尽管内聚度、内冠轴面、内外冠之间的密合度都达到了设计要求，但是内冠高度仍影响义齿的固位力。由以上原因引起的义齿固位力较差，需重新设计和制作修复体。

套筒冠长期使用后，内外冠相接触的面相互磨损而造成固位力下降和丧失。套筒冠的外冠材料也对固位力有重要影响。套筒冠的材料主要分金属类和非金属类两大类。目前临床广泛应用的材料以金属为主。在内冠材料相同的情况下，外冠材料的性能与固位力相关。金沉积外冠与纯钛外冠套筒冠固位力值均大于镍铬合金外冠套筒冠固位力。金沉积外冠不能直接提高套筒冠的固位力值，但可以降低固位力下降的速度。从长远角度看，金沉积外冠所能提供的固位力较铸造外冠更为持久，对修复效果有利。

套筒冠内冠材料也与固位力相关。相关研究表明，外冠材料均为纯钛的条件下，在经长期循环摘戴后，全瓷内冠套筒冠较纯钛内冠套筒冠仍能保持长期持久的固位力。全瓷内冠不能直接增加套筒冠的固位力，而是可以降低固位力随循环摘戴次数的增加而降低的速度。全瓷内冠与金沉积外冠的组合，临床效果显著提升。氧化锆内冠高度光滑，与金沉积外冠之间有一层5μm厚度的间隙，内外冠是通过间隙唾液吸附力固位，基本不存在内外壁相互磨损导致固位力下降的问题，固位力可以一直稳定持续存在。

（赵 熠 梁珊珊 王贻宁）

◎ 参考文献

[1]张富强．套筒冠义齿修复Ⅲ：圆锥型套筒冠义齿的修复治疗步骤和注意事项[J]．中华口腔医学杂志，2005，40(4)：346-348.

[2]甘红，张修银，许晓岑．38例圆锥形套筒冠义齿病例临床回顾[J]．临床口腔医学杂志，2009，25(8)：473-475.

[3]麦志松，兰利冲，周凌燕．圆锥形套筒冠义齿修复的临床常见问题及对策[J]．广西医科大学学报，2012，29(3)：426-427.

[4]汪振华，王媛媛，马春丽，等．球帽附着体在覆盖总义齿修复中的临床应用[J]．新疆医科大学学报，2014，37(8)：1012-1015.

[5]吴琼，胡伟平．圆锥形套筒冠义齿修复后常见临床问题[J]．中国组织工程研究，2015，19(8)：1301-1305.

[6]程红江．磁性附着体在下颌种植覆盖义齿的修复效果观察及患者满意度调查[J]．口腔颌面外科杂志，2016，26(4)：277-280.

[7]庄润涛，耿威，李钧，等．球帽和Locator附着体种植覆盖义齿的临床疗效评价[J]．实用口腔医学杂志，2017，33(4)：541-545.

[8]王晓亭．球帽式和Locator式下颌种植覆盖总义齿的临床比较[J]．中国医药指南，2020，18(8)：133-134.

[9]庞鸿娟，江鹭鹭，赵宝红．无牙颌种植覆盖义齿修复设计与并发症[J]．中国实用口腔科杂志，2020，13(12)：715-720.

[10]赵铱民．口腔修复学[M]．8版．北京：人民卫生出版社，2021.

[11]Chhabra A，Chhabra N，Jain A，et al. Overdenture prostheses with metal copings：A retrospective analysis of survival and prosthodontic complications[J]. J Prosthodont，2019，28(8)：876-882.

[12]Berglundh T，Persson L，Klinge B. A systematic review of the incidence of biological and technical complications in implant dentistry reported in prospective longitudinal studies of at least 5 years[J]. J Clin Periodontal，2002，29(Suppl 3)：197-212.

[13]Mañes Ferrer J F，Fernúndez-Estevan L，Selva-Otaolaurruchi E，et al. Maxillary implant-supported overdentures：mechanical behavior comparing individual axial and bar retention

systems[J]. A cohort study of edentulous patients. Medicina (Kaunas), 2020, 56(3): 139.

[14] Naert I, Alsaadi G, Quirynen M. Prosthetic aspects and patient satisfaction with two-implant-retained mandibular overdentures: A 10-year randomized clinical study[J]. Int J Prosthodont, 2004, 17(4): 401-410.

[15] Di Francesco F, De Marco G, Gironi Carnevale U A, et al. The number of implants required to support a maxillary overdenture: a systematic review and meta-analysis[J]. J Prosthodont Res, 2019, 63(1): 15-24.

[16] Cakarer S, Can T, Yaltirik M, et al. Complications associated with the ball, bar and Locator attachments for implant-supported overdentures[J]. Med Oral Patol Oral Cir Bucal, 2011, 16(7): 953-959.

[17] Heckmann S M, Schrott A, Graef F, et al. Mandibular two-implant telescopic overdentures[J]. Clin Oral Implants Res, 2004, 15(5): 560-569.

[18] Weigl P, Lauer H C. Advanced biomaterials used for a new telescopic retainer for removable dentures[J]. J Biomed Mater Res. 2000, 53(4): 337-347.

[19] Stalder A, Bergerl C H, Buser R, et al. Biological and technical complications in root cap-retained overdentures after 3~15 years in situ: a retrospective clinical study[J]. Clin Oral Investig, 2021, 25(4): 2325-2333.

第二十八章　全口义齿修复并发症

牙列缺失是临床上一种常见病、多发病。牙列缺失后应适时地进行全口义齿修复，以恢复患者的颌面部形态、发音和咀嚼功能，保护颌面部的软、硬组织和颞下颌关节的健康。在全口义齿的修复过程中，由于患者口腔条件较差、全身营养不良、对义齿的耐受性和适应能力差、义齿的设计和制作不当等原因，可能出现并发症，而这些并发症不利于口腔组织的健康和口腔功能的恢复。因此，全口义齿修复牙列缺失时，应预防并发症的产生，对已出现的并发症，要及时找出原因并作相应的处理。本章讨论的内容有：

全口义齿设计和制作并发症
　　义齿基托异常
　　颌位关系不准
　　义齿审美缺陷
　　非正中殆不平衡
　　义齿固位不良
口腔功能并发症
　　发音障碍
　　恶心
　　咀嚼功能不良
　　味觉改变
口腔组织并发症
　　软组织损伤和炎症
　　软组织增生
　　牙槽嵴吸收过快
全口义齿机械性损坏
　　人工牙损坏
　　基托损坏

第一节　全口义齿设计和制作并发症

全口义齿由基托和人工牙列两部分组成，是根据患者口腔的解剖生理特点，采用适当的材料，按照一定的设计和程序制作而成的。如果在设计和制作的任一环节出了差错，都可能导致并发症。

一、义齿基托异常

(一)基托边缘伸展过长

【原因】

1. 无牙颌成品托盘边缘太长，取印模时推挤黏膜皱襞，即使进行边缘修整也无法获取功能性印模边缘。

2. 初印模边缘缺乏肌能修整，或制作个别托盘时边缘印模膏刮除过少，衬层材料可能推挤黏膜皱襞。

3. 修整终印模边缘时，肌活动度过小，导致边缘过度伸展。

4. 颌位记录或试戴义齿蜡型时未发现伸长的暂基托边缘。

【预防和处理】

1. 无牙颌成品托盘适用于牙槽嵴形状比较正常的患者，托盘边缘应离开黏膜皱襞约2mm，唇颊系带处应呈切迹。当牙槽嵴低平而窄，或两侧牙槽嵴高度不一致，或腭盖高拱，难以选择出比较合适的成品托盘时，可先用成品托盘取印模，灌出模型，用印模膏或塑料在模型上制作一个边缘均匀离开黏膜皱襞 2mm 的自制托盘。

2. 印模膏的蠕动性和可塑性较差，所取得的初印模边缘容易长而厚，故取初印模时，应在印模膏可塑期内进行充分的肌能修整。制作个别托盘时，初印模边缘应均匀刮除 1～2mm。终印模边缘进行肌能修整时，肌活动度不宜过小，以防衬层材料推挤黏膜皱襞。

3. 试戴义齿蜡基托时，应仔细检查其边缘，若边缘过度延伸，应降低，使其与功能位的黏膜皱襞一致，用铅笔将暂基托新的边缘线画在终模型上，技师按此线完成基托。

4. 初戴义齿时发现基托边缘过长，可用砂石磨头磨改边缘至合适大小。

（二）基托边缘伸展不足

【原因】

1. 托盘就位前，印模材料因温度不够或凝固而失去流动性，托盘不能完全就位，致使印模边缘伸展不足。

2. 按压托盘就位时，患者张口过大或未牵拉唇部，造成唇紧张，结果唇侧前庭沟处印模伸展不足。

3. 托盘按压时张口过大，喙突成为上颌结节区的阻碍物，造成上颌结节区印模不足。

4. 舌侧翼缘后区伸展不足是由于舌未抬起到托盘舌翼的上方，以至印模材料不能流进舌侧翼缘后区。

5. 无牙颌组织倒凹较大而初印模组织面倒凹未消除，取终印模时托盘不能就位，印模边缘伸展不足。

6. 肌能修整终印模边缘时，肌活动度过大，使印模边缘过短。

7. 托盘中的印模材料不足。

8. 打磨义齿时粗心大意或缺乏经验，致使基托边缘磨除太多。

【预防和处理】

1. 取印模时，托盘中要有足够的印模材料，初印模组织面的倒凹应完全消除，按压托盘就位必须在印模材料的可塑期内进行，嘱患者小张口，抬舌，同时牵拉唇部，使印模材料充满整个黏膜皱襞处。印模边缘进行肌能修整时，肌活动度不能超过其功能活动范围，以防印模边缘过短。

2. 印模从口中取出之前，应仔细检查印模边缘的伸展范围，特别是上颌结节区和下颌舌侧翼缘后区。凡是边缘不够的部位，可用印模膏加足，再重新取模。

3. 基托或义齿蜡型的边缘在模型上应充满黏膜皱襞处，口中试戴发现边缘伸展不足时，必须重新取印模。

4. 打磨基托边缘要谨慎小心，打磨用的砂石磨头应由粗到细顺序使用。粗磨石只用于磨去义齿周缘多余的塑料，基托边缘的轮廓应由细磨石调磨至合适。临床上因打磨或修改造成基托边缘过短的现象并非罕见，应特别引起注意。

5. 义齿戴入口中边缘伸展不足者，若仅个别区域边缘略短，可用自凝塑料直接在口内加长；若边缘多处过短，可用软化的印模膏加长，在口中肌能修整边缘后，灌注模型，在模型上直接用自凝塑料修复，也可按常规热处理。如果仍不能满足临床要求，应重新制作义齿。

（三）磨光面外形不正确

【原因】

磨光面是指义齿与唇颊和舌肌接触的部分，是使义齿保持稳定固位的表面，其外形由不同的斜面构成。磨光面与水平力量有关，如果磨光面倾斜度不合适，则肌肉施加的不是水平力量，可使义齿脱位和不稳定。磨光面一般呈凹面，任何使磨光面不呈凹面的制作方法都可能造成磨光面外形不正确。如封蜡时未将基托蜡型的颊、舌面和整个腭面形成合乎要求的凹面；基托边缘打磨太薄，致使颊舌磨光面呈平面或凸面。

【预防和处理】

1. 基托蜡型磨光面除了适当地形成牙根部形态外，还要将唇颊侧和舌腭侧基托磨光面形成凹面，以便与凸向内的颊部软组织内面和凸向外的舌缘软组织相吻合，帮助义齿固位。上颌基托的颊侧应形成向上外的斜面，腭侧应形成向上内的斜面。下颌基托的颊侧在前磨牙区应平而薄，在磨牙区应宽而厚，使形成向下外的斜面，舌侧形成向下内的斜面。

2. 打磨时基托边缘不宜磨得太薄，基托边缘一般厚约 2～3mm，舌侧基托边缘可薄至 1mm，以利于舌的活动。

3. 对于磨光面外形不正确但基托较厚者，可通过磨改基托的凸起部分使磨光面呈凹面；基托较薄者，可用加厚基托边缘的方法予以解决。

（四）基托翘动或摆动

【原因】

主要是由于基托产生支点而引起，在制作义齿的过程中，任何微小的失误都可能产生支点。

1. 取印模时两手按压托盘不平稳，有左右或前后翘动，使印模变形而造成支点。

2. 终印模从口内取下时，用力不当，使衬层材料在腭穹处与初印模脱开，形成支点。

3. 灌注模型时，调拌石膏过稠或托盘震动不够，腭穹或牙槽嵴处形成气泡，造成基托组织面在该处出现早接触而产生支点。

4. 人工牙过于偏向唇颊侧，咀嚼时以牙槽嵴为支点产生翘动。

5. 咬合不平衡，在前伸𬌗和侧向𬌗时可发生翘动或摆动。

6. 充填塑料时，若充填过早，塑料聚合变形形成支点；若充填过晚，塑料已超过面团期，加压又过猛，易造成模型断裂，致使基托变形。

7. 热处理温度上升过快或开盒过早，易引起基托变形。

8. 打磨抛光时，基托局部抛磨时间过长，压力过重，基托因局部温度过高而变形。

【预防和处理】

1. 为防止衬层材料与初印模脱开，可用球钻在初印模腭穹处钻若干个孔。

2. 取终印模时，应使托盘在口中保持正确而稳定的位置，避免移动，同时维持一定的压力，直到衬层材料完全凝固为止。如果终印模从口中取下有困难，可嘱患者发“啊”音，让气流从上颌后缘进入衬层材料和黏膜之间，破坏负压；也可从唇侧边缘滴水，使印模容易取下。

3. 灌注模型时，按100g石膏与60mL水的比例调拌石膏，先置少量石膏于印模较高处，震动托盘，使石膏流入印模的牙冠处，然后边加石膏边振动托盘，直到灌满为止，这样可防止气泡的产生。

4. 排牙时，人工前牙排于牙槽嵴的唇侧，人工后牙排于牙槽嵴上。若排牙使用的𬌗架为可调节𬌗架，平衡𬌗的调整可在𬌗架上完成；若𬌗架为简单𬌗架，平衡𬌗的调整应于试戴义齿蜡型时完成。

5. 装盒时上下型盒的金属边缘应接触。填塞塑料的最佳时机为面团期。热处理温度应缓慢上升，加热后的型盒宜完全冷却后再开盒。

6. 打磨基托时应不断改变磨头与基托的接触部位，防止基托局部温度过高。

7. 如果基托摆动幅度小，可能是由于硬区缓冲不够，此时可将硬区的基托组织面略加磨改即可消除。基托变形引起的翘动或摆动一般很难通过磨改解决，往往须做重衬处理，但重衬前尚需去除支点。方法是先将弹性印模材料放入翘动的基托内，将上下义齿戴入口中，嘱患者轻轻咬在正中𬌗位置，待印模材料凝固后取出。仔细检查印模材料的厚度，最薄处即为支点，用砂石磨头将该处基托组织面略加缓冲。如仍有翘动或摆动，再按上述方法处理，直至基托平稳，然后再做重衬。

（五）塑料基托内气泡

【原因】

调拌塑料时单体过多或过少；充填过早，塑料尚未进入面团期；充填时塑料不足，压力不够；热处理升温过快。

【预防和处理】

1. 调拌热凝塑料时，先将适量的塑料粉置于玻璃或瓷质调杯中，滴入单体，至粉剂完全浸湿即可。单体加入后，立即调拌均匀，然后加盖以免单体挥发。

2. 当粉液聚合至面团期时，粉液基本结合，已无多余的单体存在，此时为填塞的最适宜时期。若填塞过早，在热处理时，多余的单体因挥发而在基托中形成气泡。填塞时，务必使塑料充满整个基托阴型，再将型盒闭合，在压榨机上加压至上下型盒严密闭合。型盒固定后，放入盛有冷水或温水的锅中，缓慢加热水温至沸点，保持半小时。

3. 若局部基托存在小气泡，可用磨头将有气泡的塑料磨去，然后用自凝塑料填补。如果普遍存在气泡，则应重做。也可考虑调换基托，具体方法是：将基托表面均匀磨除0.5~1mm，再用蜡恢复原来的厚度和形态；将基托组织面打磨粗糙，如有倒凹应磨去；

在口内作闭口印模，注意垂直距离和正中𬌗关系必须正确无误；取出灌注模型，按常规装盒；将型盒放入沸水中约 3 分钟，打开型盒，取出全口义齿，余蜡用沸水冲净，印模材料也应去除干净；将全口义齿放在小火上烘烤，待塑料软化后，将人工牙轻轻取下，再将取下的人工牙分别放入型盒内正确的位置上，不可有移位、扭转；型盒石膏表面涂布分离剂，充填加热固化型塑料，余同一般常规处理。

二、颌位关系不准

（一）下颌后退或偏斜

【原因】

全口义齿戴入口中做正中咬合时，有时出现下颌后退或偏向一侧，前牙水平开𬌗和后牙尖凹不能相对的现象，这是由于颌位记录时下颌未退至正中关系位。无牙颌患者因长期缺牙或长期戴用不合适的旧义齿，造成下颌习惯性前伸或偏侧咀嚼，常常不容易咬到正中关系位。如果颌位记录前患者升、降颌肌群未放松，或未做后退下颌至正中关系位的训练，颌位记录时患者下颌做了前伸或偏斜动作而医师误以为是正中关系位，或试戴义齿蜡型时错误的𬌗关系未被医师发现，那么戴义齿后下颌回到正中咬合位置，就会出现下颌义齿后退或偏斜。此外，医师在帮助患者下颌后退时压下颌向后，下颌闭合速度过快，翼外肌功能亢进等，都可能使水平颌关系不准。

【预防和处理】

1. 全口义齿一般在重复性较好的正中关系位建𬌗，此时下颌处于其生理后位。无牙颌患者因无牙列的支持和牙尖的锁结，记录水平颌关系时往往需要采取一些帮助下颌退回至生理后位的方法，如卷舌咬合法、吞咽咬合法，等等。无论采用哪一种方法，首先应训练患者并让其学会如何放松和后退下颌，如何正中咬合。记录时，下颌闭合速度要缓慢，医师轻推在患者颏部上的拇指须向上向后压，不要压下颌向后。在下颌闭合过程中，拇指不能放松或与下颌失去接触，否则患者的下颌可能前伸或偏斜。在记录水平颌关系过程中，医师应加倍留心患者是否有前伸或偏斜的动作，若有或怀疑有，须重新记录。

2. 全口义齿蜡型试戴是检查颌位关系正确与否的重要一环，对颌位记录时咬合不恒定的患者一定要试戴。检查时医师的双手手指分别放在患者的两侧颞部，嘱患者反复做正中咬合动作，若能感到双侧颞部肌肉收缩的明显动度，说明下颌没有前伸；若双侧肌肉动度一致，表明下颌没有偏斜。试戴义齿蜡型必须仔细耐心，严格要求，反复核对。如果发现或怀疑下颌有前伸或偏斜，可将下颌后牙取下，重新获取正中关系位记录，重新排列人工牙。

3. 全口义齿戴入口中做正中咬合时，若下颌后退范围小于 1mm，可予以调𬌗使之形成长正中，即磨改上颌后牙近中斜面及下颌后牙远中斜面，直至全面𬌗接触为止。

4. 对于因翼外肌功能亢进等疾病造成的错误颌位关系，应在治愈相关疾病后再做相应的处理。

（二）垂直距离过高或过低

【原因】

垂直距离为天然牙列呈正中𬌗时，鼻底至颏底的距离。当患者戴全口义齿咬在正中𬌗位时，若上下唇不易闭合，说话时上下牙有撞击声，上下牙之间无息止𬌗间隙，表明垂直距离过高。若面容显得苍老，息止𬌗间隙过大，表明垂直距离过低。造成垂直距离过高或过低的主要原因是：

1. 垂直距离测定不准确。采用面部比例法测定容易出现垂直距离过高的现象，因为多数中国人的垂直距离小于瞳孔到口裂延长线的距离；而采用息止垂直距离减去息止𬌗间隙法者，易造成垂直距离过低，因为测量时医师往往未要求患者端坐、两眼平视正前方，下颌也未处于生理性休息的自然状态，使测得的息止垂直距离偏低。

2. 𬌗架上切导针或保持𬌗架颌间高度的螺丝没有固定好。

3. 暂基托与终模型或牙槽嵴不密合或翘动，影响垂直距离测量的准确性。

【预防和处理】

1. 垂直距离一般以息止垂直距离减去息止𬌗间隙法的测量结果为基础，同时参考和利用面部比例法和面部外形观察法予以校对。测量息止垂直距离时，要求患者端坐、两眼平视正前方，下颌处于生理性休息位。在测定过程中，应随时检查蜡基托与终模型或牙槽嵴是否完全贴合，若不贴合，可用酒精灯烘软基托后，在终模型或牙槽嵴上按压，使之密贴。采用自凝塑料制作的暂基托可防止测量时基托变形。

2. 上𬌗架时，上下暂基托须与模型完全贴合。可调节𬌗架在使用前应拧紧固定切导针的螺钉；铰链式简单𬌗架使用时应拧紧固定保持颌间高度的螺钉。试戴全口义齿蜡型时，应按照垂直距离的测定方法反复检查垂直距离有无过高或过低的情况，同时观察患者面部下1/3有无不协调的现象，上下唇能否自然闭合，唇颊部肌肉是否处于紧张状态。如有过高者，应拆除下颌牙，在下颌暂基托上放置软蜡堤做正中颌位记录，直到取得正确的垂直距离。然后从𬌗架上轻轻敲下下颌模型（如采用简单𬌗架者也可拆下上颌模型），重新上𬌗架，重排下颌人工牙。如垂直距离过低，可在两侧下后牙𬌗面上放置软蜡条，嘱患者做正中咬合，待取得正确的垂直距离后取出。从𬌗架上轻轻敲下下颌模型，重上𬌗架，调整下颌人工牙。

3. 已完成的全口义齿，若垂直距离过高或过低，仅1mm左右，对肌肉、颞颌关节以及生理功能等一般并无什么影响，可暂不做处理。若超过2mm则应返工重做，一般重做下颌义齿。但如果下颌义齿固位较好，也可重做上半口义齿。

三、义齿审美缺陷

（一）人工前牙与面部不协调

【原因】

1. 选上颌切牙时未参考患者面部轮廓和颌弓型，致使人工牙的唇面与面形不协调。

2. 前牙的大小一般应与面部大小成比例，即面部较大者，可选大型号的牙；反之，则选小型号的牙，否则可能导致人工前牙大小不合适。

3. 前牙的颜色与患者面部肤色、性别和年龄不协调也会带来美观方面的问题。

【预防和处理】

1. 由于上中切牙唇面形态与颌弓、面形大致相似，可分为尖圆形、方圆形、椭圆形。因此，上中切牙的形态可参考患者的面形和颌弓的类型来选择。根据患者的个性特征，男性可选择切角锐、唇面较平而方的健壮型前牙，女性可选择切角圆钝、边缘平滑纤细的前牙。

2. 上前牙近远中宽度之和相当于两侧口角线间的弧形距离，两侧尖牙的远中恰位于口角线上。前牙的长短主要根据颌间距离的大小而定：颌间距离大者可选较长的前牙，反之则选短型的牙或磨改人工牙的颈部。一般上中切牙唇面的长度约等于大笑时唇高线至𬌗平面的距离，下颌切牙唇面的长度约等于大笑时唇低线至𬌗平面的距离。

3. 前牙的颜色应与患者面部肤色协调，这样可使人工牙显得更自然和谐。前牙颜色还与患者的年龄和性别有关。年轻患者可选较白的前牙，老年患者最好选用稍黄者。女性患者选用稍白的前牙。

4. 试戴义齿蜡型时，注意观察人工前牙的形状、大小和颜色是否协调，同时征求患者对前牙的审美意见。若不符合要求，应更换前牙后重新排牙。

5. 对于前牙形状、大小和颜色与患者面形不协调的义齿，轻者只需更换上前牙，重者则要更换上颌牙或重做上颌义齿、全口义齿。

（二）人工前牙衬托的唇部过丰满或欠丰满

【原因】

1. 唇部过度丰满是由于𬌗堤唇侧面过突或唇向倾斜过大，致使前牙弓远离牙槽嵴唇侧或过度向唇向倾斜；人工前牙排在𬌗堤唇侧面正常弧度之外；上前牙排列正常，下前牙过分舌倾或舌移，致使前牙区覆盖过大，造成上唇相对过丰满；义齿唇侧基托过厚。

2. 唇部欠丰满是由于𬌗堤唇侧面衬托唇部不够；前牙过度舌(腭)倾或舌(腭)移；义齿唇侧基托过薄。

【预防和处理】

1. 正常情况下，用于颌位记录的𬌗堤应位于暂基托的牙槽嵴顶区，𬌗堤的唇侧面稍唇倾，唇侧暂基托厚约 2~3mm。临床上可根据患者的口腔条件，适当调整暂基托的厚度及𬌗堤唇侧面的坡度，在不影响义齿稳定和固位的前提下，力求使唇部衬托得丰满、自然。人工前牙在正常情况下，应排在牙槽嵴顶的唇侧，即原天然牙所占据的位置。上中切牙唇面距切牙乳突中点约 8~10mm，两侧上颌尖牙牙尖的连线，应横穿切牙乳突中点前后约 1mm 范围内。前牙排列的弧度应与颌弓和𬌗堤唇侧面弧度一致。上下前牙排成略大的覆盖关系，即上前牙切缘突出于下前牙切缘以外的水平距离约 2mm。试戴义齿蜡型时，检查唇部有无过于饱满或过瘪的现象，若有，可修改暂基托的厚度，调整人工前牙的位置及其倾斜度，使唇部丰满、自然。牙槽嵴丰满者，唇侧基托可适当做薄，上颌前突明显者可做成翼式基托或唇侧不做基托；牙槽嵴吸收较多者，基托可适当加厚。

2. 初戴全口义齿时，应检查唇部丰满度如何，面部外形是否自然。如唇部过于丰满是由唇侧基托较厚引起者，可适当磨薄基托。唇部不够丰满时，虽然可用加厚基托的方法改善之，但效果往往不够理想，故最好在试戴义齿蜡型时就确定好基托的厚度。对唇部审美障碍严重者，可磨除义齿上的人工前牙，重新选排前牙，调整前牙的位置、倾斜度及基托的厚度至合适，再进行热处理。

(三)上前牙中线与面部中线不一致

【原因】

1. 面部中线代表面部正中矢状面所在的位置，医师通过参照上唇系带、唇珠、人中、鼻尖和眉间点来确定面部中线，并将其划在𬌗堤唇侧面，作为两个上中切牙交界的标志线。由于前述面部诸标志并非都肯定位于面部中线上，若仅参考其中的某个标志(如上唇系带)在𬌗堤唇侧面划线，则该线可能不代表面部中线，按此划线排列的两个中切牙近中接触点就可能不在面部中线上。

2. 医师在将面部中线划在𬌗堤唇侧面上时，若两眼未正对患者面部，划出的线可能有偏斜，从而导致上前牙中线与面部中线不一致。

3. 排牙时两上中切牙的近中邻面未与𬌗堤唇侧面上的划线保持一致也是原因之一。

【预防和处理】

1. 确定面部中线时，医师两眼应正对患者面部，将与面部各解剖标志重叠最多的一条直线作为面部中线，并将其划在𬌗堤唇侧面上，此线亦作为上前牙中线，其延长线标记于模型上。

2. 排牙时，要求两中切牙的近中面与𬌗堤唇侧面上的划线一致。试戴义齿蜡型时应留心上前牙中线与面部中线是否一致，若不一致，应及时修改。

3. 封蜡后，为防止因蜡的凝固改变上前牙中线，须检查上前牙中线与模型上的标记线是否一致，若不一致，可作调整。

4. 义齿上前牙中线与面部中线相差在 1mm 以内对美观影响不大，一般可不作处理。如相差太多，严重影响美观者，可考虑更换上前牙或重做上颌义齿。

(四)义齿面容

【原因】

口腔修复医师或技师在全口义齿排牙时没有考虑患者的年龄、性别、职业和面部特征，千篇一律地按照典型排牙法排牙，结果义齿中的人工牙排列过于整齐或牙龈缘位置呆板，使人一眼就看出患者戴的是假牙。

【预防和处理】

全口义齿的审美要求是自然、协调、逼真。排牙时应参照患者的性别、个性、年龄等因素，在典型排牙法的基础上对前牙个别牙位做适当的调整，模拟天然牙列中前牙某些不整齐的状态，如上中切牙轻度内翻、外翻，中切牙与侧切牙间部分重叠等。随着年龄的增长，天然牙颈部暴露部分增多，牙龈缘位置降低。因此，老年患者的全口义齿，其人工牙的牙龈缘位置应适当降低。

（五）微笑时露基托

【原因】

患者无牙颌前部过于丰隆或义齿人工前牙过短，微笑时义齿唇侧基托暴露。

【预防和处理】

手术切除少许无牙颌前部过于丰隆的牙槽嵴或选排长度合适的前牙。

四、非正中殆不平衡

（一）前伸殆时前牙接触后牙不接触

【原因】

前牙覆殆过深，致使切道斜度大；后牙补偿曲线太小；正中咬合接触不紧或个别牙尖阻挡；全口义齿排牙在简单殆架上完成，试戴义齿蜡型时未做前伸平衡殆的检查和调整。

【预防和处理】

排列人工牙时，正中殆位时的前牙应呈浅覆殆和稍大的覆盖，后牙应排出与前牙适应的补偿曲线，以达到良好的前伸殆平衡。前牙覆殆浅，相对后牙的补偿曲线曲度也小，前伸运动时易达到多点接触。若前牙覆殆深，切道斜度大，下颌在前伸殆运动时，下前牙向下运行的距离大，往往超过后牙的牙尖高度，难以取得殆平衡。因此，为了使义齿在前伸运动中保持稳定和减小前部牙槽嵴的压力，通常将切道斜度控制在20°以内。在不影响美观和功能的前提下，临床上通常降低下前牙以减小前牙覆殆，或将上前牙稍向唇侧倾斜以适当加大前牙覆盖，从而减小切道斜度。如切道斜度大小合适，即已有恰当的覆殆和覆盖关系，可通过调整补偿曲线曲度来实现前伸殆平衡。排牙时，当正中殆平衡后，打开殆架上的正中锁，将上颌体向后移动，使上下前牙切缘相对，若后牙无接触，调整上后牙，加大其近中倾斜度，以增大补偿曲线曲度，同时适当地向前倾斜下后牙的牙长轴，使两侧磨牙至少有两点接触。调整完毕后，再回到正中殆位，检查正中殆关系，磨改个别阻挡的牙尖，使上下牙列保持广泛紧密的殆接触。若全口义齿排牙是在简单殆架上完成的，上述调整须在试戴义齿蜡型时进行。

全口义齿戴入后，当做前伸殆运动时，如前牙切缘接触后牙无接触，只有将切道斜度减小，即调磨上前牙切缘的舌侧斜面及下前牙切缘的唇侧斜面，直至磨牙达到至少两点接触。

（二）前伸殆时后牙接触前牙不接触

【原因】

前牙覆殆过浅，致使前牙切道斜度过小；补偿曲线曲度过大；在简单殆架上完成排牙的义齿蜡型，试戴时未做前伸殆关系检查和调整。

【预防和处理】

调整义齿蜡型上的人工牙列时，首先采取减小补偿曲线曲度的方法，即将上颌后牙的牙颈部向远中倾斜移动。必要时可略升高下前牙或减小上前牙的唇舌向倾斜度，加大前牙覆䝢，以增大切道斜度。

当戴全口义齿做前伸䝢运动时，若出现后牙接触前牙不接触，可磨改上后牙牙尖的远中斜面或相对的下后牙牙尖的近中斜面，直至前牙切缘接触。

(三)侧向䝢时工作侧接触平衡侧不接触

【原因】

平衡侧上下后牙横䝢曲线过小；试戴义齿蜡型时未做侧向平衡䝢的检查和调整。

【预防和处理】

侧向䝢平衡的调整应在前伸䝢平衡已建立之后进行。由于侧向䝢运动的幅度较小，故一般只需调节横䝢曲线即可。如平衡侧牙尖无接触关系，可适当增大平衡侧横䝢曲线，亦即以平衡侧上颌磨牙舌尖为轴，抬高上颊尖，使之远离䝢平面，同时相应地抬高下颌磨牙颊尖，使之与上颌磨牙接触，以达到侧䝢平衡。

全口义齿侧方䝢工作侧有早接触点，可磨改上后牙的颊尖；若舌尖为早接触点，可磨改下后牙的舌尖；若颊、舌尖均有早接触点，则磨改上后牙颊尖及下后牙舌尖。

(四)侧向䝢时平衡侧接触工作侧不接触

【原因】

工作侧颊尖不接触是由于上后牙的横䝢曲线偏大或该处下后牙的横䝢曲线偏小。工作侧舌尖不接触是由于横䝢曲线在下后牙为偏大或在上后牙为偏小。试戴义齿蜡型时未做侧向䝢平衡的检查和调整亦是原因之一。

【预防和处理】

在可调节䝢架上或口内检查义齿蜡型侧方䝢平衡时，若发现工作侧颊尖不接触应减小上后牙的横䝢曲线，即以上舌尖为轴，下降上颊尖至与下颊尖接触，如回到正中䝢后，下颊尖形成早接触，可调磨上颌磨牙中央窝。也可采用增大下后牙的横䝢曲线，即以下舌尖为轴，升高下颊尖至与上颊尖接触，再做正中䝢检查，如有早接触可调磨上颌磨牙中央窝。工作侧舌尖不接触多采取减小下后牙的横䝢曲线，即以下颊尖为轴，升高下舌尖至与上舌尖接触，回至正中䝢，如有早接触，可调磨下颌磨牙中央窝。

义齿戴入口中做侧方䝢运动时，若平衡侧有早接触，工作侧无接触，应磨改上后牙舌尖的颊斜面或下后牙颊尖的舌斜面。

五、义齿固位不良

(一)口腔处于休息状态时义齿松动脱位

【原因】

1. 基托边缘过短、过薄，致使边缘封闭作用不好；基托边缘过长、过厚，义齿受唇颊舌肌张力的影响而脱位。

2. 基托组织面与无牙颌黏膜不密合，空气进入基托和黏膜之间，破坏二者间的负压，使义齿固位力降低。

3. 义齿所占据的空间不在唇颊舌肌力量平衡的中性区内，义齿因受到不利于其固位的肌力而易脱位。

【预防和处理】

1. 印模的准确与否直接影响着基托的固位。在制作义齿时，首先要取得准确的印模，印模边缘伸展范围、厚薄和形状应完全符合无牙颌印模的要求，以利获得基托组织面的最大固位力。印模所用衬层材料的性能要好，收缩要小，量少而厚薄均匀，使印模尽量减小收缩变形。

2. 灌注模型时，严格控制石膏的调和比，调和时间以短为宜，以防模型膨胀变形。模型在石膏凝固24小时后使用为好，过早使用，石膏未完全干燥，抗压强度低，模型易磨损。制作暂基托和排牙时，石膏模型应浸湿或在其表面涂上分离剂，防止蜡粘损模型。

3. 颌位记录前，应检查暂基托是否准确，要求与模型完全贴合的暂基托在口内与支持组织紧密贴合；在唇颊舌肌功能运动时，暂基托周缘应与周围软组织始终保持紧密的接触。否则，说明印模或模型不精确，可考虑重新制取印模。

4. 人工牙列应排在原天然牙列所占据的位置，基托磨光面做成凹形，使整个义齿处于唇、颊肌和舌肌内外力量相互抵消的中性区。

5. 打磨义齿时，避免将基托边缘磨短、磨薄而影响边缘的封闭。

6. 对于口腔处于休息状态时固位不良的义齿，如果垂直距离、正中𬌗关系、人工牙排列均较正确者，可采用重衬、调改基托磨光面、加长或磨短基托边缘等方法予以解决。如尚有其他问题，应考虑重做。

（二）咀嚼食物时义齿脱位

【原因】

1. 患者的正中关系位和正中𬌗位不一致，戴入在正中关系位建𬌗的全口义齿做正中咬合时牙尖有干扰，影响义齿固位。

2. 义齿的非正中𬌗不平衡，咀嚼过程中义齿受到撞动，可破坏义齿边缘的封闭作用，导致义齿脱位。

3. 义齿𬌗平面过高，当义齿受侧向外力时，人工牙至牙槽嵴的距离远，上颌或下颌义齿承受的脱位力矩较大，义齿的固位力降低。

4. 义齿𬌗平面倾斜明显，形成斜面受力，咀嚼时义齿向离𬌗平面较远的一端倾斜移动：𬌗平面前低后高，上颌义齿易向前脱位，𬌗平面前高后低，下颌义齿易向前脱位。

5. 人工牙列过于偏向牙槽嵴的唇颊侧，咀嚼食物时可产生不利的杠杆作用，使义齿发生前后和左右翘动，破坏义齿的边缘封闭和基托与黏膜之间的密合，进而使义齿脱位。

6. 人工牙列过于偏向舌侧，限制了舌的功能活动空间，当舌欲将食物送到人工牙列𬌗面时，会推挤下颌义齿，使之有脱位的趋势。

7. 上颌𬌗平面较低，下颌磨牙后垫部位基托伸展过长，与上颌结节后缘基托相接触或接近，当下颌前伸时，上下颌基托后缘被动接触或上颌第二磨牙远中颊尖与下颌磨牙后垫部位基托接触，使下颌义齿前部翘起，从而影响义齿固位。

8. 下颌最后一颗磨牙排得太靠后，甚至位于磨牙后垫区，咀嚼食物时，下颌义齿前部翘起。

【预防和处理】

1. 全口义齿一般在正中关系位建𬌗，而人群中正中关系位与正中𬌗位不一致者占90%，正中𬌗位位于正中关系位前约1mm处。试戴义齿蜡型时，若发现二者不一致，可降低上舌尖的近中斜面和下颊尖的远中斜面，或将人工牙的牙尖修磨圆钝一些，以扩大上下颌牙间的接触和移行范围，使其为长正中𬌗。若正中关系位和正中𬌗位不能通过长正中协调，可换用无尖牙。

2. 颌位记录时，𬌗堤的𬌗平面最好平分颌间距离，使𬌗平面与上下牙槽嵴之间的距离基本相等。如上颌或下颌牙槽嵴吸收较严重，可适当调整𬌗平面，使其稍靠近牙槽嵴吸收较多的一侧，但调整的幅度不宜过大。𬌗平面尚应与上下牙槽嵴平行，以便咀嚼时不致因斜面作用的推力而使义齿移动脱位。

3. 人工牙列原则上应位于原天然牙列所占据的空间。前牙排列的位置，对恢复面容和保证义齿的稳定和固位有直接的关系。人工前牙在正常情况下应排在牙槽嵴的唇侧，使面部外形维持正常。若牙槽嵴过度吸收，为了美观仍将前牙排于原天然牙所在的位置，则人工前牙距牙槽嵴唇侧过远，对义齿固位十分不利，此时可将前牙稍向腭(舌)侧调整。人工后牙主要是咀嚼功能，因而后牙排列的位置，除保持上下颌人工牙有良好的咬合接触外，尚应保证义齿在行使功能时的稳固性。人工后牙应排在牙槽嵴上，也就是要求下颌后牙的颊尖和上颌后牙的中央窝排在各自的牙槽嵴顶上。这样排后牙可使𬌗力线通过牙槽嵴顶，减小义齿所受的脱位力矩，防止义齿前后翘动或左右摆动。人工后牙排在牙槽嵴顶，相对地保证了舌的活动空间，使舌在功能活动时不会对下颌义齿产生脱位力。为了使下颌义齿在行使功能时稳固，排列下颌人工牙时，除保证下颌第二前磨牙和第一磨牙位于下颌弓后段中份外，下颌第二磨牙应排在磨牙后垫前缘之前。若下颌弓后段长度不够，可不排下颌第二磨牙。

4. 平衡𬌗是全口义齿在口内保持稳定及固位所必备的条件。为了使义齿在非正中𬌗得到平稳，人工牙列在前伸𬌗时至少要达到三点接触的前伸平衡𬌗条件，在侧方𬌗时须达到侧方平衡𬌗接触，为此前牙要有较小的切道斜度，后牙要有适当的补偿曲线和横𬌗曲线。𬌗架最好选用可调节𬌗架，使非正中𬌗平衡的调整能在𬌗架上准确完成。若选用简单𬌗架，试戴义齿蜡型时出现非正中𬌗不平衡，可通过调改牙位、牙长轴来调整人工牙列补偿曲线和横𬌗曲线的曲度，以达到非正中𬌗平衡。完成义齿蜡型时，磨牙后垫部位的基托不宜太厚，伸展不宜太长。

5. 咀嚼食物时全口义齿固位不良，医师要仔细检查，尽量找出影响固位的原因，并做相应的处理。如𬌗不平衡引起固位不良者，可选磨调𬌗，消除早接触和牙尖的干扰。若固位不良是由于人工后牙排列的位置不当，可适当磨去部分人工后牙的颊舌面，减小后牙的宽度；下颌第二磨牙太靠后时，可磨低或磨除之。磨薄和磨短磨牙后垫区过长过厚的基托，有助于下颌义齿的固位和稳定。义齿𬌗平面异常或人工前牙排列不当引起的固定不良，或虽经处理仍不能改善固位者，需重新排牙或重做义齿。

（三）张口、说话或打哈欠时义齿脱位

【原因】

1. 基托边缘过长、过厚，影响周围肌运动。

2. 系带区基托边缘未缓冲或缓冲不够，妨碍系带活动。

3. 基托磨光面形态差，功能时义齿受到唇颊肌和舌的脱位力。

4. 人工牙排列过于偏唇颊侧或偏舌侧，唇颊或舌的功能活动使义齿移位。

【预防和处理】

请参见上述（一）、（二）有关内容。

第二节　口腔功能并发症

全口义齿能维持下颌运动中牙列接触的协调关系，恢复髁突在关节凹中的生理位置，维持咀嚼、发音、吞咽等生理功能。但这一切不仅要求义齿的每个制作步骤精确无误，而且还需要患者的耐心使用、训练和适应。

一、发音障碍

【原因】

初戴全口义齿时常出现发音不清楚的现象，多数患者会很快适应，但也有一些患者戴用一段时间后发音仍有障碍，这与前牙的排列位置、牙弓宽度、垂直距离、基托的覆盖位置和厚度有关。如唇音（[p]，[b]）与前牙的唇舌向位置有关；唇齿音（[f]，[v]）与上前牙的长短有关；舌齿音（[th]）不清是因上前牙过分唇移，前牙覆盖过大；舌腭音（[t]，[d]）不清是由于前牙过分唇移或舌移，腭部基托太厚；辅音[s]不清是因舌侧基托前部太厚；哨音是因后部牙弓太狭窄，下前牙过分偏舌侧，上前牙舌面或上颌基托前部腭面太光滑。上颌基托覆盖了切牙乳头和腭皱，舌在发音时失去了正确定位的标记，致使发音不准。这些解剖结构是发音时气流在口内产生湍动的源点，其被遮盖后口内气流发生变化，也会使发音失真。垂直距离过高或过低，会引起双唇音障碍。有人用电子学方法测了垂直距离不同时，发音的舌-腭压力，结果垂直距离正确时压力最大，在增加或减小垂直距离的情况下，压力均较小，提示不正确的垂直距离影响发音。

【预防和处理】

垂直距离的测量一定要准确，人工牙应尽可能排在原天然牙所在的位置，使牙弓与颌弓一致。前牙应有适当的覆𬌗和覆盖，但不宜过大；后牙应排在牙槽嵴上，不要过分偏向舌（腭）侧，尤其是前磨牙区。基托的厚度对发音影响较大，义齿蜡型的上颌基托应尽量薄，一般为1～1.5mm；下颌舌侧基托也应尽可能薄。如有必要可在上颌腭侧蜡基托腭面制成腭皱蜡型及形成上前牙舌隆突、舌面窝和舌外展隙的形态。

临床确认发音障碍是因前牙位置不当者，可将前牙磨除后重排，在椅旁试戴并根据发音调整人工前牙的位置，直至问题解决。牙弓宽度不够可适当磨改后牙舌（腭）面，注意保持后牙舌（腭）侧正常的覆盖关系。基托过厚引起发音障碍者，可将上颌基托磨薄以减少基托占据的口腔共鸣腔的空间，下颌舌侧基托前部磨薄可使舌活动间隙加大。对哨音是否用人工腭皱来解决，目前尚有不同的看法。有学者认为，在基托上重建腭皱，增加了基托厚度，对发音弊多利少，主张将腭皱区磨成非光滑面即可。另有人指出，在垂直距离较大、有足够的空间时，重建腭皱有助于消除哨音。总之，一般性发音障碍，经过修改，加上患者的练习，均可逐步好转。严重影响发音者，应考虑重新制作义齿。

二、恶　心

【原因】

常见的原因有上颌腭侧基托后缘过长、过厚或与黏膜不密合，刺激软腭；下颌舌侧基托后缘过长、过厚，刺激舌体后部；个别患者对异物特别敏感；咬合不平衡引起义齿松动，刺激腭组织或增加腭腺的分泌。

【预防和处理】

印模的范围和精度决定基托的大小及与黏膜的密合程度。在保证印模与黏膜密贴的同时，印模后缘的伸展范围应有其解剖生理界限：上颌后缘的两侧盖过上颌结节到翼上颌切迹，后缘的伸展与后颤动线一致；下颌后缘盖过磨牙后垫约 6mm，远中舌侧边缘向远中伸展到下颌舌骨后窝。颌位记录和试戴义齿蜡型时，若患者有恶心感，应检查蜡基托与组织的密合情况，蜡基托后缘的厚度和长度，牙列的平衡殆情况，并针对引起恶心感的原因进行修改。

部分患者在初戴义齿时，常出现恶心，甚至呕吐。若因义齿基托不合适，可适当修改。如基托后缘过厚者可磨薄，使与组织面成一斜面以减少异物感；如后缘与黏膜不密合，可用自凝塑料作局部重衬，不但可使基托与黏膜密合，而且尚可加强后缘封闭作用；如后缘确实过长，可适当磨短，但后缘仍应达到后堤区或磨牙后垫区，不宜过于磨短而影响义齿的固位。个别对异物特别敏感的患者难以适应上颌基托后缘伸展正常的义齿时，一方面可将后缘磨得比正常的略短，另一方面对患者做好解释，嘱耐心戴用，时间长后，恶心症状可逐渐得到改善。如果上颌牙槽嵴丰满，腭盖高拱，义齿固位良好，基托后缘可适当多磨除一些，也可做成腭侧基托较小的马蹄形上颌义齿。若恶心的原因是因义齿咬合不平稳，应仔细调殆直至达到平衡殆的要求。

三、咀嚼功能不良

【原因】

全口义齿咀嚼功能不好的原因包括：咀嚼时义齿固位不良或疼痛；上下颌人工牙列接触面积小或接触不良；调殆或磨损使后牙失去了应有的尖凹解剖形态；垂直距离过低导致咀嚼效率降低。

【预防和处理】

正确的颌位记录是排列人工牙的前提。有学者发现，上下颌天然牙列处于正中殆位时，咀嚼肌收缩力最大。垂直距离过低，咀嚼肌张力减小，咀嚼效能低，因此殆托记录的垂直距离应等于或接近于天然牙列存在时的垂直距离，并在此基础上形成人工牙列，以便义齿获得足够的咬合力。人工后牙主要是恢复患者的咀嚼功能，人工后牙的位置，除保证义齿在行使功能时的稳固外，尚应由舌侧检查，要求上后牙舌尖与下后牙殆面接触良好，否则应做适当调整，以保证上下后牙有最大的接触面积。平衡殆是全口义齿行使咀嚼功能所必需的，在可调节殆架上完成的人工牙列可直接在殆架上进行平衡殆的调整，而在简单殆架上完成的人工牙列只能在殆架上调整正中殆平衡，非正中殆平衡的调整必须在试戴义齿蜡型时进行。封蜡时由于熔蜡的温度不当或蜡的收缩性，有时可导致人工后牙轻度移位或低殆，从殆架上敲下模型前，应再次检查后牙接触情况，及时处理所发现的问题。全口义齿在患者口内进行非正中殆选磨时，必须遵循以下三点：不能磨短上后牙的舌尖，不能磨短下后牙的颊尖，不能加深任何后牙的中央窝。否则就会破坏正中殆的平衡，降低应有的垂直距离。

全口义齿上下颌牙列接触不良或接触面积小，可通过调殆增加殆面接触面积。个别牙低殆者，可用自凝或热凝塑料加高，使之与对殆牙接触。人工牙列殆面失去解剖形态，咀嚼费力者，可用刃状石雕刻殆面沟槽，形成尖凹解剖外形和食物溢出道。垂直距离过低者，若与正常垂直距离相差不超过 1.5mm，可通过重衬加以解决；若与正常垂直距离相差 1.5mm 以上，则需增加人工牙的高度或重排后牙。

戴全口义齿后出现疼痛，主要是由于义齿损伤了口腔软组织。口腔软组织损伤和义齿固位不良的预防和处理参见本章第一节的有关内容。

四、味觉改变

【原因】

全口义齿基本上未覆盖味蕾，因而不存在味觉改变的生理学基础，但仍有少数患者抱怨戴义齿后味觉改变。初戴义齿者可能与心理障碍有关；新义齿基托的覆盖范围比旧义齿大也可能导致味觉降低；旧义齿为金属基托而新义齿采用塑料基托，塑料基托的厚度和低热传导性影响了患者的味觉。

【预防和处理】

对于初次镶全口义齿的患者，医师在整个诊疗过程中，应详细解答患者的疑问，消除其心理障碍。戴有旧义齿的患者在重新镶义齿时，医师要仔细询问患者对旧义齿的适应情况，并参照适应性好的旧义齿，设计和制作新义齿。譬如在不减小新义齿固位力的条件下，新义齿基托伸展范围尽量与旧义齿一致；旧义齿为金属基托，新义齿也设计成金属基托。

初次戴全口义齿的患者有时以味觉差作为对义齿不适应的借口，遇此情况，医师应仔细检查义齿，确认没有问题后，耐心向患者解释义齿和天然牙的不同，并对患者进行必要的心理治疗。新义齿基托伸展范围与旧义齿不同者，在保证足够固位力的前提下，修改新义齿的基托，使其伸展范围与旧义齿相同或接近。若患者对金属基托的义齿适应性好，那么塑料基托的新义齿应将塑料基托换成金属基托，或重新制作金属基托义齿。

第三节　口腔组织并发症

全口义齿戴用几天或一段时间后，由于各种原因，患者可能出现口腔软硬组织并发症，需要及时复诊检查，针对不同情况，找出原因，进行必要的防治。

一、软组织损伤和炎症

（一）前庭沟或舌侧翼缘区黏膜破损、溃疡

【原因】

1. 基托边缘过厚，伸展过长，功能活动时造成前庭沟或舌侧翼缘区黏膜红肿、破溃，严重时形成溃疡。

2. 基托伸展范围虽然正常，但边缘薄而锐，易引起黏膜组织损伤。

3. 全口义齿戴用一年或更长时间后，由于牙槽嵴的进行性吸收，原先伸展正常的基托边缘亦会因义齿下沉而相对过长，从而引起黏膜破损、溃疡。

【预防和处理】

1. 无牙颌托盘应根据患者颌弓的形状、牙槽嵴的宽度和高度来选择，托盘边缘应离开黏膜皱襞约 2mm。取印模时，印模材料应充满前庭沟或舌侧翼缘区，在材料的可塑期内，对印模边缘进行肌能修整，使功能状态下的前庭沟和舌侧翼缘区黏膜皱襞的轮廓准确而清晰地印记在印模边缘上。颌位记录或试戴义齿蜡型时，认真检查暂基托边缘，若发现边缘过长，可在椅旁调改，使其既不妨碍唇颊舌的生理活动，又能达到良好的边缘封闭。然后用铅笔将新的边缘伸展范围画在模型上，技师应按此线确定基托边缘的长度。

2. 封蜡或打磨应保证基托边缘厚 2~3mm，表面圆钝，切不可形成薄而锐的边缘。

3. 全口义齿初戴时，医师可牵拉患者的唇颊部，嘱微抬舌并左右活动，如发现义齿有松脱，表明基托边缘过长，可用砂石磨头磨改至合适，注意不要磨除过多，以免破坏边缘封闭。

4. 若全口义齿戴用一段时间后，前庭沟或舌侧翼缘区出现破溃或溃疡，可采用以下方法进行磨改：将义齿边缘及患部用棉球擦干，以小棉签涂龙胆紫于患部，再把义齿戴入口中就位，龙胆紫的颜色就会印在相应的基托边缘，取出义齿，将有龙胆紫颜色的部位适当磨除一些即可。

（二）唇、颊、舌系带切伤

【原因】

1. 全口义齿与唇、颊、舌系带相应处的基托未形成切迹或切迹太浅。

2. 初戴时，未对限制系带功能活动的基托切迹进行加深、加宽处理，或虽做了处理，但切迹边缘未磨圆钝而过于锐利。

【预防和处理】

1. 整塑印模边缘时，系带处的印模边缘应与功能运动时的系带相贴合。技师制作义齿时勿损伤模型上的系带，封蜡时暂基托应在系带处形成相应的切迹。

2. 初戴全口义齿时，应使系带处的基托边缘不影响系带的功能活动，并将切迹边缘磨圆钝。义齿戴用一段时间后出现系带切伤，可加深、加宽系带相应部位的切迹。

（三）牙槽嵴黏膜压伤或磨伤

【原因】

1. 义齿基托组织面局部与牙槽嵴黏膜早接触，义齿功能时，牙槽嵴局部黏膜因压迫而产生创伤。

2. 义齿功能时有早接触或𬌗干扰，𬌗力分布不均，使得牙槽嵴顶或嵴的斜面出现压伤或磨伤。牙槽嵴顶上的损伤是由于牙尖早接触、压力过大引起，牙槽嵴斜面上的损伤是由于侧方𬌗运时牙尖干扰或早接触引起的。

【预防和处理】

1. 取印模时，应使载有印模材料的托盘以轻微而均匀的压力就位，保持托盘正确而稳定的位置，直至印模材料完全凝固。如果取印模时压力过大、不均匀，或托盘移动、翘动，印模组织面就会出现局部过度变形，按此印模制作出的义齿基托组织面也不准确，易造成牙槽嵴黏膜损伤。在制作义齿的过程中，应保护好模型，防止发生基托蜡粘脱模型表面石膏或模型坠地等意外。

2. 若临床确认牙槽嵴损伤是因𬌗运障碍引起，医师可让患者做正中、前伸和侧方咬合动作，借咬合纸找出早接触点或𬌗干扰的部位并给予磨除，以达到𬌗平衡。也可在口内取正中𬌗蜡记录，将上下颌义齿固定在可调节𬌗架上，进行调𬌗。

3. 对于清晰可见的牙槽嵴黏膜损伤，可涂龙胆紫于患处，义齿就位后再取出，用砂石磨头将基托组织面上印有颜色的部位缓冲少许。若患者因疼痛而未戴义齿，牙槽嵴黏膜损伤部位难定时，可借用衬印法定位。方法是调少量稀的弹性印模材料置于义齿组织面上，戴入患者口中，嘱正中咬合。待印模材料凝固后取出观察，基托组织面大部分都有一层薄而均匀的印模材料，只有个别部位没有印模材料，用有色铅笔在基托组织面上画出没有印模材料的部位，去除印模材料，用砂石磨头在画线范围内缓冲。

（四）缓冲区黏膜压伤或擦伤

【原因】

1. 在牙槽嵴上的尖锐骨尖、上颌隆突、上颌结节的颊侧、下颌舌隆突、下颌舌骨嵴等骨性隆起或有组织倒凹的部位覆盖的黏膜较薄，若义齿在这些部位未缓冲或缓冲不够，功能时可造成黏膜压伤，摘戴义齿也可能擦伤黏膜。

2. 上颌义齿基托后缘未盖过上颌结节，下颌义齿舌侧基托下缘未跨过下颌舌骨嵴，义齿受力后，基托边缘往往造成这两处黏膜损伤。

【预防和处理】

1. 对于牙槽嵴上尖锐的骨尖、骨嵴、较大的组织倒凹，若估计不能用缓冲基托组织面的方法予以解决，在修复前应做牙槽骨整形术。

2. 为了减小骨突区的压力，取终印模时，可将个别托盘对应于骨突区的组织面材料多刮除一些，也可在该部位钻孔，让多余的印模材料流入孔中。

3. 印模边缘要盖过上颌结节和跨过下颌舌骨嵴。模型脱出后，在突起处表面涂一薄层石膏可起缓冲作用。封蜡时适当加厚骨突区的蜡基托，有助于将来义齿基托组织面的缓冲。

4. 全口义齿戴用后出现缓冲区黏膜损伤，可用龙胆紫作指示剂，将基托组织面对应于损伤的部位适当缓冲。骨突区基托边缘过短时，可用印模膏加长并修整至合适，再灌满石膏于义齿组织面，待石膏凝固后，用自凝或热凝塑料替换印模膏。

（五）咬颊和咬舌

【原因】

全口义齿的颊侧或舌侧基托过薄，未推开内陷的颊部和变大的舌体。后牙覆盖过小。上颌结节和磨牙后垫处的上下颌基托夹住颊部软组织。

【预防和处理】

无牙颌患者若有颊部内陷和大舌的现象，排牙时可适当增大后牙覆盖，封蜡时增加暂基托相应部位的厚度。

初戴全口义齿时，可能出现咬颊咬舌现象，经过一段时间的戴用和适应，常可改善或消失，必要时加厚患处相应部位的基托。后牙覆盖过小，可磨改上后牙颊尖舌斜面和下后牙颊尖颊斜面以解决咬颊，咬舌可磨改上后牙舌尖舌斜面和下后牙舌尖颊斜面。若颊部软组织常被上下颌基托夹住，可将上颌结节和磨牙后垫处的基托磨薄，增加上下基托之间的间隙，不需要将基托磨短。

（六）义齿性口炎

【原因】

1. 口腔卫生不良，戴义齿睡觉，戴用一段时间后义齿基托下的黏膜受到白色念珠菌感染。

2. 义齿基托与其下的组织长期不密贴或过紧，造成黏膜创伤，进而降低黏膜抵抗力。

3. 义齿𬌗关系长时间不正常，导致承托区黏膜损伤。

4. 基托材料过敏。

【预防和处理】

1. 注意口腔卫生，饭后应摘下义齿刷洗，以免食物残渣存积在义齿组织面刺激口腔黏膜。睡觉时不戴义齿，使无牙颌承托区组织能得到适当的休息，有利于组织健康。

2. 因义齿不合适刺激黏膜引起黏膜破损时，应及时请口腔医师修改义齿，待黏膜恢复正常后再戴用。过敏体质者应选择合适的基托材料。

3. 若出现义齿性口炎，应将义齿清洁后浸泡于 2.5%碳酸氢钠溶液中，暂时停戴义齿，找出并去除病因。白色念珠菌感染者可口含制霉菌素，每天 3 次，每次 1 片(50 万单位)，口服维生素 B_2。

（七）口角炎

【原因】

全口义齿垂直距离过低、丰满度差，使口唇缺少支撑，口角出现褶皱，唾液通过虹吸作用流到口角皱褶内并长期浸泡此处皮肤。当患者抗感染能力降低时，唾液中的微生物就会引起口角皮肤炎症。

【预防和处理】

1. 全口义齿修复时应恢复正确的垂直距离。

2. 义齿戴用一段时间后，若出现垂直距离过低和口角褶皱，可采用增高义齿咬合面和衬垫适度恢复垂直距离，必要时重做全口义齿。

3. 出现口角炎时，应提高全身抗感染能力，保持口腔卫生，清洁、调改或重做义齿。口角局部可用克霉唑软膏和金霉素软膏交替涂敷，2 周一疗程。

二、软组织增生

(一) 前庭沟黏膜增生

【原因】

前庭沟黏膜增生多见于义齿戴用时间超过一年、机体耐受力很强的患者。病变一般位于上颌或下颌唇侧前庭，呈多褶状，在裂口的底部常有溃疡。由于牙槽骨吸收，基托边缘相对过长或过锐，嵌入移行皱襞，长期而慢性刺激导致黏膜组织炎性增生。

【预防和处理】

由于前庭沟黏膜组织增生常常是无痛的，因而早期的组织增生易被患者忽视，只有当病变组织增生很大而患者担心可能是“恶性肿瘤”时，才会到医院检查，此时治疗增生的组织是很麻烦的。因此，戴用全口义齿者应定期复查，以便及时发现过长的基托边缘并给予磨改。前庭沟处的黏膜组织增生是可逆的，大多数患者经保守治疗是可以治愈或接近治愈的，一般不考虑外科手术。治疗方法为，嘱患者停戴义齿，磨短患处基托边缘；患者用手指按摩患处。通常经过 4~6 周的保守治疗，病变组织即恢复正常。如果增生的组织经保守治疗后不消退，须采取手术切除，然后对义齿进行重衬处理，调整𬌗关系，或重新制作义齿。

(二) 牙槽嵴软组织增生

【原因】

义齿基托与牙槽嵴不贴合，人工牙位置排列不当，义齿未占据口腔内的中性区等原因致使义齿不稳定，咀嚼食物时义齿有移动或松动脱位的现象，基托边缘可能切割牙槽嵴黏膜，时间一长，就会在牙槽嵴黏膜上形成一个或几个沟槽样创伤，导致牙槽嵴吸收，软组织增生。

【预防和处理】

医师和技师应根据患者全身状况和无牙颌的解剖形态，精心设计和制作义齿，在印模、颌位记录、人工牙排列、平衡𬌗的调整等方面务求精确，使义齿在患者口中具有良好的固位力和稳定性。无牙颌患者，一经发现义齿不稳定，应立即到医院诊治。

牙槽嵴处的软组织增生是可逆的，前述的保守疗法往往很有效，手术切除是最后的选择。患处软组织痊愈后，义齿须重衬或重做，也可考虑使用组织调整剂。

（三）炎性乳头状增生

【原因】

炎性乳头状增生多局限于义齿覆盖的腭部，其病因目前还不十分清楚，一般认为与以下几个因素有关：长期戴用不合适的义齿，整天戴用义齿而不摘取，存积于基托和腭部之间的食物残渣、细菌或真菌刺激和感染黏膜组织。

【预防和处理】

全口义齿不合适不应勉强戴用，而应请修复科医师修改或重做一副合适的义齿。饭后应摘下义齿，洗刷干净后再戴用，以免食物残渣等存积于义齿的组织面，刺激口腔黏膜，影响组织健康。睡觉前将义齿摘下，使腭部组织得到适当休息。

炎性乳头状增生一般是不可逆的，手术切除是根除病损唯一有效的方法。而保守疗法，如联合使用组织调整剂和制霉菌素溶液漱口、缓冲基托组织面、手指按摩患部等，只能减小病损而不能消除病损。

三、牙槽嵴吸收过快

【原因】

牙槽骨在失牙后，其宽度和高度都发生变化而形成牙槽嵴。牙槽嵴是支持义齿的主要区域。虽然牙槽嵴的吸收具有进行性和不可逆性，但拔牙 3～5 个月后，牙槽嵴的吸收逐渐趋于稳定。如果骨组织受到过大的应力和炎症的侵袭，牙槽嵴的吸收将加快。引起牙槽嵴吸收过快的局部因素有：

1. 义齿不稳定，致使功能时牙槽嵴局部承受过大的机械压力，局部骨组织的应力超过其生理限度，吸收速度加快。

2. 𬌗力的大小和传导方向不当常会加快骨吸收。如人工牙的牙量相对过大，𬌗面相对过宽会使𬌗力过大；𬌗不平衡、牙尖斜度过大可造成𬌗力传导方向异常。

3. 牙槽嵴黏骨膜的炎症可妨碍骨组织的正常血液供给，促使破骨细胞的产生和激活，从而加速骨吸收。

【预防和处理】

1. 牙槽嵴的吸收和其受力情况密切相关。义齿的机械压力，只要不妨碍组织的正常血液供给、神经功能和骨组织的正常代谢，则为生理范围内的压力，对骨组织不会产生不良影响。如果义齿设计和制作得当，牙槽嵴组织的压力保持在生理限度以内，加上注意口腔和义齿的卫生，骨吸收将不会因戴用义齿而加快。

2. 全口义齿的制作时机应选在牙槽嵴吸收趋于稳定后。即刻全口义齿须用组织调整材料来延长其戴用寿命。瘦弱或低平的牙槽嵴应选用比正常小一号的人工牙，并降低牙尖斜度，必要时减少人工牙的数量。颌位记录应精确，人工后牙应尽量排在牙槽嵴上，使𬌗力由牙槽嵴顶或牙槽嵴斜面承担。义齿功能时，要求上下颌牙列达到平衡𬌗接触。

3. 义齿戴用后要定期复查，若发现牙槽嵴吸收过快，应及时查找原因，进行针对性处理。如义齿不稳定可联合使用重衬和减小𬌗力的方法，𬌗不平衡可在口中选磨，有炎症者可缓冲患处相应的基托组织面，选用合适的口服药或含漱剂。

第四节 全口义齿机械性损坏

由于材料质量差、制作不良、使用不当或意外情况等原因，全口义齿在戴用一段时间后常会出现机械性损坏，如人工牙脱落、折断、基托折裂或折断等。

一、人工牙损坏

（一）人工牙脱落

【原因】

人工牙脱落多见于前牙，大多数是由制作不当所致。塑料牙与基托结合不牢的原因有：成品塑料牙被基托包埋的部分没有磨去表面的光亮层，开盒去蜡时塑料牙上的蜡质未完全去除干净，分离剂涂于塑料牙盖嵴部，填塞塑料时机超过面团期。瓷牙与基托结合不牢的原因有：瓷牙固位孔太小，余蜡未去净，分离剂进入固位孔，塑料未完全压入固位孔，瓷牙被基托塑料包埋太少。前牙有早接触也是一个重要原因。

【预防和处理】

1. 排牙时塑料牙盖嵴部用砂石磨头磨粗糙，瓷牙固位孔应合适，前牙排成略大的覆盖和浅覆𬌗。去蜡时用沸水冲净型盒中和人工牙上的余蜡，型盒尚未冷却前，在模型和型盒石膏表面均匀地涂一薄层藻酸钠分离剂，但不能涂到人工牙上，以免影响人工牙与塑料基托的结合；若分离剂不慎涂到人工牙上，可用蘸有单体的棉签擦拭干净。填塞塑料的最佳时机为面团期，若塑料已超过面团期，则不应再用。充填时，可先取部分塑料搓成条状，放入模型内，用手指隔一张湿玻璃纸，将塑料轻轻加压，使渐次压入人工牙间的缝隙或固位孔中，然后再填入足够的塑料。

2. 如果是塑料牙脱落，可用砂石磨头将缺牙处近远中和舌侧基托磨除少许，保留原来的唇侧龈部基托，以保持其原来的颜色和形态。将脱落的塑料牙盖嵴部磨粗糙，滴上少许单体溶胀。调拌自凝塑料，在基托修理区滴几滴单体，取少量粘丝期的自凝塑料填入缺牙处，将脱落的塑料牙复位，待自凝塑料凝固后，磨光完成。如果是瓷牙脱落，将瓷牙放在酒精灯小火上略加烘烤，使残留塑料软化，用细针将固位孔内的塑料去净，余下修理程序与塑料牙相同。

3. 人工牙连续脱落较多者，缺牙区及其附近塑料基托适当磨除后，用蜡将人工牙固定在缺牙区合适的位置上，然后在唇侧灌注石膏，待石膏凝固后，用沸水将蜡去净，调拌塑料，从舌侧填入，塑料聚合后磨光。义齿修理好后，戴入口中，调𬌗。

（二）人工牙折断

【原因】

人工牙折断多因受到暴力所致。例如开盒时撬断，义齿不慎跌落，咬硬物时折断，前牙因早接触而经常受到撞击力量。此外，人工牙质量差也是一个原因。

【预防和处理】

1. 选择人工牙时，除考虑形状、大小、颜色外，还要注重人工牙的质量，太差的人工牙应弃用。

2. 人工牙按要求排列好后，口内试戴应无早接触，若有，可在椅旁或𬌗架上调改，直至消除早接触。

3. 开盒时插于上、下型盒间的小刀应轻轻撬动，如型盒不易分离，可用木槌轻击型盒四周，使之分离，切不可用暴力。

4. 由于人工牙的强度和硬度均不及天然牙，使用时应注意保护，忌咬硬物。患者在摘戴和刷洗义齿时应特别小心，防止义齿掉落在地上。

5. 对于折断的人工牙，可用砂石磨去义齿上残余的塑料牙或用裂钻掏出基托内折断的瓷牙，再磨去其舌侧基托少许，唇颊侧基托保持原状。选择大小、形态、颜色合适的人工塑料牙或瓷牙，磨粗盖嵴部或作固位倒凹，调改咬合，用自凝塑料将人工牙按照与对颌牙的𬌗关系粘合在基托的合适位置上，修出颈缘外形，待塑料凝固后磨光即成。

（三）𬌗面重度磨损

【原因】

全口义齿戴用几年后，人工牙𬌗面常有不同程度的磨耗。若人工牙𬌗面磨平，垂直距离变短，多因咀嚼力较大，义齿戴用年限较长，人工牙耐磨性较差等。

【预防和处理】

1. 制作全口义齿时选用耐磨性好的人工牙。

2. 为戴用全口义齿的患者制订复查计划，定期复诊检查，及时发现问题进行调改。

3. 全口义齿戴用年限存在个体差异，一般为5~8年，到期后应适时更换义齿，防止出现因𬌗面重度磨损导致颌位关系异常。

4. 全口义齿人工牙𬌗面出现明显磨损时都应重做新义齿。为避免戴用新义齿出现咬合痛、不适等症状，重做全口义齿时应注意两点：一是需先利用旧义齿逐步加高垂直距离，待垂直距离恢复到理想高度后，再取模制作新义齿；二是老年患者垂直距离不应恢复到年轻时的高度，而是较年轻时稍低。

二、基托损坏

（一）基托纵折

【原因】

基托纵折多见于上颌义齿，有时也见于下颌义齿。其原因一是外力的影响，如义齿不慎跌落于硬地上，或骤然咬着过硬的东西；二是咬合不平衡，𬌗力分布不均，如人工后牙排在牙槽嵴顶的颊侧，咀嚼时由于杠杆作用使基托纵折，前伸𬌗、侧方𬌗不平衡，咬合时有早接触牙尖；三是基托制作不当，如基托较薄或厚薄不均匀，致使薄弱的地方容易折裂、折断，充填和热处理不当，基托塑料出现气泡，降低了基托的强度；四是牙槽嵴吸收，使基托组织面与黏膜不密合，咀嚼时产生翘动或摆动，义齿易折断。

【预防和处理】

为了预防基托纵折，印模应尽可能精确，保证基托与黏膜的密合；人工后牙排列于牙槽嵴顶上，上颌小下颌大时要排成反殆，以消除杠杆作用；正中殆和非正中殆均应调整至殆平衡，调磨早接触的牙尖；封蜡时保持基托厚薄均匀；要掌握好填塞塑料的最佳时机，热处理应得当，防止塑料基托出现气泡；义齿要妥善保管，不用义齿咀嚼硬物。

对于基托已折断者，先将折断的义齿洗净擦干，在折断面涂以粘胶，将两断面准确对位并固定在一起，也可在裂缝已对合的基托上横跨数根火柴梗或竹签，两端用蜡固定在后牙殆面上。基托组织面涂少许液状石蜡，灌注石膏于基托组织面。石膏凝固后，在不损伤石膏模型的前提下，用砂石将折断处两端基托塑料尽量磨除。为了增加基托的强度，可横过断面安放 2~3 根不锈钢丝。置面团早期的自凝塑料于折断处，加压塑形，凝固后去掉模型，磨光后即成。也可用热凝塑料修补，此时用蜡恢复折断处基托外形，装盒时只暴露出蜡型，其余部分完全包埋于石膏内，再按常规完成。对于基托仅有裂缝而未折断者，可直接灌模修理。

全口义齿修理后，应在口中试戴，检查基托的密合情况及殆关系等。如发现基托与黏膜不密合，应在咬合调整好后重衬。

（二）唇颊侧基托折断

【原因】

唇颊侧基托折断一般都是由于患者不慎而跌断，有时是因唇颊侧基托过薄。

【预防和处理】

完成义齿蜡型和打磨义齿时，应保证基托有一定的厚度。摘取刷洗义齿应小心谨慎，避免义齿坠落。

如果患者完整地保留有折断的基托碎片，则仍按基托纵折修理的方法处理。如断下的基托碎片已丢失，则可在断处加软化的印模膏放入口内做肌能修整，待印模膏冷却后取出，灌注石膏模型。石膏硬固后，去除印模膏，用自凝或热凝塑料修补。若折断范围较小，则可用自凝塑料直接在口内加添修理。

（潘新华）

◎ 参考文献

[1] 徐君伍．口腔修复学[M]．4 版．北京：人民卫生出版社，2000：190-196.
[2] 马轩祥．口腔修复学[M]．5 版．北京：人民卫生出版社，2003：363-369.
[3] 赵铱民．口腔修复学[M]．7 版．北京：人民卫生出版社，2012：342-348.
[4] 赵铱民．口腔修复学[M]．8 版．北京：人民卫生出版社，2020：231-236.
[5] 郭天文．临床全口义齿学[M]．西安：世界图书出版公司，1999：88-99.
[6] Grant A A, Heath J R, McCord J F. Complete prosthodontics: problems, diagnosis and management[M]. London: Times Mirror International Publishers Ltd., 1995: 101-113.
[7] Neill D J, Nairn R I. Complete denture prosthetics[M]. 3rd ed. London: Butterworth-

Heinemann Ltd., 1990: 117-131.

[8] Devlin H. Complete dentures: a clinical manual for the general dental practitioner[M]. Berlin: Springer-Verlag, 2002: 86-94.

[9] Rehmann P, Künkel A K, Weber D, et al. Using a modified neutral zone technique to improve the stability of mandibular complete dentures: a prospective clinical study[J]. Int J Prosthodont, 2016, 29(6): 570-572.

第二十九章　种植义齿修复后并发症

在口腔种植义齿完成修复后，由于患者存在的系统性疾病及个体差异、医师的临床经验以及种植义齿材料性能等因素的影响，会出现相关的修复后并发症。临床上可将此类并发症分为机械并发症、生物学并发症和与美学和功能性相关的其他并发症三大类。本章将详细讨论修复后三类并发症的病因、预防和处理。

- 机械并发症
  - 种植体折断
  - 基台或螺丝松动、折断
  - 修复体断裂
  - 崩瓷
  - 修复体脱位
- 生物学并发症
  - 种植体周黏膜炎
  - 种植体周炎
  - 牙龈增生
  - 种植体尖周病变
- 其他并发症
  - 语言不清晰
  - 美观问题
  - 唇颊部软组织塌陷

第一节　机械并发症

种植义齿机械并发症是指种植体、相关部件（基台、螺丝等）及（或）修复体出现机械性或结构性损坏，多由机械力量导致。种植义齿常见的机械并发症有：种植体折断、基台或螺丝松动、基台或螺丝折断、修复体断裂、崩瓷、修复体脱位等。种植术前应合理设计种植修复方案，手术及修复过程操作应规范，术后定期复查，避免机械并发症的发生。当出现机械并发症时应仔细排查临床诱因并尽快处理。

一、种植体折断

【原因】

种植体折断的常见原因有：种植体数量、分布、直径不合理；患者咬合异常（如夜磨牙等）；修复设计不当（悬臂过长，咬合力过大等）；上部修复体与种植体未完全被动就位等（彩图 29-1）。

【预防】

为避免发生种植体折断，应在植入前详细评估患者自身情况，完善种植治疗设计，选择合适的种植体及合适的修复方案，定期复查。

【处理】

发现种植体折断后，应及时拆卸基台和修复体，并取出组织内全部残留物。处理方法有：①球钻或裂钻将种植体唇侧骨磨除，保留腭侧及近远中骨将种植体取出；②类似拔牙技术采用牙挺将断裂的种植体挺出；③采用环钻取出，若直径合适可同期种入一枚直径较大的种植体；④用扭力扳手对种植体施加过大扭矩，使其旋出。若剩余骨量充足，可即刻植入新的种植体，若剩余骨量不足，可暂行骨增量手术后择期种植。

二、基台或螺丝松动、折断

【原因】

基台或螺丝松动、折断的主要原因有咬合力不当、种植体与基台间连接部分适应性不良、螺丝磨耗、金属疲劳、扭矩不当、修复体未完全就位等(彩图 29-2)。

【预防】

为了预防出现螺丝松动和折断，应做到尽量使用原厂基台和螺丝；在给上部修复体预加扭矩前，应当确认修复体完全被动就位；按照厂家推荐的扭矩进行预加力；后牙区尽量采用螺丝固位的修复方式；调整咬合避免修复体承受过大咬合力。

【处理】

对于螺丝固位的修复体发生螺丝或基台松动时，在不破坏螺丝顶部的情况下，完全去除螺丝孔的封洞材料，用原厂螺丝刀将松动螺丝取下，若螺丝松动的次数不多，清洗后重新加扭力即可。若螺丝出现多次松动甚至滑丝，种植体、基台均完好时，应更换螺丝，重新加载扭力。

而对于粘接固位修复体发生螺丝或基台松动时，在不伤及种植体、基台的情况下，医生必须准确判断并找出螺丝的开孔位置，之后按前述的方法进行处理。若基台或固位螺丝发生损坏，必须及时更换。

若基台折断，应将螺丝开孔暴露之后，用配套的扭矩扳手将螺丝拧下，重新取模制作上部修复体即可。但若基台断裂端较深，或基台连接设计为莫氏锥度时，断端难以取出，此时可借用超声震动、专用工具盒(如 Zimmer、Osstem、Straumann)、磨出残留的基台断端等方法。

若螺丝折断，临床处理就比较麻烦。取出折断的螺丝的方法有：①超声震动折断的螺丝断端，待其松动后逐渐逆时针旋出；②在螺丝断端用裂钻开“一字型螺纹”，用合适的一字起逐渐旋出；③直接磨除断裂的螺丝，小心勿伤到种植体内部螺纹；④若断端较深，可考虑不取出断裂螺丝，改用较短的基台螺丝进行固位；⑤有的种植系统配套有取出断裂螺丝的工具盒(如 NobelBiocare、ZimmerDental)。如果以上方法都试过都无法取出断裂的螺丝，可以选择完全磨除折断的螺丝后行种植体支持的桩核冠修复或者直接取出旧种植体择期重新种植。

三、修复体断裂

【原因】

导致修复体断裂的主要原因有：义齿或支架加工缺陷，如气泡、杂质、焊接缺陷等；

材料抗力不足；咬合力过大(夜磨牙、紧咬牙、反𬌗等)；修复体未完全就位；修复体设计不合理等。

【预防】

术前合理设计种植修复方案，分散咬合力；纠正咬合曲线；考虑患者不良习惯(夜磨牙，偏侧咀嚼等)；戴牙前仔细检查是否存在加工缺陷，达到完全就位；定期复查调整咬合。

【处理】

取下断裂的修复体、基台或覆盖义齿，通过影像学评估种植体状况，寻找修复体断裂原因，重新设计制作。

四、崩　　瓷

【原因】

导致修复体崩瓷(彩图 29-3)的主要原因有：修复体材料强度不足；咬合不良(夜磨牙、紧咬牙、反𬌗等)；修复体未完全就位；底层金属与饰面瓷选择不当等。

【预防】

在制作修复体时，瓷层底冠设计为解剖式形态，避免过厚的无支撑瓷层；仔细检查咬合，避免阶梯状牙列、对颌过大的牙尖；若为阶梯状牙列，在种植修复前应当进行正畸或修复的治疗，纠正咬合曲线；对于对颌过大的牙尖，在进行最终修复前也应当进行适当调磨；若有夜磨牙，则应当佩戴𬌗垫。此外，值得注意的是，修复体崩瓷或断裂虽然造成了修复体的破损以及对美观产生影响，但这也是对种植体的一种保护。崩瓷与修复体断裂恰恰可以将过大的𬌗力释放掉。因此，在行种植后修复时，选择强度稍低的材料，不仅减轻了对颌天然牙的磨耗，也可使种植后的修复体经过磨耗后实现正确咬合。

【处理】

临床上对于崩瓷的处理，若崩瓷区域位于非咬合接触区，且崩瓷区域较小，可将崩瓷边缘打磨抛光后即可。若崩瓷区域位于咬合接触区，则必须重新取模制作修复体。

五、修复体脱位

【原因】

导致修复体脱位的原因有很多，主要可分为两种情况，一种是就位不良，这是由于软组织阻挡或修复体瑕疵等原因造成；另一种是固位不良，由固位螺丝扭矩不足、粘结剂的溶解、调拌比例不当、粘接面积不足、牙冠内壁与基台间隙过大、不均匀的应力分布等原因造成。

【预防】

针对就位不良的情况，若为软硬组织阻挡，则应当在二期手术时去除种植体平台上多余的骨组织，选取合适的愈合基台进行牙龈成型；粘结剂阻挡时，可考虑排龈或制作基台代型排出多余粘结剂；而若是因为共同就位道不一致所致的就位不良，可选用桥基台来得到共同就位道。

针对固位不良情况时应注意：固位螺丝安装时应达到完全被动就位后按预定扭矩旋紧

螺丝；粘接修复时要注意掌握正确的粘接步骤，清理粘接面，严密隔湿后再行粘接；在修复体粘接面积不足时，可通过喷砂或在基台上喷涂金属层形成适当的表面粗糙度，以提高粘接强度；若咬合间距过低，则考虑正畸、根管治疗后冠修复的方式或一期手术中磨除一些骨组织的方法来获取修复空间。

【处理】

螺丝固位的种植义齿脱落后，对脱落部件消毒，检查冠固位螺丝，如有异常则需更换；检查口内咬合，若存在早接触或𬌗干扰，则需调磨或者重新制作；按预定扭矩重新旋紧螺丝，若存在非被动就位则需重新取模制作新的修复体。

粘接固位的种植义齿脱落后，对脱落部件消毒，检查基台粘接面高度，若粘接面积不足则需采取调磨、正畸压低对颌牙或更换固位方式等措施；检查内冠与基台间隙，若间隙过大需重新取模制作；若存在早接触或𬌗干扰，则需调磨或者重新制作；若牙冠与基台颈部不密合，则需重新制作；可通过喷砂或在基台上喷涂金属层形成适当的表面粗糙度，以提高粘接强度。

第二节　生物学并发症

种植义齿的生物学并发症是指发生于种植体周围软、硬组织的炎症性损害，包括种植体周黏膜炎(peri-implant mucositis)、种植体周炎(peri-implantitis)以及牙龈增生和种植体根尖周病变等。

一、种植体周黏膜炎

种植体周黏膜炎是局限于种植体周软组织、与菌斑相关的病理状态，不累及深层骨组织，去除菌斑后症状可逆转。常表现为探诊出血、黏膜红肿和/或溢脓，可出现探诊深度增加。影像学检查显示种植体初期骨改建后无进一步骨吸收(≤2mm)。

【原因】

菌斑、结石能刺激牙龈引起龈缘炎，所以能促进菌斑、结石形成的因素都能引起种植体周围龈缘炎，如上部结构与龈缘在形态、性状上不适合，表面不光滑致使口腔自洁作用差；基台高度不合适，修复体组织面与牙龈接触不良，特别是全口覆盖义齿杆卡与牙槽嵴的距离少于2mm这一基本要求；患者使用过程中不能保持良好的卫生习惯，又不能定期复查等。

【预防】

针对患者情况采用适合的修复设计；对患者进行口腔卫生宣教，定期复查。

【处理】

及时发现并去除局部黏膜刺激因素，局部牙石洁治、冲洗上药，控制感染，教会患者自我菌斑控制的方法并定期复查。良好的口腔卫生和专业的种植义齿维护可使种植体周黏膜炎恢复至健康状态。

二、种植体周炎

种植体周炎是指菌斑为始动因素的种植体周黏膜炎症和进行性种植体周骨丧失。常表现为轻探出血和/或溢脓，探诊深度较基线检查增加和/或黏膜缘退缩，影像学检查显示骨丧失。探诊深度与骨吸收相关，不同患者骨吸收的进展速率不同。有基线资料者，轻探出血和/或溢脓，探诊深度较基线检查增加，除最初骨改建外存在骨丧失(彩图 29-4)。缺乏初始 X 线片和探诊深度时，轻探出血和/或溢脓，探诊深度≥6mm，影像学检查显示有≥3mm的骨丧失。

【原因】

与种植体周黏膜炎相似，种植体周炎的致病因素也可以概括为：细菌感染、咬合过载、术中操作不当、修复设计不良、患者全身健康状况不佳等，分别叙述如下。

1. 细菌感染因素：口腔卫生不良、种植体周菌斑微生物的量及菌群发生变化是种植体周病的始动因素。

2. 生物力学因素：咬合过载是种植体周炎的重要促进因素。

3. 手术方面因素：种植体埋入过深、手术技术操作等。

4. 修复方面因素：①种植修复体邻接关系不良、自洁作用差、边缘有悬突、边缘密合性差易使菌斑聚集，从而引发炎症。种植修复体表面应高度抛光，使之不易滞留菌斑。良好的种植修复体外形应利于自洁、尖窝沟形态适当、邻面接触关系良好、无食物嵌塞、外展隙大小适合。②种植体“袖口”过深，形成牙周袋样结构；或因袖口过深，修复体边缘位于龈下，或粘结剂溢出进入龈下，长期慢性刺激会产生炎症。

5. 患者全身健康状况：患有牙周病、糖尿病且口腔卫生差的患者更易于患种植体周炎。

6. 其他因素：种植义齿类型、种植体表面处理、吸烟、酗酒、角化牙龈缺失等。

【预防】

术前询问病史，严格把控适应证；在设计、制作种植义齿过程中针对病因尽量消除风险因素；对患者进行口腔卫生宣教，定期复查。

【处理】

针对性控制菌斑，治疗种植体周围炎，如采用机械清除菌斑、激光治疗、药物治疗、切除或再生性手术治疗等；调改咬合；对伴有骨垂直吸收的可用翻瓣刮治、GBR 植骨技术等。

序列阻断支持疗法(cumulative interceptive supportive therapy，CIST)是一种治疗上的策略，它依靠临床和影像学诊断，根据损害的严重性和范围来决定治疗方案，以阻止种植体周损害继续进展。CIST 方案包括 4 项治疗程序，可以联合应用，并依据临床症状进行序列治疗：机械性治疗、局部抗菌治疗、全身应用抗生素及引导骨再生术、翻瓣术和切除手术，具体介绍如下：

(1)用橡皮杯和抛光膏机械清洁：用丙烯酸树脂洁治器清除结石，进行更有效的口腔卫生宣教。

(2)抗菌治疗：使用 0.1%~0.2%的氯己定液 10mL 含漱 30 秒，持续 3~4 周，辅以局部应用氯己定液(0.2%~0.5%)冲洗。

(3)抗生素疗法：①全身应用奥硝唑(0.5g，每日 2 次，口服)与阿莫西林(0.25g，每日 2 次，口服)，联合使用 10 天。②局部应用控释抗生素(25%四环素控释纤维)。

(4)外科方法：①切除性外科方法：在缺损区骨成形后行根向复位瓣术。②再生性外科方法：用大量生理盐水冲洗缺损区，放置屏障膜，复位黏骨膜瓣、缝合，术后仔细观察几个月，用氯己定凝胶控制菌斑。

另外，若种植体周围出现无法控制的感染，种植体松动，X线片显示种植体周围透射影即可判断种植修复失败。对于失败的种植体，应尽快取出。

三、牙龈增生

【原因】

在采用种植体支持式固定桥修复时，由于牙龈被桥体完全覆盖，使食物残渣长期留存于桥体与龈组织之间，在桥体的摩擦作用下，导致牙龈增生。

【处理】

牙龈增生需要外科手术切除，否则病变会进一步发展。在做龈切手术时，要切除覆盖在基台周围的增生组织，使基台充分暴露。对于不良的桥体形态，应该重新制作新的桥体代替。

四、种植体尖周病变

种植体尖周病损(periapical implant lesion)又称逆行性种植体周围炎，是仅仅局限于种植体尖端的变损，X线表现为在种植体的根端有X线透射区，而种植体冠部及体部与种植体紧密结合。可分为静止性病损与活动性(感染性)病损两类。前者没有任何临床症状，而后者伴有持续性钝痛，有时有瘘管形成。

【原因】

1. 所制备的种植窝的长度超过了种植体的长度，在种植体根端形成了骨性空腔。
2. 制备种植窝时局部产热过多，导致骨损伤，引起无菌性坏死。
3. 制备种植窝时骨碎片的挤压作用，导致局部组织缺血性坏死。
4. 准备种植窝时牙龈上皮细胞被带入种植窝内，而后在根端增殖形成囊肿。
5. 感染因素：种植体在制作、运输、植入过程中被污染；种植体根端植入感染的上颌窦；或邻近天然牙的牙周炎、根尖周炎波及种植体。
6. 种植区骨质较差或残留有残根残片。
7. 种植体根部靠近天然牙根部的瘢痕组织可能来源于牙源性肉芽肿的剩余或上皮剩余。
8. 种植体负荷尤其是垂直向过重，导致种植体根尖周骨折，引起种植体—骨界面纤维化。

【处理】

对于静止性种植体尖周病损一般不需要治疗，只需按时复查。活动性病损应该及早治疗。

1. 当种植体稳定，根尖病损较小时可进行彻底清创，结合局部抗炎治疗。
2. 当感染局限在根端，而种植体长度足够时可进行清创，必要时可去除种植体根端部分感染骨质。

3. 清创后的骨缺损，可用膜诱导再生技术和骨移植。

4. 病损较大、种植体松动时。应立即拆去种植体，防止炎症扩散。

第三节　其他并发症

除机械并发症和生物学并发症外，在进行种植义齿修复后还可能存在功能性和美观性的问题，这些主要包括语言不清晰、美观性欠佳和唇颊部软组织塌陷等。

一、语言不清晰

【原因】

1. 上部结构人工牙过于偏舌、腭侧或基台、支架过厚、过大，使舌运动受限；

2. 多数牙缺失时间长，舌体已增大，修复后舌运动受限；

3. 前牙缺隙处牙槽骨吸收严重或基台过长使支架龈端有缝隙，或失牙后上唇显得过长、松弛。

【预防和处理】

对缺牙区牙槽骨吸收严重的可选择短基台，或做人工龈垫堵塞漏气；种植体及上部结构的位置、形态符合要求。一旦出现发音问题，多数情况下，患者经过一段时间的适应后能自行解决。对少数难以改善的，应确诊病因，修改、修补或重做上部结构。

二、美 观 问 题

【原因】

种植义齿的美观问题主要反映在修复体的形态、颜色和位置几个方面。种植体的位置不正确，是影响美观的主要原因(彩图 29-5)。造成位置异常的原因有：

1. 手术过程中没有使用定位导板。

2. 为了克服不良咬合关系而使位置偏移。

【预防和处理】

修复体的颜色不协调，可通过重新制作来解决。形态不协调，也可通过适当调整达到协调。

由于种植体的位置不正确，多在二期手术后才被发现，这时，调整种植体的位置已不可能，只有通过以下方法调整以弥补美观不足。

1. 因为种植体长轴偏斜，而使种植体基台偏唇侧或舌侧时，大多数情况下可通过种植系统本身的配件来调整，例如可利用弯角基台代替直角基台消除长轴的偏斜。这一方法的不足之处是在单个弯角基台使用时，在殆力作用下基台容易发生旋转。

2. 多个种植体同时修复失牙时，如果只有一个种植体的位置妨碍牙列的形态，可以考虑将此种种植体遗留在颌骨内呈休眠状态，并修改原有的设计。

3. 当发生多个种植体位置不正确，即按种植体的位置排列修复体不能获得良好的颌关系时，可以将固定修复改为活动修复。此时修复医生在排列人工牙的位置时，有较大的灵活性，能够达到较好的美观效果。

三、唇颊部软组织塌陷

唇颊部软组织塌陷主要是软组织缺乏支撑。唇部塌陷主要是修复体唇挡向唇侧伸展不足，颊部塌陷则是在磨牙区域植入的种植体位置偏舌腭侧，未能提供足够的支撑。在种植义齿制作前，使用暂时性修复体，以获得令患者满意的唇颊部外形。然后，依据暂时义齿的形态制作最终修复体，使其达到最佳效果。在牙槽骨低平，失牙时间较长，软组织塌陷严重时，只能用可摘修复体代替固定修复体，利用体积较大的基托来支撑塌陷的软组织。

（施　斌）

◎ 参考文献

[1]施斌，吴涛．种植修复体机械并发症的原因、预防及处理[J]．口腔疾病防治，2018，26(07)：415-421.

[2]管其帅，柳忠豪．牙种植常见影响因素及机械并发症研究进展[J]．中国口腔种植学杂志，2019，24(04)：196-199.

[3]宫苹．口腔种植学[M]．8版．北京：人民卫生出版社，2020.

[4]赵铱民．口腔修复学[M]．7版．北京：人民卫生出版社，2016.

[5]张志愿．口腔颌面外科学[M]．7版．北京：人民卫生出版社，2013.

[6]赵士杰，韩科．临床口腔种植[M]．北京：北京标准出版社，1994.

[7]Hobkirk T A，Watson R M，Albrektsson T. Color Atlas and Text of Dental and Maxillo-facial Implantology[M]. 1st ed. St. Louis：Mosby-wolfe，1995.

[8]Taulor T D. Prosthodontic problems and limitations associated with osseointegration[J]. J Prosthet Dent，1998，79(1)：74-78.

[9]Tonetti M S，Schmid J. Pathogenesis of implant failures[J]. Periodontology 2000，1984，4：127-138.

第三十章　上颌骨缺损赝复体修复并发症

上颌骨是一对形态复杂的骨骼，对语音、吞咽和咀嚼功能有重要作用。引起上颌骨缺损的原因有多种，如先天畸形(如完全(唇)腭裂)、外伤、肿瘤切除术以及感染等，其中以上颌骨及上颌窦的恶性肿瘤切除术引起的缺损最为常见。上颌骨缺损的修复方式有外科手术、赝复体修复或两者联用。赝复体治疗仍是目前上颌骨缺损修复行之有效的方法，精心设计制作的赝复体可以较好地恢复患者的面容以及语音和吞咽等功能。然而，当上颌骨大型缺损，甚至全部缺失时，咀嚼功能重建是棘手的难题，缺乏骨组织支持的赝复体难以有效地行使咀嚼功能。种植体技术的发展及颧种植体的应用，能明显改善上颌骨缺损的赝复治疗效果。本章将介绍的内容如下：

上颌骨缺损的分类与赝复体设计原则
- 上颌骨缺损的分类
- 赝复体设计原则

赝复体修复并发症
- 影响赝复体固位的因素
- 并发症

第一节　上颌骨缺损的分类与赝复体设计原则

目前，上颌骨缺损尚无统一的分类标准。外科学的分类，主要考虑缺损的范围及术后功能形态变化，为手术修复方式的选择提供参考，应用较多的是 Brown 分类法。而修复学的分类注重赝复体固位的余留牙及骨性条件，常用的有 Aramany 分类法和赵铱民分类法。Aramany 分类法根据缺损与剩余腭、牙弓之间的关系及部分无牙颌赝复体支架设计的力学原理将上颌骨缺损分为 6 类，而赵铱民等在 Aramany 分类的基础上，提出 8 类分类法。下面将介绍在赝复治疗中较常应用的上颌骨缺损分类系统，即 Aramany 分类和赵铱民分类。

一、上颌骨缺损的分类

(一) Aramany 分类法

Aramany 等根据缺损的范围、部位，以及上颌骨的余留牙情况将上颌骨缺损分为 6 类(图 30-1)。

Ⅰ类：单侧上颌骨全缺损，保留对侧上颌牙；

Ⅱ类：单侧上颌骨部分缺损(1/4 上颌骨切除)，保留前牙区及对侧上颌牙；

Ⅲ类：上颌骨中心部硬腭缺损，保留双侧上颌牙；

Ⅳ类：超过中线的双侧上颌骨大部分缺损，仅保留单侧小范围后部上颌牙；

Ⅴ类：双侧上颌骨后部缺损，保留前部上颌牙；

Ⅵ类：上颌骨前部缺损。

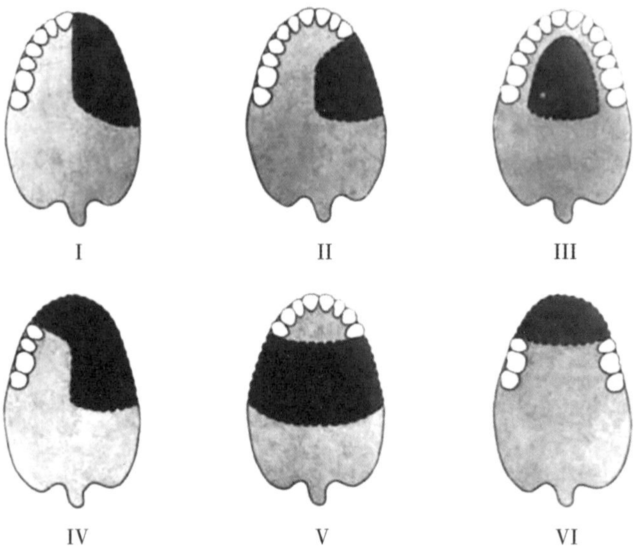

图 30-1　Aramany 分类法

(二)赵铱民分类法

赵铱民等在 Aramany 分类法的基础上，将无牙颌上颌骨缺损独立为一类，同时将全上颌骨缺失独立列为一类，再将原分类按照修复的难易程度进行顺序排列，提出上颌骨缺损的八类分类法(图 30-2)。

Ⅰ类：上颌骨硬腭部缺损；

Ⅱ类：1/4 上颌骨缺损，分前后颌；

Ⅲ类：上颌骨前部缺损；

Ⅳ类：上颌骨后部缺损；

Ⅴ类：一侧上颌骨缺损；

Ⅵ类：上颌骨大部分缺损(超过中线)；

Ⅶ类：无牙颌的颌骨缺损，再按其缺损的具体部位，参照前 6 类的缺损部位和范围，分为相应的 6 个亚类；

Ⅷ类：全上颌骨缺失。

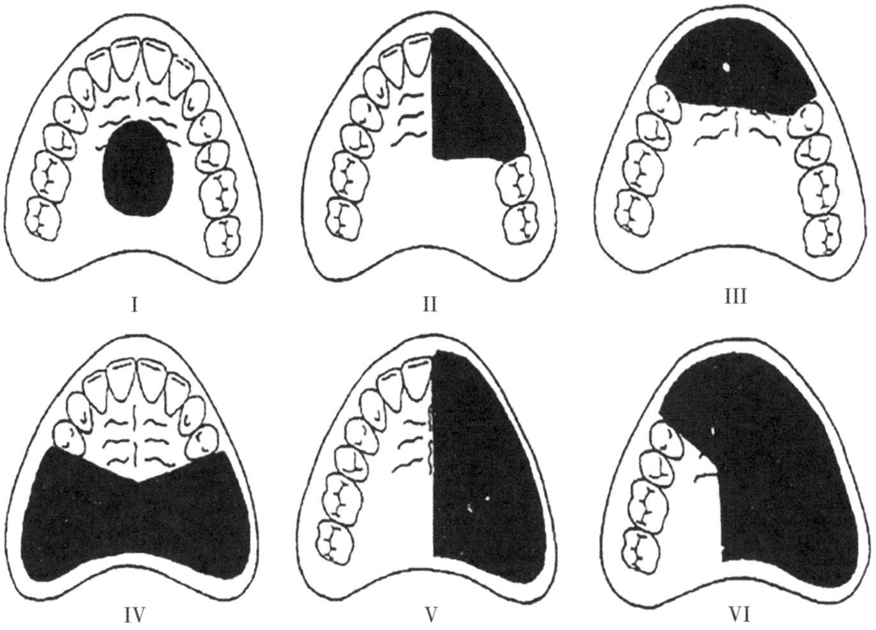

图 30-2　赵铱民分类法

二、赝复体设计原则

(一)部分无牙颌上颌骨缺损赝复体修复

对于部分无牙颌上颌骨缺损的患者，常通过赝复体支架恢复缺损的颌骨，通过人工牙修复缺损的天然牙。在治疗设计中采用卡环或附着体等方式为赝复体提供固位力。赝复体修复设计与效果因缺损大小、位置而异。

赵铱民分类法的Ⅱ类上颌缺损，缺损范围较小，余留牙多，赝复体可获得较好的固位与稳定。两个直接固位体分别放置在近缺损处基牙与对侧最远端磨牙，间接固位体放置在支点线垂线上，导平面板位于近缺损处基牙与对侧最远端磨牙远中面。赝复体除利用卡环实现固位外，还可借助附着体。Seong 等报道应用扭锁(swing-lock)附着体固位的赝复体修复 Aramany 分类法Ⅱ类上颌骨缺损。扭锁附着体的优势在于与基牙唇腭侧接触面积大，𬌗力被平均分配到每一个基牙上，固位力强。

赵铱民分类法的Ⅲ类上颌骨缺损，Aramany 分类法的Ⅵ类缺损，这类前颌骨缺损属前游离端，应将紧邻缺损区的基牙加强后设置𬌗支托，并将第一、二磨牙作为平衡基牙，设置固位体、𬌗支托形成四边形设计。当缺损大、剩余基牙较少时可利用一个跨牙弓的横向杆将两侧基牙连接成一个整体。

赵铱民分类法的Ⅳ类、Aramany 分类法的Ⅴ类缺损，两侧磨牙、硬腭以及部分软腭被切除。修复设计应考虑在两侧至少两个基牙处放置𬌗支托，间接固位体放置在两颗中切牙腭侧面，导平面板位于两侧最远端基牙远中，固位卡环位于基牙唇侧，对抗臂在腭侧。

一侧上颌骨缺损，即赵铱民分类法的Ⅴ类、Aramany 分类法的Ⅰ类缺损。其赝复体的固位主要依靠健侧基牙。在设计时，既要考虑赝复体有足够的固位力，又要遵循保护余留牙健康的原则。支点线可设计成线型或三角平面。当设计成三角形时，支托位于中切牙和远端磨牙上，间接固位体可位于尖牙以及第一前磨牙远中。如果不考虑前牙，则设计成线型支点线，各支托连线呈线型，固位卡环位于前磨牙颊侧以及磨牙腭侧，对抗臂与之相反。余留牙较少，应设计成线型支点，𬌗支托放在余留牙中间。健侧上颌骨余留牙较少时，在赝复体的设计中，使用磁性附着体、球帽状附着体或杆卡附着体，能有效提高修复体的固位作用。

超过中线的上颌骨大部分缺损，即赵铱民类法的Ⅵ类、Aramany 分类法的Ⅳ类缺损，依靠卡环的传统赝复体无法取得固位与稳定时，可利用精密附着体固位。多项研究表明，上颌骨大面积缺损修复，精密附着体支持的赝复体比传统卡环固位赝复体效果好，美学效果更优。穿颧种植支持的赝复体用于大面积颌骨缺损修复，可获得更好的固位及功能恢复。

(二)无牙颌上颌骨缺损的赝复体修复

无牙颌的上颌骨缺损，即赵铱民类法的Ⅶ类缺损，因无基牙存在，且上颌骨存在缺损，难以获得良好的边缘封闭和吸附力，故而无牙颌的赝复体修复被视为一项艰巨挑战。近年来，由于种植体和附着体的应用，明显改善了无牙颌的上颌骨缺损赝复体的固位和稳定性。

赵铱民等根据无牙颌上颌骨的不同分类提出相应的修复策略。硬腭部较小的缺损，即Ⅶ类缺损的第 1 亚类，按照全口义齿设计原则修复即可获得固位；若缺损腔直径较大，可在上颌牙槽骨植入种植体，通过杆卡或磁性附着体固位，或设计为分段式赝复体，在硅橡胶阻塞器上设置磁性固位体，再与上颌总义齿连接。

上颌骨前部或后部 1/4 上颌骨缺损，即Ⅶ类缺损的第 2 亚类，需在两侧上颌牙槽骨植入种植体；前部缺损可在上颌骨后部牙槽骨植入种植磁性附着体，利用磁力固位；后部缺损在上颌骨前部植入种植体，利用杆卡固位。

上颌骨前部(第 3 亚类)缺损时，缺损区小于上颌骨前后径的 1/2，可采用在后部的两侧余留颌骨上植入 4 颗以上种植体，在种植体支架上设置磁性固位体；如缺损区大于上颌骨前后径的 1/2，只能采用硅胶阻塞器加磁附着体的方法进行修复。上颌前部较广泛的缺损亦可采用颧种植体支持的赝复体修复。

上颌骨后部缺损，即Ⅶ类缺损的第 4 亚类，缺损区小于颌骨前后径的 1/2，可在前颌骨两侧植入 4 颗以上种植体，于种植体顶端设置杆卡式固位体。缺损区大于前后径的1/2，可利用缺损区边缘的硬软腭上方的组织倒凹设置硅橡胶阻塞器封闭口鼻腔交通，并在阻塞器上设置磁性固位体，增加修复体固位力。

一侧上颌骨缺损，即第 5 亚类，通常需利用余留的健侧颌骨植入 3 颗以上种植体，并设置杆卡式固位体，患侧做成中空式修复体。

无牙颌上颌骨大部分缺失的是第 6 亚类缺损，修复难度大，采用硅橡胶阻塞器加磁性固位体进行修复，难以获得良好固位。在缺损侧颧骨上植入种植体，于其上设置铸造支架，并在支架上设置磁性固位体，可明显改善赝复体的固位。

(三)全上颌骨缺失的赝复体修复

全上颌骨缺失多数是肿瘤导致的全上颌骨切除，切除的范围大，丧失的骨多，赝复体越不稳定，咀嚼功能以及发音、吞咽和美观的恢复越困难。通常需采用外科手术的方式重建上颌骨。若因患者全身情况较差，或缺乏显微外科技术等，赝复体修复仍是其治疗选择。

全上颌骨切除术的患者，术中于颧骨及上颌骨颧突上植入种植体，最为有利，因为此时手术野暴露充分，便于操作，可以选择种植体的最佳位置和角度，从而保证种植体的植入质量。利用穿颧种植赝复体修复，其固位效果较传统赝复体显著提升。双侧上颌骨缺损，要求在两侧各植入 2 个颧种植体。计算机辅助动态导航和术前规划技术已被广泛应用，以降低手术创伤和并发症的风险，最大限度地利用颧骨容积，提高颧骨种植体放置的准确性。Yenisey 等曾报道 2 例因全身或局部原因不能行颧种植体植入的患者，用正畸抗疲劳装置(orthodontic forsus fatigue resistant device，OFFRD)和两个 Herbst 装置，利用鼻腔侧的倒凹固位提供机械固位，对双侧低位上颌骨缺损进行修复，能取得较好的近期效果。

第二节 赝复体修复并发症

赝复体修复上颌骨缺损仍具有不可替代的作用。赝复体修复上颌骨缺损成功的关键在于赝复体的固位，良好的固位是其发挥咀嚼、语音等功能的前提条件。部分无牙颌的患者，固位与稳定性受到缺损的大小、余留牙数量、残留腭及牙槽骨的多少、咬合关系、赝复体设计等因素影响，而无牙患者则依赖硬腭、牙槽骨及缺损腔构成主要固位的解剖条件。下面将分别讨论影响赝复体固位的因素及赝复体修复的并发症。

一、影响赝复体固位的因素

(一)影响修复体稳定的各种力

在上颌修复体的功能运动中，将受到多种力的作用，除了有利于其行使功能的固位力、稳定力及各种支持力外，许多力的作用不利于修复体的固位稳定。如修复体的脱位力，作用于基牙和基托下组织以及缺损区修复体的杠杆扭力和旋转力矩，以及在一些情况下，作用于修复体的垂直向力及侧向力，等等。

对用于较大缺损的阻塞器式修复体，其阻塞器部分的重量本身就是一种垂直向脱位力。其作用于基牙，成为旋转扭力。因此，修复体的重量越轻越好。

在咀嚼和吞咽过程中垂直向力起作用，可使修复体下沉，使基托下组织受压，基牙受到杠杆扭力。使用较多的分布均匀的殆支托将有利于这种力的对抗。同时将阻塞器颊侧后部设计为与缺损腔后侧部的翼骨部接触，充分利用余留的硬腭及牙槽嵴组织获得支持力，可对抗其下沉，并减少作用于基牙的杠杆扭力和旋转力矩。

作用于修复体的侧向力可破坏修复体的稳定。消除咬合的早接触以及增加间接固位体、基板等稳定部件的设置，将有助于对抗侧向力。同时在基牙上设置邻面导板也将有利于修复体的稳定，并对抗可使修复体发生前后运动的力。

当一侧上颌骨缺损或上颌骨大部分缺损时，由于缺损处没有骨支持，当行使咬合受力时，修复体就会进入缺损腔，健侧就会翘动，使健侧戴有固位卡环的基牙受到创伤力而松动，同时翘动还会使颌骨吸收加快。颧种植体可提供缺损内(in-defect)支持与固位，可防止上述移位与翘动。为了增加固位作用及延长赝复体使用时间，尽可能在缺损侧植入两颗种植体。

颧种植体的应力主要集中在与种植体接触的骨界面区域，与颧种植体周围骨应力相比，种植体的应力变化较小。与单侧上颌骨缺损修复相比，双侧植入颧种植体应力分布更加均匀、对称，两侧的颧种植体通过刚性支架的连接，能够合理地分散种植体所受到的侧向力作用。颧种植体和赝复体不同的连接方式会影响应力的分布和赝复体的固位稳定。主要的连接方式为杆卡式固位和磁性固位。杆卡式固位轴向固位力及对抗侧向外力能力均较强，固位力可靠。磁性附着体对抗切线方向脱位力的能力较差，侧方咀嚼时赝复体固位力衰减迅速，但可以更好地保护种植体和基台。

(二)余留牙数量与首选基牙

颌骨缺损后，余留牙一方面要作为修复体的基牙，使修复体获得固位，并支持、传递来自缺损侧的𬌗力，保留的余留牙越多，可获得的固位力、支持力就越大；另一方面，作为直接咀嚼器官，承担大部分的咀嚼功能，余留牙越多，则咀嚼效能就越高。基牙的数量应与缺损的大小成正比，缺损越大，则其支持和固位稳定就越差，越需增加固位体。根据赵铱民分类的Ⅰ、Ⅱ类上颌骨缺损，由于缺损范围小，可按常规可摘部分义齿的固位体设计原则，一般选择4个基牙，即可实现满意的固位与稳定。而在Ⅴ类缺损中，由于缺损范围较大，通常其基牙和固位体设计应超过4个。如有弱基牙时，还可增至5~6个，同时设置3~5个铸造支托，以增加稳定性，保证修复体所受𬌗力能轴向传递到基牙上，且使修复体在功能活动时产生的力均匀分散于多个基牙上，减少各基牙的负担。

紧邻上颌缺损区的余留牙，在修复设计时通常被选作设置卡环的首选基牙(A基牙)，设计直接固位体，在功能活动中，受到的应力最大。经典的一侧上颌骨切除术，上颌骨中线的切口恰好位于两只中切牙之间。当一侧上颌骨切除后，余留的中切牙近中部只余留下一层菲薄的骨组织。进行赝复体修复时，利用其作为A基牙，少则半年，多则一年，该牙近中将出现骨吸收，牙明显松动。这是因为菲薄的骨组织不能为基牙提供强有力的支持以对抗基牙在功能活动中易受到的侧向应力，可加剧骨吸收和破骨过程，最终导致严重的骨吸收，直至牙齿失去骨支持而松脱。赵铱民等主张，在上颌骨切除手术设计时，应尽可能将牙槽部骨切口向切除区移动半个牙位，使余留的A基牙近中或远中有5mm以上厚度的骨壁，并以龈黏膜覆盖，以便为A基牙提供足够的支持，可提高远期修复效果。

(三)赝复体与固位体设计

固位体或附着体的设计对赝复体的固位与功能有明显影响。孙嘉怿等分析比较了卡环、精密附着体和颧种植体3种固位体对上颌骨单侧缺损修复的生物力学影响，结果显示，采用附着体固位技术的牙槽骨舌侧应力和健侧基牙牙根部应力均显著小于采用卡环和颧种植体固位的情况。Chen 等通过功能性量表比较患者佩戴不同固位技术的赝复体后的变化，发现佩戴球帽附着体固位的赝复体在固位力、咀嚼效率、语音等方面显著高于卡环固位组，而磁性附着体组可能因其固位性能稍差，与卡环组的上述几项指标基本相近。陈丽娟等的研究发现，采用栓体栓道式附着体，其固位性能与球帽附着体相近，但稳定性更好。

由于弯制卡环与基牙的接触为点或线接触，而铸造卡环组与基牙呈面接触，对基牙的卡抱面积大，固位摩擦力亦更大，同时，铸造支架较塑胶支架体积更小，故铸造卡环固位的赝复体在咀嚼效率、语音清晰度和主观满意度指标方面均优于弯制卡环组。但是，相比于弯制卡环，铸造卡环更宽、更粗，在前牙区基牙上使用对美观的影响较大，患者主观满意度评分略低于弯制卡环组。

在单侧上颌骨缺损修复时，如健侧有多个天然牙存在，则采用铸造卡环固位或附着体固位的赝复体修复，可以获得较好的固位性能，并能较好地在口腔中行使功能；选择栓体栓道式附着体或球帽附着体固位效果更佳。但对于上颌骨缺损、无余留牙或无足够牙槽骨行传统种植体固位时，必要时可以考虑颧种植体支持的赝复体义齿修复，以获得更好的固位效果。

赝复体设计的重点是固位、稳定和密封性。选择合适的附着体连接结构，既可以获得良好的固位，又能更好地保护种植体。如杆卡式固位力较好，对抗侧向外力的能力较强，适用于缺损较大，固位力要求高的情况；磁性固位摘戴方便，便于清洁，外力消除后可自动复位，适用于缺损较小的病例。

缺损区域大的赝复治疗，阻塞器部分采用中空形式，以减轻重量，阻塞器在能够完全封闭缺损腔的基础上尽量最小化。开放式阻塞器可显著减少赝复体的重量，有利于增加固位及提高咀嚼效率。Kreeft 等采用食物混合能力测试(mixing ability test)检测上颌骨切除患者赝复治疗后的咀嚼功能，多数病例基本可以恢复至正常人的水准，但是上颌骨切除范围较大(Brown 分类Ⅱ类)的患者其咀嚼能力弱于上颌骨切除范围小者(Brown 分类Ⅰ类)，这与较大的赝复体在口腔内固位力较弱有关。

(四)骨缺损的外科修复

骨组织复合瓣不仅为种植体的固位提供了必要的条件，而且在可摘局部义齿修复时为基托固位提供了牢固且较大面积的软组织接触面。Sreeraj 等采用咀嚼藻酸盐印模材料的方式，对比两种上颌骨缺损治疗方案对患者的咀嚼功能影响，结果发现采用游离腓骨复合组织瓣结合可摘局部义齿组的患者咀嚼效率高于赝复体组患者，这是因为游离腓骨复合组织瓣修复上颌骨缺损后，佩戴可摘局部义齿的固位力优于赝复体。

de Groot 等对比游离腓骨复合组织瓣重建上颌骨和经赝复体治疗的上颌骨缺损患者的咀嚼功能，发现经重建手术的患者其食物混合能力以及非手术侧的咬合力均强于佩戴赝复体的患者。这可能与赝复治疗的患者使用较大咬合力咀嚼时，赝复体容易脱位有关。

目前常用的自体骨移植来源有髂骨、肩胛骨以及腓骨瓣等。Riediger 报道在 31 例上颌骨缺损自体移植骨后行种植体支持的赝复体修复，4.5 年成功率为 81.8%。颧骨种植体还可与游离组织瓣结合修复上颌骨缺损，能够有效传导殆力，形成良好的应力分布，有效地恢复咀嚼功能，具有良好的修复效果。

二、并　发　症

(一)基牙松动脱落

上颌骨缺损所造成的支持组织缺乏，导致修复体作用于基牙的侧向损伤力显著增加。即使是健康状况良好的基牙，长期受到这种损伤力的作用，也会出现骨吸收和松动脱落。赵铱民等对200例采用常规中空式阻塞器修复2年以上患者的基牙状况进行了调查，结果发现：①凡经加强处理的基牙，其基牙松动率显著低于未行基牙加强处理的患者。②基牙松动发生率与缺损大小成正比。缺损范围较大，则基牙松动的发生率就越高，Ⅰ类缺损，无基牙松动出现；而Ⅴ、Ⅵ类缺损的基牙松动率高达2/3以上。③所采用基牙数量与基牙松动的发生率呈负相关，基牙数量越少基牙松动越多。④基牙松动最多发生在紧邻缺损区的首选基牙(A基牙)上。

在上颌缺损修复中，对龋坏牙及牙根要先进行根管治疗后采用全冠或桩冠修复，或在牙根上设磁性固位体或机械式固位体；对牙周病的松动牙进行牙周治疗后采用联冠、树脂夹板等方法作松牙固定。除此之外，对紧邻缺损区的设置卡环的A基牙，即使是健康基牙也应常规采用如联冠、金属舌面背固定夹板等形式进行加强，使负荷最大的A基牙加强成为更加稳固的“多根牙”，有足够的力量对抗各种损伤力矩的作用，防止基牙出现松动、脱落。赵铱民分类的Ⅱ、Ⅲ、Ⅳ类缺损最好采用联冠将紧邻缺损区的2~3个余留牙联结在一起。Ⅵ类缺损，最好将所有余留牙均联结在一起，以获得最大的支持力与抗力。

在一侧上颌骨缺损修复中，相邻的中切牙，通常为设置卡环的首选基牙(A基牙)，对赝复体的固位稳定十分重要。但中切牙受到的侧向扭力很大，因此，这些患者上中切牙戴用修复体后，出现的松动概率最高。赵铱民等采用将健侧中切牙、侧切牙(有时还包括尖牙)用3/4冠金属舌面背或联冠形式进行加强。在余留的尖牙侧切牙间设铸造支托和中、侧切牙上设置连续卡环等方法减少中切牙所受扭力。同时也要在距缺损最远的部位设置直接、间接固位体，特别是各类游离端缺失。要争取最长的平衡距，以达到稳定义齿、保护基牙的目的。

上颌骨大型缺损时，由于延伸悬臂的存在，剩余牙槽骨中植入的种植体和得以保存的牙列长期承受杠杆作用而易于受到创伤。而种植体在缺损区的应用则可使这种不利状况得到明显的改善，有利于形成稳定的支架结构，可以使应力向剩余骨组织中传导并分布合理，从而明显改善赝复体的固位、稳定和支持。

(二)种植体松动脱落

部分无牙颌或无牙颌的患者，应用种植体支持的上颌赝复体时，文献中报告的种植体的存留率分别为89%~92%和69%~100%。导致修复失败的原因常常是种植体松动或脱落。吸烟、种植体周围炎以及过大的杠杆力，对种植体的存留有明显不利影响。放射治疗被认为是导致肿瘤切除术后上颌骨缺损修复失败的重要因素，接受放疗的骨种植体在承载𬌗力后会出现迅速的骨吸收。通常认为放射剂量小于50Gy时，种植体可以获得骨整合，但种植成功率仍然相对较低。

Landes 分析了颧种植体修复不同缺损类型的疗效，颧种植体 4 年累积存留率为 82%。Hackett 等通过系统分析，报告了颧种植体在肿瘤切除术后上颌骨缺损修复的临床长期效果，总体存留率为 77%～100%。与颧种植体在萎缩上颌骨修复中的高存留率（98%～100%）相比，颧种植体在上颌骨缺损修复中存留率较低。由于上颌骨大面积缺损使颧种植体失去了皮质骨的锚固作用，骨结合较少；颧种植体所受杠杆力过大也是失败的主要因素。

Schmidt 等认为放疗可能是种植失败的原因，但需综合考虑其他因素，建议在肿瘤切除手术的同期植入颧种植体，并根据需要在切除后 2～3 周内给予放射治疗。另有研究表明，植入颧种植体的上颌骨缺损患者虽接受了放疗，但颧种植体仍可较好地存留。

此外，肿瘤复发引起的感染，种植体周围软组织过度生长形成深口袋引起的感染、肿瘤患者口腔卫生相对较差等原因也是上颌骨缺损患者的颧种植体失败率较高的原因。

（三）其他并发症

颧种植体植入方向应与眶耳平面成 43.8°～50.6°，过小会增加颞下凹和上颌骨侧壁穿孔的风险，过大眶下壁穿孔的风险会增加。但由于颧骨和上颌骨缺损存在个体差异，为了尽可能降低手术的风险，目前，计算机辅助动态导航和术前规划技术已被广泛应用，以降低手术创伤和并发症的风险，最大限度地利用颧骨容积，提高颧骨种植体植入位置的准确性。

（赵　熠）

◎ 参考文献

[1] 赵铱民，刘宝林，赵军，等．种植体杆卡式固位体在无牙颌患者的上颌缺损修复中的应用[J]．实用口腔医学杂志，1996，12(1)：44-47.

[2] 赵铱民，高元，安燕，等．上颌修复体的稳定设计与基牙的保护[J]．实用口腔医学杂志，1996，12(1)：34-36.

[3] 赵铱民，刘宝林，袁井圻，等．上颌骨切除术与赝复体修复[J]．实用口腔医学杂志，1998，14(1)：41-43.

[4] 牛学刚，赵铱民．上颌骨缺损的种植赝复体修复治疗[J]．国际口腔医学杂志，2006，33(4)：306-308.

[5] 赵铱民．口腔修复学[M]．8 版．北京：人民卫生出版社，2021.

[6] 吴轶群，张志愿，铁瑛，等．颧种植体用于单侧上颌骨缺损修复的生物力学评价[J]．上海口腔医学，2008，17(3)：250-255.

[7] 陈丽娟，张红闯，孟庆飞．不同固位方法对单侧上颌骨缺损赝复体修复疗效影响的临床研究[J]．口腔医学，2020，40(11)：1005-1008.

[8] 孟庆飞，孟箭．赝复体联合栓道附着体修复单侧上颌骨缺损的临床疗效评价[J]．现代口腔医学杂志，2014，28(2)：65-68.

[9]赵小妹，张陈平，刘剑楠，等．颧种植支持式赝复体不同连接方式修复双侧上颌骨缺损的固位效果评价[J]．组织工程与重建外科杂志，2019，15(1)：39-42.
[10]丘佳玉，刘静．颧种植赝复体在上颌骨缺损中的应用[J]．中华口腔医学研究杂志(电子版)，2020，14(6)：401-404.
[11]孙艳芳，赵熠，刘冰．上颌骨缺损的分类与临床特点[J]．中国实用口腔科杂志，2021，14(5)：519-524.
[12]赵熠，白轶，王贻宁．上颌骨缺损的赝复体修复[J]．中国实用口腔科杂志，2021，14(5)：531-535.
[13] Hackett S，El-Wazani B，Butterworth C. Zygomatic implant-based rehabilitation for patients with maxillary and mid-facial oncology defects：A review[J]. Oral Dis，2021，27(1)：27-41.
[14] Atalay B，Doganay Ö，Saraçoglu B K，et al. Clinical evaluation of zygomatic implant-supported fixed and removable prosthesis[J]. J Craniofac Surg，2017，28(1)：185-189.
[15] Boyes-Varley J G，Howes D G，Davidge-Pitts K D，et al. A protocol for maxillary reconstruction following oncology resection using zygomatic implants[J]. Int J Prosthodont，2007，20(5)：521-531.
[16] Butterworth C J. Primary vs secondary zygomatic implant placement in patients with head and neck cancer-A 10-year prospective study[J]. Head Neck，2019，41(6)：1687-1695.
[17] Butterworth C J，Rogers S N. The zygomatic implant perforated (ZIP) flap：A new technique for combined surgical reconstruction and rapid fixed dental rehabilitation following low-level maxillectomy[J]. Int J Implant Dent，2017，3(1)：37.
[18] Chen X，Wu Y，Wang C. Application of a surgical navigation system in the rehabilitation of maxillary defects using zygoma implants：Report of one case[J]. Int J Oral Maxillofac Implant，2011，26(5)：29-34.
[19] Huang W，Wu Y，Zou D，et al. Long-term results for maxillary rehabilitation with dental implants after tumor resection[J]. Clinical Implant Dentistry and Related Research，2014，16(2)：282-291.
[20] Brown J S，Rogers S N，MeNally D N. A modified classification for the maxillectomy defect[J]. Head Neck，2000，22(1)：17-26.
[21] Aramany M A. Basic principles of obturator design for partially edentulous patients. Part Ⅰ：classification[J]. J Prosthet Dent，1978，40：554-557.
[22] Aramany M A. Basic principles of obturator design for partially edentulous patients. Part II：design principles[J]. J Prosthet Dent，1978，40(6)：656-662.
[23] Sun J，Jiao T，Tie Y，et al. Three-dimensional finite element analysis of the application of attachment for obturator framework in unilateral maxillary defect[J]. J Oral Rehabil，2008，35(9)：695-699.
[24] Chen C，Ren W H，Gao L，et al. Function of obturator prosthesis after maxillectomy and prosthetic obturator rehabilitation[J]. Braz J Otorhinolaryngol，2016，82(2)：177-183.

[25] Pellegrino G, Tarsitano A, Basile F, et al. Computer-aided rehabilitation of maxillary oncological defects using zygomatic implants: A defect-based classification[J]. J Oral Maxillofac Surg, 2015, 73(12): 2446.
[26] Chrcanovic B R, Albrektsson T, Wennerberg A. Survival and complications of zygomatic implants: An updated systematic review[J]. J Oral Maxillofac Surg, 2016, 74(10): 1949-1964.
[27] Wang F, Huang W, Zhang C, et al. Functional outcome and quality of life after a maxillectomy: a comparison between an implant supported obturator and implant supported fixed prostheses in a free vascularized flap[J]. Clin Oral Impl Res, 2017, 28(2): 137-143.
[28] Molinero-Mourelle P, Helm A, Cobo-Vazquez C, et al. Treatment outcomes of implant-supported maxillary obturator prostheses in patients with maxillary defects: A systemic review[J]. Int J Prosthodont, 2010, 33(4): 429-440.
[29] Ruggiero G, Bocca N, Magrini G, et al. Surgical procedures performed to improve the prosthetic prognosis in case of maxillary defects: a review of the literature[J]. J Osseointegr, 2019, 11(4): 519-524.

第三十一章　正畸治疗并发症

正畸治疗的目的在于纠正错位的牙齿及颌骨的不协调性，维持“平衡、稳定、美观”的殆关系。在治疗期间，由于主观或客观的原因，少数病例在治疗中可能会发生并发症，这些并发症可能会延长治疗时间，严重时甚至会对治疗效果产生不利影响。本章所列举的绝大多数并发症，只要临床医生按照治疗原则和操作程序细心操作是可以预防的；而极少部分并发症，通过采取一定的防范或处理措施，也可以将其不良影响降低到最低程度。

第一节　口腔内组织及颞下颌关节损伤

口腔软组织的损伤主要包括唇颊黏膜和牙周组织的损伤。在正畸治疗过程中，造成口腔软组织损伤的原因多是术者临床操作不当或失误所致；轻者仅仅造成患者局部皮肤损伤，重者则可能造成患者口腔溃疡。

一、牙周组织损伤

（一）牙龈损伤

【原因】

正畸治疗过程中，当牙弓内存在轻度拥挤，或准备采取不拔牙矫治时，常常需要在牙齿邻面进行去釉，以开拓间隙；使用传统方法进行操作时，往往造成牙龈的损伤。

【预防和处理】

1. 采用安全砂片的方法进行邻面去釉时，操作者的右手支点必须稳固，以防止手机滑动而损伤牙龈或唇颊软组织。初次进行邻面去釉时，操作者最好使用保护器。

2. 进行邻面去釉操作前，必须明确需要进行邻面去釉的两邻牙之间的邻接点部位(可使用探针进行检查)，当邻接点位于牙齿龈 1/3 或者龈缘之下时，则是邻面去釉治疗的禁忌证。在这种情况下进行邻面去釉肯定会损伤到牙龈。

3. 在进行邻面去釉的过程中要特别细心，当邻面去釉安全砂片刚一超过邻接点，则表示邻面去釉操作已完成，必须及时从邻牙间退出砂片并结束操作。

4. 最好的办法是采用牙间分离与高速手机进行邻面去釉。具体方法是：

(1)使用分牙铜丝，或者开大螺旋弹簧，分开牙齿之间的邻接点。

(2)根据需要的间隙量，确定邻面去釉的牙齿数量。通常邻面去釉选择最多的是双尖牙。

(3)使用一段 0.5mm 铜丝，穿过被去釉牙齿颊舌侧，置于牙龈乳头上方。铜丝可以保护牙齿牙龈或颊舌侧软组织免受意外伤害，又可以指示裂钻邻面去釉的方向。

(4)使用高速涡轮手机，运用细长的金刚砂车针去除牙齿邻面釉质大约 0.2~0.3mm，再使用细金刚石抛光车针磨头修整邻面外形。

(5)被去釉牙齿邻面必须进行涂氟或其他防龋措施。

(6)采用螺旋弹簧(或其他方法)移动牙齿后，即可以再对另一牙齿进行邻面去釉。

(二)牙龈炎

【原因】

导致牙龈炎的原因有以下几种：

1. 不正确地使用橡皮圈直接关闭中切牙间隙；由于牙齿的结构特点，橡皮圈逐步向牙颈部甚至牙根部滑动，使牙周膜逐步剥离，导致牙齿松动；牙龈红、肿、增生。

2. 带环选择过大，导致牙颈部食物滞留，引起牙龈炎；或者带环龈缘部分伸展过度甚至伸展到龈缘之下，使牙龈增生、红肿，牙周袋加深。

3. 活动或功能性矫治器基托边缘压迫牙龈。

4. 口呼吸患者牙龈长期暴露在空气中，牙龈干燥而红肿、增生。

5. 患者本身口腔卫生状况差。

【预防和处理】

1. 严格禁止直接使用橡皮圈关闭中切牙间隙，此类医疗教训应足以引起医务人员的警惕。如已发生此类情况，应及时取下橡皮圈，固定松动的牙齿，不能保留的牙齿则拔除。

2. 仔细选择带环的大小，带环边缘不要压迫牙龈缘，更不能进入牙周袋内。粘结带环之前，必须使带环龈缘与牙齿颈部外形一致并密切贴合，防止食物滞留。

3. 患者使用活动或者功能性矫治器前，应仔细缓冲基托与牙龈相应接触部位的塑料，防止压迫牙龈。

4. 正畸患者的口呼吸会加重牙周组织损害。易感患者唇侧牙龈的增生、肥大、充血与暴露在空气中所造成的干燥有关；虽然口呼吸患者的牙菌斑指数没有明显的增高，但牙龈指数增加；在治疗之前应将牙龈炎症减少到最小的程度。口呼吸患者在正畸治疗前要对鼻腔内慢性炎症、舌的不良姿势位、肥大的腺样组织、腭穹隆部高拱狭窄、变态反应等进行系统的检查和处理。

5. 教育患者注意或保持口腔卫生的重要性。

（三）牙龈增生

【原因】

1. 正畸治疗过程中，常常在某些患者口内见到牙龈的严重增生、红肿；这种情况在固定矫治器的带环龈方更明显。在前牙区牙龈炎症程度较重时，可以遮盖住正畸托槽，严重者甚至影响正畸治疗。由于此种情况仅发生在少部分患者中，具体原因目前还不太清楚；但在这部分患者的口内可以见到切牙常常是内倾的；并且在正畸治疗后牙周情况可部分或完全恢复。这可能与患者的口腔卫生和自洁作用较差有关系。

2. 粘结正畸托槽的时候，在托槽的牙龈方滞留着较多残余的粘结剂。尽管有些患者的口腔卫生状况较好和菌斑指数低，但仍有较多的儿童在戴上矫治器 1~2 个月内就会产生轻度的牙龈增生。有时这种改变可持续整个治疗期间。口腔卫生较差的患者牙龈的炎症更严重。后牙比前牙更易受到影响，邻面比唇舌侧更易受累。牙龈中度炎症和因牙齿的快速移动将会导致龈组织增生和堆积；轻轻触动龈缘就会出血。

【预防和处理】

1. 正畸所导致的牙龈增生很少产生永久性的变化，一般情况下拆除矫治器后较短的时间就会开始自行恢复。或在进行菌斑去除、龈下刮治术后好转，牙周袋深度变浅。需要进行正畸治疗的患者，正畸治疗前进行全口洁治非常必要（特别是成年人的正畸治疗）。而在粘结托槽后，必须注意口腔的清洁。通常情况下，可进行一般对症治疗。如已发生牙龈的严重增生，则必须进行牙周的综合性治疗。妨碍牙齿移动的增生牙龈组织，必须使用外科手术的方法切除；这种切除还可增加治疗后的牙齿稳定性。

2. 粘结托槽的时候，使用稍微多一点的粘结剂是必须的，可以减少托槽底部粘结剂内出现空隙的可能性，并在压紧托槽时能保证粘结剂嵌入托槽底部的固位结构中；特别是在形态异常的牙齿唇面上粘结托槽，稍微偏多的粘结剂尤其有帮助，可以弥补托槽底部与牙齿唇面的不贴合。但牙齿上过多的粘结剂，不能依靠患者使用刷牙或其他的机械力除去，若在托槽龈方被压出的、多余的粘结剂没有及时完全地去除，则会发生明显的牙龈增生和炎症。去除多余的粘结剂可以预防或减少对牙龈的刺激，减少粘附在托槽基底周围的菌斑，这样可减少牙周损害和脱钙的可能性，而且可避免在口腔环境中暴露的粘结剂变色，有助于美观。在粘结过程中调整托槽位置的时候，要仔细谨慎地去除托槽周边的多余粘结剂；为了不在固化过程中影响托槽的位置，也可在粘结剂固化后使用卵圆形或尖头的碳钨钻去除多余的粘结剂，效果较好。

(四) 牙周膜损伤与坏死

【原因】

牙周膜的厚度仅 0.25mm，甚至更窄；由于它位于牙齿与齿槽骨之间而极容易受到压力的影响。当牙周膜受到压力以后，局部形成透明样变组织，透明样变组织的范围和大小取决于正畸力的大小和方向。在牙齿倾斜移动时，透明性变区集中在齿槽嵴附近和根尖区域；而整体移动的透明性变区域靠近牙根中部，当力较大时，牙周膜会发生广泛性的透明样性变，可能同时伴有齿槽骨的“挖掘性”骨吸收。当正畸力相当大时，则会阻断牙齿的血液供应而导致牙周膜的坏死。因此牙周膜的损伤与坏死主要是在正畸治疗过程中正畸力量使用过大所导致。特别是在进行牙齿压低运动或矫治扭转牙的过程中，力量稍微过大就会导致牙周膜的坏死甚至矫治牙的松动。

【预防和处理】

正确使用矫治力。明确在不同的牙齿移动类型中，要使用不同大小的力。对于不同大小的牙齿也要使用不同大小的力，使牙齿能产生所希望的移动而又不会引起组织的损伤。特别是在使用方丝弓矫治技术中，由于牙齿大多是整体移动类型，因而矫治力使用相对较大，更应谨慎小心。要特别注意不同方向矫治力所产生的粭力可能会同时作用于某一个牙齿，而产生不可预料的合力效应。对于刚刚从事正畸治疗，对正畸力的效应经验掌握较少的医师，宁可增加患者的复诊次数(当然这会增加患者的负担)，也不可贸然或随心所欲地使用不可预测的矫治力。

正畸治疗中力的大小或最佳值，国内外研究较多。Schwarz 的研究表明最适宜的矫治力是不超过毛细血管的压力，即 $20\sim26g/cm^2$，此种温和而持久、且低于毛细血管的压力的矫治力，能引起牙周组织的反应而又不产生损伤，牙齿的移动较快。Storey 和 Smith 发现尖牙整体移动的最佳力值范围是 150~200g，而磨牙是 300~500g；加力超过最佳力值，牙齿的移动速度反而下降。

目前国内外有不少正畸学者对以前的研究结论提出新的看法，他们认为正畸力可以超出 Schwarz 的经典力学范围。在决定使用正畸力的时候，它必须考虑到许多因素，如：牙齿错位程度、位置，患者年龄，弓丝性质和粗细，作用力持续的时间，个体差异性，以及牙齿移动的类型等。

二、口腔软组织损伤

(一) 弓丝末端刺激软组织

【原因】

弓丝制作过程中，磨牙圆管后弓丝余留过长，特别是在下颌磨牙后区；或者是在治疗前弓丝在磨牙圆管后 2mm，但随着治疗的进行，错位牙的复位或纠正，弓丝逐渐向后滑动，使磨牙圆管后弓丝过长，如果在复诊时未及时剪去过长的弓丝，则可刺激磨牙远中的软组织。

【预防和处理】

当弓丝放置于患者的口内时，要及时调整弓丝的长度，保持弓丝在圆管后2mm。每次复诊时都要检查磨牙圆管后弓丝的长度，及时做必要的调整。

（二）口腔内软组织炎症和溃疡

【原因】

1. 垂直曲压迫口腔唇颊侧的软组织。

2. 活动或功能性矫治器的基托边缘压迫唇颊侧或舌侧软组织。

3. 正畸金属托槽刺激上、下唇内侧。

【预防和处理】

1. 垂直曲在制作时要稍偏向舌向，使其与口内唇颊侧外形轮廓相适应，在口内结扎弓丝前要调整好垂直曲的位置，使其不刺激软组织。特别要注意当弓丝已在口内结扎好后，不可在口内直接调整弓丝，这样调整将导致弓丝严重的变形，产生不可预料的严重后果。

2. 制作活动或功能性矫治器的印模必须清晰、准确；必要时要制取功能性印模。模型在放置、灌注、制作过程中不可变形、损坏。制作的矫治器基托应有一个恰当的边缘伸展，而又不会压迫软组织，要求模型修整精确和适当。在给患者戴用矫治器前要仔细地调磨，防止基托刺激或损伤软组织。

3. 目前个别规格的正畸金属托槽，其外部形态不佳、制作工艺粗糙。部分接受正畸治疗的患者，在正畸托槽粘结于牙齿唇面的最初几天，口腔内与托槽接触部位的软组织会出现不同程度的磨损，以及轻度的炎性反应。这种情况一般在3~5天后逐渐好转而恢复正常，极个别严重的患者可能需要进行抗炎或对症治疗。当然最好在粘结托槽后，常规使用正畸专用的缓冲蜡覆盖在托槽表面，减少对软组织的刺激。

（三）口腔内过敏性反应

【原因】

目前正畸所用的材料性质基本上都是安全的，不会对患者产生有害作用。个别患者对正畸器材，如托槽、弓丝等金属材料或塑料产生过敏反应，这种情况在临床上偶尔可以见到。特别是对自凝塑料和镍铬合金产生过敏性反应。

【预防和处理】

矫治期间对患者发生的口内溃疡，怀疑是对矫治器过敏反应时，可让患者取下矫治器，暂时停止戴矫治器一段时间，如果患者的临床症状有所好转，基本上可明确是因为对矫治器材料过敏反应所致。出现此种情况可让患者服用抗过敏药物，停止戴用目前所使用的矫治器，换用其他材料制作的矫治器，或者更改矫治设计。

三、牙体硬组织损伤

(一)牙齿邻面损伤

【原因】

在进行邻面去釉的时候，损伤牙体硬组织。

【预防和处理】

因正畸治疗的需要，有时需要对牙齿的邻面进行去釉，以减少牙冠近远中宽度，为拥挤的牙齿开拓间隙。部分医师特别是初次进行这类操作的医师，往往经验不足，或者对此项操作有些轻视，草率行事，结果导致牙齿邻面牙体严重的损伤，却没有能够开拓出间隙。需要少许间隙必须进行邻面去釉治疗时应注意下述几点：

1. 首先必须明确拟行邻面去釉牙齿之间的邻接点位置，可以使用探针在牙齿舌侧龈乳头上方轻轻地探查，即可知道邻接点的位置；只有当邻接点的位置在牙齿切 1/3 或中 1/3 的时候，才能进行邻面去釉；而邻接点在龈 1/3 或者龈下时，则不能进行邻面去釉操作。

2. 使用安全砂片进行邻面去釉操作的时候，直车手机的主轴前后间隙不宜大于 0. 2mm；否则在邻面去釉时会因手机前后移动造成安全砂片前后晃动过大，导致牙体邻面去除过多。

3. 使用高速涡轮手机进行邻面去釉时，同样必须避免过多磨损牙釉质。

4. 需要进行邻面去釉的牙齿之间存在拥挤、重叠时，不宜进行邻面去釉操作，一定要在排齐牙齿后或牙间分离开后再进行邻面去釉。

5. 无论使用什么方法进行邻面去釉，进行操作时术者的手指必须有牢靠的支撑点，以免过多地损伤牙体或邻近的软组织。

(二)牙釉质部分丢失

【原因】

使用不恰当的器械或粗蛮的去粘结方法。

【预防和处理】

初期恒牙牙冠表面有明显的横过整个牙齿表面的釉面横纹，成人恒牙的牙齿表面受不同的机械力的作用(刷牙和食物磨耗等)，釉面横纹已磨掉，牙面呈现出刮痕状；青少年的恒牙表现介于二者之间。儿童的牙齿牙面 1/3～2/3 存在明显的釉面横纹，18 岁时仅 25%～50%的牙有釉面横纹。

牙面釉质磨耗量每年 0～2μm，即使使用砂纸片仅仅触及釉质表面 1 秒钟，也会留下至少 5μm 深的刮痕。正畸治疗后进行常规粘结和去粘结过程中，通常釉质丧失的数量对整个釉质厚度而言是微不足道的，但使用手动器械或钻头不当会造成较深的釉质折裂或沟痕。去除粘结剂可用刃口较锐利的去托槽钳，或洁治器刮除；也可使用合适的钻头和弯机。对切牙而言最好选用弯机头和合适的圆头锥状的碳钨钻；它产生最细微的刮痕，釉质丧失量最小，并能触及牙齿周围最困难的区域(点隙、沟窝、龈缘)；去粘结时钻头应轻柔，涂布似地在牙齿表面移动，以免损伤牙釉质。采用 30000rpm 的速度快速去除粘结剂较合适，不易损伤牙釉质，高于 30000rpm 的速度对块状的粘结剂去除可能有效，但在接近牙釉质表面时有损伤牙釉质的危险，而较低的转速(<10000rpm)效率低，钻头颤动会使患者感到不适。

使用超声波洁牙器来去除牙面的残余粘结剂，其冷却水会使粘结剂与牙釉质间的对比度变小，而使粘结剂不易被分辨；且同样也会在牙齿表面留下痕迹。

所有粘结剂去除后，应常规使用浮石粉磨光牙面，注意不要损伤到牙釉质。

(三)牙釉质撕脱

【原因】

金属托槽和陶瓷去除粘结过程中发生局部釉质的撕脱。这可能与用于粘结的粘结树脂所含的充填颗粒的种类及粘结断裂的区域有关。充填颗粒小的树脂比充填颗粒大的树脂透入酸蚀釉质深度更深；而大颗粒的充填树脂会在釉质-粘结剂界面产生非常自然的断点。具有化学性粘结力的陶瓷托槽比机械力粘结型托槽更易造成釉质的损害，这可能是由于粘结断离的位置在牙釉质-粘结剂界面而不是粘结剂-托槽界面。

【预防和处理】

对依靠机械力固位的粘结剂和托槽，使用去除粘结剂的器械时，应该作用于粘结剂-托槽界面间，以便使大部分或全部粘结剂余留在牙面上；在前牙使用非充填型或小颗粒型粘结树脂时，避免使用手动器械刮除残余的粘结剂，以消除发生可察见的釉质撕裂的危险。

比较可行的方法是使用高速涡轮手机和金刚石钻针，去除陶瓷托槽周围粘结剂，再用去托槽钳去除陶瓷托槽，最后用钨钢磨头清除残余的粘结剂。

(四)牙釉质的隐裂

【原因】

导致牙釉质隐裂的原因是多方面的。临床上造成牙釉质隐裂的主要原因是由于粘结或去除粘结技术的错误；或者是用力过大。

【预防和处理】

没有特殊的检查方法可以辨别隐裂，一般常规口内 X 线片不能显示隐裂，需要在光线充足、在食指阴影条件下，或最好使用纤维光透射的反折射衬出隐裂；治疗前需要进行仔细检查，如有明显隐裂应及时告诉患者或家长；去除粘结或托槽时避免使用过大的力。

(五)牙釉质表面的“龋样”损害

【原因】

固定矫治技术进行错船矫治，往往需要使用釉质粘结剂把托槽粘结在牙齿的釉质表面。在整个治疗期间，个别牙齿的表面会出现白色斑点或脱钙区等不同程度的龋样损害。许多研究表明曾粘结过托槽或带环的牙齿，比未经治疗的牙齿白斑点形成明显增多。Gorelick 发现 50%的正畸患者的牙齿白斑点增多。

【预防和处理】

目前体内或体外的研究证明，小的“龋样”病变能够修复，这一过程称为重矿化或再矿化。牙齿的龋坏不是一个简单的连续脱钙过程，而是一系列变化的动态结果。在龋变过程中自然发生重新钙化，氟离子在很大程度上（与唾液中的钙、磷协调）加强重新钙化的过程。氟化物同时也影响菌斑的黏附，增强了釉质的抵抗力，低水平的氟化物对这一过程有促进作用。因此在整个治疗期间可每日用低浓度的氟化钠（0.05%）溶液漱口，常规使用含氟牙膏；在易患龋区涂以氟化物糊剂是有帮助的。低浓度氟化物漱口剂有效而没有危险，但提高氟化物的浓度并不能增加重新矿化的程度。

（六）牙根吸收

【原因】

牙骨质比骨组织更能耐受吸收，但在压力侧随着牙齿的长期受压迫，牙骨质层将减少厚度，如果压力持续很长时间，牙根就开始出现不同程度的吸收。不像齿槽骨吸收那样不可预测，牙根吸收一般与机械力相关。

造成牙根吸收的原因通常有以下几点：

(1)矫治力量过大，矫治时间过长；

(2)牙齿以跳跃式的方式移动；

(3)压低力与转矩力集中在牙根某一局部；

(4)当牙根与牙骨质贴近时，再压低牙齿易造成牙根吸收；

(5)伴有咬合创伤的牙齿进行移动时易造成牙根吸收；

(6)牙根吸收与患者年龄相关，牙根未发育成熟或成年患者易发生牙根吸收；

(7)牙根吸收与代谢相关；

(8)牙根吸收与恒牙的位置异常和萌出异常相关。

吸收过程常在牙根中部，接近或环绕透明性变区开始的。在牙齿移动过程中，如果存在一个广泛性的牙根吸收倾向，最好让牙齿有一个休止期；在休止期内被纤维覆盖的根面陷窝内会生成细胞性牙骨质层。间断性的弱矫治力，有利于避免根吸收，实验表明用弱而持续的力作整体移动，比倾斜移动更少引起牙根吸收，这是因为在牙齿整体移动时，压力沿牙体长轴方向传递到根尖的分力，要明显少于倾斜移动时集中到根尖的压力。倾斜移动的过程中即使使用弱而持续的力也可造成根尖部的吸收。Reitan 实验表明最常见的根吸收发生在根尖部 1/3。如果存在这种牙根吸收的情况，唯一避免广泛吸收的方法就是中止牙齿移动，直到牙根吸收性陷窝被细胞性牙骨质修复为止。矫治器作用的时间长短也会影响牙根的吸收。偶尔可以见到在进行一段时间的治疗后牙根的吸收明显增快。说明围绕根尖区的牙周韧带纤维受压或受拉逐渐加重，压力作用于已存在着吸收的牙根部位，加速了吸收的过程。

根吸收的陷窝限制在根中 1/3 及龈 1/3，不会对该牙的功能和稳定产生影响，只有根尖吸收才会损害功能和稳定性。可能引起根尖吸收的牙齿移动类型有：牙齿长期倾斜移动（常见于前牙）；磨牙向远中倾斜，可造成远中根的吸收；较小的牙齿长期持续整体移动；压入移动；在成年或较年长患者中的前牙转矩移动等。

【预防和处理】

牙根吸收通常有内吸收和外吸收，而外吸收又被分为三种类型：

1. 表层吸收即牙根表面的浅层吸收，可由邻近的未受损伤的牙周韧带修复。

2. 替代性吸收即牙体组织吸收部位由骨组织替代，会导致牙齿与骨组织的粘连。

3. 暂时性或进行性炎性吸收，牙根吸收从表面向深层扩展，可能直达牙本质小管甚至牙髓坏死。吸收轻时可由牙骨质进行修复，正畸治疗所造成的牙根吸收通常是牙根的表层吸收或暂时性的炎性吸收。

正畸医师在对患者进行治疗前要明确了解患者所有牙齿的根尖状况；定期对移动牙齿拍摄 X 线片检查，了解根尖是否有吸收。

所有类型的牙齿移动均能引起牙根的吸收，而牙齿的压低移动可能是最有害的。成人的压入移动更需小心，在成年人做压入移动时，先要做仔细的 X 线检查。采用间断力进行矫治。间歇期间已吸收的牙骨质获得修复，以阻止牙骨质的进一步吸收。

𬌗的创伤也能引起牙齿牙根的吸收，建议正畸治疗结束后常规进行咬合调磨，可以减少甚至消除𬌗干扰；免除牙根吸收的可能。

（七）被矫治牙齿的疼痛和松动

【原因】

当正畸力恰当的时候，被移动的牙齿会立刻产生反应，出现不适感或酸胀感，个别患者甚至可能有极轻度的疼痛感，这种反应大小与力的大小有直接的关系，力越大，患者的反应就越大，疼痛就越明显。当然对疼痛的反应与个体对力的敏感性差异相关，同样大的力有的患者反应大，有的患者反应小，有的患者对相当大的力反应较小，而有的患者对很轻微力的反应却较大。如果在正畸的过程中患者感到明显的疼痛，个别患者甚至出现牙齿较为明显的松动，则表明正畸力使用过大。疼痛的来源是在牙周膜内产生缺血区或透明样性变，或者在牙髓内产生轻度的、暂时性的炎性反应。牙齿的明显松动表明牙齿遭受到了非常重的持续力，导致齿槽骨的“挖掘性”吸收；严重的可能阻断牙齿的血液供应，牙髓充血水肿，髓腔压力增大，可能形成血栓造成牙髓坏死。

【预防和处理】

正畸治疗的正常反应是牙齿的轻微松动，在治疗期间，如果牙齿出现了明显的松动或疼痛，表明正畸力使用过大导致牙髓炎性反应和牙周膜的损伤，应暂时中断治疗直到牙齿的松动度恢复到正常的水平。

1. 适当的正畸力：不少学者研究认为正畸力的大小与正畸早期牙齿拥挤的长度和不同的钢丝无直接相关；但一直认为应当把正畸力的大小控制在牙齿移动的适宜的生理范围内。过大的正畸力诱发牙周创伤、牙周炎症程度的加剧，牙周疼痛加剧。因此使用适宜的生理正畸力对控制牙周疼痛至关重要。

2. 抗感染药物的止痛作用：Simmons 建议在牙齿分离期间，拆除粘结性矫治器托槽、防止首根弓丝或舌弓时，以及对疼痛特别敏感患者，在操作前和操作后使用抗感染止痛药物可以有效缓解、减轻疼痛。例如布洛芬、对乙酰氨基酚、消炎痛等。药物仅仅减低局部组织的前列腺素的水平，抑制 5-羟色胺和其他有害物质，不会影响骨吸收和牙齿移动。

3. 针灸、医用激光可以控制或减轻局部疼痛的程度。

4. 心理干预对策：患者的疼痛耐受程度和心情紧张因素是影响焦虑水平的重要因素。对治疗疼痛的担心可能加重正畸疼痛强度。对患者的心理辅导疗法有几种：①积极的语言治疗。告知治疗程序、治疗目标、可能出现的不适等。②情绪治疗，情绪镇定者比情绪紧张者疼痛阈值可提高 26%。③认知行为，消除与疼痛相关的因素，强化正常行为；④音乐疗法，音乐运用于治疗可提高疼痛阈值。

(八) 正畸治疗中的心理问题

【原因】

1. 牙颌关系正常的儿童通常会被认为更漂亮、更聪明、更容易交朋友。而对于有较严重的牙颌畸形的儿童，特别是前牙区显著畸形，其前牙往往成为被同伴取笑的对象。这种状态的持续，久之成为儿童的心理负担。

2. 部分患者简单地把失恋、就业困难等问题归咎于牙颌畸形。所有的希望完全寄托在正畸治疗这一措施上，因此正畸治疗心切，主动性较高；一旦短时间没有看到治疗效果，就会怀疑医师的治疗计划、治疗效果，极易发生医疗纠纷。

3. 部分患者本身因为个人健康原因、其他个人因素或社会交往问题而存在心理障碍。

【预防与处理】

1. 与患者充分交流，尊重患者个人隐私，对患者的心理想法和意愿给予理解和尊重，并对其病情完全保密。

2. 了解患者就医的动机。对待有焦虑症或抑郁症等心理障碍的患者，建议使其“冷静”一段时间，然后再决定是否进行正畸治疗。

3. 了解患者是否存在心理疾病。一般患者自身意识不到自己的心理疾病，或患者不愿意承认患有心理疾病，如果医师怀疑患者患有焦虑症或抑郁症等心理障碍，应该请心理医师会诊。只有在患者的病情进行适当治疗和干预后，才能决定是否能够进行正畸治疗。

4. 评估正畸患者的心理行为。心理评估是指描述、记录、解释心理行为的一种心理评定方法。现代心理评估方法包括：观察法、实验法、谈话法、心理测验法，以及个案研究法。其中心理测验法是通过量表的测试进行的，这其中有艾克森个性量表、症状自评量表、抑郁自评量表、焦虑自评量表、状态-特质焦虑问卷等。

而口腔医生和正畸医师致力于设计一份专门用于错𬌗畸形及正畸治疗患者，能全面测量其心理状态，具有较高的可信度和效度的量表。主要有：口腔科焦虑量表、正畸态度调查表、口腔健康影响程度量表（儿童口腔健康影响程度量表）、口腔美观社会心理影响量表等。这些量表不仅包含了对容貌、社交生活的影响因素，更重要的是开启了关注口腔健康的局面。

(九) 矫治乳牙错𬌗对恒牙牙胚的影响

【原因】

乳牙列时期临床最常见的错𬌗是乳前牙反𬌗。在对乳牙进行正畸治疗的时候，恒切牙和尖牙牙胚正好位于乳切牙牙根的舌侧，对乳牙进行治疗时，如果用力过大导致乳牙的倾斜性移动，乳牙的根尖会将恒牙胚推向舌侧。

【预防和处理】

1. 在对乳牙进行正畸治疗的时候，由于乳牙牙根较短，再加上恒牙胚位置的原因，矫治力不宜过大，尽量使乳牙整体移动或者牙根不移动，以免造成恒牙胚的位置的不利移动或乳牙的过度松动甚至脱落。

2. 对乳牙列反𬌗的矫治，如有可能最好使用功能性矫治器，一是可纠正上下颌骨的不协调关系，二是可促进或抑制颌骨生长，同时避免在纠正乳牙反𬌗时对恒牙牙胚位置的影响。

四、颞下颌关节损伤

儿童、青少年的关节软骨增殖区细胞功能旺盛，对刺激的反应活跃；成年人的增殖区细胞活力降低。正畸治疗要充分考虑患者的年龄和颞下颌关节的改建能力，适当地增加改建区的生物压力能加速改建活动，但压力超过负荷则导致颞下颌关节的退行性变。因此颞下颌关节的改建速度不宜过快而超越生物的改建限度，否则可能引起颞下颌关节的临床症状。

【原因】

因正畸治疗不当而引起颞下颌关节功能紊乱的原因有以下几种：

1. 安氏Ⅲ类错𬌗患者下颌前突情况下，下颌处于前伸位，髁状突后上方的组织的牵引力比较强，关节盘后方组织容易产生牵拉损伤。当颌间牵引力过大损伤关节后方牵引组织，或颌外支抗颏兜牵引力过大，使下颌后移过多，易出现颞下颌关节症状。或者即使未使用牵引，仅仅只是解除反𬌗后，由于𬌗干扰诱使下颌后退，使髁突在关节窝的位置或关节盘位置产生较大的改变。

2. 安氏Ⅱ类1分类错𬌗的患者，前牙内收过多，深覆𬌗未彻底纠正，前牙形成闭锁𬌗而迫使下颌后退引起颞下颌关节症状，这种由于𬌗障碍所引起的颞下颌关节的功能紊乱，一旦病因去除，症状很快就会消失。

3. 在治疗中忽视了上下牙弓间的关系平衡，而只追求前牙的美观排列，引起后牙𬌗关系的紊乱，破坏了上下牙弓间的𬌗平衡。

4. 治疗时牙齿移位方向、位置错误，引起牙冠或牙根倾斜，造成𬌗干扰等。

5. 正畸治疗中操作时间过长，迫使患者长时间张大口，导致口周肌肉的疲劳。

正畸治疗的患者大部分是青少年，他们的代偿能力较强而暂时不显示其症状，当时间长久之后，则可能会出现不同程度的临床症状。上述因素在易感患者中更容易引起颞下颌关节过度疲劳甚至功能紊乱。

【预防和处理】

在正畸治疗过程中，在改变关系和控制上下颌生长型的过程中，不可避免地会影响到颞下颌关节的功能和作用。目前许多学者认为，儿童和青少年的正畸治疗正常情况下不会引起颞下颌关节的功能紊乱，这是因为正畸的矫治方法，本身是治疗因错𬌗而引起的颞下颌关节功能紊乱病的重要手段。虽然有些学者认为正畸治疗不能改善颞下颌关节功能紊乱病的症状，但均认为无论是使用功能性、活动性矫治器或是固定矫治器，无论是拔牙矫治或是非拔牙矫治，都不会加重原有的颞下颌关节功能紊乱病的症状，但在正畸治疗中仍然要特别注意：

1. 应避免殆干扰，特别是不恰当的磨牙转矩而导致的磨牙近中倾斜应即时纠正，所有的病例应尽可能建立正常的牙尖诱导关系。

2. 使用颏兜及口外力时要避免过大的力，防止颞下颌关节区承受过大的压力。

3. 已发现有颞下颌关节功能紊乱病症状的患者，正畸治疗应多选择颌内力或肌力来改变牙位或颌位；尽量不用或少用以下颌为支抗的颌间牵引力或直接作用于下颌的口外力。

4. 正畸治疗中或结束时要恰当调殆，以达到殆关系的最大程度的和谐与稳定。如调殆不恰当或未进行调殆，除了达不到殆关系的协调和稳定外，反而会加重或出现新的殆障碍。

第二节 治疗中的并发症

一、中线不一致

(一)上下颌牙齿中线不一致

【原因】

治疗过程中对牙弓形态控制较差，导致上下颌中线不一致，但牙基骨不存在问题：

1. 在柔软弓丝上进行各类牵引，使弓丝形态改变。

2. 虽然使用硬弓丝，但弯制不正确。

3. 为减少操作麻烦，在口腔内牙弓上直接更改弓丝。这些均可导致牙弓形态发生改变，引起牙尖干扰而未能及时引起医师注意，患者只能偏侧咀嚼，引起下颌一侧偏斜。

4. 两侧牵引力不对称。

5. 牙弓两侧牙量不协调。

【预防和处理】

1. 在治疗中随时控制好牙弓形态，避免牙弓形态的改变。如弯制弓丝时两侧形态要对称，尽量不要在软弓丝上施加较大的牵引力。

2. 需要拔牙治疗的病例，尽量减数治疗，不可一味迁就患者的要求，而导致后期治疗的困难。

3. 如已出现上下颌中线不一致的现象，可采取以下措施：①在一定时间内暂停矫治，待牙齿复发到一定程度时，重新使用新弓丝；②使用较粗直径钢丝弯制弓丝；③及时更换正确形态弓丝。

4. 治疗中要尽量使牙弓两侧的正畸力量基本一致，防止因术者的操作导致牙弓中线不一致。如果中线不一致已经出现，可以采用下面的方法来纠正：

(1)单侧使用弹性橡皮圈或螺旋弹簧等。

(2)如果是在尖牙远中移动阶段，两侧使用不同直径的牵引橡皮圈，或者一侧使用橡皮圈牵引，另一侧使用螺旋弹簧在推尖牙的同时纠正牙弓中线。

(3)上下颌间斜行牵引纠正中线。

(4)在牙弓一侧使用Ⅱ类牵引，另一侧使用Ⅲ类牵引。

(二)牙弓中线与矢状线不一致

【原因】

1. 颌面部两侧骨骼不对称，即颌骨两侧基骨不协调。

2. 咬合干扰。治疗过程中，由于牙尖干扰，使咬合关系不协调，下颌向一侧偏移。

3. 治疗过程中牙弓两侧正畸力量使用不平衡。

【预防和处理】

当下颌出现偏斜时，可能导致髁状突、关节盘位置产生改变，患者牙齿或颏部中线与面部矢状面不一致。预防措施包括：

1. 由于牙弓两侧的牙量不一致或颌骨基骨不调所引起的不一致，常常表现为上下颌中线偏斜，试图补偿基骨的不调，这种不对称使用正畸方法来纠正效果不佳。轻度骨骼不调，可以使用掩饰性正畸治疗，即用正畸方法尽量维持牙齿的正常长轴位置，以掩盖视觉的偏差。严重情况下必须采用外科正颌手术的方法来纠正。

2. 调磨咬合干扰，或移动牙齿以消除咬合干扰，避免因下颌长期处于偏颌状态对颞下颌关节的不利影响。

二、深覆𬌗问题

(一)深覆𬌗无法打开

【原因】

1. 颌间牵引效果较差，患者未能持续戴用颌间牵引橡皮圈，患者缺乏合作可能表现在以下几个方面：①没有戴足够的橡皮圈持续到下次复诊；②患者不能或不会挂橡皮圈，却等到复诊时再诉说；③发现患者在学校或其他地方没有挂橡皮圈，或牵引力太大或者不足。

2. 支抗弯曲不当，或患者将弓丝𬌗打开曲(支抗弯曲)咬变形。

(1)上颌和(或)下颌支抗弯曲角度不够。

(2)支抗弯曲离颊面管近中太远。

(3)支抗弯曲移位进入颊面管。

(4)支抗弯曲因𬌗力作用变形。

【预防和处理】

1. 告诉患者和家属挂橡皮圈对牙正畸治疗的重要性。调整颌间牵引力的大小。

2. 调整支抗弯曲或弓丝𬌗打开曲：

(1)取下弓丝，调整弓丝𬌗打开曲(尽可能使用弹性好的正畸弓丝)。

(2)检查咀嚼习惯。

(3)检查下颌磨牙颊面管的位置，必要时降低磨牙颊面管水平位置。

(4)检查支抗弯曲的位置，如果离磨牙颊面管近中或远中太远，移动支抗弯曲到正确的位置。

(二)牙弓整平后覆𬌗加深

【原因】

覆𬌗加深主要是指在治疗第一阶段深覆𬌗已被纠正，但在治疗的第二或第三阶段，由于弓丝或其他原因造成覆𬌗加深。具体原因有：

1. 未按医嘱戴用Ⅱ类牵引；Ⅱ类牵引力量太大。

2. 弓丝刚度不够，未用0.45mm(0.018英寸)或0.50mm(0.020英寸)直径钢丝制作弓丝。

3. 夜磨牙或紧咬牙习惯。

4. 颊面管或整个带环角度不适当。

【预防和处理】

1. 深覆𬌗一经纠正，在后期的整个治疗期间都应该维持前期的治疗效果，特别是在关闭拔牙间隙阶段更应如此。细丝弓矫治技术中采用的是在尖牙远中制作咬𬌗打开曲；方丝弓矫治技术也可在弓丝上采用类似的弯曲以防止覆𬌗加深。

2. 在治疗的第二阶段或第三阶段无论是使用方丝或圆丝，都应该增加弓丝的直径，以增加弓丝的硬度。如果弓丝直径较细，再加上颌内牵引过大，必然导致覆𬌗加深。

3. 如果颊面管的位置不正确，可取下磨牙带环，矫正颊面管的角度(颊面管应平行于磨牙𬌗面和颊面)，或重新将磨牙带环粘固在适当位置。

三、治疗中的尖牙问题

(一)两侧尖牙远中移动不一致

【原因】

1. 一侧尖牙与对颌牙有咬合干扰。

2. 一侧尖牙结扎丝结扎过紧导致尖牙摩擦力较大，尖牙无法快速移动。

3. 两侧尖牙远中移动的力量不平衡，一侧力量大于另一侧力量。

【预防和处理】

1. 仔细地查找咬合干扰，按照调𬌗原则进行调磨。

2. 调整结扎丝的松紧程度。

3. 调整颌间牵引力的大小，达到两侧的力量平衡。

(二)尖牙牙根在牙槽骨的唇面凸出

【原因】

1. 在细丝弓矫治技术中，尖牙牙冠正常的远中倾斜导致根尖轻度近中移动，因为牙齿固定在弓丝上，根的近中移动将引起牙根在牙槽骨的颊面凸出，在第三阶段的远中移动时就会消失。

2. 在使用方丝的治疗过程中，弓丝形态错误(或者不应有外力作用于牙齿)，导致在尖牙上出现根唇向/冠舌向的转矩力。

3. 控根转矩方向颠倒，或根唇向转矩力量过大。

【预防和处理】

1. 取下弓丝，检查弓丝形态，调整弓丝成正确的弓形，避免在尖牙上产生不应有的负转矩力。

2. 正确施加转矩力和方向。特别是带有负转矩的托槽，需要旋转180°后粘接，以形成正转矩力。

3. 避免转矩力过大或过长时间使用负转矩力。

(三)尖牙舌向倾斜

【原因】

1. 尖牙托槽底部粘结剂过多。

2. 弓丝在尖牙处的形态不当，即弓丝外展不足以补偿外力对尖牙的舌向压迫作用，弓丝将尖牙压向舌侧。

【预防和处理】

1. 重新粘结尖牙托槽，使托槽底部紧密与牙齿唇面接触。

2. 调整弓丝形态，在弓丝上制作垂直曲或其他弯曲，使尖牙唇向移动，然后正确制作第一序列弯曲，特别是尖牙区的外展曲，保证尖牙不至于再次舌向倾斜。

四、治疗中的其他并发症

(一)治疗过程中前牙呈Ⅲ类关系

【原因】

患者在治疗过程中前牙呈Ⅲ类关系是指上颌前突或覆盖正常患者在治疗过程中前牙呈现Ⅲ类关系。主要原因是Ⅱ类牵引力量太大；患者未及时复诊或牵引圈戴用时间过长。

【预防和处理】

过度Ⅱ类牵引将导致前牙覆盖的改变，原来的前牙深覆盖将变成前牙对刃殆关系甚至前牙的反覆殆反覆盖关系；一旦发生这种情况立即中断Ⅱ类牵引，改成Ⅲ类牵引；并告诉患者当前牙成为正常覆殆关系时，需要恢复轻度Ⅱ类牵引或尽快复诊。

(二)后牙间隙无法完全关闭

【原因】

1. 弓丝在双尖牙上结扎太紧，或弓丝在磨牙颊面管内有阻滞点。使弓丝不能自由地向远中滑动。

2. 弓丝在磨牙管前制作外展弯或支抗弯等，或者咬合干扰阻碍了磨牙前移。

3. 磨牙前移力量太小，不足以产生磨牙的移动；相反会造成切牙牙冠舌向倾斜。

【预防和处理】

1. 调整弓丝的形态和结扎丝的松紧，使弓丝能自由滑动。

2. 仔细地检查后牙咬𬌗，按照调𬌗原则进行调磨。

3. 按照 Storey、Smith 的正畸力学原则，要使磨牙前移，正畸力必须大于 350g，尖牙和切牙此时成为支抗。应适当加大磨牙前移的力量。

(三) 下磨牙近中舌向倾斜

【原因】

1. 弓丝宽度扩张不足，弓丝变形且支抗弯曲角度不够；弓丝因咬𬌗力作用变形；弓丝太细，刚度不够。

2. 水平牵引或Ⅱ类牵引力量太大。

3. Ⅱ类颌间牵引位于下颌第一磨牙的颊面管远中，而没有挂在颊面管近中拉钩上。

4. 弓丝末端未制作一定程度的内收弯曲。

5. 颊面管的颊舌向角度不当。

【预防和处理】

1. 调整弓丝的形态，关闭拔牙间隙时弓丝末端要制作适当的内倾弯曲和支抗弯曲，以防止颊侧近中向力所引起的磨牙旋转和前倾。

2. 适当增加弓丝的直径，预防弓丝在承受矫治力时造成弓丝变形。

3. 适当调整颌内和颌间牵引力的大小。

4. 更换带环或重新焊接颊面管的位置。

第三节　支抗丧失的原因和控制

所谓“支抗”，就是指“对矫治力的反作用力的抵抗”。支抗控制就是要限制某些不希望移动的牙齿移动；增加有利的，所希望的牙齿的移动，保证治疗结束时上、下牙弓达到良好的𬌗关系。在固定矫治器的治疗中牙齿的移动是在三维方向上进行的，即在长、宽、高三个方面同时发生变化，支抗的控制理所当然地也应在这三个方向上进行控制，以防止支抗的丧失。

在正畸治疗的每一个阶段，都应该密切注意支抗问题；正确地设计和控制支抗是正畸医师的重要任务，也是正畸成功与失败或者决定矫治效果的重要因素。如果治疗者忽视了对支抗的控制，将会导致支抗失控甚至无法挽回的后果。

一、磨牙前移，支抗丧失

(一) 垂直曲阻碍前牙移动，导致支抗磨牙前移

【原因】

1. 垂直曲游离端压迫牙齿唇面颈部。一个或多个垂直曲与上颌或下颌前牙唇面接触，导致支抗磨牙的前移。这是由于牙齿舌向倾斜时，垂直曲会更进一步接触牙齿唇面颈部，

阻止这些牙齿的舌向移动，同时也阻止了其他牙齿的舌向移动，以及影响对颌牙齿的移动。这又减慢了其他牙齿的移动，特别是在Ⅱ、Ⅲ类牵引时，导致支抗牙的前移。

2. 垂直曲游离端压迫龈组织。垂直曲游离端压迫龈组织或垂直曲游离端被龈组织所包埋，前牙不能倾斜移动，导致治疗第一、二阶段延长。

【预防和处理】

唇侧垂直曲在放入托槽时，垂直曲游离端应稍唇向而与唇侧齿槽骨的外部轮廓相一致；不要在口内调整弓丝或垂直曲，在口内调整弓丝将无法预测弓丝力的强度。

(二) 尖牙牙根顶着骨皮质板

【原因】

不恰当的弓丝可能导致尖牙牙根移动顶着骨皮质板，产生“制动”作用，造成牙齿不能倾斜移动。因为只有当尖牙位于海绵状齿槽骨时，对轻力的反应才敏感。

【预防和处理】

调整弓丝的形态，防止弓丝变形而产生不应有的力。

(三) Ⅱ类牵引力和水平牵引力太大

【原因】

1. Ⅱ类牵引力和水平牵引力太大，导致第一阶段支抗磨牙前移，或第二阶段关闭间隙时磨牙过度前移。特别是在牵引尖牙远中移动时尤其如此。

2. 关闭间隙时橡皮圈挂得过多。

【预防和处理】

1. 仔细调整颌内或颌间牵引力的大小；并告诉患者橡皮圈的基本弹性力学性质。严格按照医师的要求使用橡皮圈。

2. 尖牙远中移动时不可太急，勿使用过大的颌内牵引力。特别在需要强支抗的时候，更是不能使用颌内牵引力，应改用其他的方法移动尖牙向后；并加强支抗预备或增强支抗等措施。

(四) 弓丝自由滑动受阻，导致支抗磨牙前移

【原因】

1. 弓丝棘拴在颊面管内

如果弓丝太短，弓丝在圆管内远中被阻，妨碍了前牙的后移；如果欲适当地减少磨牙圆管的长度，则可能引起圆管内部的棘口，此种情况又无法用磨石去除，结果阻碍了弓丝向远中移动。

2. 弓丝末端顶在第二磨牙近中

弓丝末端顶在第二磨牙近中，特别是在上颌弓丝无法向后滑动，影响前牙向后移动。尤其注意上颌第二磨牙常常比第一磨牙更偏向颊侧，不仅使弓丝末端顶在第二磨牙近中，而且易使其向舌侧倾斜。应适当减短弓丝的长度。

3. 弓丝末端刺激牙龈组织

这种情况通常发生在下颌，弓丝末端远中刺激龈组织，可引起软组织炎症，如果刺激骨组织，情况可能更严重。

【预防和处理】

1. 在第一次将弓丝放入患者口内时，磨牙颊面管后弓丝末端应仅仅余留 2mm 的长度，并避免与第二磨牙近中接触。

2. 患者每次复诊时，除了调整弓丝的形态或其他问题外，也应注意磨牙颊面管后弓丝后移情况，必须即时去除颊面管后过长的弓丝末端。

二、支抗磨牙倾斜与扭转

(一)支抗磨牙近中舌向旋转

【原因】

1. 弓丝宽度制作不足，或弓丝变形且支抗弯曲角度不够；或弓丝因咬𬌗力作用变形；或弓丝太细，刚度不够。

2. 水平牵引或Ⅱ类牵引力量太大。

3. Ⅱ类颌间牵引位于下颌第一磨牙的颊面管远中，而没有挂在颊面管近中挂钩上。

4. 在调整牙位或关闭间隙时，弓丝末端未制作一定程度的内收弯曲；甚至可能制作的是外展弯曲。

5. 颊面管的颊舌向角度不当。

【预防和处理】

1. 调整弓丝形态，关闭拔牙间隙时弓丝末端要制作适当的内倾弯曲和支抗弯曲，以防止颊向近中的力所引起的磨牙旋转和前倾。

2. 适当增加弓丝的直径，预防弓丝在承受力时造成弓丝变形。

3. 适当调整颌内和颌间牵引力的大小。

(二)下颌支抗磨牙间宽度变窄

【原因】

1. 弓丝宽度在制作时太窄。

2. 颌间牵引力过大或时间过长。

3. 弓丝使用得太细。

【预防和处理】

1. 减少颌间牵引力的大小。

2. 在第二阶段治疗期间，弓丝后段宽度应较牙弓相应部位更宽些。

3. 适当增加弓丝的直径。

(三)上磨牙颊向倾斜

【原因】

1. 弓丝形态颊舌向宽度太大；或弓丝直径太粗，使牙弓处于扩弓状态。

2. 使用了较粗的镍钛平直弓丝，或弓丝使用时间较长。

3. 细丝矫治技术中主弓内收不够，控根力过大或戴用时间太长。

4. 弓丝外展弯制作过大。

【预防和处理】

1. 选用恰当直径的正畸钢丝制作弓丝。

2. 注意充分利用弓丝有利的正畸力，克服不利的副作用。

3. 正确制作弓丝的外展弯。

(四)下颌支抗牙松动

【原因】

1. 弓丝支抗弯曲弯制不当(角度太大或有内倾外倾弯曲)；支抗弯曲滑入颊面管内。

2. Ⅱ类颌间牵引力量太大或时间太长。另外患者常用舌头拨弄橡皮牵引圈，也可引起支抗牙松动。

【预防和处理】

按照患者口内实际情况制作弓丝；每次复诊时更应检查弓丝形态和位置变化，必要时应及时更换弓丝。教育患者勿养成不良舌习惯。

(五)支抗磨牙的近远中倾斜

【原因】

1. 无支抗弯或支抗弯太大。

2. 支抗单位不够，磨牙远中倾斜。

3. 颊面管或带环位置不适当(磨牙可能向近中或远中倾斜)。

4. 带环松脱(磨牙近中倾斜)。

5. 过度牵引力(磨牙近中或舌向倾斜)。

6. 橡皮圈的放置不适当，如果橡皮圈挂在弓丝的远中末端且不适当向磨牙中份滑动，磨牙将向近中倾斜；如果牵引钩过于在磨牙近中，橡皮圈的颌间牵引垂直向分力将使磨牙远中倾斜。

7. 弓丝太粗，磨牙远中倾斜。

【预防和处理】

支抗磨牙的倾斜尽管原因较多，但总的说来是支抗不足，需要采取下列措施：

1. 取下弓丝，制作一个适当的支抗弯。

2. 支抗磨牙倾斜程度轻可继续矫治；如果倾斜程度严重，在第一磨牙上粘上托槽，且在第二磨牙上放置带圆管的带环，增加支抗单位。

3. 带环脱落或者带环与颊面管的位置不恰当，重新粘接带环或更换颊面管的位置。

4. 使用精密的测力器检查患者所用的橡皮圈的力。嘱患者使用橡皮圈时按照医师建议进行，将橡皮圈挂在适当位置。

(六)支抗磨牙远中颊向旋转

【原因】

1. 弓丝直径小，刚度不足，受力形变。
2. 弓丝末端有外展曲，或未做防止磨牙远中颊向旋转 Toe-in 弯曲。
3. 橡皮圈牵引力太大。
4. 橡皮圈挂在磨牙管远中。

【预防和处理】

1. 更换直径 0.45~0.50mm 弓丝，调整弓丝外形。
2. 取下弓丝，在弓丝末端制作内收弯。
3. 在尖牙舌侧粘舌钮与磨牙舌侧牵引钩之间使用弹力线结扎。
4. 使用橡皮圈作牵引时，橡皮圈应挂放在牵引钩上。

(七)支抗牙带环松动

【原因】

支抗牙带环松动的原因比较多。特别是在第一或第二治疗阶段，可导致支抗丧失。

1. 可能是带环太大或太小，带环本身固位形差。
2. 粘结材料性能不好，如磷酸锌粘固粉在唾液中易软化，玻璃离子与带环结合力差等。
3. 颌间或颌内牵引力过大，导致带环松脱。
4. 对𬌗牙直接咬合在带环上，使带环松动。
5. 带环粘结过程中牙面处理、隔湿等不恰当操作，带环粘结后易松动脱落。

【预防和处理】

1. 仔细地挑选带环的大小。由于厂家产品规格不同，带环就位的要求、就位后的位置不一致，在目前使用的大多数成品带环中，选择适宜带环的标准大约是：挑选使用的成品带环通常不超出或低于支抗牙𬌗平面，少数情况下也仅仅只需稍微调磨带环近远中龈𬌗缘。如果需要调磨过多，基本上可以肯定所选择的带环过大或过小，需要重新挑选。
2. 带环应该与牙面较为紧密接触，并且带环的𬌗缘与龈缘应适当“收颈”(可以使用带环成形钳)，而与牙体贴合，防止粘合剂被唾液所溶解导致带环松动脱落。带环𬌗缘应低于牙齿的𬌗面，避免咬合干扰。
3. 调整颌内或颌间牵引力的大小，严格按照操作要求粘结带环。

三、支抗失控与设计不当

(一)支抗失控

【原因】

1. 对需要强支抗的病例没有使用口外力增强支抗。
2. 使用了口外力但口外牵引没有起到应有的作用。

【预防和处理】

支抗控制主要是用来说明或者描述磨牙或后牙前移的程度；在拔牙病例中，Stoner 依据拔牙后磨牙前移的程度，通常将支抗的使用分为三种情况：

1. 最小支抗：支抗设计允许下颌后牙的前移量超过拔牙间隙的 2/3。在最小支抗病例中，特别是具有远中𬌗关系的病例，上颌弓丝作磨牙后倾弯增强支抗，或者使用口外力增强支抗阻止上颌磨牙前移。使用Ⅱ类牵引使上颌前牙远中移动，下颌后牙近中移动来调整磨牙关系。

2. 中度支抗：支抗设计允许下颌后牙的前移量超过拔牙间隙 1/4～1/2。在重度支抗病例中尽量限制上下磨牙的前移，以利于前牙利用间隙排齐。上颌可增加口外力，开始时利用上颌牵引下颌尖牙远中移动，后期利用Ⅱ类牵引内收上颌前牙。

3. 最大支抗：支抗设计允许下颌后牙的前移量不超过拔牙间隙 1/4。在最大支抗的病例中，严格限制上下颌磨牙不前移。口外唇弓增强上颌后牙的支抗，长期使用口外力后方牵引上颌，以抑制上颌的生长。

（二）支抗设计不当，或未进行支抗预备

【原因】

治疗之前没有很好地考虑支抗问题，治疗过程中未注意支抗丧失情况。一旦出现支抗严重丧失，将给治疗造成极大的困难。

【预防和处理】

治疗前充分考虑支抗的需要，做好支抗预备，必要时还需增强支抗。增强支抗的方法有：

1. 在适当治疗阶段，给第二磨牙上粘结带环，以增加支抗单位和数目。

2. 使用各种类型的面弓、头帽、颈带和 Nance 弓等，阻止磨牙近中移动或者推磨牙向远中，同时也可以抑制上颌前方生长。

3. 分期分批移动牙齿，虽然可能会增加治疗时间，但却可以保护和增强磨牙支抗。

4. 合理而有效地利用口周肌力和矫治力。例如利用唇肌力量的唇挡，恰当地使用颌间或颌内牵引力，控制好力的大小和作用时间，不需要磨牙前移时，避免使用颌内支抗。将矫治副作用力降低到最低程度，或者转化为有利的矫治力，既避免支抗丧失，又加快治疗进度。利用前后的交互支抗，如在排齐前牙阶段，利用前牙排齐时的交互支抗力达到移动尖牙的目的。

5. 控制后牙移动类型，尽可能使后牙作整体移动以增加支抗作用。例如可以使用弓丝后倾曲、第二序列弯曲、摇椅型唇弓等。在方丝上有选择性地使用转矩，调整前后牙移动的比例。切牙根唇向或冠舌向，使切牙倾斜性后移增加，而磨牙支抗增强。

四、种植体支抗的并发症

近年来国外学者还采取了几种特殊的加强支抗的措施：①利用骨皮质增加支抗，利用骨皮质受压血供减少，生理活性减少，骨皮质不易吸收原理，将牙齿先移动到接近骨皮质附近，减少支抗牙移动。②局部注射药物，如二磷酸盐类药物。③Onplant 支抗，类似于种植体支抗；而目前临床使用最多的是骨融合式种植体支抗。④骨融合式种植体支抗；利用植入体作为支抗，并将这种支抗称为“稳定性支抗”。

种植体支抗的适应证非常广泛，主要使用在畸形比较严重、传统支抗效果不佳、配合程度较差、年龄较大的患者。如双颌前突、牙列严重拥挤、压低已伸长牙齿、不对称畸形等等。

（一）牙根损伤

【原因】

牙周韧带内存在间充质干细胞，而间充质干细胞可以分化为牙骨质细胞。使得牙根可以部分或全部再生。种植体如若接近或直接与牙根接触，则不仅仅影响种植体的稳定性，还会损伤牙根。

【预防与处理】

在植入种植体支抗时，需要遵循安全距离法则，并采用与牙根呈接近平行的角度植入比较安全。安全距离=种植体直径+牙周韧带间隙（正常为 0.25～0.375mm）×2+种植体支抗与牙尖最小距离（1.5mm）×2。

（二）上颌窦穿通

【原因】

上颌窦底部骨皮质阻力较大，在操作中强行穿过骨皮质。

【预防与处理】

一旦种植体强行穿过骨皮质，阻力突然消失，表明种植体支抗钉尖已经进入上颌窦。这时注意最好不要损伤上颌窦底部骨膜。一般情况下如果种植体支抗钉进入上颌窦，由于骨膜再生能力强，可自行愈合，对患者的影响不大。

（三）种植体支抗钉松动

【原因】

1. 种植体支抗钉太短、太细。
2. 种植体支抗钉种植后即刻加力，或加力过大。
3. 种植体支抗钉承受力过大。

【预防与处理】

1. 在植入种植体支抗钉时要求远离神经、血管，与牙根保持 2mm 的安全距离。
2. 在植入种植体支抗钉时最好等待一段时间，等待骨整合后加力。如果需要即刻加力也需要循序渐进。
3. 临床所需要的正畸力不要超过种植体支抗钉最大承受能力。

（四）种植体支抗钉种植失败

【原因】

种植钉在植入后的前 1～2 个月最容易发生失败，超过 90%的失败在植入后的前 4 个月；失败率大约为5%~25%。临床上有许多因素影响种植支抗钉的稳定性。

1. 医师操作不规范，支抗钉触碰牙根。

2. 植入过程过快，导致产热。

3. 种植支抗体污染或局部感染。

4. 加力过大、加力方向与脱出方向一致。

5. 患者自身条件不足，骨量不足、附着龈宽度不足或口腔局部环境不佳。

6. 种植支抗体材质、结构、外形影响稳定性。

【预防与处理】

1. 局部感染或疼痛时，可使用抗炎药或止痛药。

2. 选择适宜的种植部位，最安全的部位为上颌第二前磨牙与第一恒磨牙之间；下颌第一恒磨牙与第二恒磨牙之间；后牙颊侧区域有骨型突出，有利于植入和稳定。

3. 植入支抗钉时注意避开牙根、上颌窦、切牙孔，必要时植入前进行定位。

4. 规范操作，避开牙根，注意植入的部位与植入角度，施力的大小与方向。

Elizabeth 的系统评价认为微种植体的成功率高于螺纹支抗钉，加力时间最好是种植体支抗钉植入两周后。并且患者需要有良好的口腔卫生维护。

种植体支抗钉植入失败后，需另选部位植入。4~6 周后可在同部位重新进行植入。

第四节　托槽粘结方面并发症

在固定矫治过程中，托槽起着任何其他附件不可取代的作用。它容纳弓丝，将弓丝作用力传递给牙齿及牙周组织，达到排齐牙齿的目的，或通过弓丝稳定牙齿位置的作用。托槽的位置正确，是保证治疗成功、减少治疗时间的重要前提。临床上由于操作经验少或者时间匆忙，或者粘结时观察不仔细或观察角度不当，均可导致托槽粘结位置出现错误。

一、托槽粘结位置错误

(一) 托槽水平向位置错误

【原因】

托槽不位于牙齿唇面临床牙冠水平向位置中心，而是偏向近中或远中，容易导致旋转。

【预防和处理】

最好的办法是在临床牙冠表面划一条中轴长线作为参考，按照所要求的位置粘结托槽。

(二) 托槽轴向位置错误

【原因】

托槽翼与牙冠长轴不平行，导致牙齿排列后的长轴倾斜。

【预防和处理】

同样是在临床牙冠表面划一条中轴长线作为参考。按照所要求的位置粘结托槽。

(三)托槽垂直向位置错误

【原因】

当牙齿体积出现变异，或牙齿未完全萌出，或者操作者眼睛误差，导致托槽垂直向位置出现错误，过高或过低，使治疗后牙齿切端不一致。

(四)托槽唇舌向位置错误

【原因】

托槽底部粘结剂厚度不均匀，一侧粘结剂过厚，导致牙齿的不当转矩或旋转。

【预防和处理】

粘结托槽时，不仅应注意托槽在唇面垂直向或水平向的位置，同时也要从𬌗面观察托槽是否与牙面完全贴合。在粘结过程中，可以使用探针类器械从托槽中部向牙面加一定压力，以保证托槽与牙面贴合。

二、托槽定位错误

(一)临床牙冠表现过短，使托槽垂直向位置无法确定

【原因】

1. 部分牙齿牙冠萌出不足，临床牙冠表现较短，使临床牙冠中心无法确定，将导致托槽位置过于龈向或切端，特别是在双尖牙和下颌第二恒磨牙。

2. 牙龈炎症使临床牙冠表现较短，在确定临床牙冠中心产生错误，将导致托槽位置过于𬌗向或切端。

【预防和处理】

1. 首先将托槽粘结于牙齿唇面，以不影响咬合为原则，𬌗向牵引牙齿，待牙齿牙冠达到正常程度时，再重新调整托槽位置。

2. 消除牙龈炎症，依据邻牙或者对侧牙齿牙冠大小，确定托槽位置。

(二)视觉差错导致托槽定位错误

【原因】

1. 牙齿牙冠偏唇向，牙龈覆盖牙冠部分比正常情况下要多，导致临床牙冠相对缩短，使托槽位置过于𬌗向或切端。

2. 牙齿牙冠偏舌向，牙龈覆盖牙冠部分比正常情况下要少，导致临床牙冠相对变长，使托槽位置过于龈向。

【预防和处理】

1. 使用托槽定位尺(镊)，精细确定托槽位置。

2. 依据邻牙或对侧牙齿牙冠的大小和形态，决定该牙的粘结位置。

3. 托槽粘结完全依据临床牙冠的大小，而不能因牙齿的位置变化而改变。

（三）牙冠形态变异，托槽在垂直向位置定位困难

【原因】

1. 牙冠具有细而长的牙尖。

2. 牙齿切端或𬌗缘折断或过度磨耗，确定牙冠长度有困难。

【预防和处理】

1. 个别牙齿的牙冠具有细而长的牙尖，特别是尖牙。如果按照这种情况确定临床牙冠中心，牙齿将没有良好的邻接关系，无法排列整齐。在粘结托槽前，应适当调磨过长的牙尖。

2. 正确估计牙冠的大小，修复或恢复牙冠的正确长度，轻度折断或过度磨耗可以进行调磨。

三、托槽使用错误

（一）托槽选择错误

【原因】

1. 托槽类型不一致。托槽不属于同一类型，或者不是同一个厂家产品，甚至不是同一矫治技术的托槽。

2. 托槽位置颠倒。粘结时托槽位置出现错误，例如将后牙托槽粘结在前牙，或者将左侧牙齿托槽粘结在右侧牙齿上。

【预防和处理】

1. 由于客观或主观原因，使用了规格不一致的托槽，轻者使牙齿在三维方向的排列上无法达到整齐和整平的效果，严重者则使牙齿产生相反转矩作用，达不到治疗效果。在确定某种规格托槽产品后，不要轻易调换托槽规格，粘结时必须使用同一类型、同一规格的托槽。

2. 仔细粘结托槽，避免出现托槽位置错误。

（二）托槽粘结方向错误

【原因】

托槽粘结时将托槽向龈𬌗方向颠倒。

【预防和处理】

某些矫治技术，例如Begg细丝弓矫治技术、方丝弓矫治技术、Tip-Edge矫治技术，左右侧个别牙齿可以交换使用，但对于直丝弓矫治技术，却严格明确托槽相互之间不能调换使用。尽管在临床上，除某些特殊病例，例如Ⅲ类错𬌗，侧切牙缺失、上下颌基骨狭窄病例，在粘结托槽时，可以将直丝弓托槽颠倒粘结使用外，一般严禁将托槽颠倒粘结。出现这种情况时，唯一的处理方法是重新粘结托槽。

第五节　隐形矫治中的不良结果与问题

20 世纪 90 年代，计算机技术、图像采集与处理技术、三维数字化成像技术的发展，促进了计算机技术在口腔医学中的应用与发展。特别是运用计算机模拟设计技术，推动了无托槽隐形矫治技术的改进、革新和发展。1998 年 Align 公司充分利用 CAD/CAM 技术的优点，结合先进的快速成型技术，开发了一系列的隐形矫治器，极大地提升了矫治器的隐蔽性和美观效果。

无托槽隐形矫治器基本上可分为两大类，一类是 Raintree Essix 公司生产的 Essix 技术(1993)；另一类是 Align 公司为代表的 Invisalign 技术(1997)。

两大无托槽隐形矫治技术都是使用高分子材料制作而成。目前国内使用较多的是 Invisalign 技术生产的无托槽隐形矫治器。矫治器的主要材料是聚氨酯与聚碳酸酯热塑材料，目前国内外各生产厂家出于对材料性能参数保密的原因，因此无法获取所使用的材料的各项指标，再加上厂商出于经济上的考虑，导致各厂家的主要材料参差不齐；国内临床医师的技术掌握高低、操作熟练程度的不同，引起一系列的临床问题。下面是某加工厂的热塑材料性能(表 31-1)：

表 31-1　**隐形矫治器热塑材料性能**

材料性能	白天膜片	晚上膜片
屈服应力	★★★★☆	★★★★★
弹性	★★★★☆	★★★★★
抗撕裂强度	★★★★☆	★★★★★
刚性	★★★★★	★★★★☆
应力松弛	★★★★★	★★★★☆
耐疲劳性	★★★★★	★★★★☆
低吸水性	★★★★★	★★★★☆
尺寸稳定性	★★★★★	★★★★☆
透明性	★★★★★	★★★★☆

(一)矫治效果不理想

1. 矫治效果欠佳，未达到预期的矫治目的

【预防与处理】

(1)无托槽隐形矫治技术与其他矫治技术一样，同样需要医师具备基本的医学知识和正畸医学专业基础。对医师的专业化水平要求更高。认为无托槽矫治器是一种“傻瓜”技术是一种极端错误的认识。正畸医师必须结合自身的经验水平和患者的实际牙颌模型情

况，矫治前必须进行详尽的检查评估、全面诊断、治疗方案设计。

(2)慎重对待矫治前的虚拟诊断技术，熟练地、详细地分析 Clicheck 的每一个数据，才能掌握治疗的每一个步骤的进展，做到心中有数，从而达到所希望的矫治效果。

(3)无托槽隐形矫治器是一种活动矫治器，所以患者的良好配合对于获得理想的矫治效果非常关键。例如无托槽隐形矫治器序列的更换、每天佩戴的时间等均影响着矫治的效果。

2. 整平牙弓效果不理想

【预防与处理】

整平牙弓是各类正畸临床技术矫治效果是否成功的关键步骤。固定矫治技术由于可以在三维方向对牙齿进行加力，因此治疗中整平牙弓的效果较好。无托槽隐形矫治器在矫治过程中虽然覆盖全牙弓，但无法在三维平面上同时施加有效的矫治力；特别是在精细调整牙弓方面，还需要对无托槽隐形矫治器本身进行较大的改动和调整。再加上无托槽矫治技术由于本身的材料局限性，需要对加力方式和加力方法进行一定改进才可能达到整平牙弓的目的。

3. 无法达到控根移动

【预防与处理】

(1)无托槽矫治器的边缘仅仅处于牙齿龈向牙龈的边缘，无法对牙弓施加有效的控根转矩力，也就无法达到牙齿控根移动的目的。即使使用辅助手段控根效果也欠佳。

(2)临床目前有部分医生采用 Essix 技术原理对隐形矫治器进行改进，以期达到牙根正转矩的目的。

4. 无法使牙根平行

【预防与处理】

无托槽隐形矫治器在矫治过程中需要覆盖全牙弓，每次移动牙齿大约 0.2～0.3mm，并且只能施力于牙冠，而将矫治力传递到牙根，控制牙根移动则比较困难。这种情况更多见于推牙齿向远中的病例，在推磨牙远中的病例中常出现牙冠片向远中，而牙根偏向近中的情况。这有待需要矫治方法和加力方式在临床中不断地创新和发展。

5. 无法对牙弓进行精细调整

【预防与处理】

正畸治疗后期的精细调整阶段，需要对每个牙齿三维方向上存在的不足进行最后的调整。由于无托槽隐形矫治器本身材料性能方面的原因，屈服应力和弹性不足、应力的松弛，也就很难在三维方向上实现牙齿的精细调整控制。例如对牙齿的牙根的竖直、旋转牙齿彻底的纠正、牙齿的牙根的轴向纠正等方面。由于在精细调整方面略显不足，对前牙覆盖、咬合关系接触、牙根颊舌向、近远中向倾斜方面的矫治加力方法，仍需不断改进。

6. 扭转牙矫治效果欠佳

【预防与处理】

无论使用哪一种矫治技术来纠正扭转牙，必须在牙齿的轴向上(合面观)增加一个力偶矩。无托槽隐形矫治器在口内牙齿上无法添加一对力偶，也就无法产生力偶矩，因而对扭转牙的矫治效果不太理想。

（二）矫治中的其他问题

1. 矫治时间较长

【预防与处理】

无托槽隐形矫治器是经过计算机辅助设计的一种序列程序要求的矫治系统，需要按照既定程序方案移动目标逐步移动牙齿，治疗时间也就按照治疗前的矫治计划一步一步地实行。由于矫治计划在治疗前已经确定，因此治疗前的严格、精确的方案设计尤为重要。同时由于无托槽隐形矫治器因本身固位的需要，不可能同时对全牙弓所有牙齿进行移动，只能对一部分牙齿进行移动，而另外一部分牙齿起固位作用，导致治疗时间相对固定矫治系统技术而言比较长。

2. 附件脱落，固位不好

【预防与处理】

无托槽隐形矫治器在口内出现脱落现象，实际上是矫治器的固位出现问题。

（1）印模不精确，导致矫治器固位力偏小。

（2）固位附件脱落，失去固位能力。

（3）隐形矫治器本身材料的疲劳产生形变，导致热塑材料强度下降，再加上应力松弛，材料刚性下降，矫治器丧失固位能力。

（4）聚氨酯和聚碳酸酯两种隐形矫治器材料在唾液中的屈服应变、抗拉强度、弹性模量均下降，热压膜材料出现应力裂纹。

3. 牙齿疼痛

【预防与处理】

牙齿产生疼痛可能是侧向力过大，也可能是压低力过大导致的。前者在推磨牙远中时可能出现；后者出现在需要对牙齿压低的情况下，在X线片上可能出现阴影区，有叩痛。在制订矫治计划时适当地调节加力的大小和持续时间是可以克服的。

（沈真祥）

◎ 参考文献

[1] 段银钟．口腔正畸生物学[M]．西安：世界图书出版公司，1994：133-152，214-222.

[2] 林久祥．现代口腔正畸学[M]．2版．北京：中国医药科技出版社，1996：149-152，199-219.

[3] 罗颂椒．当代实用口腔正畸技术与理论[M]．北京：北京医科大学中国协和医科大学联合出版社，1996：124-130.

[4] 王邦康．临床口腔正畸学[M]．北京：北京科学技术出版社，1990：49-50.

[5] 严开仁，王邦康．实用口腔固定正畸学[M]．北京：人民卫生出版社，1988：39-42.

[6] 曾祥龙．口腔正畸直丝弓矫治技术[M]．北京：中国科学技术出版社，1994：175-201.

[7] 赵志河．口腔正畸学[M]．7版．北京：人民卫生出版社，2020：267-271.

[8] 姚森．口腔正畸诊断与矫治计划[M]．西安：世界图书出版公司，2002：140-142.

[9]周洪. 牙颌畸形的早期矫治[M]. 北京：人民军医出版社，2007：84-90.
[10]王林. 当代口腔正畸学[M]. 5版. 北京：人民军医出版社，2014：564-577.
[11]白玉兴. 成人口腔正畸学[M]. 沈阳：辽宁科技出版社，2013：61-62，78-96.
[12]赵志河. 正畸临床病例解析[M]. 沈阳：辽宁科技出版社，2013：225.
[13]傅民魁. 口腔正畸教程[M]. 北京：人民卫生出版社，2007：485-495.
[14]陈扬熙. 口腔正畸学基础：技术与临床[M]. 北京：人民卫生出版社，2012：712-738.
[15]白玉兴. 基于呼吸及口周呼吸功能的正畸临床治疗[M]. 北京：人民军医出版社，2009：2-5.
[16]张豪. 功能殆学[M]. 辽宁：辽宁科技出版社，2015：249-261.
[17]林新平. 临床口腔正畸生物力学机制解析[M]. 北京：人民卫生出版社，2012：145-146.
[18]白玉兴. 口腔正畸无托槽隐形矫治临床指南[M]. 北京：人民军医出版社，2008：182.
[19]Begg P R, Kesling P C. Begg orthodontic theory and technique[M]. 3rd ed. Philadelphia: W. B. Saunders Co., 1977: 236-282.
[20]Graber T M. Orthodontics: Current Principles and Technique[M]. 2nd ed. St. Louis: Mosby-Year Book Inc., 1994: 96-268, 712-750.
[21]Houston W J, Tulley W J. A Textbook of Orthodontics[M]. Briton: Top Publishing Ltd., 1986: 194-202.

第三十二章　X线检查相关问题和并发症

X线检查是诊断口腔疾病的常用手段之一，但X线对人体组织可产生辐射性损害。了解影响电离辐射生物效应的各种因素并采取相应的X线防护措施，尽可能减少这种损害具有重要意义。另外，X线检查时有许多技术因素直接与X线片影像质量相关，未能弄清楚这些问题则可能造成误诊。本章讨论的主要内容如下：

X线检查的并发症
　辐射对人体的损害
　颞下颌关节造影的并发症
　涎腺造影的并发症
　螺旋CT增强扫描的并发症
伪影及缺点
投照技术相关问题
　根尖片投照时易出现的问题
　殆片投照时易出现的问题
　传统口外片投照时易出现的问题
　口腔颌面部三维X线检查投照时易出现的问题

第一节　X线检查的并发症

一、辐射对人体的损害

随着X线的广泛应用，人们已清楚认识到X线可用于诊断疾病，但也可引起一些并发症。本节将简单介绍辐射对人体组织可能产生的辐射损害或生物学效应。

(一)电离辐射对生物体作用的原理

电离辐射引起的生物作用是一个非常复杂的过程。从生物机体吸收辐射能量到生物效应发生，乃至机体损伤或死亡，要经过许多性质不同的变化，其中包括组成机体的物质分子的变化，细胞功能、代谢和结构的变化等。

电离辐射引起生物学效应的机理十分复杂，但根据生物效应的发展过程通常分为原发作用和继发作用两个方面。

1. 原发作用。原发作用是指电离辐射直接作用于具有生物活性的物质，如核酸、蛋白质及酶等，由于电离和激发，引起其正常功能和代谢作用的障碍，造成生物大分子损伤。其损伤的主要过程为生物分子电离→能量传递→引起分子组成和性质的改变。辐射也可间接作用于溶液系统，引起水分子活化生成自由基，并通过自由基间接作用于生物大分子而造成损伤。

2. 继发作用。继发作用是在细胞损伤的基础上，引起各组织器官和系统的损伤，导致临床症状的出现。其产生的机制为：

(1)神经体液失调，使受照的局部组织出现神经营养功能障碍。通过神经冲动影响局部组织的呼吸和新陈代谢，小血管发生一系列病理性改变等，使局部组织产生变性甚至坏死。

(2)细胞膜和血管壁的通透性改变，主要影响血液向组织和细胞供应营养，致使损伤进一步发展。

(3)通过“毒血症”的作用，机体受照后，细胞和组织中产生的某种有毒的活性物质，可进入血液到达身体其他各部位，引起进一步损伤。

(二)影响电离辐射生物效应的因素

电离辐射生物效应受多种复杂因素的影响，如照射剂量、剂量率、时间、照射面积、部位及个体差异等。

1. 照射剂量。电离辐射照射人体发生能量的传递才导致生物效应，显然人体吸收辐射能的程度(即吸收剂量的大小)直接影响辐射生物效应。损伤程度和剂量之间存在着密切的关系。总的规律是剂量愈大，效应愈显著。

2. 剂量率。剂量率即单位时间内机体接受的照射剂量。一般总剂量相同时，剂量率越大，生物效应越显著，但当剂量率达到一定程度时，生物效应与剂量率之间便失去比例关系。如在足够小的剂量率条件下，当人体的损伤恢复能力平衡时，则可能人体长期接受照射而无放射损伤。一般人每日 0.005~0.05Gy 的剂量率即使长期大量累积也不会产生急性或亚急性放射病，仅能发生慢性病变或慢性放射病。当剂量达到 0.05~0.1Gy/min 或更高时，则有可能引起急性放射病。

3. 照射次数。一定量的辐射剂量，分次照射的生物效应远较一次照射的生物效应为低，其原因与机体的代偿和修复过程有关，分次越多，各次照射间隔的时间越长，生物效应也就越小。

4. 照射部位与面积。身体各部位对射线的敏感性不同，许多学者认为在照射剂量和剂量率相同的情况下，全身损伤程度以照射腹部最严重，其次是盆腔、头部和胸部。对一定的照射剂量，生物效应随照射面积的扩大而增强，全身照射比局部照射的危害大得多，如以 5Gy 剂量作全身照射时可发生重度骨髓型急性放射病，而同样剂量，照射面积若控制在 3~5cm^2，临床上可完全不出现放射病的症状。

5. 个体对放射的敏感性。个体敏感性的差异，一般在低剂量照射时表现比较明显，而受大剂量照射时，这种差异则不显著。胎儿及幼年较成年人敏感，男性较女性敏感(相差约 0.5Gy)。个体敏感性还可受机体内部环境与外界因素的影响，如营养不良、蛋白质和维生素缺乏、饥饿、劳累、妊娠或经期可使机体对射线的耐受性大大降低。

6. 不同器官、组织与细胞的放射敏感性。机体受照射后，各种组织和细胞损伤的程度并不相同。多细胞生物中分裂旺盛的细胞敏感，代谢旺盛的细胞较不旺盛的细胞敏感，胚胎及幼稚细胞较成熟的细胞敏感。根据照射后形态学变化程度或放射敏感性可将人体组织归为如下 4 类(以形态学损伤为衡量标准)：

(1)高度敏感组织：淋巴组织(淋巴细胞和幼稚淋巴细胞)，胸腺(胸腺细胞)，骨髓组织(幼稚红、粒细胞和巨核细胞)，胃肠上皮(尤其是小肠隐窝上皮细胞)，性腺(精原细胞、卵细胞)，胚胎组织。

(2)中度敏感组织：感觉器官(角膜、晶状体、结膜)，内皮细胞(主要是血管、血窦和淋巴管内皮细胞)，皮肤上皮，唾液腺，肾、肝、肺组织的上皮细胞。

(3)轻度敏感组织：中枢神经系统，内分泌腺，心脏。

(4)不敏感组织：肌肉组织，软骨和骨组织，结缔组织。

(三)电离辐射的远后效应

电离辐射的远后效应是指受照后几个月、几年甚至数十年发生的效应。远后效应可以显现在受照者本人身上，也可出现在受照者后代身上，前者称为躯体效应，后者称为遗传效应。

1. 躯体晚期效应。躯体效应主要有致癌作用和放射性白内障。

(1)致癌作用。实验结果和临床观察均已证实电离辐射能引起机体组织的癌变。一般认为，照射后癌的发生是电离辐射对人体引起的主要躯体远后效应。临床观察到的肿瘤主要有以下几种：①白血病，辐射诱发白血病已从接受放射治疗患者的流行病学调查得到证实。一般认为其潜伏期为 5~25 年。以急性白血病和慢性粒细胞型白血病为主。发病率与剂量呈直线性关系。②甲状腺癌，在辐射致癌作用中甲状腺相对敏感性较高。潜伏期平均 16~20 年。多为乳头状腺癌及滤泡癌。③肺癌，肺组织的辐射致癌效应不及甲状腺敏感，但辐射诱发肺癌的病例也有报道。长期在井下从事荧矿石及锡矿开采的工人，其肺癌患病率也较高。肺癌最短潜伏期为 10 年，平均为 17 年。④皮肤癌，放射性皮肤癌在 20 世纪初就有报道。多见于手部，从事骨科整复手术者多发。X 线诱发皮肤癌的最低剂量为 10Gy，平均潜伏期为 21 年。

(2)放射性白内障。眼晶体对 X 线较敏感。辐射对晶体的损伤主要表现为晶体混浊，形成白内障。放射性白内障是较常见的远期并发症。白内障的发生率与剂量有密切关系。

射线引起晶体混浊多发生在眼晶体后囊下皮质，其形态特点是早期晶体后囊下的中轴区出现空泡、点状、线状混浊，继之为环状，稍晚出现盘状混浊且伴有空泡，晚期后囊皮质下呈蜂窝状混浊，更甚者晶状体全部混浊，造成严重的视力障碍。当晶体混浊影响到视力时，即形成放射性白内障。

2. 遗传效应。辐射的遗传效应是指电离辐射对受照者性细胞遗传物质效应和这些效应所引起的生育方面的异常，以及后代的遗传性缺陷。电离辐射产生的遗传效应可分为基因突变和染色体畸变。性细胞内的染色体是遗传物质的主要载体。染色体畸变是 DNA 链较大区段的异常，主要表现为数目和结构上的改变。染色体的断裂面出现某些基因组丢失、异位和重建，其中最主要的是异位，因含有异位染色体的生殖细胞可以继续进行分裂，从而有可能传给后代。

诊断用小剂量 X 线对人体所造成的损害目前尚未得到科学的证实，有关这方面的文献报道结果不一致或存在矛盾。许多学者发现受过照射检查的人群有关的疾病发生率比一般人群高。但只要正确掌握 X 线使用原则，注意防护，控制好局部一次性照射剂量，适度接受 X 线检查无须恐惧。口腔 X 线检查对于眼晶状体和角膜的照射主要来自散射线。据相关报道，每拍摄一张牙片，眼睛接受剂量为 280～920μGy，拍摄一张曲面体层片，眼睛接受剂量为 60μGy；拍摄一张头影测量片约接受剂量为 230μGy。因而，常规 X 线检查时皮肤和眼等组织器官接受剂量远远少于 4Gy 和 2.5Gy 的致病阈值。

(四)预防

1. 缩短照射时间。人体受到照射的累积剂量与受照时间成正比，照射时间越长，吸收剂量越多，对身体健康的损害也就越大。因此，要求在操作前做好充分的准备，操作时尽量做到熟练、迅速。应对每个人的操作时间严格限制，使受照剂量控制在规定的剂量限值以下。

(1)尽量用摄片代替透视。X 线透视的照射时间一般是以几秒为计数单位，有时可长达数分钟。而一般摄片则可在几十至几百毫秒内完成，所以患者在透视情况下接受的放射剂量明显大于摄片。

(2)提高记录和显像系统的灵敏度。使用高灵敏度(高温快显)的显影药和显影技术，使用高速增感屏及敏感的胶片可以明显减少曝光时间，曝光量显著降低。

(3)提高成像质量减少重复检查。建立质量保证系统和质量控制程序是保证获得良好 X 线片，减少重复检查，减少患者 X 线接受剂量的重要条件。其具体措施包括：①为了保证使用最小的曝光量而又拍摄出质量恒定的诊断用 X 线片，建议使用准确的曝光定时器。以电子定时器代替机械定时器。②保证暗室工作质量是获得高质量 X 线片的重要条件之一。要掌握好恰当的显、定影时间，保持显、定影液适当温度，保证暗室安全灯的正确使用及门窗不漏光等。③使用口腔数字化成像系统，它可大大减少曝光时间。

2. 距离防护。增大人体到辐射源的距离，可减少其受照剂量。X 线检查时，当最高管电压为 60kV(峰值)或以下时，焦点距患者皮肤不得小于 10cm；若 X 线机管电压在 60kV(峰值)以上，则焦点距皮肤不得小于 20cm。距离增加一倍，则照射量须减少到原来的 1/4。

3. 屏蔽防护。在日常实际工作中，上述防护方法的防护效果仍然有限。为了取得更好的防护效果，还须在辐射源和人体之间设置一定厚度的屏蔽体，以减少和消除射线对人体的危害。患者穿戴铅橡皮裙等就是一种有效的防护措施。

4. 人员防护。为了减少 X 线对人体的损害，应加强防护措施，尤其是对经常接触射线的工作人员更是如此。

(1)凡进行放射性工作的场所或设备都应符合安全防护的要求。应制定有关的技术操作规程和安全防护措施。

(2)从事放射性工作的人员都要进行上岗前培训。应具备一定的专业理论知识、实际操作技术和防护基本知识。

(3)应改进防护条件，确保放射工作人员在剂量当量限值范围内工作，防止超剂量的照射。同时还应建立和执行防护、剂量监督制度。

(4)应坚持开展就业前体格检查和就业后定期健康检查。放射工作人员应加强营养，注意体育锻炼，增强体质，是预防慢性放射病的积极有效措施。

(5) 为了减少散射线对人员的影响，应有足够的机房面积。一般 100mA 以下的 X 线机不能小于 $24m^2$；200mA 以上的可不小于 $36m^2$。

X 线机应有单独机房，要求隔室操作。机房的墙壁应有相当于 2mm 铅当量的防护厚度，地面不应使用空心预制板而应采用 15cm 厚的现浇混凝土结构。

二、颞下颌关节造影的并发症

随着颞下颌关节造影的病例逐渐增多，关于其并发症的报道亦增多。颞下颌关节造影的并发症包括穿通外耳道、晕厥、呕吐、造影剂量过多、穿刺时找不到关节腔以及局部出血、血肿等。

(一) 碘过敏

【原因】

碘过敏的机制目前尚不清楚。碘对比剂血管外应用可能被吸收，产生与血管内给药相同的不良反应或过敏反应。

【预防和处理】

造影前仔细询问药物过敏史，怀疑对碘化物过敏者，应先行皮肤或角膜试验。既往对碘对比剂有严重过敏反应者、明显的甲状腺功能亢进者禁忌使用。轻微症状可以在数天内自动消失，可不予以处理。反应严重者，处理措施同血管内用药。症状较重者，即行平卧、去枕，房间通风，保持患者气道通畅。如出现血压下降、脉搏细弱者，应立即进行对症治疗，肌肉注射肾上腺素，静脉推注抗组织胺药以及给氧等。

(二) 穿通外耳道

【原因】

由于外耳道呈前内倾斜的方向，在进行颞下颌关节造影穿刺时，如果进针点距耳屏较近，同时针尖垂直或向后倾斜，即有可能穿进外耳道。

【预防和处理】

穿刺点应选择于耳屏前 1cm 处进针，然后将针尖斜向前、上、内方向。出现穿通外耳道时，用消毒棉球擦干外耳道内药液，并暂时填塞压迫外耳道。

(三) 晕厥、呕吐

【原因】

晕厥、呕吐是双板区后间隙水肿造成的。在做颞颌关节造影时，由于操作技术不够熟练，使较多的麻醉剂注入双板区后间隙内，从而造成局部挤压(水肿)，刺激舌咽和迷走神经分布至外耳道及耳廓区域内神经末梢，产生反射性的咽反射而出现呕吐或晕厥。颞下颌关节造影所致晕厥除血管迷走神经性晕厥外，尚有心理性晕厥。

【预防和处理】

在行颞下颌关节造影时，除选择好进针部位和方向外，如果穿刺不顺利，不要过多注入麻醉剂，以免造成双板区后间隙水肿。一般可不作处理。出现晕厥症状者取仰卧位，双腿抬高，使颈部充分伸展，保持呼吸道通畅，症状可自行缓解。

（四）造影剂用量不当

【原因】

注入关节腔内造影剂量的多少，直接影响到 X 线影像和诊断。

1. 造影剂注入过多，可使关节腔过度充盈，导致开口时关节前上隐窝造影剂不能完全回到后上隐窝，造成前上隐窝造影剂滞留，可能误诊为不可复性盘前移。掩盖对关节盘病变的诊断。

2. 造影剂量太少，不足以使关节腔完全充盈显影，亦影响诊断。

【预防和处理】

正常成人关节上腔容量为 1.0~1.2mL，颞下颌关节紊乱病患者关节上腔容量有一定程度增加，注射时应注意手感，关节腔充满造影剂后推注时出现阻力。关节上腔造影一般注射 1.0mL 造影剂足以达到诊断要求。

（五）找不到关节腔或将造影剂注入关节腔外

【原因】

少数情况下，操作者可能找不到部分患者关节腔或将造影剂注入关节腔外，如彩图 32-1 所示。在颞下颌关节造影术中，常因以下原因造成造影不顺利：

（1）穿刺点选择不当。

（2）关节盘位置异常。

（3）关节盘粘连，使关节盘变窄。

（4）造影剂注入关节腔外，形成不规则影像，易误诊为关节囊撕脱。

【预防和处理】

正确选择好进针点及进针方向，操作前充分了解患者颞下颌关节盘突关系，必要时先阅读关节平片。操作中如果难以找到关节腔，则可将针尖退回到皮下，嘱患者重复做几次开闭口运动，此时已注进的少许利多卡因可改变盘突关系，再穿刺可获得满意效果。当确认注射针已进入关节腔，更换盛有造影剂针管时，用于固定针头的手应有支撑点，以免注射针移位。

（六）造影图像异常

造影图像异常主要表现为关节腔造影剂分布紊乱，关节周围组织内存留有密度不均匀、形态不一的异常造影剂。

【原因】

造影图像异常可能与操作者技术不熟练或穿刺时遇到困难而反复穿刺致使组织损伤有关。

【预防和处理】

关节腔造影时要尽量避免多点穿刺及反复穿刺。必要时一周后由技术熟练的医师重复造影，进行复检，以排除伪影。

（七）局部出血及血肿

【原因】

头面部血供丰富，在颞下颌关节穿刺区有颞浅动静脉及颌内动脉等众多血管，刺穿时易损伤血管。

【预防和处理】

穿刺时首先应避开颞浅动脉，一旦血管被穿破，由于血管压力较高即可形成明显出血，此时应中断穿刺，立即拔除穿刺针，用无菌纱布行压迫止血约 6～7 分钟。血肿明显者早期局部冰敷，数小时后可行局部热敷，有利于血肿吸收。

三、涎腺造影的并发症

（一）碘过敏

【原因】

同“二、颞下颌关节造影的并发症 （一）碘过敏”。

【预防和处理】

同“二、颞下颌关节造影的并发症 （一）碘过敏”。

（二）颌下腺造影剂误入舌下腺或口底

【原因】

舌下腺有 8～20 个导管，多数直接开口于舌下皱襞；有的是许多小管集合成一根导管，开口于颌下腺导管。因此，在作颌下腺造影时，有时可使舌下腺显影，而颌下腺则不充盈（彩图 32-2）。

【预防和处理】

因颌下腺导管解剖位置的特点，注射用针头除要求平钝、圆滑外，还需将针头前端弯曲成 125°角。针头插入导管口后应向后外方推进，以适应导管方向。注入少量造影剂后多数患者即感颌下区有胀感，此时基本上确认进入颌下腺。如无胀感而口底出现明显痛感，则说明有可能误入舌下腺，应立即停止注射。一般不作处理，过 1～2 天后症状会逐渐减轻或消失。

（三）涎腺导管穿破

【原因】

颌下腺造影多见。多由于注射针进入方向不对或操作时用力过大而致导管穿破；患者不合作也是造成涎腺导管穿破的原因之一。穿刺后造影剂溢入组织间隙，水溶剂可在组织内很快吸收；油溶剂可引起组织的无痛性、肉芽肿性肿块，持续时间可达数周不等。

【预防和处理】

注意进针方向，操作时动作轻柔。

（四）结石嵌塞

【原因】

由于唾液中 pH 值增高及唾液淤滞等多种因素，使无机盐发生沉积形成结石。结石分阳性和阴性两种，以颌下腺多见。造影前如没有检查或询问病史，注射造影剂时极易将前段结石向后推至近腺体端，引起结石嵌塞，造成治疗困难。

【预防和处理】

临床上疑有涎腺结石者，造影前应先作 X 线平片检查。一经查出有明显阳性结石者，不宜进行涎腺造影检查。颌下腺导管前段结石，用下颌横断殆片检查。疑颌下腺导管后段或腺体内者，用颌下腺侧位片检查。腮腺导管前段结石可用自制三角形翼殆片检查。腮腺导管后部结石则可用鼓颊切线位片检查。

（五）腺体未充盈或过度充盈

【原因】

与造影剂用量不当有关。注射造影剂剂量的多少直接关系到涎腺造影的成功与否。造影剂注射过量，则使腺泡过度充盈，特别是涎腺小肿瘤、腺体边缘的肿瘤腺泡过度充盈后，造成漏诊。反之，如果造影剂注射量过少，则会使末梢分枝导管和腺泡不能充盈，亦达不到诊断目的。过量或过快注入造影剂可引起末梢导管和腺泡破裂而致造影剂外溢，出现组织刺激征并可能引起误诊。

【预防和处理】

成人腮腺造影，使用 76%泛影葡胺，一般用量约为 2mL；如果选用 40%碘化油时，一般用量为 1mL，可根据病变性质及患者年龄和反应情况酌情加以调整；涎腺炎症患者其造影剂量可酌情增加。成人颌下腺造影注入泛影葡胺的量一般为 1～1.5mL，碘化油 0.5～0.8mL。造影剂应缓慢推注。

（六）疼痛

【原因】

疼痛是一种复杂的神经与生理反应，个体差异较大。涎腺造影后出现的疼痛与不适，可能为碘化物的刺激作用，或因注入造影剂后局部肿胀而引起血循环障碍而致。

【预防和处理】

一般可自行缓解，无须处理。胀痛感较重者，涎腺造影拍片后，口内含蘸有 2.5%的柠檬酸棉球或酸性食物，刺激涎腺分泌，可加速造影剂的排出。

四、螺旋 CT 增强扫描的并发症

碘对比剂于 20 世纪 20 年代开始应用于临床，作为影像检查中的常用药物，其用药安全也备受关注。虽然碘对比剂的各类性状在不断进行改良，但由于应用的增加，其不良反应的发生率也随之增加。多项研究报道不良反应发生率为 0.32%～0.64%，重度不良反应发生率为 0.01%～0.04%。

依据碘对比剂不良反应发生机制，将其分为以下 2 类：特异性/过敏样反应(非剂量依赖性)和非特异性/类生理反应(剂量依赖性)。特异性/过敏样反应的临床表现通常与一种药物或其他过敏原引起的过敏性反应相同，而与碘对比剂的剂量、注入方式和速度无关；非特异性/类生理反应则是机体对对比剂的一种生理性应答，一般表现为对器官或系统所产生的反应，最常累及的器官或系统为肾、心血管系统和神经系统等，其发生与碘对比剂的剂量、注入方式、速度和理化性质有关。

最常见的不良反应以皮肤症状为主，如瘙痒、荨麻疹，此外还可出现面色潮红、血管炎等。轻者表现为头痛、恶心与呕吐，重者可发生呼吸心搏骤停、血管性水肿及意识丧失等，对比剂肾病目前已成为医源性急性肾损伤病因的第 3 位。

(一)对比剂后急性肾损伤

对比剂后急性肾损伤(postcontrast acute kidney injury，PC-AKI)是一种剂量依赖性的非特异性不良反应。PC-AKI 是指碘对比剂注射后 48~72h，血清肌酐升高至少 26.5μmol/L(或 0.3mg/dL)或超出基线水平 1.5 倍以上。随着诊断性和治疗性手段的不断增加，PC-AKI 已成为医源性急性肾损伤的第三大原因。在大多数患者中，PC-AKI 只是一过性的损伤，但是，PC-AKI 也可能引起严重的后果：发生 PC-AKI 的患者，其发生院内并发症(包括死亡)的概率升高，并且容易引起远期肾功能不全。

【原因】

1. 碘对比剂的渗透压

碘对比剂中所含有的碘对肾小管上皮细胞和内皮细胞有直接的毒性作用，这种毒性作用可能与碘对比剂直接激活凋亡相关信号通路、破坏线粒体活性、不受氧化和缺氧的影响有关。碘对比剂的高渗性增加了其固有的细胞毒性。体外实验表明，高渗性的碘对比剂(泛影葡胺)使得紧密连接相关膜蛋白重新分布，从而损伤上皮细胞单层屏障功能，这是 AKI 的主要病理生理机制。此外，碘对比剂的高渗性还会诱导肾小管细胞的 DNA 断裂和细胞凋亡。肾髓质的渗透压(400~600mOsm/kg H_2O)高于其他组织(血浆渗透压为 290mOsm/kg H_2O)。当肾小管液的渗透压高于周围肾髓质的渗透压时才会发生高渗透压对肾小管细胞的直接损伤。研究发现，只有当碘对比剂渗透压>800mOsm/kg H_2O 时，才会出现碘对比剂渗透压引起的肾毒性。

2. 碘对比剂的黏度

系统评价指出，当碘对比剂渗透压低于 800mOsm/kg H_2O 时，黏度是影响 CI-AKI 发生的更重要的因素。高黏度的碘对比剂导致肾小球和肾小管毛细血管血流量减少，并减缓肾小管中液体的流动，使碘对比剂在肾脏滞留时间延长，进而导致肾血流动力学的改变和细胞毒性的增加。

【预防和处理】

1. 询问病史是否有肾脏疾病、肾脏手术史、糖尿病、高血压、痛风以及近期应用肾毒性药物或其他影响肾小球滤过率药物的病史。根据病史，充分评估患者的风险/获益比，选择用药剂量及给药方法。

2. 水化疗法被认为是预防 CI-AKI 最方便、有效且经济的方法之一，该疗法主要通过增加患者的肾血流量和肾脏灌注来减轻碘对比剂的肾脏毒性。目前临床上多采用静脉补液的水化方式，也可以通过口服补液来增加尿量，防止碘对比剂在肾小管内形成结晶，进而减轻肾脏毒性。具体水化方案参见相关指南。

3. 没有足够证据证实使用药物可以减低发生 PC-AKI；目前尚无任何一种药物经过权威机构验证可以降低 PC-AKI 的发生。

4. 血液滤过预防 PC-AKI 的作用有待进一步证明，临床试验中，血液滤过本身影响研究的终点。

5. 有使用肾毒性相关药物者，需停用肾毒性药物至少 24h 再使用碘对比剂。

6. 严重肾功能不全者，尽量选用不需要含碘对比剂的影像检查方法或可以提供足够诊断信息的非影像检查方法。

7. 根据患者基础肾功能和整体临床情况，在满足成像和诊断的前提下，使用最小剂量的碘对比剂。

8. 选择低渗或等渗对比剂，尽量避免使用离子型对比剂。

9. 避免短时间内重复使用诊断剂量碘对比剂。如果确有必要重复使用，建议 2 次使用碘对比剂间隔时间≥14d。

10. 避免使用甘露醇和利尿剂，尤其是髓袢利尿剂。

11. 已知血清肌酐水平异常者和需经动脉注射碘对比剂者应择期检查。对于择期检查的患者，应当在检查前 7d 内检查血清肌酐。如果血清肌酐升高，必须在检查前 24h 内采取预防肾脏损害的措施。

12. 糖尿病患者使用碘对比剂注意事项：尽可能择期行碘对比剂相关检查，使用碘对比剂前、后查血清肌酐；在碘对比剂使用前 48h 必须停用双胍类药物；碘对比剂使用后至少 48h 且肾功能恢复正常或恢复到基线水平后才能再次使用。

(二)碘对比剂的过敏样反应

根据碘对比剂使用与症状出现的时间间隔，可将不良反应分为急性(对比剂注射后 1h 内)、迟发性(对比剂注射后 1h 至 1 周内)和晚迟发性反应(对比剂注射 1 周后)。低渗对比剂急性不良反应的发生率很低，并且大部分急性不良反应并非危及生命的。静脉内注射低渗对比剂发生严重急性不良反应很罕见，约为 0.04%。迟发性过敏样不良反应的报告发生率为 0.5%~14%。非离子型碘对比剂引起的急性和迟发性反应的发生率约为 0.5%~3%。急性过敏样反应轻者可能只表现为局限性的荨麻疹或瘙痒，重者可能会出现弥漫性颜面和喉头水肿、支气管痉挛和呼吸困难，发生过敏性休克甚或呼吸心脏骤停，如未经适当处置，可导致永久性疾病，甚或死亡。约 70%的急性反应发生于碘对比剂注射后 5min 内。几乎所有危及生命的碘对比剂不良反应发生在对比剂注射后 20min 内。其中最常见的不良反应是皮肤反应，多为急性发作。迟发性过敏样反应包括非特异性和毒性症状，如注射区局部疼痛或风疹、弥漫性瘙痒、暂时性红斑、眩晕和恶心以及严重皮肤不良反应。大部分是常见的皮肤反应，大多数发生于注射后 3h~2d 内。

过敏样反应可按以下推荐的分类系统对其严重程度进行分级：

1. 轻度局限性荨麻疹或瘙痒，局限性皮肤水肿，局限性咽喉“发痒”或“刺痒”，鼻充血，喷嚏或结膜炎或流涕。

2. 中度弥漫性荨麻疹或瘙痒；弥漫性红斑，但生命体征稳定；颜面部水肿，无呼吸困难；咽喉部发紧或声音嘶哑，无呼吸困难；哮鸣或支气管痉挛，无缺氧或轻度缺氧。

3. 重度弥漫性水肿或颜面部水肿伴呼吸困难，弥漫性红斑伴低血压，喉头水肿伴喘鸣及缺氧，哮鸣或支气管痉挛伴显著缺氧，过敏性休克(低血压及心动过速)。

【原因】

大多数过敏样反应的发病机制仍未完全明确。大约 90%的这类不良反应与循环系统中的嗜碱性粒细胞和嗜酸性粒细胞直接释放的组胺以及其他介质有关，但是组胺释放的根本原因和途径目前尚不明确。仅有 4%的此类反应为 IgE 介导的过敏反应，且新的证据显示 IgE 介导的过敏反应只在罕见、严重的病例(过敏性休克)中发生。对于急性反应，当 3 或 4 种不同器官同时受累时，IgE 介导的过敏反应风险升高，尤其是当心血管症状与呼吸道或皮肤反应同时出现时；相反，当仅一种器官受累时，非过敏反应的可能性更大。迟发性过敏反应主要由 T 细胞介导。发生迟发性反应的患者，其免疫反应针对的是碘对比剂的结构，而不是碘离子。碘对比剂使用 6h 后出现的迟发性、非过敏性荨麻疹及血肿则可能由一种不同的机制引起，后者有待于进一步阐明。现阶段认为可能的病理生理学解释包括：(1)肥大细胞和嗜碱性粒细胞活化后释放组胺；(2)碘对比剂为半抗原，可激发抗原-抗体反应；(3)接触与补体系统的激活；(4)凝血系统Ⅻ因子激活产生缓激肽；(5)L-精氨酸转化为一氧化氮。

【预防和处理】

1. 碘对比剂不良反应的预防

(1)一般性预防：建议使用非离子型碘对比剂；不推荐预防性用药；对比剂使用前加温到 37℃；患者注射对比剂后需留观 30min 才能离开检查室。

(2)建立应急通道：建议建立与急诊室或其他临床相关科室针对碘对比剂不良反应抢救的应急快速增援机制，确保不良反应发生后，在需要的情况下，临床医师能够及时赶到抢救现场进行抢救。

2. 碘对比剂不良反应的处理

根据不良反应的轻重缓急(急性、迟发性和晚迟发性)给予相应的处理措施；对于不同的急性反应，需要采取不同的处理措施。成人与儿童的用药剂量不同。具体处理措施参见相关碘对比剂使用指南。

(1)急性不良反应。①恶心、呕吐：症状呈一过性采用支持疗法；症状为重度、持续时间长的应考虑采用适当的止吐药物。②荨麻疹：散发的、一过性荨麻疹建议采用包括观察在内的支持性治疗；散发的、持续时间长的荨麻疹应考虑适当的 H1 受体阻滞剂肌内或静脉注射；严重的荨麻疹考虑使用肾上腺素(1∶1000)肌肉注射。必要时重复给药。③支气管痉挛：氧气面罩吸氧(6~10L/min)，β_2 受体激动剂定量吸入剂；给予肾上腺素肌注。④喉头水肿：氧气面罩吸氧；肌内注射肾上腺素，必要时重复给药。⑤低血压：a. 对于单纯性低血压，抬高患者的双腿；氧气面罩吸氧；用普通生理盐水或林格乳酸盐快速静脉补液；如果无效，肌内注射肾上腺素，必要时重复给药；b. 对于迷走神经反应(低血压和心动过缓)：抬高患者的双腿；氧气面罩吸氧；静脉注射阿托品，必要时于 3～5min 后重复用药；用普通生理盐水或林格乳酸盐快速静脉内补液。⑥全身过敏样反应：求助复苏小组；必要时，气道吸引；出现低血压时，抬高患者的双腿；氧气面罩吸氧；肌肉注射肾上腺素，必要时重复给药；用普通生理盐水或林格乳酸盐快速静脉内补液。

(2)迟发性不良反应。对比剂给药后可出现各种迟发性症状(如恶心、呕吐、头痛、骨骼肌肉疼痛、发热)，但许多症状与对比剂应用无关，临床须注意鉴别。与其他药疹类似的皮肤反应是真正的迟发性不良反应，它们通常为轻度至中度，并且为自限性。迟发性不良反应的处理措施：对症治疗，与其他药物引起的皮肤反应的治疗相似。

(3)晚迟发性不良反应或可引起甲状腺功能亢进，偶见于未经治疗的 Graves 病或结节性甲状腺肿患者(年老及缺碘者)。

(三)碘对比剂血管外渗

【原因】

1. 与技术相关的原因：使用高压注射器；注射流率过高。

2. 与患者有关的原因：不能进行有效的沟通配合；被穿刺血管情况不佳，如下肢和远端小静脉，或化疗、老年、糖尿病患者血管硬化等；淋巴及静脉引流受损。

【预防和处理】

1. 碘对比剂血管外渗的预防：静脉穿刺选择合适的血管，细致操作；使用高压注射器时，选用与注射流率匹配的穿刺针头和导管；对穿刺针头进行恰当固定；与患者沟通，取得配合。

2. 碘对比剂血管外渗的处理：(1)轻度外渗：多数损伤轻微，无须处理。嘱咐患者注意观察，如外渗加重，应及时就诊；对个别疼痛明显者，局部给予普通冷湿敷。(2)中、重度外渗：这可能造成外渗局部组织肿胀、皮肤溃疡、软组织坏死和间隔综合征。建议对于中、重度外渗患者的处理措施：①抬高患肢，促进血液回流；②早期使用 50%硫酸镁保湿冷敷，24h 后改硫酸镁保湿热敷；或者用黏多糖软膏等外敷；或者用 0.05%的地塞米松局部湿敷；③对比剂外渗严重者，在外用药物基础上口服地塞米松 5mg/次，3 次/d，连用 3d；④必要时，咨询临床医师用药。

(四)血管空气栓塞

空气栓塞是高压输注中可能出现的严重并发症之一。患者可突然出现呼吸困难、连续性咳嗽、呼吸暂停、胸痛、低血压、心动过速、喘息、呼吸急促、精神状态改变等症状，甚至导致死亡。

【原因】

当血管腔与空气间存在压力差(正压或负压)且血管存在直接开放通道时，空气可能进入血管。空气栓塞的严重程度取决于进入血管的空气量、进入速率以及空气进入血管时患者的体位。

【预防和处理】

若输注过程中发现空气进入体内时，立即夹闭静脉管道，防止空气进一步进入；立即给予高流量吸氧；若患者没有其他禁忌证(如颅内压升高、眼部手术或重度心脏或呼吸系统疾病)，立即将患者放置于左侧卧位；空气较多时，影响到心脏排血，要行右心室穿刺，必要时送高压氧舱治疗；如有脑性抽搐可遵医嘱应用安定、肝素和小分子右旋糖酐等改善循环的药物；当患者出现心力衰竭时，立即组织抢救。

第二节　伪影及缺点

X 线检查的影像质量取决于影像设备、摄影技术(曝光条件)。因此，了解和分析影像上伪影及缺点形成的原因，对于提高 X 线检查影像质量，避免漏诊、误诊有十分重要的意义。

X 线片上形成伪影及缺点主要有以下几个方面：

(一)影像发黑

【原因】

曝光条件过高。

【预防和处理】

降低曝光条件：在投照前应认真选择好投照条件，儿童或老年人适当降低曝光条件。

(二)影像发白

【原因】

1. 感光不足(曝光条件过低)。
2. 用铅领或包扎物遮挡。

【预防和处理】

1. 提高曝光条件。投照前要选择好条件，对于肥胖患者在常规投照条件下适度提高曝光条件。
2. 投照前尽可能去除患者被照部位上的包扎物；调节铅领位置，确保其不与受检结构影像重叠。

(三)照片灰雾大，影像不清晰

【原因】

1. 成像板曝光后未及时进行激光扫描。
2. 焦-片距过短。
3. 拍片时曝光条件不当。另外还涉及滤线器等方面的原因。

【预防和处理】

1. 成像板曝光后尽快进行激光扫描。
2. 加大焦-片距离，一般摄影时，X 线管与胶片间距为 100~150cm。

3. 合理制定曝光条件。建议使用滤线器、遮线筒等消除散射线设备。

(四) 虚影

【原因】

照射过程中，被照体移动。

【预防和处理】

普通摄片，X 线管、被照体、胶片三者必须保持相对静止。做断层(包括曲面断层)检查时，球管和胶片进行同步移动，被照体必须保持静止。

(五) 影像放大

【原因】

整个影像放大，多为检查部位与 X 线片间的距离增大。一侧放大，则为摄影时头部偏斜。

【预防和处理】

尽量使检查部位贴近 X 线片成像板(放大摄影除外)。同时，使中线对齐受检者正中矢状面，左右侧对称，避免受检部位偏斜，特别是曲面体层摄影尤为注意。

第三节　投照技术相关问题

口腔颌面部 X 线检查，根据投照技术可分口内片和口外片两类。由于投照技术等多种因素的作用，常出现影像重叠、被照部位失真、体位不正等许多技术问题。

一、根尖片投照时易出现的问题

(一) 牙齿根尖拉长或变短

【原因】

投照角度过小或过大；患者体位不正确。

【预防和处理】

正常情况下，投照上、下颌牙齿时，遵照《口腔颌面医学影像诊断学》(人民卫生出版社出版)上所列 X 线中心线倾斜平均角度，可获得较满意的影像，但部分情况下应适当调整平均倾斜角度才能减少被投照牙齿影像的失真。如遇上腭较高或口底较深的患者，胶片在口内的位置较为垂直，X 线中心线倾斜的角度应减少；而全口无牙、上腭低平、口底浅的患者，胶片在口内放置较平，X 线中心线倾斜的角度应增加。使用 Digora 摄影，因有些感光板较硬，不易贴近腭侧或因儿童牙弓发育尚未完成，上腭低平，X 线中心线倾斜的角度应增加 5°~10°。

投照上颌后牙时，应使“听鼻线”与地面平行。投照上颌前牙时，头稍低，使前牙的唇侧面与地面垂直。投照下颌后牙时，应使“听口线”与地面平行。投照下颌前牙时，头稍后仰，使前牙唇侧面与地面垂直。

（二）邻面重叠

【原因】

X 线中心线未与被检查牙齿垂直或未与被检查牙的邻面平行。

【预防和处理】

投照根尖片时，X 线中心线需通过被检查牙根中部垂直射入胶片。如两颗牙一起投照时，X 线中心线则通过两牙之间，三颗牙一起投照时，X 线中心线需通过中间牙中部射入，并注意与被检查牙的邻面平行。

（三）颧骨重叠

【原因】

在上颌磨牙位根尖片上常可见颧骨重叠于根尖影响诊断。多见于 X 线球管过高、投照角度过大或将中心线对准颧骨投照。

【预防和处理】

上颌磨牙投照 X 线向足侧倾斜一般不应超过 30°，X 线中心线对准颧骨下缘射入即可。

（四）根尖变弯曲并呈虚影

【原因】

手指固定不当，胶片未能紧靠被检查牙的舌（腭）侧面，多见于牙弓较窄单尖牙位。

【预防和处理】

投照上颌牙用对侧拇指指腹压在胶片的上半部。投照下颌牙用对侧食指指腹压在胶片的下半部，切忌胶片上、下半部翘起。

二、殆片投照时易出现的问题

（一）上颌后部殆片上颧骨重叠

【原因】

X 线中心线靠后。

【预防和处理】

X 线中心线向足侧倾斜 60°角，水平角度与被检查侧前磨牙邻面平行，对准被检侧眶下孔的外侧射入。

（二）下颌前部殆片上颏部显示过宽或过窄

【原因】

X 线投照角度过小或过大。

【预防和处理】

胶片与地面平行，X 线中心线以 55°角对准头矢状面，由颏部射入。

三、传统口外片投照时易出现的问题

（一）华特位片上岩骨重叠于上颌窦底部

【原因】

投照时头部后仰不够，听眦线未达到 37°角。

【预防和处理】

严格遵守操作规范。投照时，嘱患者俯卧于摄影台上，面向暗盒，头矢状面与暗盒垂直。颏部置于暗盒下缘，头后仰，使外耳道口上缘与外眦的连线（听眦线）与胶片成 37°角，鼻尖与上唇间的中点放于暗盒中心。如大于 37°角（头部过于后仰），则使上颌骨变形。

（二）华特位片上一侧上颌骨（上颌窦）变宽（大）

【原因】

一侧上颌骨（上颌窦）变宽（大），除病变外，其主要原因是投照时头部位置不正。同时出现两侧上颌窦密度不一致，易误诊为慢性上颌窦炎。

【预防和处理】

投照时注意患者头部两边是否等高，常规应用一角尺测量两侧耳屏高度。

（三）下颌骨开口后前位片上髁突未显示

【原因】

1. X 线中心线向头侧倾斜未达到 25°角。
2. 未嘱患者开口。
3. X 线射入中心线不正确。
4. 体位不正确。

【预防和处理】

患者俯卧于摄影台上，两手等高按扶台面。前额和鼻尖紧靠台面，使听眦线与暗盒垂直，头部正中矢状面对暗盒中线。鼻根部放于暗盒中心。嘱患者尽量大张口。X 线中心线向头侧倾斜 25°角，通过鼻根部射入暗盒中心。

（四）许勒位片上关节间隙显示不清

【原因】

1. 患者体位不正确致关节凹影像变形。
2. X 线中心线向足端倾斜不足 25°角，致对侧颞骨重叠于关节区。

【预防和处理】

投照时，应使头矢状面与暗盒平行，听鼻线与听眶线之分角线与暗盒短轴平行，眉间线与暗盒垂直，X 线中心线向足侧倾斜 25°角，对准对侧的外耳道上方 5cm 处射入。

15 岁前儿童髁状突表面无密质骨，仅为一钙化层覆盖，关节间隙不及成人清晰，则为正常现象。

(五)曲面体层片上一侧升支变大

【原因】

投照时头部偏斜。

【预防和处理】

投照时患者取立位或坐位，颈椎呈垂直状态或稍向前倾斜，下颌颏部置于颏托正中，眉间线置于头矢状线正中，并与地面垂直，听眶线与听鼻线的分角线与地面平行，用颞夹将头固定。

(六)曲面体层片上颌骨正中区模糊不清

【原因】

断层域选择不佳，体位不正确。

【预防和处理】

投照时将口角线置于单尖牙处，颈椎呈垂直状态或略向前倾斜。断层域(口角线)选择不好，则出现颌骨正中模糊不清。体位不正确，即颈椎倾斜角度过大，极易造成颈椎重叠于颌骨正中区。

(七)腮腺造影侧位片上腺体被遮挡

【原因】

体位不正确，对侧肩部重叠。

【预防和处理】

一般投照技术同下颌骨侧位片。如需清晰显示腮腺腺体，可嘱患者转动头部使下颌骨体部离开暗盒，使升支部紧贴暗盒，X线中心线向枕侧倾斜5°~10°角，对准腺体射入胶片中心。

(八)X线头影测量侧位片上后牙开殆

【原因】

未嘱患者保持正中咬合位，而是对刃咬合。

【预防和处理】

投照时嘱患者轻轻咬在正中殆位。必要时在曝光前行口腔检查，以确认为正中殆位。

四、口腔颌面部三维X线检查投照时易出现的问题

口腔颌面部常用三维X线检查包括口腔颌面锥形束CT(cone beam computed tomography，CBCT)和螺旋CT(multi-detector row computed tomography，MDCT)。近年来，CBCT已被广泛应用于口腔各专科，MDCT则主要应用于口腔颌面外科患者。CT(CBCT和MDCT)检查易出现的问题包括：运动伪影(重影)；射线束硬化伪影(金属伪影)；环形伪影；受检结构丢失；影像清晰度不足。

（一）运动伪影（重影）

【原因】

CBCT 和 MDCT 根据设置的曝光参数不同，其扫描时间长短不一，从数秒至数十秒不等。在扫描过程中，若受检者发生移动，经三维重建后在 CT 图像中表现为重影。重影的严重程度取决于受检者头部移动的类型（单纯的直线移动、往复移动、旋转或扭转等）、移动的幅度以及受检者头部制动与否及制动效果。

【预防和处理】

1. 预防

CT 检查时，应对受检者头部采取制动措施，同时嘱受检者保持牙间交错咬合位。有时，如需要避免对颌牙修复体伪影的影响，可以让受检者咬棉卷、纱布或压舌板，以分离开上下颌牙。应避免在开合状态下进行 CT 扫描，除非拍摄关节造影开口位片。对于儿童、高龄人群及有不自主运动的受检者，建议根据临床具体诊断任务选择标清或快速扫描模式进行检查。

2. 处理

对于轻度重影，经 CT 检查操作者或诊断医师或临床医师评估为不影响临床诊断时，不需要重新扫描。对于影响临床诊断的中、重度重影，需要重新扫描。目前，研究者正在开发防移动扫描技术，或对已发生移动受检者的原始图像进行特殊重建处理来减弱或消除运动伪影。部分运动伪影减弱技术已应用于 MDCT，而对于 CBCT，尚处于研究阶段。

（二）射线束硬化伪影（金属伪影）

【原因】

当颌面部或口腔内存在高密度植入物或修复体时，这些高密度物体会影响 X 线衰减的分布和计算，经传统反投影三维重建后产生射线束硬化伪影，表现为高密度物体变形、高（低）密度条带影（彩图 32-3）。当存在两个或多个高密度物体时，X 线无法穿过高密度物体，高密度物体之间的区域衰减信息缺失，产生空洞效应，表现为高密度物体间低密度条带影。

【预防和处理】

1. 预防

对于可摘修复体或治疗方案需要取出的修复体，应先取出修复体再行 CT 检查。当对颌牙列存在高密度物体时，可嘱受检者咬棉卷、纱布或压舌板分开上、下颌，以减少对颌高密度物体伪影的影响。当对颌牙、对侧牙列或前（后）牙存在高密度物体时，也可通过调整受检者拍摄体位（低头、仰头或头偏向一侧），使高密度物体与受检结构不在 X 线中心线方向上，以避开金属伪影的影响。

2. 处理

金属伪影减弱技术主要包括前处理技术和后处理技术两种。前处理技术是指在三维重建前将存在金属伪影的基础图像剔除，仅利用剩余无（明显）金属伪影的基础图像进行三维重建以减弱或消除金属伪影的技术。后处理技术则指采用后处理软件或算法对三维重建后的图像中的伪影进行减弱或矫正的技术。已应用于部分 MDCT 机型的前处理技术主要是迭代重建技术。迭代重建技术的伪影减弱效果明显，但其对计算能力(成本高)和重建时间(重建时间较长)要求高，尚未广泛应用于临床。市面上有一些 CBCT 品牌的机型配备有后处理软件。这些后处理软件常存在过度矫正的可能。其消除金属伪影的同时可能引入新的伪影或丢失了部分真实信息，即伪影减弱效果尚不够理想。

(三)环形伪影

【原因】

CBCT 在长时间使用后，球馆、探测器位置会发生一些轻微变化，或探测器部分探测元件灵敏度发生变化，导致 CBCT 影像出现无衰减信息环形区，表现为环状低密度影。

【预防和处理】

环形伪影的出现，提示 CBCT 机需要进行校准。部分 CBCT 品牌的机型具备自动校准功能，而部分 CBCT 机型则需要手动校准。后者需要工程师到现场进行校准。

(四)受检结构丢失

【原因】

CT 检查时选择的照射视野(field of view，FOV)未能覆盖整个兴趣区，或摆好体位后受检者头部发生移动，部分兴趣区移出 FOV。也可见于部分 FOV 范围有限的 CBCT 机型，后者可能无法覆盖部分头围较大的受检者。

【预防和处理】

1. 预防

CT 检查前仔细查看检查申请单，并与受检者确认受检兴趣区范围。正式扫描前进行预扫描，明确 FOV 范围是否合适。扫描开始前，确保受检者体位准确，且固定良好。

2. 处理

对于扫描时 FOV 选择过小或摆好体位后受检者移动导致受检结构丢失的情况，可以在选择合适的 FOV 或调整受检者体位后重新拍摄。对于所选 CBCT 机不能满足兴趣区的情况，需要具备更大 FOV 的 CBCT 机型。

(五)影像清晰度不足

空间分辨率是指能使被测目标或受检对象上相邻两点区分开的最小距离，即对细微结构的分辨能力，以线对数或距离表示。不同 CBCT 机型可供选择的分辨率或清晰度模式不同。空间分辨率由探测器像素值、射线束几何特性、受检者散射大小、探测器运动虚化、充填因子(fill factor，一个像素中能采集光子的面积比例)、焦点尺寸、图像帧数和重建算法(体素)共同决定。体素是重建 CBCT 容积数据的最小单元，类似于二维图像的像素，常被用于理论空间分辨率的计算。体素越小，理论空间分辨率越高。

【原因】

所选择的照射参数不合适，如 CBCT 清晰度模式选择不当，或 CBCT 体素过大，无法显示早期或微小病损。

【预防和处理】

临床医师在申请 CBCT 检查前应仔细填写检查申请单，写明检查兴趣区和目的。熟悉 CBCT 的各照射参数的临床意义。比如，大多数 CBCT 机型的照射视野(FOV)与体素相关联。FOV 越大，可供选择的体素值越大，即对应的空间分辨率越小。熟悉口腔颌面 CBCT 使用指南并遵循相关指南，掌握不同诊断任务所需的照射参数，选择能满足临床诊断的最小清晰度模式或最大体素值。如因选择的清晰度模式或体素值不合适导致无法诊断，应选择合适参数进行重新检查。

（李　波　王世平）

◎ 参 考 文 献

[1]张祖燕，王虎．口腔颌面医学影像诊断学[M]. 7 版. 北京：人民卫生出版社，2020.

[2]Mallya S M，Lam E W N. Oral Radiology：Principles and Interpretation[M]. 8th ed. St. Louis，Missouri：Elsevier Mosby，2019.

[3]中华医学会放射学分会对比剂安全使用工作组．碘对比剂使用指南[J]. 2 版. 中华医学杂志，2014，94(43)：3363-3369.

[4]陈韵岱，陈纪言，傅国胜，等．碘对比剂血管造影应用相关不良反应中国专家共识[J]. 中国介入心脏病学杂志，2014，22(6)：341-348.

[5]中华医学会放射学分会放射护理专业委员会放射诊断护理学组．影像科碘对比剂输注安全专家共识[J]. 介入放射学杂志，2018，27(8)：707-712.

[6]中华医学会放射学分会质量控制与安全管理专业委员会．肾病患者静脉注射碘对比剂应用专家共识[J]. 中华放射学杂志，2021，55(6)：580-590.

[7] Lydiatt D，Kaplan P，Tu H，et al. Morbidity associated with temporomandibular joint arthrography in clinically normal joints[J]. J Oral Maxillofac Surg，1986，44(1)：8-10.

[8]Torres M J，Trautmann A，Böhm I，et al. Practice parameters for diagnosing and managing iodinated contrast media hypersensitivity[J]. Allergy，2021，76(5)：1325-1339.

[9]Contrast Media Safety Committee. ESUR guidelines on contrast agents，version 10.0[EB/OL]. [2021-7-23]. http：//www. esur-cm. org/index. php/en.

[10]马绪臣．口腔颌面锥形束 CT 的临床应用[M]. 北京：人民卫生出版社，2011.

[11]Schulze R，Heil U，Gross D，et al. Artefacts in CBCT：a review[J]. Dentomaxillofac Radiol，2011，40(5)：265-273.

[12]European Commission. RadiationProtection 172. Evidence Based Guidelines on Cone Beam CT for Dental and Maxillofacial Radiology[M]. Luxembourg：Directorate-General for Energy，2012.

第三十三章　护理相关并发症

任何疾病的治疗都离不开护理，口腔疾病的治疗也是如此。然而，在护理过程中出现了一些与护理操作相关并发症的报道。有些是因违反操作规程、技术不熟练及责任心不强所致；有些则是非人为因素所致。本章将重点讨论下述内容，希望能对口腔临床护理人员提供指导和帮助。

- 围手术期并发症
  - 麻醉恢复期并发症
  - 手术后并发症
- 常见护理技术操作相关并发症
  - 输液并发症
  - 鼻胃管应用相关并发症
  - 导尿管应用相关并发症
  - 深静脉置管并发症
- 输血并发症
  - 发热反应
  - 过敏反应
  - 溶血反应
  - 与大量输血有关的并发症
- 颌面外科护理技术操作相关并发症
  - 口腔护理及口腔冲洗并发症
  - 气管切开术后并发症
  - 负压引流管应用相关并发症

第一节　围手术期并发症

一、麻醉恢复期并发症

(一) 手术后低体温

手术后恢复期的体温下降，可以导致低体温。低体温是指体温低于 35℃，常表现为血压降低，心跳、呼吸减慢，皮肤苍白冰冷，嗜睡等。低体温可以导致许多并发症的发生。轻度低体温可引发交感神经兴奋，导致去甲肾上腺素水平增加和系统性血管收缩。体温继续下降至 28~30℃则会出现心律失常。低体温可降低血小板功能，明显增加失血量。轻度低体温可通过直接损害免疫功能和减少皮肤血流而降低机体对伤口感染的抵抗力。低体温患者可出现意识模糊，缺乏随意运动，继而肌肉僵硬。

【原因】

1. 全身麻醉会影响体温调节，增加周围的血管扩张，因而引起低体温。
2. 手术室内环境温度过低，患者因吸入冷而干燥的气体而引起低体温。

3. 手术时暴露体表(颌面、颈胸及腹部等)时间过长而引起低体温。

4. 使用温度过低的消毒液、灌洗液、药物等可使患者散热增加而导致体温降低。

【预防和处理】

1. 手术时要求室温为 25～28℃，手术前 1h 打开空调，并保持恒温状态，直到手术结束。

2. 在为低体温患者进行升温时，须缓慢地使其温度回升。升温方法有外用方法和体内方法。采用外用方法时安置患者于温暖环境中，加盖棉被或用升温毯等保暖措施。采用体内方法为经静脉输入已加温的液体，温度为 43℃，补液时注意钾、糖的补充。如患者神志清楚，可给予热饮料。

3. 严密观察患者的生命体征、意识状态，监测体温、血压、尿量、血糖水平及神经系统的功能。特别注意对核心体温的连续性监测，测量耳鼓膜温度，也能准确反映核心温度。

4. 识别低体温原因，去除病因，使体温恢复正常。

5. 加强护理，保持患者皮肤干燥，同时安慰患者，使其保持镇静。

(二)术后恶心、呕吐

呕吐是致吐因素作用于呕吐中枢，与神经肌肉协同动作，将胃内容物排出的保护性生理反射。呕吐常伴有恶心、反复的吞咽动作、痉挛性呼吸、心动过速、低血压、面色苍白以及瞳孔扩大等症状。

【原因】

1. 麻醉恢复不充分时进行口咽部操作，如吸痰和放置口咽通气道。

2. 术前未排空胃内容物，术中吞进大量血液，刺激胃黏膜引起恶心、呕吐。

3. 麻醉反应或麻醉诱导时加压给氧，使胃膨胀。

4. 术后患者剧烈咳嗽。

5. 缺氧和二氧化碳蓄积。

6. 水、电解质及酸碱平衡失调等。

【预防和处理】

1. 麻醉恢复期的患者，应尽量避免放置口咽通气道或反复口咽部吸痰刺激。

2. 尽量减少患者的移动，避免使用严重刺激胃肠道的药物。

3. 术中或术后给予氧气吸入，可减少术后恶心呕吐的发生。

4. 麻醉恢复期患者出现呕吐时应立即将头偏向一侧，及时清除呕吐物。

5. 严重呕吐可导致水、电解质紊乱和脱水，应严密观察并及时补充液体。

6. 呕吐时应加强伤口区域的护理，如呕吐物污染伤口应及时更换敷料。呕吐时血压增高，增加了术创出血的危险性，所以应注意观察伤口有无出血。

7. 反复发生恶心、呕吐的患者，可给予镇静、镇吐治疗。

8. 使用镇痛泵的患者，可暂停应用。

（三）低氧血症

低氧血症也是术后常见的并发症，其发生率与患者体形肥胖、年龄、心肺功能以及手术类型和术中用药等密切相关。

【原因】

1. 口腔、咽部手术后软组织肿胀、移位可造成呼吸道变窄，是术后低氧血症的常见原因。

2. 各种原因引起的心输出量降低都可使氧运输量降低；寒战或感染发烧可引起组织耗氧量增加，氧分压降低。

【预防和处理】

1. 对术后可能发生严重软组织肿胀的口腔及咽部手术，尤其是游离皮瓣移植的病例，应行预防性气管切开。

2. 采用面罩给氧可治疗低氧血症。对于低氧血症难以改善者，吸氧虽然能使氧分压增高，但不能解决二氧化碳蓄积问题，因此应首先解决通气不足问题，例如及时吸出患者口咽部分泌物，解除舌后坠。对于因口底、颌下或颈部血肿造成软组织移位而影响通气者，应及时通知医生处理。

（四）术后躁动

全麻术后患者在意识恢复阶段，常出现不同程度的躁动。引起躁动的原因各有不同，必须通过严密观察和综合分析，确定躁动的原因后再处理。如果判断失误或盲目应用镇静药，有时会掩盖症状，延误治疗，甚至造成不可挽回的不良后果。

【原因】

1. 术后躁动多见于儿童和年轻人，老年人较少，这可能与老年人对外界的反应能力下降有关。

2. 破坏性手术后，如上、下颌骨切除，眼球摘除等可导致剧烈的情感反应，其术后躁动的发生率也较高。

3. 肌松药的残留作用可导致患者严重的焦虑和躁动。

4. 各类刺激是诱发和加重躁动的最常见原因，包括伤口疼痛、尿潴留、胃膨胀以及放置气管导管、胃管、尿管、引流管等。

5. 生理功能紊乱，如缺氧、血压过低或气道不畅均可致明显的躁动。

【预防和处理】

1. 保持病室安静，避免不良刺激。

2. 异常躁动的患者应有专人守候，必要时安置约束带，防止患者从床上摔下或将注射针、引流管等拔除。

3. 采取有效措施清除引起躁动的原因。如尿潴留患者予以导尿；疼痛剧烈者，立即给予止痛药；有呼吸道梗阻症状者应及时清除口咽部血液、分泌物，调整体位、吸氧等。

4. 对可能引起躁动的原因去除后仍有症状者，若无呼吸循环紊乱和低氧血症，可适当使用起效快、作用时间短的镇静催眠药，如咪唑安定和异丙酚。

5. 从麻醉记录单或麻醉医生处了解术中用药情况，分清异常躁动是药物的残留作用还是其他原因所致，不可盲目应用拮抗药或镇痛剂。

二、手术后并发症

(一)疼痛

疼痛是一种令人不快的感觉和情绪上的感受，伴随着现有的或潜在的组织损伤。疼痛的分类有很多种方法，按病程可分为急性疼痛和慢性疼痛。术后疼痛属于急性疼痛，会给患者带来很大痛苦，如处理不及时可导致机体产生一系列不良反应或并发症。

【原因】

1. 麻药作用消失后，切口创伤本身引起的疼痛。
2. 内脏病理生理改变，手术操作对内脏的创伤、牵拉移位。
3. 患者体位改变、活动、心理变化和各种刺激引起的不适。

【预防和处理】

1. 对患者进行持续全面的疼痛评估，包括患者一般情况、疼痛经历和病史、社会心理因素以及镇痛效果等。
2. 根据患者病情、年龄和文化程度选择相应的评估工具，常用的评估工具包括数字评分法(NRS)、文字描述评定法(VDS)、视觉模拟评分法(VAS)、面部表情疼痛评定法(FPS)等，以评估疼痛分级并记录。
3. 观察患者疼痛的时间、部位、性质和规律以及用药后出现的呼吸抑制、恶心、呕吐或尿潴留等副作用。
4. 减少或消除引起疼痛的原因，鼓励患者阐述自我感受，满足患者对舒适的需要。
5. 根据患者实际情况，运用恰当的心理疗法、心理护理、社会心理支持等方式减轻患者的不适。
6. 必要时报告医生，遵医嘱并指导患者正确合理使用自控镇痛(PCA)或其他止痛药物镇痛，达到理想镇痛效果。

(二)发热

发热指机体在致热源作用下，使体温调节中枢的调定点上移而引起的调节性体温升高。发热可分为感染性发热和非感染性发热两大类。发热是术后患者最常见的症状，术后发热不一定表示伴发感染。非感染性发热通常比感染性发热来得早，术后患者由于创伤反应，体温可略升高，但一般不超过38℃，称为外科手术热或吸收热。

【原因】

1. 手术时间长，术创引起的机体防御性全身炎性反应。
2. 手术中失液、失血、输血反应、药物过敏等。
3. 术后患者伤口感染、肺部感染、尿路感染、异物残留、静脉炎等。
4. 患者代谢性或内分泌异常、高龄、肥胖、吸烟等。

【预防和处理】

1. 根据患者发热原因积极进行对症治疗。

2. 密切监测体温及病情变化。

3. 密切观察患者伤口部位情况，有无红、肿、热、痛或触及波动感。

4. 根据患者病情遵医嘱应用物理降温或药物降温。

5. 及时补充营养和水分，做好发热时皮肤护理等。

(三)术后出血

手术后出血是术后常见的并发症，包括原发性出血和继发性出血。常发生于手术切口、空腔脏器或体腔内。患者可出现心动过速、血压下降、尿量减少、引流液量多且呈鲜红色等临床表现。

【原因】

1. 手术中止血不彻底，创面渗血未完全控制、血管结扎不牢或结扎线脱落。

2. 患者凝血功能异常或有先天性出血性疾病。

3. 患者术前使用抗凝药物。

4. 患者自身身体状况不佳，伴有高血压原发疾病；或老年患者自身抵抗力低，伴有糖尿病引起的伤口感染使周围组织坏死出血。

5. 医务人员术后操作不当引起的机械性损伤。

【预防和处理】

1. 术前做好患者常规评估，包括病史、用药史以及凝血功能等。

2. 术前积极控制好患者的血糖及血压，减少并发症的发生。

3. 手术中做好止血等各项操作。

4. 严密观察患者生命体征，有无烦躁、面色苍白、血压下降、四肢湿冷、尿量减少等休克表现。

5. 密切观察手术区域伤口情况，若敷料被血液渗透，应打开敷料检查伤口有无出血状况。

6. 严密观察伤口引流液量、性状及颜色情况。一般 12h 内引流液不超过 250mL，如超过应考虑有无出血。引流液颜色逐渐变淡，即由暗红色-深红色-淡红色。引流液性质一般为血性或蛋清色分泌物。

7. 术后为增强患者抵抗力，可增加营养支持治疗，采取有效措施预防感染。

8. 规范护理操作，动作轻柔，减少因操作不当而引起的出血。

9. 若发生大出血时，应立即配合医生做好止血、抗休克治疗。

(四)伤口感染

伤口感染是外科手术中最常见的并发症，不仅会延长患者住院时间，增加患者痛苦，同时也增加患者经济负担。其主要表现为术后伤口疼痛加重，伤口局部红、肿、热、触痛或波动感，有脓性分泌物，伴有体温升高等。

【原因】

1. 高龄患者、营养不良者、合并糖尿病等多种慢性疾病患者，易导致对手术创伤的耐受性变差。

2. 体形肥胖患者，脂肪组织血供较差，易导致伤口发生脂肪液化、积液等情况，使细菌定植。肥胖还能导致伤口缝合过程中出现死腔、积血等情况，从而发生切口感染。

3. 麻醉时引起组织灌注量不足，供血不良，造成切口创面缺氧延迟愈合而增加感染风险。

4. 手术操作过程或无菌技术执行不规范。

5. 手术器械和敷料灭菌不达标。

6. 手术间空气质量不达标。

【预防和处理】

1. 术前控制患者慢性疾病，如糖尿病、高血压等，提高机体对手术的耐受程度。

2. 严密观察患者伤口愈合情况，保持伤口清洁、干燥。

3. 给予辅助营养支持治疗，增强机体抗感染能力。

4. 肥胖患者术中操作尽量避免脂肪液化，可放置引流管引流。

5. 术中严格无菌操作，充分止血，防止残留死腔、血肿的产生。

6. 加强对手术器械、敷料和空气质量的管理。

7. 如发生伤口感染，应报告医生，立刻拆除伤口红肿处缝线，使脓液流出，同时行细菌培养，合理使用抗生素。

（五）肺部感染

肺部感染是指由病原微生物感染、理化因素、免疫损伤等致病因素导致的终末气道、肺泡及肺间质的炎症。常见症状为发热、呼吸道分泌物增多，伴或不伴胸痛，病情严重时可出现呼吸困难等症状。

【原因】

1. 高龄患者，有吸烟史，术前合并呼吸道感染。

2. 患有肺部基础性疾病，如慢阻肺等，或慢性疾病，如糖尿病等的患者。

3. 机体免疫功能低下，营养不良者。

4. 长期留置胃管，行气管切开、气管插管等侵入性操作者导致呼吸道黏膜受损，增加感染风险。

5. 吞咽功能障碍、胃食管返流等引起的误吸。

【预防和处理】

1. 戒烟，根据自身情况进行控制和锻炼，增强机体抵抗力。

2. 保持病室内环境温湿度适宜，空气新鲜，定时开窗通风。

3. 严密观察患者生命体征及咳嗽咳痰、痰液性质等情况。

4. 积极治疗肺部及其他慢性基础性疾病。

5. 选择易消化的食物，多饮水，湿润气道，促进气道分泌物的排出。

6. 术后指导患者有效咳嗽、咳痰方法，协助患者翻身、叩背，促进气道内分泌物排出。

7. 评估患者吞咽、咳嗽、咀嚼功能，指导正确进食，减少误吸的发生。

8. 在病情允许的情况下，应尽早拔除各类侵入性导管。

9. 遵医嘱合理使用抗生素及祛痰药物。

（六）尿潴留

全麻术后较常见。如患者在手术后 6~8h 内尚未排尿，即应注意有无尿潴留存在。

【原因】

1. 麻醉药物残留及手术刺激诱发了潜在疾病，如前列腺增生、尿道结石等。

2. 全身麻醉或蛛网膜下隙麻醉后，排尿反射受抑制。

3. 术中应用松弛平滑肌药物。

4. 排尿习惯的改变。

【预防和处理】

如为动力性梗阻引起，应尽量采取诱导排尿方法。在给予患者安慰的同时，利用条件反射和听流水声，用温水缓缓冲洗外阴，轻轻按摩下腹部，并进行热敷等方法刺激膀胱肌肉收缩，必要时根据病情可采取平时习惯姿势排尿。如仍不能排尿，应采取导尿术，第一次放尿不超过 1000mL。前列腺增生引起的术后尿潴留，一般应施行留置导尿术。

（七）深静脉血栓

深静脉血栓（DVT）是指血液在深静脉管腔内不能正常凝结，阻塞静脉管腔，导致静脉回流障碍性疾病。临床多见于下肢，主要表现为一侧肢体腓肠肌或腹股沟等区域局部出现疼痛和压痛，继而出现水肿的特征。

【原因】

1. 长期卧床、制动、高龄、肥胖的患者引起的下腔及髂静脉回流受阻。

2. 手术、创伤、反复穿刺置管导致血管壁和血管内膜损伤。

3. 手术致组织破坏、癌细胞分解、免疫系统异常及体液大量丢失，从而引起血液凝集性增加。

4. 患有恶性肿瘤或长期口服避孕药的患者。

【预防和处理】

根据 2018 年静脉血栓防治指南推荐，对外科手术患者有 DVT 风险的采用 Caprini 风险评分表。低危患者采用基本预防，中危患者采用两种方式预防（基本预防，物理预防），高危患者采取三种方式联合预防（基本预防，物理预防和药物预防）。

1. 鼓励患者术后早期下床活动，卧床期间进行肢体的主动和被动功能锻炼，促进静脉回流。

2. 抬高患肢（除筋膜室综合征外），穿弹力袜，避免腘窝垫硬物及穿过紧的衣物，影响静脉血液回流。

3. 根据患者情况遵医嘱使用药物预防，如普通肝素、低分子量肝素、右旋糖酐、口服抗凝药等，用药后注意观察有无消化道、伤口、皮下等出血情况。

4. 严密观察患者生命体征及双下肢肿胀、疼痛、皮温、腿围等。
5. 禁烟，并给予高蛋白、低纤维素饮食，多饮水，保持出入量平衡。
6. 避免在同一部位反复静脉穿刺或在下肢行静脉穿刺。
7. 对已发生 DVT 的患者，报告医生，根据医嘱使用溶栓剂及抗凝剂进行治疗。

(八)压疮

压疮是指身体局部组织长期受压，血液循环障碍，局部组织持续缺血、缺氧，营养缺乏，致使皮肤失去正常功能而引起的局限性组织破损和坏死。通常位于骨隆突处，与医疗器械或其他器械接触的部位，由垂直压力、剪切力、摩擦力所致。根据其损伤程度将压疮分为以下几种类别：Ⅰ期，淤血红润期，表现为皮肤完整，有红、肿、热、痛或麻木，出现压之不褪色红斑。Ⅱ期，炎性浸润期，表现为受压部位呈紫红色，皮下产生硬结，常有水泡形成且极易破溃，破溃后显露创面处有疼痛感。Ⅲ期，浅度溃疡期，全层皮肤破坏，真皮层创面有黄色渗出液，疼痛感加重。Ⅳ期，坏死溃疡期，坏死组织浸入真皮下层和肌肉层，可深达骨面。不可分期压疮，全层组织缺失，此期无法确定其缺损深度，伤口基底部覆盖有坏死组织、焦痂。可疑深部组织缺损压疮，皮肤完整，局部区域出现紫色或褐红色颜色改变，或形成充血水疱，可伴有疼痛、渗出、发热、硬结等表现。

【原因】

1. 由于长时间卧床或医疗器械放置在同一部位过久导致的局部组织受压。
2. 受汗液、尿液、引流液等刺激导致的皮肤潮湿。
3. 进食和吸收障碍导致营养状况差，机体抵抗力低下。
4. 高龄、肥胖、活动受限、移动能力差、皮肤状况差等高危因素。

【预防和处理】

根据患者病情和实际情况选择压疮风险评估工具，常用风险评估工具包括：Braden 危险因素评估表、Norton 压疮风险评估量表、Waterlow 压疮风险评估量表及 Andersen 危险指标记分法等，通过评分方式对危险因素进行定量定性分析，提高压疮预防工作的有效性，实施重点预防。

1. 密切观察皮肤异常变化，保持患者床单及皮肤清洁干燥，避免局部长期受压，禁止按摩或用力擦洗有压疮风险的皮肤，防止皮肤损伤。
2. 针对长时间卧床的患者可使用皮肤保护用品、预防性敷料或减压工具。
3. 定时翻身，协助患者主动或被动功能锻炼，鼓励其尽早下床活动。
4. 加强营养支持治疗，每天摄入足量的水分、碳水化合物、维生素及蛋白质等。
5. 对已发生压疮的患者在护理中要进行压疮评估和愈合监测，同时去除致病原因，体位变化干预，补充营养等。根据压疮伤口情况采取针对性措施，Ⅰ期淤血红润期主要是保护局部皮肤，促进血液循环；Ⅱ期炎性浸润期主要是加强创面水疱内渗液的保护和处理，预防感染；Ⅲ期浅度溃疡期和Ⅳ期坏死溃疡期主要是清洗、清创，促进肉芽组织生长，控制和预防感染。根据压疮创面渗出物的性质和量、压疮周围情况、压疮大小、深度和部位等选择适宜的湿性敷料治疗。

（李　晶　徐佑兰）

第二节　常见护理技术操作相关并发症

一、输液并发症

临床为患者进行补液、给药等常常需要进行静脉输液治疗，输注过程中可伴随全身并发症（如发热反应、过敏反应、急性肺水肿、空气栓塞等）和局部并发症（如静脉炎、药物渗出/外渗、皮下血肿等）的发生。临床需要护理人员及时识别，正确处理，减少对患者的不良影响，有效保障输液安全。

（一）发热反应

与输液有关的发热反应较为常见。临床表现为发冷、寒战和发热，轻者发热在38℃左右，如停止输液，数小时内体温可恢复正常。严重者初起寒战，继而高热达40～41℃，伴有恶心、呕吐、头痛、周身不适等症状。

【原因】

由输入致热物质（致热原、游离菌体蛋白等）引起。多由于输液瓶清洁灭菌不完善或被污染，输入的溶液或药物不纯，输液器具灭菌保存不良，输液过程中未严格执行无菌技术操作原则等所致。

【预防和处理】

1. 严格执行无菌技术操作原则。输液前认真检查药液质量、输液器的包装及灭菌有效期，防止致热原进入体内。

2. 发热反应轻者，可减慢输液速度，报告医生协助处理。早期患者寒战时注意保暖（适当增加盖被或给予热水袋），出现高热后给予物理降温，严密观察生命体征和病情变化。

3. 重者须立即停止输液，重新更换输液器及药液。遵医嘱给予抗过敏和激素药物，进行对症治疗，必要时重新更换输液注射部位。

4. 保留余液和输液器以备检查。

（二）过敏反应

根据过敏反应的程度可将其分为三种：

1. 轻度过敏反应：在输液中或输液后发生，仅表现为皮肤瘙痒或荨麻疹，轻度神经性水肿和发热。

2. 中度过敏反应：除上述症状外，出现呼吸困难、哮喘、喉头水肿以及黏膜水肿和寒战等。

3. 重度过敏反应：表现为过敏性休克。面色苍白、口唇发绀，血压下降，四肢发冷，抽搐，意识丧失，大小便失禁等，须立即抢救。

【原因】

1. 输液制剂中所含药物引起的过敏。

2. 患者对某种微生物已产生抗体，而输液制剂或输液器又被同种菌体污染而引起。

3. 输液制剂中含有的抗原和患者曾接触的抗原有交叉反应。

【预防和处理】

1. 用药前询问患者药物过敏史，避免空腹输液。对过敏体质和首次用药者需要备好急救药物(如肾上腺素、地塞米松)和抢救设备。

2. 轻者无须处理，重者应立即停止输液，同时应用抗过敏药物。对于出现过敏性休克症状者，应按过敏性休克抢救处理。

(三)急性肺水肿

急性肺水肿也称为循环负荷过重。临床患者突然出现呼吸困难、不能平卧、面色灰白、发绀、烦躁、胸闷、咳嗽、咳粉红色泡沫痰等。听诊可闻及肺部湿啰音，心率快且不规则。

【原因】

1. 由于输液速度过快，短时间内输入过多的液体，使循环血量急剧增加，心脏负荷过重而引起左心衰、肺水肿。

2. 患者原有心肺功能不良，多见于患有慢性基础疾病的老年人或小儿，如急性左心功能不全等。

【预防和处理】

1. 严格控制输液速度和输液量，对有心肺疾病的患者以及老人、小孩尤应慎重。

2. 出现症状者立即减慢或停止输液，及时报告医生。

3. 安置患者头高脚低位或端坐位，两腿下垂，以减少静脉回流，减轻心脏负担。

4. 高流量给氧，最好给予20%~30%酒精湿化吸氧，减低肺泡内泡沫的表面张力。

5. 给予心电监测和血氧饱和度监测，严密观察病情变化。

6. 遵医嘱给予镇静、利尿、强心、解除支气管痉挛和血管活性药物等，积极进行对症处理。

(四)空气栓塞

空气栓塞是静脉输液治疗的重要并发症之一。少量气栓，对机体损害较小，而较大量的气栓则可阻塞肺动脉入口，引起严重缺氧，可造成患者立即死亡。重症患者低于10mL的气栓即可致命。临床表现：患者突然出现神志改变、烦躁、胸闷、胸痛、呼吸困难、咳嗽、喘息、发绀、濒死感、心率以及节律发生异常、血压下降等。听诊心前区可闻及持续响亮的“水泡声”。

【原因】

1. 输液时空气未排空。

2. 输液管连接不紧密。

3. 加压输液时无人守护。

4. 连续输液添加液体不及时。

【预防和处理】

1. 输液前排尽输液管内空气，输液过程中密切观察及时添加下组液体。加压输液时，应守护患者，防止发生意外。

2. 发生空气栓塞时立即置患者于左侧卧位并头低脚高位，此体位吸气时可增加胸内压力，且使右心室在上，肺动脉在下，从而减少空气进入静脉和避开肺动脉入口的概率。

3. 报告医生，给予高流量氧气吸入、心电及血氧饱和度监测等对症处理。有条件可行中心静脉导管抽出空气。

4. 严密观察病情变化并做好记录。

(五)静脉炎

静脉炎是局部最常见的并发症，表现为局部不适或有轻微疼痛；继而沿静脉走向出现条索状红线，局部组织伴或不伴有发红、肿胀、疼痛、灼热等。严重者穿刺处有脓液，伴有畏寒、发热等全身症状。采用美国静脉输液护理学会(INS)的判断标准分 4 级。1 级：穿刺部位有红斑，伴有或无疼痛；2 级：穿刺部位有红斑、疼痛，伴有或无水肿；3 级：穿刺部位有红斑、疼痛，且有静脉条纹形成，可触及索状物，长度<2.54cm；4 级：在 3 级的基础上，索状物长度≥2.54cm，并存在脓性渗出。

【原因】

1. 化学因素。静脉内输入各种高渗、高浓度、刺激性强的药物等，导致血浆 pH 值、血浆渗透压改变，静脉壁受损，同时加重受累血管的炎性刺激造成静脉炎的发生。

2. 物理因素。各种机械刺激损伤静脉壁而出现炎症反应。如操作穿刺技术不熟练，动作粗暴；选用不恰当的操作部位，针具导管管径太粗，固定方法不正确；药物温度过高或过低；输注速度过快，增加血管壁的侧压力等以上因素都可以使血管内膜受到损害导致机械性静脉炎发生。

3. 输液微粒污染。微粒指玻璃屑、橡皮塞、结晶物质等，一旦进入血管，可直接阻塞血管形成血栓而引起血管栓塞和静脉炎。

4. 感染。输液操作过程中无菌技术操作不规范，消毒不彻底等可引起局部静脉感染。

5. 机体因素。患者因疾病影响伴有机体抵抗力低下；身体过于肥胖、缺乏锻炼及年老体弱者，血管壁薄弱、血管弹韧性减弱等也易引起静脉炎发生。

【预防和处理】

1. 根据患者年龄、病情、穿刺点皮肤、血管条件等选择合适的输注途径和静脉治疗工具，制订适宜的输液计划。

2. 短期输液治疗宜选用外周静脉留置针，中长期输液治疗或使用各种刺激性强的腐蚀性药物时宜选用中心静脉导管或输液港。在不影响治疗的前提下尽可能选用小型号针具或较细、较短的导管。

3. 严格执行无菌技术操作，掌握药物配伍禁忌，合理控制输液速度。

4. 出现静脉炎症状时立即停止患肢静脉输液，将患肢抬高、制动，避免受压。早期禁止使用热敷。局部可使用 50%的硫酸镁或马铃薯切片湿敷，条件允许时给予喜辽妥药膏外涂。

5. 如有脓液分泌物，取分泌物进行细菌培养。合并全身症状，遵医嘱给予抗生素治疗。

6. 严密观察局部和全身情况，并做好记录。

(六)药物渗出与药物外渗

静脉治疗输注过程中可能发生不同程度的药物渗出与药液外渗，轻则局部肿胀疼痛，重则引起组织缺血、坏死，造成功能障碍。药物渗出是指非腐蚀性药液进入静脉管腔外的周围组织。药物外渗是指腐蚀性药液对静脉管腔外周围组织的影响。根据渗出严重程度临床分为五级：0 级：没有症状；1 级：皮肤发白，水肿范围最大直径<2.5cm，皮肤发凉，伴有或不伴有疼痛；2 级：皮肤发白，水肿范围的最大处直径在 2.5～15cm 之间，皮肤发凉，伴有或不伴有疼痛；3 级：皮肤发白，水肿范围最小直径>15cm，皮肤发凉，轻到中等程度疼痛，可能有麻木感；4 级：皮肤发白，半透明状，皮肤紧绷，有渗出，皮肤变色，有瘀斑、肿胀，水肿范围最小直径>15cm，可呈凹陷性水肿，循环障碍，轻到中等程度的疼痛，可为任何容量的血制品、发泡剂或刺激性液体渗出。外渗属于渗出临床表现分级的第 4 级。

【原因】

1. 药物因素。与药液浓度、pH 值、渗透性、药物本身毒性及Ⅰ型变态反应有关。

2. 护理人员因素。护理人员责任心不强，护理技术操作不熟练，穿刺方法不正确，穿刺部位选择不正确；对药物性质不了解，输液工具选择不当等。

3. 患者自身因素。患者血管弹性不佳，组织水肿或长时间休克，肢端末梢循环不良等易导致血管通透性增加。其次患者躁动、不配合治疗者易发生药液渗漏。

【预防和处理】

1. 充分稀释药物，尽量降低药物在血管内的单位浓度，减轻对血管壁的刺激。

2. 输注高渗液、抗肿瘤药物时，尽量选择弹性好、较粗静脉，避免选择关节处静脉。对老年人、糖尿病患者最好不选下肢静脉，同一静脉避免多次穿刺。

3. 对脆性大的血管采用小力度，小角度，缓慢平行进针，见回血后不再进针的穿刺技术。

4. 加强工作责任感，经常巡视患者，尤其对意识障碍患者，更要注意观察输液情况。同时加强卫生知识宣教，出现早期症状时应及时报告处理。

5. 发现药物渗出与药物外渗时即刻停止用药，抬高患肢，根据渗出药液性质、临床表现采取对症处理。

(1)无刺激性药物渗出，肿胀范围小可让其自行吸收。肿胀范围大，可用 50%硫酸镁湿敷。

(2)喜辽妥软膏局部外用，能改善血液循环，具有抑制渗出和加速炎性物质吸收的作用，联合其他药物外涂效果更好。

6. 观察与评估渗出或外渗局部组织的皮肤颜色、温度、感觉等变化及关节活动、患肢远端血运情况等，并做好记录。

(七)皮下血肿

静脉输液穿刺或拔针时处理不当易造成血管破裂，局部肿胀疼痛、瘀血青紫。

【原因】

1. 护理人员因素。护理人员对局部静脉解剖位置不熟悉，误伤动脉；静脉穿刺技术不熟练，动作不稳，固定手法不当；选择的针头过大与细小静脉不匹配；针头刺入深度不合适，过深过浅均易穿破血管壁；拔针后按压方法不正确或按压时间过短。

2. 患者自身因素。患者情绪紧张，穿刺时不合作；自身凝血功能差或拔针后按压不及时；血管条件差，常见于需要长期反复穿刺者及老年血管硬化或脆性增加，弹性差者；病情危重、体液不足、末梢循环不良者血管壁塌陷，易造成穿刺者判断失误。

【预防和处理】

1. 加强护理人员静脉治疗相关理论知识培训，勤练操作技能，提高穿刺成功率。

2. 穿刺前评估患者年龄、病情、穿刺处血管条件等，尽量选择弹性好、粗直血管。避免同一血管、同一部位反复穿刺。

3. 特殊情况做好预防处理，如心理恐惧、不配合的患者需要做好穿刺前沟通安抚工作；小儿患者可由两位护士配合协同完成；四肢循环不良者穿刺前可局部给予热敷，刺激血管扩张；凝血功能差者止血带捆扎时间不宜过长，穿刺尽量做到稳、准、快。拔针后适当延长按压时间，嘱患者输液肢体当日避免负重用力引发穿刺处血肿。

4. 密切关注穿刺部位的表现，一经发现穿刺部位出现血肿，应立即拔针，局部按压止血。血肿较小可不予处理，让其自行吸收。血肿较大者，早期可给予冷敷减少出血，24小时后局部热敷促进血肿吸收。

二、鼻胃管应用相关并发症

营养支持影响着患者手术后的康复，口腔颌面外科部分手术如头颈部肿瘤术后患者因口腔生理结构的改变，术后长时间不能由口进食。文献指出，术后不能经口进食或经口摄入量<50%营养目标量的患者，首选鼻胃管进食可满足个体营养所需。但同时鼻饲饮食也会引发多种并发症。主要包括机械性并发症(黏膜损伤，鼻饲管堵塞、脱出、误置)、胃肠道并发症(胃食管反流、误吸，腹泻，胃潴留)、感染性并发症(吸入性肺炎)和代谢性并发症(高血糖和低血糖)等。

(一)鼻咽部和食管黏膜损伤

临床表现患者有口腔及鼻黏膜糜烂、出血，咽部异物感、疼痛不适，吞咽困难等临床表现。有感染时，可出现发热。

【原因】

1. 操作者经验缺乏，对鼻咽部及食管解剖特点不熟悉，插管时动作粗暴，造成黏膜损伤。

2. 胃管管径过粗，质地较硬，置管后固定角度不当，均可对鼻咽部黏膜造成压力性损伤。

3. 患者本身对鼻胃管有抵触情绪，自行拔管后反复插管也易造成鼻咽部黏膜损伤。

【预防和处理】

1. 插管前与患者进行有效沟通，取得理解配合。对躁动的患者遵医嘱进行适度镇静，减少其躁动。

2. 评估患者鼻咽部情况，选择质地柔软、管径小的胃管。置管前用液状石蜡润滑管路，减少管路对黏膜的损伤。插管时动作轻柔顺畅，避免反复插管。

3. 置管后，胃管固定牢固，防脱落，并减少因牵拉、摩擦导致的过度刺激。

4. 长期鼻饲者，每日进行口腔护理及液状石蜡滴鼻润滑 1~2 次，防止口腔感染及鼻黏膜干燥糜烂。

5. 出现鼻咽黏膜损伤、出血、感染，报告医生进行止血等对症处理，需要时更换鼻孔重新置管。

（二）鼻胃管阻塞

鼻饲时回抽液体无效，食物不能经胃管注入或推注时有阻力。

【原因】

1. 注入了未充分研碎的食物、药物，以及鼻饲液与药物之间发生理化反应形成凝集块所致。

2. 鼻饲液的输注方式影响鼻饲液的流动，输入过慢可使鼻饲液与管壁粘着，导致鼻胃管的阻塞。

3. 鼻饲液过于黏稠，鼻饲后冲管不充分。

4. 鼻胃管在口内扭曲或胃内打结。

【预防和处理】

1. 每次给药或进食前后，须用 20~30mL 温水通过抽吸和脉冲式推注的方式冲洗鼻饲管。

2. 鼻饲管给药时，将固体药物充分研碎，完全溶解后方可注入。注入多种药物时，应将各类药物分别研碎注入，注意药物间的配伍禁忌，分开注射。

3. 灌注的鼻饲液不要太浓，且应掌握好灌注的速度。

4. 考虑鼻饲管在口内扭曲或胃内打结，应对管路位置进行调整固定。

5. 对已发生阻塞的鼻胃管在温水抽吸冲洗无效情况下，可使用 5%碳酸氢钠溶液 20~30mL 反复冲洗，使之再通。

6. 以上操作均无效时，应告知医师，需要时拔管后换管重新置入。

（三）鼻胃管脱管

【原因】

1. 患者意识不清或患者不耐受鼻胃管的刺激而自行拔除。

2. 鼻胃管固定方法不正确，固定胶布因患者出汗、皮肤油腻而脱胶。

3. 患者咳嗽、呕吐或活动时不慎将鼻胃管带出。

【预防和处理】

1. 插入鼻胃管前须与患者及家属做好沟通，意识不清患者适当进行约束。

2. 插管后胃管双固定，告知患者活动时避免牵扯。每班检查鼻部、面部皮肤情况，每 24 小时宜更换 1 次固定胶布。

3. 留置胃管存在一定程度的不适，如咽喉部等，护士巡视注意观察，给予心理安抚。需要时可调节管道固定的角度方向，以缓解患者不适。

4. 掌握正确的吸痰方法，避免反复刺激气管引起剧咳，使胃内压升高出现反流现象导致胃管吐出。

5. 鼻胃管脱落，根据病情重新评估，需要时更换胃管，重新置入。

（四）鼻胃管误置

放置鼻胃管时，因不慎可造成鼻胃管误入颅内（如筛板骨折的患者）、气管或支气管内，如患者意识障碍及生理反射减弱，此时误注入营养液将会导致严重的后果。

【原因】

1. 对鼻胃管所经过的解剖学通路不熟悉，或疾病引起正常解剖结构破坏。

2. 操作不熟练，方法掌握不当。

3. 老年、昏迷、全麻术后神志不清等患者，机体刺激反应较差，误入气管导致患者憋气、呛咳、呼吸困难不明显。

【预防和处理】

1. 熟悉正常的口咽、呼吸道及消化道的解剖，插管前需了解病情，认真检查患者鼻腔及咽部情况。

2. 掌握正规的操作方法，调整好体位。鼻胃管插入前涂适量润滑剂，插管时操作轻柔，向后向下逐渐推送鼻胃管，力量适度。

3. 反应迟钝、咳嗽反射减弱、颅脑骨折及严重颌面损伤的患者，插管的同时严密观察患者反应。插管后除常规定位外给予胸腹部 X 线片确认。

4. 一旦发生鼻胃管误置，应立即拔出，待患者休息片刻，重新置入。

（五）胃食管反流、误吸

指进食或非进食时，胃内容物经贲门、食管、口腔流出，在吞咽过程中进入声门以下呼吸道的过程。胃食管反流临床表现为患者酸性胃内容物反流至口腔，误吸是患者出现呛咳、呼吸困难、心率加快，咳出或经气管吸出鼻饲液的现象。

【原因】

1. 衰弱、年老或昏迷等患者，吞咽功能障碍，贲门括约肌松弛，较易发生液体返流，误吸至气管。

2. 术后患者胃肠功能减弱，胃排空延迟，胃食道反流率较高。

3. 鼻饲注入的速度过快，一次注入量过多，导致胃内容物过度潴留，腹压增高而引起返流。

4. 因术中出血及术后切口渗血，血液随吞咽进入患者胃内，在胃酸的作用下形成酸性血红蛋白，刺激胃黏膜，引起患者恶心、呕吐造成误吸。

【预防及处理】

1. 放置胃管的长度因人而异，置入胃管的深度在常规基础上可增加 5~10cm，总长达 55~70cm，以保证鼻饲管全部侧孔在胃内并到达幽门部，减少患者因咳嗽、吸痰、体位突然变动等刺激造成食物反流。

2. 胃管固定牢固，每次鼻饲前需判断胃管是否在正确位置及胃内容物潴留情况。

3. 患者术后首次置入胃管鼻饲前，可用少量温开水或 5%葡萄糖氯化钠溶液注入—抽出—再注入的循环方式进行洗胃，可清除误咽入胃的血液，减少呕吐误吸。

4. 病情允许的情况下，鼻饲输注期间应抬高床头 30°~45°。每次鼻饲注食速度 15~30min，鼻饲量 200~300mL，温度 38~42℃为宜。喂食后 30 分钟内不能翻身拍背或改变体位。

5. 鼻饲间歇时间 2~3h。临床上可以根据患者的个体差异、主观感受适当调整频率及饮食量。

6. 胃肠道动力不足患者，遵医嘱给予胃肠动力药，如甲氧氯普胺、红霉素；或使用抗反流药物，如枸橼酸莫沙必利片，防止误吸。

7. 术后谵妄患者胃管留置期间，注意适当约束。鼻饲时严密观察病情变化，防误吸。

8. 鼻饲喂养期间保持口腔清洁卫生。当患者出现呛咳、呼吸困难时，应立即停止鼻饲，取头低侧卧位，吸出气道内吸入物，保持呼吸道通畅并密切观察病情变化。

(六)腹泻

患者出现大便次数增多，每日超过 3 次，含水量在 80%以上且不成形。伴有(或无)腹痛，肠鸣音亢进等症状。严重的腹泻会引起电解质紊乱、大便失禁、压疮等问题。

【原因】

1. 鼻饲液配置或喂养过程中无菌技术操作执行不严，鼻饲液、鼻饲注射器或营养袋被细菌污染。

2. 管饲营养液浓度过高，注入速度过快，量过大，温度过低。

3. 由于使用低渣营养液，水分较多，纤维成分不足，易形成水样便。

4. 长期大量抗生素的使用，导致肠道菌群失调。

5. 身体不耐受，对牛奶、豆浆或营养液过敏或不消化。

【预防和处理】

1. 严格无菌操作规程，正确进行手卫生。鼻饲注射器或营养袋每次使用后彻底清洗，每日更换一次。管饲饮食易现配现用，打开但未使用的营养制剂，放入冰箱 2~6℃储存，有效期为 24h，勿用过期的营养制剂。

2. 宜采用间歇滴注，速度不得过快。开始先缓慢注入，随后根据患者耐受力而加快注入速度，浓度由低到高，量由少到多。

3. 临床加强病情观察，注意观察患者对鼻饲的耐受情况。对不能耐受饲液配方而诱发腹泻者，需及时调整处理，适量增减其中的纤维素、乳糖等。推荐使用含可溶性纤维素的肠内营养(EN)制剂，在满足患者营养需求的同时减少腹泻的发生。

4. 患者腹泻时，护士应报告医师，查明原因。如果考虑鼻饲营养作为腹泻的主要原因，可以改变鼻饲输入速度、调整营养液配方、总量或温度。推荐危重症患者选择小肽类及整蛋白营养液，对于乳糖不耐受的患者，推荐给予无乳糖配方的 EN 制剂。

5. 严重腹泻者，遵医嘱给予止泻对症处理，同时注意观察患者精神状态、尿量和大便性质、次数和量，是否出现脱水症状等，必要时停止鼻饲饮食。

6. 腹泻频繁者注意保持肛周皮肤的清洁干燥，预防皮肤并发症的发生。

（七）胃潴留

手术后患者因机体应激反应导致胃肠道血流灌注急剧下降，同时肠胃蠕动功能减弱，消化功能受到影响，从而导致胃潴留的发生。临床患者出现消化不良、腹胀、腹痛、便秘等现象。

【原因】

1. 手术应激刺激胃肠黏膜产生不同程度的缺氧、水肿等症状，胃肠蠕动功能减弱，胃肠的排空速度减慢。

2. 重症或长期卧床患者胃肠功能差，胃动力不足。

【预防和处理】

1. 每日评估患者胃肠道功能，如胃胀、呕吐、腹痛、腹胀、腹泻、便秘等症状。

2. 每次喂养前应检查胃残余量（GRV）；重症患者持续经泵输注时，宜每隔 4h 监测 GRV。

3. 若 GRV>250mL，宜减慢或暂停喂养，抬高床头，遵医嘱调整喂养方案或使用促胃肠动力药物。

4. 若 GRV>500mL，宜结合患者病情考虑暂停喂养，遵医嘱行肠外喂养。

5. 病情允许情况下，鼓励患者进行床上或床下主动、被动活动，促进胃肠蠕动。

（八）吸入性肺炎

胃内容物反流、误吸至气管，若处理不及时，可造成吸入性肺炎，甚至窒息，是较严重的并发症之一。临床表现患者发热、咳嗽、咳痰增加、频繁呛咳，肺部闻及湿啰音和水泡音，胸片提示有渗出性病灶或肺不张。

【原因】

1. 同胃食管反流、误吸的原因。

2. 胃管置入深度不够，鼻饲时体位不当，鼻饲量一次易注入过多等导致胃内容物反流引起。

3. 气管切开患者，鼻饲前口腔分泌物未及时清理，误入呼吸道。

【预防和处理】

1. 同胃食管反流、误吸的预防及处理。

2. 加强对反流及误吸的监测，观察患者口腔内有无胃内容物、有无呛咳；

3. 对于吞咽困难、呛咳能力差的患者，注意观察血氧饱和度改变和有无呼吸困难等。

4. 鼻饲前清理呼吸道分泌物。气管切开患者，将气管导管的囊内压维持在 25～

$30cmH_2O$，气囊充气应安排在鼻饲前 15min 进行。

5. 鼻饲喂养期间口腔护理 2～3 次/日，保持口腔卫生是预防吸入性肺炎的最有效措施。

6. 发生吸入性肺炎，应报告医生给予合理使用抗生素，必要时使用纤维支气管镜吸出反流物。

(九) 高血糖或低血糖

【原因】

1. 术后高营养的补充，营养液中糖分含量过高；术后应激反应致使机体肾上腺激素含量增加，加快了代谢速度，均导致血糖升高。

2. 鼻饲饮食时间不规律，长期鼻饲使患者对高浓度糖已经适应，若突然停止，患者会出现低血糖表现。

【预防和处理】

1. 鼻饲饮食营养液常为人工配置膳食及医疗厂家生产的肠内营养混悬液。对于危重症患者，通常使用成品的肠内营养制剂，保证营养的全面稳定。

2. 鼻饲规范操作，注意剂量、浓度、鼻饲间隔时间。患者停止鼻饲饮食避免过激，应逐步过渡。

3. 需要时遵医嘱监测血糖，出现异常及时报告医生处理。

三、导尿管应用相关并发症

导尿及留置导尿是全麻手术术前常用的护理操作之一，用以观察患者的尿量及肾功能，保证手术顺利进行。但临床上常因操作和导尿器具的原因而出现一些并发症，如导尿管相关性尿路感染、尿道黏膜损伤、导尿管脱落和漏尿等，应做好防范应对措施。

(一) 尿路感染

尿路感染是指各种病原微生物在机体尿路中生长、繁殖，侵犯尿路黏膜或组织而引起的炎症性病变。临床表现为尿频、尿急、尿痛、腰腹部疼痛等，伴有体温升高等全身症状。术后患者留置尿管是引起尿路感染的主要原因。根据美国疾病控制中心的资料，院内尿路感染率在美国院内感染中占 42%，居感染率首位。日本广岛大学泌尿系调查了 2772 名住院患者，尿路感染者占感染总数的 33%，其中 93%是因为尿道置管引起的。而国内研究发现，尿路感染约占医院内感染的 40%左右。Saint 等(2001)报道需短期导尿的患者采用银合金导尿管可显著减少尿道感染和菌血症的发生率。尿路感染的发生与使用导管的方法、持续时间的长短、导尿管的质量及宿主的易感性有关。

【原因】

1. 尿道黏膜受损：完整的尿道黏膜是防止细菌侵入，抵御泌尿系统感染的主要防线和屏障，而导尿这一侵入性操作有可能损伤尿道黏膜，使细菌乘虚而入，造成菌尿。

2. 导尿时带入细菌：正常情况下，膀胱内是无菌的，但前尿道口却不能保持无菌，导尿时无菌操作不正规，消毒不严格或被污染，可将尿道口的细菌带入膀胱，造成菌尿。

3. 细菌逆行侵入：细菌可经导管外进入膀胱，这是细菌主要的侵入途径。也可经导尿管的末端与集尿袋的连接处侵入，还可经集尿袋的放尿口处侵入。

4. 患者自身易感因素：年龄≥65 岁、绝经后及妊娠期妇女、少尿、营养不良者等；患有泌尿系统疾病(如前列腺增生、泌尿结石等)、各类慢性疾病(糖尿病、晚期肿瘤)或长期卧床患者。

【预防和处理】

1. 做好病情观察，鼓励患者多饮水，每日评估患者体温、排尿情况及尿液性质等。

2. 严格无菌操作，掌握导尿和留置导尿的适应证，插管前必须对导尿管进行润滑处理，轻柔推送导尿管，避免损伤尿道黏膜。

3. 保持会阴部清洁，建议使用温水(41~43℃)每日清洗会阴部 2 次。

4. 改进传统的留置导尿方法，采用密闭式引流系统，即在插管前，将导管连接引流袋，导尿管插入膀胱后尿液直接流入引流袋内，不需要用止血钳夹闭管端，免去用弯盘接尿，减少感染机会。

5. 普遍认为尿袋受细菌污染的程度高于留置尿管，细菌感染的途径很可能是从尿袋的开关处进入，再经引流管逆行到留置尿管，或贮尿袋未放置在膀胱水平之下等。建议使用带取样口的抗反流集尿袋，防止尿液逆流。长期留置尿管者，建议使用硅胶材质的导尿管。

6. 出现尿路感染症状或体征时，应报告医生及时行抗泌尿道感染治疗。

(二)尿道黏膜损伤

临床表现患者尿道出血，主诉尿道疼痛，排尿时加重。严重者可见尿道撕裂。

【原因】

1. 操作者对尿道生理解剖和留置尿管材料相关知识不熟悉，操作技术不熟练，尿管太粗，操作粗暴，插管时易引起尿道黏膜水肿出血。

2. 患者对留置导尿不配合，自行牵扯导尿管造成尿道损伤；其次翻身或活动时导尿管过度牵拉，也可造成尿道损伤。

【预防和处理】

1. 留置导尿前与患者沟通，解除其思想顾虑，取得理解配合。

2. 选择型号适宜的气囊硅胶尿管(成年男性采用 12~16F，女性采用 16~18F，对前列腺肥大、尿道狭窄的患者，应选择型号相对较小的弯头导尿管)。插管前对导尿管进行液体石蜡润滑处理，或辅助丁卡因胶浆尿道表面麻醉等，此法对尿道黏膜损伤小，同时能提高患者的舒适度。

3. 加强对留置导尿管患者的健康宣教，告知留置期间的注意事项，不可随意过度拉扯导尿管。对于意识障碍、躁动者可适当约束。

4. 发生尿道黏膜损伤时，遵医嘱采用抗感染止血等对症治疗。

(三)导尿管脱落和漏尿

【原因】

1. 长期留置导尿管及老年患者尿道括约肌松弛。

2. 气囊漂浮于尿道口之上，气囊与尿道内口贴合不严密。

3. 导尿管固定方法不正确。

【预防和处理】

1. 年老体弱、长期卧床的患者，特别是女性，应选择型号较大，管腔较粗的尿管。

2. 使用带气囊的导尿管，将导尿管插入膀胱后向气囊内注入空气或生理盐水 5~10mL。引流管要留出足以翻身的长度并固定在适当位置，以免翻身不慎拉出导尿管。如年龄偏大，尿道口松弛者囊内液体量可适当增加到 15~20mL，能有效防止尿液外渗及尿管脱出。

3. 因导尿管气囊刺激引起漏尿时，应在不使导尿管脱出又有最佳导尿效果的原则下，减少注入气囊内的液体或选用气囊容积小的导尿管。一旦发生漏尿，评估继续留置的必要性，考虑漏尿是否与气囊液体不足有关，及时补救，必要时拔管更换，重新置入。

(四)膀胱功能损伤

临床表现为患者于拔除尿管后出现尿频、尿失禁，排尿困难、下腹胀痛，甚至再次发生尿潴留。

【原因】

1. 由于留置导尿管期间长期开放引流，没有间歇性夹管，导致膀胱括约肌张力减退，膀胱功能障碍，拔除导尿管后出现排尿困难。

2. 泌尿系统感染时，膀胱刺激征症状严重，影响排尿，导致尿潴留。

3. 手术过后伤口疼痛或恐惧、紧张，抑制副交感神经，使排尿反射弧受到影响，膀胱逼尿肌松弛无力，尿道括约肌张力增加，导致排尿困难。

4. 少数患者，如伴有前列腺炎的老年患者等，插管时选择的导管不合适或操作中动作粗鲁而损伤了尿道黏膜导致尿道黏膜水肿。

【预防和处理】

1. 做好患者的心理疏导工作，选择合适的导尿管，操作中注意动作轻柔。

2. 留置导尿期间注意训练膀胱反射功能。可采取间歇性夹管方式：夹闭导尿管，根据膀胱充盈情况，每 3~4h 开放 1 次，使膀胱定时充盈排空，促进膀胱功能的恢复。

3. 每日评估留置导尿管的必要性，尽早拔除导尿管。

4. 留置导尿患者的拔管最佳时期是在膀胱充盈时，这样能大大提高患者自然排尿的成功率。

5. 如发生尿潴留，在采取诱导排尿等措施无效的情况下，需重新留置导尿管或再次导尿。

(五)虚脱和血尿

【原因】

一次性大量导尿引起腹压突然降低，大量血液滞留于腹腔血管内，导致血压降低，或因膀胱突然减压，膀胱黏膜急剧充血，引起血尿。

【预防和处理】

1. 膀胱高度膨胀及极度虚弱患者，首次放尿不超过1000mL。

2. 边引流排尿边观察患者的反应，如遇异常情况应停止操作。

四、深静脉置管并发症

深静脉置管术临床应用广泛，具有方便、快捷、避免反复穿刺、输液速度快的特点，解决了临床治疗中的各种困难，保护了患者的静脉，为抢救患者提供了可靠便捷的治疗通道。临床常见并发症的预防和处理方法如下：

(一)穿刺处渗血

穿刺点可见淡红色血液渗出，无菌纱布被渗湿。

【原因】

1. 患者凝血功能异常。

2. 穿刺针过粗而置入导管过细。

3. 穿刺时穿刺针直接进入血管。

4. 置管后，置管侧关节活动过多，导管固定不牢。

【预防和处理】

1. 置管后24h内应严密观察穿刺处渗血、渗液情况。

2. 置管前常规检查凝血功能，凝血机制较差者穿刺后局部按压制动30min，24h内限制置管侧上肢过度活动，或用弹力绷带加压包扎固定24h。

3. 穿刺前评估患者血管情况，选择合适的穿刺针及置入导管。

4. 穿刺时先在皮下行走一段后再进入血管。

5. 告知患者置管后一周应减少肘关节活动。

6. 正确固定导管：①消毒后充分待干；②体外导管呈S形放置；③透明敷料无张力粘贴：透明贴膜中心对准穿刺点，放置后先捏牢导管，做好“塑形”，然后按压整片透明敷料。

7. 置管后24h更换一次敷料，以后每周换药一次。若局部出现渗血、渗液，酌情增加换药次数。

(二)血肿

血肿一般不会很大，也不容易引起大出血，只是穿刺局部隆起，可表现为局部皮肤呈青紫色。

【原因】

1. 在同一部位反复穿刺。

2. 穿刺时方法不正确用力过大，针头穿透了血管壁。

3. 老年患者或过度消瘦患者，血管壁及血管周围结缔组织薄弱，导致血液漏出。

4. 凝血功能障碍或服用抗凝剂患者，拔管后未延长按压时间。

5. 穿刺时误入动脉。

【预防和处理】

1. 操作者应该熟悉并掌握所穿刺静脉局部的解剖特点，穿刺手法正确，或在超声引导下穿刺，避免盲目穿刺，反复穿刺，导致皮下或深部血肿。

2. 穿刺成功后，需确定穿刺的血管是否为静脉，如为动脉，需立即拔除并加压按压15分钟以上。

3. 严格掌握置管适应证，严重出血、凝血功能障碍者禁作中心静脉置管。服用抗凝剂患者，拔管后需延长按压时间。

4. 如一侧穿刺不成功，需更换另一侧穿刺，避免在同一部位反复穿刺。穿刺过程中患者应体位摆放正确，导管置入不畅时切勿强行插入，以防损伤血管。

（三）静脉炎

临床表现主要是沿穿刺点向上出现局部红肿。

【原因】

1. 操作者未严格执行无菌操作。

2. 患者对导管材质过敏，导管型号不匹配。

3. 穿刺时患者紧张导致血管收缩痉挛，送管困难，摩擦力增加。

4. 长时间输入高浓度、刺激性强的药物。

【预防和处理】

1. 操作者应严格执行无菌操作技术，置管前严格消毒局部皮肤，消毒范围大于10cm，穿刺时送管动作轻柔，置管后定期换药。

2. 置管前应评估患者血管的情况，选择粗直弹性好的血管和型号匹配的导管，应选择导管内腔数量最少，对患者创伤最小，外径最小的导管。

3. 置管前告知患者注意事项，减轻患者的紧张不适。

4. 置管后，每日观察局部情况，发生静脉炎及时处理。（详见输液并发症静脉炎处理）

（四）导管相关性感染

局部表现：穿刺部位红、肿、热、痛等炎症表现，甚至有脓性分泌物；全身表现：寒战、高热，呈稽留热或弛张热型，脉速、呼吸急促、头痛、烦躁不安等。化验白细胞计数明显增高，核左移，血细菌培养可呈阳性。

【原因】

1. 未严格执行无菌技术操作。

2. 患者免疫力低下。

3. 导管留置时间过长，未及时拔除。

4. 穿刺部位污染，如股静脉穿刺。

5. 冲封管方式不当，血液在导管内凝滞，增加了感染的风险。

【预防和处理】

1. 严格遵守无菌操作规程，使用严格的无菌隔离预防措施。

2. 在进行置管和更换敷料消毒皮肤时，应待皮肤消毒剂充分干燥。

3. 穿刺部位保持清洁干燥，选择透明敷料便于观察。纱布敷料每 48 小时更换一次，透明敷贴至少每 7 天更换一次。当敷贴被污染或可疑污染，应及时更换。

4. 使用正压冲洗技术，尽可能减少血液回流至血管通路装置内。

5. 各种置管根据患者病情留置时间越短越好。当出现未能解决的并发症，终止治疗或确实不需要时，应该拔出血管通路装置。

（五）导管相关血栓（CRT）

导管相关血栓是指导管外壁或导管内壁血凝块的形成，是血管内置管后常见的并发症之一，包括管腔内血栓，纤维鞘、有/无症状的静脉血栓、血栓性静脉炎。血管内置管常见于中心静脉导管（CVC）和经外周穿刺中心静脉导管（PICC）以及血管介入手术用导管。导管相关血栓临床症状表现为：穿刺上肢、颈部、颜面部肿胀和疼痛，肿胀部位皮肤发红或呈暗红色，有患肢或颈部活动困难，患肢与健康的肢体尺寸不一致，液体不通畅，甚至堵塞。影像学检查支持血栓形成。

【原因】

1. 静脉瘀滞。久病卧床、术后长期卧床、心力衰竭患者，活动减少，血流缓慢，置管时间越长，血栓发生率越高。

2. 内膜损伤。置管穿刺损伤了血管内皮，造成局部血管器械性损伤，发生生理性止血。

3. 血液处于高凝状态。肿瘤、老年患者血液处于高凝状态，纤维蛋白的溶解性低，血液黏稠度增加。

4. 导管因素。导管粗细与血管腔内径不匹配，导管直径粗或血管细，导管头端置入位置过浅，血栓发生率高。聚氨酯和硅胶材料导致血管损伤和继发感染的比例明显低于聚氯乙烯、聚乙烯材料。

5. 置管部位。股静脉置管血栓发生率高。

【预防和处理】

1. 选择正确的穿刺路径，中心静脉置管优选锁骨下静脉、颈内静脉等。

2. 选择合适的导管，宜选择质地柔软、导管内腔数量最少、外径最小的导管。

3. 熟练穿刺，遵循无菌原则，PICC 置管确保导管尖端位于上腔静脉，定期测量上臂围。

4. 使用正压冲洗技术，尽可能减少血液回流至血管通路装置内。

5. 对于血液黏稠度高的患者，可口服药物降低血液黏稠度，预防血栓形成。

6. 各种置管根据导管使用说明及患者病情，终止治疗或确实不需要时，应该拔出血管通路装置。

7. 一旦形成静脉血栓，根据患者情况行抗凝、溶栓、手术治疗，必要时拔除导管。

（六）空气栓塞

深静脉置管中，颈内静脉或锁骨下静脉置管时，可出现空气栓塞。轻者无症状，进入气体量大者感到胸部异常不适，随即发生呼吸困难和严重发绀。

【原因】

1. 当患者处于低容量状态时，行颈内静脉或锁骨下静脉置管穿刺前未取头低位，穿刺进入静脉后，一旦撤除注射器与大气相通，由于心脏的舒张而将空气吸入心脏。

2. 输液和注射时未将空气排完，输液过程中输液器脱落，留置导管有漏缝或加压输入无人在旁看守，输液结束时未及时发现导致气体进入患者体内。

【预防和处理】

1. 操作前摆好患者体位，颈静脉穿刺，头部低位 20°，在呼气状态时插管。

2. 认真检查留置导管、输液管的质量；加强巡视，密切观察导管是否固定牢固，有无脱出；及时更换液体，防止滴空，进行输液和静脉注射液体前排净空气；加压输液输血应由专人看护；尽量避免开放式输液。

3. 进入少量空气，可通过深静脉导管抽出含气泡的血液。

4. 大量气体进入人体后，应立即置患者于左侧卧位、头低足高位。报告医生，给予高流量吸氧、心外按压等对症处理。严重者应用表面张力活化剂。

(七) 导管断裂

日常维护时发现外露导管已破损，或滴入液体时穿刺部位肿胀、疼痛、渗液，拔出导管时发现导管断裂。若远端断裂折断可随血流进入右心，甚至进入肺动脉造成严重后果。

【原因】

1. 导管质地差，术后患者活动频繁或导管日常维护固定时过度弯曲，导致导管破损折断。

2. 置管操作时，违反操作规程，PICC 置管中，拔出插管鞘时，用力按压插管鞘末端导管，使导管损伤导致后期断裂于静脉管腔内或拔管用力过大，导致导管折断。

3. 置管位置过低，患者活动剧烈时，易导致导管破损断裂。

4. 导管留置期间，使用 10mL 以下注射器冲封管，管内压力过大导致导管破损断裂。

【预防和处理】

1. 置管前检查导管的质量，选择材质好的导管。

2. 合理选择穿刺部位，避免患者活动导致导管折断。

3. 遵守操作规程，拔出插管鞘时，应于插管鞘末端远处按压导管。

4. 导管固定时，体外导管呈 S 形放置，避免过度弯曲。

5. 日常维护时使用 10mL 以上注射器，正压冲封管。

6. 拔除留置导管时，用力适当，切勿强行拔管。

7. 如导管折断留于静脉管腔内须采用外科手术，将导管取出。

8. 加强患者健康宣教，置管期间避免剧烈运动。

（吴　玲　徐佑兰）

第三节　输血并发症

围手术期输血对于纠正血容量的丢失，提高红细胞的携氧能力，改善微循环，补充胶体成分和凝血因子具有重要的临床意义，是大手术、严重创伤患者非常重要的治疗措施。然而输血过程中或输血后可能会发生不良反应，有文献指出输血不良反应发生率可达1%~10%。根据病因分类有免疫性和非免疫性反应。根据发病时间先后可分为急性(发生于输血过程中或输注后24h内)和迟发性(发生于输注血液制品24h后至数日、数周或数月)。根据其是否会传播疾病分为传染性疾病和非传染性疾病。为有效保障临床输血安全，医护人员应重视临床预防，同时加强输血病情观察，及时识别，正确处理。

一、发热反应

发热反应是输血最常见的反应。发生在输血过程中或输血后，患者表现为寒战、发热、头痛、肌肉痛、恶心及无痰性咳嗽，个别可出现低血压、胸痛及呼吸困难等。

【原因】

1. 致热源污染血液、保存液或输液用具。

2. 机体免疫反应引起发热，常见于反复输血或多次妊娠的受血者。

3. 输血过程中无菌技术操作执行不严，造成污染。

【预防和处理】

1. 严格掌握输血适应证，控制输血量和次数，积极推广成分输血。

2. 输血前应加强对体温的监测，发热者应尽快将体温控制在正常范围后再输血。

3. 严格血液、保存液或输液用具管理，输血时执行无菌技术操作。

4. 输血时密切观察病情变化，做好记录。一旦发生发热反应，根据病情轻重采取对应处理。①反应轻者，减慢输血速度，症状自行缓解。②反应重者，立即停止输血，更换输血器，以生理盐水维持静脉通畅。遵医嘱对症处理。保留余血和输血器，上报输血科。

二、过敏反应

多数患者过敏反应发生在输血后期或将结束时。轻重不一，轻度出现皮肤瘙痒、荨麻疹；中度出现血管神经性水肿。常见于面部眼睑、口唇水肿，也可发生喉头水肿，出现呼吸困难，两肺闻及哮鸣音，重度发生过敏性休克。

【原因】

1. 患者是过敏体质，对某些物质易产生过敏反应。

2. 献血员在献血前用过可致敏的药物或食物，使输入血液中含致敏物质。

3. 多次输血患者，体内可产生过敏性抗体，当再次输血时，抗原和抗体相互作用发生过敏反应。

【预防和处理】

1. 采血前评估献血员身体状况，询问其过敏史，勿选用有过敏史的献血员。

2. 献血员在采血前4h内不吃高蛋白和高脂肪食物，宜用少量的清淡饮食或糖水。

3. 发生过敏反应时，立即报告医生。轻度减慢输血速度，适当给予抗过敏药物，症状可缓解。中重度立即停止输血，以生理盐水维持静脉通畅，遵医嘱抗过敏药物和激素对症处理。行心电及血氧饱和度监测，呼吸困难者给予高流量吸氧，严重喉头水肿者行气管切开，保持呼吸道通畅；循环衰竭者应给予抗休克治疗等。

4. 密切观察病情变化，做好记录。

三、溶 血 反 应

溶血反应是输血最严重的反应，系由于供受者血型抗原-抗体不合引起的，包括 ABO 血型不合、Rh 血型不合等，分为急性和迟发性两种。急性临床表现轻重不一，轻者发热，重者在输血 10~15mL 即可出现症状。常分为三个阶段，第一阶段：受血者血清中凝集素与输入血中红细胞表面的凝集原发生凝集反应，红细胞凝集成团阻塞部分小血管。患者出现头痛，面部潮红，恶心呕吐，四肢麻木，腰背部剧痛等。第二阶段：凝集的红细胞发生溶解，大量血红蛋白释放到血浆中，临床出现黄疸和血红蛋白尿，伴有寒战，高热，心率增快，血压下降，呼吸困难，发绀等。第三阶段：血浆中的大量血红蛋白在肾小管中遇酸性物质形成结晶阻塞肾小管。同时抗原抗体相互作用导致肾小管内皮坏死脱落，进一步加重肾小管阻塞。患者出现少尿，无尿，管型尿和蛋白尿，高钾血症，酸中毒等，严重者出现进行性肾衰，弥散性血管内凝血甚至死亡。

迟发性溶血性输血反应临床较少见，常发生于输血后 1~4 周，同时伴有寒战、发热、乏力、黄疸、血胆红素升高等症状。

【原因】

1. 输入异型血，即供受者血型不合造成血管内溶血。

2. 输入变质的血液：输血前红细胞已变质溶解，常因血液贮存、转运不当，血液受细菌污染或加入药物等引起。

【预防和处理】

1. 加强责任心，输血前认真执行查对制度，输血中遵守无菌技术操作原则。

2. 发生溶血反应处理：

(1)立即停止输血，报告医生。

(2)更换输液器和药液，保持静脉通路通畅。

(3)给予高浓度面罩吸氧，保持呼吸道通畅。

(4)双侧腰部封闭，用热水袋热敷双肾区解除肾小管痉挛。

(5)遵医嘱积极对症处理，如快速大量补液，碱化尿液。预防急性肾功能衰竭，注意观察尿色，记录尿量。使用激素抑制体内抗原抗体反应，同时注意保护胃肠黏膜。抗休克，保持血容量和血压稳定，预防及纠正 DIC。若发生肾功能衰竭行血液透析治疗，严重病例应尽早进行血浆置换治疗。

(6)密切观察病情变化，遵医嘱行心电及血氧饱和度监测，做好记录。

(7)心理护理：做好患者及家属的沟通解释，消除紧张恐惧心理。

(8)将输血材料及剩余血液留存备查，必要时采集新鲜尿标本及将另一只手臂采集的血标本送输血或检验科检查。

四、与大量输血有关的并发症

大量输血系指 24h 内输注红细胞≥10U 或输血超过患者的总血容量；或 1h 内输注红细胞≥4U 并还需输注；或 3h 内输血达到补充总血容量的 50%。常见于严重创伤或出血量大的手术，但短时间内大量输血易并发循环负荷过重、出血、枸橼酸钠中毒、体温下降等不良反应，因此在输血中给予有效的预防及干预十分必要。

1. 循环负荷过重

【原因】

短时间快速输入大量血液，循环血量急剧增加，使心脏负荷过重引起。多见于心脏代偿功能减退的患者。

【预防和处理】

(1)根据患者的心肺功能情况及血容量确定输血量。

(2)注意对肢体的保暖，使周围血管扩张，可防止心脏负荷过重。

(3)必要时在输血前使用利尿剂和(或)强心剂。

(4)输血时须专人负责记录患者输血、输液量及排尿量，注意出入平衡。

(5)如发生心衰，立即停止输血，并给予脱水、利尿、加压给氧和静脉注射速效洋地黄进行强心治疗。

2. 出血倾向

临床表现皮肤、黏膜瘀斑，或手术后伤口渗血不止。

【原因】

(1)大量输血，由于库血中的血小板破坏较多，使凝血因子减少而引起出血。

(2)大量输血导致患者机体病理生理因素、稀释性因素、消耗性因素、组织损伤性因素等相互作用，相互影响，从而严重影响了创伤患者的凝血功能。

【预防和处理】

(1)短时间内输入大量库血时，应密切观察患者意识、血压、脉搏等变化，注意皮肤、黏膜或手术伤口有无出血。

(2)严格控制输血量。每输入库存血3~5U，应补充鲜血1U。

(3)临床出现出血倾向，应查明原因，针对性地补充血小板或各种凝血因子等。

3. 枸橼酸钠中毒反应

临床表现有手足抽搐、出血、血压下降、心率缓慢、心室纤维颤动等表现，甚至发生心跳停止。

【原因】

大量输血使大量枸橼酸钠进入机体，在肝功能不全、低温或休克情况下，枸橼酸钠尚未氧化即和血中游离钙结合而使血钙下降，以至凝血功能障碍，血管收缩不良和心肌收缩无力等。

【预防和处理】

(1)严密观察，大量输血注意监测血气和血电解质。

(2)输入库血1000mL以上时，须按医嘱静脉注射10%葡萄糖酸钙或氯化钙10mL，以补充钙离子。

4. 低体温

临床表现患者发冷、寒战，皮肤冰冷，心律不规则，体温降至35℃以下。

【原因】

(1)输入血液温度过低或输血过快、过量。

(2)患者紧张恐惧或自身条件差，对冷刺激敏感。

【预防和处理】

(1)快速输血时将房间温度控制在24~25℃。有条件时使用输血加温器。

(2)注意为患者保暖，提供心理支持，缓解紧张情绪。

(3)密切观察患者体温变化并记录。

(吴　玲　徐佑兰)

第四节　颌面外科护理技术操作相关并发症

一、口腔护理及口腔冲洗并发症

口腔颌面外科患者手术后伤口多在口内，且存在不同程度的面部肿胀疼痛，同时颌间牵引固定等致张口困难，造成口腔自洁等生理功能有所下降，出现口腔异味、牙龈炎或伤口易感染等状况。为确保患者口腔的清洁，减少并发症风险，口腔颌面外科患者术后采用口腔护理及口腔冲洗清洁效果更优。但同时口腔冲洗因操作不当或吸引不及时易造成口腔黏膜损伤及出血、窒息，甚至吸入性肺炎等并发症，临床需加以注意风险防范。

(一)口腔黏膜损伤及出血

临床表现为患者口腔黏膜受损，形成溃疡，严重者出血，患者有疼痛感。

【原因】

1. 护理人员因素。口腔护理时护理人员动作粗暴，使用开口器协助张口方法不正确或力量不当，吸引时负压过大，漱口液温度过高或浓度不当等。

2. 患者自身因素。口腔有感染及凝血功能差者，烦躁不安或操作不配合者，易造成患者口腔、牙龈或口腔黏膜损伤。

【预防和处理】

1. 操作前评估患者意识、病情、口内伤口及卫生状况。与患者沟通，取得理解配合。

2. 开口器使用时包上纱布，从臼齿处放入，牙关紧闭者不可使用暴力使其开口。

3. 为患者进行操作时，动作应轻柔细致，调节负压吸引压力为80~120mmHg。口内伤口处避免直接冲洗、吸引。

4. 对凝血功能机制差、有出血倾向的患者，避免止血钳的尖端直接触及患者口腔黏膜造成损伤。

5. 发生口腔黏膜损伤，应用朵贝尔氏液、呋喃西林液或0.1%~0.2%双氧水含漱；如有口腔溃疡疼痛时，溃疡面用西瓜霜或锡类散吹敷，必要时可用利多卡因喷雾止痛。出血较多时应进行止血处理。

(二)窒息

临床表现为患者呼吸困难、缺氧、面色发绀，严重者出现面色苍白、四肢厥冷、大小便失禁、鼻出血、抽搐、昏迷，甚至呼吸停止。

【原因】

1. 操作人员责任心不强，有义齿的患者，操作前未将义齿取出，操作时义齿脱落，造成窒息。

2. 操作时患者体位摆放不适宜，口内冲洗时冲洗速度过快，口内冲洗液过多未能及时吸引。清洁口腔时棉签头部棉球松脱，导致窒息。

【预防和处理】

1. 操作前与患者讲明操作方法和注意事项，使之主动配合，若有不适可用手势提示，避免发生呼吸道窒息。

2. 操作前进行口腔评估，查看牙齿有无松动，义齿有无松动，如有活动义齿应于操作前取下。

3. 严格并规范执行口腔冲洗操作。病情允许时，抬高床头 30°~40°，患者侧卧位≥45°，头偏向一侧。气管插管或气管切开患者操作前将套管的气囊压力维持在 25~30cmH_2O，使其充分充气，保持密闭性。

4. 昏迷、气管插管或气管切开者、口咽部刺激敏感者、吞咽功能差的老年人等进行口腔冲洗时，宜双人操作。烦躁不配合者严禁冲洗。

5. 操作前注意先吸净口内分泌物，冲洗时将吸引管或吸唾管放置在颊部最低点，行冲洗时冲洗液每次不可过多，过程中注意患者面色、呼吸及血氧饱和度情况。

6. 患者出现窒息应立即停止操作，进行吸痰。必要时报告医生并协助处理。

（三）吸入性肺炎

临床表现为患者出现咳嗽、咳痰、气促等。若患者病情危重，机体反应差，吸入时常无明显症状，1~2h 后可发生高热、呼吸困难、发绀等，两肺闻及湿啰音，严重者可发生呼吸窘迫综合征。

【原因】

多发生于危重、意识障碍及吞咽反射差的老年人，口腔冲洗液、口腔内分泌物及呕吐物误入气道是吸入性肺炎的主要原因。

【预防和处理】

1. 同窒息的预防和处置。

2. 根据医嘱给予呼吸支持治疗、抗感染治疗及对症治疗等，必要时应用纤支镜或气管插管将异物吸出。

3. 给予心理护理，缓解患者焦虑、恐惧等负性情绪，满足患者的个体化需求，同时给予患者精神上的鼓励和支持，促进病情尽快恢复。

二、气管切开术后并发症

气管切开术是抢救和治疗呼吸道梗阻患者的重要措施之一。对气管切开患者的术后护理如果操作不当，也能引起多种并发症，甚至危及患者生命。常见的并发症有：感染、气管内出血、气管套管堵塞、套管脱出等。

（一）感染

【原因】

1. 操作者未严格执行无菌技术操作或反复吸痰，导致气管黏膜有不同程度的损伤。

2. 患者易感因素：老年患者或长期吸烟者、手术创伤后机体的免疫功能下降者或长时间卧床者易合并肺炎。糖尿病患者血糖不稳定，导致伤口迁延不愈。

3. 病室空气消毒不严格。气管切开患者因气道开放，外界气体直接进入肺部，容易损伤肺泡引起肺部感染。

【预防和处理】

1. 严格执行无菌技术操作，气管造瘘口周围敷料及皮肤保持清洁干燥，无菌纱布气管套管垫每日更换，如有潮湿污染应及时更换。

2. 保持呼吸道通畅，遵医嘱采取持续或间接气道湿化，及时吸出气道分泌物。宜浅吸引，若吸引效果不佳则可深吸引。

3. 吸痰过程中，口腔吸痰管和气管吸痰管严格分开，每次吸痰时间不超过 15s，连续吸痰不超过 3 次，吸痰前后给予吸氧，注意观察患者面色、呼吸、痰液颜色、性质和量等。

4. 气管内套管应按时清洗、消毒、更换，至少每日 2 次。

5. 病情允许时，每 2~4h 为患者翻身拍背，鼓励患者咳嗽、咳痰，以利于痰液排出，减少肺部并发症。

6. 加强口腔护理，保持口腔清洁。给予营养支持，提高患者机体免疫力。

7. 避免呼吸道感染，患者尽量安排在人少的病室，限制探视。保持室内空气清新，每天空气消毒 2~3 次，每次 30min。

8. 如感染，及时报告医生，协助处理。造瘘口感染，每日局部清创换药。记录伤口红肿、肉芽组织、渗出物、异常气味及患者不适主诉等。肺部感染遵医嘱合理使用抗生素及对症处理等。

（二）气管内出血

【原因】

1. 吸痰时负压过大或吸痰管置入过深，使气管黏膜受损，黏膜下血管破裂出血。

2. 金属气管套管压迫、摩擦气管壁导致局部组织缺血、坏死，严重者可损伤动脉，从而引起大出血。

3. 患者烦躁不配合，套管移位压迫周围气管壁，导致局部受损出血。

【预防和处理】

1. 气管切开术后患者一般应取头正中仰卧位，尤其对气管造口较低的患者更为重要。当侧卧位或给患者翻身时，尽可能保持头、颈、躯干处于同一轴线。

2. 采取正确的吸痰方法，深吸引时吸引管插入人工气道直至遇到阻力时，回退吸引管 1cm 进行气道吸引。吸痰时应注意成人负压吸引压力以 80~120mmHg 为宜。

3. 对于气管内出血，可局部用药止血。取肾上腺素 1mg 加生理盐水 10mL，每次吸痰后滴入数滴，效果较好。

（三）气管套管阻塞

【原因】

1. 未按要求定时消毒内套管，抽吸不完全，使得部分分泌物堆积于内套管壁。

2. 套管腔窄小，呼吸道分泌物黏稠不易吸出，又未能及时湿化而形成痰痂。

【预防和处理】

1. 保持呼吸道通畅，及时吸出气道分泌物。

2. 采取持续或间接气道湿化，气道内湿化也可选用0.45%或0.9%氯化钠溶液，使用加温湿化系统时应选用灭菌注射用水。

3. 内套管应定时清洗消毒。对内套管可采取高压蒸汽灭菌法、煮沸消毒法或浸泡消毒法。

（1）高压蒸汽灭菌法适用于耐湿、耐热的气管套管（如金属气管套管）。

（2）煮沸消毒法：金属内套管取出后立即煮沸3~5min，使套管内痰块凝固，用小长毛刷顺着管腔内外壁刷洗干净，再煮沸15min放凉后使用。

（3）浸泡消毒法：非金属内套管置入3%双氧水中浸泡15min，或75%乙醇浸泡30min。

4. 保持室内空气清新，维持适当的室温（20~22℃）及湿度（50%~60%）。

5. 当发生套管堵塞时，应查明原因，若内套管堵塞时应取出内导管，给予吸氧，清洗消毒内套管并重新置入。若外套管堵塞时，应立即汇报医生，给予吸氧气道湿化与吸引，并做好重新置管的准备。

（四）套管脱出

【原因】

1. 气管套管可因咳嗽、翻身、套管系带过松而脱出，致呼吸困难，如不及时处理，可引起患者窒息死亡。

2. 内套管的型号不匹配或长期使用气管套管，窦道变宽未及时更换合适的套管。

【预防和处理】

1. 术前可根据患者的年龄、胖瘦选择型号匹配的套管，后期窦道变宽及时更换合适的套管。

2. 术后每日评估套管系带松紧度，松紧度以通过一指为宜，发现异常及时调整。

3. 取内套管时，左手一定要按住外套管托板。

4. 翻身时应动作轻柔，保持头颈上半身在同一条直线上，并同时转动，防止套管脱出。

5. 一旦发生气管套管脱出，应立即报告医生使用面罩高流量吸氧，做好重新置管的用物准备，协助医生及时处理。

三、负压引流管应用相关并发症

颌面部大手术后为了防止局部伤口积液或形成死腔，避免继发感染，常常放置负压引流管。这期间引流管护理质量的好坏，与减少并发症，甚至与手术的成败有密切关系。常见的并发症有：引流管脱落、移位、堵塞、漏气、感染等。

(一)引流管脱落、移位

【原因】

1. 引流管放置过浅或固定不牢。
2. 患者躁动，误拔除引流管。
3. 引流管长度过短。

【预防和处理】

1. 为防止引流管脱落，术毕可将引流管用丝线固定在皮肤上。患者送返病房后将接于引流管上的各种引流装置挂于易见、不影响翻身的位置。颈部引流管一般固定于离头侧20~30cm处，胸部引流装置挂在床旁床栏处。当患者翻身或活动时，一定要先拎起引流球，再进行活动。
2. 对躁动或全麻未清醒的患者，为保证安全引流，可适当约束患者。实施约束前，应向患者和家属说明其必要性，以取得理解和配合。
3. 引流管放置的位置和长度应按规范要求。如有脱管，应报告医生，并检查引流管末端是否有断裂，如有部分残留在伤口内，应及时取出。需要时在无菌操作下重新置管。

(二)引流管堵塞

【原因】

1. 引流管的折叠、扭曲、受压。
2. 因抽吸不及时，或血凝块形成而引起。

【预防和处理】

1. 使引流管保持自然曲度，必要时在其穿出皮肤处用纱布垫起，以免折曲。
2. 引流管保持负压状态，更换体位、衣服及床单等操作完毕后，应确认引流管无扭曲、受压或闭塞。
3. 临床加强巡视观察，如发现负压压力不够，应改为吸引器吸引。如果引流管堵塞经处理不能解除，应在无菌条件下重新更换。

(三)感染

【原因】

1. 引流液的反流。
2. 引流管放置时间过长。
3. 采用非无菌技术进行置管操作。
4. 预防性应用抗生素无效。

【处理】

1. 严格按无菌操作置管。
2. 抽吸引流液或更换引流球时要注意正确的操作方法：先抽负压→松引流回路止血

钳→抽吸引流物→夹住引流管→停止抽吸负压。这样可防止引流液逆流至伤口内。

3. 严格掌握拔管时机，避免置管时间过长导致感染。单侧颈淋巴清扫术后一般引流液<20mL/24h 即可拔管。拔管时避免暴力，旋转引流管的同时，用左手轻压引流管穿出处皮肤，减小组织张力。

4. 发生感染后应取分泌物行细菌培养及药物敏感试验，并根据结果选择抗生素。

（四）漏气

【原因】

最常见的原因是伤口关闭不严，引流管出皮肤处未完全封闭及引流装置各连接处不紧。其次是引流管存在质量问题或夹管力度过大使引流管破裂等。

【预防和处理】

从上至下分段检查，仔细观察各接头处是否连接紧密，并将看、听、查结合起来。首先确认口腔黏膜或皮肤缝合处是否有漏气的声音，如有应报告医生进行处理。如果是接头松脱，应重新接好接头；若是引流管破损，应重新更换引流管。

（李　晶　徐佑兰）

◎ 参考文献

[1]李乐之，路潜．外科护理学[M]. 6版. 北京：人民卫生出版社，2017：115-119.

[2]吴在得，吴肇汉．外科学[M]. 7版. 北京：人民卫生出版社，2008：133-136.

[3]李小寒，尚少梅．基础护理学[M]. 6版. 北京：人民卫生出版社，2017：239，470-482.

[4]修培宏，米凯．围手术期治疗与护理基本知识问答[M]. 1版. 北京：中国医药科技出版社，2004：420-432.

[5]吴欣娟．卧床患者常见并发症居家护理指南[M]. 1版. 北京：人民卫生出版社，2018.

[6]解璐．ICU患者并发肺部感染的相关危险因素及其预防措施分析[J]. 内蒙古医学杂志，2021，53(4)：478-480.

[7]蒋益宝．浅谈普外科手术患者发生切口感染的相关因素及预防措施[J]. 当代医药论丛，2014，12(20)：150.

[8]吴惠平，罗伟香．护理技术操作并发症预防及处理[M]. 北京：人民卫生出版社，2014.

[9]费元巧．静脉注射的不良反应及其护理的体会[J]. 中国医药指南，2012，10(3)：265-266.

[10]中华人民共和国卫生部．临床护理实践指南(2011版)[M]. 北京：人民军医出版社，2011.

[11]中华人民共和国国家卫生和计划生育委员会．WS/T 433—2013 静脉治疗护理技术操作规范[S]. 中华人民共和国卫生行业标准．2013-11-14.

[12]周传亭．药物致输液性静脉炎的原因及防治研究进展[J]．实用临床护理学电子杂志，2020，23(5)：197-198.
[13]张波，桂莉．急危重症护理学[M]．4版．北京：人民卫生出版社，2017：265-267.
[14]蔡娟，赵娟，周娜，等．正颌外科术后鼻饲葡萄糖氯化钠溶液对减轻患者胃部不适的效果[J]．中华护理杂志，2012，47(3)：228-230.
[15]张静，李全，杨悦．口腔癌围手术期患者营养管理的证据总结[J]．中华现代护理杂志，2021，27(13)：1681-1688.
[16]米元元，黄海燕，尚游，等．中国危重症患者肠内营养支持常见并发症预防管理专家共识(2021版)[J]．中华危重病急救医学，2021，33(8)：897-912.
[17]刘芳，龚立超，魏京旭．成人重症患者经鼻肠管喂养的护理实践总结[J]．中华现代护理杂志，2021，27(15)：1973-1979.
[18]中华护理学会．T/CNAS 19—2020 成人肠内营养支持的护理[S]．中华护理学会团体标准．2021-02-01.
[19]徐芳，徐艳．留置气囊导尿管的护理进展[J]．世界最新医学信息文摘，2016，16(6)：26-27.
[20]顾淑芳，孙娜，王雪萌．预防留置尿管相关性尿路感染的护理研究进展[J]．护士进修杂志，2017，32(10)：889-891.
[21]中华人民共和国国家卫生健康委员会．WS/T 623—2018 全血和成分血使用[S]．中华人民共和国卫生行业标准．2018-09-26.
[22]临床输血规范流程协作组．溶血性输血反应与细菌性输血反应处置流程[J]．中国输血杂志，2012，25(9)：824-825.
[23]吴玲，徐佑兰，陈中会，等．正颌术后患者口腔冲洗方法的改进[J]．护理学杂志，2011，26(12)：58-59.
[24]中华护理学会．T/CNAS 03—2019 气管切开非机械通气患者气道护理[S]．中华护理学会团体标准．2019-11-10.
[25]中华人民共和国国家卫生和计划生育委员会．WS/T 509—2016 重症监护病房医院感染预防与控制规范[S]．中华人民共和国卫生行业标准．2016-12-27.
[26]Khoubehi B，Watkin N A，Mee A D，et al. Morbidity and the impact on daily activities associated with catheter drainage after acute urinary retention[J]. BJU Int，2000，85(9)：1033-1036.
[27]Offner P J，Moore E E，Biffl W L，et al. Increased rate of infection associated with transfusion of old blood after severe injury[J]. Arch Surg，2002，137(6)：711-716.
[28]Maxwe M J，ilson M J A. Complications of blood transfusion[J]. Critical Care & Pain，2006，6(6)：225-229.
[29]Danielle L，Freburg-Hoffmeister D L，Hardeman J H，et al. Evaluation of early postoperative complications following tracheotomy[J]. J Oral Maxillofac Surg，2017，75：2701-2706.
[30]Laskin D M，Carrico C K，Wood J. Predicting postoperative nausea and vomiting in patients

undergoing oral and maxillofacial surgery[J]. Int J Oral Maxillofac Surg, 2020, 49 (1): 22-27.

[31] Blumenstein I, Shastri Y M, Stein J. Gastroenteric tube feeding: techniques, problems and solutions[J]. World J Gastroenterol, 2014, 20(26): 8505-8524.

[32] Alhambra Exposito M R, Herrera-Martinez A D, Manzano Garcia G, et al. Early nutrition support therapy in patients with head-neck cancer[J]. Nutr Hosp, 2018, 35 (3): 505-510.

附录(彩图)

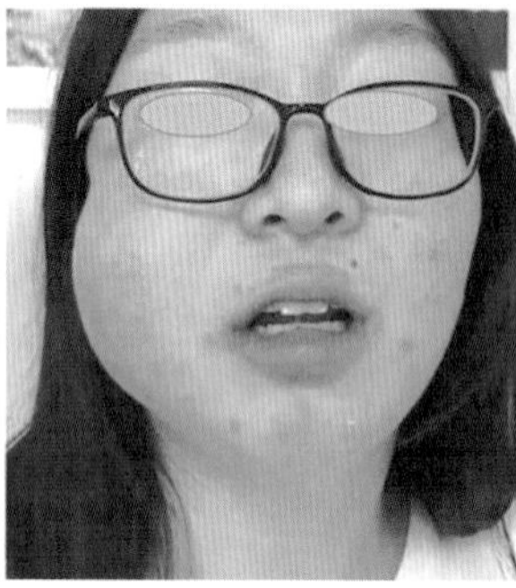

图 1-1　上牙槽后神经阻滞麻醉导致的血肿形成

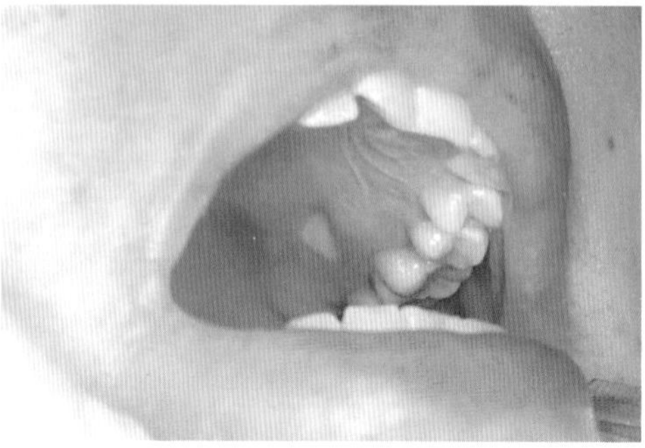

图 1-2　局部麻醉注射点的溃疡

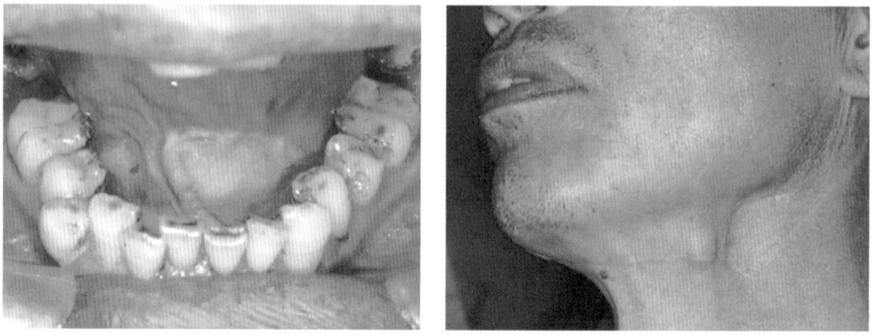

A. 口内观　　B. 供区瘢痕不明显

图 3-1　横向颈阔肌皮瓣修复口底缺损

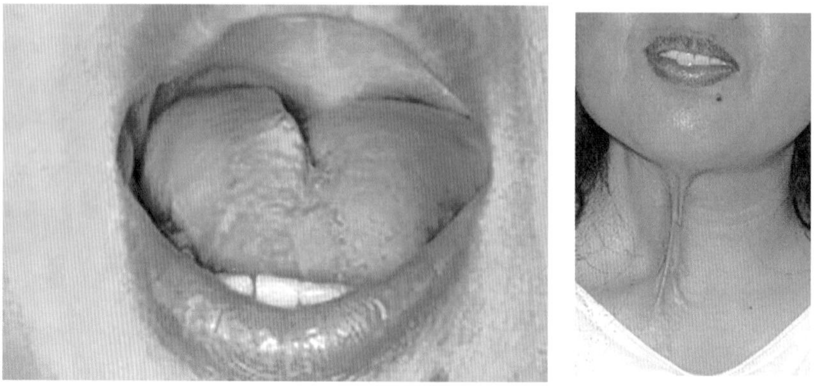

A. 口内观　　B. 颈部供瓣区明显瘢痕

图 3-2　舌骨下肌皮瓣修复舌缺损

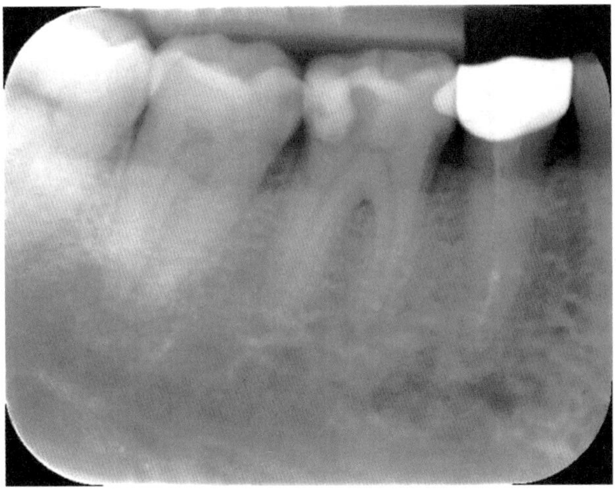

图 4-1　下颌第一磨牙远中充填物周围继发龋

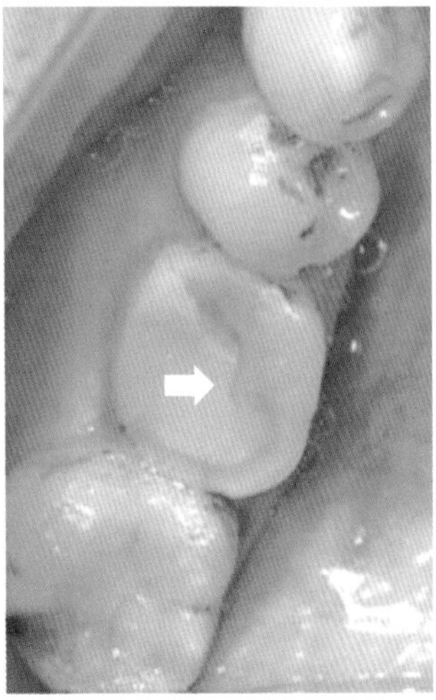

图 4-2　充填体边缘部分折断

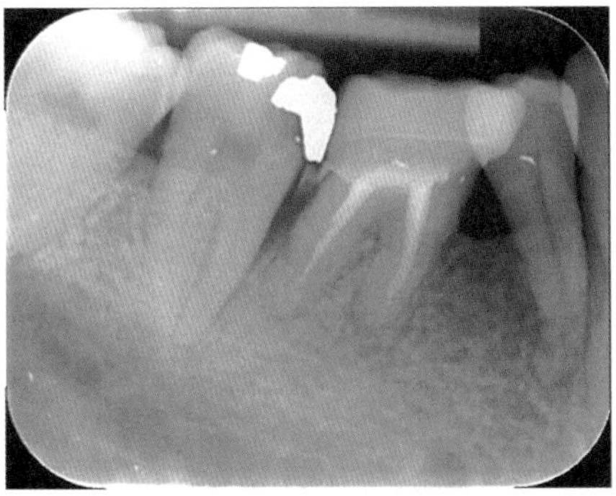

图4-3　充填体移位后嵌塞于邻间隙

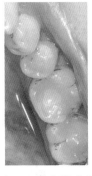

图 4-4　修复体磨损

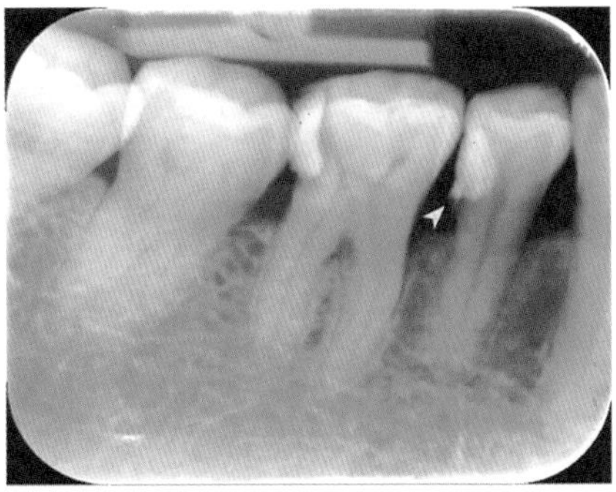

图 4-5　充填物悬突(箭头所指)

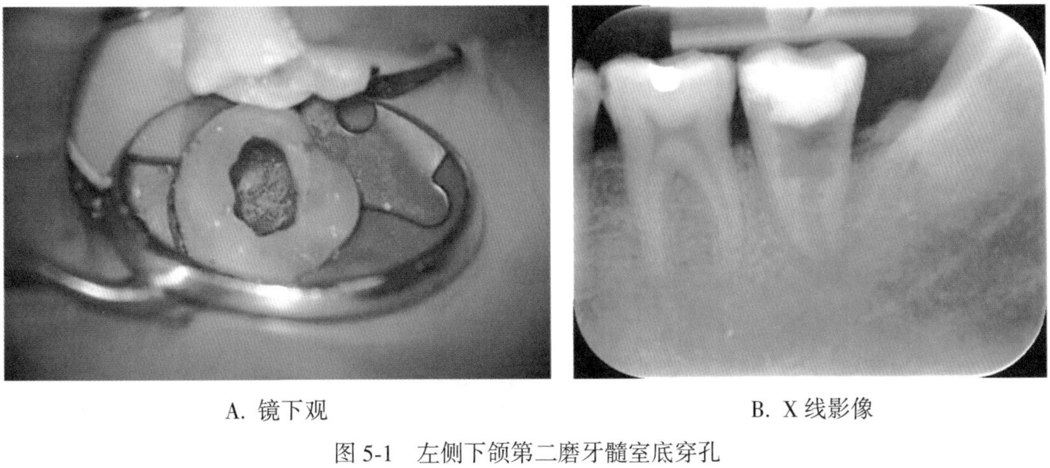

A. 镜下观　　B. X 线影像

图 5-1　左侧下颌第二磨牙髓室底穿孔

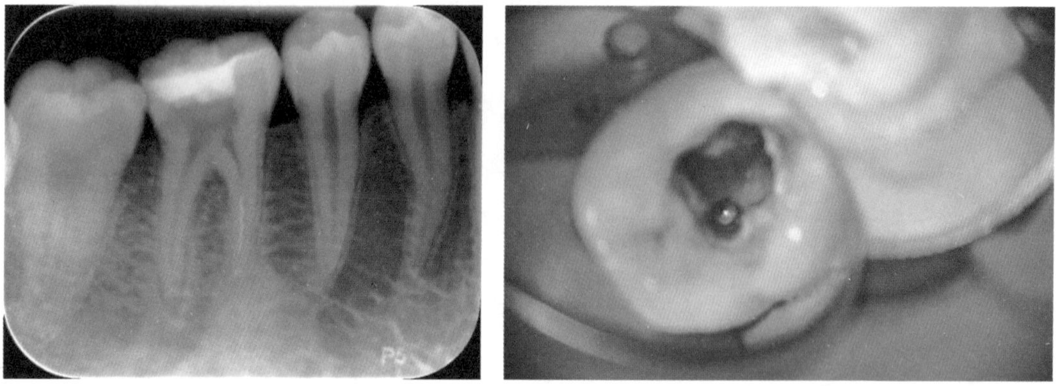

A. X线影像　　B. 镜下观

图 5-2　右侧下颌第一磨牙根管内器械分离

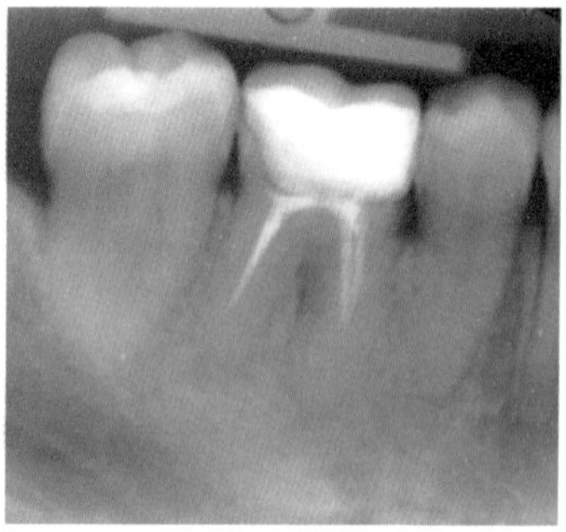

图 5-3　右侧下颌第一磨牙根管欠充

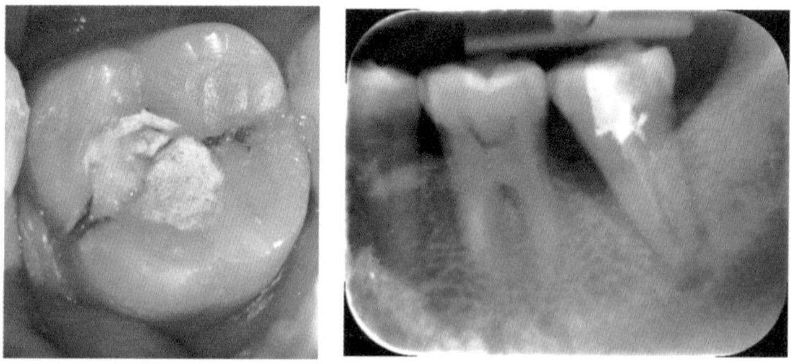

A. 口内观　　B. X线影像

图 5-4　牙体折裂

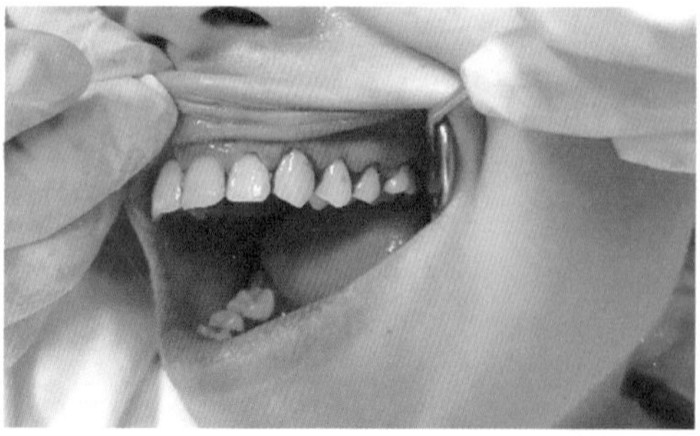

图 6-1　洁牙后牙龈出血

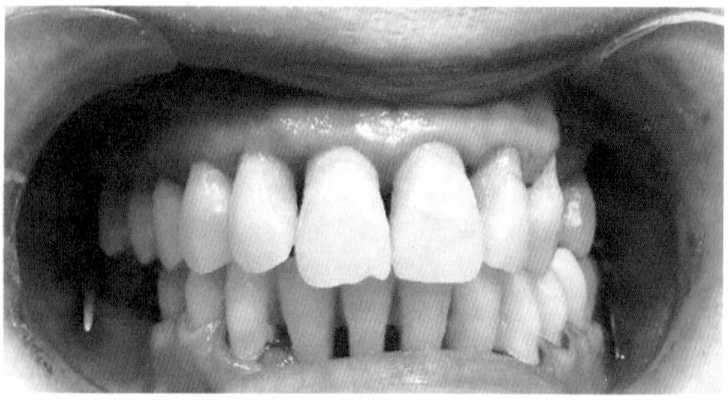

图 6-2　牙周治疗后牙龈退缩

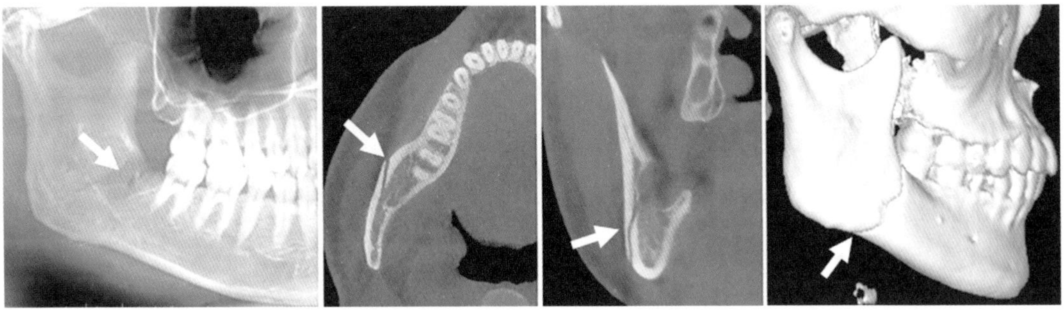

A　　B　　C　　D

A. 曲面体层片显示拔牙窝及骨折线　　B、C. 轴位及冠状位　　D. 三维重建显示骨折线

图 8-1　48 拔除术中因敲击力过大导致右侧下颌骨体部骨折

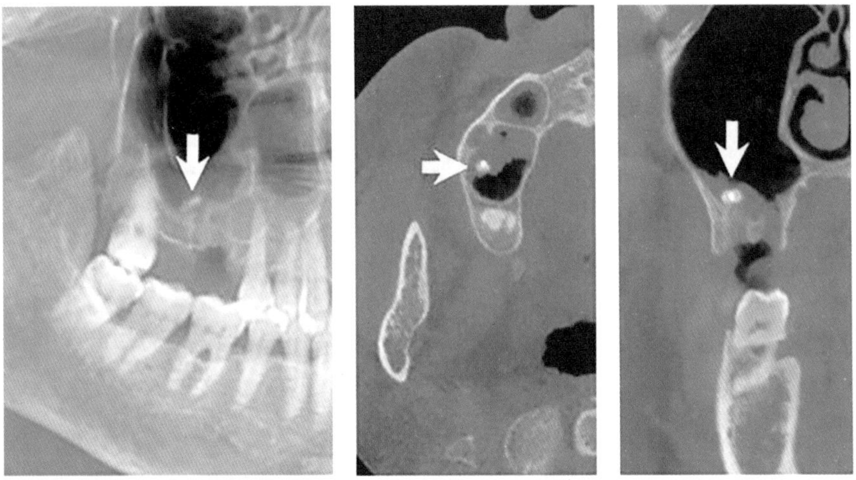

A　　B　　C

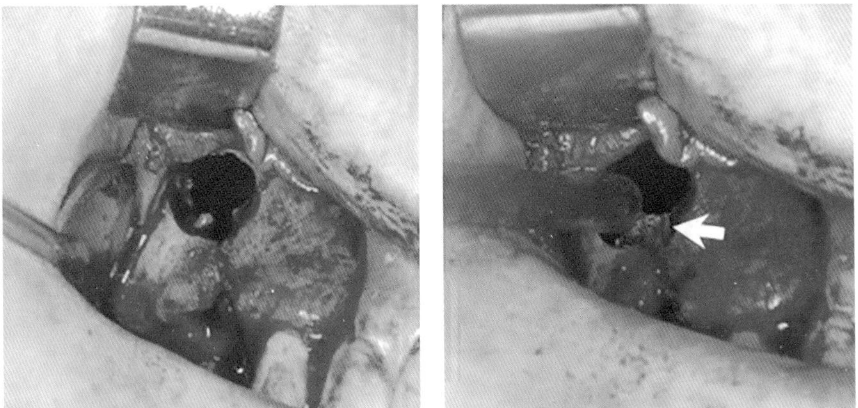

D　　E

A、B、C. 术前影像检查显示牙根位置　　D、E. 开窗后负压吸出上颌窦内牙根

图 8-2　26 牙根进入上颌窦内，行上颌窦外侧壁开窗后取出牙根

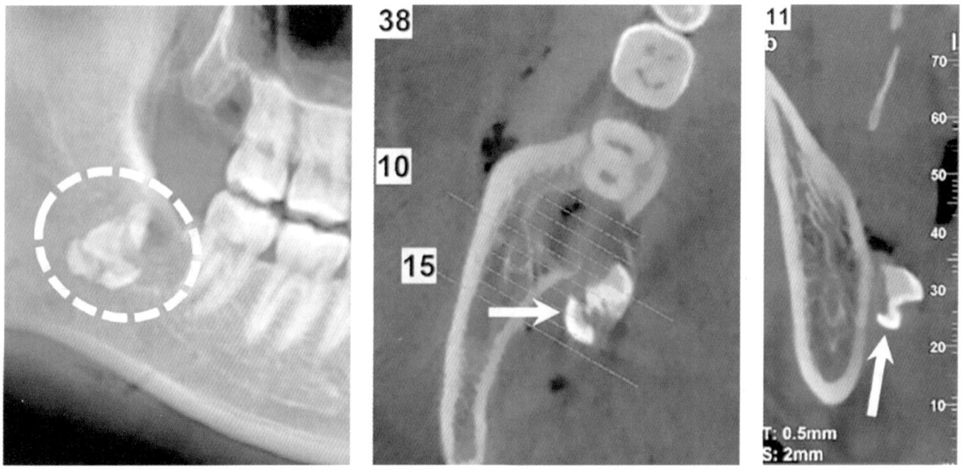

A. 曲面体层片　　　　B. 轴位　　　　C. 冠状位

图 8-3　48 拔除过程中部分牙冠落入舌侧间隙

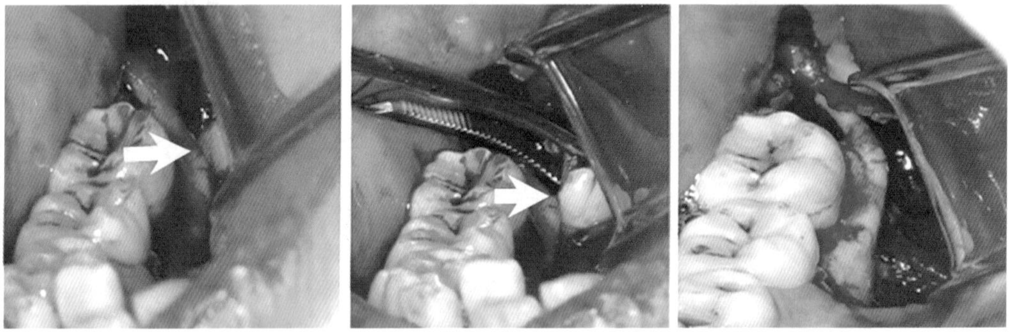

图 8-4　48 掉入舌侧间隙后行磨牙区舌侧角形翻瓣，找到牙体组织后取出

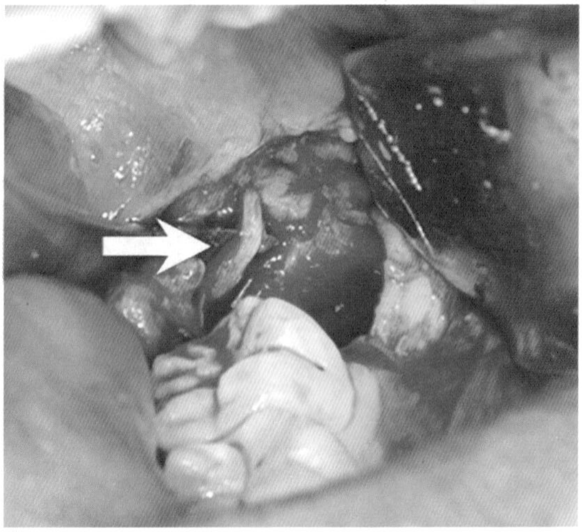

图 8-5　位置偏前的舌神经，走行于下颌升支前缘

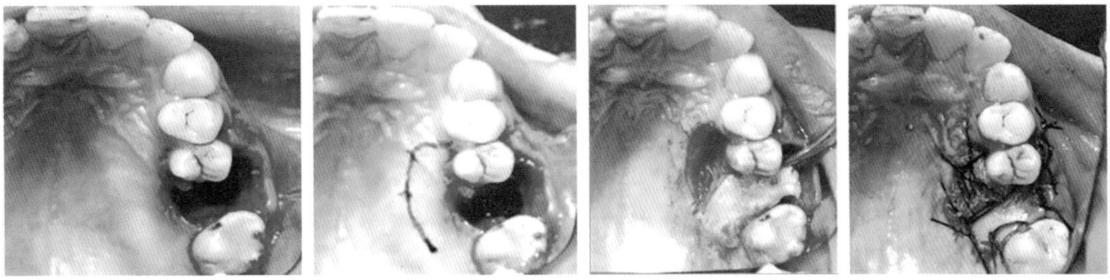

A. 术前　　B. 黏骨膜瓣设计　　C. 瓣转移至缺损区　　D. 缝合后

图 8-6　腭侧黏骨膜瓣旋转后关闭口腔-上颌窦瘘

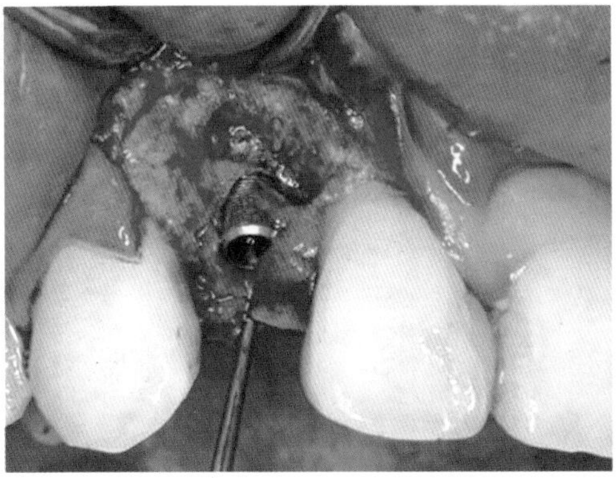

图 9-1　种植体周围感染

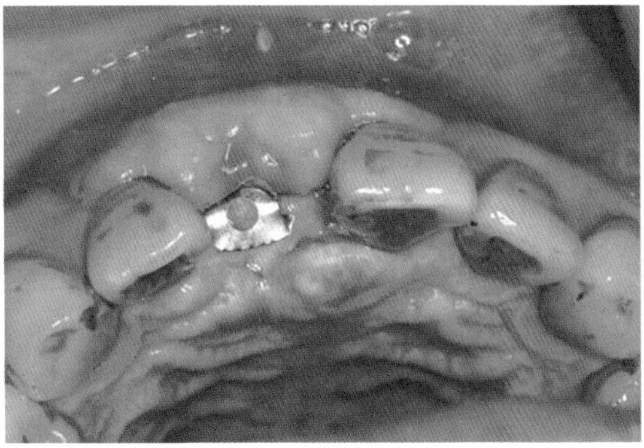

图 9-2　种植术后伤口裂开

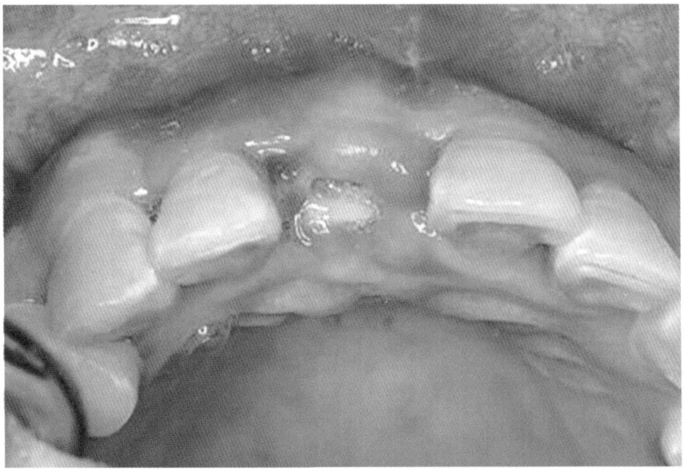

图 9-3　外置移植骨块暴露

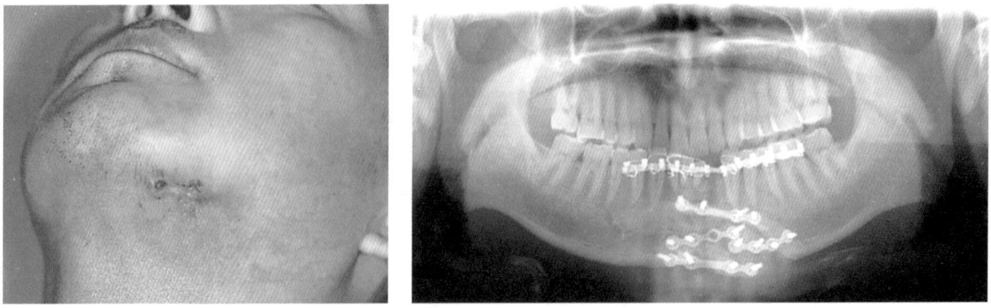

A. 下颌下皮肤瘘管　　　　B. 曲面体层片显示骨折复位不良

图 10-1　下颌骨骨折复位不良及固定不稳定导致骨不连伴瘘管形成

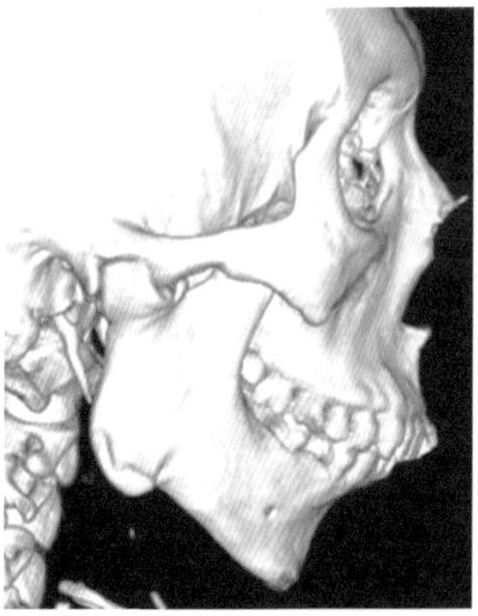

图 10-2　髁突骨折导致的颞下颌关节强直伴下颌发育不足

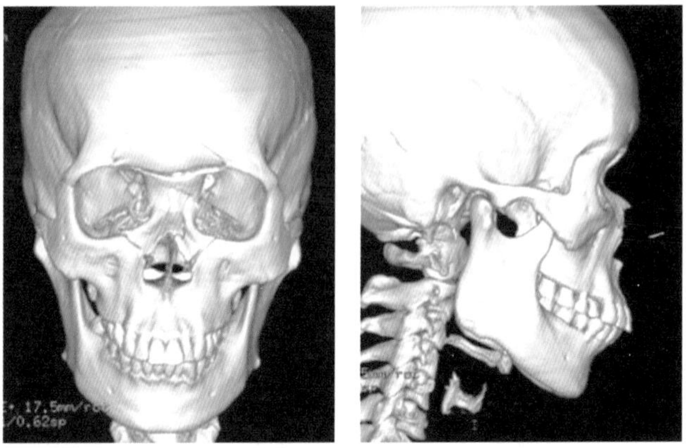

A. 正面影像　　　　B. 侧面影像

图 10-3　鼻—眶—筛区骨折和移位造成鞍鼻畸形

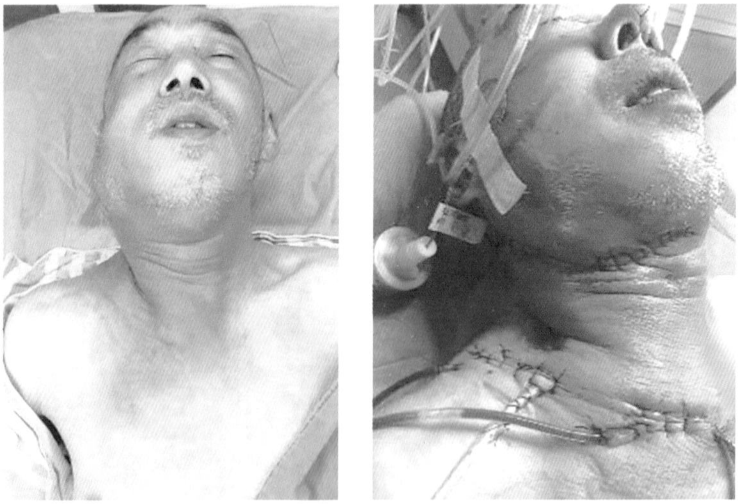

A. 术前　　　　B. 切开引流后置负压引流管持续引流

图 11-1　牙源性多间隙感染(何三纲医师供图)

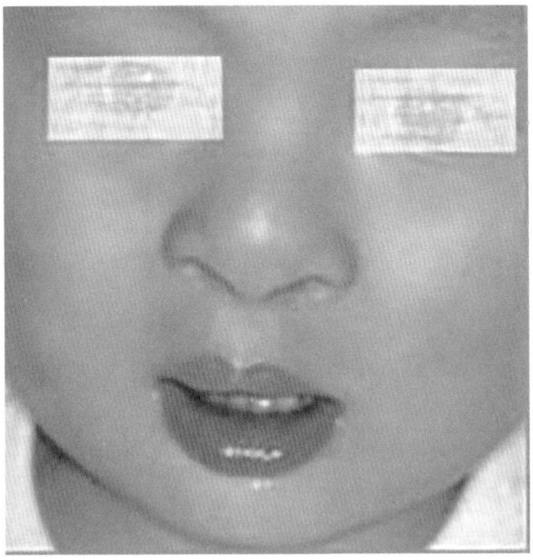

图 13-1　单侧唇裂术后瘢痕不显

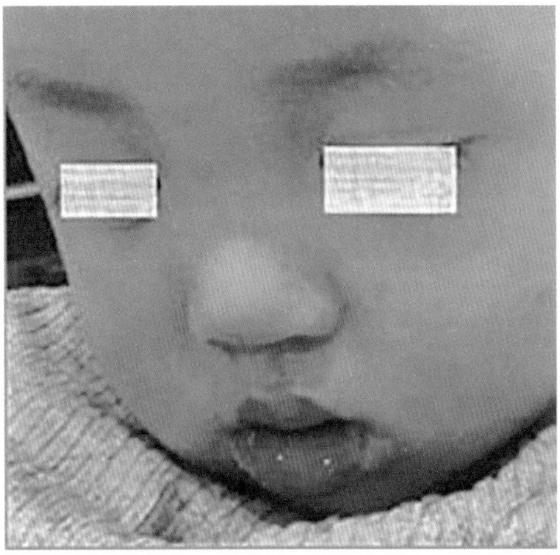

图 13-2　单侧唇侧修复人中嵴再造后的唇部形态

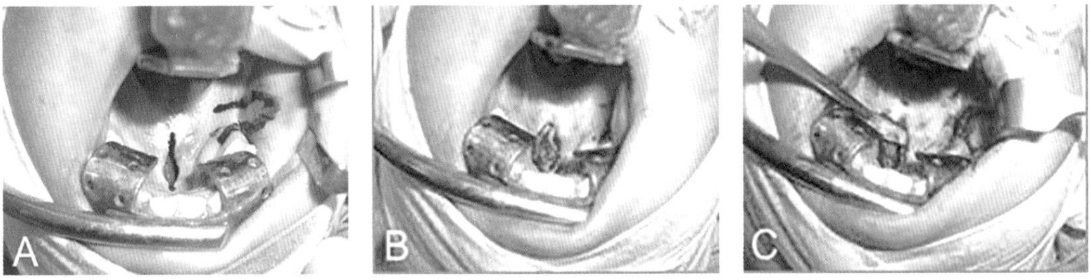

A. 颊黏膜肌瓣设计　　B. 封闭鼻腔侧　　C. 瓣转移至缺损区

图 13-6　颊黏膜肌瓣转移腭瘘修补术

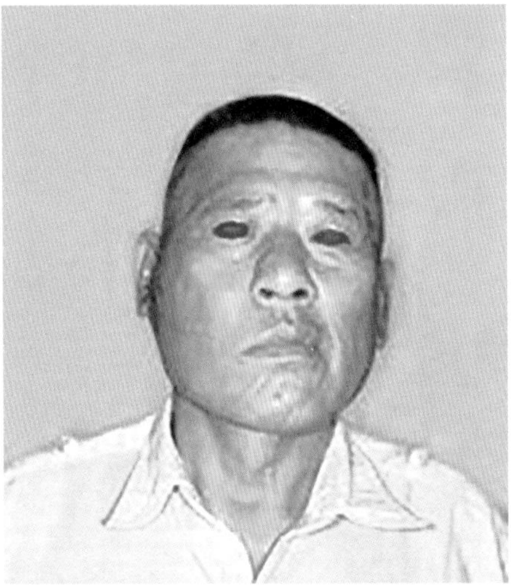

图 14-1　右侧腮腺肿瘤切除术引起的面神经损伤：功能运动时唇移向健侧

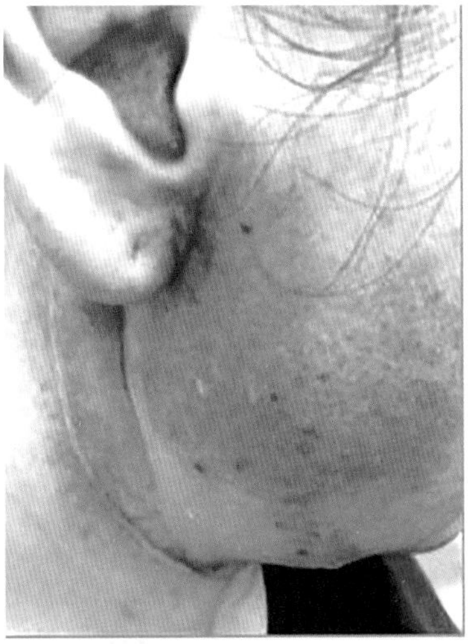

图 14-2　腮腺切除术后味觉出汗综合征：进食时耳前区皮肤潮红伴出汗

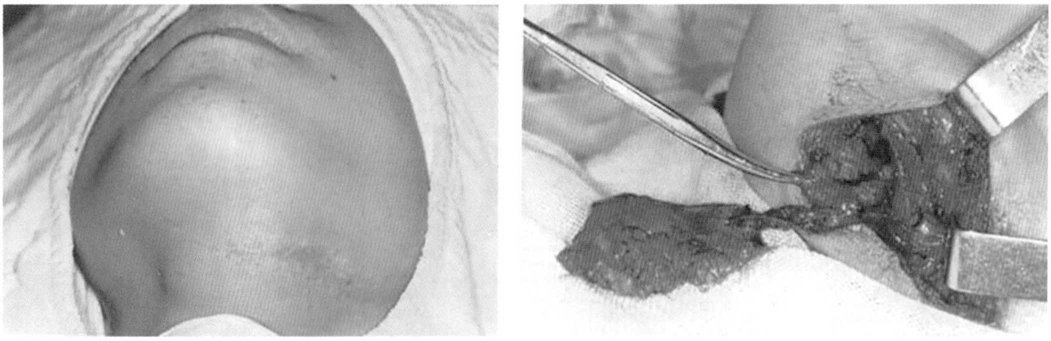

A. 下颌下手术瘢痕及囊肿复发　　　　B. 术中见囊肿与舌下腺尾端相连

图 14-3　左侧潜突型舌下腺囊肿复发

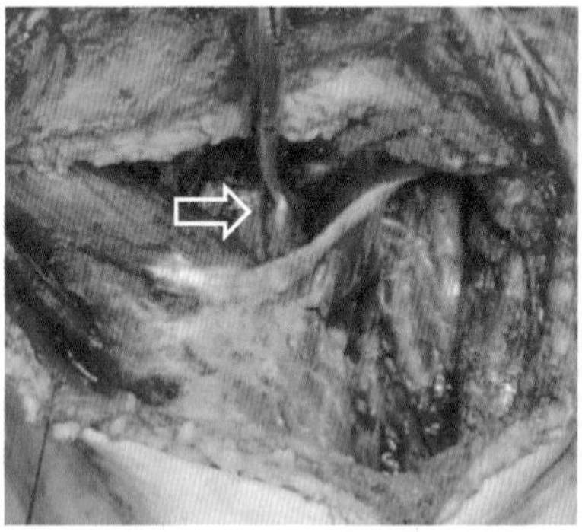

图 15-1　Pirogoff 三角结扎舌动脉

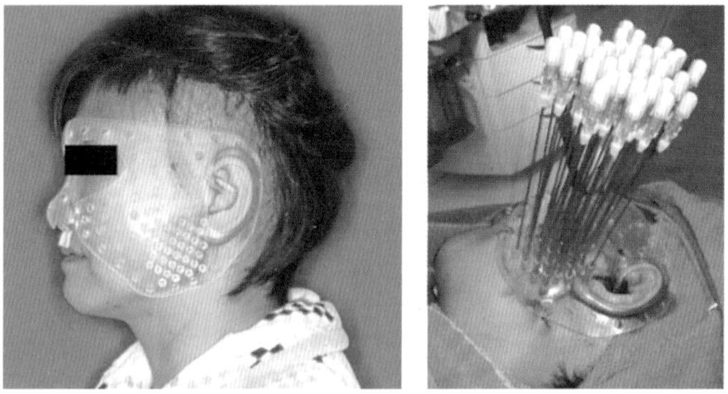

A. 放射粒子植入导板　　　　B. 放射粒子植入术中

图 15-2　右侧腮腺肿瘤术后放射粒子植入治疗

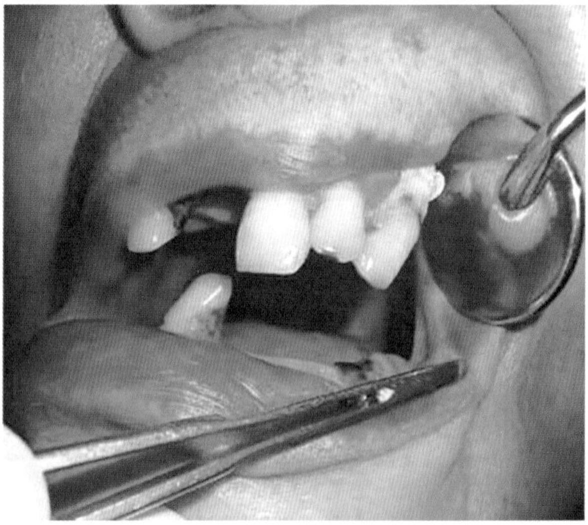

图 15-3　颊部肿瘤切除及放疗后瘢痕挛缩引起张口受限

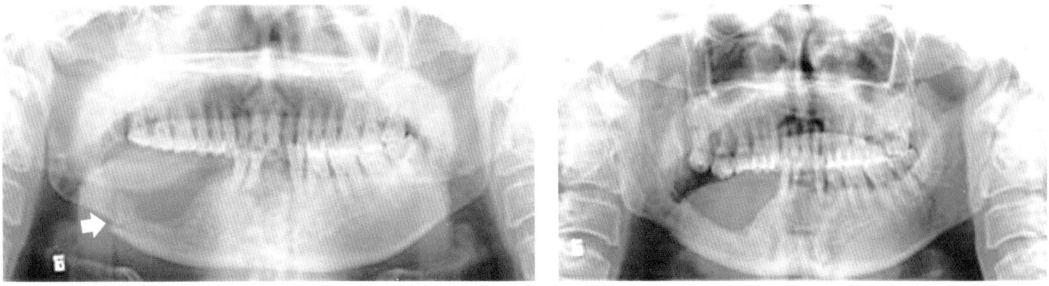

A. 术后 2 周曲面体层片显示骨断端轻度移位　　B. 下颌制动后 2 个月骨折愈合

图 15-4　舌及口底癌行肿瘤切除及右下颌骨方块切除术后病理性骨折

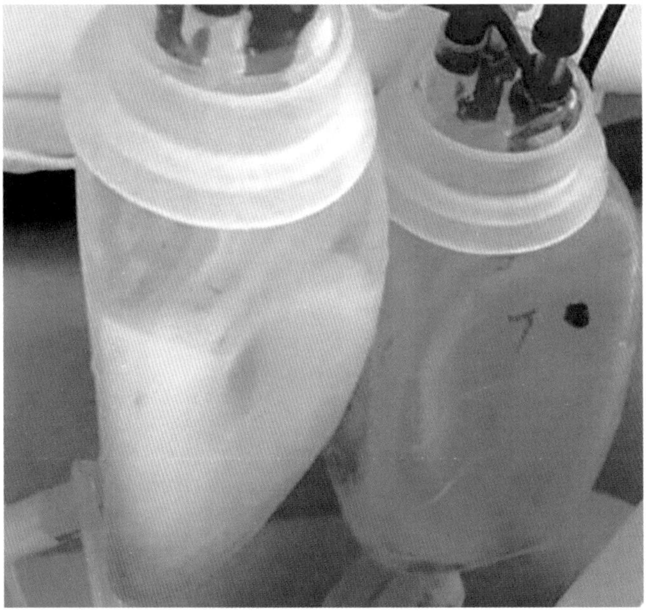

图 16-1　乳糜瘘的引流液呈乳白色

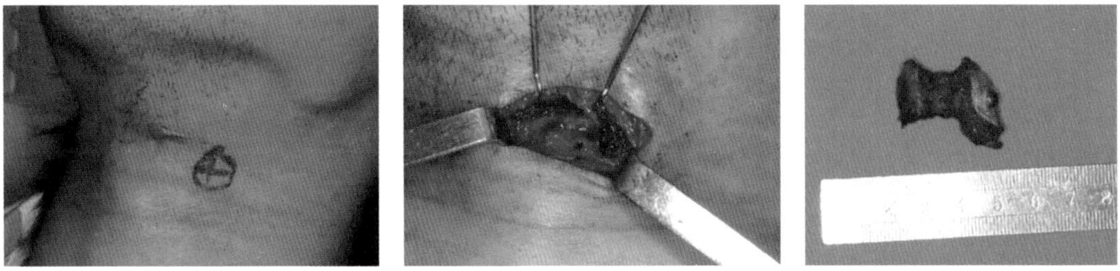

A. 术前　　B. 术中切除病变及舌骨中份　　C. 术后标本

图 16-2　复发性甲状舌管瘘切除术

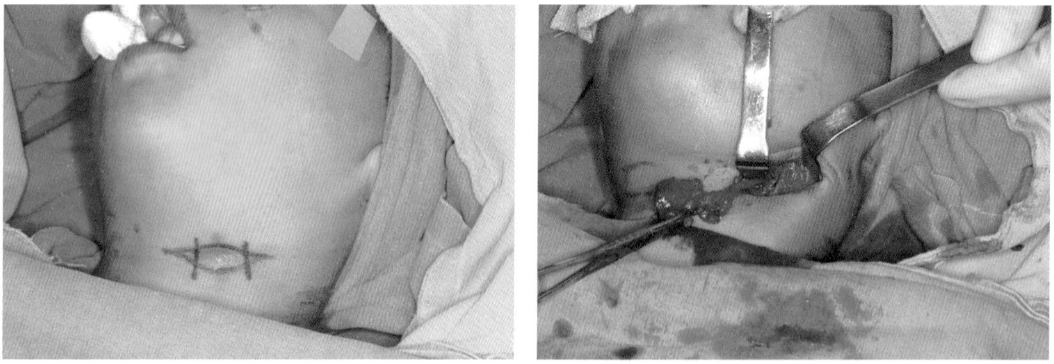

A. 颈部瘘口　　　　B. 术中分离瘘管

图 16-3　左侧鳃裂瘘

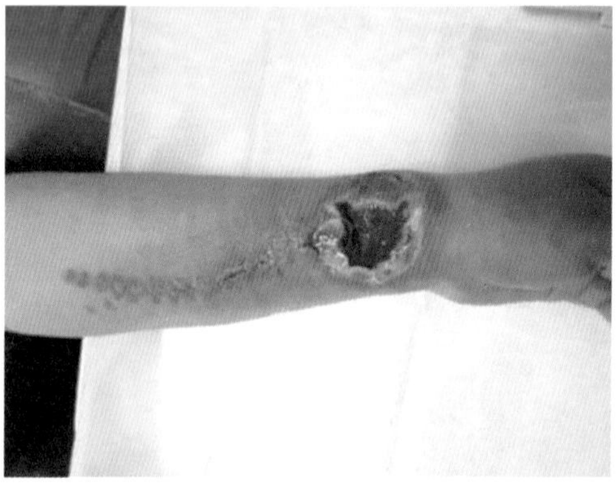

图19-1　前臂皮瓣供区移植皮肤坏死，伤口愈合延迟

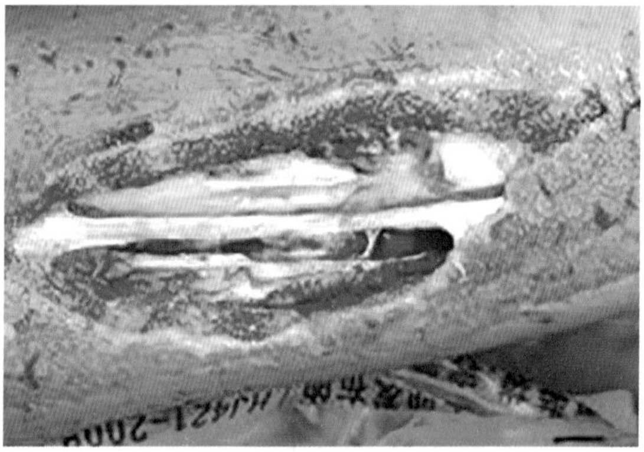

图 19-2　腓骨瓣供区伤口裂开，肌腱及骨残端暴露

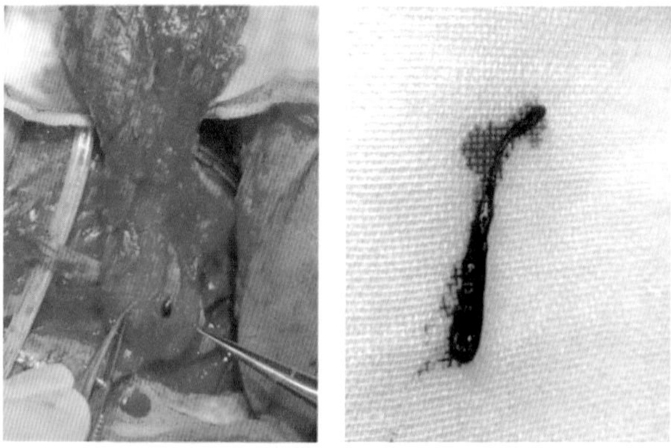

A. 静脉内血栓　　　　B. 探查手术取出的血栓

图 20-1　前臂皮瓣移植术后头静脉内血栓形成

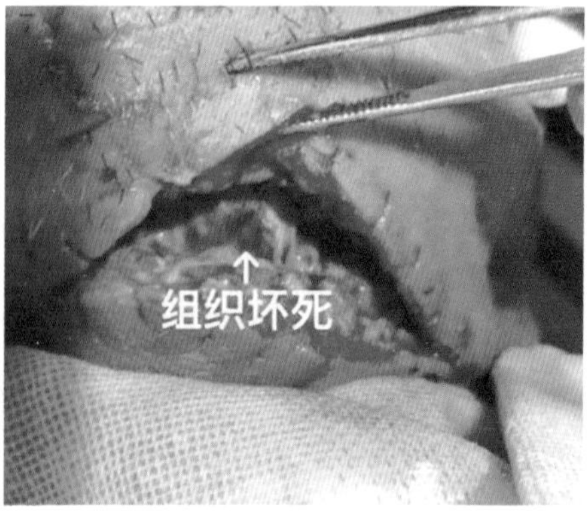

图 20-2　移植瓣组织坏死导致术后伤口感染

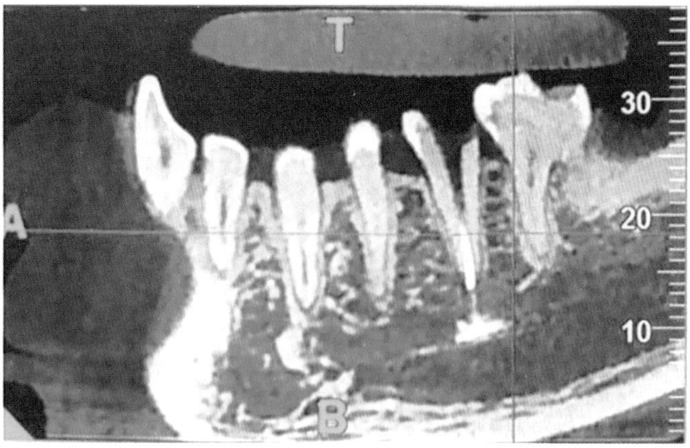

图 21-1　根充材料进入下颌管引起下槽神经损伤

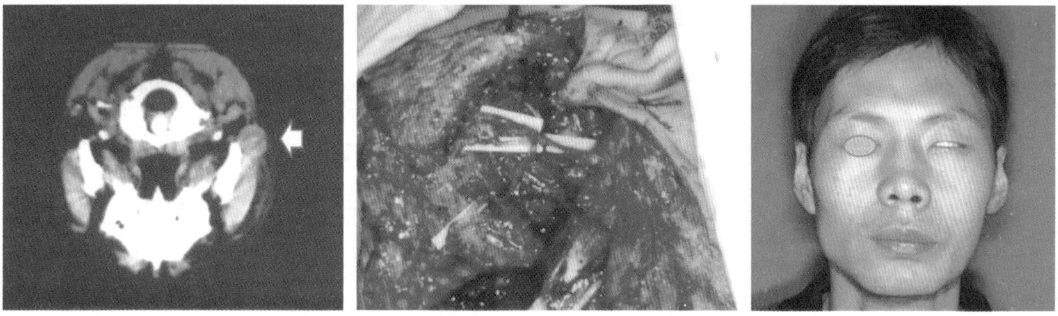

A. 术前 CT 显示左侧腮腺肿瘤　B. 肿瘤切除后耳大神经移植修复面神经　C. 术后 2 年面部基本对称，左侧眼裂轻度闭合不全

图 21-2　左侧腮腺恶性肿瘤切除及自体神经移植修复面神经缺损

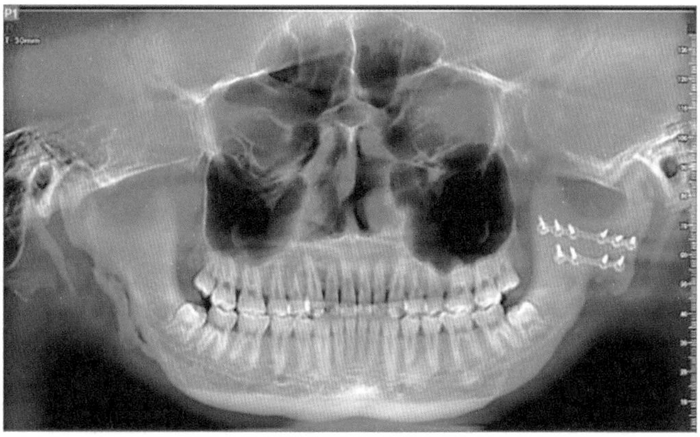

图 22-1　左侧下颌角成形术导致升支骨折(已行内固定)

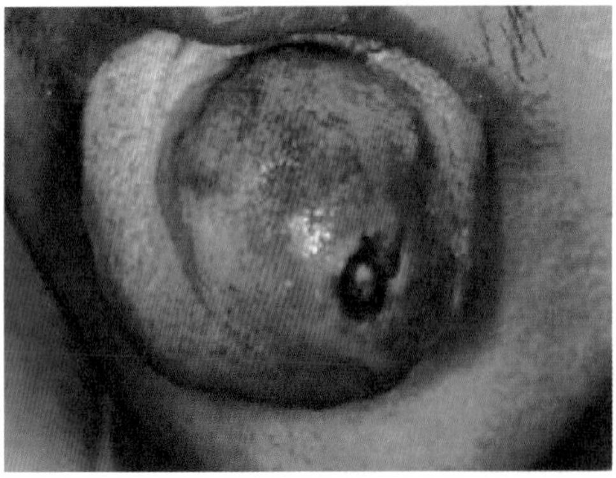

图 23-1　舌静脉畸形注射鱼肝油酸钠后黏膜溃疡

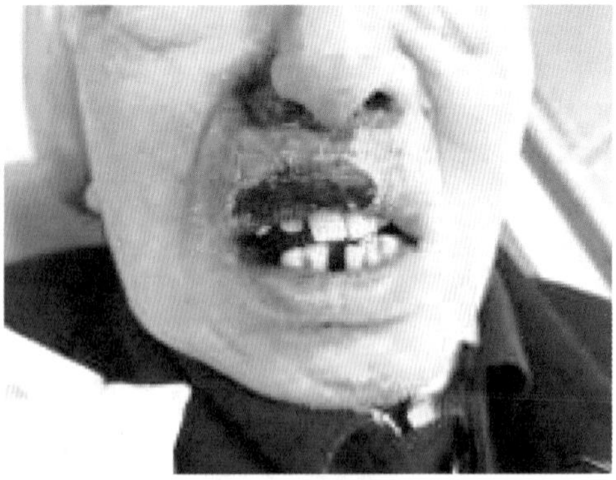

图 23-2　上唇动静脉畸形注射无水乙醇后上唇及鼻翼坏死

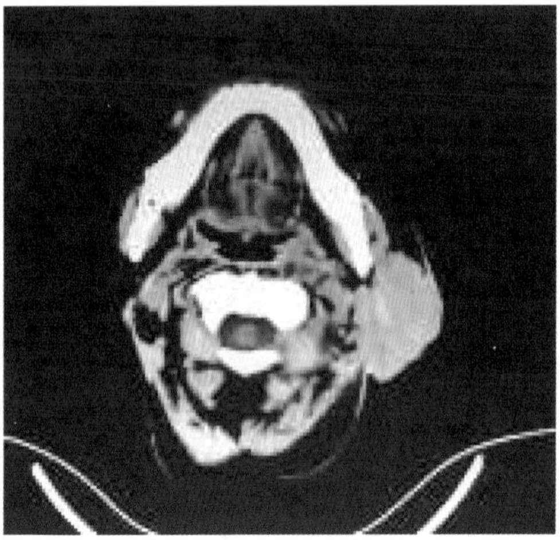

A. 放化疗后复发肿瘤

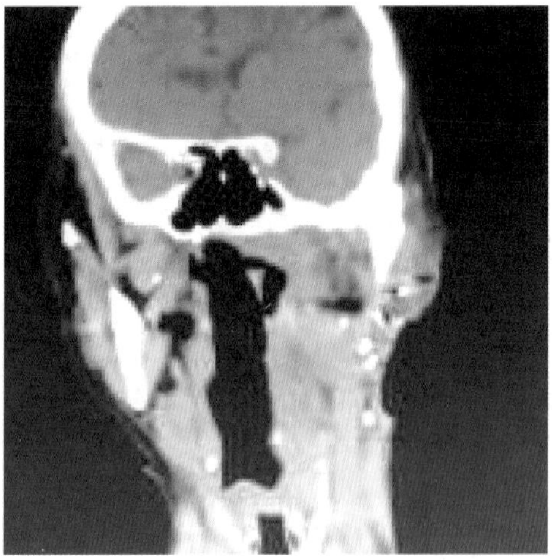

B. ^{125}I 粒子植入后 2 个月 CT 影像

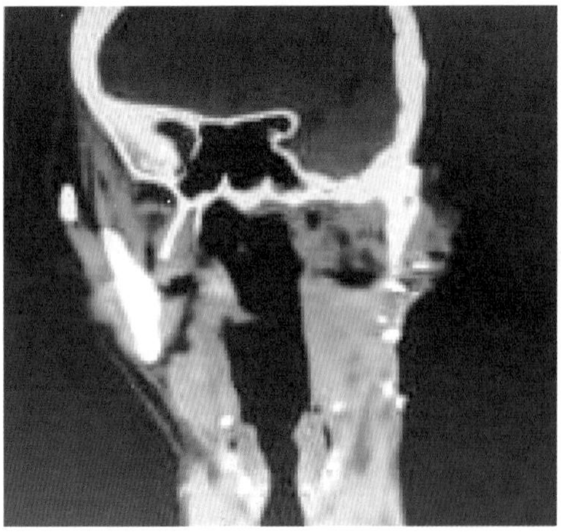

C. ^{125}I 粒子植入后 4 个月 CT 影像

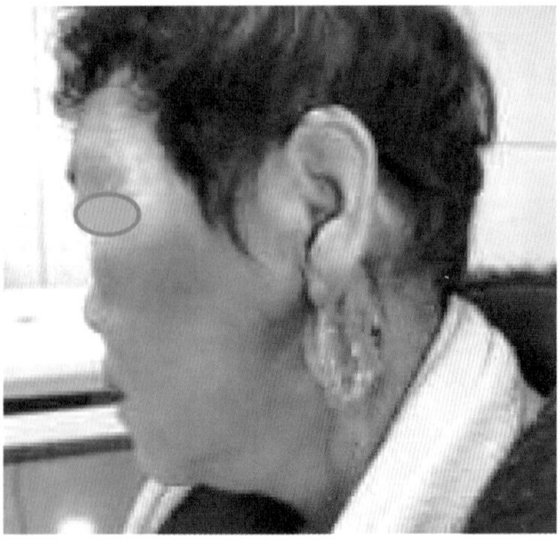

D. 肿瘤消退后，局部组织坏死及缺损

图 24-1　左侧腮腺及颈上部鳞癌

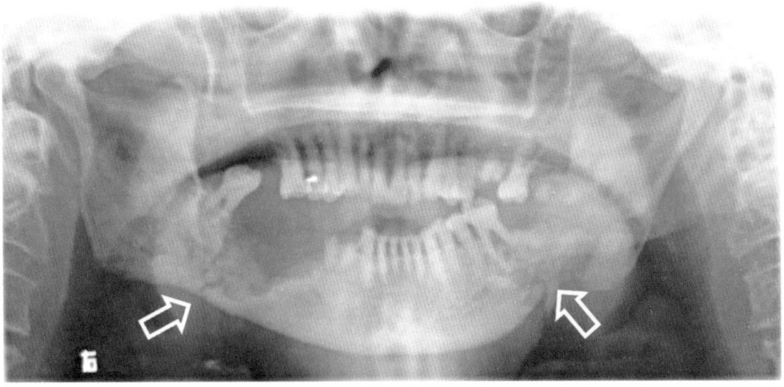

图 24-2 鼻咽癌放疗后双侧下颌骨骨坏死伴病理性骨折

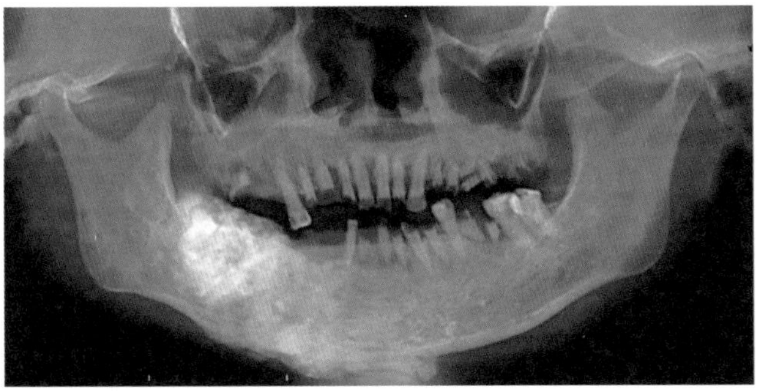

A. 全景片

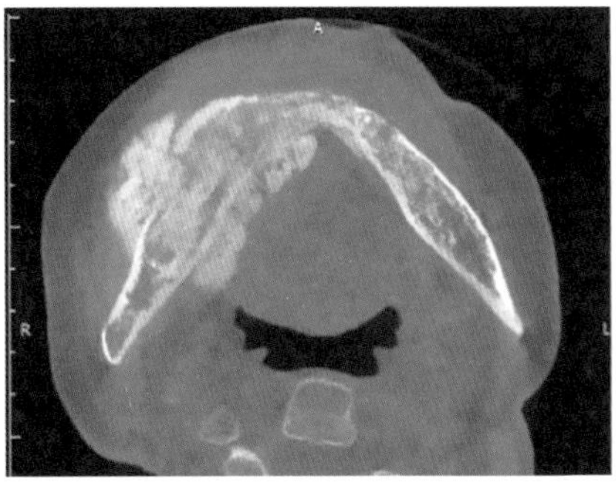

B. 轴位 CT 影像显示明显的肿瘤骨形成及骨破坏

图 24-3 舌癌手术及放疗后(16 年)右下颌骨的骨肉瘤

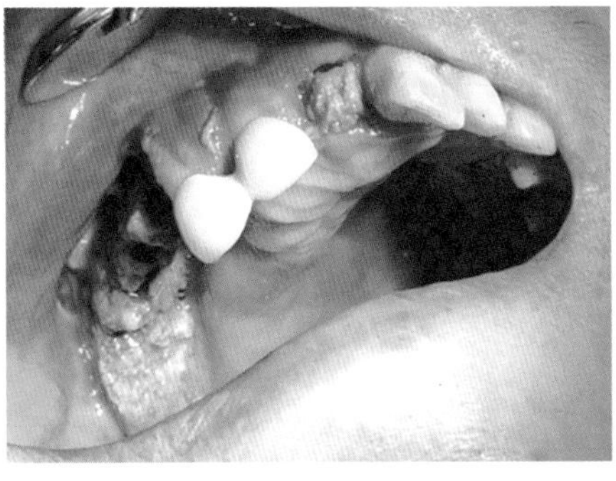

A. 口内见黄褐色死骨形成

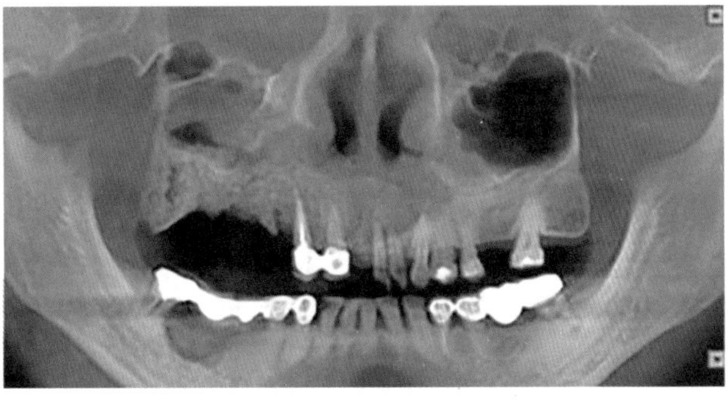

B. 曲面体层片显示上颌骨广泛性骨坏死,右下颌义齿下方可见局限性骨坏死

图 24-4 上下颌骨药物相关性骨坏死(厦门医学院附属口腔医院林文清医师供图)

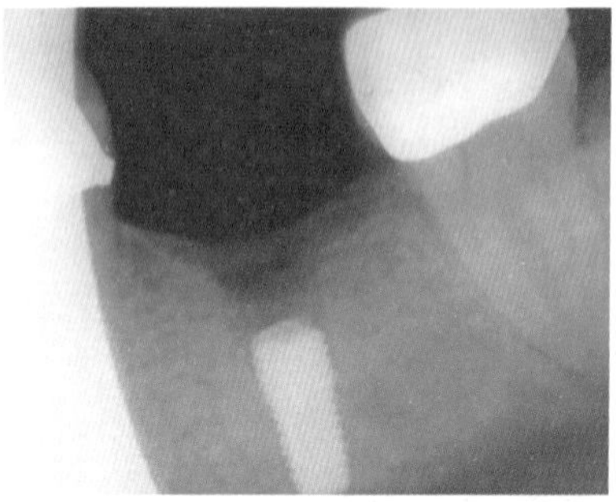

图 29-1　种植体折断

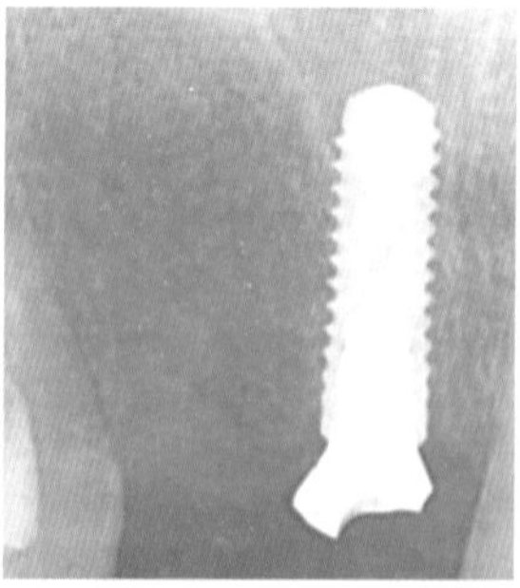

图 29-2　基台折断

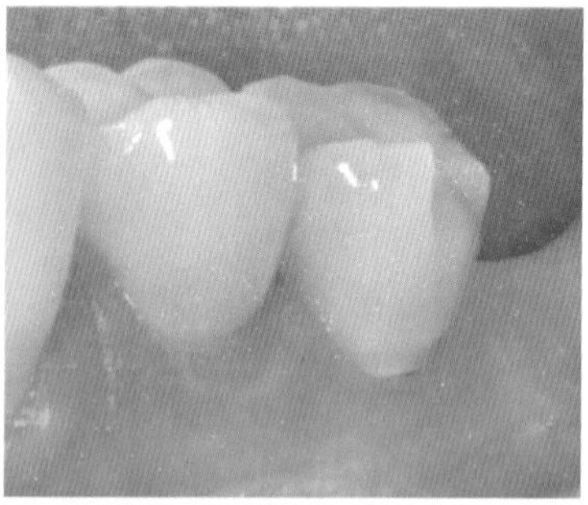

图 29-3　修复体崩瓷

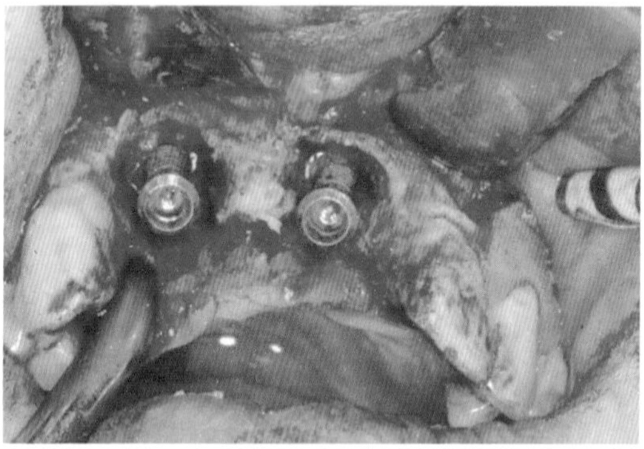

图 29-4　种植体周炎引起骨吸收

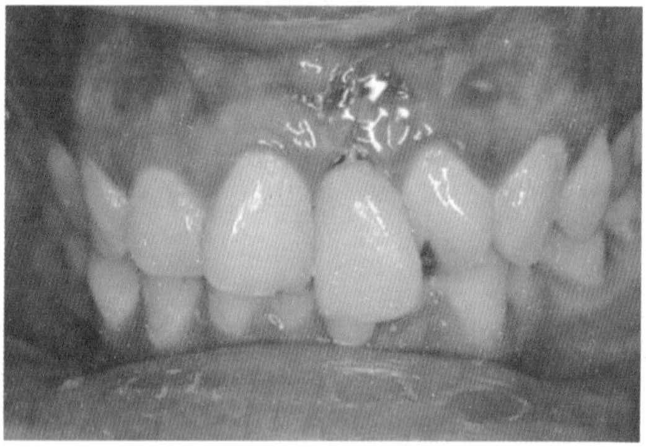

图 29-5　种植义齿修复后唇侧龈较薄，美观不足

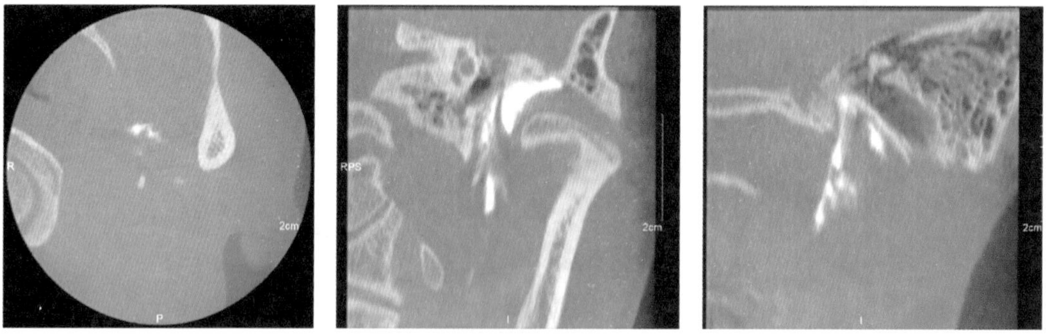

A. 轴位　　B. 冠状位　　C. 矢状位切面图像

图 32-1　左侧颞下颌关节造影 CBCT 图像显示部分造影剂注入关节腔外

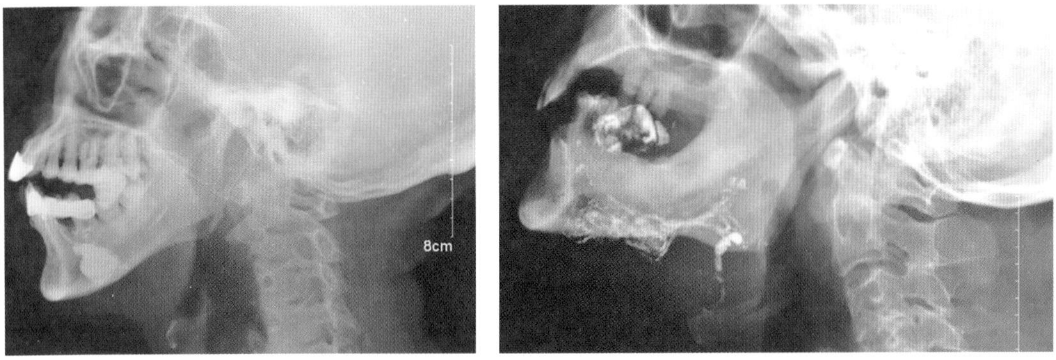

A. 左侧颌下腺造影剂误入舌下腺图像　　B. 造影剂误入口底图像

图 32-2　下颌下腺造影时造影剂误入舌下腺和口底图像

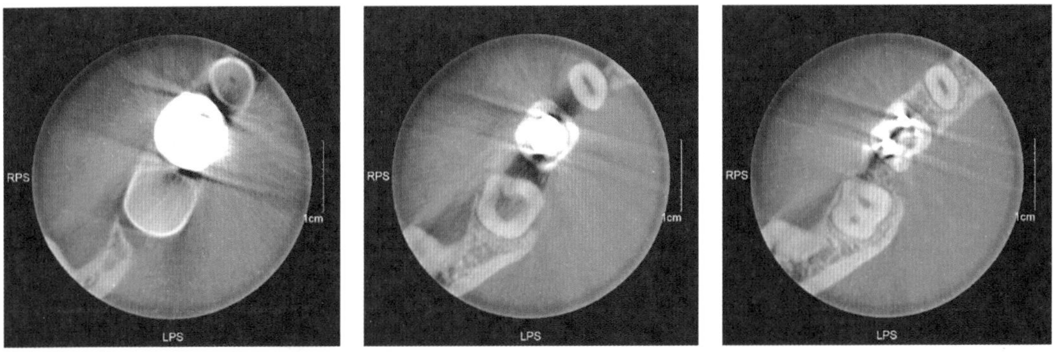

A　　B　　C

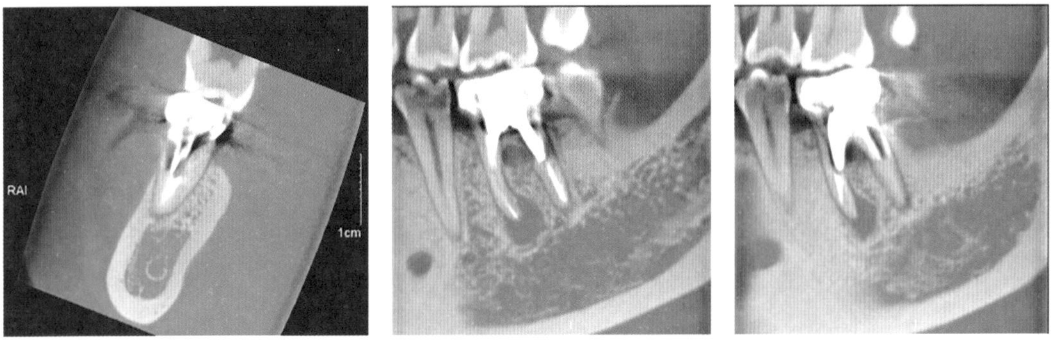

D　　E　　F

A、B、C 分别为金属冠、金属核和金属桩的轴位图像；D 为桩核冠的颊舌向切面图像；E、F 为桩核冠近远中向切面图像；A、B、C、D、E、F 均可见明显金属伪影，表现为高密度和低密度条带状

图 32-3　金属伪影 CBCT 图像